实用临床技能操作手册

主　编　赵云山　崔成立

副主编　张春阳　史　平　白　龙　田文平

图书在版编目(CIP)数据

实用临床技能操作手册／赵云山，崔成立主编. —
北京：人民卫生出版社，2020

ISBN 978-7-117-29906-0

Ⅰ.①实… Ⅱ.①赵… ②崔… Ⅲ.①临床医学–手
册 Ⅳ.①R4-62

中国版本图书馆 CIP 数据核字(2020)第 058725 号

人卫智网	www.ipmph.com	医学教育、学术、考试、健康， 购书智慧智能综合服务平台
人卫官网	www.pmph.com	人卫官方资讯发布平台

实用临床技能操作手册

主　　编：赵云山　　崔成立
出版发行：人民卫生出版社 (中继线 010-59780011)
地　　址：北京市朝阳区潘家园南里 19 号
邮　　编：100021
E - mail：pmph @ pmph.com
购书热线：010-59787592　010-59787584　010-65264830
印　　刷：北京铭成印刷有限公司
经　　销：新华书店
开　　本：787×1092　1/16　　印张：41　　插页：2
字　　数：1103 千字
版　　次：2020 年 6 月第 1 版　2024 年 2 月第 1 版第 3 次印刷
标准书号：ISBN 978-7-117-29906-0
定　　价：120.00 元
打击盗版举报电话：010-59787491　E-mail：WQ @ pmph.com
质量问题联系电话：010-59787234　E-mail：zhiliang @ pmph.com

《实用临床技能操作手册》编委会

主　编　赵云山　崔成立

副主编　张春阳　史　平　白　龙　田文平

参编单位及编者

内蒙古科技大学包头医学院（编者以姓氏笔画为序）

　史　平　白　龙　杨文杰　张佳宾　赵云山　崔成立　程向晖

内蒙古科技大学包头医学院第一附属医院（编者以姓氏笔画为序）

　于昌连　于跃利　卫晶晶　王　慧　王　鑫　王行宏　王金玲

　王春娜　王晨滨　王彩丽　王翠峰　云　雁　尹美丽　巴德玛其其格

　田文平　付福山　白音其其格　冯月兰　乔　姝　任美英　邬月琴

　刘　冲　孙洪英　孙雅博　李丕宇　李光海　李晓丹　杨　叶

　杨　森　吴　昆　吴丽娜　何　涛　何慧洁　宋玉娥　张　冬

　张　军　张　宏　张　磊　张占阅　张红宇　张建梅　张春阳

　张瑞芬　陈　彪　陈　鹏　金树琦　周建华　郑乐宇　姚丽萍

　姚易凯　秦慧芬　贾国荣　高　晗　高满海　郭元虎　郭亚青

　郭庆玲　曹俊峰　董玉红　董乐乐　焦林君　蔺雪峰　蔚　磊

　燕少伟

学术秘书　王　鑫　韩　晶

图文整理　李　楠　束　鹏　秦轶杰　杜　锴

前　言

进一步推进高等医学教育综合改革,全面提高医学教育质量,培养优秀的医疗卫生人才,是医学教育改革发展最核心、最紧迫的任务。我们深刻认识到,医学教育具有很强实践性,实践教学是保障医学教育质量的重要环节和必要手段,这就要求广大教育工作者在深化教改工作中要更注重推进实践教学内容和实践模式的改革,强化实践教学环节,全面提高医学生的临床操作能力。鉴于此,我们组织了内蒙古科技大学包头医学院及内蒙古科技大学包头医学院第一附属医院相关学科的专家、学者编撰了本书。这些专家均为相关临床专业学科带头人及骨干师资,且多次参与全国高等院校医学生临床技能大赛的指导培训工作,积累了丰富的临床理论和实战经验。

本书旨在规范临床医学本科生、研究生、住院医师规范化培训学员的临床技能操作,在临床实践应用中系统化、规范化,倡导相互之间协作的团队精神及创新意识,提升医学生的科学精神及人文素养。同时也使参与临床技能教学的指导教师有章可循、有据可依,逐步树立临床技能培养在医学教育和人才培养工作中的核心地位,建立科学化、标准化的临床技能训练体系,推动临床实践教学模式的改革,从而实现临床医学教育教学的持续发展。

本书参照国家临床医学认证标准及人才培养方案的要求,结合多年实践教学培训考核经验,对临床常见的百余项技能操作进行了系统的阐释。本书全面详实地整合了内、外、妇、儿、急诊、五官、检验、皮肤、麻醉、护理基础等学科的常规临床技能操作,以及实践基本功即问诊查体项目。每章节均配有目的、适应证、禁忌证、操作准备、操作步骤、注意事项、并发症、相关知识、英文关键词、案例分析、评分标准、相关问题。全书内容严谨,涵盖面广,条理清晰,实用性强,易于学生理解、掌握、应用。同时更方便指导老师用于日常考核、年度考核、结业考核以及各级各类临床技能比赛等。

书中或有不足之处,我们殷切希望同行给予批评指正,提出宝贵意见。对编写过程中付出辛勤劳动的全体编委以及提供支持帮助的同仁致以衷心的感谢!

主编

2018 年 6 月

目　录

第一章

问诊与体格检查

第一节 问 诊
Inquiry

一、目的

1. 通过对患者或相关人员的系统性询问,了解其既往健康状况和曾患病情况及此次疾病的发生、发展、诊治经过(即病史采集)。

2. 通过对资料的综合分析做出基本临床判断。

3. 为随后进行的体格检查及各种诊断性检查提供重要依据。

4. 建立良好和谐的医患关系。

二、基本内容

1. 一般项目

(1)姓名、性别、年龄。

(2)籍贯、出生地、民族。

(3)通信地址、电话号码。

(4)婚姻状况。

(5)工作单位、职业。

(6)入院日期及时间、记录日期及时间。

(7)病史陈述者(若非本人陈述,则应注明与本人关系)。

2. 主诉 为患者就诊最主要原因,是患者感受最主要的痛苦或最明显症状和/或体征,也就是本次就诊最主要的原因及其持续时间。

(1)应用一两句话加以概括,如"咽痛、高热、2 天、加重伴右胸痛 3 天"。

(2)应尽量使用患者自己描述的症状,如"心慌气短、2 年"而非"患心脏病 2 年"。

(3)如病程较长、病情复杂,由于患者描述过多,不宜直接作为主诉,应结合病史综合分析以归纳出更能反映其病征的主诉。

(4)如病情没有连续性,可灵活掌握,如"20 年前发现心脏杂音、1 个月来心慌气短"。

(5)对当前无症状而诊疗资料及入院记录十分明确的患者可以用以下方式记录:"患白血病 3 年,经诊断性检查复发 3 天"。

3. 现病史

(1)起病情况与患病的时间:每种疾病的起病和发作都有各自特点,有的疾病起病急骤,如脑卒中、心绞痛、动脉瘤破裂、急性胃肠穿孔等,有的起病缓慢,如结核、肿瘤、风湿性疾病等。患病时间是指从起病到就诊或入院的时间。如先后出现几个症状则需追溯到首发症状的时间,并按时间顺序询问整个病史后分别记录,如"心悸 3 个月、反复夜间呼吸困难 2 周、双下肢水肿 4 天"。

(2)主要症状的特点:包括主要症状出现的部位、性质、持续时间、程度、缓解或加剧的原因,了解这些对判断疾病所在的系统或器官以及病变的部位、范围、性质很有帮助。如上腹部痛多为胃、十二指肠或胰腺疾病,全腹痛则提示病变广泛或腹膜受累。

(3)病因与诱因:尽可能了解与本次发病有关的病因(如外伤、中毒、感染等)和诱因(如天气变化、环境改变、情绪、起居饮食失调等)。当病情复杂或病情较长时,患者往往记不清说不明,这时应进行科学的归纳分析,不可不假思索地记入病历。

(4)病情的发展与演变:包括患病过程中主要症状的变化或新症状的出现。如肺结核合并肺气肿的患者,在衰弱、乏力、轻度呼吸困难的基础上,突然感到剧烈的胸痛和严重的呼吸困难,应考虑自发性气胸的可能。

(5)伴随症状:在主要症状的基础上又同时出现一系列的其他症状,这些症状通常是鉴别诊断和/或并发症的依据。如腹泻伴呕吐,可能为饮食不洁或误食毒物引起;腹泻伴里急后重,结合季节和进餐情况更容易考虑到痢疾。反之,按一般规律在某一疾病应该出现的伴随症状实际没有出现时,称为阴性症状,应予以记录。

(6)诊治过程:应询问患者已经接受过什么诊治措施及诊断结果,若已进行治疗,则需问明使用过的药物名称、剂量、时间和疗效。

(7)病程中的一般情况:在现病史的最后还应记述患者患病后的精神、体力状态,食欲及食量改变,睡眠与大小便的情况等。

4. 既往史

(1)既往的健康状况和曾经患过的疾病(包括各种传染病)、外伤手术、预防注射、输血、过敏等,特别是与就诊疾病相关的,如肝大患者应了解过去是否有黄疸。

(2)记述既往史时不要与现病史混淆。

(3)居住地或生活地区主要传染病和地方病史、外伤、手术史、预防接种史,以及对药物及食物或其他接触物的过敏史也应记入其中。

(4)记录顺序一般按年月的先后排列。

5. 系统回顾　由很长的一系列直接提问组成,用以作为最后一遍收集病史资料,避免问诊过程中患者或医师所忽略或遗漏的内容。

(1)呼吸系统:咳嗽的性质、程度、频率、与气候变化及体位改变的关系;咳痰的颜色、黏稠度和气味等;咯血的症状、颜色和量;呼吸困难的性质、程度和出现的时间;胸痛的部位、性质以及与呼吸、咳嗽、体位的关系,有无发冷、发热、盗汗、食欲下降等。

(2)循环系统:心悸发生的时间与诱因,心前区疼痛的性质、程度以及出现和持续的时间,有无放射、放射的部位,引起疼痛发作的诱因和缓解办法。呼吸困难出现的诱因和程度,发作时与体力活动和体位的关系。有无咳嗽、咯血等。水肿出现的部位及时间;尿量多少,昼夜间的改变;有无腹水,肝区疼痛、头痛、头晕、晕厥等。有无风湿热、心脏疾病、高血压病、动脉硬化等病史。女性患者应询问妊娠、分娩时有无高血压和心功能不全情况。

(3)消化系统:有无口腔疾病、食欲改变、嗳气、反酸、腹胀、腹痛、腹泻等症状,症状出现的缓急、程度、持续的时间及进展的情况。上述症状与食物种类、性质的关系及有无精神因素的影响。呕吐发生的时间、诱因、次数;呕吐物的内容、量、颜色及气味。呕血的量及颜色。腹痛的部位、程度、性质和持续时间,有无规律性,是否向其他部位放射,与饮食、气候及精神因素的关系,按压后疼痛减轻或加重。排便次数,粪便颜色、性状、量和气味。排便时有无腹痛和里急后重,是否伴有发热与皮肤黏膜黄染。体力、体重的改变,饮食卫生及习惯,有无饮酒嗜好及摄入量等。

(4)泌尿系统:有无排尿困难、尿痛、尿频、尿急;尿量(夜尿量)多少,尿的颜色(洗肉水样或酱油色等)、清浊度,有无尿潴留及尿失禁等。是否有腹痛,疼痛的部位,有无放射痛。既往有无咽炎、高血压、水肿、出血等病史。有无铅、汞化学毒物中毒史。外生殖器有无溃疡、皮疹、性欲有无障碍。

(5)造血系统:有无乏力、头晕、眼花、耳鸣、烦躁、记忆力减退、心悸、舌痛、吞咽困难、恶心、食欲异常(异嗜症)。皮肤黏膜有无苍白、黄染、出血点、瘀斑、血肿及淋巴结、肝、脾肿大,骨骼痛等情况。营养、消化和吸收情况。有无药物、毒物、放射性物质的接触史。

(6)代谢及内分泌系统:有无畏寒、怕热、多汗、乏力、头痛、视力障碍、心悸、食欲异常,烦渴、多尿、水肿等;有无肌肉震颤及痉挛;性格、智力、体格、性器官的发育,骨骼、甲状腺、体重、皮肤、毛发的改变。有无外伤、手术、产后出血。

(7)神经精神系统:头痛的部位、性质、时间,失眠、嗜睡、记忆力减退、意识障碍、晕厥、痉挛、瘫痪、视力障碍、感觉及运动异常、性格失常、感觉与定向障碍。如疑有精神状态改变,还应了解情绪状态、思维过程、智能、自知力等。

(8)肌肉骨骼系统:有无肢体肌肉麻木、疼痛、痉挛、萎缩、瘫痪等。骨骼发育情况,有无畸形、关节肿痛、运动障碍、外伤、骨折、关节脱位、先天性缺陷等。

6. 个人史

(1)社会经历包括出生地、居住地区和居留时间(尤其是疫源地和地方病流行区)、受教育程度、经济生活和业余爱好等。

(2)职业及工作条件包括工种、劳动环境、对工业毒物的接触情况及时间。

(3)习惯与嗜好起居与卫生习惯、饮食的规律与质量,烟酒嗜好与摄入量等。

(4)冶游史有无不洁性交,是否患过淋病、尖锐湿疣、下疳等。

7. 婚姻史　记述未婚或已婚,结婚年龄,对方健康状况、性生活情况、夫妻关系等。

8. 月经史　女性患者月经的情况。主要记述初潮年龄,月经周期,经期天数,经血的量和色,经期症状,有无痛经、白带,末次月经日期、闭经日期、绝经年龄等。

9. 生育史　患者的生育状况。包括妊娠与生育次数和年龄,人工流产或自然流产的次数,有无早产、死产、手术产、产褥热及计划生育状况等。男性患者应记述有无生殖系统疾病。

10. 家族史

(1)双亲的年龄及健康情况(儿科包括祖父母、外祖父母)。

(2)配偶的年龄和健康情况。

(3)兄弟、姐妹的年龄和健康情况。

(4)子女的年龄及健康情况。

(5)家族中有无与患者同样的疾病,有无与遗传有关的疾病,如白化病、血友病、先天性球形细胞增多症、糖尿病、家族性甲状腺功能减退症、精神病等。对已死亡的直系亲属要问明死因与年龄。有些遗传性疾病的家族史中还应包括某些非直系亲属。

三、基本方法与技巧

1. 问诊前的过渡性交谈　问诊前医师要先向患者作自我介绍和说明职责,了解患者的要求与愿望,并表示愿意解除他的病痛和满足患者的要求尽自己的所能。如交谈开始应正确称呼患者为"先生""小姐"或其他更合适的称呼;询问姓名时,如:先生您贵姓,怎么称呼?这可能很快就会缩短医患间的距离,改善互不了解的生疏局面,使者感受到医生的亲切与可信,自然就会产生乐意提供真实、详细的病史经过,愿意配合检查和服从治疗的心态对顺利进行问诊是十分重要的。

2. 问诊一般采取由主诉开始,逐步深入进行有目的、有层次、有顺序的询问。

问诊多从简易问题开始,待病人对环境适应和心情稳定后,再问需要思考和回忆才能回答的问题。如"你病了几天了? 哪里不舒服?"。如果病人主诉头痛,可问:"你头痛有多长时间了? 能说出痛的性质与特点吗?""多在什么情况下发病?""什么情况下疼痛可加重或减轻?""疼痛发作时还有无其他症状?""经过哪些治疗?""你认为效果怎样?"等问题。

3. 注意时间顺序 即主诉和现病史中症状或体征出现的先后次序,询问者应问清症状开始的确切时间,跟踪首发症状至目前的演变过程。根据时间顺序追溯症状的演变可避免遗漏重要的资料。如:有时环境的变化或药物的使用可能就是病情减轻或加重的因素。仔细按时间线索询问病情,询问者可更有效地获得这些资料。询问者可用以下方式提问,如:"……以后怎么样?""然后又……",这样在核实所得资料的同时,可以了解事件发展的先后顺序。如有几个症状同时出现,有必要确定其先后顺序。如:1个56岁男性病人,胸骨后疼痛逐渐加重2个小时就诊。2年前,患者首次活动后发生胸痛,于几分钟后消失。1年前,发作更频繁,诊断为心绞痛,口服硝苯地平(10mg)每日3次,治疗半个月后疼痛消失。

4. 问诊时的态度 问诊时医生的态度要诚恳友善耐心与患者交谈,细心听取患者的陈述。对患者的回答不确切和不满意时要耐心启发病人思考回忆。如"不用急,再想一想,能不能再确切些? 如发病时间,病情变化等"。更不要因急于了解情况进行套问和逼问,以免患者为满足医生而随声附和或躲避回答,如"你腹痛时伴有恶心呕吐吗?""你上胸痛时向左肩放射吗?"。

5. 避免重复提问 提问时要注意系统性、目的性和必要性,医生应全神贯注地倾听患者的回答,不应问了又问,杂乱无章的提问是漫不经心的表现,这样会降低患者对医生的信心和期望。

6. 要避免使用医学术语 如端坐呼吸、里急后重、间歇跛行等,这些医学术语即使文化程度较高的患者也难免发生错误理解,以致病史资料不确切,困扰了诊断思维。

7. 注意及时核实患者陈述中不确切或有疑问的情况 如果患者提供了特定的诊断和用药,就应问明诊断是如何做出的及用药剂量。还要核实其他一些信息,包括饮酒史、吸烟史、兴奋药品和咖啡因服用史以及过敏史。有关习惯和嗜好方面的情况应包括名称、用量和时间。如:饮酒史,应问清喝什么酒、喝多少、多长时间以及喝酒的方式等。

8. 问诊结束时,应谢谢患者的合作,说明接下来做什么、下次就诊时间或随访计划。

四、注意事项

1. 创造宽松、和谐的医疗环境,解除患者的不安,使问诊顺利进行。

2. 要充分、耐心地听取患者对病情的陈述,尊重患者的隐私,让患者对问诊感到亲切、对医师感到信任。

3. "现病史"是问诊的重点,应详细询问记录。

4. 对某些情绪异常的患者,要充分运用问诊技巧,对患者表现充分的信任和关怀,以取得最大程度的合作。

5. 少数患者可能隐瞒或夸大病情,医师应客观分析判断和理解,予以鉴别,避免记录下不准确的病史资料。

6. 对极个别装病说谎的患者,不必进行批评或强行纠正,而应寻找客观依据证实,慎重判别。

7. 对于聋哑人、盲人、老年人、儿童和精神病患者等特殊人群进行问诊时,应采取相对应的办法。如：对聋哑人、盲人、老年人问诊应格外耐心，运用恰当方法如手势、体语、书写等对其进行启发，也可请其亲属帮助介绍病情；对于儿童应由家长或老师等提供病情介绍，5~6岁以上儿童可对病情进行补充；精神病患者往往缺乏自知力，其病史主要应从家属或相关人员处获取，并综合分析。

8. 要准确了解患者就诊的确切目的和要求、期望。有时我们花费很长时间问诊直到最后患者才说出此行的目的，甚至部分患者在就诊叙述疾病症状、治疗经过等时可能还有其他目的如请假、休学、病退、纠纷……需要鉴别，以免被动涉入不必要的医患矛盾之中。

五、关键词

问诊 inquiry

病史采集 history taking

主诉 chief complaint

现病史 history of present illness

既往史 past history

六、病例分析

患者,女,45岁,间断发热伴少尿3周就诊。请按相关症状询问病史。

参考答案：

1. 向患者问好,自我介绍。

2. 一般项目(姓名、性别、年龄、职业、文化程度、籍贯、出生地、住址、民族、婚姻)。

3. 起病情况。

4. 起病原因及可能诱因。

5. 病情的发展与演变。

6. 主要症状 尿的性状、排尿情况(有无尿频、尿急、尿痛、排尿困难,有无下腹憋胀感)、发热时间及热型。

7. 伴随症状(盗汗、水肿、口渴、腰痛、胸闷气短)。

8. 做过的检查。

9. 是否用药及疗效。

10. 一般情况(饮食、睡眠、大便和体重)。

11. 相关既往史。

七、评分标准(见表1-1-1)

表1-1-1 问诊参考评分标准

项目	分数	内容及评分标准		满分	得分
准备工作	5	向患者问好,自我介绍。		2.5	
		态度友好、诚恳、热情,说话清晰。		2.5	
问诊过程	75	一般项目	姓名,性别,年龄,职业,文化程度,籍贯,出生地,住址,民族,婚姻。(每项0.5分)	5	
		主诉	依照病情描述,简短准确。	15	
		现病史	1. 起病情况:急起、慢缓、突发、渐进起病、起病时间、持续时长(每项1分)	6	

续表

项目	分数	内容及评分标准		满分	得分
问诊过程	75	现病史	2. 病因或诱因:受凉、受热;天气变化;劳累;饮酒;过敏;药物(每项1分)	6	
			3. 主要症状的特点:部位、性质、持续时间、程度、缓解的原因、加剧的原因(每项1分)	6	
			4. 病情的发展与演变:加重、减轻、频次(每项2分)	6	
			5. 伴随症状:发热,胸痛,呼吸困难,咯血,大量脓痰,哮鸣音,杵状指等	4	
			6. 诊治经过:有无就诊,诊断过什么疾病,做过什么检查,做过什么治疗,使用过的药物、剂量、疗程和疗效(每项1分)	6	
			7. 病程中的一般情况:饮食、睡眠、精神、大小便、体力及体重变化	4	
		既往史	既往健康情况,既往得过什么病(慢性阻塞性肺疾病、结核、支气管扩张等),有无高血压、糖尿病、冠状动脉性心脏病等慢性疾病,有无药物、食物过敏史,有无手术、输血、外伤史,有无类似疾病	3	
		个人史	有无疫水、毒物接触史,有无烟酒嗜好,有无结核病接触史等	2	
		月经史	月经初潮年龄,月经周期和经期天数,末次月经日期(若已经闭经需询问闭经年龄),月经是否规律,是否痛经	3	
		婚育史	婚姻状况,结婚年龄,生育状况,初产年龄	2	
		家族史	爱人、儿女、父母健康情况	2	
		与患者讨论胸片、CT、血生化、血常规结果,下一步检查和初步处理意见		5	
问诊过程整体评价	10	熟练规范程度		3	
		人文关怀		5	
		时间把握		2	
提问	10	随机选择2个问题,每题5分。		10	
总分	100			100	

相关问题:

1. 问诊的基本内容包括哪些?

2. 问诊最重要的、最需仔细询问的是哪一个环节?

3. 问诊有哪些注意事项?

（史　平　王　鑫）

第二节　一般检查
General Inspection

【生命体征】

一、体温

1. 注意事项

(1)检查前体温计汞柱应甩到35℃以下。

(2)应避免或消除影响体温的其他因素:如体温计附近有影响局部体温的冷热源存在,检测前被检者饮用冷、热水或用其漱口以及用冷、热毛巾擦拭腋部等。

2. 关键词

体温　body temperature

测量方法　measuring method

发热　fever

3. 案例分析

患者,78 岁,体质量指数为 $20kg/m^2$,神志清,用腋测法检测体温时结果低于患者的实际体温,最可能的原因是:

A. 检查前体温计汞柱未能甩到35℃以下

B. 患者未能将体温计夹紧

C. 检测前喝热水

D. 用热毛巾擦拭腋部

参考答案:B

4. 评分标准(见表 1-2-1)

表 1-2-1　体温测量参考评分标准

项目	分数	内容及评分标准	满分	得分
准备工作	35	检查者衣帽、口罩整齐	5	
		检查前洗手法正确	5	
		测量前嘱被检者安静休息	5	
		核对、确认被检者,并向被检者说明测量体温的目的	5	
		取出消毒器皿中已消毒的体温计	5	
		检查前体温计汞柱应甩到35℃以下	10	
操作过程	35	腋窝测量法 触摸被检者腋窝,检查并清除影响体温测试的各种因素	5	
		把体温计汞柱端放在一侧腋窝中央顶部,上臂紧贴胸壁夹紧体温计	10	
		口述放置时间:10分钟	10	
		取出体温计并读数。口述检查结果	10	

续表

项目	分数	内容及评分标准	满分	得分
操作过程总体评价	20	熟练规范程度	5	
		无菌观念	5	
		人文关怀	5	
		时间把握	5	
提问	10	随机选择 2 个问题,每题 5 分	10	
总分	100		100	

相关问题:

1. 腋测法测人体体温正常值为多少?

2. 体温测量方法有哪几种?

3. 何为稽留热?

二、脉搏

用双手同时触诊双侧桡动脉,检查其对称性,触诊桡动脉至少 1 分钟。

三、呼吸

计数呼吸频率至少 30 秒。

四、血压

1. 注意事项

(1)检查前应嘱被检者充分休息 10~15 分钟,避免剧烈运动。检查时被检者要保持安静。

(2)测压时血压计不能倾斜,汞柱保持垂直。

(3)袖带使用正确:袖带的大小应适合被检者的上臂臂围,至少应包裹 80% 上臂。

(4)放气时注意使汞柱徐徐下降,以 2~6mmHg/s 为宜,以免过快放气影响结果。

2. 关键词

血压　blood　pressure

测量方法　measuring　method

正常值　normal　value

3. 案例分析

某患者,测得两上肢血压差达 25mmHg,这种情况多见于何种疾病?

参考答案:见于多发性大动脉炎或先天性动脉畸形等。

4. 评分标准(见表 1-2-2)

表 1-2-2　血压测量参考评分表

项目	分数	内容及评分标准	满分	得分
准备工作	25	检查者衣帽、口罩整齐	5	
		检查前洗手法正确	5	
		核对、确认被检者,并向被检者说明测量血压的目的	5	
		嘱被检者安静休息 5~10 分钟	5	
		取血压计,打开血压计开关,检查血压计刻度是否位于 0	5	

续表

项目	分数	内容及评分标准	满分	得分
操作过程	45	检查者协助被检者采取舒适体位,取坐位或仰卧位	5	
		嘱被检者右上肢裸露,稍外展,肘部、血压计的 0 刻度应与心脏同一水平,坐位时平第四肋软骨,仰卧位与腋中线同一水平	5	
		驱尽血压计袖带内的气体	5	
		将气袖中部对准肱动脉,缚于上臂,松紧适宜。袖带下缘应距肘弯横纹上 2.5cm,肱动脉表面	5	
		听诊器体件置于肱动脉波动处,不能塞在气袖下	5	
		向袖带内充气,边充气边听诊	5	
		待肱动脉搏动消失,再将汞柱升高 30mmHg,然后开始缓慢放气,速度 2~6mmHg/s。两眼平视汞柱缓慢下降听到第一声响时的数值为收缩压,声音消失时数值为舒张压。读数时双眼观察汞柱,视线要与水银液面及刻度平齐。口述检查结果,先报收缩压,再报舒张压	10	
		测量后,排尽袖带内余气,关闭气门,整理袖带,放回盒内。将血压计向水银槽倾斜 45°,同时关闭水银槽开关	5	
操作过程总体评价	20	熟练规范程度	5	
		无菌观念检查后洗手	5	
		人文关怀	5	
		时间把握时间控制在 4 分钟内	5	
提问	10	随机选择 2 个问题,每题 5 分	10	
总分	100		100	

相关问题:

1. 请口述高血压、低血压的诊断标准。

2. 双上肢血压是否一样?

3. 双上肢血压正常情况下是相差多少?

【发育、营养、面容、表情、意识、体位、姿势与步态】

一、注意事项

1. 测量体重和身高前被检者不得进行剧烈体育活动和体力劳动。

2. 检查者每次测量前都应校对身高计和体重计,同时应检查立柱是否垂直,连接处是否紧密,有无晃动,零件有无松脱等情况,并及时加以纠正,避免差错。

3. 测量身高时严格掌握头部、臀部及足跟"三点靠立柱"的测量要求。

4. 测量身高读数完毕,立即将水平压板轻轻推向安全高度,以防碰坏。测量头围时,软尺松紧度以围绕被检者头部时无压迫感且不会下滑为宜。

二、关键词

发育 development

营养　nutrition

面容　facial features

表情　expression

意识　consciousness

三、案例分析

患者,女,65 岁,坐于床沿上,以两手扶持床边,呼吸困难。该患者是什么体位? 该体位有何临床意义?

参考答案:

强迫坐位:强迫坐位亦称端坐呼吸,患者该体位便于辅助呼吸肌参与呼吸运动,加大膈肌活动度,增加肺通气量,并减少回心血量和减轻心脏负担,减轻呼吸困难。见于心、肺功能不全者。

【皮肤】

一、检查方法及注意事项

皮肤病变的检查一般通过视诊观察,有时需结合触诊检查。

1. 颜色　与毛细血管的分布、血液的充盈度、色素的多少、皮下脂肪厚薄等因素有关。检查时应注意有无苍白、发红、发绀、黄染,以及色素沉着或脱失等改变。因灯光下会使皮肤色泽失真,故应尽可能在自然光线下进行观察。

2. 湿度　与汗腺分泌能力有关,出汗多者皮肤比较湿润,出汗少者比较干燥。在气温高、湿度大的环境中出汗增多是生理的调节功能。

3. 弹性　与年龄、营养方式、皮下脂肪及组织间隙所含液体量有关。检查皮肤弹性的方法常在手背或上臂内侧部位进行,用示指和拇指将皮肤捏起,松手后观察皮肤皱褶的平复情况。正常中青年人于松手后皱褶的皮肤立即平复,老年人皮肤弹性减弱时皱褶平复缓慢。

4. 皮疹　正常人皮肤表面光滑,色泽一致。若发现有皮疹时,应详细询问其出现与消退时间、发展顺序。通过视诊与触诊,注意其分布、形态、大小、颜色,以及加压后是否褪色、平坦还是隆起于皮面、有无瘙痒、脱屑等。熟悉斑疹、丘疹、斑丘疹、玫瑰疹、荨麻疹等的特点。

5. 出血点与紫癜　根据皮肤黏膜出血范围的大小确定其名称:直径小于 2mm 者为出血点,3~5mm 者为紫癜,直径在 5mm 以上者为瘀斑。片状出血并伴有局部皮肤显著隆起者为血肿。多见于血液系统疾病、重症感染等患者。

6. 蜘蛛痣　皮肤小动脉末端分支扩张所形成的血管痣,形似蜘蛛,称为蜘蛛痣。多出现于上腔静脉分布的区域内,如面、颈、手背、上臂、前胸和肩部等处,其大小不等。检查时用棉签或火柴杆压迫蜘蛛痣的中心,其辐射状小血管网立即消失,去除压力后又复出现。一般认为蜘蛛痣的出现与肝脏对雌激素的灭火作用减弱有关,常见于急、慢性肝炎或肝硬化者。

7. 水肿　皮下组织的细胞内及组织间隙内液体积聚过多称为水肿。水肿的检查应以视诊和触诊相结合。若用手指加压局部即会出现组织凹陷,称之为压陷性水肿。黏液性水肿及象皮肿时外观虽有水肿,但在加压后不出现凹陷,可资鉴别。水肿可分为轻度、中度、重度三种。轻度仅见于眼睑、框下软组织、胫骨前、踝部皮下组织,表现为指压后出现组织轻度下陷,很快即可平复。中度全身出现外观水肿,指压后有明显的组织下陷,平复缓慢。重度全身组织严重水肿,低部位皮肤变薄,发亮甚至有液体渗出。此外,胸腔、腹腔、鞘膜腔内可出现积液,外阴部可见严重水肿。

8. 皮下结节　通过视诊和触诊进行检查。注意其大小、硬度、部位、活动度、有无压痛等。

9. 瘢痕 指皮肤外伤或病变愈合后结缔组织增生形成的斑块。瘢痕为外伤、感染、手术等病变引起的永久性痕迹,若有发现后应记述部位及大小,作为过去病损的印证。

10. 毛发 毛发的疏密、分布、颜色、脱落情况对健康状态与疾病的判断有辅助意义。年龄、疾病、营养、精神状态都可使毛发发生改变。

二、关键词

皮肤 skin

检查方法 measuring method

三、案例分析

患者,女,27 岁,诊断为伤寒,腹部可见鲜红色圆形斑疹,直径 2~3mm,以手指按压皮疹消退,松开时又复出现。此为何种皮疹?

参考答案:玫瑰疹

【淋巴结】

一、注意事项

1. 检查头颈部淋巴结时,嘱被检者头稍低,或偏向检查侧,放松肌肉,有利触诊。

2. 检查腋窝、滑车上淋巴结时,右手触诊被检者左侧,左手触诊被检者右侧。

3. 头颈部、锁骨上、腋窝、滑车上、腹股沟、腘窝淋巴结均应进行双侧检查。

二、关键词

浅表淋巴结 superficiallymphnodes

检查方法 measuring method

三、检查方法

检查者将示指、中指、无名指并拢,将三指指腹平放于被检查部位的皮肤并紧贴,进行由浅入深滑动触诊。

1. 头颈部淋巴结群

(1)触诊顺序:耳前→耳后→枕后→颌下→颏下→颈前三角→颈后三角→锁骨上。

(2)具体方法是:①触诊时被检者头稍低,或偏向检查侧,使皮肤、肌肉放松;②锁骨上淋巴结触诊:患者坐位或卧位,头稍向前屈,左手触右侧,右手触左侧。

2. 腋窝、滑车上淋巴结

(1)腋窝:应以手扶被检查者前臂稍外展,检查者以右手检查左侧,以左手检查右侧,触诊时由浅及深至腋窝顶部,依次触诊腋尖→中央→胸肌→肩胛下→外侧淋巴群。右手触左侧。

(2)滑车上:检查者右手握住病人右手腕,抬至胸前,左手掌向上,小指抵在肱骨内上髁,无名指、中指、示指并拢在肱二头肌与肱三头肌沟纵行、横行滑动触摸。右手触左侧。

3. 腹股沟淋巴结

触诊腹股沟淋巴结横组→腹股沟淋巴结纵组,左右侧对比检查。

四、案例分析

患者,男,36 岁,腹股沟淋巴结肿大且有触痛。此淋巴结肿大的原因首先应考虑什么?

参考答案:首先考虑下肢、会阴部炎症的可能。

五、评分标准（见表 1-2-3）

表 1-2-3　淋巴结检查参考评分表

项目	分数	内容及评分标准	满分	得分
准备工作	25	检查者及用物准备，与被检者的沟通	10	
		检查者衣帽、口罩整齐	5	
		检查前洗手法正确	5	
		核对、确认被检者，并向被检者说明淋巴结检查的目的	5	
操作过程	45	检查者将示指、中指、无名指并拢，将三指指腹平放于被检查部位的皮肤并紧贴，进行由浅入深滑动触诊。	5	
		头颈部淋巴结群： 触诊顺序：耳前→耳后→枕后→颌下→颏下→颈前三角→颈后三角→锁骨上 具体方法： 1. 触诊时被检者头稍低，或偏向检查侧，使皮肤、肌肉放松 2. 锁骨上淋巴结触诊：患者坐位或卧位，头稍向前屈，左手触右侧，右手触左侧	15	
		1. 腋窝淋巴结：以手扶被检查者前臂稍外展，检查者以右手检查左侧，以左手检查右侧 触诊时由浅及深至腋窝顶部，依次触诊腋尖→中央→胸肌→肩胛下→外侧淋巴群 2. 滑车上：检查者右手握住病人右手腕，抬至胸前，左手掌向上，小指抵在肱骨内上髁，无名指、中指、示指并拢在肱二头肌与肱三头肌沟纵行、横行滑动触摸；右手触左侧	15	
		腹股沟淋巴结：触诊腹股沟淋巴结横组→腹股沟淋巴结纵组。左右侧对比检查	10	
操作过程总体评价	20	熟练规范程度	5	
		无菌观念	5	
		人文关怀	5	
		时间把握	5	
提问	10	随机选择 2 个问题，每题 5 分	10	
总分	100		100	

相关问题：

1. 左、右锁骨上淋巴结转移癌多来源于哪里？
2. 腋窝淋巴结转移癌多来源于哪里？
3. 颈部淋巴结触诊顺序是怎样的？

（邬月琴　卫晶晶）

第三节 头部器官检查
Head and Organ Examination

【头颅检查】

以望诊为主,观察头部外形、毛发分布、异常运动等,特别注意毛发和眉毛有无稀疏、有无眼睑水肿、眼裂对不对称、突眼;触诊有否包块。

【眼睑、结膜、巩膜、眼球运动】

一、注意事项

1. 结膜检查在手电筒照明下进行。

2. 结膜检查时动作轻柔,以免引起被检者痛苦流泪。

3. 检查眼球运动时应嘱被检者头部固定不动。

4. 注意双侧对比检查。

二、关键词

眼部检查 examination of eyes

三、检查方法

先翻转下眼睑(同时嘱病人往上看),然后翻转上眼睑,方法:用示指、拇指捏住上睑中部的边缘,嘱被检者向下看,此时轻轻向前下方牵拉,然后示指向下压迫睑板上缘并与拇指配合将睑缘向上捻转即可将眼睑翻开。动作要轻巧、柔和,以免引起受检者的痛苦和流泪。检查者在病人的对面(坐位)或右侧(卧位),用右示指置于受检者前30~40cm处,嘱病人固定头位或用左手拇指按压其额部予以限制,眼睛跟随检查者的右手移动,先左眼后右眼。一般按左→左上→左下,右→右上→右下6个方向的顺序,检查每个方向都要从中位开始,不能将各方向连起来画圆圈。观察双侧眼球运动在各方向是否受限和对称。嘱被检查者眼球随检查者手指在水平和垂直方向运动数次,观察有否眼球震颤。

四、案例分析

患者,女,25岁,眼睛发红两天,前来就诊。拟诊:结膜炎。请你为该患者进行结膜、眼球运动的检查,并口述检查内容。(可在模拟人上操作)

参考答案:

1. 用示指、拇指捏住上睑中部的边缘,嘱被检者向下看,此时轻轻向前下方牵拉,然后示指向下压迫睑板上缘并与拇指配合将睑缘向上捻转即可将眼睑翻开。

2. 嘱病人固定头位或用左手拇指按压其额部予以限制,眼睛跟随检查者的右手移动,按左→左上→左下,右→右上→右下6个方向的顺序先左眼后右眼。

【瞳孔检查、对光反射、集合反射】

一、注意事项

1. 检查瞳孔间接对光反射时,注意将手掌竖放在被检者的鼻梁上以阻隔两眼之间的光线。

2. 直接和间接对光反射应检查双侧瞳孔。

二、关键词

瞳孔检查 examination of pupils

三、检查方法

用手电光检查瞳孔形态、大小,双侧是否等大等圆,直接和间接对光反射(后者注意用手隔开双眼)。集合反射:嘱病人注视 1m 以外的目标(检查者右示指),然后将目标迅速移近眼球距眼球约 20cm 处,观察瞳孔缩小和眼球内聚的情况。在检查前者时,手的移动较后者的移动稍快。检查时应各做一次。

四、案例分析

患者,男,25 岁,车祸半小时急诊。请你为该患者进行瞳孔外形、直接、间接对光反射、集合反射的检查,并口述检查结果。

参考答案:

1. 检查瞳孔形态、大小,双侧是否等大等圆。

2. 用手电光直接照射瞳孔并观察其动态反应。

3. 将手掌竖放在被检者的鼻梁上挡住光线,用手电光照射一侧瞳孔,观察另一侧瞳孔有无缩小,移开光线,有无瞳孔回复。之后,检查对侧。

4. 嘱病人注视 1m 以外的目标(检查者右示指),然后将目标迅速移近眼球距眼球约 20cm 处,观察瞳孔缩小和眼球内聚的情况。

【鼻、耳】

一、注意事项

用双手同时检查鼻窦压痛。

二、关键词

鼻、耳检查　examination of nose and ears

三、检查方法

1. 望诊　观察鼻的外形、鼻腔黏膜情况、外耳及外耳道(必要时可用手电光)。

2. 鼻窦(上颌窦、额窦、筛窦)压痛　检查者用双手拇指分别按在两侧鼻窦区,其余四指置于两侧固定头部。具体方法是:①额窦:检查者双手置于两侧颞部,双手拇指分别置于病人左右眼眶上方稍内,用力向后方按压;②筛窦:检查者双手置于颞部耳廓部,双手拇指分别置于病人鼻根部与眼内眦处向内后方按压;③上颌窦:检查者双手置于病人两侧耳后,双手拇指分别于左右眼眶下向后按压。

四、案例分析

患者,女,20 岁,头痛、脓涕、鼻塞 2 周,检查鼻窦有压痛。提示诊断是什么?

参考答案:鼻窦炎。

【口咽部、扁桃体】

一、注意事项

1. 口咽部、扁桃体检查应在自然光线下进行。必要时可用手电筒。

2. 压舌板放置的位置要正确,偏前会看不清咽后壁和扁桃体,偏后容易刺激咽后壁,引起恶心反应。

二、关键词

口咽检查　examination of partes oralis

扁桃体检查　examination of tonsil

三、检查方法

望诊口唇(颜色、湿度)、舌质、舌苔、口腔黏膜(用电筒和压舌板观察)、牙齿。用压舌板将舌的前2/3与后1/3交界处迅速压下,同时嘱病人发"啊"的声音,此时软腭上抬,在手电照明的配合下观察软腭、扁桃体,咽后壁等。特别注意黏膜有无滤泡、充血、水肿、分泌物和扁桃体肿大的情况。肿大的扁桃体可分三度。

四、案例分析

患者,女,18岁,咽痛发热2周,检查可见扁桃体超过咽腭弓但未达到咽后壁中线。试描述扁桃体肿大程度。

参考答案:为Ⅱ度肿大。

五、评分标准(见表1-3-1)

表1-3-1　头部器官检查评分表

项目	分数	内容及评分标准	满分	得分
准备工作	15	检查者衣帽、口罩整齐	5	
		检查前洗手法正确	5	
		核对、确认被检者,并向被检者说明头部检查的目的	5	
操作过程	55	观察头部外形、毛发分布、异常运动等,叙述毛发和眉毛有无稀疏、有无眼睑水肿、眼裂对不对称、突眼;触诊头颅有否包块	5	
		先翻转下眼睑(同时嘱病人往上看),然后翻转上眼睑,观察眼睑、结膜、巩膜	5	
		按左→左上→左下,右→右上→右下6个方向的顺序,检查双侧眼球运动在各方向是否受限和对称。嘱被检查者眼球随检查者手指在水平和垂直方向运动数次,观察有否眼球震颤	10	
		用手电光检查瞳孔形态、大小,双侧是否等大等圆,直接和间接对光反射	5	
		观察鼻的外形、鼻腔黏膜情况、外耳及外耳道	5	
		鼻窦(上颌窦、额窦、筛窦)压痛,双侧乳突压痛	5	
		望诊口唇(颜色、湿度)、舌质、舌苔、口腔黏膜(用电筒和压舌板观察)、牙齿	10	
		用压舌板将舌的前2/3与后1/3交界处迅速压下,同时嘱病人发"啊",此时软腭上抬,在手电照明的配合下观察软腭、扁桃体及咽后壁。叙述黏膜有无滤泡、充血、水肿、分泌物和扁桃体肿大的情况	10	
操作过程总体评价	20	熟练规范程度	5	
		无菌观念检查后洗手	5	
		人文关怀	5	
		时间把握	5	
提问	10	随机选择2个问题,每题5分	10	
总分	100		100	

相关问题：

1. 肿大的扁桃体可分几度？

2. 正常瞳孔直径是多少？

3. 鼻窦压痛最常见的原因是什么？

（赵云山　邬月琴）

第四节　颈 部 检 查
Neck Examination

【颈部血管】

一、注意事项

1. 观察血管时光线应充足，最好在自然光下进行。检查血管搏动时光源从侧面摄入效果更佳。

2. 颈静脉视诊时注意体位与颈静脉显露程度的关系。

3. 触诊颈动脉时不要两侧同时进行，以免中断脑部血供，并需两侧对比检查。

二、关键词

颈静脉　jugular vein

颈动脉　carotid artery

三、检查方法

1. 颈静脉充盈和怒张　检查者在病人的右侧，充分暴露颈部，让患者取 30°～45°的半卧位，头部转向左侧，医生从正面或侧面观察右颈内静脉充盈的高度和搏动情况，必要时可用手触诊颈静脉的张力。正常人在上述体位时颈静脉的充盈水平仅限于锁骨上缘至下颌角距离的下 2/3 以内。

2. 颈动脉搏动触诊　嘱被检者取坐位，检查者站在被检者前面。将拇指置于颈动脉搏动处，在甲状软骨水平胸锁乳突肌内侧，进行触诊。

四、案例分析

某患者视诊时可见颈部血管血管搏动。如何鉴别该搏动为动脉性还是静脉性？

参考答案：

颈静脉搏动柔和，范围弥散，触诊无搏动；颈动脉搏动较强劲，为膨胀性，触诊时有与心尖脏搏动几乎一致的搏动感。

【气管】

一、注意事项

1. 检查过程中，注意手指的力度适中，避免被检者出现呼吸困难、咳嗽等。

2. 应在自然光线下进行检查。

二、关键词

气管位置　trachea　location

检查　examination

三、检查方法

使颈部处于自然正中位置,检查者示指、环指分别置于两侧胸锁关节上,然后将中指置于气管上,观察中指是否在食示指与环指的中间,或以中指置于两侧胸锁乳突肌之间的间隙,根据两侧是否等宽来判断有无气管偏移。

四、案例分析

患者,男,45 岁,胸部外伤后呼吸困难 1 周就诊。检查可见气管向左侧移位。最可能发生了什么?

参考答案:右侧大量胸腔积液、积气。

【甲状腺】

一、注意事项

1. 甲状腺触诊时为避免遗漏,一般先检查峡部。

2. 甲状腺触诊时应注意配合吞咽动作,反复检查。

3. 甲状腺侧叶触诊时应进行双侧检查。

4. 检查过程中,注意手指的力度适中,避免被检者出现呼吸困难。

5. 掌握甲状腺肿大的分度。甲状腺肿大一般分为三度:Ⅰ度是不能看出肿大,但能触及者;Ⅱ度是能看出肿大,也能触及肿大,但外界须在胸锁乳突肌之内;Ⅲ度为肿大的甲状腺外界超过胸锁乳突肌外侧缘。

二、关键词

甲状腺　thyroid

检查　examination

三、检查方法

先望诊甲状腺有否肿大而后触诊。甲状腺峡部位于环状软骨下方第二至第四气管环前面,触诊时检查者于受检者前面用拇指从胸骨上切迹向上触摸,可感到气管前软组织,判断有无增厚,请受检者吞咽,可感到此软组织在手指下滑动。甲状腺侧叶:一手拇指施压于一侧甲状软骨,将气管推向对侧,另一手示、中指在对侧胸锁乳突肌后缘向前推挤甲状腺侧叶,拇指在胸锁乳突肌前缘触诊,配合吞咽动作,重复检查可触及被推挤的甲状腺。用同样方法检查另一叶甲状腺。

四、案例分析

患者,女,35 岁,消瘦、心悸半个月到医院就诊。在触诊和听诊甲状腺时可能有什么发现?

参考答案:

触诊:甲状腺肿大,质地柔软,并在其左右叶上下级可能触到震颤。听诊:肿大甲状腺处常可听到收缩期吹风样或连续性收缩期增强的血管杂音。

五、评分标准(见表 1-4-1)

表 1-4-1　颈部检查参考评分表

项目	分数	内容及评分标准	满分	得分
准备工作	15	检查者衣帽、口罩整齐	5	
		检查前洗手法正确	5	
		核对、确认被检者,并向被检者说明颈部检查的目的	5	

续表

项目	分数	内容及评分标准	满分	得分
操作过程	55	检查者协助被检者采取舒适体位,充分暴露颈部,观察颈部外形	5	
		嘱被检者取30°~45°的半卧位,头部转向左侧,医生从正面或侧面观察右颈内静脉充盈的高度和搏动情况	10	
		嘱被检者取坐位,检查者站在被检者前面。将拇指置于颈动脉搏动处,在甲状软骨水平胸锁乳突肌内侧,进行触诊	10	
		检查有无气管偏移	5	
		望诊甲状腺有否肿大	5	
		触诊甲状腺峡部及双侧叶注意配合吞咽动作	10	
		听诊甲状腺血管杂音及颈部血管杂音	10	
操作过程总体评价	20	熟练规范程度	5	
		无菌观念检查后洗手	5	
		人文关怀	5	
		时间把握	5	
提问	10	随机选择2个问题,每题5分	10	
总分	100		100	

相关问题:

1. 试述甲状腺肿大的分度。
2. 为什么不能同时触诊两侧颈动脉?
3. 颈静脉怒张有何临床意义?

(邬月琴　卫晶晶)

第五节　胸部检查
Chest Examination

【胸部体表标志】

一、注意事项

1. 嘱被检者取坐位,正视前方,检查者站在被检者右侧。
2. 嘱被检者充分暴露前胸、胸背部。
3. 室内环境保持温暖舒适,光线良好充足。
4. 注意被检者隐私的保护。
5. 检查者指出下述体表标志的正确位置。

二、关键词

体表标志线　the body surface marking standard

三、常用体表标志线及检查方法

1. 骨骼标志

（1）第 7 颈椎棘突：是最突出的脊柱棘突，低头时明显，其下为胸椎的起点，故常以此作为胸椎计数的标志。

（2）胸骨角（Louis 角）：是胸骨柄与胸骨体相交接处，其两侧分别与左右第 2 肋软骨相连接，平气管分叉、心房上缘、上下纵隔交界，第 4 胸椎下缘，是一个重要的体表标志。

（3）肩胛下角：为肩胛骨的最下端。当被检者两上肢自然下垂时，肩胛下角平第 7 肋骨水平或第 7 肋间隙，或相当于第 8 胸椎水平。

（4）肋脊角：为第 12 肋骨与脊柱构成的夹角，其内为肾脏和输尿管起始部，有上尿路感染时，要检查肋脊角有无压痛。

2. 垂直线标志

（1）前正中线（胸骨中线）：为通过胸骨中央的垂直线。其上端位于胸骨柄上缘的中点，向下通过剑突中央的垂直线。

（2）锁骨中线（midclavicular line）：为通过锁骨肩峰端与胸骨端两者中点的垂直线。

（3）胸骨旁线（parasternal line）：为通过胸骨线和锁骨中线中间的垂直线。

（4）腋前线（anterior line axilary）：为通过腋窝前皱襞，沿前侧胸壁向下的垂直线。

（5）腋中线（midaxillary line）：为自腋窝顶端于腋前线与腋后线之间向下的垂直线。

（6）腋后线（positive axillary line）：为通过腋窝后皱襞，沿后侧胸壁向下的垂直线。

（7）肩胛线：为被检者坐位两臂下垂通过肩胛下角与后正中线平行的垂直线。

（8）后正中线：为通过椎骨棘突，或沿脊柱正中下行的垂直线。

3. 自然凹陷

（1）胸骨上窝（suprasternal fossa）：为胸骨柄上方的凹陷部，正常时气管位于其后。

（2）锁骨上窝（supraclavicular fossae）：为位于锁骨上方的凹陷部，相当于肺尖的上部。

（3）腋窝（axillary fossa）：为上肢内侧与胸壁相连的凹陷部。

其中腋窝和锁骨上窝是触诊浅表淋巴结的重要部位。

四、评分标准（见肺和胸膜视诊参考评分标准）

【肺与胸膜检查】

视　诊
Inspection

一、关键词

呼吸运动　respiratory movement
胸廓异常　thorax abnormal
呼吸困难　dyspnea
腹式呼吸　diaphragmatic
呼吸节律异常　cheyne-stokesrespiration

二、检查方法

1. 嘱被检查者取仰卧位，检查者站在被检查者右侧；如被检者取坐位时，检查者则站在其前面。

2. 嘱被检查者充分暴露前胸部,并嘱其平静、均匀呼吸。

3. 胸壁视诊

(1)观察胸壁静脉有无充盈、曲张:如胸壁静脉可见充盈、曲张,必须检查静脉回流方向。方法:找一根上下走行较直且无侧支静脉,用示指和中指压迫静脉并分别向两侧推移3~5cm,挤空其内血流,使两手之间的这段静脉缺血塌陷,然后放松压迫上端血管的手指,如血管迅速被血流充盈,证明血流由上向下,可能有上腔静脉阻塞;反之,则提示下腔静脉阻塞。

临床意义:前胸壁静脉曲张常见于上腔静脉阻塞,血流方向向下。侧胸壁和腹壁静脉曲张,血流方向向上见于下腔静脉阻塞。

(2)观察胸壁皮肤有无皮疹、蜘蛛痣。

4. 胸廓视诊

(1)观察胸廓的形态:正常胸廓两侧大致对称,呈椭圆形,前后径:左右径约为 1:1.5。

(2)胸廓形态异常

1)桶状胸:前后径:左右径≥1,同时伴有肋间隙增宽,见于肺气肿。

2)佝偻病胸:为佝偻病所致胸廓改变,包括佝偻病串珠、肋膈沟。

3)漏斗胸(funnel chest):前胸凹陷,肩膀前伸,略带驼背以及上腹突出。

4)鸡胸、扁平胸(flat chest):脊柱畸形所致胸廓畸形,脊柱前凸,后凸或侧弯均可造成胸廓形态异常。

(3)单侧胸廓形态异常:单侧胸廓膨隆:见于大量胸腔积液、气胸等;单侧胸腔塌陷:见于胸膜肥厚粘连、大面积肺不张、肺叶切除术后等。

5. 呼吸运动、呼吸运动的频率和节律、呼吸时相变化

(1)呼吸运动

1)正常的呼吸运动:胸式呼吸多见于成年女性;腹式呼吸多见于成年男性及儿童。

2)呼吸运动类型变化及其临床意义:①胸式呼吸减弱或消失:见于肺及胸膜炎症、胸壁或肋骨病变;②腹式呼吸减弱或消失:见于腹膜炎、大量腹水、肝脾显著肿大、腹腔巨大肿物、妊娠等。

3)呼吸运动强弱变化的临床意义:①呼吸浅快:见于肺、胸膜疾患,呼吸肌运动受限(如膈肌瘫痪、肠胀气、大量腹水);②呼吸深快:见于剧烈运动,情绪激动、Kussmaul 呼吸等。

4)两侧呼吸动度变化:两侧呼吸动度不对称时,呼吸动度弱的一侧往往为病变侧,如肺炎、胸膜炎、胸水、气胸等。

(2)呼吸运动的频率和节律

1)正常人呼吸运动的频率和节律:呼吸频率 12~20 次/min(计时 1 分钟),与脉搏之比约为 1:4,节律均匀而整齐。

2)呼吸运动频率变化:①呼吸过快:>24 次/min,见于缺氧、酸中毒、高热等;②呼吸过缓:<12 次/min,见于呼吸中枢抑制及颅内压增高等。

3)呼吸运动节律异常及临床意义:①潮式呼吸(Cheyne-Stokes 呼吸):间歇性高通气和呼吸暂停周期性交替。呼吸暂停持续 15~60 秒,然后呼吸幅度逐渐增加,达到最大幅度后慢慢降低直至呼吸暂停。见于药物所致呼吸抑制、充血性心力衰竭、大脑损害(通常在脑皮质水平)。②间停呼吸(Biots 呼吸):呼吸暂停后呼吸频率和幅度迅速恢复到较正常稍高的水平,然后在呼吸暂停时呼吸迅速终止。见于颅内压增高,药物所致呼吸抑制、大脑损害(通常在延髓水平)。③Kussmaul 呼吸:呼吸深快,见于代谢性酸中毒。④叹息样呼吸:见于焦虑症或抑郁

症等。

（3）呼吸时相变化及临床意义

1）呼气相延长：主要见于上呼吸道狭窄、大气道（气管）狭窄，常常伴有"三凹征"，表现为吸气时出现胸骨上窝、锁骨上窝和肋间隙凹陷。

2）呼气相延长吸气：主要见于哮喘、慢性阻塞性肺疾病。常常伴有桶状胸、哮鸣音等异常体征。急性左心衰竭时亦可出现，称为心源性哮喘，需与支气管哮喘相鉴别。

三、案例分析

患者，男，63岁，主因"咳嗽、咳痰20余年"入院。患者20余年前每到冬春季出现咳嗽、咳痰，每次持续约3个月。化验血常规正常，拍胸片示胸廓扩张，肋间隙增宽，双肺野的透亮度增加。

要求：请你为该患者进行胸部视诊检查，包括胸部主要体表标志、胸壁、胸廓、呼吸运动的视诊检查，并口述检查内容及结果。

参考答案：

1. 叙述胸部主要体表标志

骨性标志：胸骨角、剑突、第7颈椎棘突、肩胛下角、肋间隙、肋脊角。垂直线标志：前正中线（即胸骨中线）、锁骨中线、胸骨旁线、腋前线、腋中线、腋后线、肩胛线、后正中线。自然凹陷和解剖区域：锁骨上窝、锁骨下窝、腋窝。

2. 胸廓视诊

视诊胸廓为桶状胸，胸壁静脉无充盈、曲张；皮肤无皮疹、蜘蛛痣等，无皮下气肿，肋间隙无回缩或膨隆。运动方式以腹式呼吸为主；频率22次/min、节律均匀整齐、幅度略有减弱。

四、评分标准（表1-5-1）

表1-5-1 肺和胸膜视诊参考评分标准

项目	分数	内容及评分标准	满分	得分
准备工作	8	检查者准备，与被检查者进行沟通	8	
		1. 检查者衣帽、口罩穿戴整齐（2分） 2. 检查前7步洗手法洗手（2分） 3. 核对、确认被检查者，并向其说明肺和胸膜视诊检查的目的（2分） 4. 室内环境温暖舒适，光线良好充足。如室温较低检查者可搓自己的双手使其温暖（1分） 5. 保护患者的隐私（1分）		
检查过程	76	主要胸部体表标志的检查	20	
		1. 嘱被检查者取坐位，检查者站在被检查者右侧（2分） 2. 嘱被检查者充分暴露前胸，胸背部（1分） 3. 检查者指出体表标志的正确位置（17分） 骨性标志：胸骨角、剑突、第7颈椎棘突、肩胛下角、肋间隙、肋脊角 垂直线标志：前正中线（即胸骨中线）、锁骨中线、胸骨旁线、腋前线、腋中线、腋后线、肩胛线、后正中线 自然凹陷和解剖区域：锁骨上窝、锁骨下窝、腋窝		
		胸壁视诊	18	

续表

项目	分数	内容及评分标准	满分	得分
检查过程	76	1. 嘱被检查者取仰卧位或坐位,仰卧位时检查者站在被检查者右侧,坐位时位于其前面(2分) 2. 嘱被检查者充分暴露前胸部(1分) 3. 观察胸壁静脉有无充盈、曲张;皮肤有无皮疹、蜘蛛痣等,有无皮下气肿,肋间隙有无回缩或膨隆(5分) 4. 静脉回流方向的检查方法:找一根上下走行较直无侧支的静脉,用示指和中指压迫静脉并分别向两侧推移 3~5cm,挤空血流,使两手之间的这段静脉缺血塌陷,然后放松压迫上端血管的手指。如血管迅速被血流充盈,证明血流由上向下,可能有上腔静脉阻塞。反之,则提示下腔静脉阻塞(8分) 5. 注意左右的对比(2分)		
		胸廓视诊	20	
		1. 嘱被检查者取仰卧位,检查者位于右侧。坐位时,检查者站其前面或后面(4分) 2. 嘱被检者充分暴露前胸、胸背部(2分) 3. 观察胸廓形状,两侧是否对称(正常人胸廓两侧基本对称,呈椭圆形,前后径与左右径之比为 1:1.5)(4分) 有无畸形(说出扁平胸、桶状胸、佝偻病胸、脊柱畸形和局部隆起,每项2分,共10分)		
		呼吸运动	18	
		1. 嘱被检查者取坐位或仰卧位,检查者位于其前面或右侧(2分) 2. 嘱被检者充分暴露腰部以上的前胸部(1分) 3. 被检者取仰卧位时,检查者屈膝下蹲。检查者视线与被检查者前胸廓呈水平切线,观察呼吸运动及变化(3分) 4. 说出呼吸运动方式、频率、节律、幅度(各1分,共4分) 5. 说出观察结果:女性以胸式呼吸为主;男性及儿童以腹式呼吸为主(2分) 呼吸频率 12~20 次/min(计数1分钟)(2分) 呼吸节律:均匀整齐(2分) 呼吸幅度:无异常(2分)		
检查过程总体评价	6	总体操作评价	6	
		1. 检查方法正确,手法熟练,规范,有条不紊(1分) 2. 检查对称部位时注意两侧对比(1分) 3. 人文关怀,检查者动作轻柔,力度适中,有爱伤意识(1分) 4. 时间把握得当,时间控制在8分钟(1分) 5. 检查后洗手(2分)		
提问	10	随机选择2个问题,每题5分	10	
总分	100		100	

相关问题：

1. 何谓胸骨角？有何临床意义？
2. 何谓肋脊角？其内有何脏器？
3. 胸廓形态异常有哪些，见于哪些疾病？
4. 胸壁视诊有哪些？
5. 如何检查静脉回流方向？

触　　诊

Palpation

一、关键词

胸廓扩张度　thoracic expansion

语音震颤　vocal fremitus

胸膜摩擦感　pleural frictionrub

二、检查方法

1. 嘱被检查者取仰卧位或坐位，仰卧位时检查者站在被检查者右侧，坐位时站在其前面。

2. 嘱被检查者充分暴露前胸部，并嘱其平静、均匀呼吸。

3. 胸廓扩张度（呼吸运动度）　检查者两手置于胸廓的前下侧部，左右拇指分别沿两侧肋缘指向剑突，拇指尖在前正中线两侧对称部位（拇指可接触或稍分开），而手掌和伸展的手指置于前侧胸壁，嘱患者作平静呼吸和深呼吸运动，利用手掌感觉双侧呼吸运动的程度和一致性；胸廓扩张度减弱的一侧往往为病变处。

4. 语音震颤　左右手掌的尺侧缘或手掌轻放于两侧胸壁的对称部位，然后嘱被检查者用同等的强度发"yi"长音，自上而下，左右对比比较两侧相应部位语音震颤异同，注意有无增强或减弱；语音震颤减弱常见于肺气肿、大量胸腔积液、气胸、阻塞性肺不张等；增强见于肺实变（如大叶性肺炎）、接近胸膜的肺内巨大空腔等。

5. 胸膜摩擦感　检查者双手手掌平放于前胸下前侧部或腋中线第5、6肋间，嘱被检查者深慢呼吸，检查有否胸膜摩擦感。触到吸气和呼气双相的粗糙摩擦感为阳性，常见于纤维素性胸膜炎。

三、案例分析

患者，男，63岁，主因"咳嗽、咳痰20余年"入院。患者20余年前每到冬春季出现咳嗽、咳痰，每次持续约3个月。化验血常规正常，拍胸片示胸廓扩张，肋间隙增宽，双肺野的透亮度增加。

请你为该患者进行肺和胸膜触诊检查，包括胸廓扩张度、语音震颤、胸膜摩擦感检查。

参考答案：

触诊肋间隙增宽，双侧胸廓扩张度一致，略有减弱，双侧语音震颤一致，语音震颤减弱。双侧无胸膜摩擦感。

四、评分标准（见表1-5-2）

表1-5-2　肺和胸膜触诊参考评分标准

项目	分数	内容及评分标准	满分	得分
准备工作	10	检查者准备，与被检查者进行沟通	10	
		1. 检查者衣帽、口罩穿戴整齐（2分）		

续表

项目	分数	内容及评分标准	满分	得分
准备工作	10	2. 检查前 7 步洗手法洗手(3分) 3. 核对、确认被检查者,并向其说明肺和胸膜触诊检查的目的(3分) 4. 室内环境温暖舒适,光线良好充足。如室温较低检查者可搓自己的双手使其温暖(1分) 5. 保护患者的隐私(1分)		
检查过程	70	胸廓扩张度的检查	25	
		1. 嘱被检查者取仰卧位或坐位,仰卧位时检查者站在被检查者右侧或其前面(5分) 2. 嘱被检查者充分暴露前胸部,嘱其平静、均匀呼吸(5分) 3. 检查者两手置于胸廓的前下侧部,左右拇指分别沿两侧肋缘指向剑突,拇指尖在前正中线两侧对称部位(拇指可接触或稍分开),而手掌和伸展的手指置于前侧胸壁(10分) 4. 嘱患者做深呼吸运动,利用手掌感觉双侧呼吸运动的程度和一致性(5分)		
		语音震颤检查	25	
		1. 嘱被检查者取仰卧位或坐位,仰卧位时检查者站在被检查者右侧,坐位时位于其前面(或后面)(5分) 2. 嘱被检查者充分暴露前胸部或胸背部(3分) 3. 检查顺序:前胸-侧胸-背部;从上到下,从内到外(4分) 4. 检查者将左右手掌的尺侧缘或手掌轻放于两侧胸壁的对称部位,嘱被检者用同等的强度发"yi"长音,自上而下,左右对比比较两侧相应部位语音震颤异同,注意有无增强或减弱(10分) 5. 注意左右的对比(3分)		
		胸膜摩擦感检查	20	
		1. 嘱被检查者取仰卧位或坐位,检查者位于右侧或其前面(3分) 2. 嘱被检者充分暴露前胸部(2分) 3. 检查者双手手掌平放于前胸下前侧部或腋中线第5、6肋间,嘱被检查者深慢呼吸,检查有否胸膜摩擦感。注意吸气相和呼气相时有无触及皮革相互摩擦的感觉(15分)		
检查过程总体评价	10	总体操作评价	10	
		1. 检查方法正确,手法熟练,规范,有条不紊(2分) 2. 检查对称部位时注意两侧对比(2分) 3. 人文关怀,检查者动作轻柔,力度适中,有爱伤意识(2分) 4. 时间把握得当,时间控制在8分钟(2分) 5. 检查后洗手(2分)		
提问	10	随机选择 2 个问题,每题 5 分	10	
总分	100		100	

相关问题：

1. 请简述语音震颤的检查方法。

2. 肺部触诊包括哪几项？

3. 请简述胸廓扩张度(呼吸运动度)的检查方法。

叩　诊
Percussion

一、关键词

间接叩诊手法　indirect percussion

叩诊　percussion

肺界　margoborder of the lung

肺下界移动度　lower mobility of lung

二、检查方法

1. 间接叩诊手法

(1)检查者将左手中指第二指节紧贴于叩诊部位作为板指,其余手指稍微抬起使不接触叩诊部位体表。右手各指应自然弯曲,以中指指端叩击左手板指第2指节远端,叩击方向应与叩诊部位的体表垂直。

(2)叩诊时应以腕关节及指掌关节动作为主,避免肘关节及肩关节参与活动。叩诊动作要灵活、短促和富有弹性。每次叩击后应立即抬起右手中指,以免影响叩诊的音响。在一个部位只需连续叩击2~3次,如未能获得明确结果,稍停片刻后再连续叩击两三下。

(3)检查者指板平贴肋间隙,与肋骨平行,逐个肋间进行叩诊。叩诊肩胛间区时,板指与脊柱平行。

2. 肺部间接叩诊

(1)嘱被检查者取仰卧位或坐位,仰卧位时检查者站在被检查者右侧,坐位时站在其前面或后面。

(2)嘱被检查者充分暴露前胸、胸背部,并嘱其平静呼吸。

(3)检查顺序:前胸—侧胸—背部;从上到下,从内到外。

(4)检查前胸时嘱被检者胸部稍向前挺,叩诊由锁骨上窝开始,沿锁骨中线、腋前线自第1肋间隙从上至下逐一肋间隙进行叩诊。

(5)检查侧胸壁时嘱被检查者举起上臂置于头部,叩诊自腋窝开始,沿腋中线、腋后线向下叩至肋缘。

(6)检查背部时,嘱被检者向前稍低头,双手交叉抱肘,上半身略向前倾,自肺尖开始,叩肺尖峡部宽度后沿肩胛线逐一肋间往下叩至肺底。叩诊肩胛间区时,扳指与脊柱平行,避开肩胛骨。

(7)叩诊遵循左右、上下、内外对比的原则。

正常叩诊音:正常肺野叩诊呈清音,心肺及肝肺交界处叩诊呈浊音,肝脏和心脏部位叩诊呈实音,胃泡区叩诊呈鼓音。叩诊肺野时若出现浊音或实音,过清音、鼓音,则为叩诊音异常。

3. 肺尖峡部宽度的叩诊　自斜方肌前缘中央部开始叩诊,正常此部位叩诊为清音,由此逐渐向外叩,当变为浊音时用笔做标记,然后再向内侧叩诊,直到变为浊音为止,此清音带的宽度正常为 4~6cm,代表肺尖的范围。

4. 双肺下界叩诊的方法

(1)嘱被检查者取仰卧位或坐位,仰卧位时检查者站在被检查者右侧,坐位时站在其前面或后面。

(2)嘱被检查者充分暴露前胸、胸背部,并嘱其平静、均匀呼吸。

(3)确定肺下界常在锁骨中线、腋中线及肩胛线上叩诊。左侧因左锁骨中线上有心脏影响,可只在腋中线及肩胛下角线叩诊。

(4)检查者指板平贴肋间隙,与肋骨平行,逐个肋间进行叩诊。沿体表不同垂直线自上而下进行叩诊,当清音变为浊音时,表示已到肺下界在该垂直线上的位置,然后检查侧胸壁,嘱被检者举起上臂置于头部,自腋窝开始叩诊。

(5)正常人在锁骨中线、腋中线及肩胛线上的肺下界分别为第 6、8、10 肋间隙。

5. 肺下界移动度的叩诊方法

(1)嘱被检查者取坐位,检查者站在其后面。

(2)嘱被检查者充分暴露胸背部。

(3)检查者于被检查者平静呼吸时叩出其在肩胛线上的肺下界。嘱被检者深吸气后屏气,沿肩胛线继续向下叩诊,当清音变为浊音时,即为肺下界的最低点,并作标记。后嘱被检者恢复平静呼吸数个周期,再做深呼吸后屏气,右下向上叩诊,直至浊音变为实音,即为深呼气时的肺下界最高点,做标记。两标记点之间的距离即为肺下界移动度,正常人为 6~8cm。临床意义:肺下界移动度减小见于多种肺实质和肺间质疾病,以及胸腔积液和胸膜粘连等。

三、案例分析

患者,男,63 岁,主因"咳嗽、咳痰 20 余年"入院。患者 20 余年前每到冬春季出现咳嗽、咳痰,每次持续约 3 个月。化验血常规正常,拍胸片示胸廓扩张,肋间隙增宽,双肺野的透亮度增加。

请你为该患者进行肺部叩诊检查,包括叩诊顺序,肺尖宽度、肺下界及肺下界活动度。

参考答案:

肺部叩诊应从前胸—侧胸—背部;从上到下,从内到外;遵循左右、上下、内外对比的原则。肺部叩诊呈过清音,肺尖宽度 4~7cm,正常或略增宽,双肺肺下界下移,肺下界移动度减弱。

四、评分标准(见表 1-5-3)

表 1-5-3 肺和胸膜叩诊参考评分标准

项目	分数	内容及评分标准	满分	得分
准备工作	10	检查者准备,与被检查者进行沟通	10	
		1. 检查者衣帽、口罩穿戴整齐(2分) 2. 检查前 7 步洗手法洗手正确(2分) 3. 核对、确认被检查者,并向其说明肺和胸膜叩诊检查的目的(2分) 4. 室内环境温暖舒适,光线良好充足。如室温较低检查者可搓自己的双手使其温暖(2分) 5. 保护患者的隐私(2分)		
检查过程	70	间接叩诊法	10	

项目	分数	内容及评分标准	满分	得分
检查过程	70	1. 指法正确:检查者将左手中指第二指节紧贴于叩诊部位作为板指,其余手指稍微抬起使不接触叩诊部位体表。右手各指应自然弯曲,以中指指端叩击左手板指第2指节远端,叩击方向应与叩诊部位的体表垂直(4分) 2. 叩诊时应以腕关节及指掌关节动作为主,避免肘关节及肩关节参与活动。叩诊动作要灵活、短促和富有弹性。每次叩击后应立即抬起右手中指,以免影响叩诊的音响。在一个位只需连续叩击2~3次,如未能获得明确结果,稍停片刻后再连续叩击2~3下(4分) 3. 检查者指板平贴肋间隙,与肋骨平行,逐个肋间进行叩诊。叩诊肩胛间区时,与脊柱平行(2分)		
		肺部间接叩诊(重点肺尖峡部宽度叩诊)	30	
		1. 嘱被检查者取仰卧位或坐位,仰卧位时检查者站在被检查者右侧,坐位时位于其前面(或后面)(3分) 2. 嘱被检查者充分暴露前胸部、胸背部,嘱其平静呼吸(3分) 3. 检查顺序:前胸—侧胸—背部;从上到下,从内到外(4分) 4. 检查前胸时嘱被检者胸部稍向前挺,叩诊由锁骨上窝开始,沿锁骨中线、腋前线自第1肋间隙从上至下逐一肋间隙进行叩诊(4分) 5. 检查侧胸壁时嘱被检查者举起上臂置于头部,叩诊自腋窝开始,沿腋中线、腋后线向下叩至肋缘(3分) 6. 检查背部时,嘱被检者向前稍低头,双手交叉抱肘,上半身略向前倾,自肺尖开始,叩得肺尖峡部宽度后沿肩胛线逐一肋间往下叩至肺底。叩诊肩胛间区时,扳指与脊柱平行,避开肩胛骨(5分) 7. 肺尖峡部宽度叩诊:自斜方肌前缘中央部开始叩诊,由此逐渐向外叩,当变为浊音时用笔做标记,然后再向内侧叩诊,直到变为浊音为止,此清音带的宽度正常为4~6cm,代表肺尖的范围(5分) 8. 叩诊遵循左右、上下、内外对比的原则(3分)		
		肺下界叩诊	15	
		1. 嘱被检查者取仰卧位或坐位,检查者位于右侧或前面(2分) 2. 嘱被检者充分暴露前胸、胸背部,嘱其均匀呼吸(2分) 3. 确定肺下界常在锁骨中线、腋中线及肩胛线上叩诊。左侧应左锁骨中线上有心脏影响,可只在腋中线及肩胛下角线叩诊(4分) 4. 检查者板指平贴肋间隙,与肋骨平行,逐个肋间进行叩诊。沿体表不同垂直线自上而下进行叩诊,当清音变为浊音时,表示已到肺下界在该垂直线上的位置(4分) 5. 正常人在锁骨中线、腋中线及肩胛线上的肺下界分别为第6、8、10肋间隙(3分)		
		肺下界移动度叩诊	15	
		1. 嘱被检查者取坐位,检查者站在其后面(2分) 2. 嘱被检查者充分暴露胸背部(2分) 3. 检查者于被检查者平静呼吸时叩出其在肩胛线上的肺下界(3分) 4. 嘱被检者深吸气后屏气,沿肩胛线继续向下叩诊,当清音变为浊音时,即为肺下界的最低点,并作标记(3分) 5. 嘱被检者恢复平静呼吸数个周期,再做深呼吸后屏气,然后由下向上叩诊,直至浊音变为实音,即为深呼气时的肺下界最高点做标记。两标记点之间的距离即为肺下界移动度,描述正常人为6~8cm(5分)		

续表

项目	分数	内容及评分标准	满分	得分
检查过程总体评价	10	总体操作评价	10	
		1. 检查方法正确,手法熟练,规范,有条不紊(2分)		
		2. 检查对称部位时注意两侧对比(2分)		
		3. 人文关怀,检查者动作轻柔,力度适中,有爱伤意识(2分)		
		4. 时间把握得当,时间控制在4分钟(2分)		
		5. 检查后洗手(2分)		
提问	10	随机选择2个问题,每题5分	10	
总分	100		100	

相关问题:

1. 请简述正常的肺部叩诊音的分布。

2. 间接叩诊法要注意哪些问题?

3. 请简述肺下界移动度的叩诊方法及其范围。

<h1 style="text-align:center">听　诊</h1>
<h2 style="text-align:center">Auscultation</h2>

一、关键词

对比听诊　comparison of auscultation

呼吸音　breath sounds

湿啰音　moist rale

语音共振　vocal resonance

胸膜摩擦音　pleural friction rub

二、检查方法

1. 肺部听诊方法

(1)嘱被检查者取仰卧位或坐位,仰卧位时检查者站在被检查者右侧,坐位时站在其前面(或后面)。

(2)嘱被检查者充分暴露前胸、胸背部。

(3)检查者用听诊器的膜形体件紧贴于胸壁进行检查。

(4)听诊时嘱被检者作平静而均匀的呼吸,每处听诊至少1~2个呼吸周期,必要时嘱被检者做深呼吸、屏气或咳嗽后立即听诊,这样更易发现呼吸音或附加音的变化。

(5)检查顺序:前胸—侧胸—背部;由肺尖开始,由健侧到患侧,从上到下,从内到外。

(6)检查前胸时嘱被检者胸部稍向前挺,由锁骨上窝开始,沿锁骨中线、腋前线自第一肋间隙从上至下逐一肋间隙进行听诊。

(7)检查侧胸壁时嘱被检查者举起上臂置于头部,自腋窝开始,沿腋中线、腋后线向下听诊至肋缘。

(8)检查背部时嘱被检者向前稍低头,双手交叉抱肘。上半身略向前倾,自肺尖开始,沿肩胛线逐一肋间往下听诊至肺底。听诊顺序同叩诊,从上到下、从前胸到侧胸,由健侧到患侧,注意左右、上下及内外的对比,必要时做深呼吸和咳嗽动作再听,如听到少量或不对称的啰音,咳嗽数声后如消失,提示为气道内分泌物或坠积性因素(多见于老年人)所致。

2. 语音共振 听诊语音共振时嘱病人用平时说话的低音重复说"yi",检查者在胸壁上可听到柔和而模糊的声音。在病理情况下,语音共振可分为:支气管语音、胸语音、羊鸣音和耳语音。听耳语音时则用很低的声音说"一、二、三",再重复听诊。检查者在能听到肺泡呼吸音部位,仅能听到极微弱的声音肺实变时可听到增强的音调较高的耳语音。

3. 胸膜摩擦音(pleural friction rub) 检查者放听诊器于双侧前下侧胸部(腋前线),或腋中线上第5肋间,嘱被检查者深呼吸,注意吸气相和呼气相有无类似于手指在手背上摩擦的粗糙的声音。嘱检查者屏住呼吸,重复上述检查。

三、案例分析

患者,男,63岁,主因"咳嗽、咳痰20余年"入院。患者20余年前每到冬春季出现咳嗽、咳痰,每次持续约3个月。化验血常规示白细胞$11.4×10^9/L$,中性粒细胞89%,拍胸片示胸廓扩张,肋间隙增宽,双肺野的透亮度增加,双下肺纹理增粗,紊乱。

请你为该患者进行肺部听诊检查,包括肺部听诊、语音共振、胸膜摩擦音的检查。

参考答案:

肺部听诊双肺呼吸音减弱,偶可闻及散在痰鸣音,双肺底可闻及湿啰音,双侧语音共振减弱,无胸膜摩擦感。

四、评分标准(见表1-5-4)

表1-5-4 肺和胸膜听诊参考评分表

项目	分数	内容及评分标准	满分	得分
准备工作	10	检查者准备,与被检查者进行沟通	10	
		1. 检查者衣帽、口罩穿戴整齐(1分) 2. 检查前7步洗手法洗手正确(1分) 3. 核对、确认被检查者,并向其说明肺和胸膜叩诊检查的目的(2分) 4. 室内环境温暖舒适,光线良好充足,必要时温暖听诊器体件(2分) 5. 保护患者的隐私(2分) 6. 检查听诊器的耳件方向是否正确,管腔是否通畅,体件应紧贴胸壁(2分)		
检查过程	75	肺部听诊	30	
		1. 嘱被检查者取仰卧位或坐位,仰卧位时检查者站在被检查者右侧,坐位时站在其前面(或后面)(3分) 2. 嘱被检查者充分暴露前胸、胸背部(2分) 3. 检查者用听诊器的膜形体件紧贴于胸壁进行检查(3分) 4. 听诊时嘱被检者作平静而均匀的呼吸,每处听诊至少1~2个呼吸周期,必要时嘱被检者做深呼吸、屏气或咳嗽后立即听诊,这样更易发现呼吸音或附加音的变化(4分) 5. 检查顺序:前胸—侧胸—背部;由肺尖开始,由健侧到患侧,从上到下,从内到外(4分) 6. 检查前胸时嘱被检者胸部稍向前挺,由锁骨上窝开始,沿锁骨中线、腋前线自第一肋间隙从上至下逐一肋间隙进行听诊(4分) 7. 检查侧胸壁时嘱被检查者举起上臂置于头部,自腋窝开始,沿腋中线、腋后线向下听诊至肋缘(4分) 8. 检查背部时嘱被检者向前稍低头,双手交叉抱肘,上半身略向前倾,自肺尖开始,沿肩胛线逐一肋间往下听诊至肺底(4分) 9. 听诊遵循左右、上下对称部位进行对比的原则(2分)		

续表

项目	分数	内容及评分标准	满分	得分
检查过程	75	语音共振（提示还需示范检查耳语音）	25	
		1. 嘱被检查者取仰卧位或坐位,仰卧位时检查者站在被检查者右侧,坐位时位于其前面(或后面)(3分)		
		2. 嘱被检查者充分暴露前胸部、胸背部,嘱其平静呼吸(3分)		
		3. 检查者用听诊器的膜形体件紧贴于胸壁进行检查(5分)		
		4. 检查顺序:前胸-侧胸-背部;从上到下左右对称听诊(4分)		
		5. 嘱被检者用一般的声音强度重复发"yi"长音时,检查者在胸壁上可听到柔和而模糊的声音(5分)		
		6. 耳语音:嘱被检者用耳语声调重复发"yi"时,检查者在能听见肺泡呼吸音部位,仅能听见极微弱的声音(5分)		
		胸膜摩擦音	20	
		1. 嘱被检查者取仰卧位或坐位,检查者位于右侧或前面(3分)		
		2. 嘱被检者充分暴露前胸部(3分)		
		3. 检查者放听诊器于双侧前下侧胸部(腋前线),或腋中线上第5、肋间,嘱被检查者深呼吸,注意吸气相和呼气相有无类似于手指在手背上摩擦的粗糙的声音(8分)		
		4. 嘱检查者屏住呼吸,重复上述检查(6分)		
检查过程总体评价	5	总体操作评价	5	
		1. 检查方法正确,手法熟练,规范,有条不紊(1分)		
		2. 检查对称部位时注意两侧对比(1分)		
		3. 人文关怀,检查者动作轻柔,力度适中,有爱伤意识(1分)		
		4. 时间把握得当,时间控制在4分钟(1分)		
		5. 检查后洗手(1分)		
提问	10	随机选择2个问题,每题5分	10	
总分	100		100	

相关问题：

1. 请简述正常呼吸音种类和分布。
2. 请简述语音共振的检查方法。
3. 干、湿性啰音听诊有何特点？

（王　慧　王彩丽）

第六节　心脏检查
Cardiac Examination

【视诊】
Inspection

一、关键词

心尖搏动　apical impulse

心前区隆起　protrusion of precordium

二、检查方法

1. 嘱被检者取仰卧位或坐位。仰卧位时检查者站在被检查者右侧,坐位时站在其前面。嘱被检查者充分暴露前胸部、上至颈以下,下至中上腹,两侧至腋中线,并嘱其平静呼吸。

2. 检查者先用直视视诊法全面观察心前区,若被检查者取仰卧位,则从其足部向上观察两侧胸廓是否在同一水平,然后再用正切视诊法,即若被检者取仰卧位,检查者屈膝下蹲,视线从侧面与胸廓同高,呈切线方向观察心尖搏动情况及了解有无异常隆起与搏动。

心脏视诊内容包括:

(1)胸廓畸形、心前区隆起(protrusion of precordium)与凹陷:正常人心前区与右侧胸部相应部位基本对称,无明显隆起与凹陷。

(2)心尖搏动(apical impulse):标志心尖收缩的开始,由左心室心尖的一部分冲击心前区左前下方的胸壁而引起局部胸壁向外的搏动。正常人心尖搏动的中央位于胸骨左缘第5肋间隙锁骨中线内侧 $0.5 \sim 1.0$ cm 处,其搏动范围的直径为 $2.0 \sim 2.5$ cm。但也有的正常人看不到心尖搏动。观察心尖搏动时应注意其位置、强度、范围、频率及节律有无异常。

(3)心前区异常搏动:正常人一般无其他异常搏动。

胸骨左缘第2肋间收缩期搏动:肺动脉扩张或肺动脉高压。

胸骨右缘第2肋间及其邻近部位或胸骨上窝搏动:见于升主动脉瘤或主动脉弓瘤。

胸骨左缘3、4肋间搏动:右心室肥大。

剑突下搏动:可能是右心室收缩期搏动,也可由腹主动脉搏动产生。鉴别方法:一是被检者深吸气后,搏动增强为右心室搏动,减弱为腹主动脉搏动。二是用手指平放从剑突下向上压入前胸壁后方,右心室搏动冲击手指末端,而腹主动脉搏动则冲击手指掌面。

三、案例分析

患者,女,主因"活动后心悸、胸闷2年"入院。患者既往高血压病史10余年,测血压最高达 160/100mmHg,未规律服用降压药,血压控制不理想。胸片提示:双房心影为梨形心。

请你为该患者进行心脏视诊检查,并且口述检查内容及结果。

参考答案:

心脏视诊胸廓无畸形、心前区无隆起与凹陷;心尖搏动的中央位于胸骨左缘第5肋间隙锁骨中线处(因其心脏增大),其搏动范围的直径为 $2.0 \sim 2.5$ cm,节律正常,频率约85次/min,心前区无异常搏动。

四、评分标准(见表1-6-1)

表1-6-1　心脏视诊参考评分标准

项目	分数	内容及评分标准	满分	得分
准备工作	12	检查者准备,与被检查者进行沟通	12	
		1. 检查者衣帽、口罩穿戴整齐(2分) 2. 检查前7步洗手法洗手(4分) 3. 核对、确认被检查者,并向其说明心脏视诊检查的目的(2分) 4. 室内环境温暖舒适,光线良好充足(2分) 5. 保护患者的隐私(2分)		
检查过程	68	被检者体位正确、检查方法正确	24	

续表

项目	分数	内容及评分标准	满分	得分
检查过程	68	1. 嘱被检者取仰卧位或坐位。仰卧位时检查者站在被检查者右侧,坐位时站在其前面(8分) 2. 嘱被检查者充分暴露前胸部、上至颈以下,下至中上腹,两侧至腋中线,并嘱其平静呼吸(8分) 3. 检查者先用直视视诊法全面观察心前区,若被检查者取仰卧位,则从其足部向上观察两侧胸廓是否在同一水平,然后再用正切视诊法,即若被检者取仰卧位,检查者屈膝下蹲,视线从侧面与胸廓同高,呈切线方向观察心尖搏动情况及了解有无异常隆起与搏动(8分)		
		心脏视诊内容(检查者口述)	18	
		1. 胸廓畸形、心前区隆起与凹陷:正常人心前区与右侧胸部相应部位基本对称,无明显隆起与凹陷(4分) 2. 心尖搏动:正常人心尖搏动的中央位于胸骨左缘第5肋间隙锁骨中线内侧 0.5~1.0cm 处,其搏动范围的直径为 2.0~2.5cm(5分) 观察心尖搏动时应注意其位置、强度、范围、频率及节律有无异常(5分) 3. 心前区异常搏动:正常人一般无其他异常搏动(4分)		
		心前区异常搏动及意义(提问)	26	
		1. 提问:胸骨左缘第2肋间收缩期搏动。答:肺动脉扩张或肺动脉高压(5分) 2. 提问:胸骨右缘第2肋间及其邻近部位或胸骨上窝搏动。答:出见于升主动脉瘤或主动脉弓瘤(5分) 3. 问:胸骨左缘 3、4 肋间搏动。答:右心室肥大(5分) 4. 问:剑突下搏动。答:可能是右心室收缩期搏动,也可由腹主动脉搏动产生(5分) 鉴别方法:一是被检者深吸气后,搏动增强为右心室搏动,减弱为腹主动脉搏动。二是用手指平放从剑突下向上压入前胸壁后方,右心室搏动冲击手指末端,而腹主动脉搏动则冲击手指掌面(6分)		
检查过程总体评价	10	总体操作评价	10	
		1. 检查方法正确,手法熟练,规范,有条不紊(2分) 2. 检查对称部位时注意两侧对比(2分) 3. 人文关怀,检查者动作轻柔,力度适中,有爱伤意识(2分) 4. 时间把握得当,时间控制在8分钟(2分) 5. 检查后洗手(2分)		
提问	10	随机选择2个问题,每题5分	10	
总分	100		100	

相关问题:

1. 请简述正常人坐位时心尖搏动的位置及范围。

2. 请简述心前区异常搏动及意义。

【触诊】
Palpation

一、关键词

震颤　thrill
心尖搏动　apical impulse
心包摩擦感　sense of pericardial friction

二、检查方法

1. 心尖搏动（apical impulse）和心前区异常搏动　检查者将全手掌置于被检者心前区开始触诊心尖搏动和其他心前区搏动的位置，然后逐渐将示指、中指及环指并拢，以其指腹进行精确地进一步触诊，最后将示指和中指尖端垂直放于心尖搏动最显著点，该点就是心尖波动点。正常人心尖搏动的中央位于胸骨左缘第 5 肋间隙锁骨中线内侧 0.5~1.0cm 处，其搏动范围的直径为 2.0~2.5cm。

2. 震颤（thrill）　检查者用并拢的示指、中指、环指指腹或小鱼际肌置于心前区各瓣膜区和胸骨左缘第 3、4 肋间进行触诊，以触知有无微细的震动感。震颤为器质性心血管疾病的特殊性体征之一。正常人无震颤。

3. 心包摩擦感（sense of pericardial friction）　检查者用并拢的四指掌面或小鱼际肌触诊心前区或胸骨左缘第 3、4 肋间，若心包炎症致其表面有纤维素性渗出，可在此位置触及心包摩擦感。为心动周期的收缩期和舒张期均可触及的双相的粗糙摩擦感，收缩期、前倾位或呼气末更加明显。正常人无摩擦感。

三、案例分析

患者，女，主因"活动后心悸、胸闷 2 年"入院。患者既往高血压病史 10 余年测血压最高达 160/100mmHg，未规律服用降压药，血压控制不理想。胸片提示：双房心影为梨形心。

请你为该患者进行心脏视诊检查，并且口述检查内容及结果。

参考答案：

触诊时于胸骨左缘第 5 肋间隙锁骨中线处可触及心尖搏动，其搏动范围的直径为 2.0~2.5cm。未触及心前区震颤及心包摩擦感。

四、评分标准（见表 1-6-2）

表 1-6-2　心脏触诊参考评分标准

项目	分数	内容及评分标准	满分	得分
准备工作	12	检查者准备，与被检查者进行沟通	12	
		1. 检查者衣帽、口罩穿戴整齐（2分） 2. 检查前 7 步洗手法洗手（4分） 3. 核对、确认被检查者，并向其说明心脏触诊检查的目的（3分） 4. 室内环境温暖舒适，光线良好充足。如室温较低检查者可搓自己的双手使其温暖（2分） 5. 保护患者的隐私（1分）		
检查过程	68	被检者体位正确、检查方法正确	10	

续表

项目	分数	内容及评分标准	满分	得分
检查过程	68	1. 嘱被检者取仰卧位或坐位。仰卧位时检查者站在被检查者右侧,坐位时站在其前面(4分) 2. 嘱被检查者充分暴露前胸部、上至颈以下,下至中上腹,两侧至腋中线(4分) 身体不得左右倾斜,以免影响心脏在胸腔的位置(2分)		
		心尖搏动及心前区搏动	20	
		1. 检查者将全手掌置于被检者心前区开始触诊心尖搏动和其他心前区搏动的位置(4分) 然后逐渐将示指、中指及环指并拢,以其指腹进行精确地进一步触诊(4分) 最后将示指和中指尖端垂直放于心尖搏动最显著点,该点就是心尖搏动点(4分) 2. 口述检查结果:正常人心尖搏动的中央位于胸骨左缘第5肋间隙锁骨中线内侧0.5~1.0cm处(4分) 其搏动范围的直径为2.0~2.5cm(4分)		
		震颤	18	
		1. 检查者用并拢的示指、中指、环指指腹或小鱼际肌置于心前区各瓣膜区(4分) 和胸骨左缘第3、4肋间进行触诊(4分) 以触知有无微细的震动感。震颤为器质性心血管疾病的特殊性体征之一(5分) 2. 口述检查结果:正常人无震颤(5分)		
		心包摩擦感	20	
		1. 检查者用并拢的四指掌面或小鱼际肌触诊心前区(3分) 或胸骨左缘第3、4肋间(4分) 2. 若心包炎症致其表面有纤维素性渗出,可在此位置触及心包摩擦感(4分) 为心动周期的收缩期和舒张期均可触及双相的粗糙摩擦感,收缩期、前倾位或呼气末更加明显(6分) 3. 口述检查结果:正常人无摩擦感(3分)		
检查过程 总体评价	10	总体操作评价	10	
		1. 检查方法正确,手法熟练,规范,有条不紊(2分) 2. 检查对称部位时注意两侧对比(1分) 3. 人文关怀,检查者动作轻柔,力度适中,有爱伤意识(2分) 4. 时间把握得当,时间控制在8分钟(2分) 5. 检查后洗手(3分)		
提问	10	随机选择2个问题,每题5分	10	
总分	100		100	

相关问题：

1. 心包摩擦音的触诊方法有哪些？
2. 心前区触及震颤有何临床意义？
3. 请简述心尖搏动(apical impulse)和心前区异常搏动的检查方法及其范围。

【叩诊】
Percussion

一、关键词

心浊音界 cardiac dullness border

二、检查方法

1. 间接叩诊法 检查者首先将左手中指第 2 指节紧贴于叩诊部位作为叩诊板指，其余手指稍微抬起使其不接触叩诊部位体表，以免影响体表振动的传导。右手各指应自然弯曲，以中指指端借腕关节活动均匀叩击左手指板。叩击方向应与叩诊部位的体表垂直。注意叩诊时应以腕关节及指掌关节动作为主，避免肘关节及肩关节参与活动。叩诊动作要灵活、短促和富有弹性。每次叩击后应立即抬起右手中指，以免影响叩诊的音响。在一个部位只需连续叩击 2~3 次，如未能获得明确结果，稍停片刻后再连续叩击两三下。

2. 心脏相对浊音界叩诊方法和顺序

（1）方法：嘱被检者取仰卧位或坐位，多取仰卧位。仰卧位时检查者站在被检者的右侧，坐位时检查者站在其前面，嘱被检者平静呼吸。嘱被检者充分暴露前胸部，上至颈以下，下至中上腹，两侧至腋中线。如被检查者取坐位时，板指与肋间垂直，与心缘平行；当被检查者平卧时，板指与肋间平行。采用轻叩法，叩诊的力度要适中、均匀，板指每次移动的距离不超过 0.5cm。当叩诊音由清音变为浊音时，表示已经到了心脏的边缘，做一标记，为心脏相对浊音界，反映心脏真实的大小和形状。

（2）叩诊顺序

1）先叩心脏左界，再叩心脏右界，沿肋间隙由下而上，由外向内。通过视诊和触诊确定心尖搏动位置。由心尖搏动外 2~3cm 处开始由外向内进行叩诊，由清音变为相对浊音时表示已达心脏边界，即为该肋间的心脏相对浊音界。在该点做标记，并用同样的方法依次上移逐个肋间叩诊，直至第 2 肋间为止。叩诊心脏右界时，先叩出肝上界（在右锁骨中线上从第二肋间开始依次按肋间往下叩，由清音变为相对浊音时为肝上界）。从肝浊音界上一肋开始，由外向内，依次按肋间往上叩，由清音变为相对浊音时表示已达心脏边界，直至第 2 肋间为止，确定各肋间心脏右侧的相对浊音界，并作标记。

2）测量各浊音界点与前正中线间的垂直距离并记录，为心脏相对浊音界。

（3）正常成人心脏相对浊音界（如表 1-6-3）

表 1-6-3 正常成人心脏相对浊音界

右界（cm）	肋间	左界（cm）
2~3	II	2~3
2~3	III	3.5~4.5
3~4	IV	5~6
	V	7~9

注：正常人前正中线距左锁骨中线 8~10cm.

三、案例分析

患者,女,主因"活动后心悸、胸闷 2 年"入院。患者既往高血压病史 10 余年,测血压最高达 160/100mmHg,未规律服用降压药,血压控制不理想。胸片提示:左室增大。

请你为该患者进行心脏叩诊检查,并且口述检查内容及结果。

参考答案:

心脏叩诊应先叩心脏左界,再叩心脏右界,沿肋间隙由下而上,由外向内。标记心脏左界第 2、3、4、5 肋间距前正中线分别为 3cm、4.5cm、7.5cm、10cm;右界第 2、3、4 肋距前正中线分别为 2cm、3cm、3cm。

心脏浊音界增大。

四、评分标准(见表 1-6-4)

表 1-6-4 心脏叩诊参考评分表

项目	分数	内容及评分标准	满分	得分
		检查者准备,与被检查者进行沟通	10	
准备工作	10	1. 检查者衣帽、口罩穿戴整齐(2分) 2. 检查前 7 步洗手法洗手(3分) 3. 核对、确认被检查者,并向其说明叩诊检查的目的(2分) 4. 室内环境温暖舒适,光线良好充足。如室温较低检查者可搓自己的双手使其温暖(2分) 5. 保护患者的隐私(1分)		
检查过程	68	间接叩诊法	14	
		1. 检查者首先将左手中指第 2 指节紧贴于叩诊部位作为叩诊板指,其余手指稍微抬起使其不接触叩诊部位体表,以免影响体表振动的传导。右手各指应自然弯曲,以中指指端借腕关节活动均匀叩击左手指板。叩击方向应与叩诊部位的体表垂直(4分) 2. 叩诊时应以腕关节及指掌关节动作为主,避免肘关节及肩关节参与活动(2分) 3. 叩诊动作要灵活、短促和富有弹性。每次叩击后应立即抬起右手中指,以免影响叩诊的音响(4分) 4. 在一个部位只需连续叩击 2~3 次,如未能获得明确结果,稍停片刻后再连续叩击 2~3 下(4分)		
		心脏相对浊音界叩诊方法	18	
		1. 嘱被检者取仰卧位或坐位,多取仰卧位。仰卧位时检查者站在被检者的右侧,坐位时检查者站在其前面(4分) 2. 嘱被检者平静呼吸(2分) 3. 嘱被检者充分暴露前胸部,上至颈以下,下至中上腹,两侧至腋中线(2分) 4. 如被检查者取坐位时,板指与肋间垂直,与心缘平行;当被检查者平卧时,板指与肋间平行(3分) 5. 采用轻叩法,叩诊的力度要适中、均匀,指板每次移动的距离不超过 0.5cm(3分) 6. 当叩诊音由清音变为浊音时,表示已经到了心脏的边缘,做一标记,为心脏相对浊音界,反映心脏的真实大小和形状(4分)		

续表

项目	分数	内容及评分标准	满分	得分
检查过程	68	心脏相对浊音界叩诊顺序	26	
		1. 先叩心脏左界,再叩心脏右界,沿肋间隙由下而上,由外向内(4分) 2. 心脏左界叩诊: (1)通过视诊和触诊确定心尖搏动位置(2分) (2)由心尖搏动处外2~3cm处开始由外向内进行叩诊,由清音变为相对浊音时表示已达心脏边界,即为该肋间的心脏相对浊音界。在该点做标记(4分) (3)并用同样的方法依次上移逐个肋间叩诊,直至第2肋间为止(4分) 3. 心脏右界叩诊: (1)先叩出肝上界(在右锁骨中线上从第二肋间开始依次按肋间往下叩,由清音变为相对浊音时为肝上界)(4分) (2)从肝浊音界上一肋开始,由外向内,依次按肋间往上叩,由清音变为相对浊音时表示已达心脏边界,直至第2肋间为止(4分) (3)确定各肋间心脏右侧的相对浊音界,并作标记(4分)		
		心浊音界的测量	10	
		1. 测量各浊音界点与前正中线间的垂直距离并记录,为心脏相对浊音界(4分) 2. 测量从前正中线到左锁骨中线的距离并记录(2分) 3. 口述检查结果(正常成人的心浊音界见前表格)(4分)		
检查过程总体评价	12	总体操作评价	12	
		1. 检查方法正确,手法熟练,规范,有条不紊(3分) 2. 检查对称部位时注意两侧对比(2分) 3. 人文关怀,检查者动作轻柔,力度适中,有爱伤意识(2分) 4. 时间把握得当,时间控制在8分钟(2分) 5. 检查后洗手(3分)		
提问	10	随机选择2个问题,每题5分	10	
总分	100		100	

相关问题:

1. 请简述心脏相对浊音界叩诊方法和顺序。

2. 何谓二尖瓣型心?有何临床意义?

【听诊】
Auscultation

一、关键词

心包摩擦音　pericardial friction sound

杂音　murmur

附加音　adventitious sound

二、检查方法

1. 听诊环境要安静、温暖,寒冷可引起肌束颤动,出现附加音,影响听诊效果。必要时温暖听诊器体件。

2. 正确使用听诊器　注意听诊器的耳件方向是否正确,管腔是否通畅,体件应紧贴于胸壁,避免与皮肤摩擦而产生附加音。

3. 嘱被检者取仰卧位或坐位,仰卧位时检查者站在其右侧,坐位时站在其前面。为了更好地听诊,有时需嘱被检者改变体位,作深吸气或呼气,或作适当运动。

4. 嘱患者充分暴露前胸部。检查者用听诊器的膜形体件紧贴于被检者的胸壁进行检查。

5. 正确指出心脏各瓣膜听诊区位置

(1)二尖瓣区听诊:正常在心尖部,即左锁骨中线内侧第 5 肋间处。心脏增大时应选心尖搏动最强点作为二尖瓣听诊区。

(2)肺动脉瓣听诊区:胸骨左缘第 2 肋间。

(3)主动脉瓣听诊区:主动脉瓣第一听诊区位于胸骨右缘第 2 肋间,主动脉瓣第二听诊区位于胸骨左缘第 3、4 肋间。

(4)三尖瓣听诊区:位于胸骨下端左缘,即胸骨左缘第 4、5 肋间。

6. 心脏听诊顺序　进行心脏听诊时可从二尖瓣区开始,依次听诊二尖瓣区(心尖部)→肺动脉瓣区(胸骨左缘第 2 肋间)→主动脉瓣第一听诊区(胸骨右缘第 2 肋间)→主动脉瓣第二听诊区(胸骨左缘第 3 肋间)→三尖瓣区(胸骨左缘第 4、5 肋间)。每个瓣膜区听诊时间至少 30 秒。

7. 听诊内容　心脏听诊包括心率、心律、心音、额外心音、杂音、心包摩擦音等。

(1)心率:以第一心音为准,一般计数 1 分钟心脏搏动的次数。正常成人心率 60~100 次/min。如>100 次/min 为心动过速,<60 次/min 为心动过缓。

(2)心律:正常人心律规则。但有些健康青年人或儿童中,心率也可随呼吸运动而出现周期性变化。表现为吸气时心脏搏动加快,呼气时变慢,即为呼吸性窦性心律不齐(sinus arrhythmia),一般无临床意义。期前收缩(premature beat)为提前出现的一次心跳,其后有长间歇。心房颤动(atrial fibrillation)的特点为心律绝对不齐、第一心音强弱不等、脉搏短绌。

(3)心音:按其出现的先后顺序为第一心音(S1)、第二心音(S2)、第三心音、第四心音。需要掌握第一和第二心音。

第一心音(S1):在心前区各部位均可听到,但以心尖部最强,其音调较 S2 为低,持续时间(约 0.10 秒)较 S2 短,S1 是二尖瓣和三尖瓣关闭时瓣叶振动所致,标志着心室收缩的开始。

第二心音(S2):在心前区各部位均可听到,但在心底部最强且清晰。音调较 S1 高且清脆,所占时间(约 0.08 秒)较 S1 短。S2 是血流在主动脉与肺动脉内突然减速,半月瓣突然关闭引起瓣膜震动所致,标志着心室舒张的开始。

(4)额外心音:在正常第一心音和第二心音之外听到的附加音,多为病理性的,不同于心脏杂音。大多在原有的两个心音之外出现一个额外的声音,形成三音律。包括收缩期额外心音和舒张期额外心音两大类,以舒张期多见。

常见三音律的产生机制、听诊特点及临床意义:

1)奔马律(gallop rhythm):是额外心音出现在舒张期的三音律,常同时存在心率增快,与 S1、S2 组成犹如马奔驰时的蹄声,称为奔马律,是心肌严重损害的体征。其心率在 100 次/min 以上,在 S2 之后出现病理性 S3、S4,分别形成室性奔马律(舒张早期奔马律)或房性奔马律(atrial gallop)(舒张晚期奔马律)。

2）开瓣音：又称二尖瓣开放拍击音，常位于第二心音后 0.05～0.06 秒，由舒张早期血液从压力较高的左心房迅速流入左心室，导致弹性尚好的瓣叶迅速开放后又突然停止，使瓣叶振动而引起的拍击样声音。见于二尖瓣狭窄，在心尖内侧最清晰，高调而清脆、拍击样，说明二尖瓣弹性和活动尚好。可作为二尖瓣分离术适应证的重要参考条件。

3）收缩中、晚期喀喇音（middle and late systolic clicks）：是由于腱索、乳头肌或瓣膜有功能或解剖的某些异常，在收缩期中骤然拉紧的振动所产生的，可在冠状动脉性心脏病（乳头肌功能不全）、肥厚型心肌病、风湿性心脏病等患者中听到。该音高调、短促、清脆，如关门落锁的 Ka-Ta音，在心尖部及其稍内侧听得最清楚，出现在第一心音之后 0.08 秒以内者为收缩中期喀喇音；在0.08s 以上者为收缩晚期喀喇音。

（5）杂音（cardiac murmurs）：是指心音与额外心音以外，在心脏收缩或舒张过程中的异常声音，可完全与心音分开或相连续，甚至完全遮盖心音。它对心脏瓣膜病的诊断有重要价值。听诊杂音时应根据其最响部位、出现时期、性质、强度与形态，以及杂音与体位、呼吸和运动的关系等来判断其意义。

杂音（murmur）的听诊要点：

1）最响部位：杂音在某瓣膜听诊区最响，提示病变在该瓣膜。杂音在心尖部最响则说明病变主要在二尖瓣；杂音在主动脉瓣听诊区或肺动脉瓣听诊区最响则提示病变主要在主动脉瓣或肺动脉瓣；在胸骨左缘第 3、4 肋间听到响亮、粗糙的收缩期杂音，应想到室间隔缺损的可能。

2）传导：杂音常沿着产生杂音的血流方向传导，亦可向周围组织扩散。根据杂音的最响部位及其传导方向，可判断杂音的来源及其病变性质。

3）时期：要分析杂音是收缩期的还是舒张期杂音，是双期杂音还是连续性杂音。根据杂音所在的时间不同，判断病变的性质是狭窄还是关闭不全。另外也可按杂音出现的早晚和持续时间的长短，分为早期、中期、晚期或全期杂音等。

4）性质：指由于杂音的不同频率而表现出音调与音色的不同。病变不同，杂音性质也不同。杂音的性质常描述为柔和的或粗糙的吹风样、隆隆样或雷鸣样、叹气样或灌水样、机械声及乐音样等，以吹风样杂音最多见。器质性杂音多为粗糙的，而功能性杂音常为柔和的。如在二尖瓣听诊区有粗糙的吹风样收缩期杂音，常说明二尖瓣有器质性关闭不全。

5）强度：即杂音的响度，与病变程度、血流速度及病变两侧的压力差有关。收缩期杂音一般采用 Levine 6 级分级法，依次以 1/6 至 6/6 级记录舒张期杂音也可按此标准，也可只分轻、中、重度三级。2/6 级以下的收缩期杂音一般为功能性的；3/6 级以上的收缩期杂音多为器质性杂音。舒张期杂音多为器质性杂音。

6）形态：指在心动周期中杂音强度的变化规律。常见的杂音形态有：递增型、递减型、递增递减型、连续性、一贯型杂音。

三、案例分析

患者，女，主因"活动后心悸、胸闷 2 年"入院。患者既往风湿性关节炎 10 余年，现双膝关节活动受限。血常规正常，血沉 60mm/h，心电图示：P 波消失，代之以 f 波，胸片提示：双心房影，梨形心。心脏彩超示"二尖瓣城墙样改变，二尖瓣口面积 1.3cm^2。

请你为该患者进行心脏听诊检查，并且口述检查内容及结果。

参考答案：

患者为风湿性心脏病、二尖瓣狭窄、心房纤颤病人，目前为二尖瓣中度狭窄。心脏听诊心率86 次/min，律绝对不齐，心前区可闻及第一心音强弱不等，可闻及开瓣音，有低调、隆隆样、舒张中晚期递增型杂音，较局限，不传导。未闻及心包摩擦音。

四、评分标准(见表1-6-5)

表 1-6-5　心脏听诊参考评分标准

项目	分数	内容及评分标准	满分	得分
准备工作	13	检查者准备,与被检查者进行沟通	13	
		1. 检查者衣帽、口罩穿戴整齐(2分)		
		2. 检查前7步洗手法洗手(3分)		
		3. 核对、确认被检查者,并向其说明心脏听诊检查的目的(2分)		
		4. 室内环境温暖舒适,光线良好充足。必要时温暖听诊器体件(2分)		
		5. 注意听诊器的耳件方向是否正确,管腔是否通畅,体件应紧贴胸壁(3分)		
		6. 保护患者的隐私(1分)		
检查过程	67	听诊方法	10	
		1. 嘱被检者取仰卧位或坐位,仰卧位时检查者站在其右侧,坐位时站在其前面(4分)		
		2. 嘱患者充分暴露前胸部(4分)		
		3. 检查者用听诊器的膜形体件紧贴被检者的胸壁进行检查(2分)		
		心脏各瓣膜听诊区位置(描述并指示出)	20	
		1. 二尖瓣区听诊区:正常在心尖部,即左锁骨中线内侧第5肋间处。心脏增大时应选心尖搏动最强点作为二尖瓣听诊区(5分)		
		2. 肺动脉瓣听诊区:胸骨左缘第2肋间(5分)		
		3. 主动脉瓣听诊区:主动脉瓣第一听诊区位于胸骨右缘第2肋间,主动脉瓣第二听诊区位于胸骨左缘第3、4肋间(5分)		
		4. 三尖瓣听诊区:位于胸骨下端左缘,即胸骨左缘第4、5肋间(5分)		
		心脏各瓣膜听诊顺序(口述)	14	
		1. 心脏听诊时可从二尖瓣区开始,依次听诊二尖瓣区(心尖部)→肺动脉瓣区(胸骨左缘第2肋间)→主动脉瓣第一听诊区(胸骨右缘第2肋间)→主动脉瓣第二听诊区(胸骨左缘第3肋间)→三尖瓣区(胸骨左缘第4、5肋间)(10分)		
		2. 每个瓣膜区听诊时间至少30秒(4分)		
		心脏听诊内容及心包摩擦音(口述)	23	
		1. 心率、心律、心音、额外心音、杂音及心包摩擦音等(6分)		
		2. 正常人:心率(60~100次/min)、心律(规整)、心音(强)、额外心音(无)、杂音及心包摩擦音(无)等(5分)		
		3. 心包摩擦音:可在心前区或胸骨左缘第3、4肋间闻及音质粗糙、高音调、搔抓样、与心搏一致的心包摩擦音,发生在收缩期与舒张期,以前倾体位、收缩期或呼气末更为明显、心包摩擦音与呼吸无关,屏气时仍可存在(12分)		
检查过程总体评价	10	总体操作评价	10	
		1. 检查方法正确,手法熟练,规范,有条不紊(2分)		
		2. 检查对称部位时注意两侧对比(2分)		
		3. 人文关怀,检查者动作轻柔,力度适中,有爱伤意识(2分)		
		4. 时间把握得当,时间控制在8分钟(2分)		
		5. 检查后洗手(2分)		
提问	10	随机选择2个问题,每题5分	10	
总分	100		100	

相关问题：

1. 如何听诊杂音？
2. 请简述二尖瓣狭窄的听诊特点。
3. 请简述心脏各瓣膜听诊顺序。

（王　慧　王彩丽）

第七节　乳房检查
Breast Examination

一、关键词

乳房　breast

乳晕　areola

橘皮征　orange peel syndrome

乳头溢液　nipple discharge

二、检查方法

1. 视诊内容

（1）观察两侧乳房是否对称。

（2）乳房表观：皮肤颜色、皮下浅表静脉，皮肤有无红肿、"橘皮"征、溃疡等。

（3）乳头：位置、大小、两侧是否对称，有无内陷等。若发现乳头内陷，则要观察内陷能否恢复及两侧内陷是否对称。

（4）皮肤有无回缩。腋窝和锁骨上窝有无红肿、包块、溃疡、瘘管和瘢痕。

触诊方法：检查者首先将自己双手对搓使之温暖，然后将一只手的手掌和手指平置于乳房上，用指腹轻施压力，以旋转或来回滑动进行触诊。检查动作要轻柔，不能用手指抓捏乳腺。

2. 触诊顺序

先由健侧乳房开始（健康时，先左后右），后检查患侧。左侧乳房自外上→外下→内下→内上各个象限，顺时针方向进行，最后触诊乳头、乳晕区、腋窝、锁骨上及颈部淋巴结。右侧则按逆时针方向进行，即自外上→外下→内下→内上各个象限，最后触诊乳头、乳晕区、腋窝、锁骨上窝及颈部淋巴结。

3. 触诊内容

（1）硬度和弹性：有无硬度增加、弹性消失。

（2）有无压痛。

（3）如有包块触及，要描述其部位，大小，形状，硬度，压痛，活动度。

（4）检查乳头及乳晕，并以手指轻压乳晕周围。如有乳头溢液，应记明其性质，如血性、黄色、脓液等。触诊腋窝、锁骨上窝及颈部淋巴结，注意有无肿大或异常。

三、案例分析

患者，女，45岁，主因"体检时发现右侧乳腺包块1周"就诊。患者既往体健，无乳房疼痛或创伤史，除此包块外，体检时未发现其他异常。包块位于右乳外上象限，坚硬，无触痛，4cm，右腋窝无异常及淋巴结病变。左侧乳房无显著包块。

请你对该患者进行乳房视诊及触诊检查，并口述检查内容。

参考答案：

视诊：患者双侧乳房是否对称，皮肤颜色、皮下浅表静脉，皮肤无红肿、无"橘皮"征，无溃疡，双侧乳头对称，颜色正常，无内陷，无溢乳。

触诊：患者右侧乳腺外上象限可见一直径 4cm×3cm 的圆形包块，质地坚硬，弹性消失，无压痛，活动度可。触诊腋窝、锁骨上窝及颈部淋巴结无肿大或异常。

四、评分标准（见表 1-7-1）

表 1-7-1　乳房视诊及触诊参考评分表

项目	分数	内容及评分标准	满分	得分
准备工作	12	检查者准备，与被检查者进行沟通	12	
		1. 检查者衣帽、口罩穿戴整齐（3分） 2. 检查前 7 步洗手法洗手正确（3分） 3. 核对、确认被检查者，并向其说明乳房视诊和触诊检查的目的（2分） 4. 室内环境温暖舒适，光线良好充足（2分） 5. 注意保护被检者的隐私（2分）		
检查过程	68	乳房视诊	28	
		1. 嘱被检查者取仰卧位或坐位，仰卧位时检查者站在被检查者右侧，坐位时站在其前面（4分） 2. 嘱被检查者充分暴露胸部（4分） 3. 口述视诊内容： （1）观察两侧乳房是否对称（4分） （2）乳房表观：皮肤颜色、皮下浅表静脉，皮肤有无红肿、"橘皮"征，溃疡等（4分） （3）乳头：位置、大小、两侧是否对称，有无内陷等（4分） （4）皮肤有无回缩（4分） （5）腋窝和锁骨上窝有无红肿、包块、溃疡、瘘管和瘢痕（4分）		
		乳房触诊	40	
		1. 被检者体位正确（两种体位任选一种）： （1）嘱被检者取坐位，检查者站在其前面。检查时嘱被检者先两臂下垂，然后双臂举起超过头部或双手交叉（2分） （2）被检者取仰卧位时，检查者站在其右侧。检查时嘱被检者双手放松平放于身体两侧，可以用一个小枕头垫高肩部有助于检查（2分） 2. 触诊方法：检查者首先将自己双手对搓使之温暖，然后将一只手的手掌和手指平置于乳房上，用指腹轻施压力，以旋转或来回滑动进行触诊（4分） 3. 触诊顺序： 先由健侧乳房开始（健康时，先左后右），后检查患侧（4分） 左侧乳房自外上→外下→内下→内上各个象限，顺时针方向进行（4分） 最后触诊乳头、乳晕区、腋窝、锁骨上及颈部淋巴结（4分） 右侧则按逆时针方向进行，即自外上→外下→内下→内上各个象限（4分） 最后触诊乳头、乳晕区、腋窝、锁骨上窝及颈部淋巴结（4分）		

续表

项目	分数	内容及评分标准	满分	得分
检查过程	68	4. 口述触诊内容： (1)硬度和弹性：有无硬度增加、弹性消失(2分) (2)有无压痛(2分) 如有包触及，要描述其部位、大小形状、硬度、压痛、活动度(2分) (3)检查乳头及乳晕，并以手指轻压乳晕周围(2分)。如有乳头溢液，应记明其性质，如血性、黄色、脓液等(2分) (4)触诊腋窝、锁骨上窝及颈部淋巴结，注意有无肿大或异常(2分)		
检查过程 总体评价	10	总体操作评价 1. 检查方法正确，手法熟练，规范，有条不紊(2分) 2. 触诊时方法、顺序正确，检查内容描述全面，注意两侧乳房的对比(2分) 3. 人文关怀，检查者动作轻柔，力度适中，有爱伤意识(2分) 4. 时间把握得当，时间控制在4分钟(2分) 5. 检查后洗手(2分)	10	
提问	10	随机选择2个问题，每题5分	10	
总分	100		100	

相关问题：

1. 请简述乳房的触诊顺序。

2. 触诊乳房时应注意哪些物理征象？

3. 乳房视诊内容包括哪些？

（王　慧　程向晖）

第八节　腹部检查
Abdominal Examination

【视诊】

一、注意事项

1. 视诊前，嘱被检者排空膀胱。

2. 视诊胃肠型和蠕动波要持续30秒以上。

3. 注意对被检者隐私的保护。

二、关键词

腹部　abdomen

视诊　visual examination

三、检查方法

1. 请患者平卧，双手自然放于躯干两侧，双腿屈曲，腹肌放松，充分暴露腹部，上至剑突，下至双侧腹股沟。

2. 观察腹部外形、呼吸运动、腹壁静脉、胃肠型和蠕动波等。如见腹壁静脉显露应检查其血流方向；检查者将手示指和中指并拢压在静脉上，然后一只手指紧压静脉向外滑动，挤出该段静脉内血液，至一定距离放松该手指，另一手指紧压不动，看静脉是否迅速充盈，再同法放松另一手指，即可看出血流方向。

四、案例分析

患者，男，47 岁，慢性乙型肝炎 18 年，检查在脐部可见一簇曲张静脉向四周放射，如水母头状。试问该体征提示患者存在什么问题？

参考答案：

门静脉高压。

【触诊】

腹壁紧张度、腹部包块、压痛和反跳痛

一、注意事项

1. 环境要温暖适宜，如室温较低，检查者应先温暖双手，并剪指甲。
2. 检查完一个区域后，检查者的手应提起并离开腹壁，再检查下一个区域。
3. 检查时注意观察被检者的反应与表情。对精神紧张或有痛苦者，要关心同情，做好安慰解释工作，并与其谈话转移注意力而减轻腹肌紧张。
4. 检查者动作要轻柔，扣及位置较深的包块时要用双手触诊，并注意触诊深度要 2cm 以上。
5. 触及异常包块时应注意在被触及包块上，连同该处的腹壁皮肤一起，做上下、左右的滑动触诊，以明确包块与腹壁和皮肤的关系。

二、关键词

腹部 abdomen

触诊 palpation

三、检查方法

1. 用浅部触诊法检查腹壁的紧张度，原则上应左下腹或健康的部位开始，逆时钟方向进行检查。
2. 四指并拢按上述顺序进行深部滑动触诊检查全腹有否肿块。
3. 检查压痛及反跳痛 采用深压触诊法：以拇指或并拢的 2~3 个手指逐渐深压有压痛部位 1s 左右，以探测腹腔深在病变的部位或确定腹腔压痛点，如阑尾压痛点。在深压痛的基础上迅速将手抬起，并询问患者是否瞬时感觉疼痛加重或出现痛苦表情。

四、案例分析

患者，男，45 岁，转移性右下腹痛 3 小时。检查脐部至髂前上棘连线的中、外 1/3 交界处有压痛。此为何体征？提示何诊断？

参考答案：

麦氏 McBurney 点压痛阳性，提示急性阑尾炎。

肝 脏 检 查

一、注意事项

1. 室内环境要保持温暖舒适。如室温较低检查者可搓自己的双手使其温暖。

2. 对精神紧张或有痛苦者,要关心、同情,做好安慰解释工作,并与其谈话转移注意力而减轻腹肌紧张。

3. 检查时应与被检者的腹式呼吸运动密切配合。

二、关键词

肝脏检查　liver examination

三、检查方法

1. 单手触诊法　病人放松腹部,训练腹式呼吸,右手四指并拢,掌指关节伸直,与肋缘大致平行(或指尖指向肋缘)地放在右下腹部。使用示指前外侧指腹或指尖触诊肝脏,注意与吸气、呼气的配合,患者呼气时手指压向腹深部,再次吸气时,手指向上迎触下移的肝下缘。在右锁骨中线上和腹中线上触诊并测量肝下缘与肋缘及剑突根部的距离,以 cm 表示。

2. 双手触诊法　左手托住右后腰部左拇指顶压住右肋弓,右手手法操作同单手法。肝脏触诊还应注意肝质地、表面状态与边缘、压痛、搏动等。

3. 肝颈静脉回流征　如有肝肿大,右手掌按压右上腹或肿大的肝脏时(约 30 秒),观察颈内静脉充盈有否加重。

4. 肝脏叩痛　左手掌平放在右季肋部,右手握拳,以尺侧缘轻到中度的力量叩击左手背。

四、案例分析

请叙述体检时正常成人的肝脏大小标准,如何鉴别肝肿大和肝下垂?

参考答案:

体检时正常成人的肝脏,一般在肋缘下触不到,但腹壁松软的瘦长体型的人,于深吸气时可于肋弓下触及肝下缘,但在 1cm 以内,在剑突下可触及 3cm 之内肝下缘。在腹上角较锐的瘦高者剑突根部下可达 5cm。肝肿大与肝下垂的区别在于肝上下径超过正常值(9~11cm)。

胆囊触痛、Murphy 征

一、注意事项

1. 室内环境要保持温暖舒适。如室温较低检查者可搓自己的双手使其温暖。

2. 对精神紧张或有痛苦者,要关心同情,做好安慰解释工作,并与其谈话转移注意力而减轻腹肌紧张。

3. 检查时应与被检者的腹式呼吸运动密切配合。

二、关键词

胆囊检查　gallbladder examination

三、检查方法

Murphy 氏征:检查者左手掌平放于患者右季肋部,左手掌与右肋缘垂直,以拇指指腹勾压于右肋下胆囊点处,嘱病人深吸气,注意观察病人有否胆囊点疼痛及呼吸被迫终止。

四、案例分析

患者,女,50 岁,黄疸进行性加深,检体时触及肿大的胆囊且有实性感,提示可能有哪些疾病?

参考答案:

提示胰头癌或壶腹周围癌、胆囊癌或胆石症。

脾 脏 检 查

一、注意事项

1. 室内环境要保持温暖舒适。如室温较低检查者可搓自己的双手使其温暖。

2. 对精神紧张或有痛苦者,要关心同情,做好安慰解释工作,并与其谈话转移注意力而减轻腹肌紧张。

3. 检查时应与被检者的腹式呼吸运动密切配合。

二、关键词

脾脏检查 spleen examination

三、检查方法

脾脏触诊:单手或双手触诊,病人平卧或右侧卧位,放松腹部,训练腹式呼吸,左手置于左腰部 7~10 肋,右手与肋弓成垂直方向配合呼吸触诊(类似肝脏触诊),注意脾脏大小的描述方法。深吸气脾下缘不超过肋下 2cm 者为轻度肿大,超过 2cm 至脐水平线以上为中度肿大,而超过脐水平或前正中线则为高度肿大即巨脾。有时需要测量三条线来表示。轻度脾大需右侧卧位进行触诊:右腿伸直、左腿屈髋、屈膝,医生以左手掌置于病人左胸壁外侧 7~10 肋骨处使胸廓固定,右手平放于与左肋弓成垂直方向,以稍弯曲的手指末端压向腹部深处,并随呼吸运动逐渐由下向上接近左肋弓。

四、案例分析

患者,男,60 岁,上腹痛、食欲差、腹胀半年就诊。检查肝脏肋缘下 2cm,剑突下 3.5cm,质地硬,表面不光滑,触痛阳性。提示可能的诊断是什么?

参考答案:肝癌。

肾 脏 检 查

一、注意事项

1. 室内环境要保持温暖舒适。如室温较低检查者可搓自己的双手使其温暖。

2. 对精神紧张或有痛苦者,要关心同情,做好安慰解释工作,并与其谈话转移注意力而减轻腹肌紧张。

3. 检查时应与被检者的腹式呼吸运动密切配合。

二、关键词

肾脏检查 kidney examination

三、检查方法

1. 双手触诊法触诊肾脏 触诊右肾时,医生以左手平放于病人右侧后腰肾区将右肾向上托起,右手掌平放在右侧腹部,手指微弯,指端恰放于肋弓的下方,随病人的腹式呼吸逐渐将右手压向腹腔深部并试图与左手相接近。必要时取右侧卧位或坐位进行检查。触左肾时,检查者左手自病人前方绕过,左手掌面托住病人左侧后腰部,右手掌平放于左上腹部,用触诊右肾的方法进行检查。

2. 肾与输尿管压痛点 在腹部的泌尿系统的压痛点有:季肋点(第 10 肋的前端,相当于肾盂部位)、上输尿管点(腹直肌外侧缘平脐处)、中输尿管点(两髂前上棘连线与腹直肌外侧缘的交叉点)。

四、案例分析

患者,男,38 岁,嘱其深吸气时能触到 1/2 以上的肾脏,此为何体征?

参考答案:肾下垂。

液波震颤、振水音

一、注意事项

1. 液波震颤检查应让助手(或被检者本人)将一手掌的尺侧缘压在脐部腹正中线上,以阻隔腹壁本身的传导。特别是肥胖体质的被检者,一定要用手掌阻隔。同时需测病人腹围。

2. 注意正常人餐后或饮较多液体时可有上腹部振水音。

3. 振水音检查时触诊与听诊应同时进行。

二、关键词

液波震颤　fluid thrill

振水音检查　succussion splash

三、检查方法

1. 液波震颤检查　检查者以一手掌轻贴于患者的一侧腹部,另一手四指并拢屈曲,用指端叩击(或指端冲击式触诊)对侧腹壁。贴于腹壁的手掌如有被液体冲击的感觉,即为液波震颤,提示腹水量达 3 000~4 000ml 以上。

2. 振水音检查　患者仰卧,医生以一耳凑近上腹部(或用听诊器置于上腹部),同时以右手四指并拢连续数次冲击振动胃部,检查者听诊有无气液相撞的声音。如有,即为振水音。

四、案例分析

患者,男,40 岁,十二指肠球部溃疡病史 5 年,上腹部胀满、呕吐宿食 1 个月就诊。检查上腹部有振水音。提示可能存在什么情况?

参考答案:幽门梗阻。

【叩诊】

肝浊音界、移动性浊音的叩诊

一、注意事项

1. 矮胖体型者肝上、下界均可高一肋间,瘦长体型者则可低一肋间。

2. 移动性浊音叩诊时注意叩诊与体位的配合。

二、关键词

肝浊音界　hepatic dullness

移动性浊音　shifting dullness

三、检查方法

1. 肝浊音界叩诊

(1)肝上界叩诊

1)检查者沿右锁骨中线,由肺区向下逐个肋间进行叩诊。

2)当叩诊由清音变为浊音时即为肝上界。

(2)肝下界叩诊

1)叩得肝上界后,再往下叩至变为实音时,为肝脏绝对浊音界,为肝脏直接贴近胸壁不被遮盖的部分。继续往下叩由实音变为鼓音时为肝下界。

2)确定肝下界最好由腹部鼓音区沿右锁骨中线或正中线向上叩,由鼓音变为浊音处即为肝下界。

3)沿右锁骨中线、右腋中线、和右肩胛下角线分别进行叩诊。

(3)肝上下界的距离为9~11cm。

(4)肝脏浊音界变化的临床意义:肝浊音区缩小见于急性重症肝炎、胃肠胀气等;肝浊音区扩大见于肝炎、肝癌、肝脓肿等。肝浊音界消失,代之以鼓音,是急性胃肠穿孔的征象。

2. 中等量腹水通过叩诊移动性浊音来判断 患者仰卧,先叩脐部(脐周),向左侧腹叩诊达左侧髂腰肌边缘,若遇浊音时,板指不动,嘱病人向右侧卧位,重新叩诊该处,听取音调有无变化。然后患者转仰卧再由脐部(脐周)叩向右侧腹叩诊达右侧髂腰肌边缘,若遇浊音时,板指不动,嘱病人向左侧卧位,重新叩诊该处,听音调有无变化。

四、案例分析

患者,男,40岁,腹胀3月就诊。如腹水量少,可采取何种方法叩诊?

参考答案:

如果腹水量少,用常规的移动性浊音叩诊方法不能查出时,可让被检者取肘膝位,使脐部处于最低部位。由侧腹部向脐部叩诊,如由鼓音转为浊音,则提示有腹水的可能。

肋脊角叩击痛、膀胱叩诊

一、注意事项

1. 叩诊力量要适中,不能太轻,也不能太重

2. 肋脊角叩击痛时要询问被检者的感觉

3. 肋脊角叩击痛需两侧进行对比叩诊

4. 膀胱叩诊应用于膀胱触诊检查不满意时判断膀胱膨隆的程度。

二、关键词

肋脊角叩击痛 costalspinal angle percussion pain

膀胱叩诊 bladder percussion

三、检查方法

1. 肋脊角叩击痛

(1)嘱被检者取坐位或侧卧位,检查者站在被检者右侧。

(2)嘱被检者充分暴露腰背部。

(3)正确选择肋脊角:第12肋与脊柱的交角。

(4)检查者用左手掌平放在被检者肋脊角处,右手半握空拳,用由轻到中等的力量叩击左手背。

(5)每叩1~2下,停一停,反复2~3次,同时询问被检者的感觉。

(6)检查者用相同的方法检查另一侧,两侧进行对比叩诊。

2. 膀胱叩诊

(1)嘱被检者充分暴露全腹,上自剑突,下至耻骨联合,其余部分应遮盖,暴露时间不宜过

长,以免腹部受凉引起不适。

（2）嘱被检者两手平放于躯干两侧,两下肢屈曲并稍分开,使腹肌松弛。

（3）检查者自被检者脐部开始叩诊,沿腹中线向下叩诊,扳指与腹中线垂直,逐渐向耻骨联合方向移动（边叩边移）,直至叩诊音由鼓音变为浊音,即可能为充盈膀胱的上界。

（4）检查者在被检者下腹左右两侧依同法叩诊,叩出凸面向上的半圆形浊音区,即为膀胱的轮廓。可由此判断膀胱充盈的程度。

（5）排尿后复查,如浊音变为鼓音,即为尿潴留所致的膀胱增大。

四、案例分析

患者,女,60岁,发热、腰疼1周。肋脊角叩击痛阳性最能提示什么疾病?

参考答案:急性肾盂肾炎。

【听诊】

一、注意事项

1. 听诊环境要安静、温暖,寒冷可引起肌束颤动,出现附加音,影响听诊效果。

2. 注意听诊器的耳件方向是否正确,管腔是否通畅,体件应紧贴于腹壁,避免与皮肤摩擦而产生附加音。

3. 检查者注意力要高度集中,听诊过程要认真细致,规范有序。

4. 听诊部位要准确。

5. 若听诊1分钟未闻及肠鸣音,则继续听诊3~5分钟。

二、关键词

肠鸣音 bowel sound

腹部血管杂音 abdominal vascular murmur

三、检查方法

听肠鸣音须1分钟以上,还应注意有否血管杂音。

四、案例分析

患者,男,80岁,腹胀痛、呕吐、未排大便10天。检查在脐周或右下腹部持续听诊2分钟以上听不到肠鸣音,且用手指轻叩或骚弹腹部仍未闻及。此为何体征? 提示为何诊断?

参考答案:肠鸣音消失。麻痹性肠梗阻。

五、评分标准（见表1-8-1）

表1-8-1 腹部检查参考评分标准

项目	分数	内容及评分标准	满分	得分
准备工作	20	检查者衣帽、口罩整齐	5	
		检查前洗手法正确、暖手	5	
		核对、确认被检者,并向被检者说明腹部检查的目的	5	
		协助被检者采取仰卧位,双腿屈曲,充分暴露腹部	5	

续表

项目	分数	内容及评分标准	满分	得分
操作过程	60	观察腹部外形、呼吸运动、腹壁静脉情况和有无胃肠型及蠕动波	5	
		听诊肠鸣音1分钟以上,听诊双侧肾动脉、腹主动脉有无杂音	5	
		叩诊肝浊音界、膀胱叩诊(5分) 移动性浊音(5分)	10	
		检查有无液波震颤、振水音	5	
		浅部触诊法检查腹壁的紧张度,深部滑行触诊检查全腹有否肿块(5分) 深压触诊法检查压痛及反跳痛(胆囊点、麦氏点、双侧季肋点、中、下输尿管点检查)(5分)	10	
		请被检查者配合腹式呼吸	5	
		单手触诊法及双手触诊法触诊肝脏	5	
		单手及双手触诊法触诊脾脏	5	
		双手触诊法触诊肾脏	5	
		嘱被检者取坐位或侧卧位,充分暴露腰背部,检查肋脊角叩击痛	5	
操作过程总体评价	10	熟练规范程度	2.5	
		无菌观念检查后洗手	2.5	
		人文关怀	2.5	
		时间把握	2.5	
提问	10	随机选择2个问题,每题5分	10	
总分	100		100	

相关问题:

1. 排尿后能否进行膀胱叩诊?
2. 如何评述肝脏肿大的质地?
3. 双手触诊法适用于腹部哪些内容?

（邬月琴 卫晶晶）

第九节 脊柱、四肢检查
Examination of Spineand Extremity

一、关键词

肱二头肌反射　bicepstendon reflex

肱三头肌反射　tricepstendon reflex

桡骨膜反射　radioperiosteal

膝反射　patellartendon reflex

跟腱反射　achillestendon reflex

踝阵挛　ankle clonus

髌阵挛　patellar clonus

桡骨　radius

尺骨鹰嘴　ulna olecranon

腕关节　radiocarpal joint

膝关节　knee joint

肘关节　elbow joint

肩关节　shoulder joint

踝关节　ankle joint

髋关节　hip joint

脊柱　vertebral

颈椎　cervical vertebrae

胸椎　thoracic vertebrae

腰椎　lumbar vertebrae

骶骨　sacrum

脊髓　spinalcord

髌骨　patella

二、脊柱的检查

1. 脊柱生理弯曲

(1)让被检者直立,从侧面观察脊柱四个生理弯曲,即颈段稍向前突,胸段稍向后突,腰椎明显向前凸,骶椎则明显向后凸。

(2)让被检者取站立位或坐位,从后面观察脊柱有无侧弯。

(3)检查者用示、中指或拇指沿脊椎的棘突尖以适当的压力往下划压,划压后皮肤出现一条红色充血痕,以此痕为标准,观察脊柱有无侧弯。

2. 脊柱压痛　嘱被检者取坐位,身体稍向前倾。检查者以拇指从枕骨粗隆开始自上而下逐个按压脊椎棘突及椎旁肌肉,同时询问有无压痛。以第七颈椎棘突骨性标志计数病变椎体位置。

3. 脊柱叩击痛

(1)直接叩诊法:被检者取端坐位,身体稍向前倾。用中指或叩诊锤叩击各椎体的棘突,同时询问是否有疼痛。

(2)间接叩诊法:被检者取坐位,检查者将左手掌置于被检者的头顶部,右手半握拳以小鱼际肌部位叩击左手背,了解脊柱是否疼痛及其部位。

4. 脊柱活动度　让被检者作前屈、后伸、侧弯、旋转等动作,观察有无异常及活动受限。颈椎活动度检查时应固定被检者双肩;腰椎活动度检查时,被检者取直立位,检查者双手固定其骨盆(已有脊柱外伤、怀疑骨折或关节脱位的被检者,应避免脊柱活动,以防脊髓损伤)

5. 颈椎的常用特殊试验

(1)Jackson 压头试验:被检者取端坐位,检查者双手重叠放于其头顶部,向下加压,如果患者出现颈痛或上肢放射痛即为阳性。多见于颈椎病及颈椎间盘突出症。

(2)前屈旋颈试验(Fenz 征):嘱被检者头颈部前屈,并左右旋转,如果颈椎处感觉疼痛,则属于阳性,多提示颈椎小关节退行改变。

(3)旋颈试验:被检者取坐位,头略后仰,并自动向左、右旋颈动作。如患者出现头昏、头痛、视力模糊症状,提示椎动脉型颈椎病。

(4)颈静脉加压试验(压颈试验,Naffziger 试验):被检者仰卧,检查者以双手按压被检者双侧颈静脉,如其颈部及上肢疼痛加重,为根性颈椎病,此因脑脊液回流不畅致蛛网膜下腔压力增高所致。

6. 腰骶椎的常用特殊试验

(1)摇摆试验:被检者平卧,屈膝、髋,双手抱于膝前。检查者手扶被检者双膝,左右摇摆,如腰部疼痛为阳性。多见于腰骶部病变。

(2)拾物试验:将一物品放在地上,嘱被检者拾起。腰椎正常者可两膝伸直,腰部自然弯曲,俯身将物品拾起。如被检者以一手扶膝蹲下,腰部挺直用手接近物品,为拾物试验阳性。多见于腰椎病变如腰椎间盘脱出,腰肌外伤或炎症。

(3)屈颈试验(Linder):被检者仰卧,也可取端坐位或直立位,检查者一手置于患者胸前,另一手置于枕后,缓慢、用力地向上抬其头部,使颈前屈,若出现下肢放射性痛,则为阳性。见于腰椎间盘突出症的"根肩型"患者。

(4)直腿抬高试验(Lasegue 征):被检者仰卧,双下肢伸直,检查者轻压膝部以免屈曲,右手托住其踝部,于伸直位徐徐抬起该下肢,正常人可抬离床面 70°以上。阳性反应为下肢上抬达不到 70°伴下肢疼痛,为坐骨神经根受刺激的表现。

(5)股神经牵拉试验:被检者俯卧,髋、膝关节完全伸直。检查者将一侧下肢抬起,使髋关节过伸,如大腿前方出现放射痛为阳性。可见于高位腰椎间盘突出症(腰 2~3 或腰 3~4)患者。

三、四肢检查

1. 上肢检查

(1)上肢长度测量:嘱被检者双上肢向前手掌并拢比较其长度,可目测,也可用带尺测量肩峰至桡骨茎突或中指指尖的距离为全上肢长度。上臂长度则从肩峰至尺骨鹰嘴的距离。前臂长度是从鹰嘴突至尺骨茎突的距离。

(2)检查皮肤弹性:检查者用示指和拇指将手背或上臂内侧的皮肤捏起后立即放松,观察皮肤皱褶恢复的速度。

(3)手及腕关节的检查:手和腕关节有无畸形、触痛及异常活动;指端是否有发绀、杵状指、匙状甲等畸形;掌指关节、指间关节及腕关节有无局部肿胀、隆起及触痛等异常;检查上肢远端肌力是否正常等。

(4)肘关节的检查:观察双肘关节是否对称,有无肿胀、畸形,有无不同部位的压痛点。嘱检查者做自主运动,观察有无活动受限,触诊双肘鹰嘴和肱骨髁状突,判断肘后三角关系;肘关节活动正常时屈 135°~150°、伸 10°、旋前(手背向上转动)80°~90°、旋后(手背向下转动)80°~90°;检查肱动脉搏动(在肘窝上 2cm,肱二头肌肌腱内侧触摸);检查滑车上淋巴结:以(左)右手托被检者(左)右前臂,用右(左)手向滑车上部位由浅入深触摸等。

(5)肩关节的检查:观察肩关节有无畸形(方肩、耸肩、翼状肩等),有无不同部位的压痛点;嘱检查者做自主运动,观察有无活动受限,或检查者固定肩胛骨,另一手持前臂进行多个方向的活动。肩关节外展可达 90°,内收 45°,前屈 35°,旋转 45°。

(6)上肢感觉、痛觉的检查:对比检查双侧触觉和痛觉。用别针的针尖均匀地轻刺被检者皮肤,询问是否疼痛,注意痛觉障碍的类型(正常、过敏、减退或消失)及范围。痛觉障碍常见于脊髓丘脑侧束损害。用棉签或别针的针帽轻触被检者的皮肤或黏膜,询问有无感觉。触觉障碍见于脊髓丘脑前束和后索病损。

(7)上肢神经生理和病理反射

1)肱二头肌反射:被检者前臂屈曲,检查者以左手拇指置于被检者肘部肱二头肌腱上,然后右手持叩诊锤叩左拇指指甲。肱二头肌收缩引起曲肘动作。反射中枢为颈髓 5~6 节。

2)肱三头肌反射:被检者外展上臂,半曲肘关节,检查者用左手托住其上臂,右手用叩诊锤直接叩诊鹰嘴上方的肱三头肌腱引起肱三头肌收缩,前臂伸展。反射中枢位于颈髓6~7节。

3)桡骨膜反射:被检者前臂置于半屈半旋前位,检查者以左手托住其腕部,使腕关节自然下垂,随即以叩诊锤叩桡骨茎突,可引起肱桡肌收缩,发生曲肘和前臂旋前动作,反射中枢在颈髓5~6节。

4)病理反射(Hoffmann征):为上肢的锥体束征。检查者左手持被检者腕关节上方,右手以中指及示指夹持被检者的中指,稍向上提,使腕部处于轻度过伸位,然后以拇指迅速弹刮被检者的中指指甲,阳性者可出现其余四指轻微掌屈反应。

2. 下肢检查

(1)下肢一般检查:观察双下肢长度是否一致,可以用尺测量或双侧对比;观察双下肢外形是否对称,有无静脉曲张和肿胀;观察双下肢皮肤有无出血点、皮肤溃疡、瘢痕及色素沉着;检查双下肢感觉和痛觉;拇指按压踝关节内侧或胫骨下端前缘5秒钟观察有否凹陷性水肿等。

(2)腹股沟区:检查腹股沟区有无肿块;触诊腹股沟区淋巴结横阻(沿腹股沟韧带触诊)和纵组(沿大隐静脉走行触诊);触诊股动脉(腹股沟韧带中点处可触及),必要时听诊。

(3)髋关节

视诊:有无畸形、皮肤肿胀、皮肤褶皱、肿块窦道及瘢痕等。

触诊:有无压痛、活动受限。屈曲(被检者仰卧,检查者一手按压髂嵴,另一手将屈曲膝关节推向前胸,活动度130°~140°);后伸(被检者俯卧,检查者手按压臀部,另一手握小腿下端,屈膝90°后上提,活动度15°~30°);内收(仰卧,双下肢伸直,固定骨盆,一侧下肢至中立位向对侧下肢前面交叉内收,活动度20°~30°);外展(被检者仰卧,双下肢伸直,固定骨盆,使一侧下肢自中立位外展,活动度30°~45°);旋转(被检者仰卧,下肢伸直,髌骨及足尖向上,检查者双手放于被检者大腿下部和膝部旋转大腿,活动度45°)。检查下肢近端肌力等。

叩诊:被检者下肢伸直,检查者以拳头叩击足跟,如髋部疼痛,则示髋关节炎或骨折。

听诊:令被检者做屈髋和伸髋动作,可闻及大粗隆上方有明显的"咯噔"声,系紧张肥厚的阔筋膜张肌与股骨大粗隆摩擦声。

(4)膝关节

视诊:有无膝外翻、膝内翻、膝反张畸形,有无肿胀、肌萎缩及瘢痕等。

触诊:有无压痛、肿块、摩擦感等。膝关节活动度屈曲可达120°~150°,伸5°~10°,内旋10°,外旋20°。

特殊试验:

1)浮髌试验:被检者取平卧位,下肢伸直放松,检查者一手虎口卡于髌骨上极,并加压压迫髌上囊,使关节液集中关节底面,另一手示指垂直按压髌骨并迅速抬起,按压时髌骨与关节面有碰触感,松手时髌骨浮起,即为浮髌试验阳性,提示有中等量以上关节积液(50ml)。

2)侧方加压试验:被检者取仰卧位,膝关节伸直,检查者一手握住踝关节向外侧推抬,另一手置于膝关节外上方向内侧推压,使内侧副韧带紧张度增加,如膝关节内侧疼痛为阳性,提示内侧副韧带损伤,如向相反方向加压,外侧膝关节疼痛,提示外侧副韧带损伤。

(5)踝关节与足

视诊:有无肿胀、局限性隆起、畸形(扁平足、弓形足、马蹄足、跟足畸形、足内翻、足外翻)等。

触诊:有无压痛。触诊足背动脉(将示、中和无名指末节指腹并拢,放置于足背1~2趾长伸肌腱间触及有无波动感)。踝关节活动度为背伸20°~30°,跖屈40°~50°;跟距关节内、外翻均为

30°；跗骨间关节内收、外展均为 25°；跖趾关节跖屈 30°～40°。可令主动活动或检查者检查时做被动活动。检查双下肢远端肌力等。

（6）下肢感觉、痛觉的检查：对比检查双侧触觉和痛觉。用别针的针尖均匀地轻刺被检者皮肤，询问是否疼痛，注意痛觉障碍的类型（正常、过敏、减退或消失）及范围。痛觉障碍常见于脊髓丘脑侧束损害。用棉签或别针的针帽轻触被检者的皮肤或黏膜，询问有无感觉。触觉障碍见于脊髓丘脑前束和后索病损。

（7）下肢生理及常见病理反射

1）膝反射：坐位时，被检者小腿完全松弛下垂；仰卧时，嘱患者放松下肢，检查者以左手托其膝关节使之屈曲成 120℃，用右手持叩诊锤叩击膝盖髌骨下方股四头肌腱，可引起小腿伸展。反射中枢在腰髓 2~4 节。

2）跟腱反射：又称踝反射。被检者仰卧，屈髋、屈膝，下肢外旋、外展；检查者左手将被检者足背屈成直角，以叩诊锤叩击跟腱，反应为腓肠肌收缩，足向跖面屈曲。反射中枢在骶髓 1~2 节。

3）Babinski 征：被检者仰卧，下肢伸直，检查者手持被检者的踝部，用钝头棉签划足底外侧，由后向前至小趾近足跟部并旋转向内侧，正常反应是足屈跖屈，阳性反应为大踇趾背伸，余趾呈扇形展开。

4）Chaddock 征：用棉签在外踝下方足背外缘，由后向前划至趾跖关节处，阳性反应同 Babinski 征。

5）Oppenheim 征：检查者弯曲示指及中指，沿被检者胫骨前缘用力由上向下滑压，阳性表现同上。

6）Gordon 征：用拇指和其他四指分置于腓肠肌部位，以适当的力量捏压，阳性反应同上。

7）阵挛：实际上是一种亢进的深反射。阳性意义同病理征。

踝阵挛：被检者仰卧，髋与膝关节稍屈，检查者一手持被检者的小腿，一手持其足掌前端，突然用力使踝关节背屈并维持之。阳性反应为比目鱼肌和腓肠肌发生节律性收缩，而至足部交替性屈伸动作。

髌阵挛：嘱被检者仰卧，下肢伸直，检查者用拇指和示指捏住髌骨上缘用力向远端方向快速连续推动数次后维持的推力。阳性反应为股四头肌节律性收缩致使髌骨上下移动。

四、案例分析

患者，男，60 岁，主因腰痛伴左下肢放射性疼痛 3 个月，加重 1 周就诊。无外伤史、手术史。请对患者进行专科查体。

参考答案：

主要考虑诊断为腰椎间盘突出症。从视、触、动、量四个方面有针对性地对病人进行查体，并初步判断腰椎间盘突出的位置。

五、评分标准（见表 1-9-1，表 1-9-2，表 1-9-3）

表 1-9-1　脊柱查体参考评分标准

项目	分数	内容及评分标准	满分	得分
准备工作	5	患者准备：嘱患者排尿后，安排患者舒适体位，避免着凉，保护患者隐私	2	
		操作者准备：洗手，核对患者信息，向患者交代检查目的	2	
		用物准备：听诊器、叩诊锤、带尺	1	

续表

项目	分数		内容及评分标准	满分	得分
操作过程	75	脊柱生理弯曲	让被检者直立(1分),从侧面观察脊柱四个生理弯曲,即颈段稍向前突,胸段稍向后突,腰椎明显向前凸,骶椎则明显向后凸(2分)	3	
			让被检者取站立位或坐位,从后面观察脊柱的有无侧弯	3	
			检查者用示、中指或拇指沿脊椎的棘突尖以适当的压力往下划压(2分),划压后皮肤出现一条红色充血痕,以此痕为标准,观察脊柱有无侧弯(2分)	4	
		脊柱压痛	嘱被检者取坐位,身体稍向前倾。检查者以拇指从枕骨粗隆开始自上而下逐个按压脊椎棘突及椎旁肌肉,同时询问有无压痛(3分)。以第七颈椎棘突骨性标志计数病变椎体位置(2分)	5	
		脊柱叩击痛	直接叩诊法:被检者取端坐位、身体稍向前倾(2分)。用中指或叩诊锤叩击各椎体的棘突,同时询问是否有疼痛(3分)	5	
			间接叩诊法:被检者取坐位,检查者将左手掌置于被检者的头顶部,右手半握拳以小鱼际肌部位叩击左手背,了解脊柱是否疼痛及其部位	5	
		脊柱活动度	让被检者作前屈、后伸、侧弯、旋转等动作,观察有无异常及活动受限。颈椎活动度检查时应固定被检者双肩;腰椎活动度检查时,被检者取直立位,检查者双手固定其骨盆(已有脊柱外伤、怀疑骨折或关节脱位的被检者,应避免脊柱活动,以防脊髓损伤)	5	
		颈椎的特殊试验	Jackson压头试验:被检者取端坐位,检查者双手重叠放于其头顶部,向下加压,如果患者出现颈痛或上肢放射痛即为阳性。多见于颈椎病及颈椎间盘突出症	5	
			前屈旋颈试验(Fenz征):嘱被检者头颈部前屈,并左右旋转,如果颈椎处感觉疼痛,则属于阳性,多提示颈椎小关节退行改变	5	
			旋颈试验:被检者取坐位,头略后仰,并自动向左、右左旋颈动作。如患者出现头昏、头痛、视力模糊症状,提示椎动脉型颈椎病	5	
			颈静脉加压试验(压颈试验,Naffziger试验):被检者仰卧,检查者以双手按压被检者双侧颈静脉,如其颈部及上肢疼痛加重,为根性颈椎病,此因脑脊液回流不畅致蛛网膜下腔压力增高所致	5	
		腰骶椎的特殊试验	摇摆试验:被检者平卧,屈膝、髋,双手抱于膝前。检查者手扶被检者双膝,左右摇摆,如腰部疼痛为阳性。多见于腰骶部病变	5	

续表

项目	分数		内容及评分标准	满分	得分
操作过程	75	腰骶椎的特殊试验	拾物试验:将一物品放在地上,嘱被检者拾起。腰椎正常者可两膝伸直,腰部自然弯曲,俯身将物品拾起。如被检者以一手扶膝蹲下,腰部挺直用手接近物品,为拾物试验阳性。多见于腰椎病变如腰椎间盘脱出,腰肌外伤或炎症	5	
			屈颈试验(Linder):被检者仰卧,也可取端坐或直立位,检查者一手置于患者胸前,另一手置于枕后,缓慢、用力地向上抬其头部,使颈前屈,若出现下肢放射性痛,则为阳性。见于腰椎间盘突出症的"根肩型"患者	5	
			直腿抬高试验(Lasegue 征):被检者仰卧,双下肢伸直,检查者轻压膝部以免屈曲,右手托住其踝部,于伸直位徐徐抬起该下肢,正常人可抬离床面 70° 以上。阳性反应为下肢上抬达不到 70° 伴下肢疼痛,为坐骨神经根受刺激的表现	5	
			股神经牵拉试验:被检者俯卧,髋、膝关节完全伸直。检查者将一侧下肢抬起,使髋关节过伸,如大腿前方出现放射痛为阳性。可见于高位腰椎间盘突出症(腰 2~3 或腰 3~4)患者	5	
操作过程整体评价	10	熟练规范程度		3	
		人文关怀		5	
		时间把握		2	
提问	10	随机选择 2 个问题,每题 5 分		10	
总分	100			100	

相关问题:

1. 脊柱颈椎段活动受限常见于哪些疾病?

2. 脊柱腰椎段活动受限常见于哪些疾病?

3. 请简述正常成年人脊柱由哪些椎骨组成。

表 1-9-2 上肢查体参考评分标准

项目	分数		内容及评分标准	满分	得分
准备工作	5	患者准备:嘱患者排尿后,安排患者舒适体位,避免着凉,保护患者隐私		2	
		操作者准备:洗手,核对患者信息,向患者交代检查目的		2	
		用物准备:听诊器、叩诊锤、带尺、棉签、别针		1	
操作过程	75	长度测量	嘱被检者双上肢向前手掌并拢比较其长度,可目测,也可用带尺测量肩峰至桡骨茎突或中指指尖的距离为全上肢长度(3 分)。上臂长度则从肩峰至尺骨鹰嘴的距离(3 分)。前臂长度是从鹰嘴突至尺骨茎突的距离(3 分)	9	
		皮肤弹性	检查者用示指和拇指将手背或上臂内侧的皮肤捏起后立即放松,观察皮肤皱褶恢复的速度	6	

续表

项目	分数		内容及评分标准	满分	得分
操作过程	75	手及腕关节	手和腕关节有无畸形、触痛及异常活动(2分);指端是否有发绀、杵状指、匙状甲等畸形(2);掌指关节、指间关节及腕关节有无局部肿胀及隆起及触痛等异常(2分);检查上肢远端肌力是否正常(2分)	8	
		肘关节	观察双肘关节是否对称、有无肿胀、畸形,有无不同部位的压痛点(2分);嘱检查者做自主运动,观察有无活动受限,触诊双肘鹰嘴和肱骨髁状突,判断肘后三角关系(2分);肘关节活动正常时屈135°~150°、伸10°、旋前(手背向上转动)80°~90°、旋后(手背向下转动)80°~90°(2分);检查肱动脉搏动(在肘窝上2cm,肱二头肌肌腱内侧触摸)(2分);检查滑车上淋巴结:以(左)右手托被检者(左)右前臂,用右(左)手向滑车上部位由浅入深触摸(2分)	10	
		肩关节	观察肩关节有无畸形(方肩、耸肩、翼状肩等)(2分);有无不同部位的压痛点(1分);嘱检查者做自主运动,观察有无活动受限,或检查者固定肩胛骨,另一手持前臂进行多个方向的活动。肩关节外展可达90°,内收45°,前屈35°,旋转45°(3分)	6	
		上肢痛觉、触觉	对比检查双侧触觉和痛觉。用别针的针尖均匀地轻刺被检者皮肤,询问是否疼痛,注意痛觉障碍的类型(正常、过敏、减退或消失)及范围(4分)。用棉签或别针的针帽轻触被检者的皮肤或黏膜,询问有无感觉(4分)	8	
		上肢生理和病理反射	肱二头肌反射:被检者前臂屈曲,检查者以左手拇指置于被检者肘部肱二头肌肌腱上,然后右手持叩诊锤叩左拇指指甲。肱二头肌收缩引起曲肘动作	7	
			肱三头肌反射:被检者外展上臂,半曲肘关节,检查者用左手托住其上臂,右手用叩诊锤直接叩诊鹰嘴上方的肱三头肌腱引起肱三头肌收缩,前臂伸展	7	
			桡骨膜反射:被检者前臂置于半屈半旋前位,检查者以左手托住其腕部,使腕关节自然下垂,随即以叩诊锤叩桡骨茎突,可引起肱桡肌收缩,发生曲肘和前臂旋前动作	7	
			病理反射(Hoffmann征):检查者左手持被检者腕关节上方,右手以中指和示指夹持被检者的中指,稍向上提,使腕部处于轻度过伸位,然后以拇指迅速弹刮被检者的中指指甲,阳性者可出现其余四指轻微掌屈反应	7	
操作过程总体评价	10	熟练规范程度		3	
		人文关怀		5	
		时间把握		2	
提问	10	随机选择2个问题,每题5分		10	
总分	100			100	

相关问题:

1. 请简述肌力的六级分级法。
2. 请简述深反射的反射强度分级。
3. 请简述杵壮指(趾)常见于哪些疾病。

表 1-9-3　下肢查体参考评分标准

项目	分数		内容及评分标准	满分	得分
准备工作	5	患者准备:嘱患者排尿后,安排患者舒适体位,避免着凉,保护患者隐私		2	
		操作者准备:洗手,核对患者信息,向患者交代检查目的		2	
		用物准备:听诊器、叩诊锤、带尺、棉签、别针		1	
操作过程	75	一般检查	观察双下肢长度是否一致,可以用尺测量或双侧对比(1分);观察双下肢外形是否对称,有无静脉曲张和肿胀(1分);观察双下肢皮肤有无出血点、皮肤溃疡、瘢痕及色素沉着(1分);检查双下肢感觉和痛觉(1分);拇指按压踝关节内侧或胫骨下端前缘5秒钟观察有否凹陷性水肿(1分)	5	
		腹股沟区	检查腹股沟区有无肿块(1分);触诊腹股沟区淋巴结横阻(沿腹股沟韧带触诊)和纵组(沿大隐静脉走行触诊)(2分);触诊股动脉(腹股沟韧带中点处可触及),必要时听诊(2分)	5	
		髋关节	视诊:有无畸形、皮肤肿胀、皮肤褶皱、肿块窦道及瘢痕	2	
			触诊:有无压痛、活动受限。屈曲(被检者仰卧,检查者一手按压髂嵴,另一手将屈曲膝关节推向前胸,活动度130°~140°);后伸(被检者俯卧,检查者手按压臀部,另一手握小腿下端,屈膝90°后上提,活动度15°~30°);内收(仰卧,双下肢伸直,固定骨盆,一侧下肢至中立位向对侧下肢前面交叉内收,活动度20°~30°);外展(被检者仰卧,双下肢伸直,固定骨盆,使一侧下肢自中立位外展,活动度30°~45°);旋转(被检者仰卧,下肢伸直,髌骨及足尖向上,检查者双手放于被检者大腿下部和膝部旋转大腿,活动度45°)。检查下肢近端肌力	3	
			叩诊:被检者下肢伸直,检查者以拳头叩击足跟,如髋部疼痛,则示髋关节炎或骨折	2	
			听诊:令被检者做屈髋和伸髋动作,可闻及大粗隆上方有明显的"咯噔"声,系紧张肥厚的阔筋膜张肌与股骨大粗隆摩擦声	3	
		膝关节	视诊:有无膝外翻、膝内翻、膝反张畸形,有无肿胀、肌萎缩及瘢痕	2	
			触诊:有无压痛、肿块、摩擦感。膝关节活动度屈曲可达120°~150°,伸5°~10°,内旋10°,外旋20°	3	

续表

项目	分数		内容及评分标准	满分	得分
操作过程	75	膝关节	浮髌试验:被检者取平卧位,下肢伸直放松,检查者一手虎口卡于髌骨上极,并加压压迫髌上囊,使关节液集中关节底面,另一手示指垂直按压髌骨并迅速抬起,按压时髌骨与关节面有碰触感,松手时髌骨浮起,即为浮髌试验阳性,提示有中等量以上关节积液(50ml)	3	
		踝关节与足	视诊:有无肿胀、局限性隆起、畸形	2	
			触诊:有无压痛。触诊足背动脉(将示、中和无名指末节指腹并拢,放置于足背1~2趾长伸肌腱间触及有无波动感)。踝关节活动度为背伸20°~30°,跖屈40°~50°;跟距关节内、外翻个30°;跗骨间关节内收25°,外展25°;跖趾关节跖屈30°~40°。可令主动活动或检查者检查时做被动活动。检查双下肢远端肌力	3	
		痛觉、触觉	对比检查双侧触觉和痛觉。用别针的针尖均匀地轻刺被检者皮肤,询问是否疼痛,注意痛觉障碍的类型(正常、过敏、减退或消失)及范围(1分)。用棉签或别针的针帽轻触被检者的皮肤或黏膜,询问有无感觉(1分)	2	
		生理及病理反射	膝反射:坐位时,被检者小腿完全松弛下垂,仰卧时,检查者以左手托其膝关节使之屈曲成120°,用右手持叩诊锤叩击膝盖髌骨下方股四头肌腱,可引起小腿伸展	5	
			跟腱反射:又称踝反射。被检者仰卧,屈髋、屈膝,下肢外旋、外展;检查者左手将被检者足背屈成直角,以叩诊锤叩击跟腱,反应为腓肠肌收缩,足向跖面屈曲	5	
			Babinski征:被检者仰卧,下肢伸直,检查者手持被检者的踝部,用钝头棉签划足底外侧,由后向前至小趾近足跟部并旋转向内侧,正常反应是足屈跖屈,阳性反应为大蹬趾背伸,余趾呈扇形展开	5	
			Chaddock征:用棉签在外踝下方足背外缘,由后向前划至趾跖关节处,阳性反应同Babinski征	5	
			Gordon征:用拇指和其他四指分置于腓肠肌部位,以适当的力量捏压,阳性反应同上	5	
			Oppenheim征:检查者弯曲示指及中指,沿被检者胫骨前缘用力由上向下滑压,阳性表现同上	5	
			踝阵挛:被检者仰卧,髋与膝关节稍屈,检查者一手持被检者的小腿,一手持其的足掌前端,突然用力使踝关节背屈并维持之。阳性反应为比目鱼肌和腓肠肌发生节律性收缩,而至足部交替性屈伸动作	5	
			髌阵挛:嘱被检者仰卧,下肢伸直,检查者用拇指和示指捏住髌骨上缘用力向远端方向快速连续推动数次后维持的推力。阳性反应为股四头肌节律性收缩致使髌骨上下移动	5	

续表

项目	分数	内容及评分标准	满分	得分
操作过程 总体评价	10	熟练规范程度	3	
		人文关怀	5	
		时间把握	2	
提问	10	随机选择2个问题,每题5分	10	
总分	100		100	

相关问题:

1. 请简述肌力的六级分级法。

2. 请简述深反射的反射强度分级。

3. 足部常见畸形有哪些?

（田文平　张占阅）

第十节　外周血管检查
Examination of Peripheral Vessels

一、关键词

毛细血管搏动征　capillary pulsation

交替脉　pulsus alternans

水冲脉　corrigan pulse

二、检查方法

1. 嘱被检查者取仰卧位或坐位,检查者站在其右侧,坐位时站在其前面。

2. 检查者将被检查者手臂放置于比较舒适的位置。

3. 检查者将并拢的示指、中指、环指三指指腹平放于被检者手腕桡动脉处,以适当的压力进行触诊。

4. 触诊时间至少15~30秒,异常波动触诊1分钟。

5. 双侧桡动脉进行对比触诊。

6. 触诊内容

(1)脉率:数桡动脉每分钟搏动次数。一般情况脉率与心率一致,在某些心律失常如期前收缩期前收缩、心房颤动(以下简称房颤)时,脉率少于心率,即脉率短绌。

(2)脉搏节律:感知脉搏搏动的节律,正常人节律整齐。

(3)紧张度与动脉壁状态:检查者将两个手指指腹置于桡动脉上,近心端压迫动脉阻断血流,使远心端手指触不到脉搏,通过施加压力的大小及感觉的血管壁弹性状态判断脉搏紧张度。如血流阻断后,远心端手指可触及条索状动脉,提示动脉硬化。

（4）强弱：脉搏的强弱取决于心脏每搏输出量、脉压和周围血管阻力小、周围血管阻力增到所致。

7. 常见的异常脉搏及其临床意义

（1）交替脉（pulsus alternans）：为一种节律正常而强弱交替出现的脉搏，是心肌损害时心室收缩强弱交替所致。多见于冠状动脉性心脏病（冠心病）、急性心肌梗死、主动脉瓣关闭不全所致的心力衰竭患者。

（2）奇脉：指脉搏在吸气时明显减弱或消失，而在呼气末出现或增强，是心脏压塞的重要体征之一，多见于心包积液或缩窄性心包炎患者。

（3）水冲脉：检查者握紧被检者手腕掌面，示指、中指、环指指腹触于桡动脉上，将其前臂高举超过头部，可明显感知犹如水冲的急促而有力的脉搏冲击，骤起骤落，犹如潮水涨落，即为水冲脉。

8. 周围血管征　由于脉压增大引起，主要见于主动脉瓣关闭不全、动脉导管未闭、甲状腺功能亢进、动脉硬化、严重贫血、高热等情况。表现为以下体征：

（1）水冲脉：如上述。

（2）毛细血管搏动征（capillary pulsation）：检查者用手指轻压被检者指甲末端或以玻片轻压被检者口唇黏膜，使局部发白，当心脏收缩和舒张时则发白的边缘发生有规律的红、白交替改变，即为毛细血管搏动征。

（3）枪击音：在外周较大动脉表面，轻放听诊器体件，可闻及与心跳一致短促如射枪的声音，即为枪击音。

（4）Duroziez 双重杂音：用听诊器体件稍加压力于股动脉，并使体件开口方向稍偏向于近心端，可闻及收缩期与舒张期双期吹风样杂音。

9. 肝颈静脉反流征

（1）嘱被检者取半坐位，调整其倾斜度（即上身与床面呈45°），检查者站在被检者右边。

（2）嘱被检者平静张口呼吸，避免 Valsalva 憋气动作。

（3）检查者右手掌面贴于肝区，逐渐加压，持续约 30~60 秒，同时观察颈静脉是否充盈、怒张及颈静脉怒张程度。

（4）临床意义：正常人在开始按压时可出现短暂的一过性的颈静脉充盈。右心衰竭、大量心包积液、缩窄性心包炎等患者则明显怒张，且为持续性，于停止压迫肝脏后迅速即下降（至少 4cm 水柱），即为肝颈静脉回流征阳性。

三、案例分析

患者，男，56 岁，主因"胸部不适 1 周"就诊。心脏彩超示重度主动脉关闭不全。

请你为该患者进行外周血管检查，包括脉搏、周围血管征、肝颈静脉反流征的检查，并口述检查内容及临床意义。

参考答案：

患者脉率 92 次/min 节律整齐，将两个手指指腹置于桡动脉上，近心端压迫动脉阻断血流，使远心端手指触不到脉搏，通过施加压力的大小及感觉的血管壁弹性状态判断脉搏紧张度与动脉壁状态：汇报紧张度与动脉壁状态：正常。可见随心脏搏动的点头征，颈动脉和桡动脉扪及水冲脉，股动脉可有枪击音。听诊器轻压股动脉可闻及双期杂音和毛细血管搏动征等。

四、评分标准(见表 1-10-1)

表 1-10-1　脉搏、外周血管检查参考评分标准

项目	分数	内容及评分标准	满分	得分
准备工作	12	检查者准备,与被检查者进行沟通	12	
		1. 检查者衣帽、口罩穿戴整齐(2分)		
		2. 检查前7步洗手法洗手(2分)		
		3. 核对、确认被检查者,并向其说明脉搏、周围血管征、肝颈静脉反流征检查的目的(2分)		
		4. 室内环境保持安静,温暖舒适,光线良好充足。必要时温暖听诊器体件(2分)		
		5. 注意对被检者隐私的保护(2分)		
		6. 注意听诊器的耳件方向是否正确,管腔是否通畅,体件应紧贴胸壁(2分)		
检查过程	68	脉搏检查	28	
		1. 嘱被检者取仰卧位或坐位,仰卧位时检查者站在其右侧,坐位时站在其前面(4分)		
		2. 检查者将被检者手臂放置于比较舒适的位置(2分)		
		3. 检查者将并拢的示指、中指、环指三指指腹平放于被检者手腕脑动脉处,以适当的压力进行触诊(4分)		
		4. 触诊时间至少15~30秒,异常波动触诊1分钟(4分)		
		5. 双侧桡动脉进行对比触诊(4分)		
		6. 触诊内容(口述检查结果):		
		(1)脉率:正常人:60~100次/min(2分)		
		(2)脉搏节律:正常人节律整齐(2分)		
		(3)紧张度与动脉壁状态:将两个手指指腹置于桡动脉上,近心端压迫动脉阻断血流,使远心端手指触不到脉搏(2分)		
		通过施加压力的大小及感觉的血管壁弹性状态判断脉搏紧张度(2分)		
		(4)强弱:脉搏的强弱取决于心脏每搏输出量、脉压和周围血管阻力小、周围血管阻力增到所致(2分)		
		周围血管征	20	
		1. 毛细血管搏动征:检查者用手指轻压被检者指甲末端或以玻片轻压被检者口唇黏膜,使局部发白,当心脏收缩和舒张时则发白的边缘发生有规律的红、白交替改变,即为毛细血管搏动征(4分)		
		2. 水冲脉:检查者握紧被检者手腕掌面,示指、中指、环指指腹触于桡动脉上,将其前臂高举超过头部,可明显感知犹如水冲的急促而有力的脉搏冲击,骤起骤落,犹如潮水涨落,即为水冲脉(4分)		
		3. 枪击音:在外周较大动脉表面,轻放听诊器体件,可闻及与心跳一致短促如射枪的声音,即为枪击音(4分)		
		4. Duroziez双重杂音:用听诊器体件稍加压力于股动脉,并使体件开口方向稍偏向于近心端,可闻及收缩期与舒张期双期吹风样杂音(4分)		
		5. 临床意义:由于脉压增大引起,主要见于主动脉瓣关闭不全、动脉导管未闭,甲状腺功能亢进,动脉硬化、严重贫血、高热等情况(4分)		

续表

项目	分数	内容及评分标准	满分	得分
检查过程	68	肝颈静脉反流征	20	
		1. 嘱被检者取半坐位,调整其倾斜度(即上身与床面呈 45 角),检查者站在被检者右边(5 分)		
		2. 嘱被检者平静张口呼吸,避免 Valsalva 憋气动作(5 分)		
		3. 检查者右手掌面贴于肝区,逐渐加压,持续约 30~60 秒,同时观察颈静脉是否充盈、怒张及颈静脉怒张程度(5 分)		
		4. 口述阳性表现及临床意义:正常人在开始按压时可出现短暂的一过性的颈静脉充盈。阳性表现为明显怒张,为持续性,于停止压迫肝脏后迅速即下降(至少 4cm 水柱)。见于右心衰竭、大量心包积液、缩窄性心包炎等患者(5 分)		
检查过程总体评价	10	总体操作评价	10	
		1. 检查方法正确,手法熟练,规范,有条不紊(2 分)		
		2. 检查对称部位时注意两侧对比(2 分)		
		3. 人文关怀,检查者动作轻柔,力度适中,有爱伤意识(2 分)		
		4. 时间把握得当,时间控制在 8 分钟(2 分)		
		5. 检查后洗手(2 分)		
提问	10	随机选择 2 个问题,每题 5 分	10	
总分	100		100	

相关问题:

1. 什么是毛细血管搏动征,如何检查?
2. 肝—颈静脉反流征阳性有何表现?有何临床意义?
3. 周围血管征表现为哪些体征?有何临床意义?

（王　慧）

第十一节　神经系统检查
Neurological Examination

1. 神经系统体格检查包括九部分　一般状态、意识障碍、精神状态和高级皮质功能、脑神经、运动功能、感觉系统、反射、脑膜刺激征和自主神经功能。

2. 检查的工具　叩诊锤、棉絮、大头针、音叉、两脚规、试管(测温度觉用)、电筒、压舌板、软尺、记号笔、听诊器、视力表、检眼镜。

3. 特殊用具　嗅觉试验瓶——分别盛有薄荷水、松节油、香水等;味觉试验瓶——分别盛有糖、盐、奎宁、醋酸等;失语症试验箱——梳子、牙刷、火柴、笔、刀、钥匙、图画本、各种颜色和各式的木块等。

【一般检查】
General Inspection

一、注意事项

1. 检查前需使患者了解检查的目的及检查用具,做好沟通。

2. 检查时应以正常人或患者的正常部分为对照,左右对比,由上到下有次序进行。

3. 检查脉搏时一般选择浅表动脉,如桡动脉、颞动脉、股动脉、足背动脉等,一般检查桡动脉。

4. 观察患者呼吸主要观察呼吸形式、节律和频率等。中枢神经系统病变导致呼吸中枢抑制时,可有呼吸节律的改变。

二、关键词

生命体征　vital signs

头颈部　head andneck

脊柱及四肢　spine and limbs

三、检查方法

1. 生命体征

(1)体温(见本章第二节一般检查)

(2)脉搏(见本章第二节一般检查)

(3)血压(见本章第二节一般检查)

(4)呼吸观察患者的呼吸形式、节律和频率等。中枢神经系统病变导致呼吸中枢抑制时,可有呼吸节律的改变。

1)过度换气后呼吸暂停:表现为每 5~10 次深呼吸后,有 12~30 次的呼吸暂停,为大脑半球广泛损害所致。

2)潮式呼吸:表示为呼吸由浅慢逐渐变为深快,再由深快变为浅慢,随后出现一段呼吸暂停后,然后重复上述周期性呼吸,潮氏呼吸的周期可以长达 30 秒至 2 分钟,暂停时间可长达 5~30 秒,见于中线深部结构、双侧大脑半球或弥散性皮质损害。

3)中枢神经源性过度呼吸:呼吸深快、均匀、持久,可长达 40~70 次/min。见于中脑到脑桥上部被盖区病变。

4)长吸式呼吸:吸 2~3 次呼 1 次或吸足气后呼吸暂停,见于双侧脑桥损害。

5)共济失调式呼吸:呼吸频率和时间均不规律,见于延髓损害。

2. 头颈部

(1)头颅部

1)视诊:头颅大小,有否大头、小头畸形;外形是否对称,有无尖头、舟状头畸形,以及肿物、凹陷、手术切口及瘢痕等。

2)触诊:头部有无压痛、触痛、隆起、凹陷。

3)叩诊:头部有无叩击痛。

4)听诊:颅内血管瘤、血管畸形、大动脉部分阻塞时,病灶上方可闻及血管杂音。如闻及杂音,应注意其强度、音调及传导方向。

(2)面部及五官:观察有无面部畸形、面肌抽动、色素脱失或沉着、面部血管痣、皮脂腺瘤、皮下组织萎缩等;观察有无角膜缘色素环、眼睑水肿、眼睑下垂、眼球内陷或外凸等;有无鼻部畸形、鼻窦区压痛、口唇疱疹、乳突压痛、外耳道分泌物等。

(3)颈部:观察双侧是否对称,有无疼痛、颈强、活动受限、姿势异常(如痉挛性斜颈、强迫头位)。

(4)颅颈部血管杂音检查时取坐位,使用钟型听诊器,在眼眶、颞部、乳突、锁骨上窝和下颌角下方颈总动脉分叉处听诊。若闻及杂音,应注意其强度、音调和传播方向。

3. 脊柱及四肢　注意有无活动受限、前凸、后凸、侧弯和脊膜膨出;棘突有无压痛或叩痛;四肢有无肌肉萎缩、压痛、有无发育畸形、肢端肥大和弓形足等。

四、案例分析

患者,男,35 岁,右利手。既往长期大量吸烟史。1 月前无诱因发作性右侧肢体无力,每次持续 10 分钟左右完全缓解。近 4 天发作频繁,急来就诊。

要求:给该患者听诊颅颈部血管杂音,注意听诊部位,若闻及杂音请注意描述杂音特点。

参考答案:

颅颈部血管杂音听诊描述方法:检查时取坐位,使用钟型听诊器,在眼眶、颞部、乳突、锁骨上窝和下颌角下方颈总动脉分叉处听诊。若闻及杂音,应注意其强度、音调和传播方向。

五、评分标准(见表 1-11-1)

表 1-11-1　一般检查参考评分标准

项目	分数	内容及评分标准	满分	得分
准备工作	5	患者准备(1 分) 备齐检查时所需的物品,核对、确认被检查者(1 分) 检查者与被检者沟通,并向患者说明检查目的及所需用具(1 分) 操作者口罩衣帽整齐,操作前洗手法正确(1 分) 嘱被检者取仰卧位,检查者站在被检者的右侧(1 分)	5	
检查过程	76	生命体征的测量(体温、呼吸、脉搏、血压)	4	
		头颅部: 视诊:头颅大小;外形;有无畸形,有无肿物、凹陷;有无手术切口及瘢痕等(5 分) 触诊:头部有无压痛、触痛、隆起、凹陷(4 分) 叩诊:头部有无叩击痛(3 分) 听诊:颅内血管瘤、血管畸形、大动脉部分阻塞时,病灶上方可闻及血管杂音,并注意描述杂音性质(5 分)	17	
		面部及五官: 观察有无面部畸形、面肌抽动、色素脱失或沉着、面部血管痣、皮脂腺瘤、皮下组织萎缩等(5 分) 观察有无角膜缘色素环、眼睑水肿、眼睑下垂、眼球内陷或外凸等(5 分) 观察有无鼻部畸形、鼻窦区压痛等(5 分) 观察有无口唇疱疹等(5 分);有无乳突压痛、外耳道分泌物等(5 分)	25	
		颈部:观察双侧是否对称,有无疼痛、颈强、活动受限、姿势异常(如痉挛性斜颈、强迫头位)	5	
		颅颈部血管杂音: 检查时取坐位(1 分) 使用钟型听诊器(1 分) 在眼眶、颞部、乳突、锁骨上窝和下颌角下方颈总动脉分叉处听诊(5 分) 若闻及杂音,应注意其强度、音调和传播方向(3 分)	10	
		脊柱:注意有无活动受限、前凸、后凸、侧弯和脊膜膨出(5 分),棘突有无压痛或叩痛(5 分)	10	
		四肢:有无肌肉萎缩、压痛、有无发育畸形、肢端肥大和弓形足等	5	

项目	分数	内容及评分标准	满分	得分
检查过程总体评价	9	熟练规范程度(3分) 人文关怀(3分) 时间把握(3分)	9	
提问	10	随机选择2个问题,每题5分	10	
总分	100		100	

相关问题:

1. 过度换气后呼吸暂停的表现及定位如何?

2. 潮式呼吸的表现及定位如何?

3. 中枢神经源性过度呼吸的表现及定位如何?

4. 长吸式呼吸的表现及定位如何?

5. 共济失调式呼吸的表现及定位如何?

【意识障碍】
Disturbance of Consciousness

一、注意事项

1. 判断患者意识障碍程度,给予疼痛刺激,对于患者出现的反应,必须注意区别是简单的反射性反应(如屈曲性脊髓反射、去脑强直)还是随意性反应,不要把所有的反应错误地认为是觉醒反应。

2. 检查时应左右对比,由上到下有次序进行。

二、关键词

嗜睡　　somnolence

昏睡　　stupor

昏迷　　coma

意识模糊　　confusion

谵妄状态　　delirium

朦胧状态　　twilight

梦游症　　somnambulism

神游症　　fugue

去皮质综合征　　decorticate

闭锁综合征　　locked-insyndrome

无动性缄默症　　akineticmutism

三、检查方法

1. 确定意识障碍及其程度　　首先通过询问其姓名、年龄等简单问题,判断其对时间、地点和周围人物的辨识能力。根据给以言语或疼痛刺激所引起的觉醒反应的容易程度、觉醒程度及维持觉醒时间来判断意识清晰程度。如言语刺激不能引起觉醒反应,则施以针刺皮肤、压眶上、捏后颈部或跟腱、挤压胸大肌及胸骨柄等疼痛刺激,观察有无反应和反应程度。通过以上检查区别不同的意识障碍程度。

（1）意识清晰度降低为主的意识障碍

1）嗜睡：是一种病理性思睡，经较强的刺激能唤醒，醒后能保留短时间的觉醒状态，有一定的言语或运动反应，停止刺激又入睡。

2）昏睡：比嗜睡深的意识状态，需大声呼唤或施以疼痛刺激方能唤醒，其觉醒反应是不完全的，此时意识仍模糊、反应迟钝，停止刺激很快又进入昏睡状态。昏睡时各种随意运动消失，但反射无明显改变。

3）昏迷：患者意识完全丧失，不能被一般的刺激（包括言语）甚至疼痛刺激所唤醒。随意运动丧失，许多反射活动也减退或消失。

①浅昏迷：表现睁眼反应消失或偶见半闭合状态，无自发言语和有目的活动。疼痛刺激时有回避动作和痛苦表情，脑干反射基本保留（瞳孔对光反射、角膜反射、咳嗽反射、吞咽反射等）。

②中度昏迷：对外界一般刺激无反应，强烈疼痛刺激时可见防御反射活动，角膜反射减弱或消失，呼吸节律紊乱，可见到周期性呼吸和中枢神经性过度换气。

③深昏迷：对任何刺激均无反应，全身肌肉松弛，眼球固定，瞳孔散大，脑干反射消失，生命体征发生明显变化，呼吸不规则。

（2）意识内容改变为主的意识障碍

1）急性意识模糊状态：注意力减退，定向障碍，错觉可为突出表现，幻觉少见，随意活动减少，言语不连贯，思睡。见于癔症发作。

2）谵妄状态：较意识模糊严重。定向力和自知力均障碍，不能与外界正常接触，有丰富的错觉、幻觉，形象逼真的错觉可引起恐惧、外逃或伤人行为。急性谵妄状态常见于高热或药物中毒，慢性谵妄状态见于慢性酒精中毒等。

（3）意识范围改变为主的意识障碍

1）意识朦胧状态：意识范围狭窄并伴有意识清晰度下降，患者在狭小的意识范围内保持对事物的正常感知，因此在一定范围内行为正常。对意识范围之外的事物不能正常感知和判断。发作后有完全或部分遗忘。常见癫痫和癔症。

2）梦游症：又称睡行症。多在入睡后1~2小时突然起床，刻板地执行简单的日常动作。一般发作几分钟至十几分钟，然后上床睡觉，次日醒来后对上述行为完全遗忘。多见癫痫、癔症患者。

3）神游症：多在白天清醒时突然发作，无目的的外出漫游，往往持续数日甚至更长时间，行为无目的，不注意避让危险。突然清醒后只有片段记忆。多见于癫痫、癔症患者。

（4）特殊类型意识障碍

1）去皮质综合征：双侧大脑皮质广泛损害、功能丧失、而皮质下功能仍保存。常见于严重脑外伤，脑血管疾病，缺氧或感染后。患者能无意识地睁眼、闭眼或转动眼球，光反射、角膜反射存在，但眼球不能随光线或物品而转动，貌似清醒但对外界刺激无反应。有强握、吸吮、咳嗽反射，有无意识的吞咽动作。有觉醒—睡眠周期。四肢肌张力高，双侧病理征阳性，上肢伸直屈曲、下肢伸直。

2）无动性缄默症：大脑半球和传出通路无病变，但丘脑或脑干上行性网状激活系统及前额叶—边缘系统有病损。患者能注视周围环境及人物，但四肢不能活动，不能言语，对外界刺激无意识反应，貌似清醒，又名醒状昏迷，二便失禁，尚能吞咽，无锥体束征，多为脑部严重病损而存活的后遗症。

以上须与闭锁综合征鉴别。

闭锁综合征:由于脑桥腹侧基底部损害双侧皮质脊髓束及皮质延髓束,导致除眼肌运动外几乎全部运动功能丧失,脑桥及以下脑神经均瘫痪,表现为:四肢瘫,头颈不能活动,面无表情,不能讲话,吞咽,只能自主睁眼或用眼球垂直活动示意,看似昏迷,实为清醒。脑电图正常。多见于脑血管病引起脑桥基底部病变。当检查疑诊昏迷的患者时,可让患者"睁开你的眼睛、向上看、向下看、看你的鼻尖"等,以鉴别。

2. 脑神经检查

(1)眼部体征

1)闭眼:昏迷患者闭眼反映脑干网状上行激活系统的活动降低。扒开昏迷患者的眼睑可以了解眼睑的张力和眼睑再闭合的速度。深昏迷时,眼睑的张力降低,扒开眼睑后再闭合缓慢且不完全;较轻的意识障碍则能较快地再闭合。

2)眨眼:眨眼的速度、振幅和频率随清醒程度而变化,眨眼随意识障碍的加重可减少至每分钟仅1~2次。如无自发性眨眼,可用强光刺激诱发眨眼反应,提示视神经、视束、外侧膝状体、脑干、面神经等尚较完整;高声刺激诱发眨眼反应,可以评估脑桥下部的功能(传入为听神经,传出为面神经);惊吓诱发眨眼时,表示中枢神经系统的大部分功能是存在的。

3)玩偶眼现象:屈曲昏迷患者的颈部见眼睑向上睁开,即为玩偶眼睑反应。

4)眼球位置及运动

①静止时的眼球位置:昏迷或睡眠时,眼球稍向上旋。昏迷患者如尚有自发的眼球游动,提示脑干功能尚存在。

a. 两眼向一侧的同向偏斜或协同运动麻痹,可见大脑或脑干损害。

b. 昏迷患者,如两眼注视病灶侧,表示病灶在大脑半球;如两眼注视偏瘫侧,则病灶位于脑干;两眼向下偏斜注视鼻尖,见于丘脑及丘脑底部病变,也可见于广泛的中脑损害或代谢障碍。如一侧眼球向上,另一侧眼球向下,见于后颅窝病变。

c. 刺激性病变:如发生惊厥时两眼常注视病灶的对侧,即病灶对侧。

d. 眼激动:两眼呈较快地来回运动,常见于双侧大脑半球病变、脑炎、麻醉及肝昏迷等。可能由于两侧大脑半球损害后,位于脑干的眼球侧向协同运动中枢释放所致。

e. 眼球沉浮:表现为两眼迅速向下偏转,并超过正常俯视的范围,而后缓慢向上回到正常位置,呈不规则的周期性出现,伴瞳孔扩大,而光反应存在。见于脑桥局限性病变。可能由于脑桥的侧向协同运动中枢受损,而位于稍高的垂直运动中枢及其周围功能仍完整之故。

②反射性眼球运动:

a. 头旋转时的眼球运动:谨慎而较快地将昏迷患者的头水平的向一侧转动,可见两眼很快协同转向对侧。此反射由迷路、前庭、侧视中枢、内侧纵束、眼球运动神经及眼肌等的参与。反射的存在表示所有这些结构的功能的存在。

b. 冰水刺激时的眼球运动(或眼前庭反射):用冰水刺激一侧耳的鼓膜,在正常情况下,出现眼震,其快相向对侧,慢相向刺激侧。昏迷患者,当自发性和头旋转时的眼球运动受限时,则可进行微量冰水刺激,其反应仅有眼震的慢相部分,即眼球偏向刺激侧,持续2~3分钟后再回到原来的位置。

如昏迷患者具有完全的两眼反射性水平性协同运动,一般提示病变或引起昏迷的病变位于大脑半球。巴比妥或其他镇静剂中毒时,常常易于使反射性眼球运动受到抑制。

c. 头俯仰时的眼球运动:正常人在头屈向前时眼球向上仰视,须向后仰伸时眼球向下,亦称玩偶眼睑现象。这一反射是由颈肌本体感觉、前庭系统及脑干的垂直性协同运动中枢(丘脑底部邻近的后连合)来完成的,因此其部位较眼球侧向协同运动中枢稍高。在大脑半球病变,当其反射性眼水平运动难以引出时,头俯仰时出现完好的双眼对称性称性垂直运动,提示上部脑干尚未受损。此反应障碍的主要病因是丘脑及丘脑底部病变(如出血、肿瘤)压迫脑干上端。

5)瞳孔:昏迷患者需观察瞳孔大小、形状、位置、两侧对称性及对光反射。一般说来,瞳孔对光反射与昏迷(深浅)成正比。

6)眼底检查:视神经乳头水肿提示颅内压增高,在未出现视神经乳头水肿前,可发现视网膜脉怒张,动脉搏动消失,乳头充血或边缘轻度模糊。广泛性视网膜浅层出血,见于蛛网膜下腔出血。

(2)面部感觉、睫毛反射、角膜反射及咀嚼肌功能

1)针刺面部皮肤观察患者对疼痛的反应,并对比两侧。一侧面部痛觉反应消失,可以是三叉神经损害的表现。

2)睫毛反射及角膜反射消失是深昏迷的较客观标志之一,两侧不对称则提示脑干的核性或其反射路径的损害。

3)昏迷患者的口可张开或闭合。如出现牙关紧闭(自发性或反射性,如在放入压舌板时),反映脑桥中部水平以上的两侧锥体束损害。深昏迷患者的口无论张开或闭合均是松弛的。

(3)有无面瘫:一侧面瘫时,可见面瘫侧鼻唇沟变浅,口角低垂,睑裂增宽,在呼气时面颊鼓起,吸气时面颊陷塌,称为"船帆征",压眶后如正常侧出现面肌收缩。面部的不对称皱眉或痛苦表情也可发现有无面瘫。检查者可扳开患者的眼睑,麻痹侧无阻力,正常侧可有阻力。

(4)其他脑神经功能

1)观察有无吞咽动作,如无吞咽动作提示脑桥下部及延髓受累。

2)观察舌在口腔内的位置,如舌尚能伸出1mm以上者提示无舌肌麻痹。

3)昏迷患者的咳嗽反射可存在,直至呼吸几乎快停止时才消失,因此它作为评定昏迷的深度的标志则意义较小。

4)昏迷者可以出现呃逆,但当两侧延髓功能紊乱时消失。

5)有呵欠及喷嚏提示昏迷尚较轻,因这些反射需脑干上部以及大脑的参与。

3. 脑膜刺激征 对每一昏迷患者都必须检查有无脑膜刺激征。

4. 运动功能 首先应注意昏迷患者的体位及肢体姿势、位置,其次是观察有无自主性运动、不自主动作及肌张力改变。判断昏迷患者是否存在肢体瘫痪的方法有:

(1)肢体坠落试验:将患者上肢抬高后让其自然下落,瘫痪侧下落速度较快;患者仰卧位,检查者使其被动屈髋和屈膝后突然松手,瘫痪侧下肢较快坠于床面。

(2)下肢外旋征:患者仰卧,双下肢伸直位,瘫痪侧下肢外旋。

(3)痛刺激试验:针刺肢体皮肤,健侧可见回避动作,瘫痪侧回避动作消失或明显减弱。

(4)肌张力比较:瘫痪侧肢体肌张力异常改变。

5. 感觉检查 昏迷患者完全无知觉。但昏睡或轻度昏迷患者,当给予疼痛刺激时一侧肢体对疼痛无反应,提示有偏身感觉障碍。当出现皱眉、移动躯体或用健侧肢体作保护反应等,说明偏瘫侧的感觉尚未受损。

6. 反射检查

(1)深、浅反射:一般昏迷患者而无局限性脑病变者。其深、浅反射呈对称性减弱或消失,也有深反射亢进及病理征阳性者;在急性脑源性弛缓性偏瘫侧的深浅反射可正常或减退,但病理征可阳性;随后则深反射亢进,浅反射消失,病理征更为明显。

(2)病理征:病理征阳性可以肯定昏迷是脑部疾病(原发性或继发性)所致。继发性脑病等所引起的病理征是两侧性的。脑部局限性病变的病理征常为单侧。

四、案例分析

患者,男,68岁,既往高血压病史3年,间断服用降压药物,平素血压控制差,波动明显。今日晨起与人发生争执中,突发言语不能,继之摔倒,家人呼之不应,掐"人中"时有痛苦表情,可发现左侧肢体躲避动作,右侧肢体不活动,急来就诊。

请对患者进行神经系统检查,判断意识状态。

参考答案:参考评分标准(表1-11-2)

五、评分标准(见表1-11-2)

表1-11-2　意识障碍患者检查参考评分标准

项目	分数	内容及评分标准	满分	得分
准备工作	8	患者准备(1分) 备齐检查时所需的用物(体温计、血压计、钟型听诊器、叩诊锤、眼底镜)(1分) 核对、确认被检查者(2分) 检查者与被检者沟通,并向患者说明检查目的及所需用具(1分) 衣帽、口罩整齐(1分) 操作前洗手法正确(1分) 嘱被检者取仰卧位,检查者站在被检者的右侧(1分)	8	
检查过程	70	意识程度的正确判断:浅昏迷	4	
		眼部体征 瞳孔:大小、形态、对称性、直接对光反射、间接对光反射(4分) 眼底(4分) 眼球活动:闭眼及睁眼、静止时有无眼位异常:眼激动、眼球沉浮、头水平旋转及俯仰时反射性眼球运动等(4分)	12	
		面部感觉、睫毛反射、角膜反射、咀嚼功能、有无面瘫、有无吞咽动作、咳嗽反射等	5	
		肢体坠落试验 上肢:将患者上肢抬高后让其自然下落,瘫痪侧下落速度较快 下肢:患者仰卧位,检查者使其被动屈髋和屈膝后突然松手,瘫痪侧下肢较快坠于床面(4分) 下肢外旋征:患者仰卧,双下肢伸直位,瘫痪侧下肢外旋(4分) 肌张力比较:瘫痪侧肢体肌张力异常改变(4分) 痛刺激试验:针刺肢体皮肤,健侧可见回避动作,瘫痪侧回避动作消失或明显减弱(4分)	16	
		呼吸形式:有无呼吸节律的改变	3	
		浅反射 腹壁反射(1分)　提睾反射(1分)　肛门反射(1分) 足趾反射(1分)　角膜反射(1分)	5	
		深反射 肱二头肌反射(1分)　肱三头肌反射(1分)　桡骨膜反射(1分) 膝反射(1分)　踝反射(1分)　髌阵挛(1分)　踝阵挛(1分)	7	

续表

项目	分数	内容及评分标准	满分	得分
检查过程	70	病理反射 Babinski sign(1分)　Chaddock sign(1分)　Oppenheim sign(1分) Gordon sign(1分)　Shaeffer sign(1分)　Pussep sign(1分) Gonad sign(1分)　Hoffmann sign(1分)　Rossolimo sign(1分)	9	
		脑膜刺激征 颈强直(3分)　Kernig sign(3分)　Brudzinski sign(3分)	9	
检查过程 总体评价	12	熟练规范程度(4分) 人文关怀(4分) 时间把握(4分)	12	
提问	10	随机选择2个问题,每题5分	10	
总分	100		100	

相关问题:

1. 昏迷常见的四类病因及导致昏迷的疾病包括哪些?

2. 以觉醒度改变为主的意识障碍分为哪几种?

3. 昏迷按程度分为哪几种?

【高级神经功能活动】
Higher Nervous Activity

一、注意事项

1. 失语症的检查首先确定患者意识是清楚的,检查可配合,虽存在感觉运动障碍但不影响检查结果的判断。要明确患者的文化水平,是否右利手等。

2. 失用症和失认症单独发生少见,检查时多与失语症同时检查。

二、关键词

定向力　orientation

失语　aphasia

构音障碍　dysarthria

失用　apraxia

失认　agnosia

三、检查方法

1. 定向力及其障碍　定向力是对周围环境(时间、地点、人物)及自身状态(姓名、年龄、职业等)的察觉和识别能力。检查患者的定向力可通过与患者的谈话,询问其姓名、年龄、职业、地址、时间、日期等。

2. 失语症

(1)失语的临床类型如下

1)运动性失语:又称表达性失语或Broca失语。病变位于前言语区——额下回后部靠近面、舌、喉部诸肌的运动皮质,患者并无咽、喉及舌肌的瘫痪,但不能言语或只能讲1~2个简单的字,对别人的言语及书写的文字能理解,但要读出来却有困难或差错。

2)感觉性失语:又称 Wernicke 失语或听觉性失语。病变位于后言语区——颞上回后部,靠近第 1 听觉区(颞横回)。患者发音正常,但不能理解别人及自己的言语。因此在用词方面常有错误,严重时别人完全听不懂他讲的话。模仿别人讲活的能力亦减退。患者有严重的言语缺陷,但无自知力。

3)失写:即书写不能,系书写皮质区—左侧(或主侧)额中回后部病变引起。患者无手部肌肉瘫痪但不能书写,抄写能力尚保存。常合并有运动性失语或感觉性失语。

4)失读:系阅读皮质区—左侧(或主侧)角回附近病变引起。患者不失明但对视觉性符号的认识能力丧失,因此不认识词句及图。失读和失写常同时存在,患者既不能阅读又不能书写。

5)命名性失语:又称遗忘性失语。因言语形成区——颞叶后部后言语区后方病变引起。患者称呼物体名称的能力丧失,但能表达如何使用该物件,当别人讲出某物名称时,患者能辨别对方讲得是否正确,患者对人名不能称呼。

(2)失语症的检查:应在患者注意力集中、能合作、视、听力正常、肢体无瘫痪的情况下才能有可靠的结果,事先应了解患者的文化水平,是右利手还是左利手。

1)检查言语的表达能力:可根据其自发言语是否减少、能否自述病史、有无讲错词句、讲错后患者是否知道、能否回答问题、能否模仿别人的言语等方面来判断。

2)检查言语的理解能力:可根据其自发言语是否增加,所说词句内容是否有错误,并对此有无自知力是否能回答问题及执行一些简单动作等方面来判断。

3)检查书面文字的理解力:可嘱患者读书报纸的文章,执行写在纸上的命令。检查书写能力,可嘱患者自行书写、听写或抄写。

3. 构音障碍 指发音不清而用词正确。可由下列主要疾病引起:

(1)肌肉疾病:皮肌炎及重症肌无力、面肩肱型的肌营养不良症。

(2)下运动神经元疾病:各种引起舌咽、迷走、舌下神经的周围性或核性麻痹的疾病,均可导致发音不清、无力或带鼻音。如运动神经元病、延髓空洞症、急性多发性神经炎及后颅窝肿瘤、小脑后下动脉血栓形成等。

(3)上运动神经元疾病:一侧的锥体束病变只引起暂时的发音困难。两侧锥体束损害则有构音不清、发音困难。常为假性延髓麻痹的临床表现,多见于脑血管疾病后、运动神经元病、多发性硬化等。

(4)锥体外系疾病:由于肌张力增高而影响随意运动或由于有不随意运动,均可影响发音的清晰或流畅,如帕金森病、各种舞蹈病、肝豆状核变性等疾患。

(5)小脑疾病:由于发音肌的共济失调而致声音音调不一,音节断续停顿不当,引起所谓吟诗状言语,或发音生硬引起爆发性言语。

4. 失用症 即运用不能。患者的肢体无瘫痪、感觉障碍及共济失调,但不能准确完成有目的的动作。对所出示的常用品的正确使用、职业性的工作、乐器的弹奏等均发生障碍。对所出示的物品虽能认识,但不能运用。患者不能按检查者的要求做,比如用头梳梳头、用牙刷刷牙、用钥匙开门、用钢笔写字等动作。右利手者,左侧大脑半球较广泛的病变,如顶叶缘上回、胼胝体及额叶病变,较易产生失用症,局部小病灶很少引起这些症状。

5. 失认症 是脑损害患者无视觉、听觉、躯体感觉、意识及认知障碍,但不能通过某一种感觉辨认以往熟悉的物体,却能通过其他感觉感知。

失认症的临床类型及表现如下:

(1)视觉失认:患者无视觉障碍,但看到原来熟悉的物品却不能正确识别、描述和命名,包括物品、颜色和面孔失认以及纯失读等。病变位于枕叶纹状区周围和角回。

（2）听觉失认：患者听力正常，却不能辨别原来熟悉的声音，病变位于双侧听觉联络皮质（如精神聋）、双侧颞上回中部皮质。

（3）触觉失认：患者触觉、本体觉和温度觉均正常，却不能通过手触摸识别原来熟悉的物体。

（4）体象障碍：患者视觉、痛温觉和本体觉完好，却不能感知躯体各部位的存在、空间位置及各组成部分间的关系，表现自体部位失认、偏侧肢体忽视、病觉缺失和幻肢症等，多见于非优势（右侧）半球顶叶病变。

（5）Gerstmann 综合征：表现双侧手指失认、肢体左右失定向、失写和失算。见于优势半球顶叶角回病变。

四、案例分析

患者，男，64 岁，右利手。半个月前无诱因双下肢活动不灵，行走不稳，踩棉花感，同时出现言语不清晰。4 天后逐渐进展，不能独立行走，言语含糊，语速时快时慢，既往近 5 年每日饮白酒 150ml 左右。

要求：进行高级神经功能检查，注重描述构音障碍的可能原因。

参考答案：见评分标准（表 1-11-3）

五、评分标准（见表 1-11-3）

表 1-11-3　高级神经活动障碍患者检查参考评分标准

项目	分数	内容及评分标准	满分	得分
准备工作	6	患者准备（1 分） 备齐检查时所需的用物（铅笔、报纸、白纸、韦氏记忆量表、简易智能检查量表-MMSE）（1 分） 核对、确认被检查者（1 分） 检查者与被检者沟通，并向患者说明检查目的及所需用具（1 分） 衣帽、口罩整齐、操作前洗手法正确（1 分） 嘱被检者取仰卧位，检查者站在被检者的右侧（1 分）	6	
检查过程	75	定向力的检查： 可通过与患者的谈话，询问其姓名、年龄、职业、地址、时间期等进行，进一步判断其对周围环境（时间、地点、人物）及自身状态（姓名、年龄、职业等）的察觉和识别能力	12	
		失语症的检查：判断是否存在运动性失语、感觉性失语、失写、失读、命名性失语等 检查言语的表达能力：通过对话、看图说话、跟读、自发言语、命名、唱歌、解释词语的意义等检查（5 分） 检查言语的理解能力：通过执行简单及复杂的命令、是非问题、左右的定向等检查（5 分） 检查书面文字的理解力：通过朗读单字、词、句，执行书面命令；听写字、词、句，自动书写，抄写等检查（5 分）	15	
		构音障碍的检查：根据患者声调、发音、音节、连贯性等判断	4	
		失用症的检查：通过执行指令（伸手、握拳、吹哨等）、模仿动作（模仿举手、脱衣等）和实物演示（用头梳梳头、用牙刷刷牙、用钥匙开门、用钢笔写字）来判断是否存在肢体运动失用、观念失用、结构性失用、穿衣失用等	12	

续表

项目	分数	内容及评分标准	满分	得分
检查过程	75	失认症的检查:要求患者识别照片、实物等;辨识熟悉的声音;闭目后触摸熟悉的物品等来判断是否存在视觉失认、听觉失认、触觉失认、体象障碍、Gerstmann 综合征等	12	
		记忆障碍的检查:韦氏记忆量表	10	
		认知功能的检查:简易精神状态检查量表-MMSE	10	
操作过程总体评价	9	熟练规范程度(3分) 人文关怀(3分) 时间把握(3分)	9	
提问	10	随机选择2个问题,每题5分	10	
总分	100		100	

相关问题:

1. 运动性失语症的临床表现和病变定位是怎样的?
2. 感觉性失语的临床表现和定位如何?
3. 构音障碍常见的病因有哪些?

【脑神经】
Cranial Nerve

一、注意事项

1. 嗅觉的检查物品应选用有挥发性但不具有刺激性的物体,检查前应先确定患者鼻腔通畅,以免影响检查结果。如果需要仔细测定,可用嗅觉测定器。

2. 眼底检查一般不要求扩瞳,以免影响瞳孔的观察。

3. 脑神经检查须两侧对比,对称检查。

二、关键词

嗅神经   olfactory nerve

视神经   optic nerve

动眼神经   oculomotor nerve

滑车神经   trochlear nerve

外展神经   abducent nerve

三叉神经   trigeminal nerve

面神经   facial nerve

位听神经   vestibulocochlear nerve

舌咽神经   glossopharyngeal nerve

迷走神经   vagus nerve

副神经   accessory nerve

舌下神经   hypoglossal nerve

三、检查方法

1. 嗅神经   用盛有气味而无刺激性溶液的小瓶(如薄荷水、松节油、玫瑰水、香水等),或用病人熟悉的香皂、香烟等,嘱患者闭目并用手指按住一侧鼻孔,然后将上述物品置于病人鼻孔下,让病人说出嗅到的气味。左、右鼻孔分别测试。如果需要仔细测定和对比,可用嗅觉测定器。以测定发生嗅觉的最低气量。

2. 视神经

(1)视力:首先除外眼的疾病如青光眼、角膜白斑、白内障和屈光不正等所引起的视力障碍。检查应测两眼,根据视力障碍程度的不同,分别以视力表(远视力表、近视力表),手指数,指动和光感等递次检查而确定。

远视力:采用国际标准视力表,患者与视力表距离5m,正常视力为1.0。

近视力:用近视力表检查,患者与视力表距离30cm。

数指:检查者伸出手指,由远及近,直至患者说出几个手指,记录手指与患者眼之间的距离。

手动:检查者晃动手指,由远及近,直至患者说出看到手动,记录手指与患者眼之间的距离。

光感:用手电筒在患者眼前晃动,测其是否辨认。

(2)视野:检查视力的范围,可用视野计精确确定视野,一般可用对视的粗试法,即病人与医生距60cm远相对而坐,各遮一眼对视,检查者持棉签放在两者之间,由视野周围向中心移动,至患者看到棉签为止。借医生眼的正常视野与病者对比而确定。如视野有改变而需详细检查时,应使用视野计测定。正常视野的范围是颞侧90°,鼻侧60°,向上60°,向下70°

(3)眼底检查:眼底病变必须借助于眼底镜才能观察。

检查方法:

1)眼底检查须在暗室中进行。病人取坐位,医师取坐位或立位皆可。

2)检查右眼时,右手持眼底镜位于病人的右侧用右眼观察。检查左眼时须位于病人的左侧,左手持眼底镜用左眼观察。嘱病人向正前方直视,不应注视光源避免由于视近物而产生调节作用。眼底镜尽量靠近病人眼前,用示指拨动镜盘,以矫正病人和医师的屈光不正,直到能看清眼底为止。

3)检查眼底的顺序,首先嘱病人向正前方直视,以观察视神经乳头的大小、色泽、形状、黄斑边缘是否清晰,然后嘱病人对光源注视以观察黄斑区的视网膜色泽、黄斑中心凹反光是否明亮,有无水肿、渗出物、出血或色素紊乱等病变。然后嘱病人向各个方向转动眼球,以检查眼底其他各部位血管的行径及反光情况、动静脉管径的比例、交叉压迫、动脉硬化及痉挛等病变。正常视乳头呈圆形,橘红色,边缘清楚,中央凹陷色较淡白,称生理凹陷。动脉色鲜红,静脉色暗红,动静脉直径比为2∶3。

4)描述病变部位、范围,通常以视神经乳头为标准,即病变距视神经乳头边缘有多少PD(视神经乳头直径一般为1.5mm)。病变大小范围也以若干PD表示。

5)记录眼底病变隆起的程度以若干屈光度(D)来表示,在正视眼者一般约为3D=1mm。

3. 动眼神经、滑车神经和外展神经

(1)眼睑、睑裂及眼球:观察眼裂有无增宽或变窄,两眼裂是否等大。有无上睑下垂。眼球有无凸出、下陷、斜视、同向偏斜。

(2)瞳孔

1)观察双侧瞳孔的形状和大小、边缘、位置。

2)瞳孔对光反应的检查:在光亮环境下,嘱患者向方注视。检查者用手遮其双眼,尔后突然移去一只手,可见瞳孔缩小,在光弱环境下,嘱患者背光注视,用手电筒光从侧面分别照射眼睛,可见瞳孔缩小。正常时感光一侧的瞳孔缩小,称直接光反射;未直接感光的另一侧瞳孔亦缩小,称间接光反射。

3)调节辐辏反射的检查:嘱受检查者突然注视一近物时,出现两眼瞳孔缩小及两眼球内聚。

4)睫脊反射(瞳孔皮肤反射):即抓捏下颌部或颈外侧皮肤时引起瞳孔扩大。

(3)眼球运动:检查眼球运动时,嘱患者头不动,双眼球先向各方位转动,然后注视检查者的手指,并随时指向左、右、上、下等方向移动,如有运动受限,注意其受限的方向和程度。注意有无复视、有无眼球震颤、外突和内陷;注意两眼的水平及垂直协同运动。

观察眼震时要注意眼震的类型(节律性眼震、钟摆性眼震)、形式(水平性眼震、垂直性眼震、旋转性眼震、斜向性眼颤、混合性眼震)、频率(慢、中、快)、振幅(粗、细)及强度。

4. 三叉神经

(1)面部感觉:以针、盛冷热水的试管、棉花束分别检查面部痛觉、温度觉及触觉。让病人分辨,观察其感觉有无减退、消失和过敏,并定出感觉障碍区域(属周围型或中枢型)。

(2)咀嚼运动:先观察双侧颞肌及咀嚼肌有无萎缩,然后检查者以双手触按患者颞肌、咀嚼肌,嘱患者作咀嚼动作,注意有无肌力减弱;再嘱患者露齿,以上下门齿的中缝线为标准,观察张口时下颌有无偏斜。

(3)角膜反射:以棉花纤维分别轻触一侧角膜外缘,正常反应为两眼迅速闭合,同侧者称直接角膜反射,对侧者称间接角膜反射,以棉花纤维轻触结合膜时亦能引起同样反应,称结合膜反射。检查右眼时令患者向左侧看。该反射是通过三叉神经(感觉)、脑桥中枢和面神经(运动)来完成的。

(4)下颌反射:病人轻启下颌,检查者以左手拇指轻置于下颌齿列上,右手执叩诊槌轻叩拇指,观察有无反射及其强弱程度。在脑干的上运动神经病变时,反射增强。

5. 面神经

(1)运动:先观察患者的两侧额纹、眼裂．鼻唇沟及口角是否对称。再嘱患者作皱额、闭眼、露齿、鼓腮和吹口哨动作。

(2)感觉:检查时可让病人伸舌,检查者以棉签蘸少许有味觉的溶液,例如醋、糖、奎宁),轻擦于一侧的舌前部,嘱病人用手指指出某个预定的符号(酸、甜、苦、咸),但不能讲话或缩舌,分别测试两侧。每种味觉试验完毕后,需用水漱口,以免互相干扰。

6. 前庭蜗神经

(1)蜗神经

1)听力:测听力先使用表声,将病人的听力与检查者自己作对照,然后使用音叉进行下列试验:

任内试验(Rinne):以振动的音叉分别置于外耳前和乳突处比较两者声音消失的先后。阳性是气导大于骨导,表示该耳正常。阴性是气导小于骨导,表示传音部分(外耳、中耳)障碍。

韦伯(Weber)试验:以振动的音叉放在前额部中央,正常时病人听到声响仍在前额部中央。外耳或中耳损害的传音部分障碍时患侧听音强;内耳或神经损害的感音部分障碍时健侧听音强。

施瓦巴试验(Schwabach):振动的音叉放在病人的乳突部,待其听不到声音时即刻放到检查者的乳突部,反复与检查者的正常骨导相对比,传音部分障碍者骨导比正常人长;感音部分障碍者,其骨导时间比正常人短。

2)电测听检查法:电测听器是真空管振荡器,根据需要发出不同频率和强度的纯音,依照病人所听到的最低强度作记录,将每一频率所得之听力单位(db)记录在表格上。所得结果成一曲线,即听力曲线。当曲线靠近零度纸,则听力正常,距离零度愈远,表示听力损失越大。电测听器除可测定听力敏感外亦可确定耳聋的性质。

3)听反射:在病人身后突然击掌作巨响,如引起闭眼和扭头反应,说明听力存在,借以了解病人的实际听力情况,用于伪聋者检查。

（2）前庭神经

1）旋转试验：病人坐旋转椅，在 20 分钟内转 10 圈，然后突然停止，出现眼球震颤，正常持续 25~30 秒，同时有相当剧烈眩晕感觉，左右分别试验时须间隔。

2）哈氏（Hallpike）冷热水试验法：冷水为 30℃，热水为 44℃（各与体温相差 7℃）。盛水吊桶高出头部 60~70cm，以导管或注射针头向外耳道内注水 250~500ml，40s 可出现眼球震颤，冷水试验完后休息 5 分钟再试热水，检查对侧亦休息 5min。正常冷水眼球震颤持续 2 分钟，热水为 100 秒，如不出现眼球震颤即说明前庭功能障碍。

3）眼-前庭反射：正常情况下，突然向左转头时，双眼亦向左注视，利用这种生理的联合运动来判别凝视障碍，若上凝视中枢病变造成凝视障碍，转头时眼球有伴随活动；而下凝视中枢所致的凝视麻痹则转头时不变。

7. 舌咽神经、迷走神经　注意软腭及悬雍垂的位置，并令患者喊"啊"，以观察其运动能力，麻痹时该侧软腭低垂，发音时软腭不能上升，悬雍垂偏健侧。注意发音有无改变，如鼻音、音哑、失音等、必要应用喉镜检查其声带。询问病人有无吞咽困难、有无呛食、喝水有否逆流及呛咳，使患者饮水和进食以检查其功能。必要时亦应检查舌后 1/3 的味觉。了解咽部感觉时用压舌板触碰咽后壁，观察其有无作呕反应，即咽反射是否消失。此外亦应注意呼吸，脉搏和肠蠕动的情况。

8. 副神经　令患者向一侧扭头检查胸锁乳突肌的力量，再令患者耸肩以检查斜方肌的力量。比较两侧是否相等，有无萎缩等。一侧核及核下受损，患者转头无力。斜方肌麻痹时，肩胛向外下移，上肢下垂。两侧胸锁乳突肌麻痹时头向后仰。

9. 舌下神经　令患者将舌伸出，向两侧和上下运动，注意伸舌有无偏斜，肌肉有无萎缩和纤维震颤。

四、案例分析

患者，女，39 岁，右利手。10 年前无诱因出现左眼睑下垂，6 年前出现左眼球转动不灵活，以内视和下视为明显，近 2 年右眼睑下垂，眼球活动不灵活，以内视明显。近 1 年有吞咽困难，吃饭和咀嚼后觉两腮发酸。

要求：进行脑神经检查，尤其注重眼动神经和后组脑神经的检查。

参考答案：见评分标准（表 1-11-4）

五、评分标准（见表 1-11-4）

表 1-11-4　脑神经检查参考评分标准

项目	分数	内容及评分标准	满分	得分
准备工作	8	患者准备（1 分） 操作者准备：与被检者的沟通（2 分） 用物准备：衣帽、口罩整齐（1 分） 操作前洗手法正确（1 分）、备齐检查时所需的用物（1 分） 核对、确认被检者，并向被检者说明体检的目的（1 分） 嘱被检者取仰卧位，检查者站在被检者的右侧（1 分）	8	
检查过程	70	1. 嗅神经 检查前先观察鼻腔是否通畅（1 分） 嘱患者闭目，检查者用拇指堵住患者一侧鼻孔，将装有液体（如香水、松节油、薄荷水等）的小瓶，或牙膏、香皂、樟脑等，置于患者另一侧鼻孔下，让患者说出嗅到的气味名称（2 分） 然后再按同样方法检查对侧（2 分）	5	

项目	分数	内容及评分标准	满分	得分
检查过程	70	2. 视神经 (1) 远视力检查:通常采用国际标准视力表,患者距视标 5m 测定,如果受试者不能看清最大视标,嘱其走近视力表,直至能看清最大视标时记录下距视标的距离,按如下公式计算视力:视力=0.1×被检眼与视力表的距离(m)/5(1分) (2) 近视力检查:采用标准近视力表,被检眼距视标 30cm 测定。测定每眼能辨认表上的最小记号(1分) 如果患者视力明显减退以致不能分辨视力表上符号,可嘱其在一定距离内认数检查者的手指,记录手试几米指数(1分) 如视力减退至不能数清手指,嘱其由远及近让患者看手动,记录手试眼前手动(1分) 视力减退更严重时,可用电筒照射检查,了解患者有无光感。如光感消失为完全失明(1分) (3) 视野: 手试法:患者背光与检查者隔约 60cm 相对而坐,双方各遮住相对一侧眼睛,另一眼互相直视,检查者持棉签在两人等距间分别由颞上、颞下、鼻上、鼻下从外周向中央移动,嘱患者一看到棉签即报告,与检查者视野比较,两侧顺序检查(1分) 视野计法:如手试法粗测患者存在视野缺损,进一步采用弓形视野计精确测定视野(1分) (4) 眼底: 在光线较暗处请患者背光而坐或仰卧床并注视正前方,尽量勿转动眼球(1分) 检眼镜与患者眼球的距离不能超过 2cm(1分) 检查患者右眼时,检查者位于患者右方,以右手持检眼镜,用右眼观察眼底;检查患者左眼时,检查者位于患者左方,以左手持检眼镜,用左眼观察眼底(1分) 检查视神经乳头时,光线自颞侧 15° 射入(1分) 检查黄斑部时,嘱患者注视检眼镜光源(1分) 检查眼底周边部时,将检眼镜光源变动角度,依次观察鼻上,鼻下,颞上,颞下象限(1分) 注意观察视神经乳头、视网膜中央动、静脉、黄斑部及视网膜情况(1分) 发现眼底病理改变的位置可以用时钟点的方位表示,或以上、下、鼻上、鼻下、颞上和颞下来注明,病灶大小和间隔距离用视神经乳头直径作单位来测量(1D=1.5mm)(1分)	15	

项目	分数	内容及评分标准	满分	得分
检查过程	70	3. 动眼、滑车和展神经 (1)眼裂和眼睑:嘱患者双眼平视前方,观察两侧眼裂是否对称一致,有无增大或变窄,上睑有无下垂(1分) (2)眼球: 眼球位置:观察眼球是否突出或内陷,是否存在斜视或偏斜(1分) 眼球运动:请患者向各个方向转动眼球,然后检查者将示指置于患者眼前30cm处,向左、右、上、下、右上、右下、左上、左下八个方向移动,嘱患者在不转动头部的情况下注视检查者示指并随示指的移动转动眼球(2分) 观察有无眼肌麻痹、两眼球是否同步协调、是否有复视、有无眼震(1分) 如果存在复视,应记录复视的方位、实像与虚像的位置关系(1分) 如果观察到眼球震颤,应详细记录其方向和形式(1分) (3)瞳孔: 瞳孔大小:普通室内光线下,正常瞳孔直径为3~4mm(1分) 瞳孔形态:正常瞳孔应为圆形,边缘整齐(1分) 对光反射:检查时用电筒从侧面分别照射双眼,应分别记录直接及间接对光反射情况(1分) 调节和辐辏反射:嘱患者注视正前方约30cm处检查者的示指,然后迅速移动示指至患者鼻根部,正常时可见双瞳缩小(调节反射)和双眼内聚(辐辏反射)(2分)	12	
		4. 面神经 (1)运动功能: 观察患者两侧额纹、眼裂和鼻唇沟是否对称,有无一侧口角低垂或口角歪斜(1分) 嘱患者做蹙额、闭眼、皱眉、示齿、鼓腮、吹哨等动作,观察左右是否对称(3分) (2)味觉: 准备糖(甜)、盐(咸)、奎宁(苦)和醋酸(酸)溶液(1分) 嘱患者伸舌,检查者用棉签分别蘸取上述溶液涂在患者舌前2/3一侧,舌部不能活动,仅用手指出预先写在纸上的甜、咸、酸、苦(1分) 测试一种试剂后要用清水漱口(1分) 两侧比较(1分) (3)反射检查: 眉弓反射(鼻睑反射):用叩诊锤叩击眉心,可见两眼轮匝肌收缩,两眼闭合(1分) 眼面反射:患者闭目,检查者用手指压迫眼球,引起该侧眼轮匝肌收缩,口角向后上方牵引(1分) 眼轮匝肌反射:用叩诊锤叩击颧弓和颞部,引起该侧眼轮匝肌收缩(闭眼),对侧轻度收缩,口角向后上方牵引(1分) 口轮匝肌反射:叩击上唇或鼻旁,可见同侧上唇方肌及口角提起(1分) 缺钙击面试验:在耳前面神经出腮腺处叩击时,可见同侧面肌有痉挛样收缩(1分)	13	

项目	分数	内容及评分标准	满分	得分
检查过程	70	5. 前庭蜗神经 耳蜗神经 (1)听力检查： 分别检查两耳(1分) 低语：用棉球塞住一耳，采用低语与其谈话，观察其听力(1分) 表声：用棉球塞住一耳，采用机械表置于离患者耳一定距离，以测定能否听到嘀嗒声(1分) 音叉试验： ①Rinne 试验：将振动的音叉柄放在耳后乳突上(骨导)，至患者听不到声音后再将音叉移至同侧外耳道旁(气导)(1分) ②Weber 试验：将振动的音叉放在患者前额或颅顶正中。正常时两耳感受到的声音相同(1分) ③Schwabach 试验：比较患者和检查者骨导音响持续的时间(1分) 电测听器检查：是精确的听力测定方法(1分) (2)听反射检查：趁患者不备，在其身后做巨响，可见到瞬目和躲避现象(1分) 前庭神经 (1)平衡功能：嘱患者两足跟、足尖靠拢站立，观察有无站立不稳及倾倒。嘱患者行走观察患者有无步态不稳，转头及体位变动时有无影响(1分) (2)眼球震颤： 检查者用手指引导患者视线向前、向上、向下、向左、向右各方向转动，观察有无眼震(1分) 一般检查者手指离患者眼球 1.0m 左右，患者的视线与中线之间的夹角不应超过 45°~50°(2分) (3)前庭功能检查： 旋转试验，请患者坐转椅中，闭目，头前倾30°，先将转椅向右(顺时针)以2 秒/周的速度旋转10 周后突然停止，并请患者立即睁眼注视前方。正常可见水平冲动性眼震，快相和旋转方向相反，持续 20~40 秒。间隔5分钟后再以同样方法向左旋转(逆时针)，观察眼震情况。正常时两侧眼震持续时间之差值应<5 秒(1分) 冷热水试验：检查患者无鼓膜破损方可进行本试验。用冷水(23℃)或热水(47℃)注入一侧外耳道，至引发眼球震颤时停止注入。正常情况下眼震持续 1.5~2.0 分钟，注入热水时眼震快相向注入侧，注入冷水时眼震快相向对侧(1分)	14	
		6. 舌咽、迷走神经 发音：与患者谈话，注意说话声音有无嘶哑或鼻音、失声等(1分) 吞咽：检查患者有无吞咽困难，饮水有无反流及呛咳(1分) 运动功能：嘱患者张口发"啊"音，观察双侧软腭位置是否对称及动度是否正常，悬雍垂是否偏斜(1分) 感觉功能：用棉签轻触两侧软腭和咽后壁黏膜检查一般感觉，舌后1/3味觉检查方法同面神经的味觉检查法（1分） 咽反射：嘱患者张口发"啊"音，用棉签轻触两侧咽后壁黏膜，引起作呕及软腭上抬动作。观察并比较刺激两侧咽后壁时引出的反射活动(1分)	5	

续表

项目	分数	内容及评分标准	满分	得分
检查过程	70	7. 副神经 观察患者有无斜颈或塌肩,以及胸锁乳突肌和斜方肌有无萎缩(1分) 用手抚摸各对称部位的胸锁乳突肌和斜方肌的肌张力(1分) 嘱患者做转头和耸肩动作,检查者施加阻力以测试胸锁乳突肌和斜方肌肌力的强弱,并左右比较(1分)	3	
		8. 舌下神经 嘱患者张口,观察舌在口腔内的位置、形态以及有无肌纤维颤动(1分) 嘱患者伸舌,观察有无向一侧的偏斜,有无舌肌萎缩(1分) 嘱患者用舌尖分别顶推两侧面颊部,检查者用手指按压腮部测试肌力强弱(1分)	3	
检查过程总体评价	12	熟练规范程度(4分) 人文关怀(4分) 时间把握(4分)	12	
提问	10	随机选择2个问题,每题5分	10	
总分	100		100	

相关问题:

1. 核间性眼肌麻痹的定位及常见疾病有哪些?

2. 何为一个半综合征?

3. 周围性面瘫和中枢性面瘫的区别是什么?

4. 嗅觉检查用乙醇来检查,是否正确,为什么?

5. 粗查视野时须注意什么?

【运动系统检查】
Motor System

一、注意事项

1. 运动系统检查须两侧对比,对称检查。

2. 检查肌张力时,嘱患者完全放松,然后再做肢体各关节的被动运动。

3. 检查肌力时,须注意患者平时善用哪一侧的手,注意生理范围内的差别。

4. 临床实际工作中,不可能检查每一块肌肉的肌力,为诊断需要,可以进一步测量个别肌肉的力量。

二、关键词

肌肉容积　muscle bulk

肌张力　muscle tone

肌力　muscle strength

共济运动　coordination movement

不自主运动　involuntary movement

姿势和步态　stance and gait

三、检查方法

1. 肌肉容积 观察肌肉有无萎缩或假性肥大,可用软尺测量肢体周径,以便左右比较和随访观察。左右肢体应选择对称点测量周径,以避免测量误差。如果发现肌肉萎缩或肥大,应记录其部位、分布和范围,确定是全身性、偏侧性、对称性还是局限性,是限于某周围神经支配区,还是限于某个关节活动的范围。如果可能,应确定具体受累的肌肉或肌群。

2. 肌张力

(1)问诊:是否有肢体僵硬、运动不灵活、缓慢、走路拖拽或手臂无摆动;

(2)视诊:观察患者有无饱满的肌腹;

(3)触诊:可以测知肌肉的软硬度;

(4)被动运动:通过被动运动体会肌肉的紧张度;

(5)旋前肌肌张力试验:检查者握住患者的手,将其肘关节屈成直角,急速作旋前和旋后的被动运动,反复操作有一定阻力;

(6)股四头肌肌张力试验:患者仰卧,下肢伸直,检查者以左手托起患者一侧大腿后面,右手托起该小腿并突然释放,使小腿自然坠落,观察小腿下落速度及有无跳动;

(7)头下落试验:患者去枕仰卧,闭眼,检查者用左手将患者头抬起,迅速放下,观察头下落速度;

(8)下肢钟摆试验:患者做检查台前,双下肢放松下垂,检查者将其双下肢举起后迅速放下,观察其摆动情况;

(9)肩摇荡试验:两上肢垂于身体两侧,检查者面对站立的患者,两手置于患者肩部,前后摇动患者的双肩,使双上肢以躯干为中心前后摇摆,观察其摇摆的幅度。

3. 肌力 检查肌力主要有两种方式:①嘱患者随意活动各关节,观察活动的速度、幅度和耐久度,并施以阻力与其对抗,测试肌力大小;②让患者维持某种姿势,检查者施力使其改变,判断肌力强弱。检查肌力时应左右对比。

(1)肌力分级

肌力分级采用0~5级的6级肌力记录法:

0级:肌肉无任何收缩现象,完全瘫痪;

1级:肌肉可轻微收缩,但不能活动关节,仅在触摸肌肉时感觉到;

2级:肌肉收缩可引起关节活动但不能对抗地心引力,肢体不能抬离床面;

3级:肢体能抬离床面.但不能对抗阻力;

4级:能做对抗阻力的活动,但较正常差;

5级:正常肌力。

(2)肌群肌力检查方法:检查各关节活动情况

肩:外展、内收;

肘:屈、伸;

腕:屈、伸;

指:屈、伸;

髋:屈、伸、外展、内收;

膝:屈、伸;

踝:背屈、跖屈;

趾:背屈、跖屈;

躯干:不借助上肢活动,仰卧位抬头和肩,测试腹肌收缩力。仰卧位抬头和肩,测试脊柱旁肌肉的收缩力。

（3）肌肉肌力检查方法：各块肌肉肌力的检查需要测试相应的具体动作的力量。并非对每一位患者均要测试所有肌肉的肌力，需针对病情选择重点检查。

1）肩带肌及上肢肌的检查

菱形肌：嘱患者双手叉在髂嵴上，借助双肘向后的动作，使肩胛骨内收，并沿肩骨的脊柱缘触摸收缩的肌肉；

冈上肌：嘱患者肩外展15°，并在冈上窝处触摸收缩的肌肉；

冈下肌：嘱患者肘关节成屈曲位，再使臂外旋，并于冈下窝触摸收缩的肌肉；

前锯肌：嘱患者双手前伸，手掌推抵墙壁，观察有无翼状肩胛；

胸大肌：嘱患者将举至水平线以上的臂放下和内收，并触摸锁骨部肌肉，嘱患者把平举的臂内收，并触摸肋部肌肉的收缩，嘱患者肘关节稍屈曲，两上肢外展，并保持此位置，检查者用力再使臂外展。

背阔肌：嘱患者将抬起的臂抗阻力的向下至水平位，并触摸收缩的肌肉；嘱患者臂下垂并向后伸，内旋，并在肩胛骨下角部触摸收缩的肌肉。

肩胛下肌、大圆肌：嘱患者在肘关节屈曲位时臂内旋。

三角肌：嘱患者外展臂至水平位，并触摸收缩的肌肉。

肱二头肌、肱肌：嘱患者屈肘和前臂向后，触摸收缩的肌肉。

肱三头肌：嘱患者稍屈前臂，然后伸直前臂。

肱桡肌：嘱患者将伸直的前臂由旋前位旋后。

旋后肌：嘱患者将伸直的前臂由旋前位旋后。

桡侧腕长、短伸肌：嘱患者伸腕（背屈）并外展，触摸前臂桡侧上部收缩的肌肉。

尺侧腕伸肌：嘱患者前臂旋前，使腕背屈及转向尺侧。

指总伸肌：嘱患者末指关节及中指节屈曲，然后伸直掌指关节。

拇长展肌：嘱患者外展并稍伸直拇指。

拇短伸肌：嘱患者伸直拇指的第一指节。

拇长伸肌：嘱患者拇指末节伸直。

旋前圆肌、旋前方肌：嘱患者伸直前臂、使前臂由旋后位旋前。

桡侧腕屈肌：嘱患者腕屈曲及外展并于前臂触摸紧张的肌腹。

掌长肌：嘱患者屈指并过度屈腕。

尺侧腕屈肌：嘱患者屈曲并内收腕部，并触摸收缩的肌肉和肌腱。

指浅屈肌：固定手掌及第2~5指的掌指关节，屈曲中指节。

指深屈肌：在中指节和掌指关节固定的情况下，嘱患者抗阻力屈曲末指节。

拇长屈肌：固定患者拇指掌指关节，嘱患者屈曲拇指末节。

拇短展肌：嘱患者在掌指关节处外展拇指。

拇指对掌肌：嘱患者拇指与小指紧夹纸片，检查者试图用力抽出。

拇短展肌：嘱患者拇指第一指节屈曲。

拇收肌：嘱患者拇指内收。

小指展肌：嘱患者外展小指。

蚓状肌：嘱患者各手指抗阻力分开与并拢动作。

2）颈部和躯干肌群的检查

屈颈肌：坐位屈颈，并于前额给予阻力。

伸颈肌:坐位颈后仰,并给予阻力。

膈肌:观察深吸气时上腹部的突出。

肋间肌:嘱深吸气,观察胸腔扩展的情况。

前腹壁肌群:仰卧起坐动作,观察腹肌收缩并可扪及肌紧张度增高。

脊柱伸肌群:患者俯卧,抬头,以手指触摸脊椎旁肌收缩情况。

3)下肢肌群的检查

髂腰肌:患者仰卧,大腿在髋部作屈曲动作。

股大收肌、股长收肌、股短收肌:患者仰卧,夹紧大腿,检查者试图分开两腿。

股外展肌群:患者仰卧,伸直下肢并外展大腿,触摸其收缩的肌肉。

股外旋肌群:患者仰卧,双下肢伸直,使两足外旋。

臀大肌:患者俯卧,小腿屈曲,向后抬起大腿使膝关节离开床面,并触摸收缩的肌肉。

股四头肌:患者仰卧,嘱患者在膝关节伸直小腿。

胫骨后肌:嘱患者足跖屈,并作足内翻动作。

股二头肌、半腱肌、半膜肌:患者仰卧,嘱屈曲小腿,并触摸收缩的肌肉和紧张的肌腱。

胫骨前肌:患者仰卧,嘱患者背屈足和内翻,并触摸收缩的肌肉。

蹈长、短伸肌:嘱患者蹈指背屈,并触摸紧张的肌腱。

趾长、短伸肌:嘱患者足趾背屈,并触摸紧张的肌腱。

小腿三头肌:嘱患者足跖屈。

胫骨后肌:嘱患者足跖屈,并作足内翻动作。

足趾长屈肌:嘱患者足趾屈曲。

(4)轻瘫试验:对轻度瘫痪的患者采用一般方法不能确定时,可进行下述轻瘫试验。

1)上肢

①上肢平举试验:患者平伸上肢,掌心向上,持续数十秒钟后可见轻瘫侧上肢逐渐下垂,前臂旋前,掌心向内。

②数指试验:嘱患者手指全部屈曲,然后依次伸直,做计数动作,或手指全部伸直后顺次屈曲,轻瘫侧动作笨拙或不能。

③指环试验:嘱患者拇指分别与其他各指组成环状,检查者以手指穿入环内快速将其分外,测试各指肌力。

2)下肢

①外旋征:嘱患者仰卧,双下肢伸直,轻瘫侧下肢呈外旋位。

②膝下垂试验:嘱患者俯卧,维持双膝关节屈曲90°,持续数十秒钟后轻瘫侧下肢逐渐下落。

③足跟抵臀试验:嘱患者俯卧,尽量屈曲膝部,使双侧足跟接近臀部,轻瘫侧不能接近臀部。

④下肢下垂试验:嘱患者仰卧,双下肢膝、髋关节均屈曲成直角,数十秒钟后轻瘫侧下肢逐渐下垂。

4. 共济运动

(1)一般观察:观察患者穿衣、扣纽扣、取物、写字和步态等动作的准确性以及言语是否流畅。

(2)指鼻试验:嘱患者外展伸直一侧上肢,以示指尖触摸自己的鼻尖,先睁眼后闭眼重复相同动作。注意两侧动作的比较,小脑半球病变时患侧指鼻不准,接近鼻尖时动作变慢,并可出现动作性震颤,睁、闭眼无明显差别。感觉性共济失调引起的指鼻不准在睁眼和闭眼时有很大差别,睁眼时动作较稳准,闭眼时很难完成动作。

(3)误指试验:患者上肢向前平伸,示指掌面触及检查者固定不动的手指,然后维持上肢伸直并抬高,使示指离开检查者手指至一定高度的垂直位置,再次下降至检查者的手指上。先睁眼后再闭眼重复相同动作,注意睁、闭眼动作以及两侧动作准确性的比较。前庭性共济失调者,双侧上肢下落时示指均偏向病变侧;小脑病变者,患侧上肢向外侧偏斜;深感觉障碍者,闭眼时不能触发目标。

(4)轮替试验:观察患者快速、往复动作的准确性和协调性:

1)前臂的旋前和旋后,嘱患者用手掌和手背快速交替接触床面或桌面。

2)伸指和握拳,快速交替进行。小脑性共济失调者动作缓慢、节律不匀和不准确。

(5)跟膝胫试验:嘱患者仰卧,抬高一侧下肢,屈膝后将足跟置于对侧膝盖上,然后贴胫骨向下移动至踝部。小脑性共济失调患者抬腿和触膝时动作幅度大,不准确,贴胫骨下移时摇晃不稳。感觉性共济失调患者难以准确触及膝盖,下移时不能保持和胫骨的接触。

(6)反跳试验:嘱患者用力屈肘,检查者握其腕部向相反方向用力,随即突然松手,正常人因为对抗肌的拮抗作用而使前臂屈曲迅即终止。小脑病变时缺少对抗肌的拮抗作用,屈肘力量使前臂或掌部碰击到自己的身体。

(7)平衡性共济失调试验

1)闭目难立征(Romberg sign):嘱患者双足并拢直立,双手向前平伸,先睁眼后闭眼,观察其姿势平衡。感觉性共济失调患者表现睁眼时能保持稳定的站立姿势,而闭目后站立不稳,称Romberg征阳性。小脑性共济失调患者无论睁眼还是闭眼都站立不稳。一侧小脑病变或前庭病变时向患侧倾倒,小脑蚓部病变时向后倾倒。

2)卧起试验:嘱受试者由仰卧位坐起,不能借助手支撑。正常人于屈曲躯干的同时下肢下压,小脑性共济失调患者在屈曲躯干的同时髋部也屈曲,双下肢抬离床面,称联合屈曲现象。

5. 不自主运动 观察患者有无不能随意控制的痉挛发作、抽动、震颤、肌束颤动、舞蹈样动作、手足徐动、扭转痉挛等,观察和询问不自主运动的形式、部位、程度、规律和过程,以及与休息、活动、情绪、睡眠和气温的关系,同时询问有无家族史。

6. 姿势和步态

(1)观察患者卧、坐、立和行走的姿势,不同疾病姿势不同。肢体瘫痪者:卧位时患侧肘、腕、指屈曲、前臂内旋,下肢外旋;小脑和前庭病变者:坐位时摇晃不定、倾倒或有不随意的点头动作。帕金森病者:站立或行走时,头前倾、躯干前屈、上肢内收和肘屈曲。

(2)观察步态时可嘱患者按指令行走、转弯和停止、注意其起步、抬足、落足、步幅、步基、方向、节律、停步和协调动作的情况。根据需要可嘱其足跟行走、足尖行走和足跟挨足尖呈直线行走。常见步态异常有:

1)痉挛性偏瘫步态:瘫痪侧上肢屈曲、内旋,行走时下肢伸直向外、向前呈划圈动作,足内翻,足尖下垂。见于一侧锥体束病变。

2)痉挛性剪刀式步态:双下肢强直内收,行走时一前一后交叉呈剪刀样,足尖拖地。常见于脊髓横贯性损害或两侧大脑半球病变。

3)蹒跚步态:行走时步基增宽,左右摇晃,前扑后跌,不能走直线,犹如醉酒者。又称为"醉汉步态"。见于小脑、前庭或深感觉传导路病变。

4)慌张步态:行走时躯干前倾,双上肢缺乏连带动作,步幅小,起步和停步困难。行走时重心前移,小步态,速度逐渐加快,又称"前冲步态"。见于帕金森病。

5)肌病步态:由于骨盆带肌群和腰肌无力,行走缓慢,腰部前挺,臀部左右摇摆。见于肌营养不良症。

6)跨阈步态:足尖下垂,行走时为避免足趾摩擦地面,需过度抬高下肢,如跨越门槛或涉水时的步行姿势。见于腓总神经病变。

四、案例分析

患者,男,77 岁,入院前 1 天于行走中突然出现左侧肢体活动不灵活,但仍可行走,查头颅 CT:未见异常密度影。当天下午,左侧肢体活动不灵加重,不能行走。既往糖尿病史。

要求:进行运动系统检查

参考答案:见评分标准(表 1-11-5)

五、评分标准(见表 1-11-5)

表 1-11-5　运动系统检查参考评分标准

项目	分数	内容及评分标准	满分	得分
准备工作	4	患者准备,操作者准备,与被检者的沟通(1分) 物品准备:衣帽、口罩整齐,操作前洗手法正确(1分) 备齐检查时所需的物品,核对、确认被检者,并向被检者说明体检的目的(1分) 嘱被检者取仰卧位,检查者站在被检者的右侧(1分)	4	
检查过程	77	**肌肉容积** 观察肌肉有无萎缩或假性肥大:可用软尺选择对称点测量肢体周径,左右比较(1分) 如果发现肌肉萎缩或肥大,应记录其部位、分布和范围(1分)	2	
		肌张力 问诊:是否有肢体僵硬、运动不灵活、缓慢、走路拖拽或手臂无摆动(1分) 视诊:观察患者有无饱满的肌腹(1分) 触诊:可以测知肌肉的软硬度(1分) 被动运动: 通过被动运动体会肌肉的紧张度(1分) 旋前肌肌张力试验:检查者握住患者的手,将其肘关节屈成直角,急速作旋前和旋后的被动运动,反复操作有一定阻力(1分) 股四头肌肌张力试验:患者仰卧,下肢伸直,检查者以左手托起患者一侧大腿后面,右手托起该小腿并突然释放,使小腿自然坠落,观察小腿下落速度及有无跳动(1分) 头下落试验:患者去枕仰卧,闭眼,检查者用左手将患者头抬起,迅速放下,观察头下落速度(1分) 下肢钟摆试验:患者坐于检查台边缘,双下肢放松下垂,检查者将其双下肢举起后迅速放下,观察其摆动情况(1分) 肩摇荡试验:两上肢垂于身体两侧,检查者面对站立的患者,两手置于患者肩部,前后摇动患者的双肩,使双上肢以躯干为中心前后摇摆,观察其摇摆的幅度(1分)	9	
		肌力 检查肌力主要有两种方式:患者随意活动各关节,观察活动的速度、幅度和耐久度,并施以阻力与其对抗,测试肌力大小(1分) 让患者维持某种姿势,检查者施力使其改变,判断肌力强弱,检查肌力时应左右对比(1分)	2	

续表

项目	分数	内容及评分标准	满分	得分
检查过程	77	肌力的记录可采用 0~5 级计分法	2	
		肌群肌力的检查方法 肩:外展、内收(0.8 分)　　　　　肘:屈、伸(0.8 分) 腕:屈、伸(0.8 分)　　　　　　　指:屈、伸(0.8 分) 髋:屈、伸、外展、内收(1.6 分)　膝:屈、伸(0.8 分) 踝:背屈、跖屈(0.8 分)　　　　　趾:背屈、跖屈(0.8 分) 躯干:不借助上肢活动,仰卧位抬头和肩,测试腹肌收缩力;仰卧位抬头和肩,测试脊柱旁肌肉的收缩力(0.8 分)	8	
		肩带肌及上肢肌的检查 菱形肌:嘱患者双手叉在髂嵴上,借助双肘向后的动作,使肩胛骨内收,并沿肩骨的脊柱缘触摸收缩的肌肉(0.5 分) 冈上肌:嘱患者肩外展 15°,并在冈上窝处触摸收缩的肌肉(0.5 分) 冈下肌:嘱患者肘关节成屈曲位,再使臂外旋,并于冈下窝触摸收缩的肌肉(0.5 分) 前锯肌:嘱患者双手前伸,手掌推抵墙壁,观察有无翼状肩胛(0.5 分) 胸大肌:嘱患者将举至水平线以上的臂放下和内收,并触摸锁骨部肌肉,嘱患者把平举的臂内收,并触摸肋部肌肉的收缩,嘱患者肘关节稍屈曲,两上肢外展,并保持此位置,检查者用力再使臂外展(0.5 分) 背阔肌:嘱患者将抬起的臂抗阻力的向下至水平位,并触摸收缩的肌肉;嘱患者臂下垂并向后伸,内旋,并在肩胛骨下角部触摸收缩的肌肉(0.5 分) 肩胛下肌、大圆肌:嘱患者在肘关节屈曲位时臂内旋(0.5 分) 三角肌:嘱患者外展臂至水平位,并触摸收缩的肌肉(0.5 分) 肱二头肌、肱肌:嘱患者屈肘和前臂向后,触摸收缩的肌肉(0.5 分) 肱三头肌:嘱患者稍屈前臂,然后伸直前臂(0.5 分) 肱桡肌:嘱患者将伸直的前臂由旋前位旋后(0.5 分) 旋后肌:嘱患者将伸直的前臂由旋前位旋后(0.5 分) 桡侧腕长、短伸肌:嘱患者伸腕(背屈)并外展,触摸前臂桡侧上部收缩的肌肉(0.5 分) 尺侧腕伸肌:嘱患者前臂旋前,使腕背屈及转向尺侧(0.5 分) 指总伸肌:嘱患者末指关节及中指节屈曲,然后伸直掌指关节(0.5 分) 拇长展肌:嘱患者外展并稍伸直拇指(0.5 分) 拇短伸肌:嘱患者伸直拇指的第一指节(0.5 分) 拇长伸肌:嘱患者拇指末节伸直(0.5 分) 旋前圆肌、旋前方肌:嘱患者伸直前臂,使前臂由旋后位旋前(0.5 分) 桡侧腕屈肌:嘱患者腕屈曲及外展并于前臂触摸紧张的肌腹(0.5 分) 掌长肌:嘱患者屈指并过度屈腕(0.5 分) 尺侧腕屈肌:嘱患者屈曲并内收腕部,并触摸收缩的肌肉和肌腱(0.5 分) 指浅屈肌:固定手掌及第 2~5 指的掌指关节,屈曲中指节(0.5 分) 指深屈肌:在中指节和掌指关节固定的情况下,嘱患者抗阻力屈曲末指节(0.5 分) 拇长屈肌:固定患者拇指掌指关节,嘱患者屈曲拇指末节(0.5 分) 拇短展肌:嘱患者在掌指关节处外展拇指(0.5 分) 拇指对掌肌:嘱患者拇指与小指紧夹纸片,检查者试图用力抽出(0.5 分) 拇短展肌:嘱患者拇指第一指节屈曲(0.5 分) 拇收肌:嘱患者拇指内收(0.5 分) 小指展肌:嘱患者外展小指(0.5 分) 蚓状肌:嘱患者各手指抗阻力分开与并拢动作(0.5 分)	15.5	

项目	分数	内容及评分标准	满分	得分
检查过程	77	颈部和躯干肌的检查 屈颈肌:坐位屈颈,并于前额给予阻力(0.5分) 伸颈肌:坐位颈后仰,并给予阻力(0.5分) 膈肌:观察深吸气时上腹部的突出(0.5分) 肋间肌:嘱深吸气,观察胸腔扩展的情况(0.5分) 前腹壁肌群:仰卧起坐动作,观察腹肌收缩并可扪及肌紧张度增高(0.5分) 脊柱伸肌群:患者俯卧,抬头,以手指触摸脊椎旁肌收缩情况(0.5分)	3	
		下肢肌的检查 髂腰肌:患者仰卧,大腿在髋部作屈曲动作(0.5分) 股大收肌、股长收肌、股短收肌:患者仰卧,夹紧大腿,检查者试图分开两腿(0.5分) 股外展肌群:患者仰卧,伸直下肢并外展大腿,触摸其收缩的肌肉(0.5分) 股外旋肌群:患者仰卧,双下肢伸直,使两足外旋(0.5分) 臀大肌:患者俯卧,小腿屈曲,向后抬起大腿使膝关节离开床面,并触摸收缩的肌肉(0.5分) 股四头肌:患者仰卧,嘱患者在膝关节伸直小腿(0.5分) 股二头肌、半腱肌、半膜肌:患者仰卧,嘱屈曲小腿,并触摸收缩的肌肉和紧张的肌腱(0.5分) 胫骨前肌:患者仰卧,嘱患者背屈足和内翻,并触摸收缩的肌肉(0.5分) 蹞长、短伸肌:嘱患者蹞指背屈,并触摸紧张的肌腱(0.5分) 趾长、短伸肌:嘱患者足趾背屈,并触摸紧张的肌腱(0.5分) 小腿三头肌:嘱患者足跖屈(0.5分) 胫骨后肌:嘱患者足跖屈,并作足内翻动作(0.5分) 足趾长屈肌:嘱患者足趾屈曲(0.5分)	6.5	
		轻瘫试验 上肢平举试验:患者平伸上肢,掌心向上,持续数十秒钟后可见轻瘫侧上肢逐渐下垂,前臂旋前,掌心向内(1分) 数指试验:嘱患者手指个部屈曲,然后依次伸直,做计数动作,或手指全部伸直后顺次屈曲,轻瘫侧动作笨拙或不能(1分) 指环试验:嘱患者拇指分别与其他各指组成环状,检查者以一手指穿入环内快速将其分开,测试各指肌力(1分) 外旋征:嘱患者仰卧,双下肢伸直,轻瘫侧下肢呈外旋位(1分) 膝下垂试验:嘱患者俯卧,维持双膝关节屈曲90°,持续数十秒钟后轻瘫侧下肢逐渐下落(1分) 足跟抵臀试验:嘱患者俯卧,尽量屈膝,使双侧足跟接近臀部,轻瘫侧不能抵近臀部(1分)。 肢下垂试验:嘱患者仰卧,双下肢膝、髋关节均屈曲成直角,数十秒钟后轻瘫侧下肢逐渐下垂(1分)	7	

续表

项目	分数	内容及评分标准	满分	得分
检查过程	77	共济运动 一般观察 观察患者穿衣、扣纽扣、取物、写字和步态等动作的准确性以及言语是否流畅(1分) 指鼻试验:嘱患者外展伸直一侧上肢,以示指尖触摸自己的鼻尖,先睁眼后闭眼重复相同动作。注意两侧上肢动作的比较(2分) 误指试验:患者上肢向前平伸,示指掌面触及检查者固定不动的手指,然后维持上肢伸直并抬高,使示指离开检查者手指至一定高度的垂直位置,再次下降至检查者的手指上。先睁眼后再闭眼重复相同动作,注意睁、闭眼动作以及两侧动作准确性的比较(2分) 轮替试验:观察患者快速、往复动作的准确性和协调性,前臂的旋前和旋后,嘱患者用手掌和手背快速交替接触床面或桌面,指和握拳,快速交替进行(2分) 跟膝胫试验:嘱患者仰卧,抬高一侧下肢,屈膝后将足跟置于对侧膝盖上,然后贴胫骨向下移动至踝部(2分) 反跳试验:嘱患者用力屈肘,检查者握其腕部向相反方向用力,随即突然松手(2分) 平衡性共济失调试验:闭目难立征(Romberg sign)患者双足并拢直立,双手向前平伸,先睁眼后闭眼,观察其姿势平衡(2分) 卧起试验:嘱受试者由仰卧位坐起,不能借助手支撑(2分)	15	
		不自主运动 观察患者有无不能随意控制的痉挛发作、抽动、震颤、肌束颤动、舞蹈样动作、手足徐动、扭转痉挛等(2分) 观察和询问不自主运动的形式、部位、程度、规律和过程,以及与休息、活动、情绪、睡眠和气温等的关系,并注意询问家族史(2分)	4	
		姿势和步态: 观察患者卧、坐、立和行走的姿势(1分) 观察步态时可嘱患者按指令行走、转弯和停止,注意其起步、抬足、落足、步幅、步基、方向、节律、停步和协调动作的情况。根据需要可叮嘱其足跟行走、足尖行走和足跟挨足尖呈直线行走(2分)	3	
检查过程总体评价	9	熟练规范程度(3分) 人文关怀(3分) 时间把握(3分)	9	
提问	10	随机选择2个问题,每题5分	10	
总分	100		100	

相关问题:

1. 痉挛性瘫痪的特点是怎样的?
2. 弛缓性瘫痪的特点是怎样的?
3. 共济失调的检查方法有哪些?

【感觉系统检查】
Sensory System

一、注意事项

1. 检查感觉系统时医师和患者都要有极大的耐心,互相配合。

2. 患者意识清楚时检查,意识不清的患者,只能通过观察患者对疼痛的刺激反应。

3. 检查时患者闭目,避免问其"有/无"的暗示。

4. 检查时须左右比较,与检查者正常人比较。

5. 有感觉障碍者,检查应从感觉缺失,减退区移至正常区,再进行至过敏区。

二、关键词

浅感觉　superificial sensation
深感觉　deep sensation
复合感觉　fine sensory modalities

三、检查方法

1. 浅感觉

(1)痛觉:用大头针轻刺皮肤,询问有无疼痛及疼痛程度。如果发现局部痛觉减退或过敏,嘱患者比较与正常区域差异的程度。

(2)触觉:用一束棉絮轻触皮肤或黏膜,询问是否察觉及感受的程度。也可嘱患者口头计数棉絮接触的次数。

(3)温度觉:分别用盛冷水(5~10℃)和热水(40~45℃)的玻璃试管接触皮肤,嘱患者报告"冷"或"热"。

2. 深感觉

(1)运动觉:嘱患者闭目,检查者轻轻捏住患者指、趾的两侧,向上、向下移动5°左右,嘱其说出移动的方向。如果患者判断移动方向有困难,可加大活动的幅度。如果患者不能感受移动,可再试较大的关节,如腕、肘、踝和膝关节等。

(2)位置觉:嘱患者闭目,检查者移动患者肢体至特定位置,嘱患者报告所放位置,或用对侧肢体模仿移动位置。

(3)振动觉:将振动的音叉(128Hz)置于患者骨隆起处,如足趾、内外踝、胫骨、髌骨、髂嵴、肋骨、脊椎棘突、手指、尺桡骨茎突、锁骨和胸骨等部位,询问有无振动的感觉,两侧对比,注意感受的程度和时限。

3. 复合感觉

(1)实体觉:嘱患者闭目,将患者熟悉的常用物体,如钥匙、纽扣、钢笔、硬币或手表等,放在患者手中让其触摸和感受,说出物体的大小、形状和名称。

(2)定位觉:嘱患者闭目,用竹签轻触患者皮肤,让患者用手指出触及的部位。正常误差在10cm以内。

(3)两点分辨觉:嘱患者闭目,检查者将钝脚的两脚规分开,两脚同时接触患者皮肤。如果患者能感受到两点,则缩小两脚间距离,直到两脚接触点被感受为一点为止,此前一次两脚间距离即为患者所能分辨的最小两点间距离。正常身体各处能够辨别的两点间最小距离不同:指尖2~4mm. 指背4~6mm,手掌8~12mm,手背2~3cm,前臂和小腿4cm,上臂和股部6~7cm,前胸4cm,背部4~7cm。个体差异较大,注意两侧对比。

(4)图形觉:嘱患者闭目,用竹签在患者的皮肤上面各种简单图形,如圆形、方形、三角形等,请患者说出所画图形。

四、案例分析

患者,女,56岁,2~3年出现骑自行车时双手麻木,近1个月症状加重,平时写字、持物亦有麻木感,伴疼痛,活动受限。症状以中指、示指、无名指最重,甩手后麻木感减轻。

要求:对该患者进行感觉系统检查。

参考答案:见评分标准(表1-11-6)

五、评分标准(见表1-11-6)

表1-11-6　感觉系统检查参考评分标准

项目	分数	内容及评分标准	满分	得分
准备工作	8	患者准备:患者能够全神贯注,认真回答对各种刺激的感受(1分) 检查者准备:检查感觉系统功能时,患者必须意识清楚,且愿意主动配合检查。因此,检查前应当耐心向患者解释检查目的、过程和要求,以取得患者的充分合作(2分) 衣帽、口罩整齐(1分) 检查前洗手法正确(1分) 备齐检查时所需的物品(棉签、叩诊锤、大头针)(1分) 核对、确认被检者,并向被检者说明体检的目的(1分) 被检者取仰卧位,检查者站在被检者的右侧(1分)	8	
检查过程	70	浅感觉 痛觉:用大头针轻刺皮肤,询问有无疼痛及疼痛程度。如果发现局部痛觉减退或过敏,嘱患者比较与正常区域差异的程度(7分) 触觉:用一束棉絮轻触皮肤或黏膜,询问是否察觉及感受的程度。也可嘱患者口头计数棉絮接触的次数(7分) 温度觉:分别用盛冷水(5~10℃)和热水(40~45℃)的玻璃试管接触皮肤,嘱患者报告"冷"或"热"(7分)	21	
		深感觉 运动觉:嘱患者闭目,检查者轻轻捏住患者指、趾的两侧,向上、向下移动5°左右,嘱其说出移动的方向。如果患者判断移动方向有困难,可加大活动的幅度。如果患者不能感受移动,可再试较大的关节,如腕、肘、踝和膝关节等(7分) 位置觉:嘱患者闭目,检查者移动患者肢体至特定位置,嘱患者报告所放位置,或用对侧肢体模仿移动位置(7分) 振动觉:将振动的音叉(128Hz)柄置于患者骨隆起处,如足趾、内外踝、胫骨、髌骨、髂嵴、肋骨、脊椎棘突、手指、尺桡骨茎突、锁骨和胸骨等部位,询问有无振动的感觉,两侧对比,注意感受的程度和时限(7分)	21	
		复合感觉 实体觉:嘱患者闭目,将患者熟悉的常用物体,如钥匙、纽扣、钢笔、硬币或手表等,放在患者手中让其触摸和感受,说出物体的大小、形状和名称(7分) 定位觉:嘱患者闭目,用竹签轻触患者皮肤,让患者用手指出触及的部位。正常误差在10cm以内(7分)	28	

续表

项目	分数	内容及评分标准	满分	得分
检查过程	70	两点分辨觉:嘱患者闭目,检查者将钝脚的两脚规分开,两脚同时接触患者皮肤。如果患者能感受到两点,则缩小两脚间距离,直到两脚接触点被感受为一点为止,注意两侧对比(7分) 图形觉:嘱患者闭目,用竹签在患者的皮肤上画各种简单图形,如圆形、方形、三角形等,请患者说出所画图形(7分)	28	
操作过程总体评价	12	熟练规范程度(4分) 人文关怀(4分) 时间把握(4分)	12	
提问	10	随机选择2个问题,每题5分	10	
总分	100		100	

相关问题:

1. 浅感觉是指什么?
2. 深感觉是什么?
3. 复合感觉包括哪些?
4. 痛觉检查应注意什么?

【反射、脑膜刺激征、自主神经检查】
Reflex、Meninx Stimulation、Autonomic Nerve

一、注意事项

1. 叩诊锤的使用方法　以腕关节为轴,而不是以肘关节为轴。
2. 检查腱反射或骨膜反射时,刺激要有固定的位点。
3. 检查反射时应注意转移患者的注意力,以免影响反射的叩出。必要时可采用加强法。
4. 检查时肢体要松弛不要紧张,处于伸展与屈曲之间的状态。
5. 检查时两侧肢体的姿势一样,叩击的部位一样,叩击的力量一样。

二、关键词

深反射　tendon reflex
浅反射　shallow reflex
病理反射　pathologic reflex
自主神经　autonomic nerve
脑膜刺激征　meninx stimulation

三、检查方法

1. 深反射

(1)肱二头肌腱反射(颈5~6,肌皮神经):患者坐位或卧位,肘部半屈,检查者将左手拇指或中指置于患者肱二头肌腱上,右手持叩诊锤叩击手指。反射活动表现为肱二头肌收缩,前臂屈曲。

(2)肱三头肌腱反射(颈6~7,桡神经):患者坐位或卧位,肘部半屈,检查者以左手托住其肘关节,右手持叩诊锤叩击肱三头肌腱,反射活动表现为肱三头肌收缩,前臂伸展。

（3）桡骨膜反射（颈 5～8，桡神经）：患者坐位或卧位，肘部半屈半旋前位，检查者用叩诊锤叩击其桡侧茎突。反射活动表现为肱桡肌收缩，肘关节屈曲、前臂旋前，有时伴有手指屈曲动作。

（4）膝反射（腰 2～4，股神经）：患者坐位时膝关节屈曲 90°，小腿自然下垂，仰卧位时检查者左手托其膝后使膝关节呈 120° 屈曲。叩诊锤叩击膝盖下方的股四头肌肌腱。表现为股四头肌收缩，小腿伸展。

（5）踝反射（骶 1～2，胫神经）：患者仰卧位或俯卧位，屈膝 90° 或跪于椅面上。检查者左手使其足背屈。右手持叩诊锤叩击跟腱。反射活动表现为腓肠肌和比目鱼肌收缩，足跖屈。

（6）阵挛：是腱反射亢进的表现，正常时不出现，见于锥体束病变的患者。

1）髌阵挛：患者仰卧，下肢伸直，检查者以一手的拇指和示指按住其髌骨上缘，另一手扶着膝关节下方，突然而迅速地将髌骨向下推移，并继续保持适当的推力，阳性反应为股四头肌有节律的收缩使髌骨急速上下移动。

2）踝阵挛：患者仰卧，检查者以左手托其小腿后使膝部半屈曲，右手托其足底快速向上用力，使其足背屈，并继续保持适当的推力，阳性反应为踝关节节律性地往复伸屈动作。

2. 浅反射

（1）腹壁反射（胸 7～12，肋间神经）：患者仰卧，双膝半屈，腹肌松弛。检在者用竹签沿肋缘、平脐、腹股沟上由外向内轻而快速地划过腹壁皮肤，反射活动表现为上、中、下腹壁肌肉的收缩。

（2）提睾反射（腰 1～2，闭孔神经传入，生殖股神经传出）：男性患者，仰卧，双下肢微分开，检查者用竹签在患者股内侧近腹股沟处，由上而下或由下而上轻划皮肤。反射活动表现为同侧提睾肌收缩，睾丸上提。

（3）肛门反射（骶 4～5，肛尾神经）：患者胸膝卧位或侧卧位，检查者用竹签轻划患者肛门周围皮肤，反射活动表现为肛门外括约肌的收缩。

（4）角膜反射：见三叉神经检查法。

（5）咽反射：见舌咽、迷走神经检查法。

3. 病理反射

（1）巴宾斯基征（Babinski sign）：用竹签轻划患者足底外侧，由足跟向前至小趾跟部转向内侧，正常（阴性）反应为所有足趾的屈曲，阳性反应为踇趾背屈，其余各趾呈扇形展开。

（2）查多克征（Chaddock sign）：用竹签自后向前轻划足背外下缘，阳性反应同巴宾斯基征。

（3）奥本海姆征（Oppenheim sign）：拇指和示指用力沿胫骨骨前缘自上而下移至踝上方，阳性反应同巴宾斯基征。

（4）戈登征（Gordon sign）：用手挤压腓肠肌，阳性反应同巴宾斯基征。

（5）契夫（Scheffer）征：用手挤压跟腱，阳性反应同巴宾斯基征。

（6）普瑟（Pussep）征：用竹签自后向前轻划足背外缘，阳性反应同巴宾斯基征。

（7）弓达（Gonda）征：紧压外侧两趾使之向下，数秒钟后突然放松，阳性反应同巴宾斯基征。

下述 Hoffmann 征和 Rossolimo 征实际上属牵张反射，但阳性反应提示锥体束病变，因此也归为病理反射。

（8）霍夫曼征（Hoffmann sign）（颈 7～胸 1，正中神经）：检查者以左手握住患者腕上方，使其腕部略背屈，右手示指和中指夹住患者中指第二指节，拇指向下迅速弹刮患者的中指指盖，阳性反应为除中指外其余各指的屈曲动作。

（9）罗索利莫征（Rossolimo sign）（腰 5～骶 1，胫神经）：患者仰卧，双下肢伸直，检查者用叩诊锤叩击患者足趾基底跖面，亦可用手指掌面弹击患者各趾跖面，阳性反应为足趾向跖面屈曲。

4. 脑膜刺激征

（1）颈强直：患者仰卧，双下肢伸直。检查者轻托患者枕部并使其头部前屈，如颈有抵抗，下颏不能触及胸骨柄，则表明存在颈强直。颈强直程度可用下颏与胸骨柄间的距离（横指）表示。

（2）克尼格征（Kernig sign）：患者仰卧，检查者托起患者一侧大腿，使髋、膝关节各屈曲成约 90°，然后一手固定其膝关节，另一手握住足跟，将小腿慢慢上抬，使其被动伸展膝关节。如果患者大腿与小腿间夹角不到 135°就产生明显阻力，并伴有大腿后侧及腘窝部疼痛，则为阳性。

（3）布鲁津斯基征（Brudzinski sign）：患者仰卧，双下肢伸直，检查者托其枕部并使其头部前屈。如患者双侧髋、膝关节不自主屈曲则为阳性。

5. 自主神经

（1）一般检查

1）皮肤：注意观察色泽、温度、质地，汗液分泌和营养情况。有无苍白、潮红、发绀、色素沉着或色素脱失；有无局部温度升高或降低；有无变硬、增厚、菲薄或局部水肿；有无潮湿或干燥；有无溃疡或压疮。

2）毛发与指甲观察有无多毛、脱发及毛发分布异常，有无指甲变形、变脆及失去正常光泽等。

3）括约肌功能：有无尿潴留或尿失禁，有无大便秘结或大便失禁。

4）性功能：有无阳痿或月经失调，有无性功能减退或性功能亢进。

（2）自主神经反射

1）眼心反射：压迫眼球引起心率轻度减慢的变化称为眼心反射，反射弧传入经三叉神经，中枢在延髓，传出经迷走神经。嘱患者安静卧床 10 分钟后计数 1 分钟脉搏。再请患者闭眼后双眼下视，检查者用手指压迫患者双侧眼球（压力不致产生疼痛为限），20～30 秒后再计数脉搏。正常情况每分钟脉搏减慢 10～12 次，迷走神经功能亢进者每分钟脉搏减慢 12 次以上，迷走神经麻痹者脉搏无变化，交感神经功能亢进者脉搏不减慢甚至加快。

2）卧立试验：受试者由平卧突然直立，变换体位后如果每分钟脉搏增加超过 12 次，提示交感神经功能亢进；再由直立转为平卧，变换体位后如果每分钟脉搏减慢超过 12 次，提示副交感神经功能亢进。

3）皮肤划痕试验：用竹签适度加压在受试者皮肤上划一条线，数秒钟后出现先白后红的条纹为正常。如果出现白色条纹持续时间可超过 5 分钟，提示交感神经兴奋性增高；如果红色条纹增宽、隆起，持续数小时，提示副交感神经兴奋性增高或交感神经麻痹。

4）立毛反射：搔划或用冰块刺激受试者颈部（或腋下）皮肤，引起立毛反应。7～10 秒最明显。15～20 秒后消失。立毛反应扩展至脊髓横贯性损害的平面即停止，可帮助判断脊髓病灶部位。

四、案例分析

患者，男，64 岁。2 天前无诱因突发剧烈头痛，诉难以忍受，伴恶心，喷射性呕吐，无发热，自服药物无缓解，今晨家属发现其睡眠增多，急来诊。

要求：对患者进行反射及脑膜刺激征、自主神经检查。

参考答案：见评分标准（表 1-11-7）

五、评分标准(见表 1-11-7)

表 1-11-7　反射系统、脑膜刺激征、自主神经检查参考评分标准

项目	分数	内容及评分标准	满分	得分
准备工作	6	患者准备(1分) 检查者准备:与被检者的沟通,核对、确认被检者,并向被检者说明体检的目的(1分) 衣帽、口罩整齐(1分) 操作前洗手法正确(1分) 备齐检查时所需的物品(1分) 嘱被检者取仰卧位,检查者站在被检者的右侧(1分)	6	
操作过程	75	浅反射 角膜反射:见三叉神经检查法(2.5分) 咽反射:见舌咽、迷走神经检查法(2.5分) 腹壁反射:患者仰卧,双膝半屈,腹肌松弛。检查者用竹签沿肋缘、平脐、腹股沟上由外向内轻而快速地划过腹壁皮肤,反射活动表现为上、中、下腹壁肌肉的收缩(2.5分) 提睾反射:男性患者,仰卧,双下肢微分开,检查者用竹签在患者股内侧近腹股沟处,由上而下或由下而上轻划皮肤。反射活动表现为同侧提睾肌收缩,睾丸上提(2.5分) 肛门反射:患者胸膝卧位或侧卧位,检查者用竹签轻划患者肛门周围皮肤,反射活动表现为肛门外括约肌的收缩(2.5分) 足跖反射:以钝器划足掌外侧后即可引起所有足趾之屈曲运动(2.5分)	15	
		深反射 肱二头肌反射:患者坐位或卧位,肘部半屈,检查者将左手拇指或中指置于患者肱二头肌腱上,右手持叩诊锤叩击手指(2.5分) 肱三头肌反射:患者坐位或卧位,肘部半屈,检查者以左手托住其肘关节,右手持叩诊锤叩击肱三头肌腱(2.5分) 桡骨膜反射:患者坐位或卧位,肘部半屈半旋前位,检查者用叩诊锤叩击其桡侧茎突(2.5分) 膝反射:患者坐位时膝关节屈曲90°,小腿自然下垂,仰卧位时检查者左手托其膝后使膝关节呈120°屈曲。叩诊锤叩击膝盖下方的股四头肌肌腱(2.5分) 踝反射:患者仰卧忙或俯卧位,屈膝90°或跪于椅面上。检查者左手使其足背屈。右手持叩诊锤叩击跟腱(2.5分) 髌阵挛:患者仰卧,下肢伸直,检查者以一手的拇指和示指按住其髌骨上缘,另一手扶着膝关节下方,突然而迅速地将髌骨向下推移,并继续保持适当的推力(2.5分) 踝阵挛:患者仰卧,检查者以左手托其小腿后使膝部半屈曲,右手托其足底快速向上用力,使其足背屈,并继续保持适当的推力(2.5分)	17.5	

续表

项目	分数	内容及评分标准	满分	得分
操作过程	75	病理反射 Babinski 征:用竹签轻划患者足底外侧,由足跟向前至小趾跟部转向内侧,正常(阴性)反应为所有足趾的屈曲,阳性反应为踇趾背伸,其余各趾呈扇形展开(3分) Chaddock 征:用竹签自后向前轻划足背外下缘,阳性反应同 Babinski 征(3分) Oppenheim 征:拇指和示指用力沿胫骨骨前缘自上而下移至踝上方,阳性反应同 Babinski 征(3分) Gordon 征:用手挤压腓肠肌,阳性反应同 Babinski 征(3分) Scheffer 征:用手挤压跟腱,阳性反应同 Babinski 征(3分) Pussep 征:用竹签自后向前轻划足背外缘,阳性反应同 Babinski 征(3分) Gonda 征:紧压外侧两趾使之向下,数秒钟后突然放松,阳性反应同 Babinski 征(3分) Hoffmann 征:检查者以左手握住患者腕上方,使其腕部略背伸,右手示指和中指夹住患者中指第二指节,拇指向下迅速弹刮患者的中指指甲,阳性反应为除中指外其余各指的屈曲动作(3分) Rossolimo 征:患者仰卧,双下肢伸直,检查者用叩诊锤叩击患者足趾基底跖面,亦可用手指掌面弹击患者各趾跖面,阳性反应为足趾向跖面屈曲(3分)	27	
		脑膜刺激征 颈强直:患者仰卧,双下肢伸直。检查者轻托患者枕部并使其头部前屈,如颈有抵抗,下颏不能触及胸骨柄,则表明存在颈强直。颈强直程度可用下颏与胸骨柄间的距离(横指)表示(2.5分) Kernig 征:患者仰卧,检查者托起患者一侧大腿,使髋、膝关节各屈曲约90°,然后一手固定其膝关节,另一手握住足跟,将小腿慢慢上抬,使其被动伸展膝关节。如果患者大腿与小腿间夹角不到135°。就产生明显阻力,并伴有大腿后侧及腘窝部疼痛,则为阳性(2.5分) Brudzinski 征:患者仰卧,双下肢伸直,检查者托其枕部并使其头部前屈。如患者双侧髋、膝关节不自主屈曲则为阳性(2.5分)	7.5	
		自主神经 一般检查: 皮肤:注意观察色泽、温度、质地,汗液分泌和营养情况。有无苍白、潮红、发绀、色素沉着或色素脱失;有无局部温度升高或降低;有无变硬、增厚、菲薄或局部水肿;有无潮湿或干燥;有无溃疡或压疮(0.5分) 毛发与指甲:观察有无多毛、脱发及毛发分布异常,有无指甲变形、变脆及失去正常光泽等(0.5分) 括约肌功能:有无尿潴留或尿失禁,有无大便秘结或大便失禁(0.5分) 性功能:有无阳痿或月经失调,有无性功能减退或性功能亢进(0.5分)	8	

续表

项目	分数	内容及评分标准	满分	得分
操作过程	75	自主神经反射: 眼心反射:嘱患者安静卧床 10 分钟后计数 1 分钟脉搏。再请患者闭眼后双眼下视,检查者用手指压迫患者双侧眼球(压力不致产生疼痛为限),20~30 秒后再计数脉搏。正常情况每分钟脉搏减慢 10~12 次,迷走神经功能亢进者每分钟脉搏减慢 12 次以上,迷走神经麻痹者脉搏无变化,交感神经功能亢进者脉搏不减慢甚至加快(1.5 分) 卧立试验:受试者由平卧突然直立,变换体位后如果每分钟脉搏增加超过 12 次,提示交感神经功能亢进;再由直立转为平卧,变换体位后如果每分钟脉搏减慢超过 12 次,提示副交感神经功能亢进(1.5 分) 皮肤划痕试验:用竹签适度加压在受试者皮肤上划一条线,数秒钟后出现先白后红的条纹为正常。如果出现白色条纹持续时间可超过 5 分钟,提示交感神经兴奋性增高;如果红色条纹增宽、隆起,持续数小时,提示副交感神经兴奋性增高或交感神经麻痹(1.5 分) 立毛反射:搔划或用冰块刺激受试者颈部(或腋下)皮肤,引起立毛反应。7~10 秒最明显。15~20 秒后消失。立毛反应扩展至脊髓横贯性损害的平面即停止,可帮助判断脊髓病灶部位(1.5 分)	8	
操作过程总体评价	9	熟练规范程度(3 分) 人文关怀(3 分) 时间把握(3 分)	9	
提问	10	随机选择 2 个问题,每题 5 分	10	
总分	100		100	

相关问题:

1. 颈项强直和强迫头位的区别是什么?

2. 浅反射包括什么?

3. 深反射包括什么?

4. 常见的自主神经反射包括哪些?

(孙洪英 张春阳)

参 考 答 案

第一节 问 诊

答案:

1. 一般项目、主诉、现病史、既往史、系统回顾、个人史、婚姻史、月经史、生育史、家族史。

2. 现病史。

3. (1) 创造宽松、和谐的医疗环境,解除患者的不安,使问诊顺利进行。

(2) 要充分、耐心地听取患者对病情的陈述,尊重患者的隐私,是患者对问诊感到亲切、对医师感到信任。

（3）"现病史"是问诊的重点,应详细询问记录。

（4）对某些情绪异常的患者,要充分运用问诊技巧,对患者表现充分的信任和关怀,以取得患者最大程度的合作。

（5）少数患者可能隐瞒或夸大病情,医师应判断和理解这些情况,给予恰当的解释,避免记录下不准确的病史资料。

（6）对极个别装病说谎的患者,不必进行批评或强行纠正,而应寻找客观依据证实,慎重判别。

（7）对于聋哑人、盲人、老年人、儿童和精神病患者等特殊人群进行问诊时,应采取相对应的办法。如:对聋哑人、盲人、老年人问诊应格外耐心,运用恰当方法对其进行启发,也可请其亲属帮助介绍病情;对于儿童应由家长或老师等提供病情介绍,5~6 岁以上儿童可对病情进行补充;精神病病人往往缺乏自制力,其病史主要应从家属或相关人员处获取。

第二节 一般检查

【生命体征】

一、体温

答案:

1. 腋测法人体体温正常值为 36~37℃。

2. 腋测法、口测法、肛测法。

3. 稽留热是指体温恒定地维持在 39~40℃ 以上的高水平,达数天或数周,24 小时内体温波动围不超过 1℃。

二、血压

答案:

1. 高血压诊断标准 采用标准测量方法,至少 2 次非同日收缩压达到或超过 140mmHg 和/或舒张压达到或超过 90mmHg 即可认为高血压。血压低于 90/60mmHg 时,称为低血压。

2. 不完全一样。

3. 差 5~10mmHg。

【淋巴结】

答案:

1. 左锁骨上淋巴结转移癌多来源于胃癌,右锁骨上淋巴结转移癌多来源于肺癌。

2. 腋窝淋巴结转移癌多见于乳腺癌转移。

3. 耳前→耳后→枕后→颌下→颏下→颈前三角→颈后三角→锁骨上。

第三节 头部器官检查

【口咽部、扁桃体】

答案:

1. 肿大的扁桃体可分三度。

2. 正常瞳孔直径是 2~3mm。

3. 鼻窦压痛最常见的原因是鼻窦炎。

第四节　颈　部　检　查

【甲状腺】

答案：

1. 甲状腺肿大一般分为三度：Ⅰ度是不能看出肿大，但能触及者；Ⅱ度是能看出肿大，也能触及肿大，但外界须在胸锁乳突肌之内；Ⅲ度为肿大的甲状腺外界超过胸锁乳突肌外侧缘。

2. 大脑有 2/3 的血液是靠两侧颈动脉供应的，若同时触诊双侧颈动脉，可能会影响大脑血液供应，引起晕厥。

3. 颈静脉怒张提示颈静脉压增高，见于右心衰竭、缩窄性心包炎、心包积液或上腔静脉阻塞综合征。

第五节　胸　部　检　查

【肺与胸膜检查】

视　　诊

答案：

1. 胸骨角（Louis 角）：胸骨柄与胸骨体相交接处，其两侧分别与左右第 2 肋软骨相连接。平气管分叉、心房上缘、上下纵隔交界，平第 4 胸椎下缘。

2. 肋脊角：为第 12 肋骨与脊柱构成的夹角，其内为肾脏和输尿管起始部。

3.（1）桶状胸：前后径∶左右径≥1，同时伴有肋间隙增宽，见于肺气肿。

（2）佝偻病胸：为佝偻病所致胸廓改变，包括佝偻病串珠、肋膈沟。

（3）漏斗胸。

（4）鸡胸、扁平胸。

4. 观察胸壁静脉有无充盈、曲张。前胸壁静脉曲张常见于上腔静脉阻塞，血流方向向下。侧胸壁和腹壁静脉曲张，血流方向向上见于下腔静脉阻塞。观察胸壁皮肤有无皮疹、蜘蛛痣。

5. 找一根上下走行较直且无侧支静脉，用示指和中指压迫静脉并分别向两侧推移 3~5cm，挤空其内血流，使两手之间的这段静脉缺血塌陷，然后放松压迫上端血管的手指，如血管迅速被血流充盈，证明血流由上向下，可能有上腔静脉阻塞；反之，则提示下腔静脉阻塞。

触　　诊

答案：

1. 语音震颤：左右手掌的尺侧缘或手掌轻放于两侧胸壁的对称部位，然后嘱被检查者用同等的强度发"yi"长音，自上而下，左右对比比较两侧相应部位语音震颤异同，注意有无增强或减弱。

2. 胸廓扩张度的检查；语音震颤检查；胸膜摩擦感检查。

3. 检查者两手置于胸廓的前下侧部，左右拇指分别沿两侧肋缘指向剑突，拇指尖在前正中线两侧对称部位（拇指可接触或稍分开），而手掌和伸展的手指置于前侧胸壁，嘱患者作平静呼吸和深呼吸运动，利用手掌感觉双侧呼吸运动的程度和一致性；胸廓扩张度减弱的一侧往往为病变处。

叩　　诊

答案：

1. 正常肺野叩诊呈清音，心肺及肝肺交界处叩诊呈浊音，肝脏和心脏部位叩诊呈实音，胃泡区叩诊呈鼓音。

2.(1)检查者将左手中指第二指节紧贴于叩诊部位作为板指,其余手指稍微抬起使不接触叩诊部位体表。右手各指应自然弯曲,以中指指端叩击左手板指第2指节远端,叩击方向应与叩诊部位的体表垂直。

(2)叩诊时应以腕关节及指掌关节动作为主,避免肘关节及肩关节参与活动。叩诊动作要灵活、短促和富有弹性。每次叩击后应立即抬起右手中指,以免影响叩诊的音响。在一个部位只需连续叩击2~3次,如未能获得明确结果,稍停片刻后再连续叩击2~3下。

(3)检查者指板平贴肋间隙,与肋骨平行,逐个肋间进行叩诊。叩诊肩胛间区时,板指与脊柱平行。

3.(1)嘱被检查者取坐位,检查者站在其后面。

(2)嘱被检查者充分暴露胸背部。

(3)检查者于被检查者平静呼吸时叩出其在肩胛线上的肺下界。嘱被检者深吸气后屏气,沿肩胛线继续向下叩诊,当清音变为浊音时,即为肺下界的最低点,并作标记。后嘱被检者恢复平静呼吸数个周期,再做深吸气后屏气,右下向上叩诊,直至浊音变为实音,即为深呼气时的肺下界最高点,做标记。两标记点之间的距离即为肺下界移动度,正常人为6~8cm。

听　　诊

答案:

1.(1)肺泡呼吸音:见于大部分胸部听诊区域。

(2)支气管肺泡呼吸音:见于胸骨两侧第1、2肋间、肩胛间区。

(3)支气管呼吸音:见于喉部、锁骨上窝、背部T1、T2水平。

2. 听诊语音共振时嘱病人用平时说话的低音重复说"yi",检查者在胸壁上可听到柔和而模糊的声音。在病理情况下,语音共振可分为:支气管语音、胸语音、羊鸣音和耳语音。听耳语音时则用很低的声音说"一、二、三",再重复听诊。检查者在能听到肺泡呼吸音部位,仅能听到极微弱的声音肺实变时可听到增强的音调较高的耳语音。

3. 干啰音听诊特点:

(1)在呼气及吸气时均能听到,但往往在呼气时较多且清楚,有时只在呼气时才能听到。

(2)音调较高,每个音符持续时间较长,音调高而不相连续。

(3)性质多变,发生部位易变换不定,在短时间内其数量也可增多或减少,甚至出现或消失。

(4)有时距胸壁一定距离也可听到。

湿啰音听诊特点:

(1)在吸气时出现,在吸气终末增多而清楚,有时也可在呼气早期听到。

(2)呈断续而短暂的水泡破裂音,可一连串出现多个声音。

(3)出现的部位较恒定,易变性小。

(4)咳嗽后可出现或消失。

(5)常有中、小水泡音同时存在。

第六节　心脏检查

【视诊】

答案:

1. 正常人心尖搏动的中央位于胸骨左缘第5肋间隙锁骨中线内侧0.5~1.0cm处,其搏动范围的直径为2.0~2.5cm。

2.(1)胸骨左缘第2肋间收缩期搏动:肺动脉扩张或肺动脉高压。

(2)胸骨右缘第2肋间及其邻近部位或胸骨上窝搏动:见于升主动脉瘤或主动脉弓瘤。

(3)胸骨左缘3、4肋间搏动:右心室肥大。

(4)剑突下搏动:可能是右心室收缩期搏动,也可由腹主动脉搏动产生。鉴别方法:一是被检者深吸气后,搏动增强为右心室搏动,减弱为腹主动脉搏动。二是用手指平放从剑突下向上压入前胸壁后方,右心室搏动冲击手指末端,而腹主动脉搏动则冲击手指掌面。

【触诊】

答案:

1. 检查者用并拢的四指掌面或小鱼际肌触诊心前区或胸骨左缘第3、4肋间,若心包炎症致其表面有纤维素性渗出,可在此位置触及心包摩擦感。为心动周期的收缩期和舒张期均可触及的双相的粗糙摩擦感,收缩期、前倾位或呼气末更加明显。正常人无摩擦感。

2. 凡触及震颤均可认为心脏有器质性病变。多见于心脏瓣膜病变,如主动脉瓣、二尖瓣狭窄或重度二尖瓣关闭不全及先天性心脏病,如室间隔缺损、动脉导管未闭。

3. 检查者将全手掌置于被检者心前区开始触诊心尖搏动和其他心前区搏动的位置,然后逐渐将示指、中指及环指并拢,以其指腹进行精确地进一步触诊,最后将示指和中指尖端垂直放于心尖搏动最显著点,该点就是心尖波动点。正常人心尖搏动的中央位于胸骨左缘第5肋间隙锁骨中线内侧0.5~1.0cm处,其搏动范围的直径为2.0~2.5cm。

【叩诊】

答案:

1. 嘱被检者取仰卧位或坐位,多取仰卧位。仰卧位时检查者站在被检者的右侧,坐位时检查者站在其前面,嘱被检者平静呼吸。嘱被检者充分暴露前胸部,上至颈以下,下至中上腹,两侧至腋中线。如被检查者取坐位时,板指与肋间垂直,与心缘平行;当被检查者平卧时,板指与肋间平行。采用轻叩法,叩诊的力度要适中、均匀,指板每次移动的距离不超过0.5cm。当叩诊音由清音变为浊音时,表示已经到了心脏的边缘,做一标记,为心脏相对浊音界,反映心脏真实的大小和形状。

2. 二尖瓣狭窄时,左心房及肺动脉扩大,叩诊胸骨左缘第2、3肋间心浊音界向外扩大,心腰部饱满或膨出,心浊音界如梨形,因常见于二尖瓣狭窄,故又称二尖瓣型心。

【听诊】

答案:

1. 听诊杂音时应根据其最响部位、出现时间、性质、强度与形态,以及杂音与体位、呼吸和运动的关系等来判断其意义。

2. 二尖瓣狭窄(多见于风湿性心瓣膜病):心尖区闻及第一心音亢进,局限于心尖区的舒张中晚期低调、隆隆样、递增型杂音,平卧或左侧卧位时易闻及,伴有震颤。

3. 心脏听诊时可从二尖瓣区开始,依次听诊二尖瓣区(心尖部)→肺动脉瓣区(胸骨左缘第2肋间)→主动脉瓣第一听诊区(胸骨右缘第2肋间)→主动脉瓣第二听诊区(胸骨左缘3肋间)→三尖瓣区(胸骨左缘第4、5肋间)。每个瓣膜区听诊时间至少30秒。

第七节　乳房检查

答案:

1. 先由健侧乳房开始(健康时,先左后右),后检查患侧。左侧乳房自外上→外下→内下→

内上各个象限,顺时针方向进行,最后触诊乳头、乳晕区、腋窝、锁骨上及颈部淋巴结。右侧则按逆时针方向进行,即自外上→外下→内下→内上各个象限,最后触诊乳头、乳晕区、腋窝、锁骨上窝及颈部淋巴结。

2. 乳房触诊时应注意:

(1)有无硬度增加、弹性消失。

(2)有无压痛。

(3)如有包块触及,要描述其部位、大小、形状、硬度、压痛、活动度。

(4)检查乳头及乳晕,并以手指轻压乳晕周围。如有乳头溢液,应记明其性质,如血性、黄色、脓液等。

(5)触诊腋窝、锁骨上窝及颈部淋巴结,注意有无肿大或异常。

3.(1)观察两侧乳房是否对称。

(2)乳房表观:皮肤颜色、皮下浅表静脉,皮肤有无红肿、"橘皮"征,溃疡等。

(3)乳头:位置、大小、两侧是否对称,有无内陷等。若发现乳头内陷,则要观察内陷能否恢复及两侧内陷是否对称。

(4)皮肤有无回缩。腋窝和锁骨上窝有无红肿、包块、溃疡、瘘管和瘢痕。

第八节 腹 部 检 查

【听诊】

答案:

1. 不能。排尿后膀胱空虚,叩诊为鼓音,无法叩得浊音区。

2. 质软如口唇,质中如鼻尖,质硬如额头。

3. 腹腔深部包块和肝脏、脾脏肾脏等脏器的触诊。

第九节 脊柱、四肢检查

一、脊柱

答案:

1. 颈部肌纤维组织炎及韧带受损;颈椎病;结核;肿瘤浸润;颈椎外伤、骨折或关节脱位等。

2. 腰部肌纤维组织炎及韧带受损;腰椎椎管狭窄;椎间盘突出;腰椎结核;肿瘤浸润;腰椎骨折或脱位等。

3. 由 7 块颈椎、12 块胸椎、5 块腰椎、5 块骶椎及 3~4 块尾椎组成。

二、上肢

答案:

1. 0 级完全瘫痪,测不到肌肉收缩。

1 级仅测到肌肉收缩,但不能产生动作。

2 级肢体在床面上能水平移动,但不能抵抗自身重力,即不能抬离床面。

3 级肢体能抬离床面,但不能抗阻力。

4 级能作抗阻力动作,但不完全。

5 级正常肌力。

2. 0:反射消失。

1+:肌肉收缩存在,但无相应关节活动,为反射减弱。

2+:肌肉收缩并导致关节活动,为正常反射。

3+:反射增强,可为正常或病理状况。

4+:反射亢进并伴有阵挛,为病理状况。

3.(1)呼吸系统疾病,如慢性肺脓肿、支气管扩张、支气管肺癌等。

(2)心血管疾病,如发绀型先天性心脏病,亚急性感染性心内膜炎等。

(3)营养障碍性疾病,如肝硬化等。

三、下肢

答案:

1. 0级完全瘫痪,测不到肌肉收缩。

1级仅测到肌肉收缩,但不能产生动作。

2级肢体在床面上能水平移动,但不能抵抗自身重力,即不能抬离床面。

3级肢体能抬离床面,但不能抗阻力。

4级能作抗阻力动作,但不完全。

5级正常肌力。

2. 0:反射消失。

1+:肌肉收缩存在,但无相应关节活动,为反射减弱。

2+:肌肉收缩并导致关节活动,为正常反射。

3+:反射增强,可为正常或病理状况。

4+:反射亢进并伴有阵挛,为病理状况。(与前面脊柱检查的部分重复)

3. 扁平足、弓形足、马蹄足、跟足畸形、足内翻、足外翻。

第十节 外周血管检查

答案:

1. 检查者用手指轻压被检者指甲末端或以玻片轻压被检者口唇黏膜,使局部发白,当心脏收缩和舒张时则发白的边缘发生有规律的红、白交替改变,即为毛细血管搏动征。

2. 嘱被检者取半坐位,检查者右手掌面贴于肝区,逐渐加压,持续约 30~60 秒,同时观察颈静脉是否充盈、怒张及颈静脉怒张程度。正常人在开始按压时可出现短暂的一过性的颈静脉充盈。如果颈静脉明显怒张,为持续性,于停止压迫肝脏后迅速即下降(至少 4cm 水柱),即为肝颈静脉反流征阳性。常见于右心衰竭、大量心包积液、缩窄性心包炎等患者。

3. 周围血管征主要表现为毛细血管搏动征、水冲脉、枪击音。周围血管征由于脉压增大引起,主要见于主动脉瓣关闭不全、动脉导管未闭,甲状腺功能亢进、动脉硬化、严重贫血、高热等情况。

第十一节 神经系统检查

【一般检查】

答案:

1. 表现为每 5~10 次深呼吸后,有 12~30 次的呼吸暂停。为大脑半球广泛损害所致。

2. 表示为呼吸由浅慢逐渐变为深快,再由深快变为浅慢,随后出现一段呼吸暂停后,然后重复上述周期性呼吸,潮氏呼吸的周期可以长达 30 秒至 2 分钟,暂停时间可长达 5~30 秒。见于中线深部结构、双侧大脑半球或弥散性皮质损害。

3. 呼吸深快、均匀、持久,可长达 40~70 次/min。见于中脑到脑桥上部被盖区病变。

4. 吸 2~3 次、呼 1 次或吸足气后呼吸暂停。见于双侧脑桥损害。

5. 呼吸频率和时间均不规律。见于延髓损害。

【意识障碍】

答案：

1. （1）中枢神经系统（CNS）局灶性病变：脑外伤、颅内感染、脑卒中、脑肿瘤。

（2）CNS 弥漫性病变：无局部症状，检查无局灶性体征，影像学检查经常正常或无诊断意义，或有相应的病变指征。常见：外伤、颅内感染：各种原因脑（脊）膜炎（尤其细菌性）、病毒性脑炎、乙型脑炎、脑炎。脑血管疾病：自发蛛网膜下腔出血、高血压脑病；癫痫发作。

（3）系统性疾病：如肝性脑病、肺性脑病、尿毒症、糖尿病性昏迷、高渗高血糖性昏迷、低血糖昏迷、甲状腺危象、垂体性昏迷、黏液性水肿昏迷、低钠血症和 Addison 病危象等。

（4）代谢性/中毒性疾病：低氧血症、全心肌缺血、高碳酸血症、高渗性昏迷；低血糖、高血糖、酮症酸中毒；电解质紊乱；肝脏衰竭、肾脏衰竭；甲状腺疾病；体温过低、物理性损害；药物和毒素中毒等。

2. （1）嗜睡：是一种病理性思睡，表现为睡眠时间过度延长。当呼唤或推动患者的肢体时即可转醒，并能进行正确的交谈或执行指令。停止刺激后患者继续入睡。

（2）昏睡：是一种比嗜睡程度深的觉醒障碍。一般的刺激不能使其觉醒，给予较强烈的刺激时可有短时的意识清醒，醒后可简短回答问题，当刺激减弱又很快进入睡眠状态。

（3）昏迷：是指意识完全丧失，无自发睁眼，缺乏觉醒-睡眠周期，任何刺激都不能使其唤醒，按程度分为：

1）浅昏迷：表现睁眼反应消失或偶见半闭合状态，无自发言语和有目的的活动。疼痛刺激时有回避动作和痛苦表情，脑干反射基本保留（瞳孔对光反射、角膜反射、咳嗽反射和吞咽反射等）。

2）中度昏迷：对外界一般刺激无反应，强烈疼痛刺激时可见防御反射活动，角膜反射减弱或消失，呼吸节律紊乱，可见到周期性呼吸或中枢神经性过度换气。

3）深昏迷：对任何刺激均无反应，全身肌肉松弛，眼球固定，瞳孔散大，脑干反射消失，生命体征发生明显变化，呼吸不规则。

3. （1）浅昏迷：表现睁眼反应消失或偶见半闭合状态，无自发言语和有目的的活动。疼痛刺激时有回避动作和痛苦表情，脑干反射基本保留（瞳孔对光反射、角膜反射、咳嗽反射和吞咽反射等）。

（2）中度昏迷：对外界一般刺激无反应，强烈疼痛刺激时可见防御反射活动，角膜反射减弱或消失，呼吸节律紊乱，可见到周期性呼吸或中枢神经性过度换气。

（3）深昏迷：对任何刺激均无反应，全身肌肉松弛，眼球固定，瞳孔散大，脑干反射消失，生命体征发生明显变化，呼吸不规则。

【高级神经功能活动】

答案：

1. 病变位于前言语区——额下回后部靠近面、舌、喉部诸肌的运动皮质，患者并无咽、喉及舌肌的瘫痪，但不能言语或只能讲 1~2 个简单的字，对别人的言语及书写的文字能理解，但要读出来却有困难或差错。

2. 病变位于后言语区——颞上回后部，靠近第 1 听觉区（颞横回）。患者发音正常，但不能理解别人及自己的言语。因此在用词方面常有错误，严重时别人完全听不懂他讲的话。模仿别人讲话的能力亦减退。患者有严重的言语缺陷，但无自知力。

3. 肌肉疾病、下运动神经元疾病、小脑疾病、锥体外系疾病、上运动神经元疾病。

【脑神经】

答案：

1. 眼球同向运动纤维内侧纵束受损，见于脑干腔隙性梗死或多发性硬化。

2. 一侧脑桥被盖部病变使脑桥侧视中枢受损，导致向病灶侧凝视麻痹（同侧眼球不能外展、对侧眼球不能内收）。并累及对侧已交叉的内侧纵束（同侧眼球也不能内收），仅对侧眼球可外展。

3. 周围性面瘫：病侧额纹减少、闭眼不拢、眼裂较大、鼻唇沟变浅，露齿时口角歪向对侧，鼓腮吹口哨时病变侧漏气。是由于面神经核或核下性病变引起。

中枢性面瘫：只出现病变对侧下半面部的瘫痪，表现为对侧鼻唇沟变浅，露齿时口角歪向对侧，是由核上的皮质脑干束或皮质运动区病变引起。

4. 鼻腔黏膜上不仅分布了嗅神经，还分布了三叉神经。因为酒精是挥发性的刺激性气体，刺激性的气体可引起患者的不适感觉，造成假阴性。

5. 精确的视野检查需要视野检查计，粗查视野时需要注意的是：检查者的视野必须正常。检查者与被检查者之间的距离约60cm，被检查者的左眼一定要看检查者的右眼，反之同理，注意不能让患者的眼睛转动，否则就不准确了，要求让患者利用其眼睛的余光同时看各方位的手指动的情况。

【运动系统检查】

答案：

1. 又称上运动神经元瘫、中枢性瘫痪。患肢肌张力增高、腱反射亢进、病理反射（+），浅反射减弱或消失，无肌萎缩和肌束震颤。肌电图无失神经电位。是中央前回运动区大锥体细胞和下行的锥体束（皮质脊髓束、皮质延髓支）病变所致。常见于脑卒中、急性脊髓炎等。

2. 又称下运动神经元瘫、周围性瘫痪。瘫痪肌的肌张力降低、腱反射减弱或消失，早期出现肌萎缩、肌束震颤，无病理征。肌电图显示神经传导速度减低和失神经电位。是脊髓前角细胞或脑干神经运动核及其纤维病变所致。

3.（1）一般观察：观察患者穿衣、扣纽扣、取物、写字和步态等动作的准确性以及言语是否流畅。

（2）指鼻试验、误指试验、轮替试验、跟膝胫试验、反跳试验、闭目难立征（Romberg sign）、卧起试验。

【感觉系统检查】

答案：

1. 浅感觉是指皮肤黏膜的痛温触觉。

2. 深感觉是肌肉、肌腱、筋膜、关节囊的本体觉。包括运动觉、位置觉和振动觉。

3. 实体觉、定位觉、两点辨别觉、图形觉。

4. 检查时应嘱患者闭目，切忌暗示性提问，以避免影响患者真实性感受。检查时注意两次对比、远端和近端对比，以及不同神经支配区对比。痛觉检查应先从病变区开始，向正常区移行（如感觉过敏则应由健区向患区检查）。

【反射、脑膜刺激征、自主神经检查】

答案：

1. 颈项强直：是最常见的一种脑膜刺激征，是病变刺激上节段脊神经后根所致，表示蛛网膜下腔有刺激现象,为脑膜炎及蛛网膜下腔出血的指征。其特点是:颈项部肌肉强硬,对被动运动抵抗,并见其后颈部肌肉紧张．或伴疼痛,一般左右转颈不受限。

强迫头位:头部不能向任何方位移动。

2. 浅反射包括:角膜反射、咽反射、腹壁反射、提睾反射、足跖反射、肛门反射。

3. 深反射包括:肱二头肌反射、桡骨膜反射、膝反射、踝反射、髌阵挛、踝阵挛。

4. 常见的自主神经反射包括:眼心反射、卧立试验、皮肤划痕试验、立毛反射。

参 考 文 献

[1] 万学红,卢雪峰．诊断学[M].8 版．北京:人民卫生出版社,2013.

[2] 葛均波,徐永健．内科学[M].8 版．北京:人民卫生出版社,2013.

[3] 诸葛启钏,余震．医学生临床技能实训手册[M].2 版．北京:人民卫生出版社,2011.

[4] 医师资格考试指导用书专家编写组．国家医师资格考试实践技能应试指南·临床执业医师(修订版)[M].北京:人民卫生出版社,2013.

[5] 陈孝平,汪建平．外科学[M].8 版．北京:人民卫生出版社,2013.

[6] 医师资格考试指导用书专家编写组．国家医师资格考试实践技能应试指南·临床执业医师(修订版)[M].北京:人民卫生出版社,2014.

[7] 杨镇．外科实习医师手册[M].5 版．北京:人民卫生出版社,2013.

[8] 贾建平,陈生弟．神经病学[M].7 版．北京:人民卫生出版社,2013.

[9] 吴江,神经病学[M].2 版．北京:人民卫生出版社,2011.

[10] 陈立杰,付锦．神经系统检查法简明图解[M].北京:人民卫生出版社,2010.

第二章

内科技能操作

第一节　胸腔穿刺术
Thoracocentesis

一、目的
用于检查胸腔积液的性质、抽吸减压或给药。

二、适应证
1. 诊断性　原因未明的胸腔积液,可做诊断性穿刺,做胸水涂片、培养、细胞学、常规检查、生化检查以及肿瘤标志物检查以明确病因。

2. 治疗性　通过抽液、抽气或胸腔减压治疗单侧或双侧胸腔大量积液、积气产生的压迫、呼吸困难等症状;向胸腔内注射药物(抗肿瘤药物或促进胸膜粘连药物等)。

三、禁忌证
1. 体质衰弱、病情危重(呼吸功能不稳定、心脏动力学不稳定、心律失常)难以耐受穿刺者。

2. 对麻醉药物过敏。

3. 凝血功能障碍,严重出血倾向,患者凝血功能在未纠正前不宜穿刺。

4. 有精神疾病或不合作者。

5. 疑为胸腔包虫病患者,穿刺可引起感染扩散,不宜穿刺。

6. 穿刺部位或附近有感染或破溃。

四、操作前准备
1. 了解、熟悉患者病情,了解患者有无麻醉药物过敏,凝血功能障碍等。测量患者生命体征。

2. 向病人说明穿刺的目的,消除顾虑及精神紧张,嘱患者术前排尿。嘱咐患者穿刺中避免剧烈咳嗽,如有不适,可摆手示意,如患者咳嗽剧烈,酌情予可待因片 15～30mg 舌下含服镇咳。

3. 胸腔穿刺同意书签订(如由代理人签署,必须有委托书)。

4. 器械准备　胸腔穿刺包,手套、消毒用品、麻药。如需胸腔内注药,应准备好所需药品、血压计、听诊器、急救药品。

五、操作步骤
1. 规范洗手,戴口罩、帽子,核对患者床号、姓名。

2. 体位　患者取坐位,面向椅背,双手及前臂平放于椅背上,前额伏于前臂上,不能起床者,可取半卧位,患侧前臂置于枕部。

3. 穿刺点定位　先进行胸部叩诊,选择实音明显的部位进行穿刺,或行胸腔超声定位,必要时超声引导下穿刺,穿刺点可用甲紫在皮肤上作标记。常选择肩胛下角线或腋后线第 7~8 肋间;腋中线第 6~7 肋间;腋前线第 5 肋间。气胸患者选择锁骨中线第 2 肋间或腋中线第 4~5 肋间。

4. 消毒　戴无菌手套,持镊用碘伏棉球在穿刺点部位,自内向外进行皮肤消毒,消毒范围直径约 15cm,连续 3 次。如用 2.5%碘酊,需用 75%乙醇脱碘两次。

5. 铺盖消毒孔巾。无菌孔巾中心对准穿刺点。

6. 局部麻醉　选取下一肋骨的上缘为穿刺点,用 5ml 注射器抽取 2%盐酸利多卡因 5ml,在穿刺点局部皮下注射一皮丘,后做自皮肤到胸膜壁层的逐层局部麻醉,同时记录进针深度,注射前应回抽,观察无血液,方可推注麻醉药。

7. 检查穿刺包内器械,注意穿刺针是否通畅及密闭性。

8. 穿刺　先用止血钳(或一次性胸穿针自带塑料夹扣)夹住穿刺针后的橡皮胶管,以左手示指和中指固定穿刺部位局部皮肤,右手持穿刺针,沿麻醉部位经下位肋骨上缘垂直缓慢刺入,当针锋抵抗感突然消失后表示针尖已进入胸膜腔,术者左手拇指和示指紧贴胸壁固定穿刺针,助手接上 50ml 注射器,由助手松开止血钳,抽吸胸腔液体,注射器抽满后,助手用止血钳(或一次性胸穿针自带塑料夹扣)夹紧胶管,防止空气进入胸膜腔,取下注射器,将液体注入盛器中,记录并送化验检查,抽液量首次不超过 600ml,以后每次不超过 1 000ml。

9. 抽液完毕后拔出穿刺针,覆盖无菌纱布,稍用力压迫穿刺部位,以胶布固定,让病人静卧休息。

10. 观察患者术后反应,注意并发症,如气胸、肺水肿等。

六、并发症

1. 麻药过敏。

2. 穿刺部位出血、血胸。

3. 气胸。

4. 继发感染。

5. 胸膜反应。

6. 复张后肺水肿。

七、注意事项

1. 胸腔穿刺前应向病人说明胸腔穿刺的目的,消除顾虑。

2. 操作过程中应密切观察患者的反应,如出现头晕、面色苍白、出汗、心悸、胸闷、晕厥等胸膜变态反应等,或者出现连续咳嗽、气短、咳泡沫痰等,应立即停止操作,并皮下注射 0.1%肾上腺素 0.3~0.5ml,并给予其他对症治疗。

3. 抽液不宜过快、过多。诊断性抽液,50~100ml;减压抽液,首次不超过 600ml,以后抽液不超过 1 000ml。但脓胸则应尽量抽净。检查瘤细胞时,至少抽取 100ml,并立即送检。

4. 严格无菌操作,胸腔穿刺过程中防止空气进入胸腔,始终保持胸腔负压。

5. 避免在第 9 肋间以下穿刺,以免穿破膈肌伤及腹腔脏器。进针部位沿肋骨上缘以免损伤肋间血管。

八、关键词

胸腔穿刺术　thoracocentesis

胸膜反应　pleural reaction

九、案例分析

患者拍胸片证实为右胸腔积液,胸穿抽液该患突然心悸、出汗、脉细、颜面苍白。应如何处理?

参考答案:

应立即停止抽液,让患者平卧,吸氧,皮下注射 0.1% 肾上腺素 0.3~0.5ml,观察血压、脉搏。

十、评分标准(见表 2-1-1)

表 2-1-1 胸腔穿刺参考评分标准

项目	分数	内容及评分标准	满分	得分
准备工作	20	核对患者姓名和床号,询问药物过敏史、了解有无禁忌证	3	
		查阅术前 X 线片、血常规、凝血功能等检查	4	
		交代病情并签署知情同意书	2	
		测量患者生命体征(血压、呼吸、脉搏)	2	
		清洁患者穿刺部位皮肤,嘱患者排尿	1	
		术者戴口罩、帽子	1	
		器械准备:穿刺包、手套、消毒用品、麻药、血压计、听诊器、急救药品	4	
		术者清洁洗手	3	
操作过程	55	协助患者取体位:患者取坐位,面向椅背,双手前臂平放于椅背上,前额伏于前臂上;不能起床者,可取半卧位,患侧前臂置于枕部	5	
		先进行胸部叩诊,选择实音明显的部位进行穿刺,或行胸腔超声定位,必要时超声引导下穿刺,穿刺点可用甲紫在皮肤上作标记	4	
		常选择肩胛下角线或腋后线第 7~8 肋间;腋中线第 6~7 肋间;腋前线第 5 肋间。气胸患者选择锁骨中线第 2 肋间或腋中线第 4~5 肋间	4	
		戴无菌手套和持拿镊子的方法正确	5	
		消毒皮肤,以穿刺点为中心直径约 15cm,连续 3 次	4	
		铺无菌孔巾	4	
		5ml 注射器抽取 2% 盐酸利多卡因 5ml,局部皮下注射一皮丘	2	
		自皮肤到胸膜壁层的逐层局部麻醉,同时记录进针深度	2	
		注射前应回抽,观察无血液,方可推注麻醉药	2	
		检查穿刺包内器械	2	
		注意穿刺针是否通畅及密闭性	2	
		先用止血钳(或一次性胸穿针自带塑料夹扣)夹住穿刺针后的橡皮胶管	2	
		以左手示指和中指固定穿刺部位局部皮肤,右手持穿刺针,沿麻醉部位经下位肋骨上缘垂直缓慢刺入	2	
		当针锋抵抗感突然消失后表示针尖已进入胸膜腔,术者左手拇指和示指紧贴胸壁固定穿刺针	2	

续表

项目	分数	内容及评分标准	满分	得分
操作过程	55	助手接上 50ml 注射器,由助手松开止血钳,抽吸胸腔液体,注射器抽满后,助手用止血钳(或一次性胸穿针自带塑料夹扣)夹紧胶管,防止空气进入胸膜腔	2	
		取下注射器,将液体注入容器中,记录并送化验检查	2	
		询问患者的感受,观察反应	3	
		拔出穿刺针,覆盖无菌纱布,稍用力压迫穿刺部位	3	
		胶布固定,嘱病人静卧休息	3	
操作过程总体评价	15	熟练规范程度,时间把握得当	5	
		无菌观念	5	
		人文关怀	5	
提问	10	随机选择 2 个问题,每题 5 分	10	
总分	100		100	

相关问题:

1. 胸腔穿刺点如何定位?

2. 胸膜反应的表现是什么?

3. 如何避免复张性肺水肿?

（张　冬　王春娜）

第二节　腹腔穿刺术
Abdominocentesis

一、目的

1. 检查腹腔积液性质。

2. 腹腔内给药。

3. 抽取腹腔积液。

4. 进行诊断和治疗疾病。

二、适应证

1. 腹腔积液性质或病因不明,抽取腹腔积液进行各种实验室检查,以寻找病因。

2. 大量腹水引起严重腹胀、胸闷、气促、少尿等症状时,可放腹水减轻症状。

3. 腹腔内注入药物治疗疾病,如注射抗生素或化疗药物。

4. 拟行腹水回输者。

三、禁忌证

1. 躁动不能合作者。

2. 有肝性脑病先兆者。

3. 电解质严重紊乱,如低钾血症。

4. 妊娠。

5. 巨大卵巢囊肿者。

6. 包虫病。

7. 有明显出血倾向者。

8. 肠麻痹、腹部胀气明显者。

9. 手术或者炎症引起腹腔内广泛粘连、包块。

四、操作前准备

1. 向患者说明穿刺目的,消除顾虑。查看患者血常规、B 超、凝血功能等相关化验,有严重凝血功能障碍者需输血浆或相应凝血因子,纠正后再行此操作。

2. 签署知情同意书。

3. 询问患者过敏史,过敏体质患者行利多卡因皮试,阴性者方可进行。

4. 穿刺前嘱患者排尿,以免穿刺时损伤膀胱。

5. 操作者洗手,戴口罩、帽子。

6. 测量患者腹围、血压、脉搏,行腹部体格检查,再次确认有腹腔积液。

7. 物品准备 腹腔穿刺包:内有弯盘 2 个、组织镊 2 把、止血钳 2 把、消毒碗 1 个、腹腔穿刺针(针尾连接橡皮管的 8 号或 9 号针头)2 个、无菌洞巾、纱布 2~3 块、棉球、无菌试管 3~4 只。5ml、50ml 注射器各 1 个。碘伏棉球若干。局部麻醉药(2%盐酸利多卡因 10ml)、无菌手套 2 副、胶布、抢救药品(肾上腺素、地塞米松等)。血压计、皮尺、多头腹带 1 副、盛腹水容器。如需腹腔内注药,准备所需药物。需要做细菌培养时备培养瓶。

五、操作步骤

1. 体位 患者根据病情,可采取平卧位、半卧位或稍左侧卧位。协助患者解开上衣,松开腰带,暴露腹部,背部铺好腹带(放腹水时)。

2. 穿刺点选择

(1)位置 1:一般取左下腹部脐与左髂前上棘连线中外 1/3 交点处;此处不易损伤腹壁静脉;最为常用。

(2)位置 2:取脐与耻骨联合连线中点上方 1.0cm、偏左或偏右 1.5cm 处;此处无重要器官且易愈合。

(3)位置 3:少量腹水患者取侧卧位,取脐水平线与腋前线或腋中线交点;常用于诊断性穿刺。

(4)少量或包裹性积液,需在超声指导下定位穿刺。

3. 戴无菌手套,检查穿刺包内物品是否齐全,检查穿刺针通畅性、密闭性良好,穿刺针无毛刺、倒刺。

4. 以穿刺点为中心、直径 15cm 的区域消毒,由内向外成同心圆,消毒不留间隙,第二次的消毒范围不要超越第一次的范围;消毒 3 次。

5. 铺消毒洞巾。

6. 术者与助手检查 2%盐酸利多卡因的有效期,抽取 2%利多卡因 3ml,排出空气,左手食指、拇指在穿刺点绷紧皮肤,右手持注射器,针头斜面向上,呈 45°刺入皮肤,先在皮下打一直径 5~10mm 皮丘,再垂直皮肤进针,回抽无血液抽出后推入麻药,自皮肤至腹膜壁层逐层做局部浸润麻醉。

7. 术者左手固定穿刺部位皮肤,右手持穿刺针经麻醉路径逐步刺入腹壁,待感到针尖抵抗突然消失时,表示针尖已穿过腹膜壁层,固定穿刺针,可抽取和引流腹水,并留样送检。诊断性穿刺可直接用无菌的 20ml 或 50ml 注射器和 7 号针头进行穿刺抽液。大量放液时可用针尾连接橡皮管的 8 号或 9 号针头,助手用消毒血管钳固定针尖并夹持橡皮管(一次性腹腔穿刺包的橡皮管末端带有夹子,可代替止血钳来夹持橡皮管)。在放腹水时若流出不畅,可将穿刺针稍作移动或变换体位。

8. 放腹水的速度和量 放腹水的速度不宜过快,以防腹压骤然降低,内脏血管扩张而发生血压下降甚至休克等现象。一般肝硬化患者一次放腹水不要超过 3 000ml。

9. 收集标本 抽取的第一管液体应该舍弃。置腹水于消毒试管中以备检验用,腹水常规需要 4ml 以上;腹水生化需要 2ml 以上;腹水细菌培养需要在无菌操作下将 5ml 腹水注入细菌培养瓶;腹水病理需收集 250ml 以上。

10. 放液结束后拔出穿刺针,碘伏消毒穿刺点,盖上消毒纱布,以手指压迫数分钟,再用胶布固定。如遇穿刺孔继续有腹水渗漏,可用蝶形胶布或涂上火棉胶封闭。

11. 术后测量患者血压、脉搏,测量腹围。送患者安返病房并交代患者注意事项,腹压高的患者或者大量放液后,需用腹带将腹部加压包扎,以防大量放液后,腹压骤降。

六、术后处理

1. 整理用物,用后的物品放入污物间,穿刺后腹水的处理,腹水消毒保留 30 分钟后,倒入医疗污物渠道;腹穿针、注射器等锐器须放入医疗锐器收集盒内;其余物品投入医疗废物垃圾袋。

2. 向病人及家属交待术后注意事项;术后当天穿刺点部位不要接触水,保持干燥,尽量保持穿刺点朝上的体位。

3. 及时完成腹腔穿刺术记录。

七、并发症及处理

1. 肝性脑病和电解质紊乱

(1)术前了解患者有无穿刺禁忌证。

(2)放液速度不宜过快,放液量要控制,一次不要超过 3 000ml。

(3)出现症状时停止抽液,按照肝性脑病处理,并维持酸碱、电解质平衡。

2. 出血、损伤周围脏器

(1)术前要复核患者的凝血功能。

(2)操作动作规范、轻柔,熟悉穿刺点,避开腹部血管。

3. 感染

(1)严格按照腹腔穿刺的无菌操作。

(2)感染发生后根据病情适当应用抗生素。

4. 腹膜反应、休克 主要表现为头晕、恶心、心悸、气促、脉快、面色苍白,由于腹膜反应或腹压骤然降低,内脏血管扩张而发生血压下降甚至休克等现象所致。处理:

(1)注意控制放液速度。

(2)发生上述反应立即停止操作,进行适当处理(如补液、吸氧、使用肾上腺素等)。

5. 麻醉意外

(1)术前要详细询问患者的药物过敏史,特别是麻醉药。

(2)如果使用普鲁卡因麻醉,术前应该做皮试。

(3)手术时应该备好肾上腺素等抢救药物。

八、注意事项

1. 腹腔穿刺前需排空膀胱,以防穿刺时损伤充盈膀胱。

2. 放腹水的速度不宜过快、过多，以防腹压骤然降低，内脏血管扩张而发生血压下降甚至休克等现象。一般每次放腹水的量不超过 3 000~6 000ml；肝硬化患者第一次放腹水不要超过 3 000ml。在维持大量静脉输入白蛋白（6~8g/L 腹水）的基础上，也可大量放液，可于 1~2 小时内排出腹水 4 000~6 000ml，甚至放尽。

3. 当患者腹水量大，腹压高时，应采取移行进针的方法，即皮肤与腹膜的穿刺点不在同一直线上，以防止穿刺后穿刺点渗液。如遇穿刺后有腹水渗漏时，可用消毒火棉胶粘贴穿刺孔，并用蝶形胶布拉紧，再用多头腹带包裹腹部。

4. 术中注意观察患者反应，如果出现头晕、心悸、恶心、气短、气促、脉快、面色苍白等症状，应立即停止操作，并做适当处理。

5. 如为血性腹水，仅留取标本后应停止放液。

6. 大量放液患者，应卧床休息，并密切观察病情变化。

7. 穿刺抽液时，抽出全血样液体，可将全血样液体置玻片上观察，若血液迅速凝固，多是穿刺针误刺入血管所致；若不凝固，即为腹腔内出血。

8. 做诊断性穿刺时，应立即送检腹水常规、生化、细菌培养和脱落细胞检查。

9. 注意无菌操作，以防止腹腔感染。

九、关键词

腹腔穿刺术　abdominocentesis

适应证　indication

禁忌证　contraindicate

腹部　abdomen

腹腔积液　seroperitoneum

腹膜反应　peritoneal reaction

十、案例分析

患者，男性，29 岁，主诉"乏力、腹胀伴双下肢水肿 2 个月"。

患者 2 个月前因工作劳累、大量饮酒后出现体力下降、乏力明显、腹胀、双下肢水肿，未在意。症状持续 1 个月无好转，在当地医院化验肝功能异常，肝炎病毒指标阴性，彩超提示"腹水"，经一般对症治疗，效果欠佳，后因病情无明显改善，转入本院。

否认肝炎、结核等传染病史，无药物过敏史。大量饮酒史 10 年，平均啤酒 24 瓶/d。

入院查体：T 36.8℃，P 80 次/min，R 20 次/min，BP 110/80 mmHg。发育正常，营养中等，神志清楚，查体合作。全身皮肤黏膜轻度黄染，全身浅表淋巴结未及肿大。颈软，心肺未见异常，腹软，无压痛、反跳痛，移动性浊音（+），双下肢轻度水肿，病理征（-）。入院后检查 WBC 9.44×10⁹/L，N 50.54%，HGB 65.9 g/L，PLT 74.4×10⁹/L；PTA 55%，CRP（-），HbA1c 10.6%；肝功能：ALT 54.4U/L，AST 28.8U/L，ALP 57U/L，GGT 80U/L，ALB 29.6g/L，GLO 25.5g/L，TBIL 40.4mmol/L，DBIL33.1mmol/L，电解质、肾功能正常；HAV、HBV、HCV、HEV 病毒指标均阴性；CD4/CD8 0.52。胸片未见异常。彩超提示：肝脏弥漫性病变，脾厚，腹水，门脉高压血流改变。

1. 请操作腹腔穿刺术。

2. 诊断考虑什么？

参考答案：

1. 略。

2. 考虑酒精性肝硬化。

十一、评分标准(见表 2-2-1)

表 2-2-1 腹腔穿刺术参考评分标准

项目	分数	内容及评分标准	满分	得分
准备工作	16	查看患者血常规、超声、凝血功能等相关化验	1	
		向患者说明穿刺目的,消除顾虑,签署知情同意书	2	
		询问患者过敏史,过敏体质患者需行利多卡因皮试。穿刺前嘱患者排尿	2	
		操作者洗手,戴口罩、帽子	1	
		测量患者腹围、血压、脉搏。行腹部体格检查,再次确认有腹腔积液	4	
		腹腔穿刺包;碘伏棉球,局部麻醉药(2%盐酸利多卡因 10ml)、无菌手套 2 副、抢救药品(肾上腺素、地塞米松等),皮尺、多头腹带、盛腹水容器。检查各物品的消毒状态及有效日期	6	
操作过程	54	体位,患者根据病情,可采取平卧位、半卧位或稍左侧卧位。协助患者解开上衣,松开腰带,暴露腹部,背部铺好腹带(放腹水时)	4	
		穿刺点选择: 1. 位置1:一般取左下腹部脐与左髂前上棘连线中外1/3交点处 2. 位置2:取脐与耻骨联合连线中点上方1.0cm,偏左或偏右1.5cm处 3. 位置3:少量腹水患者取侧卧位,取脐水平线与腋前线或腋中线交点 4. 少量或包裹性积液,需在超声指导下定位穿刺	8	
		戴无菌手套,查看穿刺包有效期,检查穿刺包内物品是否齐全,穿刺针是否通畅,橡皮管是否漏气	6	
		以穿刺点为中心、直径15cm,后一次的消毒范围不要超越前一次;共消毒3次	4	
		铺消毒洞巾	2	
		与助手核对麻醉药品名称及有效期	2	
		用2%盐酸利多卡因3ml先在皮下打皮丘(直径5~10mm),再自皮肤至腹膜壁层逐层做局部浸润麻醉	2	
		术者左手固定穿刺部位皮肤,右手持穿刺针经麻醉路径逐步刺入腹壁,待感到针尖抵抗突然消失时,表示针尖已穿过腹膜壁层	6	
		助手用止血钳固定穿刺针,可抽取和引流腹水,并留样送检	4	
		诊断性穿刺可直接用无菌的20ml或50ml注射器和7号针头进行穿刺抽液(口述者给2分)	3	
		大量放液时可用针尾连接橡皮管的8号或9号针头,助手用消毒血管钳固定针尖并夹持橡皮管(一次性腹穿包的橡皮管末端带有夹子,可代替止血钳夹持橡皮管)(口述者给1分)	2	
		抽液结束后缓慢拔出穿刺针,碘伏消毒穿刺点	3	
		盖上消毒纱布,以手指压迫数分钟,再用胶布固定	1	
		大量放液后,需用腹带将腹部包扎	2	

续表

项目	分数	内容及评分标准	满分	得分
操作过程	54	术后测量患者血压、脉搏,测量腹围	2	
		送患者安返病房并交代患者注意事项,嘱患者尽量保持穿刺点朝上的体位;腹压高的患者,穿刺后需腹带加压包扎	3	
操作过程总体评价	20	操作熟练,操作顺序有条理、不慌乱,操作过程中有无菌意识	6	
		操作时态度认真严谨,沟通时有礼貌	4	
		一次穿刺成功抽出液体	5	
		术后物品处理得当	5	
提问	10	随机选择 2 个问题,每题 5 分	10	
总分	100		100	

相关问题:

1. 诊断性腹腔穿刺术抽取腹水多少?

2. 腹腔穿刺术时需注意哪些问题?

3. 腹膜反应的临床表现有哪些?

4. 出现腹膜反应如何处理?

5. 腹腔穿刺术的穿刺点的选择有哪些?

(吴 昆 郭元虎)

第三节 骨髓穿刺术
Bone Marrow Puncture

一、目的

1. 诊断作用 通过检查骨髓细胞增生程度、细胞组成及其形态学变化、细胞遗传学检查、分子生物学检查、造血干细胞培养、寄生虫和细菌学检查等协助临床诊断,并可以针对各种血液病观察疗效和判断预后。

2. 治疗作用 为骨髓移植提供骨髓。

二、适应证

1. 各类血液病的诊断和全身肿瘤性疾病是否有骨髓侵犯或转移。

2. 原因不明的发热、肝、脾、淋巴结肿大者。

3. 某些传染病或寄生虫病需要骨髓细菌培养或涂片寻找病原体,如伤寒杆菌的骨髓培养及骨髓涂片寻找疟原虫和利-杜小体。

4. 诊断某些代谢性疾病,如戈谢病,只有骨髓找到 Gaucher 细胞,才能最后确定诊断。

5. 观察血液病及其他骨髓侵犯疾病的治疗反应和判断预后。

6. 骨髓移植时采集足量的骨髓。

三、禁忌证

1. 血友病及有严重凝血功能障碍者,不宜进行此项检查,以免引起局部严重迟发性出血。

2. 骨髓穿刺局部皮肤有感染者。

3. 麻醉药过敏者。

四、操作前准备

1. 患者准备

（1）怀疑有凝血功能障碍者，骨髓穿刺前应作凝血功能方面的检查，以决定是否适合做此种检查。

（2）向患者或其家属说明骨髓穿刺的目的、操作过程及可能出现或应注意的问题。

（3）告知需要配合的事项（穿刺过程中可能会出现疼痛等不适，患者随时报告，术后三天保持穿刺部位干燥清洁）。

（4）让患者或家属签署知情同意书。

2. 操作者准备

（1）核对患者信息，了解患者药物过敏史及凝血功能检查结果。

（2）掌握骨髓穿刺操作相关知识，明确穿刺目的。

（3）需要 2 人操作。

（4）操作者摆好患者体位，选择穿刺点并标记。

（5）操作者洗手、戴帽子、口罩。

（6）操作者（或制片助手）应制作合格而规范的骨髓片。

3. 物品准备

（1）骨髓穿刺包：骨髓穿刺针 1 个、无菌盘 1 个、镊子 2 把、孔巾 1 个、纱布 3 块、棉球若干。其他：一次性注射器 2 个（5ml、20ml 各 1 个）、无菌手套 2 副、干净玻片 6~8 张和 1 张推片、抗凝管数个。

（2）消毒用品：2.5%碘酊和 75%乙醇，或 0.5%碘伏。

（3）麻醉药物及抢救药品：2%盐酸利多卡因 10ml、地塞米松 5mg、肾上腺素 1mg。

五、操作步骤

1. 选择体位

（1）俯卧位或侧卧位：髂后上棘穿刺点。

（2）仰卧位：髂前上棘和胸骨穿刺点。

（3）坐位或侧卧位：腰椎棘突穿刺点。

2. 穿刺点的选择

（1）髂后上棘穿刺点：位于 L5 和 S1 水平旁开约 3cm 处一圆钝的突起处，临床常用穿刺点。骨髓移植提供大量骨髓时常选该部位。

（2）髂前上棘穿刺点：位于髂前上棘后 1~2cm 骨面较平坦处，操作方便，无危险性。

（3）胸骨穿刺点：位于第 2 肋间隙胸骨体的中线部位。胸骨较薄（约 1.0cm 左右），其后方为心房和大血管，严防穿通胸骨发生意外；但由于胸骨骨髓液含量丰富，当其他部位穿刺失败时，仍需作胸骨穿刺。

（4）腰椎棘突穿刺点：位于腰椎棘突突出处，难度大，不常用。

（5）穿刺点避开局部皮肤感染灶，确定后要标记穿刺点。

3. 消毒铺巾

（1）准备：操作者戴无菌手套，在两个消毒小杯内分别放入棉球，助手协助，分别倒入少量 2.5%碘酊和 75%乙醇或用 0.5%碘伏溶液。

（2）消毒：以定位穿刺点为中心，先用 2.5% 碘酊消毒 3 遍，消毒直径大于 15cm，再用 75% 乙醇以同样方式消毒 3 遍，也可单用 0.5% 碘伏消毒 2 遍，再戴上无菌手套。

（3）铺巾：无菌孔巾中心对准穿刺点，当采取坐位或侧卧位时应以胶布固定无菌孔巾于患者衣服上。

4. 麻醉

（1）准备：5ml 注射器吸入 2% 盐酸利多卡因 5ml 左右，在穿刺点局部皮下注射形成一个皮丘，将注射器垂直于皮肤表面，缓缓刺入。

（2）间断负压回抽，如无回血，注射麻醉药，由皮肤、皮下直至骨膜逐层浸润麻醉各层组织，至骨膜处进行多点麻醉，以减少穿刺时疼痛。

5. 穿刺

（1）准备：检查骨髓穿刺针是否通畅，针芯与针体是否吻合，调节骨髓穿刺针的固定器固定在适当长度，胸骨穿刺一般固定在距针尖约 1cm 处，髂后和髂前上棘穿刺时一般固定在距针尖约 1.5cm 处。

（2）穿刺：髂后和髂前上棘穿刺时，操作者左手拇指和示指固定穿刺部位皮肤，右手持骨髓穿刺针与骨面呈垂直方向刺入。若为胸骨穿刺则应与骨面呈 30°～40° 角斜行刺入，当穿刺针针尖接触骨面时，则沿穿刺针的针体长轴左右旋转穿刺针，向前推进缓慢刺入骨质。当突然感到穿刺阻力消失，即有突破感且穿刺针已固定在骨内时，表明穿刺针已进入骨髓腔内。

（3）抽吸：拔出穿刺针针芯，放于无菌盘内，接上干燥的 20ml 注射器，当用负压回抽见到注射器内有骨髓液时，标志穿刺成功。若未能抽出骨髓液，则可能是穿刺的深度或方向不合适，或穿刺针的针尖堵在骨质上，或是穿刺针针腔被皮肤和皮下组织堵塞及某些血液病所致的干抽现象等，此时应重新插上针芯，稍加旋转或再钻入少许，重新接上注射器再行抽吸，即可取得骨髓液。

6. 抽取骨髓液 当用负压回抽见到注射器内有骨髓液时，则用适当的力量迅速抽取骨髓液 0.1～0.2ml，骨髓涂片行常规骨髓细胞学检查。如需要做骨髓液的其他检查，应在留取骨髓液涂片标本后再抽取需要量的骨髓液用于骨髓干细胞培养、染色体和融合基因检查、骨髓细胞流式细胞术检查及骨髓液细菌培养等。

7. 制片 取下注射器，插入针芯，迅速将留取在注射器内的骨髓液滴于载玻片上，由操作者或助手用推片沾取少许骨髓液快速涂片 6～8 张。

8. 拔针 抽取骨髓液结束，拔除插入针芯的穿刺针，局部消毒，无菌纱布盖住针孔，按压 1～3min（具体时间视出血情况而定），用胶布固定。嘱患者 3 天内穿刺部位不要着水，并保持清洁。

9. 标本处理 骨髓涂片连同申请单送骨髓检查室，其他骨髓液根据临床需要进行相应检查，如骨髓干细胞培养、染色体和融合基因检查、骨髓细胞流式细胞术检查及骨髓液细菌培养等。

10. 收拾用物，医疗垃圾分类处理。

六、术后处理

1. 整理用物，用后的物品放入污物间，分类处理。

2. 向病人及家属交待术后注意事项。

3. 及时完成医疗文件记录。

七、并发症

1. 胸骨穿刺可能会穿透胸骨内侧骨板，伤及心脏和大血管：该并发症罕见，但较危险！是胸骨穿刺时用力过猛或穿刺过深发生的意外。

2. 穿刺针被折断在骨内 罕见，常由于穿刺针针头进入骨质后操作者摆动过大，或在穿刺过程中,由于骨质坚硬而难以达到骨髓腔时,强行进针所致。

3. 局部皮肤出血和红肿感染。

八、注意事项

1. 术前应做出、凝血时间检查,有出血倾向患者操作时应特别注意,对血友病患者禁止做骨髓穿刺。

2. 严格执行无菌操作,避免发生感染。

3. 注射器与穿刺针必须干燥,以免发生溶血。

4. 穿刺针针头进入骨质后避免摆动过大,以免折断,为了防止穿刺针被折断,如果感到骨质坚硬而难以达到骨髓腔时,不可强行进针,应考虑到大理石骨病的可能,行 X 线检查,明确诊断。若穿刺针被折断在骨内,可请外科处理;胸骨穿刺不可用力过猛,以免穿透内侧骨板发生危险。

5. 做细胞形态学检查抽吸骨髓液量不宜过多,以免影响骨髓增生程度判断、细胞计数及分类结果。

6. 骨髓液抽取后应立即涂片,否则会很快发生凝固导致涂片失败。

7. 多次干抽,应做骨髓活检。

九、关键词

骨髓穿刺术　bone marrow puncture

白血病　leukemia

血友病　hemophilia

干抽　dry tap

髂前上棘　anterior superior iliac spine

髂后上棘　posterior superior iliac spine

骨髓移植　bone marrow transplantation

十、案例分析

患者,女,45 岁,主因"发热 1 周,牙龈出血伴周身乏力 5 天"入院。患者一周前无明显诱因出现发热,体温最高达 38℃,并感周身酸痛不适,无明显寒战及咳嗽、咳痰,自行口服复方氨酚烷胺片、板蓝根等药物,未见好转。近 5 天患者间断出现牙龈渗血,周身乏力明显,周身皮肤磕碰后瘀青,为求系统诊治入院。既往无服用抗凝药及蛇咬伤病史。入院后查体:T 37.8℃,P 108 次/min,R 24 次/min,BP 125/75mmHg,神清,精神差,查体合作;贫血貌,巩膜无黄染,左眼球结膜片状出血,牙龈少许渗血,四肢皮肤黏膜可见散在瘀点、瘀斑,浅表淋巴结未触及肿大,胸骨轻压痛,心率 108 次/min,心音有力,律齐。双肺呼吸音粗,未闻及干湿啰音。腹软,无压痛,肝脾肋下未触及。双下肢无水肿。辅助检查:血常规:WBC 34.7×10⁹/L,HGB 70g/L,PLT 32×10⁹/L,末梢血涂片可见幼稚细胞 60%。尿常规:潜血(++),便常规:(-)。骨髓涂片:骨髓增生活跃,可见到颗粒增多的早幼粒细胞占 53%。

1. 该患者最可能的诊断是什么?

2. 诊断主要依据是什么?

3. 还需完善哪些对诊断有意义的实验室检查?

4. 治疗原则是什么?

参考答案:

1. 最可能诊断:急性早幼粒细胞白血病;弥散性血管内凝血。

2. 诊断依据:

(1)急性早幼粒细胞白血病:患者急性起病,有发热、出血、贫血等临床表现;查体有较重的出血现象,同时合并贫血及胸骨轻压痛;实验室检查提示血常规及骨髓涂片中可见到幼稚细胞及早幼粒细胞。

(2)弥散性血管内凝血:患者非妊娠妇女,且无服用抗凝药物病史及蛇咬伤史,但患者出血现象严重,且存在急性早幼粒细胞白血病的基础疾病,查体有严重出血现象,血常规提示有血小板减少,并且尿常规中可见到潜血。

3. 需完善的实验室检查:骨髓组化染色、流式细胞术、染色体、融合基因、骨髓活检及凝血功能检测、D-二聚体、3P 试验、纤维蛋白原测定及肝、肾功能。

4. 治疗原则

(1)一般治疗

1)防治感染:患者宜住层流病房,发热应做细菌培养和药敏试验,给予经验性抗生素治疗。

2)成分输血支持:给予输注血小板及浓缩红细胞,如凝血功能 PT、APTT 明显延长,给予冰冻血浆输注改善凝血。

3)防治高尿酸血症肾病:补液,碱化尿液。

4)维持营养:补充营养,维持水电解质平衡,给予高蛋白、易消化食物。

(2)抗白血病治疗

1)诱导缓解治疗:给予维 A 酸及砷剂(如三氧化二砷)诱导细胞分化成熟,同时砷剂还可诱导细胞凋亡,如患者耐受性好可给予蒽环类药物化疗。

2)缓解后治疗。

十一、评分标准(见表 2-3-1)

表 2-3-1　骨髓穿刺参考评分标准

项目	分数	内容及评分标准	满分	得分
准备工作	15	患者准备: (1)骨髓穿刺前应作凝血功能方面的检查,以决定是否适合作此项检查	2	
		(2)向患者或其家属说明骨髓穿刺的目的及可能出现或应注意的问题,并告知需要配合的事项	1	
		(3)嘱患者或家属签署知情同意书	2	
		操作者准备: (1)核对患者信息,了解患者病情	1	
		(2)掌握骨髓穿刺操作相关知识,明确穿刺目的	2	
		(3)操作者或助手协助摆好患者体位	1	
		(4)操作者及助手洗手、戴帽子、口罩	1	
		物品准备: (1)骨髓穿刺包:骨髓穿刺针 1 个、无菌盘 1 个、镊子 2 把、孔巾 1 个、纱布 3 块、棉球若干 其他:一次性注射器 2 个(5ml、20ml 各 1 个)、无菌手套 2 副、干净玻片 6~8 张和 1 张推片、抗凝管数个	3	
		(2)消毒用品:2.5%碘酊和 75%乙醇,或 0.5%碘伏	1	
		(3)麻醉药物及抢救药品:2%盐酸利多卡因 5ml、地塞米松 5mg、肾上腺素 1mg	1	

续表

项目	分数	内容及评分标准	满分	得分
操作过程	60	1. 患者取仰卧位	2	
		选择髂前上棘后 1~2cm 骨面较平坦处为穿刺点并做标记	2	
		操作者戴无菌手套,以定位穿刺点为中心,先用 2.5% 碘酊消毒 3 遍,消毒直径大于 15cm,再用 75% 乙醇以同样方式消毒 3 遍,也可单用 0.5% 碘伏消毒 2~3 遍,再戴上无菌手套	2	
		2. 铺巾:无菌孔巾中心对准穿刺点,当采取坐位或侧卧位时应以胶布固定无菌孔巾于患者衣服上	2	
		3. 取 5ml 注射器吸入 2% 盐酸利多卡因 5ml 左右,在穿刺点局部皮下注射形成一个皮丘,将注射器垂直于皮肤表面,缓缓刺入	2	
		间断负压回抽,如无回血,注射麻醉药	2	
		由皮肤、皮下直至骨膜逐层浸润麻醉各层组织,至骨膜处进行多点麻醉,以减少穿刺时疼痛	2	
		检查骨髓穿刺针是否通畅	2	
		调节骨髓穿刺针的固定器固定在适当长度,胸骨穿刺一般固定在距针尖约 1cm 处,髂后和髂前上棘穿刺时一般固定在距针尖约 1.5cm 处	3	
		4. 髂后和髂前上棘穿刺时,操作者左手拇指和示指固定穿刺部位	2	
		右手持骨髓穿刺针与骨面呈垂直方向刺入	2	
		若为胸骨穿刺则应与骨面呈 30°~40° 角斜行刺入(操作时有口述者即给分),当穿刺针针尖接触骨面时,则沿穿刺针的针体长轴左右旋转穿刺	4	
		向前推进缓慢刺入骨质,当突然感到穿刺阻力消失,且穿刺针已固定在骨内时,表示穿刺针已进入骨髓腔内	2	
		5. 拔出穿刺针针芯,放于无菌盘内	2	
		接干燥的 20ml 注射器,当负压回抽见到注射器内有骨髓液时,标志穿刺已成功	2	
		若未能抽出骨髓液,则可能是穿刺的深度或方向不合适,或可能是穿刺针针腔被皮肤和皮下组织堵塞或者是干抽现象,此时应重新插上针芯,再次进针少许,重新接上注射器再行抽吸,即可取得骨髓液(操作时有口述者即给分)	2	
		6. 当用负压回抽见到注射器内有骨髓液时,则用适当的力量迅速抽取骨髓液 0.1~0.2ml	4	
		骨髓涂片行常规骨髓细胞学检查	2	
		7. 取下注射器,插入针芯,迅速将注射器内的骨髓液滴于载玻片上	4	
		由操作者或助手用推片蘸取少许骨髓液快速涂片 6~8 张(推片与载玻片角度为 30°~40°,厚薄适宜,片子有头、体、尾三部分)	4	
		如需要做骨髓液的其他检查,应在留取骨髓液涂片标本后再抽取需要量的骨髓液。用于骨髓干细胞培养、染色体和融合基因检查、骨髓细胞流式细胞术检查及骨髓液细菌培养等(操作时有口述者即给分)	3	

续表

项目	分数	内容及评分标准	满分	得分
操作过程	60	8. 抽取骨髓液结束,拔除插入针芯的穿刺针,局部消毒,无菌纱布盖住针孔,按压 1~3min 后用胶布固定	3	
		嘱患者 3 天内穿刺部位不要着水,并保持清洁	2	
		将骨髓片连同申请单送骨髓检查室,其他骨髓液根据临床需要进行相应检查,如骨髓干细胞培养、染色体和融合基因检查、骨髓细胞流式细胞术检查及骨髓液细菌培养等	2	
		收拾用物,医疗垃圾分类处理	1	
操作过程总体评价	15	熟练规范程度:操作熟练、顺序正确,有条不紊,不慌乱	3	
		无菌观念:物品有无污染,是否横跨无菌面,物品有无掉地	5	
		人文关怀:言语通俗易懂,态度和蔼,沟通充分有效	3	
		时间把握:整体时间控制在 4min 以内	4	
提问	10	随机选择 2 个问题,每题 5 分	10	
总分	100		100	

相关问题:

1. 骨髓穿刺成功的标志是什么?
2. 骨髓穿刺术的适应证和禁忌证有哪些?
3. 制片时采取何种措施可以尽量避免骨髓液抽取过多以致稀释?
4. 骨髓干抽常见于哪些情况?
5. 骨髓穿刺的注意事项有哪些?

（云　雁　贾国荣）

第四节　骨髓活体组织检查
Bone Marrow Biopsy

一、目的

1. 了解骨髓造血组织的结构和细胞之间以及组织之间的相互关系。
2. 补充骨髓涂片的不足,在某些血液肿瘤性疾病诊断中起辅助作用。

二、适应证

1. 骨髓穿刺多次失败(怀疑骨髓纤维化、骨髓转移癌、多发性骨髓瘤、淋巴瘤骨髓浸润、多毛细胞白血病、某些急慢性白血病及骨髓硬化症等)。

2. 血象显示全血细胞减少,反复骨髓穿刺提示骨髓增生低下,病态造血,怀疑再生障碍性贫血、骨髓增生异常综合征及低增生性白血病者。

3. 某些贫血、原因不明发热、脾或淋巴结肿大、骨髓涂片检查不能确诊者。

4. 对白血病疗效的观察有指导价值在急性白血病的缓解后化疗及长期无病生存期间,应定期做骨髓双标本取材,若骨髓涂片未达复发标准,而切片内出现了异常原始细胞簇,提示已进入

121

早期复发,应及时对症治疗。

三、禁忌证

1. 血友病及严重凝血功能障碍者。
2. 活检局部皮肤感染者。

四、操作前准备

1. 患者准备

(1)怀疑有凝血功能障碍者,骨髓活检前应做凝血功能方面的检查,以决定是否适合做此检查。

(2)向患者或其家属说明骨髓活检的目的、操作过程及可能出现或应注意的问题。

(3)告知患者需要配合的事项(穿刺过程中可能会出现胀痛等不适,患者随时报告,术后3天保持穿刺部位干燥清洁)。

(4)让患者或家属签署知情同意书。

2. 操作者准备

(1)核对患者信息,了解患者药物过敏史及凝血功能检查结果。

(2)掌握骨髓活检操作相关知识,明确活检目的。

(3)操作者摆好患者体位,选择穿刺点并标记。

(4)操作者洗手、戴帽子、口罩。

3. 物品准备

(1)骨髓活检针1套、无菌盘1个、镊子2把、孔巾1个、纱布3块、棉球若干,一次性注射器1个、无菌手套2副,活检标本瓶1个,95%乙醇或10%甲醛固定液。

(2)消毒用品:2.5%碘酊和75%乙醇,或0.5%碘伏。

(3)麻醉药物及抢救药品:2%盐酸利多卡因10ml、地塞米松5mg、肾上腺素1mg。

五、操作步骤

1. 选择体位

(1)侧卧位:髂后上棘。

(2)仰卧位:髂前上棘。

2. 穿刺点的选择

(1)髂后上棘穿刺点:位于L5和S1水平旁开约3cm处一圆钝的突起处,临床常用穿刺点。

(2)髂前上棘穿刺点:位于髂前上棘后1~2cm骨面较平坦处。

3. 消毒铺巾

(1)准备:操作者戴无菌手套,在两个消毒小杯内分别放入棉球,助手协助,分别倒入少量2.5%碘酊和75%乙醇或用0.5%碘伏溶液。

(2)消毒:以定位穿刺点为中心,先用2.5%碘酊消毒3遍,消毒直径大于15cm,再用75%乙醇以同样方式消毒3遍,或单用0.5%碘伏消毒2遍,再戴上无菌手套。

(3)铺巾:无菌孔巾中心对准穿刺点,当采取侧卧位时应以胶布固定无菌孔巾于患者衣服上。

4. 麻醉

(1)准备:5ml注射器吸入2%盐酸利多卡因5ml左右,在穿刺点局部皮下注射形成一个皮丘,将注射器垂直于皮肤表面,缓缓刺入。

(2)间断负压回抽,如无回血,注射麻醉药,由皮肤、皮下直至骨膜逐层浸润麻醉各层组织,至骨膜处进行多点麻醉,以减少穿刺时疼痛。

5. 活检

(1)准备:检查骨髓活检针是否通畅、配套,并且配有接柱。

(2)活检:将骨髓活组织检查穿刺针的针管套在手柄上,操作者左手拇指和示指将穿刺部位皮肤压紧固定,右手持穿刺针手柄以顺时针方向进针至骨质一定的深度后,拔出针芯,在针座后端连接上接柱,再插入针芯,继续按顺时针方向进针,其深度达 1.0cm 左右,再转动针管 360°,针管前端的沟槽即可将骨髓组织离断。

6. 取材　按顺时针方向退出穿刺针,取出骨髓组织,立即置于 95% 乙醇或 10% 甲醛中固定,并及时送检。

7. 加压固定　以碘伏棉球消毒穿刺部位后,再用干棉球压迫创口,敷以消毒纱布并固定。嘱患者穿刺部位 3 天勿着水,保持局部清洁干燥。

8. 收拾用物,医疗垃圾分类处理。

六、术后处理

1. 整理用物,用后的物品放入污物间,分类处理。

2. 向病人及家属交待术后注意事项。

3. 及时完成医疗文件记录。

七、并发症

局部皮肤出血、红肿或感染。

八、注意事项

1. 穿刺前行凝血检查,有出血倾向者穿刺时应谨慎,血友病患者禁做骨髓活组织检查。

2. 穿刺开始进针不要太深,否则不易取得骨髓组织。

3. 由于骨髓活组织检查穿刺针的内径较大,抽取骨髓液的量不易控制。因而一般不用于抽取骨髓液做涂片检查。

4. 严格无菌操作,避免感染。

九、关键词

骨髓活体组织检查术　bone marrow biopsy

原发性骨髓纤维化　primary myelofibrosis

淋巴瘤　lymphoma

多发性骨髓瘤　multiple myeloma

急性白血病　acute leukemia

慢性白血病　chronic leukemia

再生障碍性贫血　aplastic anemia

骨髓增生异常综合征　myelodysplastic syndromes

造血干细胞移植　hemopoietic stem cell transplantation

十、案例分析

患者,男,27 岁,主因"头晕、乏力 2 个月,面色苍白 20 余天"入院。患者 2 个月前无明显诱因出现头晕、乏力,无发热,无恶心、呕吐,未予重视,后出现面色苍白,偶有少许鼻出血可自行停止,且乏力较前明显加重,为系统诊治入院。发病以来,无挑食病史,无酱油色尿及黑便,既往体健。查体:T 36.9℃,P 92 次/min,R 22 次/min,BP 125/75mmHg,神清,查体合作,重度贫血貌,眼睑、口唇、甲床苍白,巩膜无黄染,浅表淋巴结未触及肿大,心率 92 次/min,律齐。双肺呼吸音清,未闻及干湿啰音。腹部柔软平坦,无压痛及肿物,肝脾未触及肿大,双下肢不肿,双下肢可见散在少许瘀点。辅助检查:血常规:WBC $1.2×10^9$/L,N 35%,L 60%,HGB 59g/L,PLT $40×10^9$/L,网织红细胞 0.001。血清叶酸、维生素 B_{12}、铁蛋白测定均正常。

1. 该患者最可能的诊断是什么?

2. 主要诊断依据是什么?

3. 为了明确诊断还应该完善哪些有意义的实验室检查?

4. 治疗原则是什么?

参考答案:

1. 最可能诊断　再生障碍性贫血。

2. 诊断依据

(1)该患者有贫血病史,但不挑食,叶酸、维生素 B_{12}、铁蛋白测定均正常,不考虑营养不良性贫血,无消化道出血及溶血等临床表现。

(2)血常规提示全血细胞减少,同时网织红细胞减低,淋巴细胞比例升高。

(3)查体患者存在贫血貌,无肝脾肿大。

3. 应完善的实验室检查　骨髓穿刺涂片、骨髓细胞染色体、骨髓活检、淋巴细胞亚群、溶血检查,CD55、CD59。

4. 治疗原则

(1)支持治疗

1)预防感染,注意饮食卫生。

2)纠正贫血输注红细胞。

3)如有严重出血及血小板明显减低可给予输注血小板。

(2)针对发病机制治疗

1)免疫抑制治疗:抗淋巴/胸腺细胞球蛋白(ALG/ATG)、环孢素、吗替麦考酚酯。

2)促造血治疗:雄激素(司坦唑醇、十一酸睾酮)、造血生长因子。

3)造血干细胞移植。

十一、评分标准(表 2-4-1)

表 2-4-1　骨髓活检参考评分标准

项目	分数	内容及评分标准	满分	得分
准备工作	15	患者准备: (1)骨髓穿刺前应做凝血功能方面的检查,以决定是否适合作此种操作	2	
		(2)向患者或其家属说明骨髓活检的目的及可能出现或应注意的问题并告知需要配合的事项	2	
		(3)让患者或家属签署知情同意书	1	
		操作者准备: (1)核对患者信息,了解患者药物过敏史及凝血功能检查结果	1.5	
		(2)掌握骨髓活检操作相关知识,明确穿刺目的	1	
		(3)操作者或助手协助摆好患者体位	1.5	
		(4)操作者及助手洗手、戴帽子、口罩	1	

项目	分数	内容及评分标准	满分	得分
准备工作	15	物品准备： (1)骨髓活检针一套、无菌盘 1 个、镊子 2 把、孔巾 1 个、纱布 3 块、棉球若干、一次性注射器 1 个、无菌手套 2 副、95% 乙醇或 10% 甲醛固定液、标本瓶	3	
		(2)消毒用品：2.5% 碘酊和 75% 酒精，或 0.5% 碘伏	1	
		(3)麻醉药物及抢救药品：2% 盐酸利多卡因 5ml、地塞米松 5mg、肾上腺素 1mg	1	
操作过程	60	选择体位及活检部位：患者取左侧卧位，选择右髂后上棘骨面较突出处为穿刺点并做标记	4	
		戴无菌手套，以定位穿刺点为中心，先用 2.5% 碘酊消毒 3 遍，消毒直径大于 15cm，再用 75% 乙醇以同样方式消毒 3 遍，也可单用 0.5% 碘伏消毒 2 遍再次戴无菌手套	2	
		铺巾：无菌孔巾中心对准穿刺点，当采取侧卧位时应以胶布固定无菌孔巾于患者衣服上	2	
		取 5ml 注射器吸入 2% 盐酸利多卡因 5ml 左右，在穿刺点局部皮下注射形成一个皮丘，将注射器垂直于皮肤表面，缓缓刺入	2	
		间断负压回抽，如无回血，注射麻醉药	2	
		由皮肤、皮下直至骨膜逐层浸润麻醉各层组织，至骨膜处进行多点麻醉，以减少穿刺时疼痛	2	
		检查骨髓活检针是否通畅、配套，并且配有接柱	4	
		活检：将骨髓活组织检查穿刺针的针管套在手柄上，操作者左手拇指和示指将穿刺部位皮肤压紧固定	4	
		右手持穿刺针手柄垂直骨面进针	2	
		以顺时针方向进针至骨质一定的深度后	5	
		并且穿刺针已固定在骨内时，拔出针芯，迅速于针座后端连接上接柱	5	
		再插入针芯，继续按顺时针方向进针，其深度达 1.0cm 左右	4	
		再转动针管 360°，针管前端的沟槽即可将骨髓组织离断	4	
		取材：按顺时针方向退出穿刺针，取出骨髓组织	4	
		立即置于装有 95% 乙醇或 10% 甲醛的标本瓶中固定，并及时送检	4	
		加压固定：以碘伏棉球消毒穿刺部位后，再用干棉球压迫创口，敷以消毒纱布并固定	5	
		术后告知患者 3 天穿刺部位不要着水，保持清洁干燥	2	
		整理用物，医疗垃圾分类处理	3	

续表

项目	分数	内容及评分标准	满分	得分
操作过程总体评价	15	无菌观念:物品污染一次,横跨无菌面,物品掉地	5	
		人文关怀:言语通俗易懂,态度和蔼,沟通充分有效	3	
		时间把握:整体时间控制在4分钟以内	4	
		熟练规范程度:操作熟练、顺序正确,有条不紊,不慌忙	3	
提问	10	随机选择2个问题,每题5分	10	
总分	100		100	

相关问题:

1. 骨髓活检的临床意义是什么?

2. 骨髓穿刺及骨髓活检的对比有何不同?

（云 雁 贾国荣）

第五节 腰椎穿刺术
Lumbar Puncture

一、目的

1. 获取脑脊液以便于测量脑脊液压力、检测脑脊液成分,判断脑脊液性质,协助诊断某些中枢神经系统疾病。

2. 了解蛛网膜下腔是否阻塞。

3. 鞘内注射给药,协助治疗某些中枢神经系统疾病。

二、适应证

1. 诊断方面

(1)用于中枢神经系统感染性疾病的诊断,如脑膜炎、脑炎、脊髓炎、脑寄生虫病。

(2)用于中枢神经系统出血性疾病的诊断,如脑出血、蛛网膜下腔出血。

(3)用于神经系统脱髓鞘疾病的诊断,如多发性硬化、视神经脊髓炎、吉兰-巴雷综合征。

(4)用于中枢神经系统肿瘤的诊断,如脑膜癌病、中枢神经系统白血病、淋巴瘤等。

(5)测量脑脊液压力,进行脑脊液动力学测定,了解蛛网膜下腔是否阻塞。

(6)特殊检查,如脊髓造影、气脑造影和核素脑池扫描等。

2. 治疗方面

(1)鞘内注射:如结核脑膜炎、脑膜白血病等注入抗结核药、抗肿瘤药进行治疗。

(2)脑脊液置换,放出少量脑脊液,注入同等量的生理盐水,缓解蛛网膜下腔出血的症状。

三、禁忌证

1. 颅内压明显升高或明显视神经乳头水肿,特别是后颅窝占位性病变,或已有脑疝征象者,为绝对禁忌证。因为穿刺放出脑脊液可引起或加重延髓和小脑扁桃体嵌入枕骨大孔,引起枕骨大孔疝,导致患者突然死亡。

2. 穿刺局部皮肤有感染灶,脊柱结核、腰椎畸形、骨折或开放性损伤者。

3. 脊髓压迫症的脊髓功能处于即将丧失的临界状态。

4. 休克、衰竭、濒危及躁动不安者。

5. 血液系统疾病或应用肝素导致出血倾向及血小板$<50×10^9$/L 者。

6. 脊髓低位圆锥者。

四、操作前准备

1. 患者的准备

(1)与医生核对患者的姓名、性别、床号。

(2)如实向医生提供病史及有无药物过敏史,配合医生查体。

(3)了解穿刺的目的、操作过程、操作时的感受及注意事项,消除顾虑,并签署知情同意书。

(4)术前排尿,清洁腰部皮肤。

2. 术者的准备

(1)正确戴好帽子和口罩。

(2)洗手(六步洗手法洗手)。

(3)了解患者病情,进行神经系统查体,特别是眼底检查,确定穿刺的必要性,核对适应证,查看有无禁忌证。

(4)向患者及家属交代病情,解释穿刺目的及操作过程、操作时的感受及注意事项,并请患者及家属签署知情同意书。

(5)询问有无药物过敏史,特别是麻药过敏史,必要时做麻药过敏试验。

(6)检查患者的生命体征。

3. 物品的准备

(1)腰椎穿刺包,内含穿刺针 2 根,麻醉用注射器 2 支,针头数枚,无菌试管 3~6 个,镊子 2 把,测压管 1 套,孔巾,无菌棉球数个,小药碗 1 个,纱布块 2 块,胶贴 1 个。

(2)消毒用品:碘伏棉球,无菌棉签。

(3)麻醉用品:2%盐酸利多卡因 5ml。

(4)抢救药品:20%甘露醇 250ml、0.1%肾上腺素 2 支、地塞米松 2 支等。

(5)其他用品:无菌手套 2 副,甲紫 1 瓶,胶布,砂轮,血压计,听诊器等。

(6)器械车辅台 2 个。

五、操作步骤

1. 操作前清洁洗手。

2. 摆体位　患者取侧卧位,多选左侧卧位,背部与床面垂直,头部俯屈至胸,两膝弯曲至腹,腰向后凸,使椎间隙尽量增宽。

3. 定穿刺点　一般选择腰椎 3~4 间隙穿刺,相当于双侧髂嵴最高点连线与后正中线的交点,用甲紫做标记;也可取上一个间隙或下一个间隙,儿童不宜在腰椎 2~3 间隙穿刺,以免损伤脊髓。

4. 核对穿刺包有效日期,助手打开穿刺包。

5. 术者再次洗手,戴无菌手套(选择另外准备的手套,不戴穿刺包内的手套,避免污染),检查包内器械,检查穿刺针,注意穿刺针是否通畅,针芯是否配套,有无毛刺(物品如有不全,可由助手用无菌镊子由包外挟入)。

6. 消毒　穿刺部位常规皮肤消毒(碘伏棉球 2 遍),双手以执笔式持镊(一把无菌,另一把接触皮肤,有菌),以穿刺点为中心,直径 15cm,由内向外依次涂擦,不留白,不来回消毒(用后的棉球及接触皮肤的镊子弃入污物桶),铺无菌洞巾。

7. 核对麻药　术者与助手核对麻药有效期、名称,用砂轮刮擦麻药安瓿颈部,在助手打开麻药前由助手消毒安瓿颈部,最后由术者递给助手一块消毒纱布将麻药打开。

8. 局部麻醉　用无菌注射器取 2%盐酸利多卡因 2～3ml 由皮肤至椎间韧带作局部浸润麻醉。先打一个皮丘,然后垂直进针,由外向内逐层麻醉,每次打药之前先回吸,无血、无液体后再注药。

9. 穿刺　术者用左手固定穿刺点皮肤,右手持针以垂直于背部,针尖稍稍偏向头部的方向进针,一般成人进针深度约为 4～6cm,儿童进针深度约为 2～4cm,针尖穿过韧带和硬膜时可感到阻力突然消失的落空感,此时针尖已进入蛛网膜下腔。缓慢抽出针芯,注意有无脑脊液流出,如果无脑脊液流出或流出很慢,插回针芯稍微调整穿刺针方向或深度,再缓慢抽出针芯,有脑脊液流出,确定穿刺成功,立即插回针芯。

10. 测脑脊液压力　嘱患者放松,慢慢伸展下肢,抽出针芯,连接测压管,待管内液面平稳,不再上升或下降时读取脑脊液压力数值。正常侧卧位脑脊液压力为 70～180mmH_2O 或 40～50 滴/min。

11. 留取脑脊液送检　测压后用无菌试管留取脑脊液 2～5ml,通常为三管,送常规、生化、细胞学检查,若病情需要,同时送免疫学、细菌学检查。

12. 术毕,插回针芯,快速拔出穿刺针,消毒穿刺点,覆盖消毒纱布并用胶带固定。

13. 嘱患者去枕平卧 4～6 小时,并再次测量生命体征。

六、术后处理

1. 整理用物,用后的物品放入污物间,分类处理。
2. 向病人及家属交代术后注意事项。
3. 及时完成医疗文件记录。

七、并发症

1. 腰椎穿刺后低颅压头痛是最常见的腰椎穿刺并发症,见于穿刺后 24 小时,可持续 2～8 天。患者头痛以额、枕部为著,可伴颈部和后背痛,咳嗽、喷嚏或站立时症状加重,严重者可伴恶心、呕吐和耳鸣,卧位时头痛减轻或消失。病因可能是穿刺点脑脊液渗出或脑组织牵拉、移位。腰椎穿刺后嘱患者平卧 6 小时、多饮水,尽量用细的穿刺针,穿刺针的针尖斜面与身体长轴平行有助于预防腰椎穿刺后头痛。

2. 马尾及脊髓圆锥的损伤　少见。腰椎穿刺中如果突然出现感觉异常(如下肢麻木或疼痛)应立即停止穿刺。

3. 小脑或延髓下疝　腰椎穿刺过程中或穿刺后发生脑疝非常少见,多见于高颅压患者,及早发现可以治疗。

4. 脑膜炎

5. 蛛网膜下腔出血或硬膜下腔出血　见于正在接受抗凝治疗或存在凝血障碍的患者,可导致瘫痪。

八、注意事项

1. 严格掌握适应证、禁忌证,凡疑有颅内压升高者,穿刺前必须做眼底检查,如有明显视神经乳头水肿或有脑疝先兆者,禁忌穿刺。当有颅内压增高、视神经乳头水肿,而又必须行腰椎穿刺时,应先用脱水剂(20%甘露醇)降颅压后再穿刺,且在放脑脊液时宜用针芯末端堵在穿刺针口上,减慢脑脊液流出速度,切忌脑脊液在高压下喷出,以免发生脑疝。此时一般只收集少量脑脊液(约1~2ml)送检。

2. 穿刺部位有化脓性感染或腰椎结核,禁止穿刺,以免引起颅内感染。

3. 穿刺过程中如出现脑疝症状时,如瞳孔不等大、意识不清、呼吸异常等,应立即停止放液,并向椎管内注入生理盐水,同时静滴20%甘露醇250ml。

4. 有躁动不安、不能合作者,可在镇静剂或基础麻醉下进行,需有专人辅助。

5. 鞘内注射时,应先放出等量脑脊液,然后再等量置换药液注入。

6. 脑脊液的收集:压力测定后将脑脊液分别收集于3个无菌试管中,每管约1~2ml。第一管做细菌培养,取液时要特别注意无菌;第二管做生化分析和免疫学检查;第三管做一般性状和显微镜检查。标本的检测宜在留取脑脊液后1~2小时内进行。如放置过久,脑脊液中葡萄糖会自行分解导致含量下降。细胞破坏、变性或附集于试管壁,导致细胞计数降低、分类不准确。

7. 压腹和压颈试验(Queckenstedt queckenstedt test)

(1)压腹试验:腰椎穿刺成功后测量脑脊液压力时,检查者以拳头用力压迫患者腹部,持续20秒,脑脊液在测压管中迅速上升;解除压迫后,脑脊液在测压管中迅速下降至原水平,说明穿刺针在穿刺处的蛛网膜下腔内。如果压腹试验脑脊液在测压管中液面不上升或上升十分缓慢,说明穿刺针不在蛛网膜下腔内。

(2)压颈试验:脊髓病中疑有椎管阻塞时采用。步骤如下:

1)腰椎穿刺成功后,测量脑脊液压力。

2)先做压腹试验,证明穿刺针在蛛网膜下腔内。

3)简单的方法是由助手用手指压迫颈静脉,先压一侧10秒,然后另一侧10秒,最后双侧同时压迫10秒,每次压迫颈静脉及撤去颈压时,每5秒读取脑脊液压力变化的数值,至不再上升或下降为止;也可以用血压计袖带轻缚于病人颈部,在测定初压后迅速充气至2.6Kpa(20mmHg),此后每5秒记录脑脊液压力上升水平1次,直至不再上升为止,以后迅速放气,除去颈压,并每5秒钟记录脑脊液压力下降水平1次,至不再下降为止。然后再分别用同法将血压计充气到5.3Kpa(40mmHg)及8Kpa(60mmHg),测定脑脊液压力变化。

4)压力分析:如果按压后脑脊液压力迅速增高1倍左右,解除压迫后10~20秒立即恢复至初压水平,称为梗阻试验阴性,说明蛛网膜下腔通畅;如果压迫后脑脊液压力无改变,称为梗阻试验阳性,说明蛛网膜下腔完全阻塞;施压后脑脊液压力缓慢上升,放松后又缓慢下降,且不能完全恢复至初压水平,提示蛛网膜下腔不完全梗阻;若压迫一侧颈静脉脑脊液压力不升,压迫另一侧时上升良好,常为该侧横窦闭塞。有颅内压增高者,而临床上又疑为脑出血、颅内占位性病变者,禁做此项试验,以免发生脑疝。

九、关键词

腰椎穿刺　lumbar puncture

脑脊液　cerebrospinal fluid,CSF

蛛网膜下腔　subarachnoid space

脑脊液压力　cerebrospinal fluid pressure

压颈试验　queckenstedt test

低颅压头痛　intracranial hypotension headache

弗洛因综合征　froin syndrome

十、案例分析

患者,女,70 岁,因全身酸痛、乏力 3 个月,发热、头痛 8 天入院。

入院前 3 个月无明显诱因出现全身酸痛、乏力,未予注意,8 天前自觉发热,体温最高达 38.6℃,头痛为全头跳痛,伴恶心、呕吐,呕吐物为非喷射性胃内容物,无肢体麻木及活动受限,无抽搐及意识丧失,无尿便失禁,曾就诊于当地医院,给予输液治疗(具体用药不详),上述症状未见好转,为进一步治疗来本院,门诊以"发热、头痛待查"收入院。患者发病以来,精神欠佳,饮食睡眠欠佳。

既往史:高血压病史 10 余年;10 余年前曾右下肢股骨骨折,现右下肢活动受限;否认糖尿病、心脏病史,否认肝炎结核病史,否认药敏史。

入院查体:T 36.5℃,P 89 次/min,R 20 次/min,BP 130/80mmHg,心率 89 次/min。神清语利,颅神经检查正常,双眼底视神经乳头边界清晰,网膜未见出血和渗出,A∶V=2∶3,右下肢活动受限,肌力检查不合作,余肢体肌力 5 级、肌张力正常,腱反射对称存在,病理征(-),共济运动检查正常,颈抗(±),双侧 Kernig sign(±)。

辅助检查:头颅 CT(2014.12.29 某医院):双侧基底节、双侧放射冠多发腔梗。胸部 CT(2014.12.30 某医院):双肺弥漫性病变,考虑支气管炎?结核?间质性肺炎?左肺尖陈旧性病变,右肺上叶稍大结节,建议复查。

请根据病情,判断患者下一步应该做何检查帮助诊断,利用现有条件在模拟人身上进行相应操作。

参考答案:

1. 病例特点

(1)患者,老年女性。

(2)因全身酸痛、乏力 3 个月,发热、头痛 8 天入院。

(3)查体:生命体征正常,颅神经检查正常,眼底正常,除右下肢活动受限,余肢体正常,脑膜刺激征(±)。

(4)辅助检查:

头颅 CT(2014.12.29 某医院):双侧基底节、双侧放射冠多发腔梗。

胸部 CT(2014.12.30 某医院):双肺弥漫性病变,考虑支气管炎?结核?间质性肺炎?左肺尖陈旧性病变,右肺上叶稍大结节,建议复查。

2. 病例分析

(1)患者,老年女性,因全身酸痛、乏力 3 个月,发热、头痛 8 天入院,入院查体:生命体征正常,脑膜刺激征(±)。颅内感染性病变不能除外,需要做腰椎穿刺明确诊断。需要做血常规、感染疾病筛查等寻找病因。

(2)患者头颅 CT 检查示:双侧基底节、双侧放射冠多发腔梗,但神经系统查体无明确的相应的体征,因此不能认为此次患者发热头痛与腔隙性脑梗死有关,头颅 CT 发现的多发腔梗可能为无症状脑梗死。

(3)患者胸部 CT:双肺弥漫性病变,考虑支气管炎?结核?间质性肺炎?左肺尖陈旧性病变,右肺上叶稍大结节。需要进一步检查明确肺部病变的性质,重点要明确有无结核,并且与脑部感染性病变有无联系。

3. 因此,本患者需要尽快做腰椎穿刺检查。

十一、评分标准(见表 2-5-1)

表 2-5-1 腰椎穿刺参考评分标准

项目	分数	内容及评分标准	满分	得分
准备工作	15	患者准备:核对患者的姓名、床号	1	
		解释腰椎穿刺的目的,安抚、取得病人同意配合并签知情同意书	2	
		清洁腰部皮肤,嘱病人排尿	1	
		操作者准备: 正确戴好口罩、帽子,操作者手清洁和消毒,以消毒洗手液洗手(1分) 了解病情,进行神经系统查体,特别是眼底检查,确定穿刺的必要性,核对适应证,查看有无禁忌证(2分) 询问有无药物过敏史,特别是麻药过敏史,必要时做麻药过敏试验(2分) 检查患者的生命体征(1分)	6	
		物品准备:腰椎穿刺包	1	
		消毒用品:碘伏棉球,无菌棉签	1	
		麻醉用品:2%盐酸利多卡因 5ml	1	
		抢救药品:20%甘露醇 250ml,0.1%肾上腺素 2 支,地塞米松 2 支	1	
		无菌手套,甲紫,胶布,血压计,听诊器,辅台等	1	
操作过程	60	体位的摆放:患者取侧卧位,背部与床面垂直,头部屈曲至胸,两膝弯曲至腹	3	
		使躯干尽可能弯曲呈弓形,脊柱尽量后凸以增宽椎间隙(边操作边口述)	2	
		穿刺点的确定:选择 L3~4 间隙为穿刺间隙相当于双侧髂棘最高点连线与后正中线的交点	3	
		也可在上一个或下一个腰椎间隙进行(边操作边口述),并做好标记	2	
		穿刺过程:核对穿刺包有效期,助手打开穿刺包	1	
		术者戴无菌手套,术者检查穿刺包内物品是否齐全	3	
		检查穿刺针是否通畅,针尖有无毛刺,套针是否配套	1	
		助手协助将消毒用品递到穿刺包内的小方盘(或弯盘)	1	
		术者以穿刺点为中心由内向外进行皮肤消毒,直径约 15cm	1	
		消毒时不能露白,不能回消	2	
		碘伏消毒共两遍(如为碘酊、乙醇消毒则为三遍),后一次的消毒范围略小于前一次(执镊为执笔式)	3	
		铺无菌洞巾	2	
		核对麻药的名称、有效期,助手用砂轮划并消毒麻药安瓿颈部	2	
		术者抽吸麻药;术者助手固定穿刺部位皮肤	2	
		右手持麻药注射器,针头倾斜约 30~45°进针,打一个皮丘,然后垂直进针,逐层麻醉	5	

续表

项目	分数	内容及评分标准	满分	得分
操作过程	60	注药之前先回抽,没有血、液体才能注药	1	
		术者用左手固定穿刺部位皮肤,右手持针以垂直于背部、针尖稍斜向头部方向缓慢进针	6	
		当针头穿过韧带和硬脑膜时,有阻力突然消失落空感,此时将针芯慢慢拔出,查看有无脑脊液流出	4	
		接测压管,让患者放松,测量脑脊液压力,正常侧卧位脑脊液压力为70~180mmH$_2$O 或40~50 滴/min	4	
		分别留取三管脑脊液共约 2~5ml 送检,第一管为细菌学检查,第二管为生化检查,第三管为细胞学检查	6	
		将针芯插入,快速拔出穿刺针,消毒,覆盖无菌纱布,胶带固定	3	
		嘱患者去枕平卧 4~6 小时,多饮水,测量血压、脉搏	3	
操作过程总体评价	15	操作熟练、稳重,操作顺序有条理、不慌乱	2	
		有无菌意识(违反无菌原则一次扣 1 分)	3	
		操作用力得当,时刻注意患者反应,态度认真严谨	2	
		沟通有礼貌,结束后帮助患者恢复平卧位	6	
		物品基本复原、废物废料销毁、丢弃到正确的位置	2	
提问	10	随机选择 2 个问题,每题 5 分	10	
总分	100		100	

相关问题:

1. 腰椎穿刺的目的是什么?
2. 什么是脑脊液?脑脊液的循环途径是什么?
3. 当腰椎穿刺发现脑脊液为血性时,如何鉴别是穿刺损伤还是非损伤性出血?
4. 什么是 Froin syndrome?
5. 如何预防腰椎穿刺后头痛?

(张红宇)

第六节 肺功能检查
Pulmonary Function Test

一、目的

1. 早期检出肺、气道病变,评估疾病的病情严重程度及预后。
2. 评定药物或其他治疗方法的疗效。
3. 鉴别呼吸困难的原因,诊断病变部位。
4. 评估肺功能对手术的耐受力或劳动强度耐受力、对危重病人监护。

二、适应证

1. 肺量计检查的适应证

（1）诊断：鉴别呼吸困难的原因；鉴别慢性咳嗽的原因；支气管哮喘、慢性阻塞性肺疾病等患者胸腹部手术的术前评估。

（2）监测：监测药物及其他干预性治疗的反应；评估胸部手术后肺功能的变化；评估心肺疾病康复治疗的效果；公共卫生流行病学调查；运动、高原、航天及潜水等医学研究。

（3）损害/致残评价：评价肺功能损害的性质和类型；评价肺功能损害的严重程度，判断预后；职业性肺疾病劳动力鉴定。

2. 肺容量检查的适应证

（1）诊断或评估限制性肺疾病及其严重程度。

（2）鉴别通气障碍的类型，即阻塞性肺疾病和限制性肺疾病。

（3）评估治疗干预的效果（支气管舒张剂、糖皮质激素；肺移植术、肺切除术、肺减容术；放疗或化疗对肺容量的影响）。

（4）肺量计检查结果异常的患者进行麻醉手术风险综合评估。

（5）在慢性阻塞性肺疾病，确定是否存在过度充气或气体滞留及其程度。

（6）对比体积描记法和气体稀释法所测肺容积，评估气体滞留的程度。

（7）其他肺功能结果的标准化（比气道传导）。

3. 支气管舒张试验的适应证

（1）有合并气道阻塞的疾病，如支气管哮喘、慢性阻塞性肺疾病、过敏性肺泡炎、闭塞性细支气管炎、弥漫性泛细支气管炎等。

（2）有气道阻塞征象，需排除非可逆性气道阻塞，如上气道阻塞。

4. 支气管激发试验的适应证

（1）临床疑诊为哮喘。

（2）慢性咳嗽查因。

（3）反复发作性胸闷、呼吸困难。

（4）对哮喘治疗效果的评估。

（5）变应性鼻炎。

（6）其他需要评价气道反应性的疾病。

5. 肺弥散功能检查的适应证

（1）辅助诊断、定量评价和随访累及肺间质的疾病，如间质性肺疾病、肺气肿、肺水肿、肺部肿瘤等引起肺泡-毛细血管膜间弥散障碍或通气-血流比率失衡的疾病。

（2）鉴别肺气肿是否合并弥散功能障碍。

（3）呼吸困难或活动后气促查因、不明原因低血氧、怀疑有肺损伤或毁损肺的患者，尤其有肺总量减少，限制性肺通气功能障碍者应进一步了解肺弥散功能。

（4）胸部外科手术或有呼吸系统相关疾病的手术患者术前风险评估及术后变化监测。

（5）评价系统性疾病的肺部受累，如结缔组织病、糖尿病、血液系统疾病等。

（6）评价化疗药物及其他药物对肺的影响，监测药物及其他干预性治疗的反应，评估心肺疾病康复治疗的效果。

（7）运动、高原、航天及潜水等医学研究。

（8）公共卫生流行病学调查。

（9）职业性肺疾病劳动力鉴定。

三、禁忌证

1. 肺量计的禁忌证

（1）绝对禁忌证：近3个月患心肌梗死、脑卒中、休克；近4周有严重心功能不全、严重心律失常、不稳定性心绞痛；近4周大咯血；癫痫发作需要药物治疗；未控制的高血压病（收缩压>200mmHg，舒张压>100mmHg）；主动脉瘤；严重甲状腺功能亢进。

（2）相对禁忌证：心率>120次/min；气胸、巨大肺大疱且不准备手术治疗者；孕妇；近4周呼吸道感染；免疫力低下易受感染者；其他：呼吸道传染性疾病（如结核、流感等）。

2. 肺容量检查的禁忌证

同肺量计的禁忌证。

3. 支气管舒张试验的禁忌证

（1）对已知支气管舒张剂过敏者，禁用该类舒张剂。

（2）有严重心功能不全者慎用 β_2 受体激动剂；有青光眼、前列腺肥大排尿困难者慎用胆碱能受体激动剂。

（3）有肺量计检查禁忌证者，禁忌通过用力肺活量评价气道可逆性改变。

4. 支气管激发试验的禁忌证

绝对禁忌证：

（1）曾有过致死性哮喘发作，或近3个月内曾有因哮喘发作需机械通气治疗者。

（2）对吸入的激发剂有明确的超敏反应。

（3）基础肺通气功能损害严重（FEV_1 占预计值百分比<60%，或成人<1L）。

（4）不能解释的荨麻疹。

（5）有其他不适宜用力通气功能检查的禁忌证，详见肺量计检查。

相对禁忌证：

（1）基础肺功能呈中度以上损害（FEV_1 占预计值百分比<70%），但如严格观察并做好充足的准备，则 FEV_1 占预计值百分比>60%者仍可考虑行支气管激发试验。

（2）肺通气功能检查已诱发气道痉挛发生，在未吸入激发剂的状态下 FEV_1 下降≥20%。

（3）基础肺功能检查配合不佳，不符合质量控制要求。

（4）近期呼吸道感染（<4周）。

（5）哮喘发作或急性加重期。

（6）妊娠、哺乳期妇女。

（7）正在使用胆碱酯酶抑制剂（治疗重症肌无力）的患者不宜行乙酰胆碱激发试验，正在使用抗组织胺药物的患者不宜行组织胺激发试验。

5. 肺弥散功能检查的禁忌证

（1）严重气短、剧烈咳嗽、配合欠佳等不能配合屏气，最大屏气时间低于7秒。

（2）肺活量过小，如<1L或呼气无效腔气量未能完全排空。

（3）重度贫血（血红蛋白<30g/L）。

四、操作前准备

1. 向患者说明检查目的。了解患者的临床资料，判断检查的适应证，排除禁忌证。

2. 了解患者目前用药情况，支气管舒张试验及激发试验的要求：

（1）吸入型沙丁胺醇、特布他林需停用8小时；吸入型异丙托溴铵需停用24小时；吸入型沙美特罗、福莫特罗、噻托溴铵需停用48小时。

（2）口服氨茶碱需停用 12 小时；缓释茶碱需停用 24～48 小时。

（3）吸入激素（布地奈德、氟替卡松、丙酸倍氯米松）需停用 12～24 小时。

（4）口服激素（泼尼松、甲泼尼龙）需停用 48 小时。

（5）氯雷他定、扑尔敏需停用 72 小时。

（6）孟鲁司特需停用 96 小时。

（7）试验前 1 小时需停止吸烟。

3. 准确测量身高和体重。

4. 体位：取坐位，挺胸不靠椅背。

5. 测定前让患者休息 15 分钟，待呼吸平稳后再测试。不要穿过紧的衣服。若有牙齿脱落，应装好假牙，防止因口唇与颊部无法支撑造成漏气。鼓膜穿孔者需堵住外耳道，防止漏气。

6. 如支气管激发试验要求有临床医师在场，并配备一定抢救设备。

7. 向受试者耐心细致说明检查的方法、注意事项，做出示范动作，做适应性训练。

五、操作方法

1. 准备好仪器、定标

（1）顺序打开主电源、操作台电源，等待进入系统。

（2）预热，打开标准气、混合气气体阀门。

（3）标化仪器。

（4）确认测试当天室温、大气压、湿度等。

（5）进行容积定标。

2. 受试者宽衣、直立，遵嘱练习呼吸动作。输入病人数据，包括姓名、性别、出生日期、身高、体重等信息。

3. 测定

（1）FVC 的测定：平静呼吸 3～5 次，做最大吸气至肺总量位后，做最大努力、最快速度的呼气，直至残气量位保持 3 秒。

（2）MVV 的测定：平静呼吸 4～5 次，以最大呼吸幅度、最快呼吸速度持续重复呼吸 12s 或 15s。

（3）FRC、RV 和 TLC 不能用肺量计直接测定，需用体积描记法和气体稀释法测定。

（4）支气管舒张试验：先测定基础肺功能，然后吸入支气管舒张剂，再复查用药（吸入沙丁胺醇 400μg，15～30 分钟检查；吸入异丙托溴铵 160μg，30～60 分钟检查）后肺功能。

（5）支气管激发试验：检测基础肺功能。吸入生理盐水重复检测肺功能，然后吸入激发剂，如果激发试验阳性且伴明显气促，给予支气管舒张剂缓解症状。

（6）肺弥散功能：受试者夹上鼻夹，口含咬嘴后平静呼吸 4～5 个周期，待潮气末基线平稳后，指导其呼气完全至残气量位，然后令受试者快速均匀吸气完全至肺总量位，建议 2 秒内完成呼气。气道阻塞者应在 4 秒内完成吸气，接着屏气 10 秒，最后均匀持续中速呼气完全至残气量位，建议在 2～4 秒内完成呼气。

4. 分析并打印报告。

六、并发症

1. 肺量计检查　最常见的不良反应是呼吸性碱中毒，由于过度通气，过度呼出二氧化碳所致，出现头晕、手指麻木抽搐等症状。处理：予硬纸做成喇叭状，罩在口鼻处，使呼出的二氧化碳部分回吸。其他少见并发症如气胸、咯血、心律失常、下颌关节脱臼、癫痫发作、腹部肌肉抽搐、低血糖症等。

2. 支气管舒张试验 患者可能出现心悸、心律失常或肌肉震颤。

3. 支气管激发试验可出现

（1）哮喘急性发作：咳嗽、喘息、呼吸困难。

（2）药物不良反应：喉部或声带受药物刺激出现水肿，表现为咳嗽、声音嘶哑、咽痛不适等；心脏兴奋，收缩力加强，心率加快，可产生头痛、面色潮红、心悸；促进胃肠道肌肉蠕动和胃肠分泌，引起恶心、呕吐、腹痛。

（3）喉头水肿表现：咽喉部对激发剂过敏反应；出现胸闷、气短、吸气相呼吸困难、三凹征、声音嘶哑、发声困难、喉喘鸣，严重者可出现口唇发绀。

七、注意事项

1. 肺量计检查主要包括 慢肺活量、用力肺活量及最大自主通气量。

（1）FEV_1/FVC 是判断气流阻塞的主要指标；最大呼气中期流速（MMEF）下降反映小气道阻塞；MVV 与 FEV_1 呈良好的线性相关关系，$MVV(L/min) = FEV_1 \times 35$。

（2）FVC、FEV_1、PEF 等指标直接以参考值的 80% 为正常值下限，FEV_1/FVC 无公认标准，推荐以 $FEV_1/FVC \geqslant 92\%$ 为正常值。

（3）阻塞性通气功能障碍特点：RV↑，TLC↑，FEV_1/FVC↓；限制性通气功能障碍特点：RV↓/-，TLC↓，FEV_1/FVC-/↑。

2. 肺容量检查指标包括 4 个基础容积，即潮气容积（VT）、补吸气容积（IRV）、补呼气容积（ERV）和残气容积（RV）。

（1）基础容积组合构成四个常用的肺容量，即深吸气量（IC）、肺活量（VC）、功能残气量（FRC）和肺总量（TLC），见图 2-6-1。

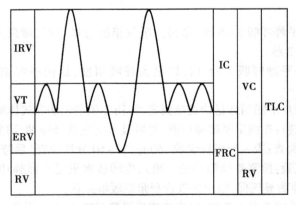

图 2-6-1 肺容量及其构成部分

注：IRV:补吸气容积；VT:潮气容积；ERV:补呼气容积；RV:残气容积；

IC:深吸气量；FRC:功能残气量；VC:肺活量；TLC:肺总量

（2）各类型通气功能障碍的判断流程，见图 2-6-2。

（3）特殊类型阻塞性通气障碍的 F-V 曲线，见图 2-6-3。

3. 支气管舒张试验

（1）吸入沙丁胺醇 $400\mu g$ 15~30 分钟后复查肺功能；吸入异丙托溴铵 $160\mu g$ 30~60 分钟后复查肺功能。

（2）支气管舒张试验阳性判断标准：FEV_1 和/或 FVC 用药后较用药前增加 ≥12%，且绝对值

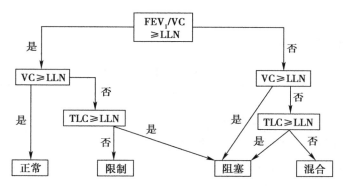

图 2-6-2　各类型通气功能障碍的判断流程

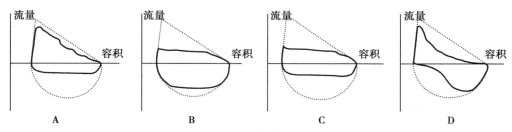

图 2-6-3　特殊类型阻塞性通气障碍的 F-V 曲线

注:虚线为正常的 F-V 曲线。A 图显示可变胸外型 UAO,以吸气流量受限为特征,吸气相流量呈平台样改变;B 图显示可变胸内型 UAO,以呼气流量受限为特征,呼气相流量呈平台样改变;C 图显示固定型 UAO,呼吸双相流量均显著受限,呼吸双相流量均呈平台样改变;D 图显示单侧主支气管不完全性阻塞,F-V 曲线呈双蝶形改变,流量的受限主要表现在呼吸时相的后期。

增加 $\geqslant 200ml$;PEF 较治疗前增加 $\geqslant 20\%$ 或绝对值 $\geqslant 60L/\min$。FVC 作为支气管舒张试验的判断指标多用于 COPD 患者。

（3）吸入支气管扩张剂后 $FEV_1/FVC<70\%$,作为诊断 COPD 持续气流受限的金标准;吸入支气管扩张剂后 FEV_1 占预计值百分比,可评价 COPD 患者严重程度。

4. 支气管激发试验　支气管激发试验阳性:在检测过程中,FEV_1、PEF 较基础值下降 $\geqslant 20\%$,或比气道传导率（sGaw）下降 $\geqslant 35\%$。

5. 肺弥散功能检查　一氧化碳弥散量（D_LCO）、比弥散量（D_LCO/V_A）低于预计值的 80% 为异常。

八、关键词

肺功能　pulmonary function

支气管舒张试验　bronchial dilation test

支气管激发试验　bronchial provocation test

九、案例分析

患者,女性,32 岁,过敏性鼻炎病史 3 年,咳嗽气短 3 天,查体:双肺未闻及干鸣音。

哪些检查可以帮助患者明确诊断?

参考答案:

1. 支气管舒张试验。

2. 支气管激发试验。

3. 监测 PEF 变异率。

十、评分标准(见表 2-6-1)

表 2-6-1　肺功能检查参考评分标准

项目	分数	内容及评分标准	满分	得分
准备工作	15	询问患者病史、了解禁忌证	3	
		查阅检查前 X 线片,检查激发试验	4	
		应签署知情同意书	3	
		了解患者目前用药情况	5	
操作过程	50	1.(1)顺序打开主电源、操作台电源,进入系统	2	
		(2)预热,打开标准气、混合气气体阀门	2	
		(3)标化仪	2	
		(4)确认测试当天室温、大气压、湿度等	2	
		(5)进行容积定标	2	
		2. 输患者姓名、性别、年龄、身高、体重等信息	2	
		3. 受试者宽衣、直立,遵嘱练习呼吸动作	5	
		4. 测定: (1)FVC 的测定:平静呼吸 3~5 次,做最大吸气至肺总量位后,做最大努力、最快速度的呼气,直至残气量位保持 3s	5	
		(2)MVV 的测定:平静呼吸 4~5 次,以最大呼吸幅度、最快呼吸速度持续重复呼吸 12s 或 15s	5	
		(3)FRC、RV 和 TLC 不能用肺量计直接测定,需用体积描记法和气体稀释法测定	5	
		(4)支气管舒张试验:先测定基础肺功能,然后吸入支气管舒张剂,再复查用药(吸入沙丁胺醇 400μg 15~30min 后复查肺功能;吸入异丙托溴铵 160μg 30~60min 后复查肺功能)	5	
		(5)支气管激发试验:检测基础肺功能。吸入生理盐水重复检测肺功能,然后吸入激发剂,如果激发试验阳性且伴明显气促,予支气管舒张剂缓解症状	5	
		(6)肺弥散功能:受试者夹上鼻夹、口含咬嘴后平静呼吸 4~5 个周期,待潮气末基线平稳后,指导其呼气完全至残气量位,然后令受试者快速均匀吸气完全至肺总量位,建议 2s 内完成呼气。气道阻塞者应在 4s 内完成吸气,接着屏气 10s,最后均匀持续中速呼气完全至残气量位,建议在 2~4s 内完成呼气	5	
		询问患者的感受,观察患者反应	3	
肺功能结果判读	25	肺量计检查;肺容量检查;支气管舒张试验;支气管激发试验;肺弥散功能测定	25	
提问	10	随机选择 2 个问题,每题 5 分	10	
总分	100		100	

相关问题:

1. 支气管舒张试验的阳性诊断标准是什么?
2. 支气管激发试验阳性诊断标准是什么?
3. 阻塞性通气功能障碍和限制性通气功能障碍主要特点是什么?

(张　冬　何慧洁)

第七节　球囊-面罩通气术
Balloon-mask Ventilation

一、目的

1. 维持和增加肺通气量。
2. 纠正患者的低氧血症。
3. 用于各种原因引起的呼吸停止以及现场急救。

二、适应证

1. 心肺复苏。
2. 抢救中毒、电解质紊乱、神经肌肉疾病所致的呼吸抑制。
3. 运送病员,适用于机械通气患者作特殊检查,进出手术室等情况。
4. 临时替代呼吸机,遇到呼吸机障碍、停电等特殊情况时,可临时应用简易呼吸器替代。

三、禁忌证

在呼吸道通畅的前提下无绝对禁忌证。

四、操作前准备

1. 评估　病人有无自主呼吸,呼吸道是否通畅,有无义齿,病人的意识、脉搏、血压等。
2. 医务人员准备:洗手、戴口罩、戴帽子。
3. 病人准备　向家属说明使用简易呼吸器目的和注意事项。
4. 物品准备　球囊、面罩、储氧袋、氧气连接管、氧源。
5. 检查球囊密闭性　将前端的压力阀"LOCK(锁)"锁住,用一只手手掌封闭前端开口,另一只手挤压球囊,球囊有阻力,提示密闭性好。
6. 检查球囊性能　打开压力阀"LOCK(锁)",挤压球囊,没有阻力且前端活瓣鸭嘴样张开,提示球囊性能良好。

五、操作过程

1. 将病人仰卧,去枕、头后仰。
2. 清除口腔任何可见的异物。
3. 面罩与球囊连接,同时连接储氧袋及吸氧管。
4. 抢救者应位于患者头部的后方,将患者头部向后仰,并托牢下颌使面部朝上,使气道保持通畅。
5. 将面罩扣住口鼻,并用拇指和示指紧紧按住,其他的手指则紧按住下颚。CE 手法:左手拇指和示指成 C 形按住面罩,中指、无名指及小指(构成"E"字)则紧按住下颚,按紧不漏气。
6. 用另外一只手挤压球囊,将气体送入肺中,规律地挤压球囊,成人 12~20 次/min,挤压球囊时,压力不可过大,约挤压 2L 呼吸囊的 1/3 为宜,如患者有微弱呼吸,尽量在患者吸气时挤压球囊。

7. 抢救者应注意患者是否有如下情形,以确认患者处于正常的通气。

(1)注视患者胸部上升与下降(是否随着压缩球囊而起伏)。

(2)经由面罩透明部分观察患者嘴唇与面部颜色的变化。

(3)经由透明盖,观察单向阀是否适当运用。

(4)在呼气当中,观察面罩内是否呈雾气状。

8. 观察 注意观察病人神志,胸廓起伏,双肺呼吸音、脉搏、血氧及病人的呼吸是否有所改善。观察胃区是否胀气,避免过多气体挤压。

六、并发症

1. 胃胀气和胃内容物反流。

2. 误吸和吸入性肺炎。

七、注意事项

1. 保持气道通畅,及时清理分泌物。选择合适的面罩,以便得到最佳使用效果。

2. 接氧气进行氧疗时,安全阀应处于开启状态。应调节氧流量至氧气储气袋充满氧气鼓起(氧流量 8~10L/min)。如未接氧气时应将氧气储气阀及氧气储气袋取下。

3. 挤压呼吸囊时,压力不可过大,约挤压 2L 呼吸囊的 1/3 为宜,亦不可时大时快时慢,以免损伤肺组织,造成呼吸中枢紊乱,影响呼吸功能恢复。

4. 在使用中应随时注意发绀的改善情况、适当的呼吸频率、鸭嘴阀是否正常工作,接氧气时,注意氧气管是否接牢,有无打折。

5. 密切观察生命体征、神志、面色等变化。发现病人有自主呼吸时,应按病人的呼吸动作加以辅助。

八、关键词

球囊-面罩通气术　balloon-mask ventilation

九、案例分析

患者,女性,56 岁,突发呼吸心搏停止,已经予胸外心脏按压,在气管插管前拟行球囊-面罩通气。

如何检查球囊的密闭性及性能?

参考答案:

检查球囊密闭性:将前端的压力阀"LOCK(锁)"锁住,用一只手手掌封闭前端开口,另一只手挤压球囊,球囊有阻力,提示密闭性好。检查球囊性能:打开压力阀"LOCK(锁)",挤压球囊,没有阻力且前端活瓣鸭嘴样张开,提示球囊性能良好。

十、评分标准(见表 2-7-1)

表 2-7-1　球囊-面罩通气术参考评分标准

项目	分数	内容及评分标准	满分	得分
准备工作	10	戴口罩、帽子、洗手	2	
		评估:病人有无自主呼吸,呼吸道是否通畅,有无义齿,病人的意识,脉搏,血压等	4	
		准备用物:球囊、面罩、储氧袋、氧气连接管、氧源、手套	4	

项目	分数	内容及评分标准	满分	得分
操作过程	60	1. 检查球囊与氧气(高流量)装置相连接,连接是否正确,呼吸囊有无漏气,球囊密闭性和性能	10	
		2. 连接球囊与面罩	5	
		3. 将病人仰卧,去枕,头后仰	5	
		4. 戴手套,清除上呼吸道分泌物及呕吐物,如有义齿取下	5	
		5. 解开病人衣领、腰带,抢救者应位于患者头部的后方,将患者头部向后仰,并托牢下颌使面部朝上,使气道保持通畅	5	
		6. 戴面罩:在病人口、鼻部扣紧面罩,并用一手固定面罩,另一手挤压气囊(CE手法)	10	
		7. 以每分钟12~20次的频率有规律地反复挤压呼吸气囊,每次约挤压2L,呼吸囊的1/3为宜	10	
		8. 注意观察病人神志、胸廓起伏、双肺呼吸音、脉搏、血氧及病人的呼吸是否有改善	10	
操作过程总体评价	20	全程规范符合操作原则	10	
		熟练程度,全程5分钟,其中准备用物1分钟,操作过程2分钟(不含挤压呼吸囊时间)	10	
提问	10	随机选择2个问题,每题5分	10	
总分	100		100	

相关问题:

1. "CE"手法如何操作?
2. 使用简易呼吸器时,成人的挤压频率为多少?
3. 简易呼吸器连接氧气时,将氧流量调节为多少?

(张　冬　王春娜)

第八节　无创正压通气
Non-invasive Positive Pressure Ventilation

一、目的

1. 改善肺通气,纠正急性呼吸性酸中毒。
2. 纠正低氧血症。
3. 降低呼吸功耗,缓解呼吸肌疲劳。

二、适应证

1. 总体适用于轻中度呼吸衰竭,没有紧急插管指征、生命体征相对稳定且无禁忌证者。

2. 疾病适应证　多种疾病引起的呼吸衰竭,如慢性阻塞性肺疾病急性发作、稳定期慢性阻塞性肺疾病、心源性肺水肿、免疫功能受损合并呼吸衰竭、支气管哮喘急性严重发作、无创正压通气辅助撤机、辅助纤维支气管镜检查、手术后呼吸衰竭、肺炎、急性肺损伤/急性呼吸窘迫综合征、胸壁畸形或神经肌肉疾病、胸壁创伤、睡眠呼吸暂停综合征等。

3. 有需要辅助通气的临床指标

(1)中至重度呼吸困难:表现为呼吸急促(慢性阻塞性肺疾病患者呼吸频率>24 次/min,充血性心力衰竭患者呼吸频率>30 次/min);动用辅助呼吸肌或胸腹矛盾运动。

(2)血气分析异常:pH 值<7.35,PaCO$_2$>45mmHg 或 PaO$_2$/FiO$_2$<200mmHg。

三、禁忌证

1. 绝对禁忌证

(1)心搏呼吸停止。

(2)昏迷。

(3)自主呼吸微弱,随时可能呼吸停止者。

(4)误吸可能性高不能清除口咽及上呼吸道分泌物、呼吸道保护能力差。

(5)颈部和面部创伤、烧伤及畸形。

(6)上呼吸道梗阻。

2. 相对禁忌证

(1)气道分泌物多,排痰障碍。

(2)严重感染。

(3)严重低氧血症(PaO$_2$<45mmHg)、严重酸中毒(pH<7.20)。

(4)近期面部、颈部、口腔、咽腔、食管及胃部手术。

(5)未引流的气胸。

(6)明显不合作或极度紧张。

(7)合并其他脏器功能衰竭(血流动力学指标不稳定、不稳定的心律失常、消化道穿孔/大出血、严重脑部疾病)。

四、操作前准备

1. 洗手、戴口罩。

2. 了解患者病情有无禁忌证,测量患者生命体征,血压、脉搏以及 SpO$_2$。

3. 病人准备 向病人及家属说明使用无创机械通气目的和注意事项,并签署知情同意书。

4. 物品准备 无创呼吸机一台、无创呼吸机管路一套、无创呼吸机面罩及头套一个、灭菌注射用水一瓶、吸氧装置一套、吸氧管一根。

五、操作过程

1. 携用物至病人床旁,核对患者姓名、床号。

2. 如病情允许协助患者取半坐卧位(30°~45°)。

3. 连接呼吸机管道,将灭菌注射用水加至湿化器中,连接电源,备用。

4. 选择适合患者脸型的面罩/鼻罩,连接氧气并调节氧流量,并与面罩接头相连,正确佩戴面罩,松紧适宜,以伸入 1~2 指为宜,面罩与患者面部紧密贴合,漏气最少。

5. 打开呼吸机开关,调节模式 CPAP,BiPAP(S,S/T)、备用呼吸频率、吸气压力(吸气相压力从 6~8cmH$_2$O 开始)、呼气压力(呼气相压力从 4cmH$_2$O 开始)、湿化温度,打开压力接通按钮,按下湿化器按钮,呼吸机开始运作,观察呼吸机运作情况,如运行良好,接患者面罩。

6. 观察患者生命体征有无变化、SpO$_2$、面色及患者自我感受有无改善,注意生命体征,人机配合。

7. 半小时后测血气分析,根据结果调节呼吸机参数。

六、并发症

1. 患者恐惧、不耐受。

2. 口咽干燥。

3. 面部压伤。

4. 胃肠胀气。

5. 误吸。

6. 窒息。

7. 排痰障碍。

七、注意事项

1. 注意观察允许、非允许漏气和管路通畅情况。

2. 必要时气管插管有创通气。

3. 注意呼吸机报警,及时排除。

4. 固定面罩前先连氧气,面罩松紧度调整。

5. 每次使用后彻底清洁、消毒、整理清点附件。

6. 加强气道湿化,促进痰液引流。

7. 教会患者及家属在紧急情况下(咳嗽、咳痰或呕吐时)能够迅速拆除连接,提高安全性。

八、关键词

无创正压通气　non-invasive positive pressure ventilation

九、案例分析

患者,男,66 岁,主因"反复咳嗽咳痰伴喘息气短 10 年,加重伴嗜睡 1 天"入院,查体:呼吸: 20 次/min,嗜睡,口唇发绀,双肺呼吸音弱,双肺散在干鸣音。

1. 患者能否行无创机械通气?

2. 选用何种模式?如准备通气需做哪些急诊检查?

参考答案:

患者初步诊断为慢性阻塞性肺疾病急性加重期,肺性脑病(需要血气分析证实),在严密监护条件下可行无创通气治疗;首选 BiPAP,S/T 模式;需要行胸片除外气胸及了解肺部情况,需行血气分析检查。

十、评分标准(见表 2-8-1)

表 2-8-1　无创正压通气参考评分标准

项目	分数	内容及评分标准	满分	得分
准备工作	15	医务人员准备:洗手、戴口罩、戴帽子	2	
		评估患者生命体征、血气、胸片	2	
		是否有使用呼吸机的适应证及禁忌证	2	
		向病人及家属说明使用有创机械通气目的和注意事项	3	
		并签署知情同意书	2	
		物品准备:无创呼吸机及其管路、面罩、头套、灭菌注射用水、吸氧装置、吸氧管	4	

续表

项目	分数	内容及评分标准	满分	得分
操作过程	60	核对床号、姓名	2	
		保持呼吸道通畅,必要时清理呼吸道分泌物	3	
		如病情允许,协助患者取半坐卧位(30°~45°)	5	
		连接呼吸机管道,将灭菌注射用水加至湿化器中,连接电源,备用	10	
		选择合适患者脸型的面罩/鼻罩	5	
		连接氧气并调节氧流量,并与面罩接头相连	5	
		正确佩戴面罩,松紧适宜,以伸入1~2指为宜,面罩与患者面部紧密贴合,漏气最少	5	
		打开呼吸机开关,调节模式、呼吸频率、吸气压力(吸气相压力从6~8cmH_2O开始)、呼气压力(吸气相压力从4cmH_2O开始)、湿化温度	5	
		打开压力接通按钮,按下湿化器按钮,呼吸机运作	5	
		观察呼吸机运作情况,如运行良好,接患者面罩	5	
		观察患者生命体征有无变化、血氧、面色及患者自我感受有无改善	5	
		注意生命体征,人机配合	5	
操作过程总体评价	15	全程规范符合操作原则。管道连接无错误;检查呼吸机无漏气;呼吸机运行正常	5	
		评估病人:患者配合良好,缺氧症状改善情况,操作熟练,动作连贯	5	
		有条不紊地进行抢救,全程8分钟,其中准备用物2分钟,操作过程6分钟	5	
提问	10	随机选择2个问题,每题5分	10	
总分	100		100	

相关问题:

1. 上机过程中患者突发呕吐,如何紧急处理?

2. 上机1小时后,患者配合可,意识清,复查血气,二氧化碳无明显下降,主要调节哪个参数?

3. 无创通气设置呼吸频率的目的?

（张　冬　王春娜）

第九节　有创正压通气
Invasive Positive Pressure Ventilation

一、目的

1. 维持代谢所需的肺泡通气。

2. 减少呼吸功,缓解呼吸肌疲劳。

3. 防止肺不张。

4. 为安全使用镇静和肌松剂提供通气保障。

5. 稳定胸壁。

二、适应证

机械通气适用于脑部外伤、感染、脑血管意外及中毒等所致中枢性呼吸衰竭;支气管、肺部疾患所致周围性呼吸衰竭;呼吸肌无力或麻痹状态;胸部外伤或肺部、心脏手术;心肺复苏等。

具体适应证为:

1. 经无创通气治疗后病情无改善或仍继续恶化。

2. 意识障碍,气道保护能力差;需要加强气道管理者,保持气道通畅,防止窒息。

3. 严重的脏器功能不全,包括上消化道大出血、血流动力学不稳定等。

4. 呼吸形式严重异常,如呼吸频率>35 次/min 或<8 次/min,呼吸节律异常,自主呼吸微弱或消失,呼吸骤停。

5. 严重的通气和/或氧合障碍,尤其是充分氧疗后 PaO_2<50mmHg;$PaCO_2$ 进行性升高,pH 动态下降。

三、禁忌证

在出现致命性通气和氧合障碍时,有创机械通气无绝对禁忌证。机械通气的真正禁忌证是没有引流的气胸,但是如果放置了胸腔引流导管,正压通气仍可照样进行。

四、操作前准备

1. 评估　病人有无自主呼吸及呼吸形式,评估患者意识状态、脉搏、血压,测血气分析等。了解有无禁忌证。

2. 医务人员准备　洗手、戴口罩、戴帽子。

3. 病人准备　向病人及家属说明使用有创机械通气目的和注意事项,并签署知情同意书。

4. 物品准备　呼吸机、插座、人工气囊、吸引器、吸痰管、口护垫、气管插管、喉镜、抢救车。

五、操作过程

1. 判断是否有有创机械通气的禁忌证,以便进行必要的处理;建立人工气道(插管/切开);确定机械通气方式。

2. 操作流程

(1)检查呼吸机各部件是否完好。

(2)连接电源、空气源、氧气源。

(3)连接消毒好的呼吸机管路。

(4)向湿化器罐内加注无菌蒸馏水至标志线,调节湿化器温度。

(5)打开空气压缩机,打开呼吸机,并进行使用前自检。

(6)自检结束后,选择通气模式,设定各项参数,定各种监测内容的上下报警线。

(7)连接模拟肺。按下开启键开启呼吸机。观察呼吸机正常工作后连接建立人工气道的病人。

(8)在使用呼吸机辅助呼吸的过程中,应密切观察患者的生命体征及病情变化,定时检测血气以评估是否有拔管和脱机的可能。

3. 模式及参数设定　基本模式:A/C 模式、SIMV 模式以及 PSV 模式。

4. 参数设置

(1)潮气量的设定:通常依据体重选择 5～15ml/kg,依据肺机械参数,维持气道压最低时的VT,其压力最高应低于 30～35cmH₂O,最终应根据血气分析进行调整。

（2）呼吸频率的设定：A/C 模式通常设定为 12～20 次/min，SIMV 通常设定为 6～10 次/min，PSV 模式无需设置呼吸频率。最终精确调整呼吸频率应依据呼吸机模式、病人自主呼吸情况与血气分析的变化，综合调整 VT 与支持频率。

（3）流速调节：自有定容模式才需要调整吸气流速，当潮气量确定后，通过调节流速，确定吸气时间，使吸气时间在 0.8～1.2 秒之间，流速波形在临床常用减速波。

（4）吸气时间：定容通气时，不能直接调整吸气时间，通过调节流速确定吸气时间，定压通气时，直接设置吸气时间为 0.8～1.2 秒之间。

（5）触发灵敏度调节：一般情况下，压力触发常为 2cmH$_2$O，流量触发常为 2L/min，合适的触发灵敏度设置将明显使患者更舒适，促进人机协调，流速触发优于压力触发。

（6）吸入氧浓度（FiO$_2$）：机械通气初始阶段，可给高 FiO$_2$（100%）迅速纠正严重缺氧，后酌情降低 FiO$_2$ 至 60% 以下，并设法维持 SaO$_2$>90%，若不能达上述目标，即可加用 PEEP、增加平均气道压，应用镇静剂或肌松剂。

（7）PEEP 的设定：设置 PEEP 一般不超过 15cmH$_2$O，外源性 PEEP 水平大约为 PEEPi 的 80% 时不增加总 PEEP。

六、并发症

气管插管、气管切开并发症。

1. 插管初期的并发症

（1）损伤。

（2）循环系统紊乱。

2. 导管存留期间的并发症

（1）导管阻塞。

（2）导管误入一侧主支气管。

（3）导管脱出。

（4）呛咳。

（5）气管黏膜溃疡，出血。

（6）气胸、纵隔气肿、皮下气肿。

（7）气管食管瘘。

3. 机械通气直接引起的并发症

（1）通气不足。

（2）通气过度或呼吸性碱中毒。

（3）气压伤。

（4）低血压、心输出量减少。

（5）心律不齐。

（6）胃肠充气膨胀。

（7）肺部感染、肺不张。

（8）深部静脉血栓形成。

（9）上消化道出血。

（10）液体潴留。

七、注意事项

1. 尚未补足血容量的失血性休克及未经胸腔闭式引流的气胸等，应暂缓使用呼吸机。

2. 呼吸机在使用之前必须自检。

3. 在使用呼吸机辅助呼吸的过程中,如报警,应检查氧气压力,管路是否打折,管道是否漏气,是否有痰液阻塞。

4. 密切监测患者的生命体征、血气情况并予记录,尤其是在机械通气的初期(2~4小时内);血气分析每日至少1次。

5. 对于需要镇静镇痛的患者,做到每日唤醒,以评估意识状态。

6. 谨慎使用肌松剂。

7. 抬高床头30°~45°,加强气道及口鼻咽腔的管理,常规监测气囊压力,尽量使用可进行声门下吸引的导管。

8. 必须实施气道湿化。

9. 做到每日评估,尽早拔管及最大限度地防止机械通气相关并发症的发生。

10. 积极处理原发疾病。

11. 对于准备撤机的患者做好评估筛查,并进行自主呼吸试验。

12. 气囊压力为25~30cmH$_2$O。

八、关键词

有创正压通气　invasive positive pressure ventilation

九、案例分析

患者,女性,56岁,主因"自服艾司唑仑约100片"3小时入院。现患者呼吸7次/min,胸片正常,拟行气管插管机械通气治疗。

如何设置初始呼吸机参数?

参考答案:

选取A/C模式,容量控制,潮气量500ml,减速波,调节吸气流速,使吸气时间为1秒,(或压力控制,吸气压20cmH$_2$O,吸气时间1秒),呼吸频率12次/min,流量触发:2L/min,PEEP:4cmH$_2$O,FiO$_2$:50%。

十、评分标准(见表2-9-1)

表2-9-1　有创机械通气参考评分标准

项目	分数	内容及评分标准	满分	得分
准备工作	15	医务人员准备:洗手、戴口罩、戴帽子	2	
		评估患者生命体征、体重、呼吸、血气分析	2	
		是否有使用呼吸机的适应证及禁忌证	2	
		向病人及家属说明使用有创机械通气目的和注意事项	3	
		并签署知情同意书	2	
		物品准备:呼吸机、插座、人工气囊、吸引器、吸痰管、口护垫、气管插管、喉镜、抢救车	4	
操作过程	60	核对床号、姓名,保持呼吸道通畅,必要时清理呼吸道分泌物	5	
		连接电源、空气源、氧气源、消毒好的呼吸机管路	5	
		湿化器注无菌蒸馏水至标志线,调节湿化器温度	5	

续表

项目	分数	内容及评分标准	满分	得分
操作过程	60	打开空气压缩机,打开呼吸机	5	
		并进行使用前自检	5	
		设定呼吸模式	5	
		设定参数	5	
		调整各报警上下限值	5	
		连接模拟肺,开启呼吸机	5	
		观察呼吸机正常工作后连接建立人工气道的病人	5	
		观察患者的生命体征及病情变化,定时检测血气	5	
		必要时根据结果调整参数,记录呼吸机各项数据	5	
操作过程总体评价	15	全程规范符合操作原则	2	
		管道连接无误,呼吸机无漏气,呼吸机运行正常	6	
		评估病人:胸廓起伏均衡,听诊双肺呼吸音对称,缺氧症状改善情况	2	
		操作熟练,动作连贯,有条不紊地进行抢救	2	
		全程10分钟,其中准备用物2分钟,操作过程8分钟	3	
提问	10	随机选择2个问题,每题5分	10	
总分	100		100	

相关问题：

1. 机械通气患者建立人工气道首选哪种方式?
2. 呼吸机吸入氧浓度最低可调为多少?
3. 采用 PSV 模式通气,如何设置呼吸频率?

（张　冬　何慧洁）

第十节　血气分析
Blood Gas Analysis

一、目的

1. 指导临床对危重病人的抢救,指导合理用药、给氧等治疗。
2. 呼吸衰竭的判断。
3. 监测呼吸机、麻醉机的应用,维持适当的肺泡通气量。
4. 手术麻醉、体外循环中血气监测,以维持体内酸碱平衡。
5. 辅助某些疾病的诊断,如先心病、肺动脉高压、肺栓塞早期诊断、胸闷气短原因待查等。

二、适应证

1. 各种疾病、创伤、手术所导致的呼吸功能障碍者。
2. 呼吸衰竭的患者,使用机械辅助呼吸治疗时。

3. 抢救心肺复苏后,对患者的继续监测。

4. 呼吸困难及昏迷的患者。

三、禁忌证

1. 穿刺部位感染(绝对禁忌证)。

2. 严重凝血功能障碍及严重血小板减少患者(相对禁忌证)。

四、操作前准备

1. 向患者说明检查目的。

2. 了解患者吸氧状况或呼吸机参数设置。

3. 器械准备 手消毒液、内铺清洁治疗巾的治疗盘、棉签、一次性动脉采血针(血气针),或肝素液、5ml 注射器、橡胶塞扣 1 个,无菌纱布、皮肤消毒剂、止血带、弯盘、垫巾、标本容器、手套。

五、操作过程

1. 规范洗手,戴口罩。携带用物至床旁,核对患者床号、姓名。

2. 协助患者取体位 桡动脉、末梢动脉穿刺部位采血,患者体位不受影响,以患者舒适,采血方便为宜。肱动脉穿刺部位采血,患者取坐位或平卧位。股动脉穿刺部位采血,患者限平卧位。

3. 采血方法(桡动脉和股动脉常用,肱动脉和手足背动脉不常用)

(1)取血气分析专用针(或用 5ml 注射器抽取 6 250U/ml 肝素 0.2ml,转动针栓使整个注射器内均匀附着肝素,针尖向上推出多余液体和注射器内残留气泡)。检查并拆开血气针外包装,取出橡胶塞置于弯盘内,检查并打开方纱置于治疗盘内。

(2)选动脉穿刺部位,触摸动脉搏动最明显处,垫垫巾。

(3)消毒穿刺部位(5cm),以穿刺点为中心,环形消毒,直径大于 5cm,连续消毒 2 次。

(4)左手戴无菌手套或消毒左手的示指、中指,用消毒手指触动脉搏动最强处,确定动脉走向后,以两指固定动脉,右手持注射器与在两指间垂直或与动脉呈 40°~45°迅速进针,动脉血自动顶入血气针内,采血 1~2ml 即可。指导患者平静呼吸。

(5)取血后立即拔针,无菌方纱垂直按压穿刺点。嘱患者垂直加压止血 5~10 分钟,保持穿刺点清洁干燥。

(6)将针头斜面刺入橡皮塞内或专用凝胶针帽,以免空气进入影响结果,若注射器内有气泡,应尽快排出。将注射器轻轻转动,可用手搓动 1 分钟,使血液肝素充分混合,防止凝血。

4. 采血后核对患者及标本,及时将送检标本。询问患者有无不适,告知注意事项。

六、并发症

1. 皮下血肿。

2. 感染。

3. 筋膜间隔综合征及桡神经损伤。

4. 假性动脉瘤形成。

5. 动脉痉挛。

6. 血栓形成。

7. 穿刺困难。

七、注意事项

1. 采血时患者应处于安静、呼吸稳定状态,如果患者大声喧哗、激动等均可导致换气过度使

PaCO₂ 下降。

2. 取动脉血液必须防止空气混入。气体的进入可使 pH 值偏高，PaCO₂ 偏低，PaO₂ 偏高。

3. 标本采集好后应立即送检或置入 4℃冰箱保存，但不宜超过 2 小时，以免细胞代谢耗氧，使 PaO₂ 及 pH 下降，PaCO₂ 升高。

4. 有出血倾向者，谨慎应用。

5. 填写血气分析申请单时，要注明采血时间、体温、患者吸氧方法、氧浓度、氧流量、机械呼吸的各种参数等。

6. 严格无菌操作，避免医源性感染，注意自身防护。

7. 血气分析步骤

第一步：看 pH 值。正常 pH 值在 7.35~7.45，pH≤7.35 为酸中毒，pH≥7.45 为碱中毒。

第二步：看 pH 值与 PCO₂ 改变的方向。同向原发为代谢性，异向改变为原发呼吸性。

第三步：根据预计代偿公式计算，判断为单纯型酸碱失衡还是二重酸碱失衡。

第四步：计算阴离子间隙：$AG = Na^+ - (Cl^- + HCO_3^-)$，潜在 HCO_3^- ＝实测 HCO_3^-＋△AG，判断有无三重酸碱紊乱。三重酸碱失衡有两种类型：呼吸性酸中毒合并高 AG 型代谢性酸中毒和代谢性碱中毒及呼吸性碱中毒合并高 AG 型代谢性酸中毒和代谢性碱中毒。

八、关键词

血气分析　blood gas analysis

九、案例分析

患者，男性，58 岁，行血气分析：pH 7.32，PaCO₂ 72mmHg，HCO₃⁻ 38mmol/L，钠：142mmol/L，氯：78mmol/L。

请根据提供数值进行分析。

参考答案：

1. pH 7.32，PaCO₂ 72mmHg 提示呼吸性酸中毒。

2. AG＝142－(78+38)＝26>16，提示高 AG 代谢性酸中毒。

3. △AG＝26－16＝10，△HCO₃⁻＝38－24＝14；△AG≠△HCO₃⁻。

4. 预计[HCO₃⁻]＝24+0.35×(72－40)－△AG＝25.2<38，提示代碱；

故本例诊断：呼吸性酸中毒+代谢性碱中毒+高 AG 型代谢性酸中毒。

十、评分标准（见表 2-10-1）

表 2-10-1　血气分析参考评分标准

项目	分数	内容及评分标准	满分	得分
准备工作	11	患者准备：向患者说明检查目的，指导患者平静呼吸	3	
		操作者准备：了解患者吸氧状况或呼吸机参数设置	3	
		用物准备：手消毒液、内铺清洁治疗巾的治疗盘、棉签、一次性动脉采血针(血气针)，或肝素液 5ml 注射器、橡胶塞扣 1 个、无菌纱布、皮肤消毒剂、止血带、弯盘、垫巾、标本容器、手套	5	
操作过程	64	1. 规范洗手，戴口罩	5	
		2. 携带用物至床旁，核对患者床号、姓名	5	

续表

项目	分数	内容及评分标准	满分	得分
操作过程	64	3. 选定合适的穿刺部位,首选桡动脉,其次可选股动脉	5	
		4. 协助患者取体位:桡动脉患者体位不受影响,以患者舒适、采血方便为宜。股动脉穿刺部位采血,患者限平卧位	3	
		5. 以穿刺点为中心环形消毒,直径大于5cm,连续消毒2次	5	
		6. 左手戴无菌手套或消毒左手的食指、中指	5	
		7. 定位:用消毒左手示指、中指触动脉搏动最强处,确定动脉走向后,以两指固定动脉	5	
		8. 穿刺:右手持注射器与在两指间垂直或与动脉呈40°~45°迅速进针	5	
		9. 动脉血自动顶入血气针内,采血1~2ml即可	3	
		10. 拔针:取血后立即拔针,无菌方纱垂直按压穿刺点	3	
		11. 嘱患者垂直加压止血5~10分钟,保持穿刺点清洁干燥	2	
		12. 标本:将针头斜面刺入橡皮塞内或专用凝胶针帽,以免空气进入影响结果,若注射器内有气泡,应尽快排出	5	
		13. 将注射器轻轻转动,可用手搓动1分钟,使血液肝素充分混合,防止凝血	3	
		14. 询问患者有无不适	5	
		15. 要注明采血时间、体温、患者吸氧方法、氧浓度、氧流量、机械呼吸的各种参数等	5	
操作过程总体评价	15	熟练规范程度	5	
		无菌观念	5	
		人文关怀	5	
提问	10	随机选择2个问题,每题5分	10	
总分	100		100	

相关问题:

1. 三重酸碱紊乱的类型有哪些?

2. 采动脉血气后穿刺点需按压多长时间?

3. 如何计算阴离子间隙?

（张　冬　王春娜）

第十一节　三腔二囊管
Sengstaken-blakemore Tube

一、目的

用于食管、胃底静脉曲张破裂出血的局部压迫止血。

151

二、适应证

1. 经输血、补液、药物治疗难以控制的出血。
2. 手术后、内镜下注射硬化剂或套扎术后再出血,一般止血治疗无效者。
3. 不具备紧急手术的条件。
4. 不具备紧急内镜下行硬化剂注射或套扎术的条件,或内镜下紧急止血操作失败者。

三、禁忌证

1. 严重冠心病、高血压、心功能不全者。
2. 病情垂危或深昏迷不合作者。
3. 咽喉食管肿瘤病变或曾经手术者。
4. 胸腹主动脉瘤者。

四、操作前准备

1. 了解、熟悉病情,向患者解释进行三腔二囊管操作的目的、操作过程、可能风险。告知需要配合的事项,操作过程中需配合进行吞咽动作,保持平卧或侧卧位,若出现呕吐时,将头偏向一侧,尽量将口中的血液吐出,以防止发生窒息,如有头晕、心悸、气促等不适及时告知术者。

2. 交代病情,签署知情同意书。

3. 测量生命体征(心率、血压、呼吸),评价神志状况。

4. 物品准备 三腔二囊管,2 个 50ml 注射器,止血钳 3 把,2 个镊子,2 个治疗碗,手套,无菌纱布,液状石蜡,0.5kg 重沙袋(或盐水瓶),绷带,牵引架,宽 1.5cm 长 20~25cm 布胶布,棉签,治疗巾若干,冰冻生理盐水,血压表,听诊器,电筒,压舌板。

注意:3 个止血钳分别封闭 3 管的管口;2 个注射器分干、湿使用;2 个治疗碗分别盛放液体石蜡和水。

5. 检查三腔二囊管导管腔是否通畅,两个气囊是否漏气,气囊胶皮是否老化。分别标记出三个腔的通道。测试气囊的注气量(一般胃气囊注气 200~300ml,食管气囊注气 100~150ml,并测量压力),要求注气后气囊有足够大小,外观匀称。

6. 抽尽囊内气体后予止血钳夹闭导管。

五、操作过程

1. 患者取平卧位、头偏向一侧或取侧卧位。

2. 铺放治疗巾。

3. 检查有无鼻息肉、鼻甲肥厚和鼻中隔弯曲,选择鼻腔较大侧插管,清除鼻腔内的结痂及分泌物,并润滑鼻孔。

4. 测量插入的长度 取患者发际至剑突的长度,在外涂液体石腊,充分润滑三腔二囊管。

5. 将三腔二囊管自润滑鼻孔插入,入管约 12~15cm 检查口腔以防返折,达咽喉部时同时嘱病人深呼吸并做吞咽动作,注意勿插入气道。

6. 当插至 65cm 处或抽吸胃管有胃内容物时,表示管头端已达胃内。

7. 用 50ml 注射器向胃气囊内注入 200~300ml 空气,使胃气囊膨胀。用血压计测定囊内压力,使压力保持在 40mmHg,用止血钳将胃气囊的管口夹住,以防气体外漏。

8. 将三腔二囊管向外牵引,角度顺着鼻腔方向,呈 45°左右,使已膨胀的胃气囊压在胃底部,牵引时感到有中等阻力感为止,用 0.5kg 的沙袋通过滑车拉于床前的牵引架上。

9. 用注射器将胃内容物全部抽出后,将胃管接于胃肠减压器上,可自减压器中了解止血是否有效。

10. 也可以每隔 15～30 分钟用注射器抽一次胃液,每次抽净,以了解出血是否停止,如减压器内引流液或抽出胃液无血迹、色淡黄,表示压迫止血有效。

11. 每隔 12～24 小时放气 15～30 分钟,避免压迫过久引起黏膜糜烂。

12. 如果胃囊压迫后仍有出血,需要使用食管囊。食管囊充气 100～150ml,同样打气量视压力而定,充气后测压,食管囊压力一般为 35～45mmHg,将食管囊管口夹闭。

13. 每隔 8～12 小时放气 30～60 分钟,避免压迫过久引起黏膜糜烂。

14. 出血停止后 24 小时,口服液体石蜡 20～30ml,先放出食管囊气体,然后放松牵引,再放出胃囊气体,再观察 24 小时仍无出血者,即可拔出三腔二囊管,首先口服液体石蜡 20～30ml,抽尽食管囊及胃囊气体,然后缓缓拔出三腔二囊管。

六、术后处理

1. 整理用物,用后的物品放入污物间,分类处理。

2. 向病人及家属交待术后注意事项。

3. 及时完成三腔两囊管止血法记录。

七、并发症

1. 鼻咽部和食管黏膜损伤、狭窄乃至梗阻　由于大出血时病人烦躁不安,治疗不合作,食管处于痉挛状态,施术者强行插管,易损伤食管黏膜、黏膜下层甚至肌层组织,造成瘢痕狭窄。在短期内反复多次插管,食管在原狭窄的基础上更易损伤。食管囊和胃囊同时注气加压,食管囊对食管的压迫可引起组织水肿、炎症,甚至坏死,严重也可造成食管瘢痕狭窄。为了防止上述并发症,三腔管外应充分涂抹液状石蜡后慢慢送入,术者动作要轻柔、熟练,三腔管放置妥当后,牵拉方向要与鼻孔成一直线,定时(12～24 小时)放气,每次充气前必须吞入液状石蜡 15ml,以润滑食管黏膜,防止囊壁与黏膜粘连。改成单用胃囊充气压迫出血,食管囊不充气,效果也很满意,又可避免损伤食管黏膜。拔管后应仔细检查鼻腔黏膜,如有破损、炎症等情况应及时处理,以免发生瘢痕狭窄。

2. 心律失常　由于膨胀的气囊压迫胃底,导致迷走神经张力突然升高所致。应立即抽出胃囊内气体,吸氧,上述症状即可消失。气囊压迫期间,每 2 小时测压 1 次,若压力不够要随时注气补充,以防漏气后出现意外,但也要防止因注气过多而引起心律失常。此外,避免牵引物过重,贲门、膈肌过度牵拉上提,顶压心尖导致心律失常。成人牵引持重 400～500g(250ml 盐水瓶内装 200～250ml 水)较为安全。

3. 呼吸困难　发生呼吸困难的主要原因是插管时三腔二囊管未完全通过贲门,使胃囊嵌顿于贲门口或食管下端即予充气,其次多由于气囊漏气后,致牵拉脱出阻塞喉部,出现呼吸困难甚至窒息。主要临床表现为呼吸费力,重症患者出现三凹征,可闻高调吸气性哮鸣音。因此,插管前要按照插胃管法量好长度,在管上做好标记,插管时尽量将置管长度超过标记处,将胃囊充气再慢慢往后拉,直到有阻力感为止。如为插管深度不够出现呼吸困难,立即将气囊放气;如为胃囊破裂或漏气导致的食管囊压迫咽喉部或气管引起的窒息,立即剪断导管,放尽囊内气体拔管,解除堵塞。如病情需要,可更换三腔管重新插入。如为胃囊充气不足引起的三腔二囊管外滑,致使食管囊压迫咽喉部或气管,应将囊内气体放尽,将管送入胃内,长度超过管身标记处,再重新充气,胃囊内注入空气 200～300ml,压力相当于 50mmHg;食管囊内注气不超过 120～150ml,压力相当于 20～30mmHg。

4. 食管穿孔　引起食管穿孔的主要原因是患者不合作、操作者插管操作用力不当或粗暴;

食管静脉曲张破裂出血患者的食管黏膜对缺氧、缺血的耐受力明显降低,使用三腔二囊管压迫时间过长、压力过大易造成食管黏膜缺血、坏死、穿孔。临床表现主要为置管过程中出现剧烈胸痛伴呼吸困难,置管时未抽出血性液体;置管后出现发热、咳嗽、咳白色黏痰,继而出现痰中带血、进食饮水呛咳等症状。做 X 线胸片、食管吞钡检查可确诊。因此,插管前应做好病人心理护理,给予精神安慰与鼓励,使其主动配合操作。操作者操作时动作应轻柔、敏捷,避免过度刺激。在三腔二囊管压迫初期,持续 12~24 小时放气 1 次,时间 15~30 分钟,牵引重量为 0.5kg 左右。

5. 三腔二囊管断裂　多由于拔管前未将胃囊内气体抽净,胃囊壁未完全空瘪,加之牵引力过大所致。给予液体石蜡 30ml,每日 1 次口服,使残管随大便排出。在拔管前,先将气囊的气放净,使之空瘪,再口服液体石蜡 20~30ml,15 分钟后再拔出,以防止管壁与黏膜粘连,拔管时导致黏膜破损。应缓缓拔管,动作粗暴或用力过大可能会拉断三腔管。

6. 吸入性肺炎、窒息　由于气囊向上移位,堵塞咽喉,分泌物咽下坠入气管所致。做好术前沟通,嘱患者不要下咽唾液、痰液等分泌物,以避免误吸、吸入性肺炎。如发生窒息,立即气囊放气、剪断导管,解除堵塞,保持气道通畅。

八、注意事项

1. 做好插管前患者的心理指导可提高插管成功率　插管前做好患者的心理指导,可缓解其紧张、恐惧的心理,讲解置管对于治疗该病的重要性,可让患者冷静面对该项操作,并且按照操作者的嘱咐主动配合好整个插管过程,使插管中有可能出现的症状降到最低。插管过程中,嘱患者做吞咽动作配合操作者,不断鼓励患者,使其充满信心,尽量克服不适感。

2. 取左侧卧位插管优于平卧位插管　取左侧卧位,头稍向前屈的体位,喉头位置向左前移位,左侧的会厌襞呈水平位,掩盖左侧梨状窝,右侧会厌襞呈“直立位”,右侧梨状窝变平坦,这样易使管道顺右侧梨状窝进入食管内。而且侧卧位可防止呕吐时呕吐物吸入气管内发生窒息。另外,取左侧卧位,由于重力作用,胃内的积血积存于胃大弯侧,而减少了呕血量。

3. 液状石蜡的有效应用　使用足量的液状石蜡润滑管腔表面可降低插管阻力,减少黏膜损害。

4. 操作时,不能做旋转动作,以防止气囊缠绕在管腔上。同时严密观察病人是否有呼吸困难、发绀、胸闷、憋气等表现,防止误入气管。

5. 插管至咽喉部后继续嘱患者做吞咽动作可减少呕吐　三腔二囊管过了咽喉部以后,仍嘱患者做吞咽动作,每吞咽一次就顺势将三腔管往下送一次,这样同样减轻了对咽喉部的刺激。由于不强行插入,而且因患者为主动配合,即使有轻微的不适感,也很快消失,将管顺利地插入。

6. 三腔两囊管插入后,需严密观察病人表情、神志、呼吸、血压、心率的变化,管腔是否有外脱、呼吸道压迫症及继续出血现象。

7. 三腔两囊管插入后,每隔 15~30 分钟,用注射器抽一次胃液,每次抽净,以了解出血是否停止,如减压瓶内引流液或抽出胃液无血迹、色淡黄,表示压迫止血有效。

8. 胃囊注气后每隔 12~24 小时放气 15~30 分钟,食管气囊注气后每隔 8~12 小时放气 30~60 分钟,避免压迫过久引起黏膜糜烂。

9. 放置三腔两囊管期间,密切注意气囊压力的变化,初次半小时,之后一般 4 小时测压一次。测压时先接好测压器,切勿漏气,如两次测压间压力变化较大时,应增加测压次数,并找出原因,及时处理。

10. 保持鼻腔清洁、湿润,每日 3 次滴入液体石蜡,减轻管腔对鼻黏膜的刺激。做好口腔护理,及时清除口腔分泌物,嘱病人不要下咽,避免误入气管引起吸入性肺炎。

11. 三腔管放置 24 小时后,暂停牵引,放气前嘱患者口服液体石蜡 10~20ml,气囊放气,先放食管囊再放胃囊,以减轻胃、食管黏膜的压力,防止损伤。

12. 出血停止 24 小时后可拔管,拔管前先嘱病人口服液体石蜡 20~30ml,把气囊内气体抽吸干净,缓慢、轻巧的拔出。气囊压迫不超过 72 小时,时间过长易引起黏膜糜烂。

13. 三腔两囊管的术后效果及临床应用现状 三腔两囊管压迫止血可使 80% 食管胃底静脉曲张出血得到控制,但拔管后约一半的患者可再次出血,且有可能并发呼吸道感染、食管溃疡等严重并发症。因此,目前仅限于在药物和内镜治疗不能控制出血,为了抢救生命、争取时间的情况下使用。

九、关键词

三腔两囊管　sengstaken-blakemore tube

插入　intromit

吞咽　swallowing

液体石蜡　white mineral oil

食管　esophagus

胃　gaster

十、案例分析

患者,张某,男性,65 岁,主因"确诊乙肝肝硬化 5 年,呕血、黑便 3 小时"入院。入院后予静脉输注止血药物后,仍有频繁呕血,为鲜红色血液,混有血凝块。查体:血压 90/60mmHg,心率 110 次/min,神志清楚,贫血貌,巩膜黄染,腹平软,无压痛,肝脾肋下未及,双下肢轻度水肿。

1. 请为患者行三腔二囊管止血法。

2. 此治疗的并发症有哪些?

参考答案:

1. 略。

2. 三腔两囊管止血法的并发症有　鼻咽部和食管黏膜损伤、狭窄乃至梗阻;心律失常;呼吸困难;食管穿孔;三腔二囊管断裂;吸入性肺炎、窒息等。

十一、评分标准(见表 2-11-1)

表 2-11-1　三腔两囊管参考评分标准

项目	分数	内容及评分标准	满分	得分
准备工作	20	向患者解释进行三腔二囊管操作的目的、操作过程、可能的风险。并告知需要配合的事项,如有头晕、心悸、气促等不适及时告知术者	2	
		交代病情,签署知情同意书	2	
		操作者洗手,戴口罩、帽子	2	
		测量生命体征(心率、血压、呼吸),评估神志状况	2	
		三腔二囊管,2 个 50ml 注射器,止血钳 3 把,2 把镊子,2 个治疗碗,手套、无菌纱布、液体石蜡、0.5kg 重沙袋(或盐水瓶)、绷带、牵引架、宽 1.5cm 长 20~25cm 布胶布、棉签、治疗巾、冰冻生理盐水、血压表、听诊器、电筒、压舌板	4	
		检查各物品的消毒状态及有效日期	2	
		检查三腔二囊管导管腔是否通畅	1	
		两个气囊是否漏气	1	

续表

项目	分数	内容及评分标准	满分	得分
准备工作	20	气囊胶皮是否老化	1	
		测试气囊的注气量(一般胃气囊注气 200~300ml,食管气囊注气 100~150ml,并测量压力),要求注气后气囊有足够大小,外观匀称	1	
		抽尽囊内气体后予止血钳夹闭管口	2	
操作过程	50	患者取平卧位、头偏向一侧或取侧卧位	3	
		铺放治疗巾	2	
		检查有无鼻息肉、鼻甲肥厚和鼻中隔弯曲,清除鼻腔内的结痂及分泌物,并润滑鼻孔	2	
		测量插入的长度:取患者发际至剑突的长度,在外涂液体石蜡,充分润滑三腔二囊管	3	
		将三腔二囊管自润滑鼻孔插入,入管约 12~15cm 检查口腔以防返折,同时嘱病人深呼吸并做吞咽动作	4	
		当插至 65cm 处或抽吸胃管有胃内容物时,表示管头端已达胃内	4	
		向胃气囊内注入 200~300ml 空气,用血压计测定囊内压力,使压力保持在 40mmHg,用止血钳将胃气囊的管口夹住	5	
		将三腔二囊管向外牵引,使已膨胀的胃气囊压在胃底部	2	
		牵引时感到有中等阻力感为止	2	
		用 0.5kg 的沙袋通过滑车固定于床前的引架上	2	
		角度顺着鼻腔方向,呈 45°左右	3	
		用注射器将胃内容物全部抽出后,将胃管接于胃肠减压器上	2	
		如胃囊压迫后仍有呕血,需使用食管囊	2	
		食管囊充气 100~150ml,充气后测压,食管囊压力一般为 35~45mmHg,将食管囊管口夹闭	2	
		出血停止后 24 小时,口服液体石蜡 20~30ml	2	
		先放出食管囊气体	2	
		然后放松牵引,再放出胃囊气体,继续观察有无出血	2	
		观察 24 小时仍无出血者,即可考虑拔出三腔二囊管	2	
		口服液体石蜡 20~30ml	2	
		抽尽食管囊及胃囊气体,然后缓缓拔出三腔二囊管	2	
操作过程总体评价	20	操作熟练、稳重,操作顺序有条不紊、不慌乱	4	
		下三腔两囊管方法、长度正确	2	
		三腔两囊管插入后,胃囊注气后每隔 12~24 小时放气 15~30 分钟	2	
		食管气囊注气后每隔 8~12 小时放气 30~60 分钟,避免压迫过久引起黏膜糜烂(口述得分)	2	

续表

项目	分数	内容及评分标准	满分	得分
操作过程总体评价	20	放气时,先口服液体石蜡20ml,先放食管囊,后放胃囊内气体	2	
		操作过程中密切观察患者反应,如有呕血,立即停止操作,将患者头偏向一侧	1	
		注意观察患者的呼吸、脉搏、面色等,并予相应处理	1	
		操作过程中态度认真,沟通时有礼貌	2	
		物品基本复原,医疗废物销毁、丢弃到正确的位置	4	
提问	10	随机选择2个问题,每题5分	10	
总分	100		100	

相关问题:

1. 三腔两囊管止血法的并发症有哪些?

2. 三腔两囊管止血法的禁忌证有哪些?

3. 食管囊、胃囊注气后间隔多久放气以避免压迫过久引起黏膜糜烂?

(吴　昆　郭元虎)

第十二节　心脏电复律和电除颤
Cardioversion and Defibrillation

一、目的

1. 电复律是以自身的心电信号作为触发标志,同步瞬间高能放电以终止某些异位快速心律失常。

2. 电除颤则是紧急非同步瞬间高能放电以终止心室颤动或心室扑动。

二、电复律(电除颤)的适应证

1. **心室颤动和心室扑动**　立即使用非同步电击复律,而且应越早越好;对于顽固性心室颤动患者,必要时可静脉推注利多卡因或胺碘酮等药物;若电击前室颤波很细小,可以静脉注射肾上腺素,使颤动波变大,以提高转复的成功率。

2. **室性心动过速**　经药物治疗无效或伴有严重血流动力学障碍及频发阿斯综合征应紧急行同步直流电电击复律;但是对于无法识别R波的快速室性心动过速,有时只能进行非同步电击复律治疗。

3. **心房颤动**　选用同步直流电复律最常见的一种心律失常。心房颤动行电复律治疗应遵循下述原则:有血流动力学障碍或症状严重,但药物治疗未能有效时需尽快电复律;无明显血流动力学障碍不需紧急电复律,但电复律后可望维持窦律,改善心功能,缓解症状。

心房颤动有下列情况者可考虑电复律:

(1)心室率快、药物治疗无效。

(2)房颤后心力衰竭或心绞痛恶化或不易控制。

(3)持续房颤病程在1年以内且房颤前窦房结功能正常。

(4)原发病(例如甲状腺功能亢进症)已得到控制,心房颤动仍持续存在。

(5)风湿性心脏瓣膜病置换或修复后3~6个月以上,先天性心脏病修补术后2~3个月以上仍有心房颤动。

（6）预激综合征伴发的心室率极快的心房颤动。

4. 心房扑动　药物治疗通常较为困难,而电复律对心房扑动有较高的转复率,成功率几乎为100%,且所需能量较小,50J以下能量电击,95%的患者可转复为窦性心律。故有人提出电复律是终止心房扑动的首选方法,特别是快速心室率引发低血压、心力衰竭或心绞痛的患者,可立即同步电复律。

5. 阵发性室上性心动过速　少数顽固性阵发性室上速经其他办法治疗无效,发作持续时间长,并伴有血流动力学障碍,如血压下降、诱发或加重心绞痛或心力衰竭,此时无论是窄QRS还是宽QRS型均应立即行直流电转复治疗。

6. 异位性心动过速性质不明　异位性心动过速而性质不明(如室上性心动过速伴差异性传导抑或室性心动过速不能明确鉴别时)而导致用药困难且伴有明显血流动力学障碍者。

三、电复律(电除颤)的禁忌证

1. 洋地黄中毒引起的快速心律失常。洋地黄中毒时心脏对电击的敏感性增加,容易导致恶性室性心律失常(如心室颤动)的发生,因此,若此时电刺激可引起不可逆的心跳停止。

2. 室上性心律失常伴高度或完全性房室传导阻滞或持续心房颤动未用影响房室传导药物情况下心室率已很缓慢。

3. 伴有病态窦房结综合征(即快-慢综合征)。

4. 近期有动脉栓塞或经超声心动图检查发现心房内存在血栓而未接受抗凝治疗者。房颤患者存在下列情况时不宜作电复律:拟近期接受心脏外科手术者;电解质紊乱尤其是低血钾,电复律应该在纠正后进行;甲状腺功能亢进伴房颤而未对前者进行正规治疗者;左心功能严重损害者,因转复后有发生急性肺水肿可能。另外,心脏、心房明显增大(心胸比例>65%,超声左房内径>55mm)者,即成功转复但维持窦律的可能性不大;复律后在奎尼丁或胺碘酮的维持下又复发或不能耐受抗心律失常药物维持治疗者;伴风湿活动或感染性心内膜炎而未控制的心脏病患者;房颤为阵发性,既往发作次数少、持续时间短,预期可自动转复者,因为电复律并不能预防其复发。

此外,尖端扭转型室性心动过速或多型性室速伴有低血钾者,Q-T间期延长者应慎用电复律。异位起搏点自律性增加所致的快速型心律失常电复律疗效较差,即使复律成功后也容易复发。因此,自律性增高的房性心动过速、非阵发性交界性心动过速、加速性室性自主心律一般不主张用电复律治疗。

以上所列适应证及禁忌证都是相对的,应从每个患者的具体临床情况全面评估获益与风险,权衡利弊。

四、电复律(电除颤)的能量选择

电复律(电除颤)的能量通常用焦耳来表示,即能量(焦耳)=功率(瓦)×时间(秒)。能量大小的选择主要根据心律失常的类型和病情,在实际操作中需要考虑患者的体重等指标,如体重轻者可选用较小能量,而体重重者则常需用较大能量。一般情况下,不同心律失常的单向波电复律(电除颤)能量选择如下:心房扑动50~100J,心房颤动100~200J,室上性心动过速100~150J,室性心动过速100~200J,心室颤动200~360J。而双向波电复律(电除颤)能量则常为单向波能量的一半。一般一次电击未奏效时可增加电能再次电击。

五、操作前准备

1. 用物准备

（1）除颤仪、导电糊或生理盐水纱布。

（2）各种复苏设施,例如氧气、急救箱、血压和心电监护设备,气管插管、吸引器以及临时起搏器等。

2. 患者准备

（1）对心室颤动（心室扑动）或伴有严重血流动力学障碍的快速性室性心动过速患者,应立即行电除颤/电复律。

（2）对其他快速性心律失常患者,如病情允许或择期实施者应向患者及家属解释复律目的及并发症,签署知情同意书。

（3）电复律（电除颤）需要进行全面体格检查和有关实验室检查（包括心电图和实验室检查尤其是低钾血症和酸中毒等）。

（4）控制心力衰竭。

（5）正在抗凝治疗者,应测定凝血酶原时间和活动度。如果患者正在服用洋地黄类药物,应在复律前停服 24~48 小时。

（6）电复律前 8 小时内应禁食禁水,避免复律过程中发生恶心和呕吐。

（7）患者进行心电连续监测,建立静脉通道、末梢氧分压达 90% 以上,患者应除去义齿,测量生命体征,常规心电图检查,完成后把导联线解除,以免损坏心电图机。

（8）房颤持续 48 小时以上或不能确定房颤时间,转复前应常规华法林或新型抗凝药物抗凝治疗。转复前应用药 3 周,转复成功后持续应用 4 周,且应控制国际标准化比值（INR）在治疗范围内（2.0~3.0）。

（9）复律前抗心律失常药物的应用:服药的目的是建立相应药物的血药浓度以利于复律后窦律的维持,同时明确对药物的耐受性。另外,亦有少数患者用药后可转复为窦律从而免于电击。常用的可选择的药物包括Ⅰc类和Ⅲ类抗心律失常药物。

（10）在电复律（电除颤）时,应注意两个电极之间的胸壁不要涂凝胶、乳膏或盐水等导电物质,以避免电流可能沿胸壁表面流动,而未通过心脏。

（11）麻醉:能够让患者安静,减少电击时患者的不适,目前常用地西泮、丙泊酚和咪达唑仑静脉注射。

3. 操作者准备

（1）核对患者一般信息。

（2）熟知患者病情,掌握电除颤/电复律的适应证和禁忌证。

（3）掌握电除颤/电复律操作的相关知识,并发症识别及处理。

（4）执行操作时,任何人员不能与患者、病床及与患者相连的仪器设备接触,避免触电。

六、操作方法及步骤

1. 非同步电除颤　心室颤动及无脉性室速为绝对适应证,立即实行非同步电除颤。

（1）患者仰卧于硬板床上,解开胸前衣物,身体不接触床上任何金属部分,连接除颤器和心电图监测仪。

（2）在准备除颤器同时,给予持续的胸外按压。

（3）打开除颤器开关,设置"非同步"。

（4）涂导电糊于两个电极板或包上 4~6 层浸有生理盐水的纱布垫。

（5）电极位置:将标记为"心底部"的电极板放置在胸骨右缘锁骨下区 2~3 肋间,标记为"心尖部"的电极板放置在心尖部左腋中线第 5 肋间。两电极板之间至少相距 10cm,稍用力按电极板,使其紧贴皮肤。

（6）按下"充电"按钮,单相波除颤选择 360J,双相波除颤选择 200J。充电完成后再将电极板放置在患者身体上。再次确定检查操作者及其他人员与患者无任何接触。

(7)按"放电"按压,一直观察到除颤器放电后再放开按钮。

(8)除颤后立即开始心脏按压,5个循环后根据心电显示判断是否进行下次除颤。

(9)除颤完毕后关闭电源,擦干电极板备用,整理患者衣物。除颤过程中及除颤成功后均应监测并记录心律、心率、呼吸、血压及意识等的变化。

2. 同步电复律 适用于有R波的某些快速性心律失常。

(1)患者仰卧于硬板床上,松解患者衣领、腰带,身体不接触床上任何金属部分,连接除颤器和心电图监测仪。

(2)吸氧5~15分钟,开通静脉通道,监测血压,常规心电图,备好复苏设备。

(3)打开除颤器开关,设置"同步",选择R波较高的导联进行示波观察,以利于R波同步。

(4)麻醉:地西泮10~20mg(速度5mg/min)静脉推注,患者报数至矇眬状态,睫毛反射消失,即可进行电复律。

(5)涂导电糊于两个电极板或包上4~6层浸有生理盐水的纱布垫。

(6)电极位置:①前侧位:将标记为"心底部"的电极板放置在胸骨右缘锁骨下区2~3肋间,标记为"心尖部"的电极板放置在心尖部左腋中线第5肋间。②前后位:一个电极板放置在背部左肩胛下区,另一个电极板放在胸骨左缘3~4肋间。此位置通过心脏电流多,能量需要减少,成功率高。两电极板之间至少相距10cm,稍用力按电极板,使其紧贴皮肤。

(7)按下"充电"按钮,单相波复律,心房颤动选择100~200J,心房扑动选择50~100J,阵发性室上性心动过速100~200J,室性心动过速100~200J。充电完成后再将电极板放置在患者身体上。再次确定检查操作者及其他人员与患者无任何接触。

(8)按"放电"按压,一直观察到除颤器放电后再放开按钮。

(9)电复律后立即查看心电监护,听诊心音,并记录心电图,如未成功,可增加能量,间隔2~3分钟再次进行电复律。如反复电击3次或能量达到300J以上仍未转复为窦性心律,应停止电复律。

(10)电复律后即进行常规导联心电图,复律过程中及除颤成功后均应监测并记录心律、心率、呼吸、血压及意识等的变化。一般需持续1天。

(11)电复律完毕后关闭电源,擦干电极板备用,整理患者衣物。

七、电复律(电除颤)后注意事项

1. 电复律后应立即进行心电监测,并严密观察患者的心率、心律、血压、呼吸和神志,监测应持续24小时。电复律术后是否有并发症,如皮肤烧伤、心肌损伤、循环栓塞、肺水肿以及各种形式的心律失常等。

2. 心室颤动的患者复律后在监护室留院观察,房颤、室上性心动过速复律后普通病房留院观察1~7天。

3. 休息与饮食患者清醒后,卧床休息1~2天,清醒2小时内避免进食水,防止恶心、呕吐。活动量以不引起心慌、胸闷为度。

4. 清醒2小时后给予高热量、高维生素、易消化饮食,保持排便通畅,避免情绪激动、吸烟、过度劳累、进食刺激性食物等。

5. 严格按医嘱服药,定期复查;有心慌胸闷、呼吸困难应立即就诊,条件允许的情况下,反复发作的室性心动过速、心房颤动,应尽早安装除颤起搏器或经皮导管射频消融治疗。指导患者规律服药,告知服药的注意事项,避免诱发因素,保持心情舒畅,适当增加活动。心脏病有复发的可能性,告知患者要有心理准备。对于心房颤动患者,即使复律前未使用抗凝药物治疗,但是复律后仍需要抗凝 4 周,因为心房功能的恢复可能延迟至窦性心律恢复后 3 周。

八、并发症

除了对患者选择和操作方法不当外,电复律的并发症可能与原有心脏疾患和所用电能大小有关。据报道,电击能量为 150J 时,并发症的发生率为 6%,大于 300J 时,并发症可达 30%,因此,应尽量避免高能量电击。

1. 心律失常

(1)常见房性或室性期前收缩,窦性心动过缓和房室交界区逸搏,多为暂时性,一般不需处理。

(2)窦性停搏、窦房阻滞或房室传导阻滞,多见于原有窦房结功能低下或房室传导系统有病变者,静脉滴注异丙肾或阿托品有助于提高心室率。

2. 心肌损伤　高能量电击后血清心肌酶(CK、LDH、AST)升高,大多可在 5~7 天恢复正常。少数患者心电图可见 ST-T 改变,偶见异常 Q 波和高钾性 T 波改变。

3. 低血压　多发生于高能量电击后,可持续数小时,多可自行恢复;如血压下降明显可用多巴胺、间羟胺等血管活性药物。

4. 皮肤灼伤　几乎所有患者在电复律后电极接触部位均有皮肤灼伤,可见局部红斑水疱,多由于电极板按压不紧导电糊过少或涂抹不均者,一般无须特殊处理。

5. 血栓栓塞　心脏电复律后血栓栓塞的发生率约为 1.5%,多为心房栓子脱落导致外周动脉栓塞;于过去曾有反复栓塞史者,尤其是房颤患者复律前应注意评估给予抗凝治疗的必要性。

6. 肺水肿及心力衰竭　由于电复律后左房机械性功能受到抑制,或受到肺栓塞的影响而出现肺水肿及心力衰竭,可使用扩血管药物及利尿剂治疗,必要时给予机械通气治疗。

九、相关知识

1. 电复律与电除颤的区别

(1)治疗的适应证不同:电复律主要用于治疗快速性心律失常。而电除颤仅用于心室颤动和心室扑动或不能分辨 R 波的心动过速的治疗。

(2)放电方式不同:电复律通过病人心电图 R 波来同步触发放电,仅在心动周期的绝对不应期电击,以避免诱发心室颤动,而电除颤则是随机的非同步放电方式。

(3)所需电击能量不同:电复律的能量需求一般比电除颤所需的能量要小。

2. 电复律(电除颤)的种类

(1)直流电与交流电复律(电除颤):根据所使用电流的性质不同可以区分为直流电与交流电复律(电除颤)。电复律早期均是以交流电电击来终止严重快速型心律失常,交流电放电时电流量大,放电时间长达 20ms,不易避开心室易损期,易引起心肌损伤及更严重的心律失常,尤其体内交流电除颤可直接导致心功能恶化。因此,交流电复律(除颤)很快便废弃不用。近 40 多年来世界各国均采用直流电复律。与交流电复律相比,直流电复律放电量容易控制,安全性较高,且便于同步电复律。

(2)同步与非同步电复律(电除颤)根据治疗过程中是否采用同步触发可以将电复律(电除颤)区分为同步与非同步电复律(电除颤)。同步电复律是指利用同步触发装置,用体表心电图 R 波来控制电流脉冲的发放,使电流仅在心动周期的绝对不应期中发放(脉冲电流落在 R 波的下降支上,而避免落在 T 波顶峰前 20~30ms 以内的易损期),避免诱发室颤,临床上用于除室颤以外的其他快速型心律失常的转复。不用同步触发装置可在任何时间内放电,用于转复室颤或心室扑动,称为非同步电复律,临床上通常仅用于室颤或心室扑动的复律治疗;还有就是无法识别 R 波的快速室性心动过速,由于无法同步直流电电复律,只能非同步电击(相当于除颤)。

(3)体内与体外电复律(电除颤)根据复律(除颤)电极板所放置位置不同可以分为体内与体外电复律(电除颤)。体内电复律(电除颤)常用于心脏手术或急症开胸抢救的患者,一个电极板置于右室面,另一个电板置于心尖部,电流能量通常为 20~30J,一般不超过 70J。非手术情况下,大多采用经胸壁复律(除颤),亦即体外电复律(电除颤);通常将 APEX(阴极电板)放在左前胸或心尖部,STERNUM(阳极电板)放在右胸或后背,从而保证电流可以正好通过心脏,达到理想的除颤效果。

(4)单向波和双向波电复律(电除颤)根据除颤波形的不同,现代除颤仪分为两种类型,即单向波和双向波。单向波是指半个正玄波,双向波是指完整的正玄波。双向波的优点是单向波结束心脏干扰杂波后再给出一个方向的引导性电波,该引导性电波接近心脏正常电信号,因此能更有效激发起心脏的正常工作。目前一般情况下所说的电复律(电除颤)均指在体外采用直流电进行的电击操作,因此,下文所述电复律(电除颤)均指体外直流电复律(电除颤)。

3. 经食管内低能量电复律所需能量较小(20~60J),患者不需要麻醉即可耐受,同时可避免皮肤烧伤,但仍需对食管电极导管的设计和安置进行不断改进,将来有望成为一种有前途的处理快速性心律失常的一种新方法。

4. 经静脉电极导管心脏内电复律通常采用四极电极导管,在 X 线透视下将导管电极通过肘前或颈静脉插入右心,该导管可兼作起搏、程序刺激和电复律之用。所需能量一般为 2~6J,患者多能耐受,初始电击从低能量开始,然后逐渐增加电能。主要适用于心内电生理检查中发生的房颤。

5. 植入式心脏复律除颤器(ICD)　近年来,经静脉置放心内膜除颤电极已取代了早期开胸置放心外膜除颤电极。植入式心脏复律除颤器的体积也明显减小,已可埋藏于胸大肌和胸小肌之间,甚至像起搏器一样可埋藏于皮下囊袋之中。可同时具备抗心动过缓起搏、抗心动过速起搏、低能电转复和高能电除颤等功能。

6. 自动体外除颤仪(AED)　AED 是一种由计算机编程与控制的,用于体外电除颤的、自动化程度极高的除颤仪。AED 具有自动分析心律的功能。当电极片粘贴好之后,仪器立即对心脏骤停者的心律进行分析,迅速识别与判断可除颤性心律(心室颤动或无脉性室速),一旦患者出现这种可除颤性心律,AED 便通过语音提示和屏幕显示的方式,建议操作者实施电除颤。AED 体积小、重量轻,便于携带与使用,不仅专业人员,即使是非专业人员,在经过规定的学时培训之后,也完全可以安全、正确地掌握 AED 的操作方法。其操作步骤是相同的,即开机、分析心律、建议是否电击。现代的 AED 大多采用双向波技术。

7. 特殊情况下的电复律(电除颤)

(1)心脏起搏器植入术后的患者:心脏起搏器多应用 Zinner 二极管保护起搏器电路,当高能电被感知后二极管开关闭合产生短路,使起搏器能耐受距起搏器 2~4 英寸距离的 400J 电能。但如果电极板距离心脏起搏器过近,则有可能导致起搏器的阈值升高,急性或慢性感知障碍,起搏器频率奔放,可逆或不可逆的微处理器程序改变等。既往指南建议放置的电极片应距离起搏器至少 2.5cm,而新近指南则强调放置电极片或电极板位置不要导致除颤延迟,应该避免将电极片或电极板直接放在植入器械之上。因此对安置了起搏器的患者行电复律(电除颤)时应采取以下措施:尽可能用最低有效电能量;电极板放置位置应距离起搏器不少于10cm(国内经验做法);尽量用前后位放置电极板;电击后立即测试起搏器功能,重新程控起搏器。

(2)怀孕期间的电复律(电除颤):患者怀孕期间可能会发生多种快速心律失常,有时需要电击治疗。电复律(电除颤)时,到达胎儿心脏的电能很小,引起胎儿室颤的概率很低。国内外均有报道孕妇接受多次高能电复律治疗,而分娩的婴儿正常。说明怀孕期间电复律(电除颤)是安全的。但实施电复律时仍应检测胎儿心电图,尽量选择低而有效的电能量。

(3)洋地黄中毒所致心律失常:原则上,洋地黄中毒时禁忌电复律(电除颤)治疗,但是,若快速心律失常伴有严重血流动力学障碍需禁忌电复律(电除颤)时,应从低电能(5J)开始,无效时逐渐加大电能,必要时可于复律前静脉注射利多卡因或苯妥英钠,尽量减少或避免严重室性心律失常发生。

十、关键词

心脏电复律　cardioversion

电除颤　defibrillation

心室颤动　ventricular fibrillation

心房颤动　atrial fibrillation

室性心动过速　ventricular tachycardia

室上性心动过速　supraventricular tachycardia

心房扑动　atrial flutter

同步电复律　synchronized cardioversion

植入式心脏复律除颤器　implantable cardioerter defibrillator heart

自动体外除颤仪　automated external defibrillation apparatus

十一、案例分析

患者,男性,56岁。胸骨后疼痛30分钟,为压榨性,并向左肩、左背放射,伴大汗,含速效救心丸不缓解,入急诊。

既往史:高血压、高血脂7年。

查体:BP160/85mmHg,大汗淋漓,痛苦表情,强迫安静位。呼吸略促,无发绀,双肺无啰音,心尖部Ⅲ级收缩期杂音,A2>P2,心率96次/min。

心电图检查示:窦性心律 V_{1-5} 导联 ST 段弓背向上抬高 0.2~0.5mv

入院初步诊断为冠心病急性广泛前壁心肌梗死

急行急诊冠状动脉介入治疗,过程中意识丧失,心电监护仪如图 2-12-1 所示:

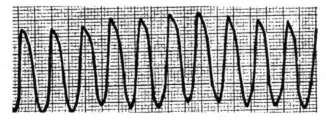

图 2-12-1　心电监护仪显示图

请问:

1. 患者出现了哪一种心律失常?
2. 目前急需行哪项操作?
3. 请于模拟人上完成该项操作。

参考答案:

室性心动过速,急需行同步直流电复律,完成操作。

十二、评分标准(见表2-12-1,表2-12-2)

表2-12-1 电除颤参考评分标准

项目	分数	内容及评分标准	满分	得分
准备工作	10	患者准备:患者仰卧于硬板床上(1分),解开胸前衣物(1分),身体不接触床上任何金属部分(1分),连接除颤器和心电图监测仪(1分)。大量出汗者先擦干胸部(1分)	5	
		操作者准备:判断心电监护仪为室颤波形(1分)。在准备除颤器同时,给予持续的胸外按压(1分)	2	
		用物准备:除颤仪(1分)、导电糊或生理盐水纱布(1分),各种复苏设施(1分)	3	
操作过程	70	打开除颤器开关,设置"非同步"	4	
		涂导电糊于两个电极板(2分)或包上4~6层浸有生理盐水的纱布垫(2分)	4	
		按下"充电"按钮(4分),单相波除颤选择360J(5分),双相波除颤选择200J(5分)	14	
		充电完成后再将电极板放置在患者身体上	3	
		电极位置:将标记为"心底部"的电极板放置在胸骨右缘锁骨下区2~3肋间(4分),标记为"心尖部"的电极板放置在心尖部左腋中线第5肋间(4分)。两电极板之间至少相距10cm(3分),稍用力按电极板,使其紧贴皮肤(2分)	13	
		再次确定检查操作者及其他人员与患者无任何接触	5	
		按"放电"按压(4分),一直观察到除颤器放电后再放开按钮(3分)	7	
		除颤后立即开始心脏按压(5分),5个循环后根据心电显示判断是否进行下次除颤(5分)	10	
		除颤完毕后关闭电源(2分),擦干电极板备用(2分),整理患者衣物(2分)	6	
		除颤过程中及除颤成功后均应监测并记录心律、心率、呼吸、血压及意识等的变化	4	
操作过程总体评价	10	熟练规范程度	3	
		操作紧迫感	2	
		人文关怀	3	
		时间把握	2	
提问	10	随机选择2个问题,每题5分	10	
总分	100		100	

表 2-12-2　电复律参考评分标准

项目	分数	内容及评分标准	满分	得分
准备工作	10	患者准备:患者仰卧于硬板床上	1	
		解开胸前衣物	1	
		身体不接触床上任何金属部分	1	
		连接除颤器和心电图监测仪	1	
		大量出汗者先擦干胸部	1	
		操作者准备:判断心电监护仪为快速心律失常波形	1	
		吸氧5~15分钟,开通静脉通道,监测血压,常规心电图,备好复苏设备	1	
		用物准备:除颤仪	1	
		导电糊或生理盐水纱布	1	
		各种复苏设施	1	
操作过程	70	打开除颤器开关,设置"同步"	4	
		涂导电糊于两个电极板或包上4~6层浸有生理盐水的纱布垫。	4	
		麻醉:地西泮10~20mg(速度5mg/min)静脉推注,患者报数至蒙眬状态,睫毛反射消失	5	
		按下"充电"按钮	4	
		单相波复律,心房颤动选择100~200J,心房扑动选择50~100J,阵发性室上性心动过速100~200J,室性心动过速100~200J	4	
		充电完成后再将电极板放置在患者身体上	3	
		电极位置:将标记为"心底部"的电极板放置在胸骨右缘锁骨下区2~3肋间	4	
		标记为"心尖部"的电极板放置在心尖部左腋中线第5肋间	4	
		两电极板之间至少相距10cm(3分),稍用力按电极板,使其紧贴皮肤	2	
		再次确定检查操作者及其他人员与患者无任何接触	5	
		按"放电"按压	4	
		一直观察到除颤器放电后再放开按钮	3	
		电复律后立即查看心电监护,听诊心音,并记录心电图	5	
		如未成功,可增加能量,间隔2~3分钟再次进行电复律	2	
		如反复电击3次或能量达到300J以上仍未转复为窦性心律,应停止电复律。	2	
		除颤完毕后关闭电源	6	
		擦干电极板备用	2	
		整理患者衣物	2	
		电复律后即进行常规导联心电图,复律过程中及除颤成功后均应监测并记录心律、心率、呼吸、血压及意识等的变化。一般需持续1天	5	

续表

项目	分数	内容及评分标准	满分	得分
操作过程总体评价	10	熟练规范程度	3	
		操作紧迫感	2	
		人文关怀	3	
		时间把握	2	
提问	10	随机选择2个问题,每题5分	10	
总分	100		100	

相关问题:

1. 简述电复律与电除颤的区别。

2. 简述电复律与电除颤的能量选择。

3. 简述电复律与电除颤的并发症。

(金树琦 蔺雪峰)

第十三节 心电图操作
Electrocardiogram Operation

一、目的

了解患者心电活动情况。

二、适应证

1. 临床诊断急性心肌梗死和观察其演变及定位的可靠方法。

2. 对各种心律失常具有肯定的临床价值。

3. 了解某些药物对心脏的影响,如洋地黄、奎尼丁等抗心律失常药物。

4. 了解某些电解质异常对心脏的影响,如血钾、血钙等。

5. 心脏手术或大型手术的术前、术后检查及术中监测。

6. 心脏起搏器植入前、植入后及随访。

7. 各种心血管疾病的临床监测、随访。

8. 心血管以外其他系统危重症患者的临床监测。

9. 运动医学及航天医学和心血管疾病的科研与教学。

10. 正常人群体检。

三、操作前准备

1. 操作者着装准备 按医院要求着装,衣帽整洁得体。

2. 核对患者信息 姓名、年龄、性别、住院号、诊断及检查目的。

3. 患者准备

(1)向患者解释心电图检查的目的、方法、注意事项及配合要点。

(2)协助患者采取适宜的体位,充分暴露前胸及手腕、脚踝。

(3)保护被检查者隐私。

4. 环境及器械(物品)准备

（1）室内温度不应低于18℃,以免因寒冷引起患者产生肌电干扰。

（2）诊察床的宽度应大于80cm,避免肌体不能放松引起肌电干扰。

（3）标准的电源及地线。

（4）合格的心电图机、外接电缆、导联电缆、探查电极(四肢及胸部)。

（5）心电图记录纸。

（6）导电糊或导电膏、棉签、酒精。

（7）分规、记录笔、报告单。

四、禁忌证

无明显禁忌证。

五、操作过程

1. 检查心电图机的电源线、导联线和地线,使用交流电的心电图机必须连接可靠地线。

2. 接好电源,打开心电图机开关。

3. 检查记录纸是否充足。

4. 无自动记录1mV定标方波的热笔式心电图机时,必须首先描记标定电压 $1mV = 10mm$ 的方波,同时检查各导联记录的同步性、灵敏性、阻尼。

5. 协助患者取平卧位,做好解释工作,取消紧张心理。放松肢体,解开上衣,露出胸前皮肤及两上肢腕关节和两下肢踝关节的皮肤,保持平稳呼吸。

6. 皮肤应用导电糊(或导电膏)涂于放置电极处的皮肤上,以减少皮肤阻抗,如局部皮肤污渍较多须先处理皮肤(肥皂水清洗,酒精去脂,必要时剃毛发)。

7. 肢体导联电极应选择两上肢内侧腕关节和两下肢内踝关节上方5~6cm处,因为内侧皮肤较外侧皮肤细腻阻抗小。

8. 严格按照国际统一标准,准确安放常规十二导联心电图探查电极。注意:不能以导联线的颜色分辨上肢或下肢或左右,必须按照标记符号判识。

肢体导联:

RA——右上肢(红色)

LA——左上肢(黄色)

RL——右下肢(黑色)

LL——左下肢(绿色)

胸前导联:

$C_1(V_1)$——胸骨右缘第4肋间

$C_2(V_2)$——胸骨左缘第4肋间

$C_3(V_3)$——V_2 与 V_4 连线中点

$C_4(V_4)$——左锁骨中线第5肋间

$C_5(V_5)$——左腋前线与 V_4 同一水平处

$C_6(V_6)$——左腋中线与 V_4 同一水平处

若病情需要记录18导联心电图,需加做如下导联:

$C_7(V_7)$——左腋后线与 V_4 同一水平处

$C_8(V_8)$——左肩胛线与 V_4 同一水平处

$C_9(V_9)$——左脊柱旁线与 V_4 同一水平处

V_{3R}——右胸与 V_3 相对应处

V_{4R}——右胸与 V_4 相对应处

V_{5R}——右胸与 V_5 相对应处

注意:描记 V_7、V_8、V_9 导联时患者必须采取平卧位,可选扁平电极或吸杯电极,不应取侧位进行描记。

9. 描记心电图

(1)纸速设置在 25mm/s。观察基线是否稳定,有无干扰,设法排除。

(2)手动方式记录时,必须在每个导联转换时记录定标方波。每个导联记录长度不少于 3~4 个完整的心动周期。

(3)疑有或已有急性心肌梗死患者首次心电图检查必须加做 V_7、V_8、V_9、V_{3R}、V_{4R}、V_{5R},并将胸前各导联放置部位用彩色笔做标记,以便以后进行动态比较。

(4)记录的心电图必须标明患者姓名、性别、年龄、检查日期、时间。手动记录要标明导联。不能平卧位的患者应注明体位。

10. 记录结束后按顺序移除电极,协助患者整理衣物,告知检查结束,清洁电极,关闭开关、拔掉电源。

六、并发症

局部皮肤不良反应。

原因:胸部探查电极吸附时间过长或对导电膏过敏。

表现:局部皮肤出现小水疱或红、痒、皮疹。

预防及处理:一般无需特殊处理,去掉电极观察,严重者可予抗过敏治疗。

七、注意事项

1. 确认各导联与肢体连接正确及导电性能良好。

2. 做心电图时,如出现振幅超出心电图纸范围和心率过慢、过快时及时调整电压和走纸速度至合理范围。

3. 躁动患者做心电图时,由家属协助进行,改用手动模式分步进行逐个导联描记。

4. 女性乳房下垂者应托起乳房,将 V_3、V_4、V_5 的电极位置安置在胸壁上,而不应安置在乳房上。

5. 描记常规十二导联心电图后,如Ⅲ导联有异常 Q 波(即 Q 波大于 1/4R 波),应加做吸气描记。如 V_1、V_2 导联 R 波较高,或可疑后壁心肌梗死,应加做 V_7~V_9 导联,可疑右室梗死或右位心者,应加做 V_{3R}~V_{5R} 导联。

6. 遇有心律失常时应做长程记录,做多导联同步记录最好。

7. 行心电图检查前需休息 10 分钟以上,排除其他因素影响。

八、相关知识

动态心电图检查(Holter)于 19 世纪 60 年代问世,并于 1961 年首先用于临床,已有 30 余年历史。随着电子技术及计算机科学的进步,Holter 系统心电图记录质量及对心律失常 ST 段等移位的分析都有很大提高。Holter 系统采用长时间(一般 24 小时)心电监测,并可真实记录人在安静状态下、睡眠中及在活动或运动(如跑、跳)中的心电图。Holter 监测方法已成为心血管疾病诊断领域中实用、高效、方便的诊断手段之一。总的来说,Holter 系统动态心电图可归纳为以下几方面用途,这些都是普通心电图做不到的。

1. 与心律失常有关的症状评定　动态心电图最重要且应用最广泛的情况之一,就是确定病人的心悸、眩晕、气短、晕厥等症状是否与心律失常有关。一方面,心律失常可以无症状,也可以引起明显的症状;另一方面,眩晕、晕厥等症状也不一定是心源性的。如果在监测中病人未出现不适,同时动态心电图结果正常,则不能确定其症状是否由心律失常引起,所以这份动态心电图报告无意义。如果动态心电图报告的心律失常是引起患者既往症状的原因,这份报告有重要意义。有时在监测期间病人未出现预期症状,继续做动态监测仍是可取的方法。由心律失常引起的心悸症状大多是期前收缩,其他心律失常有窦房阻滞、房室阻滞、心房扑动、心房颤动等。由心律失常引起的晕厥可以是心脏停搏、高度及Ⅲ度房室传导阻滞、室性心动过速等。患者头晕、晕厥发作时动态心电图正常,可排除心源性晕厥。

2. 评价有或无心律失常患者的危险性

(1)无症状患者:短暂的心脏停搏,可以不引起明显的症状。若停搏时间较长,导致患者能力的突然丧失,可威胁到他人的生命安全,如司机等。

(2)对有冠心病而无心肌梗死的患者:如这类患者有严重心律失常,且为频发者,有较高的危险性,伴有心功能不全者,危险性将增加。

(3)心肌梗死后的患者:心肌梗死后发生高级别的室性期前收缩,具有更高的危险性。

(4)心肌病:扩张型心肌病患者出现的室性心动过速,不论是否伴有症状,都具有较高的猝死危险性。通过治疗,可以控制室性心律失常的发生。因此,扩张型心肌病是进行 Holter 监测的重要指征。

(5)风湿性心脏病:房性心律失常的发生率高于其他心脏病组。常见的心律失常为房性期前收缩、房颤合并心室长间歇。因长间歇多发生于夜间睡眠时,故可无症状。

(6)病窦综合征:行 Holter 监测具有重要意义,可协助临床诊断病窦综合征。

(7)预激综合征:发作阵发性心动过速时,临床上可行 Holter 监测,确定心动过速的性质。

(8)QT 间期延长综合征:QT 间期延长综合征患者大约 70% 死于心律失常,晕厥发作时动态心电图多显示扭转型室性心动过速。

3. 评价抗心律失常治疗的疗效 应用动态心电图评定抗心律失常药物疗效,主要是分析随着心律失常发生频度的减少,患者自觉症状随之改善或消失,预后生存时间延长。鉴于心律失常在未予任何治疗前,自身即有较大的变化,所以用 Holter 监测评定药物有效的标准是室性期前收缩数目减少≥50%;成对室性期前收缩减少≥90%;阵发性室性心动过速消失。近年来已发现任何抗心律失常药物有可能加重所治疗的心律失常。心律失常恶化的定义是,与对照动态心电图对比出现:

(1)室性期前收缩数目增加 4 倍。

(2)成对室性期前收缩、室性心动过速的发作频数增加 10 倍。

(3)发生持续性室性心动过速。

4. 心肌缺血的确定 对冠心病患者行 Holter 监测,可以了解心肌缺血发作的次数、持续的时间等。典型心绞痛及无症状心肌缺血发作时,通常表现为 ST 段呈缺血型下降伴 T 波倒置,变异型心绞痛发作时,通常 ST 段呈损伤型抬高及急性损伤阻滞图形,心绞痛缓解后 ST 段回至原有的状态。

5. 评定起搏器的功能 现代的 Holter 系统,有专门的起搏器评定功能以及起搏器故障的判定和起搏器引起的心律失常等。

6. 心率变异分析(heart rate variability,HRV) HRV 被认为是一项新的有价值的预测心源性猝死的指标。心肌的电稳定依赖于迷走神经、交感神经和体液调节之间的对立而又平衡。交感神经活动可使室颤阈值降低,易于发生心室颤动。反之,迷走神经活动可提高室颤阈值,防止恶性室性心律失常的发生,对心脏起保护作用。心率变异分析评定技术已使动态心电图检查的价值明显提高。用 Holter 监测评定心率变异分析临床意义最大。

7. 动态心电图的其他临床用途　监测动态血压的变化及心室晚电位等。

九、关键词

心电图　electrocardiogram
心肌梗死　miocardial infarction
心律失常　arrhythmia
起搏器　pacemaker
动态心电图　dynamic electrocardiogram
心肌病　cardiomyopathy
病窦综合征　sick sinus syndrome
预激综合征　pre-excitation syndrome
QT 间期延长综合征　long QT syndrome

十、案例分析

患者,男,56 岁。胸骨后疼痛 30 分钟,为压榨性,并向左肩、左背放射,伴大汗,含速效救心丸不缓解,入急诊。

既往史:高血压、高血脂 7 年。

查体:BP160/85mmHg,大汗淋漓,痛苦表情,强迫安静位。呼吸略促,无发绀,双肺无啰音,心尖部Ⅲ级收缩期杂音,A2>P2,心率 96 次/min。

1. 你作为一名首诊医生,目前该患者首先须完善哪一项检查?

2. 请尽快完成该项检查操作。

3. 检查结果如图 2-13-1 所示,心电图诊断是什么?该患者疾病初步诊断考虑是什么?

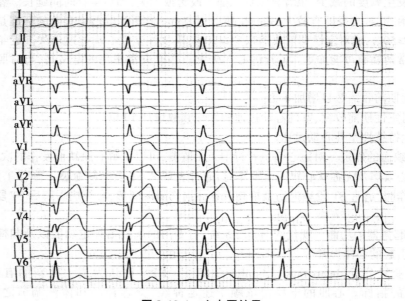

图 2-13-1　心电图结果

参考答案：

1. 首先须完善心电图检查。

2. 按心电图检查操作具体流程。

3. 心电图诊断　窦性心律,急性前壁心肌梗死,异常心电图。根据心电图提示患者初步诊断:冠心病、急性前壁心肌梗死。

十一、评分标准(见表 2-13-1)

表 2-13-1　心电图操作参考评分标准

项目	分数	内容及评分标准	满分	得分
准备工作	10	患者准备: 向患者解释心电图检查的目的、方法、注意事项及配合要点	1	
		协助患者采取适宜的体位,充分暴露前胸及手腕、脚踝	1	
		保护被检查者隐私	1	
		操作者准备: 着装,衣帽整洁得体	1	
		核对患者信息:姓名、年龄、性别、住院号、诊断及检查目的	1	
		用物准备:合格的心电图机、外接电缆、导联电缆、探查电极	2	
		心电图记录纸	1	
		导电糊或导电膏、棉签、酒精	1	
		分规、记录笔、报告单	1	
操作过程	70	检查心电图机的电源线、导联线和地线	4	
		接好电源,打开心电图机开关	4	
		描记标定电压 1mV=10mm 的方波,同时检查各导联记录的同步性、灵敏性、阻尼	4	
		导电糊(或导电膏)涂于放置电极处的皮肤	3	
		肢体导联电极应选择两上肢内侧腕关节和两下肢内踝关节上方 5~6cm 处	3	
		准确安放常规十二导联心电图探查电极	20	
		描记心电图	4	
		纸速设置在 25mm/s	4	
		观察基线是否稳定,有无干扰	3	

续表

项目	分数	内容及评分标准	满分	得分
操作过程	70	每个导联记录长度不少于3~4个完整的心动周期	2	
		记录的心电图必须标明患者姓名、性别、年龄、检查日期、时间	4	
		手动记录要标明导联	3	
		不能平卧位的患者应注明体位	2	
		记录结束后按顺序移除电极,协助患者整理衣物	5	
		清洁电极,关闭开关、拔掉电源	5	
操作过程总体评价	10	熟练规范程度	3	
		操作紧迫感	2	
		人文关怀	3	
		时间把握	2	
提问	10	随机选择2个问题,每题5分	10	
总分	100		100	

相关问题:

1. 女性乳房下垂者胸前导联如何安置?

2. 如果心电图检查后可疑后壁和右心室心肌梗死,应加做哪些导联?

3. 胸前导联 V_3 的具体位置?

(金树琦　蔺雪峰)

参 考 答 案

第一节　胸腔穿刺术

答案:

1. 先进行胸部叩诊,选择实音明显的部位进行穿刺,或行胸腔超声定位,必要时超声引导下穿刺,穿刺点可用甲紫在皮肤上作标记。常选择肩胛下角线或腋后线第7~8肋间;腋中线第6~7肋间;腋前线第5肋间。气胸患者选择锁骨中线第2肋间或腋中线第4~5肋间。

2. 胸腔穿刺中出现头晕、面色苍白、出汗、心悸、胸闷、昏厥等。

3. 抽液不宜过快、过多。诊断性抽液,50~100ml;减压抽液,首次不超过600ml,以后抽液不超过1 000ml。

第二节　腹腔穿刺术

答案：

1. 50～100ml。

2. （1）肝性脑病和电解质紊乱。

（2）出血、损伤周围脏器。

（3）感染。

（4）腹膜反应、休克。

（5）麻醉意外。

3. 腹膜反应的临床表现为头晕、恶心、心悸、气促、脉快、面色苍白。

4. 处理

（1）注意控制放液速度。

（2）发生上述反应立即停止操作，进行适当处理（如补液、吸氧、使用肾上腺素等）。

5. （1）位置1：一般取左下腹部脐与左髂前上棘连线中外1/3交点处。

（2）位置2：取脐与耻骨联合连线中点上方1.0cm、偏左或偏右1.5cm处。

（3）位置3：少量腹水患者取侧卧位，取脐水平线与腋前线或腋中线交点。

（4）少量或包裹性积液，需在超声指导下定位穿刺。

第三节　骨髓穿刺术

答案：

1. （1）按照骨髓穿刺技术常规操作，顺利完成穿刺。

（2）抽取骨髓液时患者可有短暂锐痛或酸胀感。

（3）骨髓液中可见到骨髓小粒。

（4）骨髓涂片中杆状核与分叶核粒细胞的比例大于血片中杆状核与分叶核粒胞的比例。

2. 适应证

（1）各类血液病的诊断和全身肿瘤性疾病是否有骨髓浸润或转移。

（2）原因不明的肝、脾、淋巴结肿大及某些发热原因未明者。

（3）某些传染病或寄生虫病需要骨髓细菌培养或涂片寻找病原体，如伤寒杆菌的骨髓培养及骨髓涂片寻找疟原虫。

（4）诊断某些代谢性疾病，如戈谢病，只有骨髓找到 Gaucher 细胞，才能最后确定诊断。

（5）观察血液病及其他骨髓浸润疾病的治疗反应和判断预后。

（6）骨髓移植时采集足量的骨髓。

禁忌证：

（1）血友病及有严重凝血功能障碍者，不宜进行此种检查，以免引起局部严重迟发性出血。

（2）穿刺部位皮肤有感染者禁做。

3. （1）将骨髓液迅速滴于倾斜载玻片的上方，任其稀释的血液下流，用上方留下的骨髓液制片。

（2）将骨髓液迅速滴于水平放置的载玻片上，立即用注射器回吸过多稀释的血液，再用剩余的骨髓液制片。

4. （1）骨髓增生低下：骨髓几乎全被脂肪组织所取代，造血细胞空虚，无细胞可抽，例如再生障碍性贫血。

(2)骨髓间质细胞增多:骨髓病理切片显示成纤维细胞和网状纤维弥漫增生,甚至部分骨质硬化,造血组织萎缩被固定在坚韧的纤维组织中,如骨髓纤维化,是最常见的引起骨髓干抽的疾病。

(3)骨髓增生极度活跃:骨髓内细胞过多,排列紧密,细胞与细胞间几无空隙,不易被抽吸造成干抽。如高白细胞性白血病(包括慢性粒细胞性白血病、急性白血病)、骨髓增生异常综合征、多发性骨髓瘤、骨髓转移瘤等。

(4)骨髓坏死:严重感染或骨髓转移瘤等原因导致骨髓内细胞溶解破坏不易抽出骨髓。

5. (1)术前应做出、凝血时间检查,有出血倾向患者操作时应特别注意,对血友病患者禁止做骨髓穿刺。

(2)严格执行无菌操作,避免发生感染。

(3)注射器与穿刺针必须干燥,以免发生溶血。

(4)穿刺针针头进入骨质后避免摆动过大,以免折断,为了防止穿刺针被折断,如果感到骨质坚硬而难以达到骨髓腔时,不可强行进针,应考虑到大理石骨病的可能,行 X 线检查,明确诊断。若穿刺针被折断在骨内,可请外科处理;胸骨穿刺不可用力过猛,以免穿透内侧骨板发生危险。

(5)做细胞形态学检查抽吸骨髓液量不宜过多,以免影响骨髓增生程度判断,细胞计数及分类结果。

(6)骨髓液抽取后应立即涂片,否则会很快发生凝固导致涂片失败。

(7)多次干抽,应做骨髓活检。

第四节　骨髓活体组织检查

答案:

1. (1)全面准确地了解骨髓增生程度,造血组织、脂肪细胞和纤维组织所占的容积比例。

(2)可发现骨髓穿刺涂片检查不易发现的病理变化。

(3)活检比涂片能较早地预测疾病的预后。

(4)活检可协助诊断慢性骨髓增生性疾病,如真性红细胞增多症、原发性血小板增多症、原发性骨髓纤维化等。骨髓活检在血液肿瘤诊断中起辅助作用,一般不居主导地位,结合骨髓涂片检查结果才具有诊断价值,同时结合免疫标记也十分重要。

2. 从以下三方面对比:

骨髓穿刺:

(1)取材方式:用骨髓穿刺针抽取骨髓液后涂片瑞氏-吉姆萨染色后备检。

(2)优点:①操作较简便;②涂片中细胞分布均匀,染色良好,较易分辨各系原、幼细胞及其微细结构;③易于识别巨型变,巨幼样变和小巨核细胞;④细胞化学染色效果好,结果可量化。

(3)缺点:①造血组织的天然结构已遭破坏,无法判断红髓、黄髓比例;②若抽吸过猛,导致血窦血的稀释;③若遇"干抽"不能分析。

骨髓活检:

(1)取材方式:用骨髓活检针取得一条骨髓组织,固定包埋切片后行吉姆萨等染色后备检。

(2)优点:①保持造血组织的天然结构,便于判断红髓和脂肪组织的比例;②可全面了解骨髓增生程度,有核细胞密度及其布局;③可避免血窦血的稀释;④对骨髓纤维化有确诊作用,能提示骨髓增生异常综合征向急性粒细胞白血病的转化,对"干抽"有鉴别作用。

(3)缺点:①有核细胞群集,不易区分原、幼细胞的类型;②难以观察细胞内的微细结构;

③细胞化学染色结果难以量化。

第五节　腰椎穿刺术

答案：

1. 腰椎穿刺的目的是从蛛网膜下腔获取脑脊液,即从终池(也称腰池)获取液体。终池是从脊髓圆锥至硬脊膜下端的腔隙,被蛛网膜及其外的硬脊膜包绕,内有终丝及马尾神经根。

2. 脑脊液为无色透明的液体,充满在各脑室、蛛网膜下腔和脊髓中央管内,对脑和脊髓具有保护、支持和营养作用。脑脊液产生于各脑室脉络丛(plexus chorioideus),主要是侧脑室脉络丛,其产生的量占脑脊液总量的95%左右。脑脊液经室间孔(Monro孔)进入第三脑室,再经中脑导水管进入第四脑室,最后经第四脑室正中孔(Magendie孔)和两个侧孔(Luschka孔)流到脑和脊髓表面的蛛网膜下腔和脑池。大部分脑脊液经脑穹窿面的蛛网膜颗粒吸收至上矢状窦(superior sagittal sinus),小部分经脊神经根间隙吸收。

3. (1)损伤性出血多有穿刺不顺利。

(2)自行凝固者为损伤性出血,而非损伤性蛛网膜下腔出血时,由于脑脊液搏动有去血中纤维素的作用和大量脑脊液稀释的缘故,通常不自凝。

(3)三管法:用三个试管留取脑脊液,若三管颜色由深变浅或转为无色为损伤性出血,而三管颜色均匀一致则为非损伤性出血。

(4)离心试验:将血性脑脊液离心后,其上层若无色透明、红细胞形态正常为损伤性出血,而非损伤性出血者红细胞皱缩。

(5)血性脑脊液经离心沉淀后,其上清液溶血试验阴性者为损伤性出血,阳性者为非损伤性出血(因出血后2小时红细胞即溶解,放出氧合血红蛋白)。

(6)脑脊液红细胞计数鉴别:损伤性血性脑脊液中红细胞比例与周围血相称,红细胞比白细胞约700∶1。

4. 脑脊液蛋白含量过高时,外观呈黄色,离体后不久自动凝固,称为弗洛因综合征(Froin syndrome),见于椎管梗阻等。

5. (1)尽量选用较细的穿刺针。

(2)进针时针尖斜面应与脊柱轴线平行。

(3)留取脑脊液不宜过多。

(4)腰椎穿刺后至少去枕平卧4~6小时。

(5)术后多饮水,必要时静脉输注生理盐水。

第六节　肺功能检查

答案：

1. 支气管舒张试验阳性判断标准:FEV_1和/或FVC用药后较用药前增加≥12%,且绝对值增加≥200ml;PEF较治疗前增加≥20%或绝对值≥60L/min。FVC作为支气管舒张试验的判断指标多用于慢性阻塞性肺疾病(chronic obstructive pulmonary disease,COPD)患者。在检测过程中,FEV_1、PEF较基础值下降≥20%,或比气道传导率(sGaw)下降≥35%。

2. 在检测过程中,FEV1、PEF较基础值下降≥20%,或比气道传导率(sGaw)下降≥35%。

3. 阻塞性通气功能障碍:RV↑,TLC↑,FEV_1/FVC↓。

限制性通气功能障碍:RV↓/-,TLC↓,FEV_1/FVC-/↑。

第七节 球囊-面罩通气术

答案:

1. 左手拇指和示指成 C 形按住面罩,中指、无名指及小指(构成"E"字)则紧按住下颚,按紧不漏气。

2. 12～20 次/min。

3. 8～10L/min。

第八节 无创正压通气

答案:

1. 紧急取开面罩,保持气道通畅,同时予鼻导管吸氧。

2. 主要调高 IPAP 水平。

3. 设置的呼吸频率为备用频率,只有当病人的呼吸频率低于备用频率,呼吸机才会按照备用频率通气,起保护作用。一般设置为 8～10 次/min。

第九节 有创正压通气

答案:

1. 经口气管插管。

2. 21%。

3. 不需要设置呼吸频率。

第十节 血气分析

答案:

1. 分为两种类型。呼吸性酸中毒+代谢性碱中毒+代谢性酸中毒和呼吸性碱中毒+代谢性碱中毒+代谢性酸中毒。

2. 5～10 分钟。

3. $AG = Na^+ - (Cl^- + HCO_3^-)$。

第十一节 三腔二囊管

答案:

1. 鼻咽部和食管黏膜损伤、狭窄乃至梗阻;心律失常;呼吸困难;食管穿孔;三腔二囊管断裂;吸入性肺炎、窒息。

2. (1)严重冠心病、高血压、心功能不全者慎用。

(2)病情垂危或深昏迷不合作者。

(3)咽喉食管肿瘤病变或曾经手术者。

(4)胸腹主动脉瘤者。

3. 胃囊注气后每隔 12～24 小时放气 15～30 分钟,食管气囊注气后每隔 8～12 小时放气 30～60 分钟,避免压迫过久引起黏膜糜烂。

第十二节 心脏电复律和电除颤

答案:

1. (1)治疗的适应证不同:电复律主要用于治疗快速性心律失常。而电除颤仅用于心室颤动和心室扑动或不能分辨 R 波的心动过速的治疗。

（2）放电方式不同:电复律通过病人心电图 R 波来同步触发放电,仅在心动周期的绝对不应期电击,以避免诱发心室颤动,而电除颤则是随机的非同步放电方式。

（3）所需电击能量不同:电复律的能量需求一般比电除颤所需的能量要小。

2. 不同心律失常的单向波电复律(电除颤)能量选择如下　心房扑动 50~100J,心房颤动 100~200J,室上性心动过速 100~150J,室性心动过速 100~200J,心室颤动 200~360J。而双向波电复律(电除颤)能量则常为单向波能量的一半。

3. 心律失常、心肌损伤、低血压、皮肤灼伤、血栓栓塞、肺水肿及心力衰竭。

第十三节　心电图操作

答案:

1. 应托起乳房,将 V_3、V_4、V_5 的电极位置安置在胸壁上,而不应安置在乳房上。

2. $V_7 \sim V_9$ 导联和 $V_{3R} \sim V_{5R}$ 导联。

3. V_3 安置于 V_2 与 V_4 连线中点,V_2——胸骨左缘第 4 肋间,V_4——左锁骨中线第 5 肋间。

参 考 文 献

[1] 万学红,卢雪峰. 诊断学[M]. 8 版. 北京:人民卫生出版社,2013.

[2] 陈红. 中国医学生临床技能操作指南[M]. 2 版. 北京:人民卫生出版社,2014.

[3] 诸葛启钏,余震. 医学生临床技能实训手册[M]. 2 版. 北京:人民卫生出版社,2015.

[4] 医师资格考试指导用书专家编写组. 国家医师资格考试实践技能应试指南(临床执业医师)[M]. 北京:人民卫生出版社,2011.

[5] 欧阳钦. 临床诊断学[M]. 2 版. 北京:人民卫生出版社,2010.

[6] 葛均波,徐永健. 内科学[M]. 8 版. 北京:人民卫生出版社,2013.

[7] 许文荣,王建中. 临床血液学检验[M]. 5 版. 北京:人民卫生出版社,2013.

[8] 张之男,郝玉书,赵永强,等. 血液病学[M]. 2 版. 北京:人民卫生出版社,2013.

[9] 贾建平,陈生弟. 神经病学. 7 版. 北京:人民卫生出版社,2013.

[10] 黄友岐. 神经病学. 2 版. 北京:人民卫生出版社,1989.

[11] 陈红,朱正纲,肖海鹏,等. 中国医学生临床技能操作指南. 2 版. 北京:人民卫生出版社,2014.

[12] 医学资格考试指导用书专家编写组. 国家医师资格考试实践技能应试指南(临床执业医师)2014 修订版. 北京:人民卫生出版社,2014.

[13] 中华医学会呼吸病学分会肺功能专业组. 肺功能检查指南(第一部分)-概述及一般要求[J]. 中华结核和呼吸杂志,2014,37(6):402-405.

[14] 中华医学会呼吸病学分会肺功能专业组. 肺功能检查指南(第二部分)-肺量计检查[J]. 中华结核和呼吸杂志,2014,37(7):481-486.

[15] 中华医学会呼吸病学分会肺功能专业组. 肺功能检查指南(第三部分)-组织胺和乙酰甲胆碱支气管激发试验[J]. 中华结核和呼吸杂志,2014,37(8):566-571.

[16] 中华医学会呼吸病学分会肺功能专业组. 肺功能检查指南(第四部分)-支气管舒张试验[J]. 中华结核和呼吸杂志,2014,37(9):655-658.

[17] 中华医学会呼吸病学分会肺功能专业组. 肺功能检查指南-肺弥散功能检查[J]. 中华结核和呼吸杂志,2015,38(3):164-169.

[18] 中华医学会呼吸病学分会肺功能专业组. 肺功能检查指南-肺容量检查[J]. 中华结核和呼吸杂志,2015,38(4):255-260.

[19] 中华医学会呼吸病学分会肺功能专业组. 肺功能检查指南-体积描记法肺容量和气道阻力检查[J]. 中

　　　　华结核和呼吸杂志,2015,38(5):342-347.

[20] 俞森洋. 呼吸危重病学[M]. 北京:中国协和医科大学出版社,2008.

[21] 中华医学会呼吸病学分会呼吸生理与重症监护学组. 无创正压通气临床应用专家共识[J]. 中华结核
　　　和呼吸杂志,2009,32(2):86-97.

[22] 俞森洋. 机械通气临床实[M]. 北京:人民军医出版社,2008.

[23] 俞森洋,蔡柏蔷. 呼吸内科主治医师660问[M]. 2版. 北京:中国协和医科大学出版社,2009.

[24] 中华医学会. 临床诊疗指南. 消化系统疾病分册[M]. 北京:人民卫生出版社,2004.

[25] 杜玉君,安莲华,刘彬. 临床实践技能操作规范[M]. 北京:人民卫生出版社,2013.

[26] 唐家荣,陈义发,章汉旺. 临床基本技能与操作[M]. 北京:人民卫生出版社,2010.

第三章

外科技能操作

第一节 刷 手
Surgical Hand Scrub

一、目的

1. 去除手和手部皮肤上的暂居菌和部分寄居菌。

2. 预防和控制病原体传播,预防交叉感染。

二、适应证

参加手术的人员术前都必须进行刷手。

三、禁忌证

1. 手部皮肤有破损或有化脓性感染者。

2. 参加手术的人员患有传染性疾病且处于传染期。

四、操作前准备

1. 更换鞋、洗手衣(衣边摆放入裤腰内,衣袖卷入肘上 10cm),戴帽子口罩(帽子盖住全部头发,头发不可外露,口罩盖住口鼻),修剪指甲,去除污垢及手部饰品。

2. 材料准备 消毒毛刷,普通肥皂,洁肤柔洗手液,葡萄糖酸氯己定乙醇皮肤消毒液,无菌方巾。

五、操作步骤

1. 按七步洗手法用肥皂常规刷手。

2. 用洁肤柔洗手液洗双手至肘上 10cm。

3. 消毒毛刷蘸取洁肤柔洗手液刷手,从指尖至肘上 10cm(由远及近,沿一个方向顺序刷洗),双手交替进行。刷手顺序采取三段法。第一段:先刷双手,顺序为指端、甲缘及两侧的甲沟,由拇指的桡侧起至小指的尺侧,依次刷完五指及指蹼,然后刷手掌及手背;第二段:双侧腕关节至肘关节;第三段:肘关节至肘上 10cm。刷手时,用力相当,保持指尖朝上、肘朝下,严禁接触有菌区,刷完一次用清水将洗手液冲洗干净,时间为 3 分钟,从手到手臂,交替逐渐上行,顺序不可逆,不可留空白区,时间的安排并非均匀一致,双手用时要多一些。冲洗后保持拱手姿势。

4. 擦手 无菌方巾先擦干双手,之后对折为三角形,底边向上从手腕至肘上 10cm,先擦干一侧,再翻转方巾擦干另一侧,擦过肘部的方巾不可接触前臂及手。

5. 喷手 用葡萄糖酸氯己定乙醇皮肤消毒液均匀喷于双手、前臂及肘上 6cm 一遍,待消毒液干后,双手抱球姿势背靠门进入手术室。

6. 穿手术衣和戴手套 检查无菌指示剂有效,一手抓住手术衣最上面折叠部分中部(不要污染下面的手术衣),于空旷处,面对无菌区,双手提起手术衣的衣领两端,内面朝向自己,轻轻抖开手术衣,将手术衣略向上抛起,顺势双手插入两侧衣袖,巡回护士协助穿手术衣,使双手伸出袖口。核对手套号码和有效期,打开手套,一手持手套反折部分的内面将手套取出,另一手五指对准戴上,将戴好的手套的手指插入手套反折部分的外面,同法将手套戴好,最后将两手套的反折面套在手术衣袖外面。由巡回护士用无菌钳或由器械护士将腰带自术者身后绕到前面递给术者,术者将腰带自己系于腰部前方。无菌盐水冲洗手套外面滑石粉。

六、注意事项

1. 刷手过程中,保持双手高于双肘,双手低于肩高于腰,远离身体,以防污染。

2. 刷手时用力均匀,用适量刷手液加水,使刷手液产生足够的泡沫。

3. 刷手过程中勿使水滴溅到刷手衣而受潮,以防污染手术衣。

4. 连台手术的刷手 若前台手术为无菌手术,术后手套未破,需连续进行下一台手术时,仅需喷手至肘上 6cm,再穿无菌手术衣和戴手套。若前台为污染手术,连续进行手术时应重新刷手。

5. 七步洗手法

第一步:洗手掌流水湿润双手,涂抹洗手液(或肥皂),掌心相对,手指并拢相互揉搓;

第二步:洗背侧指缝手心对手背沿指缝相互揉搓,双手交换进行;

第三步:洗掌侧指缝掌心相对,双手交叉沿指缝相互揉搓;

第四步:洗指背弯曲各手指关节,半握拳把指背放在另一手掌心旋转揉搓,双手交换进行;

第五步:洗拇指一手握另一手大拇指旋转揉搓,双手交换进行;

第六步:洗指尖弯曲各手指关节,把指尖合拢在另一手掌心旋转揉搓,双手交换进行;

第七步:洗手腕、手臂揉搓手腕、手臂,双手交换进行。

6. 特别要注意彻底清洗戴戒指、手表和其他装饰品的部位(有条件的也应清洗戒指、手表等饰品),应先摘下手上的饰物再彻底清洁,因为手上戴了戒指,会使局部形成一个藏污纳垢的"特区",稍不注意就会使细菌"漏网"。

七、关键词

刷手 surgical hand scrub

无菌术 asepsis

八、案例分析

患者,男,以"发现颈部肿物 1 年余"入院。患者 1 年前无明显原因发现颈部肿物,无饮水呛咳、声音嘶哑、吞咽困难,肿物当时约 2cm×1cm 大小,患者未在意,未予以任何治疗,1 年间,患者颈部肿物逐渐增大,伴呼吸费力,无饮水呛咳、声音嘶哑、吞咽困难,现患者为求进一步诊治,于本院就诊,彩超示甲状腺左叶结节。目前拟行甲状腺左叶近全切除术,请进行刷手、穿手术衣、戴手套操作。

参考答案:

1. 按七步洗手法用肥皂常规刷手。

2. 用洁肤柔洗手液洗双手至肘上 10cm。

3. 消毒毛刷蘸取洁肤柔洗手液刷手,从指尖至肘上 10cm(由远及近,沿一个方向顺序刷洗),双手交替进行。刷手顺序采取三段法。第一段:先刷双手,顺序为指端、甲缘及两侧的甲沟,由拇指的桡侧起至小指的尺侧,依次刷完五指及指蹼,然后刷手掌及手背;第二段:双侧腕关节至肘关节;第三段:肘关节至肘上 10cm。刷手时,用力相当,保持指尖朝上、肘朝下,严禁接触有菌区,刷完一次用清水将洗手液冲洗干净,时间为 3 分钟,从手到手臂,交替逐渐上行,顺序不可逆,不可留空白区,时间的安排并非均匀一致,双手用时要多一些。冲洗后保持拱手姿势。

4. 擦手　无菌方巾先擦干双手,之后对折为三角形,底边向上从手腕至肘上 10cm,先擦干一侧,再翻转方巾擦干另一侧,擦过肘部的方巾不可接触前臂及手。

5. 喷手　用葡萄糖酸氯己定乙醇皮肤消毒液均匀喷于双手、前臂及肘上 6cm 一遍,待消毒液干后,双手抱球姿势背靠门进入手术室。

6. 穿手术衣和戴手套　检查无菌指示剂有效,一手抓住手术衣最上面折叠部分中部(不要污染下面的手术衣),于空旷处,面对无菌区,双手提起手术衣的衣领两端,内面朝向自己,轻轻抖开手术衣,将手术衣略向上抛起,顺势双手插入两侧衣袖,巡回护士协助穿手术衣,使双手伸出袖口。核对手套号码和有效期,打开手套,一手持手套反折部分的内面将手套取出,另一手五指对准戴上,将戴好的手套的手指插入手套反折部分的外面,同法将手套戴好,最后将两手套的反折面套在手术衣袖外面。由巡回护士用无菌钳或由器械护士将腰带自术者身后绕到前面递给术者,术者将腰带自己系于腰部前方。无菌盐水冲洗手套外面滑石粉。

九、评分标准(见表 3-1-1,表 3-1-2,表 3-1-3)

表 3-1-1　外科刷手参考评分标准

项目	分数	内容及评分标准	满分	得分
准备工作	8	操作者准备:更换鞋、洗手衣(衣边摆放入裤腰内,衣袖卷入肘上 10cm)(2 分) 戴帽子口罩(帽子盖住全部头发,头发不可外露,口罩盖住口鼻)(2 分) 修剪指甲、去除污垢及手部饰品(2 分)	6	
		用物准备:消毒毛刷,普通肥皂,洁肤柔洗手液,葡萄糖酸氯己定乙醇皮肤消毒液,无菌方巾	2	
操作过程	76	1. 充分暴露上肢至上臂下 1/3	4	
		2. 修剪指甲(1 分) 3. 用适量肥皂液七步洗手法洗手至上臂下 1/3(4 分)	5	
		4. 流动水冲净皂液	6	
		5. 取无菌手刷	4	
		6. 取适量抑菌洗手液于洗手刷毛面上	6	
		7. 按三节段(双手交替)刷手。顺序:指尖、甲沟、手指侧缘、指背、手掌、手背、腕部(环形);前臂(螺旋性);肘部、上臂下 1/3(螺旋型)。时间 3 分钟。(顺序每错误一次扣 1 分,超出时间不得分)	25	
		8. 刷毕将手刷弃于水池内	1	
		9. 冲洗时指尖向上(2 分) 10. 肘部置于最低位(1 分),不得反流	3	
		11. 抓取无菌巾中心部位,擦干双手后将无菌巾对折呈三角形,底边置于腕部(4 分) 12. 角部向下,以另手拉对角向上顺势移动至上臂下 1/3,擦去水迹,不得回擦(4 分) 13. 擦对侧时,将毛巾翻转,方法相同(8 分)	16	

续表

项目	分数	内容及评分标准	满分	得分
操作过程	76	14. 将擦手巾弃于固定容器内	2	
		15. 消毒手臂:取适量外科手消毒液,搓揉双手至上臂下1/3(2分) 再取适量外科手消毒液搓揉双手(2分) 待药液自行挥发至干燥,揉搓时间不能少于3分钟	4	
操作过程 总体评价	6	熟练规范程度:操作有序,刷手规范、用力恰当	2	
		无菌观念: 先指后掌,先掌面后背侧,并注意指尖、甲缘下、大拇指内侧、尺侧及皮肤 皱褶处的刷洗	2	
		时间把握:时间把握得当,时间控制在6分钟内 物品基本复原、废物废料销毁、丢弃到正确的位置	2	
提问	10	随机选择2个问题,每题5分	10	
总分	100		100	

表 3-1-2　穿手术衣评分标准

项目	分数	内容及评分标准	满分	得分
操作准备	15	操作者准备:衣、帽、口罩符合手术室要求去除饰物,修剪指甲	5	
		评估操作环境是否清洁宽敞,无菌包是否符合要求	5	
		用物准备:手术器械车,无菌手术衣包、无菌手套	5	
操作过程	60	将手术衣打到无菌台,进行手臂消毒	10	
		取出无菌手术衣,选择较宽敞的地方	5	
		认清衣服的上下、正反面并注意衣服的折法	10	
		提住衣领,向两边轻轻抖开手术衣,手臂伸直,不可过低或过高	10	
		上抛手术衣	5	
		双手同时伸入衣袖内	5	
		向前平伸	5	
		巡回护士协助系好领带和腰带	5	
		穿好手术衣后,将双手置于胸前,不可将双手置于腋下,不可高于肩部, 或低于腰部	5	
操作过程 总体评价	25	熟练规范程度: 穿手术衣方法正确,穿后整齐美观	5	
		无菌观念: 无菌观念正确,将双手置于胸前,不可将双手置于腋下,不可高于肩部, 或低于腰部	10	
		时间把握:时间把握得当,控制在1分钟内	10	
总分	100		100	

表 3-1-3 戴手套评分标准

项目	分数	内容及评分标准	满分	得分
准备工作	15	操作者准备： 1. 检查并酌情修剪指甲,取下手表	2	
		2. 备清洁干燥治疗台	2	
		3. 洗手,戴口罩	2	
		4. 选择合适的手套号码	2	
		5. 检查无菌手套外包装有无潮湿、破损,是否在有效期内	2	
		用物准备：一次性无菌手套、指甲剪、弯盘、洗手设备、清洁抹布	5	
操作过程	65	1. 沿开口指示方向撕开无菌手套外包装,摊开内层	5	
		2. 同时取出一双手套,一手捏住手套反折部分,一手对准手套五指戴上	10	
		3. 用已戴无菌手套的手指插入另一手套的反折部,同法将手套戴好	10	
		4. 将手套的翻边套在工作服衣袖的外面,双手整理手套,使其服贴	10	
		5. 操作完毕,冲净手套上的污迹	10	
		6. 脱手套：一手捏住另一手套腕部外面,翻转脱下;再以脱下手套的手插入另一手套内,将其往下翻转脱下	10	
		7. 处理用物	5	
		8. 洗手,取口罩	5	
操作过程总体评价	20	熟练规范程度：操作熟练	5	
		无菌观念：无菌意识强	5	
		人文意识：1. 以病人为中心,按护理程序进行操作;2. 态度和蔼,关心体贴病人	5	
		时间把握：在 1 分钟内	5	
总分	100		100	

相关问题：

1. 什么是无菌术？

2. 参加手术人员的无菌准备中的一般准备指什么？

3. 一台无菌手术结束,需立即参加第二台手术,应如何更换衣服及手套？是否要再重新刷手？

（于跃利　陈　鹏）

第二节　手术区消毒
Operation Disinfection

一、目的

1. 消灭拟作切口处及其周围皮肤上的细菌。

2. 防止细菌进入创口内。

二、适应证

凡是准备接受手术者。

三、禁忌证

对消毒剂过敏者

四、操作前准备

1. 患者术前准备

(1)择期手术者在病情允许情况下,术前一天沐浴更衣,尤其对术区必须洗干净。注意清除脐或会阴处的污垢。

(2)术前对术区进行清洗、备皮及乙醇消毒,并加以保护。范围较广的剃毛原是备皮的常规,但目前研究证明,毛发经过洗涤并不带有多量细菌,只要剔除切口周围粗毛,使消毒剂充分发挥作用,并不增加手术的感染率。备皮时间接近手术为佳(手术室内不应备皮)。

2. 材料准备 3把卵圆钳,小圆杯3个,碘伏,纱布。

3. 操作者准备 进入手术室后更换衣、裤、鞋、帽、口罩,剪短指甲,安置患者,摆好患者体位。

五、操作步骤

1. 操作者于患者右侧,暴露手术区范围。

2. 左手持消毒小圆杯,右手持卵圆钳进行消毒。自手术区中心开始向周围皮肤无遗漏地消毒(不可由外拖回已消毒部位)。由切口向外消毒距离必须大于15cm以上,第二次消毒范围不应超出第一次范围,第三次不应超过第二次消毒范围。

3. 手术野皮肤消毒范围

(1)颈部手术消毒范围:上至下颌、下口唇线,两侧至颈、颈项交界及锁骨上窝,下至两乳头连线,见图3-2-1。

(2)乳腺癌根治术消毒范围:前至对侧锁中线,后至腋后线,上至锁骨及上臂,下至脐平线。

(3)上腹部消毒范围:上至胸乳头连线,下至腹股沟、耻骨联合,两侧至腋中线之间范围,见图3-2-2。

(4)下腹部消毒范围:上至剑突,下至大腿上1/3,两侧至腋中线,见图3-2-2。

(5)腹股沟手术消毒范围:上至脐水平,下至大腿上1/3,两侧至腋中线,见图3-2-2。

(6)会阴部手术消毒范围:上至耻骨联合,下至大腿上1/3,由外侧向手术中心区依次向肛门消毒,见图3-2-3。

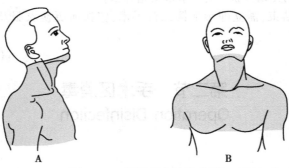

A   B

图3-2-1 颈部手术消毒范围

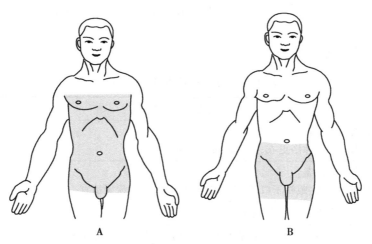

图 3-2-2　上腹部及腹股沟手术消毒范围

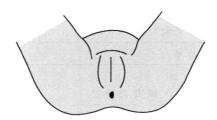

图 3-2-3　会阴部手术消毒范围

六、注意事项

1. 涂擦上述药物时,应由手术区中心部向四周涂擦。如为感染伤口或肛门等处的手术,则应自手术区外周涂向感染伤口或会阴肛门处。已经接触污染部位的药液纱布,不应再返擦清洁处。

2. 手术区皮肤消毒范围要包括手术切口周围 15cm 的区域。如手术时有延长切口的可能,则应适当扩大消毒范围。

七、关键词

无菌术　asepsis

病毒　virus

细菌　bacterium

消毒　disinfection

八、案例分析

患者,女,54 岁,以"发现黑便 1 月余"入院。患者 1 个月前无明显诱因发现柏油样便,无腹痛、无恶心呕吐,无排便排气功能障碍,无皮肤及巩膜黄染,无寒战发热,1 个月来,患者黑便情况逐渐加重,伴四肢乏力,现患者为求进一步诊治,于本院就诊,行肠镜示直肠癌,直肠肿物距齿状线 1cm,目前拟行经腹会阴直肠癌根治术,请行写出消毒范围。

参考答案:

消毒范围:患者取截石位,先消毒下腹部(上至剑突,下至耻骨联合,两侧至腋中线),再消毒耻骨联合至大腿上 1/3,最后自外侧向手术中心区依次向肛门消毒,消毒过程中,无回消,无漏白。

九、评分标准(见表 3-2-1)

表 3-2-1　手术区消毒参考评分标准

项目	分数	内容及评分标准	满分	得分
准备工作	45	患者准备: 术前一天沐浴更衣,尤其必须洗干净术区	5	
		操作者准备: 换洗手衣、戴帽子口罩,口罩应盖住口鼻,系带松紧适宜	5	
		头发全部塞入帽内,不得外露	5	
		衣边摆放入裤腰内,衣袖卷入肘上 10cm,内衣领不可外露	5	
		双手修剪指甲,取下各种佩饰	5	
		从有菌区进无菌区正确	5	
		准备物品,检查是否齐全完好	5	
		核对患者的姓名、床号	5	
		用物准备: 3 把卵圆钳,小圆杯 3 个,碘伏,纱布	5	
操作过程	35	两手持消毒器械方法正确:左手持卵圆钳夹住碘伏消毒纱球,交给右手卵圆钳进行消毒,每次正确	5	
		消毒方法正确:自手术区中心开始向周围皮肤无遗漏地消毒,不可由外拖回已消毒部位(消毒顺序每错误一次扣 1 分,扣完 10 分为止)	10	
		消毒范围正确: 由切口向外消毒距离必须大于 15cm 以上	5	
		第二次消毒范围不应超出第一次范围	5	
		第三次应小范围消毒中心切口一次	5	
		消毒完毕放置卵圆钳规范	5	
操作过程 总体评价	10	操作熟练、稳重,操作顺序有条理、不慌乱	2	
		有无菌意识	2	
		清理患者伤口得当,操作时态度认真严谨,沟通时有礼貌	2	
		时间把握得当,时间控制在 6 分钟内	2	
		物品基本复原、废物废料销毁、丢弃到正确的位置	2	
提问	10	随机选择 2 个问题,每题 5 分	10	
总分	100		100	

相关问题:

1. 请描述阑尾炎手术区消毒范围。

2. 腹会阴联合直肠癌根治术的消毒顺序是什么？

3. 请描述进行消毒方法的操作方法。

（于跃利 陈 鹏）

第三节 铺 单
Clothing

一、目的

1. 显露手术切口所必需的最小皮肤区域。

2. 遮盖患者其他部位,使手术周围环境成为一个较大范围的无菌区域,以避免和尽量减少手术中的污染。

二、操作前准备

1. 患者身份的核对。

2. 术前准备情况

(1)术前禁食水、备皮、留置导尿,留置静脉通路,留置胃管,术前用药。

(2)手术切口部位的标记,患者已完成切口部位的消毒。

(3)无菌巾6块,中单2块,洞巾1块,巾钳4把。

(4)Ⅰ类切口铺单时须戴无菌手套。

三、操作步骤

1. 术者已无菌洗手完毕,站在患者的右侧,再次确定切口的位置。

2. 洗手护士将第一块无菌巾按1/4折,折边朝向术者递给术者,术者将无菌巾铺于切口的下方;洗手护士将第二块无菌巾按1/4折,折边朝向术者递给术者,术者将无菌巾铺于切口对侧;洗手护士将第三块无菌巾按1/4折,折边朝向术者递给术者,术者将无菌巾铺于切口的上方;洗手护士将第四块无菌巾按3/4折,折边朝向自己递给术者,术者将无菌巾铺于切口贴身侧。四块无菌巾距切口5~10cm。

3. 使用巾钳夹住无菌巾交叉处。

4. 洗手护士协助术者铺中单,先上后下,头侧超过麻醉架(注意勿碰触麻醉架),足侧超过手术台。

5. 铺完中单后,再次用葡萄糖酸氯己定乙醇皮肤消毒液均匀喷于双手、前臂及肘上6cm一遍,再穿无菌手术衣,戴无菌手套,铺洞巾,开口正对切口上方,先上后下依次展开洞巾,铺巾过程中应向内翻裹住双手。

四、注意事项

1. 铺单过程中双手始终低于肩高于腰。

2. 打开无菌巾时,无菌巾不可触及腰以下部位。

3. 无菌巾传递过程中,术者与洗手护士的手不可碰触。

4. 铺好的无菌巾只可由手术区由内向外移动。

5. 一般原则 术者未穿手术衣,先铺对侧,后铺己侧;穿上手术衣反之;先铺脏区,后铺洁净区,先下后上。

五、关键词

铺单 clothing

无菌术　asepsis

病毒　virus

细菌　bacterium

消毒　disinfection

六、案例分析

患者,男,52岁,以"间断腹痛5年,加重3个月"入院。患者5年前进食后出现剑突下疼痛,伴反酸、嗳气,自服奥美拉唑后,症状略有缓解,5年来,患者腹痛反复发作。近3个月来,患者腹胀、反酸、嗳气症状加重,无恶心、呕吐,无寒战、发热,无皮肤巩膜黄染,于门诊行胃镜检查示胃小弯近幽门可见一2cm×3cm大小肿物,病理示腺癌,腹部增强CT示胃小弯可见一3cm×2cm大小肿物,腹腔淋巴结未见肿大。目前拟行毕Ⅰ式根治性远端胃大部切除术。

请进行铺单操作。

参考答案:

患者拟行毕Ⅰ式根治性远端胃大部切除术,患者仰卧位,取腹部正中切口上至剑突下至脐下5cm,刷手完毕后,洗手护士将第一块无菌巾按1/4折,折边朝向术者递给术者,术者将无菌巾铺于切口的下方;洗手护士将第二块无菌巾按1/4折,折边朝向术者递给术者,术者将无菌巾铺于切口对侧;洗手护士将第三块无菌巾按1/4折,折边朝向术者递给术者,术者将无菌巾铺于切口的上方;洗手护士将第四块无菌巾按3/4折,折边朝向自己递给术者,术者将无菌巾铺于切口贴身侧。四块无菌巾距切口5~10cm。使用巾钳夹住无菌巾交叉处洗手护士协助术者铺中单,先上后下,头侧超过麻醉架(注意勿碰触麻醉架),足侧超过手术台铺完中单后,再次用葡萄糖酸氯己定乙醇皮肤消毒液均匀喷于双手、前臂及肘上6cm一遍,再穿无菌手术衣,戴无菌手套,铺洞巾,开口正对切口上方,先上后下依次展开洞巾,铺巾过程中应向内翻裹住双手。

七、评分标准(见表3-3-1)

表3-3-1　铺单参考评分标准

项目	分数	内容及评分标准	满分	得分
准备工作	20	患者准备:患者准备:术前一天沐浴更衣,尤其必须洗干净术区	3	
		操作者准备: 换洗手衣、戴帽子口罩,口罩应盖住口鼻,系带松紧适宜	2	
		头发全部塞入帽内,不得外露	2	
		衣边摆放入裤腰内,衣袖卷入肘上10cm,内衣领不可外露	2	
		双手修剪指甲,取下各种佩饰	2	
		从有菌区进无菌区正确	2	
		准备物品,检查是否齐全完好	2	
		核对患者的姓名、床号	2	
		用物准备: 无菌巾6块,中单2块,洞巾1块,巾钳4把无菌手套	3	
操作过程	60	按照手术切口消毒,消毒范围距离切口不小于15cm	4	
		取第一块消毒巾铺向相对不洁区(会阴部)(5分) 消毒巾折边方向朝内、向下(2分)	7	

项目	分数	内容及评分标准	满分	得分
操作过程	60	取第二块消毒巾折边朝内盖住切口对侧(5分) 消毒巾折边方向朝内、向下(2分)	7	
		取第三块消毒巾折边朝内盖住切口上方(5分) 消毒巾折边方向朝内、向下(2分)	7	
		取第四块消毒巾折边朝外盖住切口的贴身侧(5分) 消毒巾折边方向朝内、向下(2分)	7	
		巾钳固定	4	
		切口部位下、上各铺中单1条	10	
		手不可碰触无菌台外物品	2	
		取出大孔单对着手术切口覆盖正确,无污染消毒巾	10	
		手不可碰触无菌台外物品	2	
操作过程总体评价	10	熟练规范程度:操作熟练、稳重,操作顺序有条理、不慌乱	2.5	
		无菌观念:有无菌意识	2.5	
		人文关怀:注意患者保暖,操作时态度认真严谨,沟通时有礼貌	2.5	
		时间把握:时间控制在3分钟以内,物品复原、废弃物销毁、丢弃到正确位置	2.5	
提问	10	随机选择2个问题,每题5分	10	
总分	100		100	

相关问题:

1. 器械护士怎样传递无菌单?

2. 铺巾应铺多少层?

3. 铺完第一层无菌单后,铺巾者下一步应如何做才继续铺巾?

（于跃利　陈　鹏）

第四节　切　　开
Carve

一、目的

1. 显露、解剖各种组织及器官。

2. 清除脓肿及病变组织。

二、操作前准备

1. 术前核对患者,标记切口。

2. 选择合适的麻醉方式。

3. 手术人员的准备。

4. 手术区域的准备。

5. 选择合适的手术刀柄及刀片(刀柄常有大小之分,刀片一般有圆和尖两种,又分为大中小三种,使用前持针器夹持刀背,和刀柄的沟槽嵌入后推紧即可,不可用手操作)。

6. 选择合适的执刀方式(见图 3-4-1) 执弓式;执笔式;抓持式;反挑式。

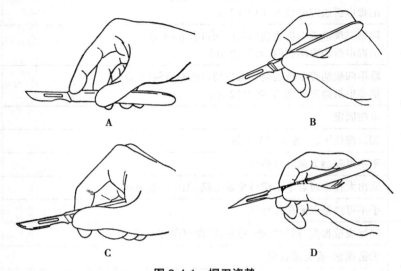

图 3-4-1 握刀姿势
注:A 执弓式;B 执笔式;C 抓持式;D 反挑式

三、操作步骤

1. 选择合适的切口及切开范围。

2. 避免损伤切口周围血管及神经。

3. 切口范围与皮纹保持一致,不影响功能及外观。

4. 切开前再次用酒精消毒一次切口,通知麻醉师准备手术开始。

5. 切口不大时,术者拇指及示指将切口绷紧;切口较大时,助手协助术者用纱布将切口两侧绷紧病固定。

6. 刀刃与皮肤垂直,切开至皮肤全层,后刀腹继续切开,水平走行,达到预计皮肤切口终点时,又将刀竖起垂直于皮肤。

四、注意事项

1. 切口大小合适,对于简单手术,提倡微创切口,然而对于肿瘤手术,则要求足够的显露。

2. 各探查手术要考虑便于手术切口的延长。

3. 切开时皮肤不可随刀移动。

4. 刀刃与皮肤垂直,不可斜形,不易缝合。

五、关键词

切开 carve

缝合 stew

打结 knot

六、案例分析:

患者,男,61 岁,以"发现右侧腹股沟可复性肿物 1 年"入院。患者 1 年前无明显诱因发现右侧腹股沟肿物,当时肿物约 2cm×1cm 大小,无红肿及疼痛,患者未在意,未予以任何治疗,1 年间,患者右侧腹股沟肿物逐渐增大,约 3cm×5cm 大小,坠入阴囊,平卧时,肿物可还纳。现患者为求进一步诊治,于本院就诊,目前诊断为右侧腹股沟斜疝,目前拟行右侧腹股沟疝疝囊高位结扎+无张力修补术,请拟定切口位置,并行切开操作。

参考答案:

切口位于右侧耻骨结节与右侧髂前上棘连线中点上方 0.5~1cm,与右侧耻骨结节之间的连线。切开前再次用乙醇消毒一次切口,通知麻醉师准备手术开始,助手协助术者用纱布将切口两侧绷紧并固定,自预订切口位置刀刃与皮肤垂直,切开至皮肤全层,后刀腹继续切开,水平走行,达到预计皮肤切口终点时,又将刀竖起垂直于皮肤。

七、评分标准(见表 3-4-1)

表 3-4-1　切开参考评分标准

项目	分数	内容及评分标准	满分	得分
准备工作	36	患者准备:术前一天沐浴更衣,尤其对术区必须洗干净	2	
		操作者准备: 换洗手衣、戴帽子口罩、口罩应盖住口鼻,系带松紧适宜	4	
		头发全部塞入帽内,不得外露	4	
		衣边摆放入裤腰内,衣袖卷入肘上 10cm,内衣领不可外露	4	
		双手修剪指甲,取下各种佩饰	4	
		从有菌区进无菌区正确	4	
		准备物品,检查是否齐全完好	4	
		核对患者的姓名、床号	4	
		切口标记	4	
		用物准备:合适的手术刀柄及刀片	2	
操作过程	46	装卸手术刀片正确	3	
		执刀方式正确	3	
		小切口由术者用拇指及示指分开,或由助手协助固定对侧皮肤	10	
		手术刀的刀腹与皮肤垂直	8	
		切入皮肤后以刀腹继续切开	8	
		达到预计之皮肤切口终点时又将刀渐竖起呈垂直状态而终止	8	
		要求切口深度达皮下层	2	
		切口呈线状	2	
		切缘平滑	2	
操作过程 总体评价	8	熟练规范程度:操作熟练、稳重,操作顺序有调理	2	
		无菌观念:有无菌意识	2	
		人文关怀:注意患者保暖,操作时态度认真严谨,沟通时有礼貌	2	
		时间把握:时间控制在 1 分钟以内,物品复原、废弃物销毁、丢弃到正确位置	2	
提问	10	随机选择 2 个问题,每题 5 分	10	
总分	100		100	

相关问题：

1. 手术切口的选择应力求于哪几个方面？

2. 皮肤切开前和缝合前应再用什么消毒？为什么这样做？

3. 组织切开的要求有哪些？

（于跃利　陈　鹏）

第五节　打　结
Knot

一、目的

1. 手术中的止血和缝合都离不开结扎，而结扎是否牢固可靠又与打结有密切关系。

2. 打结法是外科手术中最常用和最基本的操作之一，打结的质量和速度对手术时间的长短、手术的安全以及病人的预后都会产生重要的影响。

3. 结扣打得不正确就有可能出现松动滑脱，导致出血或缝合的组织裂开不愈，给病人带来痛苦甚至危及生命。因此，熟练地掌握正确的外科打结法是外科医生所必备的条件。

二、打结递线

术中打结递线一般有两种方法即手递线法和器械递线法。手递线法适用于表浅部位的组织结扎，是指打结者一只手握持线卷，将结扎线头绕钳夹组织的血管钳递给另一只手；也有人将线卷绕钳夹组织的血管钳递给另一只手。一般来说，右利手者以左手握持线卷；左利手以右手握持线卷。器械递线法则适用于深部组织的结扎，是指在打结前用一把血管钳夹住丝线的一端，将该钳夹线头绕钳夹组织的血管钳递给另一只手从而打结的方法；也可将带线的血管钳绕钳夹组织的血管钳递给另一只手，从而使双手握住线的两端打结。递线后又根据结扎线的两端是否相交而分为交叉递线和非交叉递线，对于交叉递线来说，第一个单结为右手示指结，做结后双手可直接拉紧结扎线，无需再交叉；如果是非交叉递线，第一个单结为右手中指结，做结后双手需交叉以后才能拉紧结扎线，见图 3-5-1。

三、结扣的分类

临床上一般根据结的形态将结分为以下几类（见图 3-5-2）：

1. 单结（half hitch）　是外科结扣的基本组成部分，易松脱、解开，仅用于暂时阻断，如胆囊逆行切除暂时阻断胆囊管，而永久结扎时不能单独使用单结。

2. 方结（square knot）　因其结扎后较为牢固而成为外科手术中最常使用的结扣。它由两个相反方向的单结扣重叠而成，适用于较少的组织或较小的血管以及各种缝合的结扎。

3. 三重结或多重结（extra half hitch on reef knot）　在完成方结之后再重复一个或多个单结，使结扣更加牢固。适用于直径较重要的血管、张力较大的组织间缝合后的结扎。使用肠线或化学合成线等易于松脱的线打结时，通常需要作多重结。

4. 外科结（surgeon knot）　在做第一个结时结扎线穿绕两次以增加线间的接触面积与摩擦力，再做第二结时不易松动或滑脱，因打此种结扣比较费时而仅适用于结扎大血管。

5. 假结（false knot）　由同一方向的两个单结组成，结扎后易于滑脱而不应采用。

6. 滑结（slip knot）　尽管其结扣的构成类似于方结，但是，由于操作者在打结拉线时双手用力不均，一紧一松甚或只拉紧一侧线头而用另外一侧线头打结，所以完成的结扣并非方结而是极易松脱的滑结，术中尤其要注意避免。

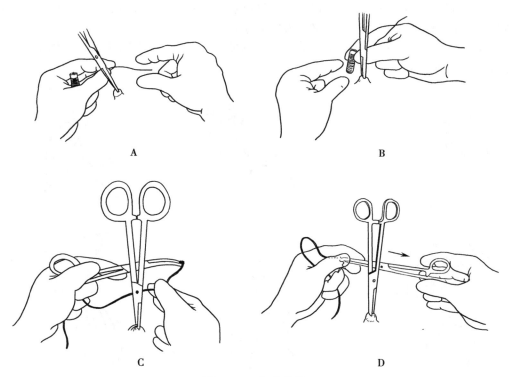

图 3-5-1　打结递线

注:A. 手递线头;B. 手递线卷;C. 器械递线头;D. 递带线钳

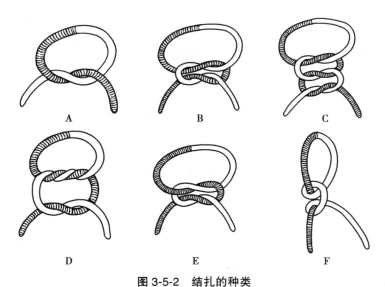

图 3-5-2　结扎的种类

注:A. 单结;B. 方结;C. 三重结;D. 外科结;E. 假结 F. 滑结

四、打结方法

术中打结可用徒手或借助器械两种方式来完成。徒手打结在术中较为常用,可分为双手打结法和单手打结法,根据操作者的习惯不同又将单手打结分为左手打结法和右手打结法。器械打结是借助于持针钳或血管钳打结,又称为持钳打结法。

1. 单手打结法 简便迅速的打结方法,易学易懂,术中应用最广泛,应重点掌握和练习。右手打结法(图 3-5-3)和左手打结法(图 3-5-4)。

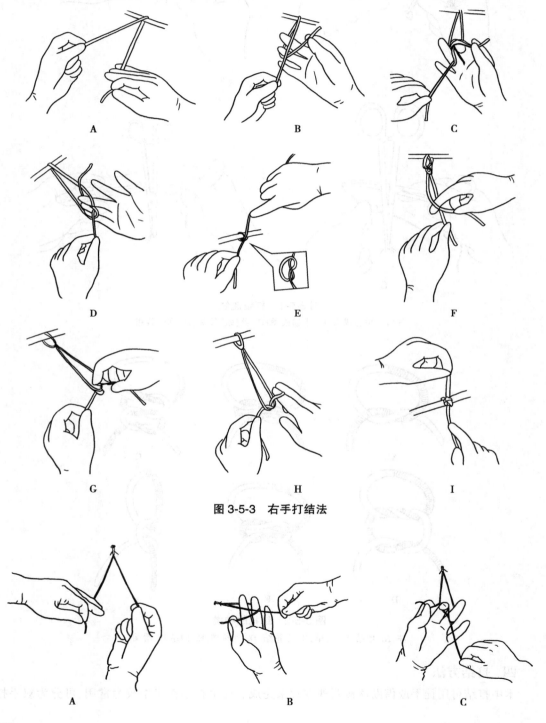

图 3-5-3 右手打结法

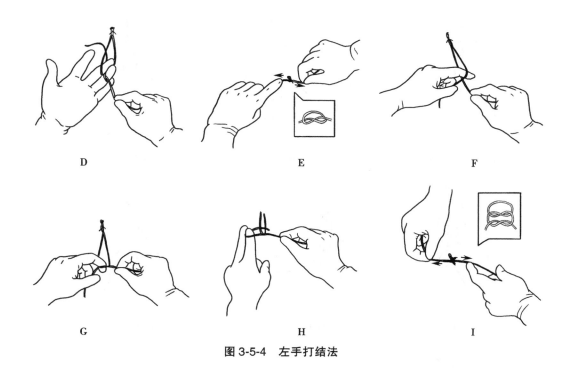

D   E   F

G   H   I

图 3-5-4　左手打结法

2. 双手打结法　作结方便,牢固可靠,除用于一般结扎外,还用于深部或组织张力较大的缝合结扎(见图 3-5-5)。

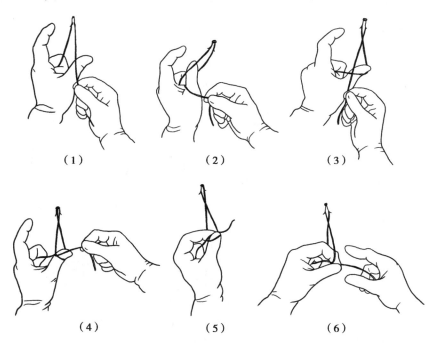

（1）　　　　（2）　　　　（3）

（4）　　　　（5）　　　　（6）

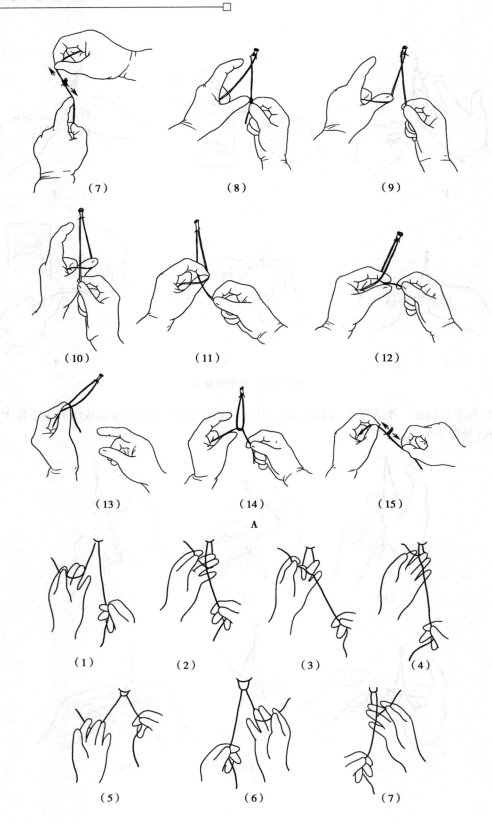

（7）　　　　　　　（8）　　　　　　　（9）

（10）　　　　　　　（11）　　　　　　　（12）

（13）　　　　　　　（14）　　　　　　　（15）

A

（1）　　　　　（2）　　　　　（3）　　　　　（4）

（5）　　　　　　　（6）　　　　　　　（7）

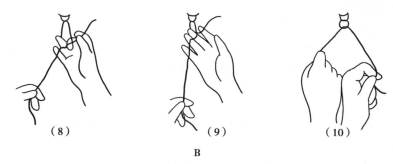

（8） （9） （10）

B

图 3-5-5 双手打结法

注：A. 两手动作不同；B. 两手动作相同

3. 持钳打结法　使用血管钳或持针钳绕长线、夹短线进行打结，即所谓持钳打结法（见图 3-5-6）。可用于浅、深部结扎。血管钳或持针钳既是线的延长，也是操作者手的延伸。此法适用于线头太短，徒手打结有困难时或打结空间狭小时的结扎；有时也是为了节省缝线和穿线时间。

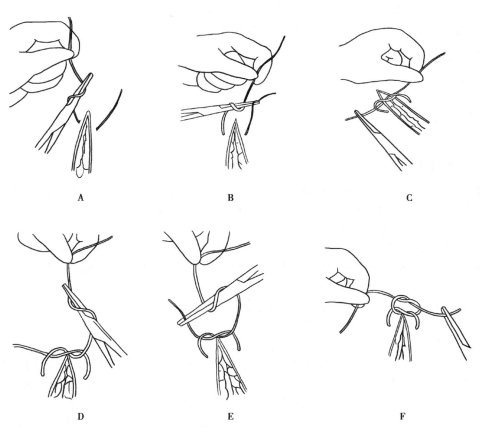

A B C

D E F

图 3-5-6 持钳打结法

五、打结注意事项

1. 无论用何种方法打结,相邻两个单结的方向必须相反,否则易打成假结而松动。

2. 打结时,两手用力点和结扎点三点应在一条直线上,如果三点连线成一定的夹角,在用力拉紧时易使结扎线脱落。在收紧线结时,两手用力要均匀,如果一手紧一手松,则易成滑结而滑脱。

3. 根据打结处的深度和结扎对象选择一段适当长短和粗细的结扎线,打结前用盐水浸湿可增加线的韧性及摩擦力,既易拉紧又不易折断。打结时,必须顺着线的穿行方向用力拉紧,否则极易折断结扎线。

4. 深部打结时,因空间狭小而使两手难以同时靠近结扎处,此时可以在打结后以一手拉住线的一端,另一线端可用另外一只手的示指在近结扣处反向推移,均匀用力收紧结扣。遇张力较大的组织结扎时,往往在打第二结时第一结扣已松开,此时可在收紧第一结扣以后,助手用一把无齿镊夹住结扣,待收紧第二结扣时再移除镊子。

5. 结扎的目的是封闭管腔或异常开口,阻止其内容物继续移动。如出血点的结扎是为了封闭血管断端,阻止出血;疝囊高位结扎是为了封闭疝门,阻止疝内容物疝出;输精管结扎是为了阻止精液的移动。以出血点的结扎为例:出血点夹住后即可开始结扎,助手先把血管钳竖起以便术者将线绕过,随即放低血管钳使尖端稍翘起。待第一个结打好后,在助手松开移去血管钳的同时,将结继续扎紧,再打第二个结,形成方结,再剪线。

六、关键词

切开　carve
缝合　sew
打结　knot
止血　stanc

七、案例分析

患者,男,52 岁,以"间断腹痛 5 年,加重 3 个月"入院。患者 5 年前进食后出现剑突下疼痛,伴反酸、嗳气,自服奥美拉唑后,症状略有缓解,5 年来,患者腹痛反复发作。近 3 个月来,患者腹胀、反酸、嗳气症状加重,无恶心、呕吐,无寒战、发热,无皮肤巩膜黄染,于门诊行胃镜检查示胃小弯近幽门可见一 2cm×3cm 大小肿物,病理示腺癌,腹部增强 CT 示胃小弯处可见一 3cm×2cm 大小肿物,腹腔淋巴结未见肿大。目前拟行毕 Ⅰ 式根治性远端胃大部切除术。

请写出胃肠吻合处结扣、胃网膜右血管结扣、冠状静脉结扣、腹膜结扣、肌肉组织结扣、皮下组织结扣的常用打结种类及打结方法。

参考答案:

胃肠吻合打结种类:方结,打结方法:单手打结、双手打结、持针器打结;胃网膜右血管打结种类:方结、三重结、外科结,打结方法:单手打结、持针器打结;冠状静脉打结种类:三重结、外科结,打结方法:单手打结、持针器打结;腹膜打结种类:方结、三重结、外科结,打结方法:单手打结、双手打结、持针器打结;肌肉组织打结种类:方结、三重结、外科结,打结方法:单手打结、双手打结、持针器打结;皮下组织打结种类:方结、外科结,打结方法:单手打结、双手打结、持针器打结。

八、评分标准(见表 3-5-1)

表 3-5-1　打结参考评分标准

项目	分数	内容及评分标准	满分	得分
准备工作	20	患者准备:术前一天沐浴更衣,尤其必须洗干净术区	1	
		操作者准备: 换洗手衣、戴帽子口罩,口罩应盖住口鼻,系带松紧适宜	2	
		头发全部塞入帽内,不得外露	2	
		衣边摆放入裤腰内,衣袖卷入肘上 10cm,内衣领不可外露	2	
		双手修剪指甲,取下各种佩饰	2	
		从有菌区进无菌区正确	2	
		准备物品,检查是否齐全完好	2	
		核对患者的姓名、床号	2	
		切口标记	2	
		用物准备:缝合线,镊子,持针器,剪刀,无菌手套	3	
操作过程	60	单手打结:左手持线一端,右手持线另一端,靠右手打结	5	
		打第二结时,第一结不要提起以防止已结扎的第一结松动	5	
		拉紧缝线时,用力均匀,交换方向正确	5	
		二手用力点与结扎点三点成一线	5	
		持针器打结:左手持线,右手持持针器打结	10	
		注意持针器始终都在两线之间打结,交换方向正确,用力均匀	10	
		深部打结:适用于空间狭小,两手难以同时靠近结扎点时,此时可在打结后以一手拉住线的一端	10	
		另一线端可用另外一只手的示指或中指在近结点时反推,均匀用力收紧结扣	10	
操作过程总体评价	10	熟练规范程度:操作熟练、稳重,操作顺序有调理	2	
		无菌观念:有无菌意识	2	
		人文关怀:注意患者保暖,操作时态度认真严谨,沟通时有礼貌	3	
		时间把握:时间控制在 6 分钟以内,物品复原、废弃物销毁、丢弃到正确位置	3	
提问	10	随机选择 2 个问题,每题 5 分	10	
总分	100		100	

相关问题:

1. 线结有几种?最常使用的是哪几种?

2. Connell 缝合时最后一针缝完后为何将缝线穿入胃或肠腔内?

3. 行胆囊切除术的患者胆囊管线结的结扎位置距离胆总管多远?

(于跃利　陈　鹏)

第六节 缝 合
Stew

一、目的

1. 使创缘相对合,消灭无效腔,促进组织或器官早期愈合。

2. 缝合是外科必要的一种基本功,在愈合能力正常的情况下,预后是否完善,常取决于缝合方法和操作技术的优劣。

二、适应证

手术切口及适宜一期缝合的新鲜伤口。

三、禁忌证

污染或化脓感染的伤口。

四、操作前准备

各种型号的缝合线;各种型号的缝合针;持针器;止血钳;有齿镊、无齿镊;线剪;无菌手套。

五、操作方法

1. 单纯缝合

(1)单纯间断缝合:操作简单,应用最多,每缝一针单独打结,多用在皮肤、皮下组织、肌肉、腱膜的缝合(图3-6-1)。

(2)单纯连续缝合法:在第一针缝合后打结,继而用该缝线缝合整个创口,结束前的一针,将重线尾拉出留在对侧,形成双线与重线尾打结,见图3-6-2。

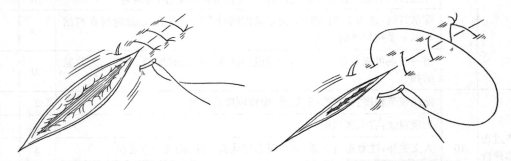

图3-6-1 单纯缝合　　　　　图3-6-2 单纯连续缝合法

(3)"8"字缝合:由两个间断缝合组成,缝扎牢固省时,如筋膜的缝合,见图3-6-3。

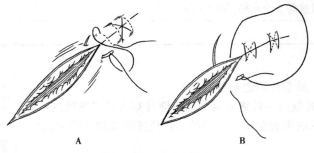

图3-6-3 "8"字缝合

（4）连续锁边缝合法：操作省时，止血效果好，缝合过程中每次将线交错，多用于胃肠道断端的关闭，皮肤移植时的缝合，见图3-6-4。

2. 内翻缝合法 使创缘部分组织内翻，外面保持平滑。如胃肠道吻合和膀胱的缝合。

（1）间断垂直褥式内翻缝合法：又称伦字特（Lembert）缝合法，常用于胃肠道吻合时缝合浆肌层，见图3-6-5。

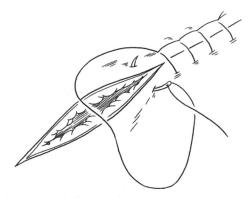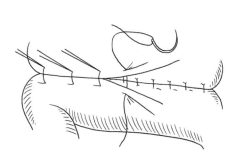

图3-6-4 连续锁边缝合法   图3-6-5 间断垂直褥式内翻缝合法

（2）间断水平褥式内翻缝合法：又称何尔斯得（Halsted）缝合法，多用于胃肠道浆肌层缝合，见图3-6-6。

（3）连续水平褥式浆肌层内翻缝合法：又称库兴氏（Cushing）缝合法，如胃肠道浆肌层缝合，见图3-6-7。

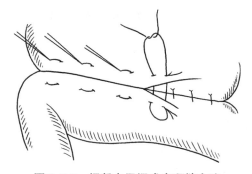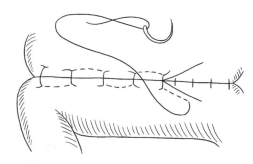

图3-6-6 间断水平褥式内翻缝合法   图3-6-7 连续水平褥式浆肌层内翻缝合法

（4）连续全层水平褥式内翻缝合法：又称康乃尔（Connells）缝合法，如胃肠道全层缝合，见图3-6-8。

（5）荷包缝合法：在组织表面以环形连续缝合一周，结扎时将中心内翻包埋，表面光滑，有利于愈合。常用于胃肠道小切口或针眼的关闭、阑尾残端的包埋、造瘘管在器官的固定等，见图3-6-9。

（6）半荷包缝合法：常用于十二指肠残角部、胃残端角部的包埋内翻等。

3. 外翻缝合法 使创缘外翻，被缝合或吻合的空腔之内面保持光滑，如血管的缝合或吻合。

（1）间断垂直褥式外翻缝合法：如松弛皮肤的缝合，见图3-6-10。

（2）间断水平褥式外翻缝合法：如皮肤缝合，见图3-6-11。

（3）连续水平褥式外翻缝合法：多用于血管壁吻合，见图3-6-12。

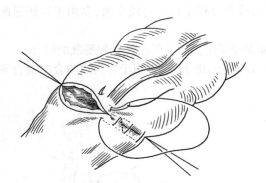

图 3-6-8　连续全层水平褥式内翻缝合法

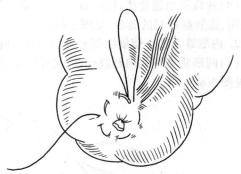

图 3-6-9　荷包缝合法

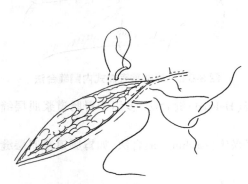

图 3-6-10　间断垂直褥式外翻缝合法

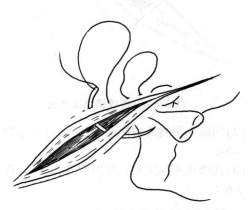

图 3-6-11　间断水平褥式外翻缝合法

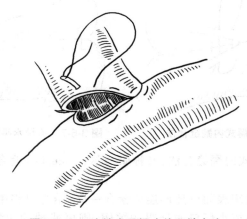

图 3-6-12　连续水平褥式外翻缝合法

4. 减张缝合法　对于缝合处组织张力大,全身情况较差时,为防止切口裂开可采用此法,主要用于腹壁切口的减张。缝合线选用较粗的丝线或不锈钢丝,在距离创缘 2~2.5cm 处进针,经过腹直肌后鞘与腹膜之间均由腹内向皮外出针,以保层次的准确,亦可避免损伤脏器。缝合间距离 3~4cm,所缝合的腹直肌鞘或筋膜应较皮肤稍宽。使其承受更多的切口张力,结扎前将缝线穿过一段橡皮管或纱布做的枕垫,以防皮肤被割裂,结扎时切勿过紧,以免影响血运。

5. 皮内缝合法 可分为皮内间断及皮内连续缝合两种,皮内缝合应用眼科小三角针、小持针钳及 0 号丝线。缝合要领:从切口的一端进针,然后交替经过两侧切口边缘的皮内穿过,一直缝到切口的另一端穿出,最后抽紧,两端可作蝴蝶结或纱布小球垫。常用于外露皮肤切口的缝合,如颈部甲状腺手术切口。其缝合的好坏与皮下组织缝合的密度、层次对合有关。如切口张力大,皮下缝合对拢欠佳,不应采用此法。此法缝合的优点是对合好,拆线早,愈合疤痕小,美观。

六、缝合的注意事项

1. 要保证缝合创面或伤口的良好对合 缝合应分层进行,按组织的解剖层次进行缝合,使组织层次严密,不要卷入或缝入其他组织,不要留残腔,防止出现积液、积血及感染。缝合的创缘距及针间距必须均匀一致,这样看起来美观,更重要的是,受力及分担的张力一致并且缝合严密,不致发生泄漏。

2. 注意缝合处的张力 结扎缝合线的松紧度应以切口边缘紧密相接为准,不宜过紧,换言之,切口愈合的早晚、好坏并不与紧密程度完全成正比,过紧过松均可导致愈合不良。伤口有张力时应进行减张缝合,伤口如缺损过大,可考虑行转移皮瓣修复或皮片移植。

3. 缝合线和缝合针的选择要适宜 无菌切口或污染较轻的伤口在清创和消毒清洗处理后可选用丝线,已感染或污染严重的伤口可选用可吸收缝线,血管的吻合应选择相应型号的无损伤针线。

七、关键词

切开 carve

缝合 sew

打结 knot

八、案例分析

患者,女,42 岁,以"间断性腹痛腹胀伴恶心呕吐 2 天"入院。患者 2 天前无明显诱因出现腹痛腹胀伴恶心呕吐,呕吐物为胃内容物,非喷射性,无寒战发热,无皮肤及巩膜黄染,患者未在意,未予以任何治疗,2 天来,患者腹痛持续加重,为求进一步诊治,于本院就诊,门诊以"腹痛待查"收入院。患者 2 天来无排便及排气。既往子宫次全切除术病史。入院后查体腹膨隆,中上腹压痛(+)、反跳痛(-)、肌紧张(-),肠鸣音减弱,1 次/min。入院后 1 天,患者突发体温升高,达 39.6℃,白细胞 21.6×10^9/L,查体腹膨隆,中上腹压痛(+)、反跳痛(+)、肌紧张(+),考虑肠坏死可能,拟行剖腹探查术,术中探查见,距回盲部约 2m 小肠坏死,长约 1.5m,拟行小肠部分切除术。

请进行小肠端端吻合术。

参考答案:

将两把肠钳靠拢,用 1 号线先从肠管的系膜侧将上下两段肠管做一浆肌层间断缝合以作牵引,在其对侧也缝一针,用文氏钳夹住这两针作为牵引。用 1 号线间断全层缝合吻合口后壁,针距一般为 0.3~0.5cm,然后再缝合吻合口前壁,缝针从一端的黏膜进针,穿出浆膜后,再自对侧浆膜进针穿出黏膜,使线结打在肠腔内,将肠壁内翻,完成内层内翻缝合。取下肠钳,再进行浆肌层的缝合。用 1 号线做连续垂直褥式内翻缝合,针距 0.3~0.5cm,先进行前壁后进行后壁缝合。后剪断牵引线,用手轻轻挤压肠管,观察吻合口有无渗漏。

九、评分标准(见表 3-6-1)

表 3-6-1 缝合参考评分标准

项目	分数	内容及评分标准	满分	得分
准备工作	20	患者准备:术前一天沐浴更衣,尤其必须洗干净术区	3	
		操作者准备: 换洗手衣、戴帽子口罩,口罩应盖住口鼻,系带松紧适宜	2	
		头发全部塞入帽内,不得外露	2	
		衣边摆放入裤腰内,衣袖卷入肘上 10cm,内衣领不可外露	2	
		双手修剪指甲,取下各种佩饰	2	
		从有菌区进无菌区正确	2	
		准备物品,检查是否齐全完好	2	
		核对患者的姓名、床号	2	
		用物准备:各种型号的缝合线;各种型号的缝合针;持针器;止血钳;有齿镊、无齿镊;线剪;无菌手套	3	
操作过程	60	持针器夹三角针、穿线方法及选用有齿镊子正确	15	
		进出针:左手持镊固定切缘,右手握持针器与切口平行,将针尖垂直进针	5	
		顺着缝针的弧度经组织的深面到达对侧相应点穿出	5	
		用镊子固定缝针的头端部分,用持针器夹持针体,顺针的弧度拔出缝针和缝线	5	
		器械打结:左手握住针尾及缝线	5	
		将持针器置于两线之间完成打结	5	
		注意打结方向和压线手法	5	
		要求各针距匀称(1~2cm)	5	
		边距(0.5~1cm)	5	
		切口对合良好,缝合张力适宜,整齐美观,线尾留取 1cm	5	
操作过程总体评价	10	熟练规范程度:操作熟练、稳重,操作顺序有调理	2.5	
		无菌观念:有无菌意识	2.5	
		人文关怀:注意患者保暖,操作时态度认真严谨,沟通时有礼貌	2.5	
		时间把握:时间控制在 6 分钟以内,物品复原,废弃物销毁,丢弃到正确位置	2.5	
提问	10	随机选择 2 个问题,每题 5 分	10	
总分	100		100	

相关问题:

1. 缝合时注意事项有哪些?

2. 缝合的基本方法有哪几种?

3. 皮肤缝合几号线?边距和针距各是多少?

(于跃利 陈 鹏)

第七节 换 药 术
Dressing Change

一、目的

1. 观察并清洁伤口,清除伤口分泌物及坏死组织,通畅引流。
2. 保护伤口、预防或控制感染、促进肉芽生长和伤口愈合。

二、适应证

1. 观察和检查伤口局部情况后需要更换敷料;伤口有渗出、出血等液体湿透敷料;拔除引流管的同时需要更换敷料;缝合伤口拆线。
2. 术后无菌切口,如无特殊反应,2~3 天后第一次换药;新鲜肉芽创面隔 1~2 天换药 1 次;污染伤口、感染伤口、烧伤创面、肠造口、肠瘘、慢性溃疡、窦道等,根据不同情况需每天换药 1 次或多次。
3. 烟卷、皮片、纱条等引流物的伤口,为保持敷料干燥,每日换药 1~2 次;硅胶管引流伤口,隔 2~3 天换药,引流 3~7 天更换或适时拔出。

三、禁忌证

危重症需抢救患者。

四、操作前准备

1. 操作者及患者准备　了解伤口的情况,向患者交代病情,告知换药目的;安排患者舒适体位,避免着凉,保护患者隐私;疼痛较重的伤口,可以给予镇痛药物减轻患者疼痛。
2. 器械准备　换药包内有治疗盘 2 个、镊子 2 把(或血管钳 2 把)、手术剪 1 把;碘伏、棉球若干、敷料、胶布、绷带、无菌手套(必要时准备);复杂或感染伤口另需要无菌生理盐水、3%过氧化氢、75%乙醇、注射器、引流皮片、刮匙、油纱条、棉垫等。

五、操作方法

1. 操作者洗手、戴好口罩、帽子。核对患者信息。适当暴露伤口,用手轻轻将外层敷料取下,内面向上置于弯盘内,剩余敷料沿伤口长轴方向用镊子夹出。检查伤口有无红肿、渗出、分泌物及其性质、皮肤温度、创面的颜色变化。如有引流管,观察固定情况及其周围有无渗出。如伤口分泌物干结,可用生理盐水润湿后移除,见图 3-7-1。

敷料粘贴于创面,可用盐水湿润后揭下

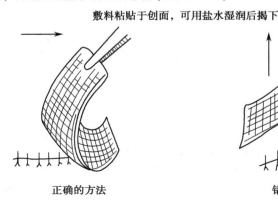
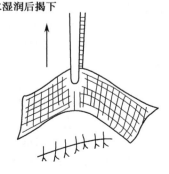

正确的方法　　　　　　　　错误的方法

图 3-7-1　敷料揭取

2. 常规伤口处理　碘伏棉球从内向外消毒伤口、缝线、针眼及周围皮肤,范围3~5cm(会阴及感染切口从外向内消毒),消毒2~3遍,消毒范围依次缩小。如出现组织对缝线的反应,针眼可稍有红肿,可用75%乙醇湿敷。如见针眼有小水疱,提前拆去此针缝线。

3. 开放伤口处理　伤口有少量分泌物时,先用酒精棉球清洁伤口周围皮肤(污染伤口由里向外,感染伤口由外向里),再用盐水棉球轻沾伤口;如坏死组织及脓液较多的伤口,用剪刀剪掉坏死组织,可用3%过氧化氢冲洗,再用生理盐水冲洗干净;如有高出皮肤或坏死的肉芽组织,可用剪刀剪平。必要时可根据伤口感染细菌的敏感抗生素冲洗。根据伤口情况安放引流物(纱布、油纱条、皮片或引流管等)。

4. 缝合后化脓伤口处理　局部红肿范围大,可触到硬结,甚至波动感,应提前拆除缝线,使其变为开放性伤口后处理,以便充分引流。

5. 引流物的取出　皮片、硅胶管等引流物一般在术后1~2天取出,更换无菌敷料,必要时引流物做药敏试验;烟卷引流换药时,一手用镊子夹住其边缘,适度上下提拉,同时用注射器插入中央乳胶管抽吸积液。如需更换,在术后5~7天待窦道形成后实行。拔除后先以油纱条引流替代,视伤口渗出量多少决定纱条是否可以取出。"T"形引流管一般在术后2~3周视情况拔除。

6. 复杂伤口最后可再用碘伏消毒伤口1~2遍,覆盖纱布(最里层纱布光面朝向皮肤,覆盖4~8层,纱布覆盖长度超出切口长轴边缘外3cm),胶布固定(粘贴方向与皮纹平行,长度及间距适中美观);如伤口有引流管,覆盖纱布时,先将纱布用剪刀剪一"Y"形缺口,夹垫于皮肤与引流管之间,避免管壁折叠、皮肤受压造成坏死。如创面范围大、渗出多,可加用棉垫。胶布不易固定的关节部位可用绷带包扎。

7. 用物分类处理。

六、注意事项

1. 物品准备原则　先用后取,后用先取;先干后湿;先无刺激,后有刺激;用多少取多少。

2. 两把镊子的使用　一把用于直接接触伤口,另一把用于传递换药盘内的无菌物品,两把镊子不得直接接触且相对无菌的镊子位置要高于另一把。

3. 为同一患者多处换药时,先处理相对清洁伤口,防止交叉感染;为多名患者换药时,应先处理无菌伤口,然后处理感染伤口,恶性肿瘤的伤口和需消毒隔离的伤口(如厌氧菌感染伤口)应放在最后换药。

4. 高度传染性疾病(破伤风和气性坏疽感染等)的伤口换药时,应有专人负责处理,必须严格遵守隔离处理的原则。用过的器械要专门处理,敷料要焚烧或深埋。

5. 常用的引流物种类及其使用

凡士林纱条:用于新切开的脓腔或不宜缝合的伤口。优点是保护肉芽和上皮组织,不与创面粘连,易撕揭而不疼痛。缺点是不易吸收分泌物,不适宜渗出物较多或深部伤口。

纱布引流条:生理盐水或药液浸湿后的纱布条对脓液有稀释和吸附作用。用于切开引流后需要湿敷的伤口。

硅胶引流条:用于术后渗血或脓腔开口较小的伤口。

烟卷引流:将纱布卷成长形作引流芯,然后用乳胶皮片包裹,形似香烟。主要利用管芯纱布的毛细管作用引流,质地柔软,表面光滑,多用于腹腔引流或肌层深部脓肿的引流。

硅胶引流管:用于腹腔引流、深部感染引流,或预防深部感染。

双腔引流管:为平行的管,顶端均有数个侧孔,一个管进空气,另一个用于引流。

特殊管状引流物:多为适应某些空腔脏器的特点或特殊的引流功能要求而制作。如"T"形管引流,专门用于胆道引流;蕈状导尿管引流,用于膀胱及肾盂造口,也同于胆囊造口的引流。

七、关键词

换药术　dressing change
肉芽组织　granulation
细菌　germs
化脓　purulence
坏死　necrosis
引流　drainage
药敏试验　antimicrobial susceptibility test

八、案例分析

患者,男,66岁,15天前因肝内外胆管结石行胆囊切除+胆总管探查术,现患者自诉"T"管引流处伤口疼痛,有淡黄色渗液,要求拔除"T"管。请为患者进行恰当的处理。

参考答案:

患者虽然术后半个月,但是不符合其他拔管指征,不可拔管。故向患者耐心沟通后给予换药处理。

九、评分标准(见表3-7-1)

表3-7-1　换药术参考评分标准

项目	分数	内容及评分标准	满分	得分
准备工作	15	患者准备:向患者交代病情,告知换药目的(2分)。安排患者舒适体位,避免着凉,保护患者隐私(3分)	5	
		操作者准备:了解伤口的情况 洗手、戴好口罩、帽子。核对患者信息	5	
		用物准备:换药包内有治疗盘2个、镊子2把(或血管钳2把)、手术剪1把;碘伏、棉球若干、敷料、胶布、绷带、无菌生理盐水、无菌手套(必要时准备)	5	
操作过程	55	核对患者信息	2	
		适当暴露伤口,用手轻轻将外层敷料取下,内面向上置于弯盘内,剩余敷料沿伤口长轴方向用镊子夹出,内面亦向上	3	
		检查伤口有无红肿、渗出、分泌物及其性质、皮肤温度、创面的颜色变化	5	
		如有引流管,观察固定情况及其周围有无渗出	2	
		如伤口分泌物干结,可用生理盐水润湿后移除	2	
		镊子的使用:一把用于直接接触伤口,另一把用于传递换药盘内的无菌物品(5分),两把镊子不得直接接触且相对无菌的镊子位置要高于另一把(5分)	10	
		碘伏棉球从内向外消毒伤口、缝线、针眼及周围皮肤,范围3~5cm(会阴及感染切口从外向内消毒)(3分),消毒2~3遍,消毒范围依次缩小(2分)	5	
		如出现组织对缝线的反应,针眼可稍有红肿,可用75%乙醇湿敷	3	
		如见针眼有小水疱,提前拆去此针缝线	3	

续表

项目	分数	内容及评分标准	满分	得分
操作过程	55	为同一患者多处换药时,先处理相对清洁伤口,防止交叉感染(2分);为多名患者换药时,应先处理无菌伤口,然后处理感染伤口、恶性肿瘤的伤口和需消毒隔离的伤口(如厌氧菌感染伤口)应放在最后换药(3分)	5	
		最里层纱布光面朝向皮肤(2分),覆盖4~8层(2分),纱布覆盖长度超出切口长轴边缘外3cm(2分)	6	
		粘贴方向与皮纹平行,长度及间距适中美观	4	
		用物分类处理	5	
操作过程整体评价	20	熟练规范程度	2	
		无菌观念(每违反无菌操作一次扣2分)	10	
		人文关怀:操作过程与患者适当沟通,操作后告知患者拆线后24小时内避免沾湿患处,短期内勿剧烈运动	5	
		时间把握	3	
提问	10	随机选择2个问题,每题5分	10	
总分	100		100	

相关问题:

1. 请简述临床常见切口或创面换药间隔时间。

2. 请说出3种引流物种类及其使用。

3. 请简述换药前物品准备原则。

(田文平 郑乐宇)

第八节 拆 线 术
Suture Removal

一、目的

1. 适时去除保持皮肤张力的线结,减轻组织反应,保证伤口良好愈合。

2. 手术切口发生并发症时以便充分引流(切口化脓性感染等)。

二、适应证

1. 手术切口局部及全身无异常表现,已到拆线时间,切口愈合良好者。

2. 术后伤口有红、肿、热、痛等明显感染者,应提前拆线,以便充分引流。

三、操作前准备

1. 操作者及患者准备 了解拆线伤口的愈合情况,向患者交代病情,告知拆线目的。安排患者舒适体位,避免着凉,保护患者隐私。

2. 器械准备 拆线包内有治疗盘2个、镊子2把(或血管钳2把)、拆线剪刀1把;碘伏棉球、敷料、胶布、无菌手套(必要时准备)等。

四、操作方法

1. 操作者洗手、戴好口罩、帽子。核对患者信息。适当暴露伤口,用手轻轻将外层敷料取下,内面向上置于弯盘内,剩余敷料沿伤口长轴方向用镊子夹出。如伤口分泌物干结,可用生理盐水润湿后移除。

2. 碘伏棉球从内向外消毒伤口、缝线、针眼及周围皮肤,范围 3~5cm(会阴及感染切口从外向内消毒),消毒 2~3 遍,消毒范围依次缩小。

3. 持镊提起线头,将埋在皮内的线段拉出针眼之外少许(应避免缝线在皮下滑动),在该处贴着皮肤用拆线剪刀剪断,镊子向剪线侧拉出缝线,动作轻柔。

4. 拆线后再用碘伏消毒伤口 2 次,覆盖纱布(最里层纱布光面朝向皮肤,覆盖 4~8 层,纱布覆盖长度超出切口长轴边缘外 3cm),胶布固定(粘贴方向与皮纹平行,长度及间距适中美观)。

5. 告知患者拆线后 24 小时内避免沾湿患处,短期内勿剧烈运动。

6. 用物分类处理

五、注意事项

1. 遇到下列情况,应适当延迟拆线

(1)老年、婴幼儿、糖尿病患者。

(2)严重贫血、消瘦、低蛋白血症者。

(3)咳嗽没有控制时,胸、腹部切口应延迟拆线。

(4)严重腹水、肝功能不全,失水或水、电解质紊乱尚未纠正者等。

2. 拆线时不要剪露在皮外的缝线,以免过长线尾经过皮肤和皮下,造成感染。

3. 两把镊子的使用　一把用于直接接触伤口,另一把用于传递换药盘内的无菌物品,两把镊子不得直接接触且相对无菌的镊子位置要高于另一把。

4. 多处拆线时,先处理相对清洁伤口,防止交叉感染。

5. 间断拆线　切口长、局部张力高、患者营养情况较差等不利于切口愈合等因素,在常规拆线日期间断拆线,剩余缝线 1~2 天后拆除。

6. 全身不同部位术后常规拆线的时间　头面颈部切口为术后 4~5 天拆线;下腹部、会阴部切口为术后 6~7 天;胸部、上腹部、背部、臀部切口为术后 7~9 天;四肢切口为术后 10~12 天(近关节处可适当延长拆线时间);减张缝线术后 14 天方可拆线。

六、关键词

消毒　disinfection

拆线术　suture removal

糖尿病　diabetes melitus

贫血　anemia

腹水　ascites

七、案例分析

患者,女,50 岁,主因"易饥、消瘦、怕热、多汗 1 年,突眼 8 月"入院,诊断为甲状腺功能亢进,决定手术治疗。现术后入病房 1 小时,出现呼吸困难,切口敷料可见鲜红色血液流出。

请对患者进行最佳处理。

参考答案:

根据患者目前情况,考虑伤口内出血,应紧急打开敷料观察伤口,如伤口张力高,周围青紫,需要立即拆线,敞开伤口,清除血块后入手术室紧急止血。

八、评分标准（见表 3-8-1）

表 3-8-1　拆线术参考评分标准

项目	分数	内容及评分标准	满分	得分
准备工作	15	患者准备：向患者交代病情，告知拆线目的。安排患者舒适体位，避免着凉，保护患者隐私	5	
		操作者准备：了解拆线伤口的愈合情况（2 分）洗手、戴好口罩、帽子。核对患者信息（3 分）	5	
		用物准备：拆线包（检查有效期）内有治疗盘 2 个、镊子 2 把（血管钳 2 把）、拆线剪刀 1 把；碘伏棉球、敷料、胶布、无菌手套（必要时准备）等	5	
操作过程	50	核对患者信息	5	
		适当暴露伤口，用手轻轻将外层敷料取下，内面向上置于弯盘内，剩余敷料沿伤口长轴方向用镊子夹出，亦内面向上。如伤口分泌物干结，可用生理盐水润湿后移除	5	
		镊子的使用：一把用于直接接触伤口，另一把用于传递换药盘内的无菌物品，两把镊子不得直接接触且相对无菌的镊子位置要高于另一把	10	
		碘伏棉球从内向外消毒伤口、缝线、针眼及周围皮肤，范围 3~5cm（会阴及感染切口从外向内消毒），消毒 2~3 遍，消毒范围依次缩小	5	
		持镊提起线头，将埋在皮内的线段拉出针眼之外少许，在该处贴着皮肤用拆线剪刀剪断，以顺镊子向剪线侧拉出缝线，动作轻柔	5	
		拆线后再用碘伏消毒伤口 1~2 次	5	
		最里层纱布光面朝向皮肤，覆盖 4~8 层，纱布覆盖长度超出切口长轴边缘外 3cm	5	
		粘贴方向与皮纹平行，长度及间距适中美观	5	
		用物分类处理	5	
操作过程整体评价	25	熟练规范程度	5	
		无菌观念（每违反一次无菌原则扣 2 分）	10	
		人文关怀：操作过程与患者适当沟通，操作后告知患者拆线后 24 小时内避免沾湿患处，短期内勿剧烈运动	5	
		时间把握	5	
提问	10	随机选择 2 个问题，每题 5 分	10	
总分	100		100	

相关问题：

1. 请简述全身不同部位术后常规拆线的时间。

2. 何时需要间断拆线，请举例。

3. 拆线时的处理原则及其原因。

（董乐乐　张占阅）

第九节　外科感染的处理
Surgical Infection Treatment

一、目的

1. 掌握体表脓肿切开引流术的操作方法。

2. 掌握体表脓肿切开引流术的适应证及注意事项。

二、适应证

1. 体表组织的炎症感染,伴有明显波动的脓肿形成。

2. 需要对感染进行细菌培养或药敏试验时。

3. 下颌部蜂窝织炎、手部以及其他特殊部位感染形成的脓肿,在脓液尚未聚集前。

4. 已经形成的脓肿破溃而引流不畅时。

三、操作前准备

1. 向患者说明手术目的、操作过程以及可能出现的风险,消除患者手术顾虑。

2. 术者戴帽子口罩、洗手、穿手术衣及戴无菌手套。

3. 器械准备　治疗碗 1 个、碘伏纱布 3~5 个、卵圆钳 1 个、小纱块 5 个、无菌铺巾 4 块、5ml 无菌注射器 2 支、2%利多卡因(10ml)1 支、刀片 1 支、持针器 1 把、纹式止血钳 4 把、中弯止血钳 2 把、组织剪 1 把、三角针 1 个、4 号丝线一包、注射用生理盐水、无菌凡士林纱布 3 块、无菌橡皮管 1 根、无菌手套 2 副、胶布 1 卷等。

四、操作方法

1. 体位　根据脓肿部位让患者取舒适体位,充分暴露手术切口。

2. 常规消毒、铺无菌巾。

3. 麻醉　2%利多卡因局部浸润麻醉(若对疼痛感觉敏感,可采用静脉全身麻醉)。

4. 切开及排脓

(1)在脓肿波动最明显处,用尖刀刺入脓腔,然后用刀向上反挑一切口,当见到有脓液流出时,用注射器抽取适量脓液做细菌培养及药敏试验。

(2)脓液排尽后,用手指或器械伸入脓腔,如果脓腔内有间隔组织,应将其分开,使其变为单一的大脓腔。

5. 引流

(1)脓肿排尽后,应将凡士林纱布条一端送到脓腔底部,填充脓腔,纱布另一端留置于脓腔外,再以无菌纱布包扎。

(2)术后第一天,应取出填塞的凡士林纱布,更换引流条及包扎敷料。

(3)如果脓腔过大,可在脓腔两侧做对口引流,再以 3%过氧化氢及生理盐水冲洗脓腔。

6. 标本处理　记录脓腔部位、大小、脓液量与性质,将脓液送细菌培养及做药敏试验。

五、注意事项

1. 遵守严格的无菌操作。

2. 手术消毒区域应为肿物做标记处周围 15cm,消毒 2~3 遍。

3. 应在脓肿波动最明显处做切口,切口应在脓腔最低位,长度足够,以利引流。

4. 切口方向应与血管、神经、皮纹平行,避免跨越关节,以防瘢痕影响关节功能。

5. 切口不要穿过对侧脓腔壁达到正常组织,以免感染扩散。

6. 脓肿切开后切口经久不愈,可能与引流不畅、异物存在或冷脓肿等有关。

六、关键词

体表脓肿切开引流术　incision and drainage of body surface abscess

七、案例分析

患者,女,32 岁,发现背部脓包 2 天,周围皮肤伴红肿热痛。体表彩超示:痈。现患者已经俯卧位于手术台,切口已标记并暴露。

1. 请运用所学知识为患者行体表脓肿切口引流术。

2. 术中抽取的脓液可做哪些处理?

参考答案:

操作前准备:

(1)向患者说明手术目的、操作过程以及可能出现的风险,消除患者的顾虑。

(2)戴口罩帽子并洗手。

(3)准备手术所用器械。

操作步骤:

(1)以切口为中心行手术区域常规消毒 2~3 遍,铺无菌巾,穿手术衣及戴无菌手套。

(2)用 5ml 注射器抽取 2% 利多卡因,对切口处行局部浸润麻醉。

(3)在脓肿波动最明显处,用尖刀刺入脓腔,然后用刀向上反挑一切口,当见到有脓液流出时,用注射器抽取适量脓液做细菌培养及药敏试验。

(4)脓液排尽后,用手指或器械伸入脓腔,如果脓腔内有间隔组织,应将其分开,使其变为单一的大脓腔。

(5)脓肿排尽后,应将凡士林纱布一端送入脓腔底部,填充脓腔,纱布另一端留置于脓腔外。再以无菌纱布覆盖。如果脓腔过大,可在脓腔两侧做对口引流,再以 3% 过氧化氢及生理盐水冲洗脓腔。

(6)手术结束,用胶布固定无菌纱布,固定方向应与身体长轴垂直。可将脓液送细菌培养或做药敏试验。

八、评分标准(见表 3-9-1)

表 3-9-1　体表脓肿切开引流术参考评分标准

项目	分数	内容及评分标准	满分	得分
准备工作	15	患者准备:向患者说明手术目的,患者取舒适体位	5	
		操作者准备:戴口罩、帽子(头发、鼻孔不外露),手臂消毒是否正确	5	
		器械准备:是否能完整挑选到正确的手术器械	5	
操作过程	60	消毒范围至少 15cm,消毒 2~3 遍,正确铺无菌铺巾	6	
		正确穿手术衣,戴无菌手套	4	
		局部麻醉时,注射器的进针方式是否正确	10	
		能否正确安装手术刀片	5	
		能否在波动最明显处进行切口	5	

项目	分数	内容及评分标准	满分	得分
操作过程	60	是否将手指或器械伸入脓腔探查	5	
		能否将脓腔内间隔彻底分离	5	
		能否将凡士林纱布放入脓腔进行引流	5	
		能否考虑到何种情况下进行对口引流	5	
		手术结束后敷料固定	5	
		胶布粘贴方向是否与身体长轴垂直	5	
操作过程总体评价	15	操作熟练程度及时间把握	5	
		无菌观念及问题回答满意度	5	
		人文关怀	5	
提问	10	随机选择2个问题,每题5分	10	
总分	100		100	

相关问题：

1. 体表脓肿切开引流术的适应证有哪些？
2. 体表脓肿切开引流术的消毒范围是多少？消毒几遍？
3. 体表脓肿切开引流术的器械准备包括哪些？
4. 体表脓肿切开引流术的切口选择有哪些,为什么？

（付福山　崔成立）

第十节　静脉切开技术
Venotomy technology

一、目的
建立静脉通道。

二、适应证
1. 病情紧急,急需快速大量补液、输血而静脉穿刺困难者。
2. 需较长时间维持静脉输液。

三、禁忌证
静脉周围皮肤有炎症或静脉炎,已有血栓形成或有出血倾向者。

四、操作前准备
1. 操作者准备　穿工作服、洗手、戴口罩、帽子。
2. 患者准备　核对患者信息(姓名、床号)、必要的解释工作。
3. 物品准备　准备无菌静脉切开包(核对消毒日期)、清洁盘、常规消毒用品、输液器材等。

五、操作步骤
一般选择四肢表浅静脉切开,最常用的是内踝前上方或卵圆窝处大隐静脉。本处以内踝前大隐静脉切开为例。

1. 患者取仰卧位,术侧下肢外旋,静脉切开部位皮肤消毒、铺巾、局部浸润麻醉。

2. 在内踝前上方 3cm 大隐静脉处,横行切开皮肤 2~3cm。

3. 用止血钳分离皮下组织,游离静脉长约 1.5cm,在其下方穿引两根丝线,一根结扎静脉远端,暂不剪断丝线,留作置入导管时牵引用。

4. 牵引远端丝线将静脉提起,用小剪刀在静脉壁上剪一"V"形小口,将预先剪成适度斜面的导管快速插入静脉腔,深约 5cm,结扎近端丝线。

5. 将导管与输液器相连,观察输注是否顺畅及有无外渗。

6. 剪去多余丝线,缝合皮肤切口,缝线结扎固定导管以防滑脱,外用无菌敷料覆盖,胶布固定。

六、并发症

出血、空气栓塞、静脉炎等。

七、注意事项

1. 有静脉炎症、血栓,明显硬化者不宜选用。

2. 分离皮下组织时应仔细以免损伤静脉。

3. 剪开静脉壁时,剪刀口应斜向近心端,且不可过深,以免剪断静脉。

4. 导管插入静脉前,应先用无菌生理盐水冲洗干净,并充满液体,以防进入空气。

5. 导管须确实进入静脉腔内并缓慢置入,若遇阻力,不可强行前进,可退后少许改变方向后再插,以免穿出静脉或误入血管壁夹层内。

6. 注意无菌技术,预防感染,伤口每 2~3 天换药 1 次,一般导管不超过 3 天,如系硅胶管留置时间可稍长。

7. 若出现静脉炎或寒战、高热反应即刻拔管。

由于深静脉置管技术的发展与普及,目前临床上静脉切开术已经很少使用。

八、关键词

静脉　vein

内踝　medial malleolus

大隐静脉　great saphenous vein

九、案例分析

患者,男,35 岁,因车祸致脾破裂入急诊抢救室,血压 60/40mmHg,心率 120 次/min,表情淡漠,现急需建立静脉通道补液、输血,但患者处于休克状态,四肢静脉收缩无法行普通静脉穿刺,现决定静脉切开。

1. 请运用所学知识为患者行静脉切开术?

2. 若出现静脉炎或寒战、高热反应该如何处理?

参考答案:

1. 操作前准备:

(1)向患者及其家属说明手术目的

(2)戴帽子口罩并洗手

(3)准备手术所用器械

操作步骤:

(1)患者取仰卧位,术侧下肢外旋,静脉切开部位皮肤消毒、铺巾、局部浸润麻醉。

（2）在内踝前上方 3cm 大隐静脉处,横行切开皮肤 2~3cm。

（3）用止血钳分离皮下组织,游离静脉长约 1.5cm,在其下方穿引两根丝线,一根结扎静脉远端,暂不剪断丝线,留作置入导管时牵引用。

（4）牵引远端丝线将静脉提起,用小剪刀在静脉壁上剪一"V"形小口,将预先剪成适度斜面的导管快速插入静脉腔,深约 5cm,结扎近端丝线。

（5）将导管与输液器相连,观察输注是否顺畅及有无外渗。

（6）剪去多余丝线,缝合皮肤切口,缝线结扎固定导管以防滑脱,外用无菌敷料覆盖,胶布固定。

2. 拔管并行血培养。

十、评分标准（见表 3-10-1）

表 3-10-1 静脉切开参考评分标准

项目	分数	内容及评分标准	满分	得分
准备工作	20	患者准备:核对患者床号、姓名,并向患者家属说明静脉切开的目的	4	
		操作者准备: 衣帽、口罩整齐(3分) 操作前洗手正确(3分)	6	
		物品准备: 检查静脉切开包是否合格,检查灭菌日期及有效期(2分) 准备碘伏(2分) 准备利多卡因及注射器作局部麻醉(3分) 准备输液器材(3分)	10	
操作过程	50	患者仰卧位,术侧下肢外旋	8	
		按无菌原则及正确程序打开门静脉切开包,静脉切开部位皮肤常规消毒,铺无菌洞巾,用普鲁卡因或利多卡因局部麻醉	8	
		在内踝前上方 3cm 处,横行切开皮肤,长约 2~2.5cm,深度合适	8	
		游离静脉,并在静脉下穿过细线丝 2 根,用 1 根先结扎静脉远端,暂不剪断丝线,留作安置导管时作牵引用	8	
		静脉"V"形切口,置入静脉导管,深约 5cm,结扎近侧丝线,连接输液导管	10	
		缝合皮肤切口,固定导管,以防滑脱,外用无菌敷料覆盖,胶布固定	8	
操作过程 总体评价	20	操作熟练,无菌观念	4	
		爱伤观念、仪表、态度,换药完毕后整理患者衣服,操作时态度认真严谨,沟通时有礼貌	6	
		物品复原整理: 时间把握得当,时间控制在 10 分钟内(5分) 物品基本复原、废物废料销毁,丢弃到正确的位置(5分)	10	
提问	10	随机选择 2 个问题,每题 5 分	10	
总分	100		100	

相关问题：

1. 静脉切开技术的适应证有哪些？
2. 大隐静脉切开部位包括哪些？

（王行宏）

第十一节 体表肿物切除术
Surface Neoplasm Resection

一、目的

切除体表肿物。

二、适应证

1. 全身各部位的体表肿物，如体表脂肪瘤、纤维瘤、皮脂腺囊肿无感染时、皮样囊肿、腱鞘囊肿等均应手术切除。
2. 多发性脂肪瘤、纤维瘤等合并压迫症状者。
3. 皮脂腺囊肿继发感染时，待感染控制后再行切除。

三、禁忌证

1. 全身出血性疾病。
2. 肿物合并周围皮肤感染者。

四、操作前准备

1. 患者准备 患者局部皮肤剃除毛发，清洗干净。
2. 器械准备 体表肿瘤手术器械包、手套、碘伏、消毒棉球、局麻药、无菌敷料等。

五、操作方法

1. 局部皮肤常规消毒，戴手套，铺无菌巾。
2. 局部浸润麻醉。
3. 一般以肿物为中心作梭形切口，将皮瓣连同肿物一并切除。对于面、颈部的皮脂腺囊肿，由于皮下组织较疏松、组织粘连轻、皮肤具有良好的收缩性，多采用沿皮纹方向的小切口。切开皮下组织后，用组织钳翻起一端皮瓣，轻轻提起肿物，再用组织剪或止血钳沿肿物边缘分离，使之完全游离，肿物底部的纤维条索用止血钳钳夹、剪断后结扎即可完整切除肿物。伤口冲洗、止血后，分层缝合切口，稍微加压包扎。
4. 对于囊肿而言，若分离时不慎剥破，应先用纱布擦去内容物，然后继续将肿物完全摘除。
5. 缝合切口，一般不放置引流，根据肿瘤部位，多于术后 5~7 天拆线。
6. 标本的处理 记录肿物的位置、外形、大小、硬度、性质及与周围组织的比邻关系等，若为囊肿，还需要描述囊壁及囊内容物情况，并将标本置于甲醛溶液中，送病理检查。

六、并发症

出血、感染等。

七、注意事项

1. 分离肿物时，应紧靠包膜外面，环绕其周围进行，尽量不要弄破。
2. 如不慎损伤囊壁，应擦去流出的内容物，用止血钳夹住破口，再进行分离。如无法夹闭，可将内容物一次挤出，再将囊壁完全切除，以防复发。

3. 如囊壁与周围组织粘连致密,难以剥除,可先刮出囊内容物,然后用石炭酸涂擦囊壁内侧面将其上皮破坏,使以后肉芽组织生长,减少再复发机会。

4. 对伴有继发感染者须待炎症完全消退后摘除,若继发感染已破溃的,传统做法是切开引流后二期手术切除。

八、关键词

体表肿物　surface neoplasm
切除术　resection
感染　infection
脂肪瘤　lipoma

九、案例分析

患者,男,25 岁,发现左侧背部肿物 3 个月,逐渐增大,近期红肿、疼痛,局部波动感伴发热,体温:38℃。彩超示:考虑左侧背部皮脂腺囊肿。

1. 请运用所学知识,该患者应如何处理?

2. 若手术切除,囊壁与周围组织粘连致密,难以剥除,如何处理?

参考答案:

1. 先切开引流,后二期手术切除。

2. 可先刮出囊内容物,然后用石炭酸涂擦囊壁内侧面将其上皮破坏,使以后肉芽组织生长减少再复发机会。

十、评分标准(见表 3-11-1)

表 3-11-1　皮脂腺囊肿切除术评分表

项目	分数	内容及评分标准	满分	得分
准备工作	10	患者准备: 核对患者的姓名和床号(2分) 向患者说明手术目的,交代可能出现的意外情况及风险,签署手术同意书(2分)	4	
		操作者准备: 皮脂腺囊肿诊断正确(2分) 完善术前检查如超声等(2分)	4	
		用物准备:体表肿瘤手术器械包、手套、碘伏、消毒棉球、局麻药、无菌敷料等	2	
操作过程	65	戴无菌手套: 一手持手套翻折部分(手套内面)取出;另一手五指对准戴上(2.5分) 将戴好手套的手指插入另一只手套翻折的下面(手套外面),同法将另一手套戴好(2.5分)	5	
		消毒: 两把卵圆钳使用:左手拿卵圆钳夹取碘伏棉球,交由右手卵圆钳用于消毒术野,两把卵圆钳不得交叉使用(1分) 术野消毒:用碘伏棉球由外向里消毒术野(1分) 消毒范围:必须消毒至切口之外的15cm,第一次消毒范围宜大,第二次消毒范围不应超出第一次范围(2分) 涂抹碘伏次数:一般要求消毒创面2次及以上(1分)	5	

续表

项目	分数	内容及评分标准	满分	得分
操作过程	65	铺巾： 第一块消毒巾,盖住切口的下方(2分) 第二块消毒巾,盖住切口的对侧(2分) 第三块消毒巾,盖住切口的上方(2分) 第四块消毒巾,盖住切口的贴身侧(2分) 最后铺洞巾,洞巾正对切口部位(2分)	10	
		麻醉：沿肿块周围局部浸润麻醉(2%利多卡因)	10	
		肿块切除： 一般沿囊肿表面皮肤作一纵切口,长度与肿块直径相仿(5分) 切开皮肤及皮下组织后,用组织剪(或止血钳)沿囊肿边缘分离,使之完全游离;囊肿底部的纤维条索,用止血钳钳夹、剪断后结扎,完整切除囊肿(20分) 伤口冲洗、止血后,分层缝合切口,稍微加压包扎(10分)	35	
操作过程总体评价	15	操作熟练、无菌观念： 操作熟练、稳重,操作顺序有条理、不慌乱(2分) 外科常用器械操作方法正确(3分) 无菌意识好(5分)	10	
		病理检查：送检标本	5	
提问	10	随机选择2个问题,每题5分	10	
总分	100		100	

相关问题：

1. 体表肿物切除术的适应证有哪些？
2. 体表肿物切除术的禁忌证有哪些？

（王行宏）

第十二节　胸腔闭式引流术
Closed Drainage of Thoracic Cavity

一、目的

持续排出胸膜腔内的积气、积液,促进肺复张;恢复胸膜腔正常的负压状态;防治胸膜腔感染,改善呼吸状态。

二、适应证

1. 胸膜腔中、大量积气,积液(如气胸、血胸、血气胸、脓胸、脓气胸、乳糜胸等)。

2. 胸膜腔开放后,如胸部、心脏、大血管手术,开放性胸部损伤。

3. 气胸,经胸膜腔穿刺术抽气后,肺不能复张(脏层胸膜表面、支气管存在持续漏气),气胸仍存在者。

4. 恶性胸腔积液或无法手术治疗的顽固性气胸患者,胸膜腔引流后可腔内注入抗肿瘤药物并胸膜粘连固定。

三、禁忌证

1. 凝血功能障碍,或有出血倾向者。

2. 右心功能不全或低蛋白血症所致胸腔积液,持续引流会导致大量蛋白质和电解质丢失。

四、操作前准备

1. 患者的准备

(1)监测患者生命体征。

(2)向患者解释手术的目的和意义,心理上给予安慰和鼓励,消除患者紧张、恐惧和焦虑的心理。

(3)告知术中需要配合的事项(如操作时体位,如有不适及时沟通)。血容量不足者(如外伤后血胸,肿瘤晚期恶病质),术前应补充血容量。

2. 医生的准备

(1)向患者及家属通报手术中、手术后可能会出现的风险及并发症。签署手术知情同意书。

(2)完善必要的手术前检查(血常规、血型、凝血功能、心电图等)。

(3)认真了解病史,仔细查阅相关检查资料:X线片、CT、超声等,必要时可以超声定位。

(4)手术操作需要两名医生配合完成,严格遵守无菌操作原则。

(5)准备胸腔闭式引流手术包,消毒用品,5ml或10ml注射器一支,无菌纱布数块,无菌手套,胶布,2%利多卡因5~10ml。根据引流物不同选择9-32F口径引流管,引流液体特别是黏稠液体(如脓液)时选择较大口径引流管。胸腔引流装置一套,准备相应的抢救药品,如条件允许可以为患者吸氧,床旁置心电监护仪。

五、操作方法

1. 体位　依据操作的方便程度兼顾患者的舒适度,可取低坡仰卧位、侧卧位。如可能,患者取仰卧位、去枕侧卧位(肋间隙最大)更有利于操作。

2. 置管部位　气胸选锁骨中线第2肋间,胸腔积液或以胸腔积液为主的液气胸,选腋中线6、7肋间(此切口以后亦可作为胸腔镜手术的观察孔)。局限性或包裹性胸腔积液需依据超声和影像资料定位。

3. 消毒、铺单。

4. 麻醉　2%利多卡因5~10ml垂直于胸壁、沿肋骨上缘进针,注入皮下及胸壁各层组织,形成2~3cm长的局部麻醉区域,直至壁层胸膜。当刺入胸膜腔时可见气体或液体抽出,此时再退针少许将剩余利多卡因注入以充分麻醉胸膜。

5. 切开、分离　沿麻醉区域,平行肋间做2~3cm切口至肌层,用两把止血钳平行于肋间交替钝性分离肌肉,钳尖贴近肋骨上缘直至胸膜,避免损伤肋间神经和血管。

6. 置管　用止血钳刺破壁层胸膜,此时气体喷出或液体流出说明已进入胸膜腔,撑开止血钳扩大创口,用另一把止血钳沿长轴钳夹引流管前端,顺撑开的止血钳迅速将引流管送入胸膜腔。取下止血钳,夹闭引流管远端,以阻止气体或液体快速大量流出;调整引流管置入深度,要求侧孔应进入胸膜腔3cm为宜。将引流管末端连接闭式引流装置,松开夹闭引流管的止血钳,观察气、液引流情况或装置内水柱波动情况,必要时调整引流管置入深度。

7. 缝合切口并固定引流管　以0号丝线缝合切口,利用靠近引流管的缝合线将引流管捆扎、固定,重新消毒皮肤后无菌纱布覆盖切口。

六、并发症

1. **胸膜反应**　麻醉穿刺或置管中、后患者出现头晕、恶心、气促、心悸、面色苍白、皮肤湿冷、血压下降、脉细弱等。应立即停止操作,平卧、吸氧,建立静脉通道,必要时给予肾上腺素 0.3~0.5mg 或地塞米松 5~10mg 静脉输入。

2. **出血**　多发生于麻醉穿刺、置管过程中损伤了肋间血管,也可是在置管中损伤了胸膜内黏连带。予胸带加压包扎、止血药物,必要时开胸探查止血。

3. **复张性肺水肿**　见于长时间大量积气、积液,肺长期受压的患者。当肺快速复张后,患者出现气促、胸闷、咳泡沫样痰,肺部可闻及干湿啰音,也是胸腔闭式引流术常见的并发症。因此主张置管后排放速度不宜过快,间断开放引流管。如发生肺水肿,应限制输液速度。必要时给予利尿剂或少量糖皮质激素静脉滴入。

4. **引流不畅或皮下气肿**

(1)插管深度不够或固定不牢,引流管侧孔位于胸壁软组织中。

(2)引流管被血凝块、纤维条索等阻塞。

(3)胸膜腔内有纤维条索、纤维膜形成分隔。如出现以上情况,需调整引流管位置或重新置管。

5. **肺不张**　见于肺受压时间长、肺实变或肺支气管严重漏气者,需长时间置引流管,其间鼓励患者咳嗽、吹气球、协助拍背。也可经引流装置接负压吸引,以促进肺复张,必要时手术探查。

七、相关知识

1. **套管针穿刺置管**　目前很多医疗单位使用套管针穿刺置管。优点是操作时间短,对胸壁损伤小。套管针有两种:一种是针芯位于引流管内,将针芯连同引流管一同刺入胸膜腔内,拔出针芯,引流管则留在胸膜腔内(图 3-12-1)。另一种是三通金属套管,穿入胸膜腔后提起针芯,将引流管从金属套管侧孔置入胸膜腔,然后拔出金属套管,调整并固定引流管,远端接闭式引流装置。

2. **经肋床置引流管**　适用于病程长、积液稠厚(如脓胸)或胸膜腔内有明显的黏连带、纤维条索,致使积液分隔。此操作需在手术室全麻下,在胸壁相应的部位做 3~5cm 切口,剪除 2~3cm 肋骨,经肋床进入胸膜腔,吸出积液,松解黏连带,打开分隔,放置口径较大的引流管。

3. **引流装置**　常用的引流装置是单桶(瓶),其内倒入无菌生理盐水,引流管置于桶(瓶)液下 2~3cm(图 3-12-2)。优点是体积小,携带方便,易更换;缺点是桶内积液多时引流阻力增大。也有多桶(瓶)引流装置。其优点是引流顺畅不受桶(瓶)内液体量多少的影响,可以接负压;缺点是移动不方便,价格稍高,更换较烦琐。

八、关键词

胸腔闭式引流　closed drainage of thoracic cavity

九、案例分析

患者,男,45 岁,车祸伤致闭合性胸部损伤 1 小时,右胸剧痛,胸闷气短,无咳血。吸氧下无明显发绀,右前胸可见连枷胸及反常呼吸,双肺呼吸音未及明显异常。胸部 CT:右侧第 4~8 肋骨多根、多处骨折,右侧少量胸腔积液。予吸氧、胸带固定后胸闷气短未见好转,并出现心率增快、右侧呼吸音减低。查胸腔彩超:右侧中量胸腔积液。

下一步应做何处置?

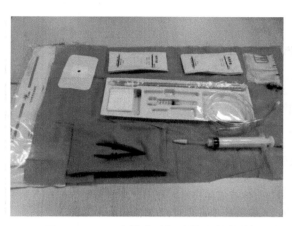

图 3-12-1　一次性胸腔闭式引流包套装

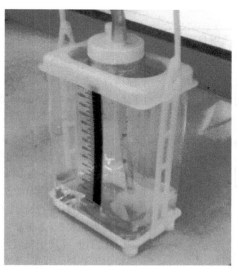

图 3-12-2　单腔胸腔闭式引流装置

参考答案：

立即行胸腔闭式引流术。于右侧腋中线第 6 肋间置 28~32F 引流管。目的：①将右侧胸腔内积液(积血)引出，缓解限制性通气障碍，预防肺不张，防止机化性血胸及胸腔感染。②观察胸腔内出血量及速度。出血量大及时补液、输血，如 1 小时内出血超过 500ml 或连续 3 小时每小时出血超过 200ml，及时开胸探查止血。

十、评分标准(见表 3-12-1)

表 3-12-1　胸腔闭式引流术参考评分标准

项目	分数	内容及评分标准	满分	得分
准备工作	20	患者准备： 嘱患者平静仰卧(或侧卧)床上(2 分) 暴露胸部(1 分) 臂适度外展(2 分)	5	
		操作者准备： 告知胸腔闭式引流术的必要性和风险(2.5 分) 取得患者及家属理解(2.5 分) 签署胸腔闭式引流术知情同意书(5 分)	10	
		用物准备： 一次性胸腔闭式引流包(1 分) 闭式引流装置(1 分) 持针钳(1 分) 碘伏(1 分) 利多卡因(1 分)	5	
操作过程	50	置管点的选择： 气胸选锁骨中线第 2 肋间(5 分) 胸腔积液或以胸腔积液为主的液气胸，选腋中线 6、7 肋间(5 分)	10	

项目	分数	内容及评分标准	满分	得分
操作过程	50	消毒：至少距切口 15cm(2.5 分) 铺单：(2.5 分) 麻醉：2%利多卡因 5ml 垂直于胸壁、沿肋骨上缘进针，注入皮下及胸壁各层组织，直至壁层胸膜(5 分)	10	
		平行肋间做 2~3cm 切口至肌层(2.5 分) 用两把止血钳平行于肋间交替钝性分离肌肉(2.5 分) 刺破壁层胸膜(2.5 分) 撑开止血钳扩大创口(2.5 分) 用另一把止血钳沿长轴走行钳夹引流管前端，顺撑开的止血钳迅速将引流管送入胸膜腔(2.5 分) 取下止血钳，夹闭引流管前端，以阻止气体或液体快速大量流出(2.5 分) 调整引流管置入深度，要求侧孔应进入胸膜腔 3cm 为宜(2.5 分) 将引流管末端连接闭式引流装置，松开夹闭引流管的止血钳，观察气、液引流情况或装置内水柱波动情况，必要时调整引流管置入深度(2.5 分)	20	
		缝合切口，固定引流管： 0 号丝线缝合切口(2.5 分) 将引流管捆扎、固定(2.5 分) 重新消毒皮肤后无菌纱布覆盖切口(5 分)	10	
操作过程总体评价	20	熟练规范程度	5	
		人文关怀	5	
		无菌观念	10	
提问	10	随机选择 2 个问题，每题 5 分	10	
总分	100		100	

相关问题：

1. 请叙述胸腔闭式引流术的指征。
2. 胸腔插管后为什么要接水封瓶？水浸没管端多长为宜？
3. 请叙述进行性血胸开胸探查的指征。

（周建华　燕少伟）

第十三节 肋骨骨折的急救技术
the Emergency Treatment of Rib Fracture

一、目的

减轻疼痛，预防肺、肋间血管神经损伤等并发症的出现，控制浮动胸壁的反常运动。

二、适应证

闭合性单处肋骨骨折、闭合性多根多处肋骨骨折所致较小范围的胸壁软化及经彻底清创的开放性肋骨骨折。

三、禁忌证

大范围连枷胸伴有明显反常呼吸或双侧胸壁均有多根、多处肋骨骨折的患者常合并严重肺挫伤,呼吸道分泌物多或血痰阻塞气道,血氧难以维持,需要行气管插管或气管切开,清除呼吸道分泌物,呼吸机"内固定",或酌情行肋骨骨折切开复位内固定术。

四、操作前准备

1. 向患者说明处置目的。
2. 器械准备　多头胸带或弹性胸带。

五、操作方法

1. 体位　嘱患者平静仰卧床上,暴露胸部,双臂外展。
2. 将多头胸带平置于患者背部,上端平齐腋窝,将衬布包裹于患者胸前,由上至下交叉重叠压条,最后对端打结。
3. 弹性胸带方法类似,注意妥善包裹肋骨骨折侧。

六、并发症

1. 包扎过紧,影响呼吸,致患者胸闷、气短,血氧饱和度下降。
2. 局部压力过大,导致表皮缺血,局部水疱、破溃。

七、注意事项

胸带包扎要松紧适宜,太松起不到固定效果,太紧导致胸廓运动受限,肺活量、潮气量及功能残气量下降,影响呼吸。局部太紧易导致表皮缺血。如有多根多处肋骨骨折所致胸壁软化,可用厚敷料衬垫于胸壁软化区。并经常检查胸带松紧度。包扎时间约2周。

传统的胶布胸壁固定法是将宽约5~7cm的胶布条,于患者深呼气后屏气时由下至上、由后向前重叠粘贴到患侧胸壁。操作烦琐,易引起表皮水疱,且有限制呼吸的弊端。

牵引固定法是在无菌操作下用巾钳经胸壁夹住大块浮动胸壁中央处游离段肋骨,经滑轮牵引1~2周。操作烦琐,不利于患者活动。

近年来新研制的胸壁护板亦开始用于临床,该护板有可塑性,透气性好,操作简便,患者舒适感强,但要求多发肋骨骨折断端相对集中,且价格较昂贵。

八、关键词

肋骨骨折　rib fracture
急救技术　emergency treatment

九、案例分析

患者,男,45岁,车祸伤致闭合性胸部损伤1小时,右胸剧痛,胸闷气短,无咳血。吸氧下无明显发绀,右前胸可见连枷胸及反常呼吸,双肺呼吸音未及明显异常。胸部CT:右侧第4~8肋骨多根、多处骨折,右侧少量胸腔积液。

应如何选择胸部固定?

参考答案:

患者多发肋骨骨折合并浮动胸壁,少量胸腔积液,需立即固定胸壁,纠正呼吸及循环病理改变。予胸带固定,并在连枷胸处加垫大纱垫或层叠毛巾。注意松紧适度,既要克服反常呼吸,又要不引起限制性通气障碍。必要时查血气分析,明确伤情及固定效果。

十、评分标准(见表 3-13-1)

表 3-13-1　胸带固定参考评分标准

项目	分数	内容及评分标准	满分	得分
准备工作	35	患者准备:嘱患者平静仰卧床上(5分) 暴露胸部(5分) 双臂适度外展(5分)	15	
		操作者准备:告知胸带固定的目的和意义(5分) 取得患者理解(5分)	10	
		用物准备:多头胸带	10	
操作过程	40	上端平齐腋窝	10	
		将衬布妥帖包裹于患者胸前	10	
		由上至下交叉重叠压条(5分) 最后对端打结(5分)	10	
		松紧适宜	10	
操作过程总体评价	15	熟练规范程度	5	
		人文关怀	5	
		时间把握	5	
提问	10	随机选择2个问题,每题5分	10	
总分	100		100	

相关问题:

1. 请叙述肋骨骨折常见并发症。
2. 常用的肋骨骨折固定方法有哪些?
3. 请简述反常呼吸的病理生理。

(周建华　燕少伟)

第十四节　心包穿刺术
Pericardiocentesis

一、目的

1. 心包积液引流,解除心脏压塞,减轻临床症状。
2. 心包积液通过实验室检查,确定积液性质,诊断心包疾病。
3. 心包腔内注药或冲洗,达到治疗作用。

二、适应证

1. 大量心包积液出现心脏压塞症状者。

2. 需对心包积液进行实验室检查,以鉴别诊断各种性质的心包疾病。

3. 通过心包腔内注药或冲洗,达到治疗作用。

4. 虽经治疗,但心包积液仍进行性增加或持续不缓解者。

三、禁忌证

1. 不能配合手术操作的患者。

2. 心包积液量甚少,估计在穿刺时有刺伤心肌之可能者。

3. 外伤心脏破裂和主动脉夹层所致的血性心包积液,禁止穿刺。

4. 出血性疾病、血小板低于 $50×10^9/L$、正在接受抗凝治疗患者为相对禁忌。

四、操作前准备

1. 患者准备

(1)核对姓名、床号。

(2)明确患者病史及目前病情,评估生命体征。

(3)通过心脏超声,心脏叩诊等方法,明确心包积液诊断及心包积液量,确定穿刺部位、穿刺方向和进针距离,标记笔标记穿刺点。

1)剑突下穿刺点(最常用):剑突和左肋弓夹角处。

2)心尖部穿刺点:左侧第五肋间或第六肋间浊音界内 2cm 左右部位。

(4)向患者和家属说明病情、治疗方案、心包穿刺目的及风险,签署穿刺同意书。

(5)心电监护、吸氧、建立静脉通路、准备抢救药物和除颤仪。

(6)缓解患者紧张情绪,必要时术前口服镇静药物。

(7)嘱患者术中保持呼吸平稳,禁止咳嗽和深呼吸,如咳嗽严重可适当给予镇咳药物。

2. 操作者准备

(1)着装整洁,仪表端庄。

(2)操作者和助手戴帽子、口罩,七步洗手法清洁洗手或皮肤消毒液喷手消毒。

(3)戴无菌手套。

3. 用物准备

常规心包穿刺用品:

(1)消毒物品:换药盘/碗、碘伏棉球、纱布、镊子。

(2)穿刺包:止血钳两把、洞巾、22G 穿刺针(带乳胶管)或套管针。

(3)其他:医用乳胶手套、无菌试管多支(留送积液常规、生化、病理等)、试管塞、自贴式敷料、麻药(2%利多卡因)、5ml 和 50ml 注射器,标记笔。

(4)持续引流增加器械:尖刀或扩皮器、导丝、引流导管、三通阀、肝素帽、止逆阀、引流袋、带线缝合针。

目前市面有多种不同规格和款式的一次性无菌心包穿刺包,使用前需详细了解产品主要组件和使用方法。无专用心包穿刺包或胸穿包情况下可选择中心静脉导管穿刺包。

五、操作方法

1. 嘱患者取坐位或半卧位。

2. 碘伏常规 3 遍消毒选定穿刺点及周围,直径约 15cm,铺洞巾。

3. 核对麻醉药品,抽取 2%利多卡因,穿刺点自皮肤至心包壁层逐层麻醉,下一肋骨上缘的穿刺点自皮至胸膜壁层进行麻醉,麻醉要充分,麻醉时要抽吸,避免麻醉药入血。

4. 打开心包穿刺包清点穿刺物品和器械并检查器械,注意穿刺针是否通畅,乳胶管是否漏气或破损。

5. 穿刺（目前多在超声引导下精确穿刺）　操作前再次嘱患者操作时禁止咳嗽和深呼吸。

（1）剑突下穿刺点（最常用）：剑突和左肋弓夹角处进针，针体与腹壁呈 30°～40°，向上、向后并稍向左刺入心包腔后下部。

（2）心尖部穿刺点：左侧第五肋间或第六肋间浊音界内 2cm 左右部位进针，穿刺针自下而上，向脊柱方向缓慢刺入。

穿刺针乳胶管接 50ml 注射器抽负压缓慢进针，穿刺过程中感觉到针尖抵抗感突然消失时，注射器内有积液抽出，提示穿刺针已穿过心包壁层，如感到心脏搏动撞击针尖时，应稍退针少许，以免划伤心脏，助手使用止血钳协助固定针体。（如使用套管针，确认心包积液流出后，一边退出针芯，一边送进套管少许。固定针体接三通阀）缓慢抽液，观察积液颜色，注射器吸满积液取下前应使用止血钳夹闭乳胶管，防止空气进入。抽出积液留标本送检。

6. 心包腔持续引流方法　心包穿刺前，穿刺点尖刀切皮约 2mm，穿刺成功后沿穿刺针送入导丝，退针，（也可用扩皮器扩张穿刺部位皮肤及皮下组织），沿导丝送入心包引流管，退出导丝，观察引流效果，必要时可适当调整导管的位置，保证引流通畅。接三通阀或夹闭引流管，缝针固定，接引流袋，缓慢引流。覆盖自粘式敷料。

7. 拔除穿刺针，局部皮肤消毒，覆盖无菌纱布，压迫穿刺部位片刻，自贴式敷料覆盖或胶布固定。

8. 操作后处理

（1）询问患者感受，观察生命体征变化，评估穿刺效果，告知术后注意事项。

（2）协助患者取舒适体位，整理上衣。

（3）术后物品放置及清洗，医用垃圾分类投放。

9. 洗手，写穿刺记录。

六、并发症

1. 肺损伤、肝损伤　最好有心脏超声定位，选择合适的进针部位及方向，避免损伤周围脏器。

2. 心肌损伤及冠状动脉损伤引起出血　选择积液量多的部位，并尽可能地使穿刺部位离心包最近，术前用超声心动图定位，测量从穿刺部位至心包的距离，以决定进针的深度，同时缓慢进针。

3. 心律失常　穿刺针损伤心肌时，可以出现心律失常。术中应缓慢进针，注意进针的深度。一旦出现心律失常，立即后退穿刺针少许，观察心律变化。

4. 感染　严格遵守无菌操作，穿刺部位充分消毒，避免感染。持续心包引流的患者可酌情使用抗生素。

七、注意事项

1. 严格掌握适应证，应由有经验的医师操作或指导，最好在心电监护和超声引导下进行穿刺，以确保精准和安全。穿刺及引流过程中要密切观察患者状态和生命体征的变化。

2. 为了避免损伤心肌和血管，最好用套管针进行心包穿刺。

3. 向患者做好解释工作，嘱其在穿刺过程中不要深呼吸或咳嗽。

4. 逐层麻醉要充分，疼痛可加重紧张情绪，导致神经源性休克。

5. 穿刺过程中如出现期前收缩，提示可能碰到了心肌，要及时外撤穿刺针。

6. 引流液有血时，要注意是否凝固，血性心包积液是不凝固的，如果抽出的液体很快凝固，则提示损伤了心肌或动脉,应立即停止抽液(暂不退针),严密观察有无心脏压塞症状出现,并采取相应的抢救措施。

7. 首次抽液量一般控制在100~200ml,以后再次抽液可增到300~500ml。大量积液,状态紧急时,可根据病人整体情况,增加抽液量,以缓解心脏压塞症状。抽液放液速度要慢,如过快、过多,使大量血回心可导致肺水肿。持续引流需少量,多次开放引流,观察患者状态,切勿一次,大量全部放完,引起患者不适。

8. 取下空针前应夹闭橡胶管或关闭三通,以防空气进入。

9. 为了防止合并感染,持续引流时间不宜过长。如果需要长期引流,应考虑行心包开窗术等外科处理,并酌情使用抗生素。

八、关键词

心包穿刺　pericardiocentesis
心包积液　pericardial effusion

九、案例分析

患者,男,59岁,以"胸闷气短,渐加重1周"为主因入院。患者神清精神差,急性面容,端坐位,呼吸急促23次/min,心率126次/min,嘴唇发绀,颈静脉怒张,叩诊心浊音界增大,听诊心音低而遥远,下肢水肿。胸正位片示心影呈烧瓶状。既往体健。

请根据病史症状体征及辅助检查,患者目前情况,需什么治疗操作缓解目前症状;治疗目的?

参考答案:
心包积液,心包穿刺。
治疗目的:
1. 心包积液引流,解除心脏压塞,减轻临床症状。
2. 心包积液通过实验室检查,确定积液性质,诊断心包疾病。

十、评分标准(见表3-14-1)

表3-14-1　心包穿刺术参考评分标准

项目	分数	内容及评分标准	满分	得分
准备工作	29	患者准备: 核对姓名、床号	2	
		明确患者病史及目前病情,评估生命体征	2	
		通过心脏超声,心脏叩诊等方法,明确心包积液诊断及心包积液量确定穿刺部位(2分) 穿刺方向和进针距离,标记笔标记穿刺点(2分) 剑突下穿刺点(最常用):剑突和左肋弓夹角处(2分) 心尖部穿刺点:左侧第五肋间或第六肋间浊音界内2cm左右部位(2分)	8	
		向患者和家属说明病情、治疗方案、心包穿刺目的及风险,签署穿刺同意书	2	
		心电监护、吸氧、建立静脉通路、准备抢救药物和除颤仪	1	
		缓解患者紧张情绪,必要时术前口服镇静药物	1	

项目	分数	内容及评分标准	满分	得分
准备工作	29	嘱患者术中保持呼吸平稳,禁止咳嗽和深呼吸,如咳嗽严重可适当给予镇咳药物	2	
		操作者准备: 着装整洁,仪表端庄	1	
		操作者和助手戴帽子、口罩,七步洗手法清洁洗手或皮肤消毒液喷手消毒	3	
		戴无菌手套	2	
		用物准备:常规心包穿刺用品	5	
		消毒物品:换药盘/碗、碘伏棉球、纱布、镊子		
		穿刺包:止血钳两把、洞巾、22G 穿刺针(带乳胶管)或套管针		
		其他:医用乳胶手套、无菌试管多支(留送积液常规、生化、病理等)、试管塞、自贴式敷料、麻药(2%利多卡因)、5ml 和 50ml 注射器,标记笔		
		注:缺少一项扣 0.5 分,直至扣完		
操作过程	51	嘱患者取坐位或半卧位	1	
		碘伏常规 3 遍消毒选定穿刺点及周围,直径约 15cm,铺洞巾	2	
		核对麻醉药品,抽取 2%利多卡因,穿刺点自皮肤至心包壁层逐层麻醉。下一肋骨上缘的穿刺点自皮至胸膜壁层进行麻醉,麻醉要充分,麻醉时要抽吸,避免麻醉药入血	2	
		打开心包穿刺包清点穿刺物品和器械并检查器械,注意穿刺针是否通畅,乳胶管是否漏气或破损	2	
		操作前再次嘱患者操作时禁止咳嗽和深呼吸	2	
		剑突下穿刺:剑突和左肋弓夹角处进针,针体与腹壁呈 30°~40°,向上、向后并稍向左刺入心包腔后下部。(二选一)(10 分)	10	
		心尖部穿刺:左侧第五肋间或第六肋间浊音界内 2cm 左右部位进针,穿刺针自下而上,向脊柱方向缓慢刺入。(二选一)(10 分)		
		穿刺针乳胶管接 50ml 注射器抽负压缓慢进针	3	
		穿刺过程中感觉到针尖抵抗感突然消失时,注射器内有积液抽出,提示穿刺针已穿过心包壁层	3	
		如感到心脏搏动撞击针尖时,应稍退针少许,以免划伤心脏	4	
		固定穿刺针:助手用止血钳协助固定穿刺针	3	
		抽液:接上注射器,松开止血钳,抽吸积液,抽满后再次用止血钳夹闭胶管	3	
		然后取下注射器,将液体注入盛放积液的容器内,记量或送检	2	
		抽液量:首次抽液量一般 100~200ml,以后 300~500ml(注:抽液时应询问患者感受)	2	

项目	分数	内容及评分标准	满分	得分
操作过程	51	拔除穿刺针,局部皮肤消毒,覆盖无菌纱布,压迫穿刺部位片刻,自贴式敷料覆盖或胶布固定	2	
		操作后处理: 询问患者感受,观察生命体征变化,评估穿刺效果,告知术后注意观察事项	4	
		协助患者取舒适体位,整理上衣	2	
		术后物品放置及清洗、医用垃圾分类投放	2	
		洗手,写穿刺记录	2	
操作过程总体评价	10	无菌观念	4	
		人文关怀	4	
		时间把握	2	
提问	10	随机选择 2 个问题,每题 5 分	10	
总分	100		100	

相关问题:

1. 心包穿刺的适应证有哪些?
2. 心包穿刺的禁忌证有哪些?
3. 心包穿刺的并发症有哪些?

（李光海　张　磊）

第十五节　乳腺肿物切除术
Breast Tumor Resection

一、目的

1. 掌握乳腺肿物切除术的操作方法。
2. 了解乳腺肿物切除术的适应证及注意事项。

二、适应证

1. 乳腺良性肿瘤,如乳腺纤维腺瘤。
2. 局限性有恶变可能的乳腺囊性增生症。
3. 乳管内乳头状瘤,需做病理检查。
4. 术前不能确定良恶性的乳腺肿物,切除后送病理检查。

三、操作前准备

1. 向患者说明手术目的,消除患者手术顾虑。
2. 术者戴帽子口罩、洗手、穿手术衣及戴无菌手套。
3. 器械准备　消毒碗 1 个、碘伏纱布 3~5 个、卵圆钳 1 个、小纱块 10 个、大纱块 2 个、无菌铺巾 4 块、无菌注射器(5ml)1 支、2% 盐酸利多卡因(10ml)1 支、刀片 1 支、刀柄 1 支、持针器 1 把、电刀 1 支、蚊式止血钳 4 把、中弯止血钳 4 把、线剪刀 1 把、小圆针 1 个、小角针 1 个、1 号丝线一包等。

四、操作方法

1. 体位 患者取仰卧位,充分暴露已标记手术切口。

2. 常规消毒、铺无菌巾。

3. 麻醉 1%利多卡因(2%利多卡因与生理盐水 1∶1 稀释)局部浸润麻醉(若患者对疼痛感觉敏感,可采用基础麻醉 + 局部浸润麻醉或静脉全身麻醉)。

4. 切口 乳房上象限肿物及乳晕附近肿物一般采用弧形切口,乳房下象限肿物一般采用放射状切口。

5. 手术步骤 逐层切开皮肤、皮下组织,显露乳腺组织后,以肿块为中心,放射状切口切开腺体组织达肿物处,逐渐将肿物(包括包膜)完全游离切除。若肿物与周围组织界限不清,则将肿物与周围少量乳腺组织一并切除。创面仔细止血后,逐层缝合。若肿块较大致创面大,可在创腔内放置橡皮片引流。

6. 手术结束,切口覆盖无菌纱布,粘贴胶布固定,胶布粘贴方向与身体长轴垂直。

五、注意事项

1. 术前用温水清洗乳腺皮肤,保持局部清洁。

2. 手术消毒区域至少应为肿物做标记处周围 15cm,消毒 2~3 遍。

3. 若肿物较大较深时,可选择基础麻醉 + 局部浸润麻醉或静脉全身麻醉。

4. 若高度怀疑肿物为恶性病变时,手术切口应设计在恶性肿瘤根治术的切口范围内。

5. 为防止手术切口处渗血,术中应仔细止血,术后可用绷带加压包扎。

6. 手术切除的标本必须常规送病理检查。

六、关键词

乳腺肿物切除术 resection of breast tumor

乳腺良性肿物 benign breast neoplasm

七、案例分析

患者,女,19 岁,发现左侧乳腺肿物 3 个月,逐渐增大,无疼痛不适。彩超示:考虑左乳纤维腺瘤。现患者已经仰卧位于手术台,切口已标记并暴露。

1. 请运用所学知识为患者行乳腺肿物切除术。

2. 为避免切口处出血应做哪些处理?

参考答案:

1. 操作前准备

(1)向患者说明手术目的,消除患者顾虑。

(2)戴帽子口罩并洗手。

(3)准备手术所用器械。

操作步骤

(1)以切口为中心行手术区域常规消毒 2~3 遍,铺无菌巾,穿手术衣及戴无菌手套。

(2)用 5ml 注射器抽取 1%利多卡因,对切口处行局部浸润麻醉。

(3)在切口处选择合适切口进行切开。

(4)依次切开皮肤、皮下组织,显露乳腺组织后,以肿块为中心,放射状切口切开腺体组织达肿物处,逐渐将肿物完全游离切除。若肿物与周围组织界限不清,则将肿物与周围少量乳腺组织一并切除。

（5）创面仔细止血后，逐层缝合。若肿块较大致创面大，应在创腔内放置橡皮片引流。

（6）手术结束，切口覆盖无菌纱布，粘贴胶布固定。

2. 术中仔细止血，术后用绷带加压包扎。

八、评分标准（见表3-15-1）

表3-15-1　乳腺肿物切除术参考评分标准

项目	分数	内容及评分标准	满分	得分
准备工作	20	患者准备:向患者说明手术目的,患者取仰卧位	5	
		操作者准备:戴口罩、帽子,手臂消毒是否正确	10	
		器械准备:是否能完整挑选到正确的手术器械	5	
操作过程	50	消毒范围至少15cm,消毒2~3遍,正确铺无菌铺巾	6	
		正确穿手术衣,戴无菌手套	4	
		局部麻醉时,注射器的进针方式是否正确	5	
		能否正确安装手术刀片,能否选对合适切口	10	
		是否依次进行切开,能否完整切除肿物	10	
		能否彻底止血、逐层缝合	6	
		能否考虑到放置引流	4	
		手术结束后敷料固定,胶布粘贴方向是否与身体长轴垂直	5	
操作过程总体评价	20	操作熟练程度及时间把握	10	
		无菌观念	5	
		人文关怀	5	
提问	10	随机选择2个问题,每题5分	10	
总分	100		100	

相关问题:

1. 肿物切除送快速病理若为恶性,如何处理?

2. 请简述乳房良性肿物的切除范围。

3. 不同部位乳房肿物的切口选择有何不同?

（何　涛）

第十六节　耻骨上膀胱穿刺造瘘术
Suprapubic Cystostomy

一、目的

耻骨上膀胱穿刺造瘘术用以暂时性或永久性尿流改道,是用膀胱穿刺套管针做耻骨上膀胱穿刺,后插入导尿管引流尿液。暂时性尿流改道常用于急性尿潴留且导尿失败者,也用于下尿路手术后患者,来确保尿路的愈合。永久性尿流改道常用于各种原因所致的慢性尿潴留,特别是那些无法手术、需长期保留导尿的患者。因为不经过尿道,膀胱造瘘可消除导尿管对尿道的刺激。

二、适应证

1. 梗阻性膀胱排空障碍所致的尿潴留,且导尿管不能插入者。如前列腺增生症、尿道狭窄、尿道结石等。

2. 神经源性膀胱功能障碍,不适合长期留置导尿管。

3. 下尿路梗阻伴尿潴留,因年老体弱及重要脏器有严重疾病不能耐受手术者。

4. 阴茎和尿道损伤。

5. 泌尿道手术后确保尿路的愈合,如尿道整形、尿道吻合术后。

6. 经尿道前列腺电切术时,用以冲洗和减压。

7. 化脓性前列腺炎、尿道炎、尿道周围脓肿等。

三、禁忌证

1. 有严重凝血功能障碍者。

2. 有下腹部及盆腔手术史致局部组织器官粘连严重者。

3. 穿刺区域膀胱肿瘤的可能。

4. 膀胱空虚,术前无法使之充盈。

5. 膀胱内充满血块或黏稠脓液。

6. 膀胱挛缩。

7. 过于肥胖,腹壁太厚。

四、操作前准备

1. 患者准备

(1)核对患者的姓名、性别、床号。

(2)询问有无药物过敏史,特别是麻药过敏史,配合医生查体。

(3)向患者及家属交代手术目的、过程、相关风险及并发症,消除患者的紧张心理。签署手术同意书。

(4)局部备皮。

(5)确认膀胱已充盈满意,确认穿刺部位并标记,必要时超声协助确认穿刺部位。

2. 物品准备

(1)膀胱穿刺套管针(Trocar)、缝合包(弯盘 2 个、止血钳 2 把、孔巾、消毒杯、尖手术刀、剪刀、持针器、缝针、缝合线、敷料)。

(2)导尿包(或导尿管加尿袋)、无菌手套、5ml 或 10ml 注射器、2%盐酸利多卡因 10ml、碘伏棉球。

(3)所用物品必须无菌,检查导尿包和缝合包是否过期。

3. 操作者准备

(1)按医院要求着装,整洁得体,洗手,戴帽子、口罩。

(2)核对患者信息:姓名、年龄、性别、住院号、诊断及检查目的。

(3)判断患者生命体征及理解配合程度,确认膀胱已充盈满意。

五、操作过程

1. 患者取平卧位。操作者站于患者右侧。

2. 下腹部叩诊,确认膀胱充盈满意。

3. 戴手套,常规术野消毒,铺巾。

4. 选定穿刺点　下腹正中线,耻骨联合上方一横指处(2~3cm)为穿刺点。

5. 在穿刺点注射局麻药,腹壁逐层麻醉。最后垂直皮肤刺入膀胱,回抽吸出尿液。

6. 在穿刺点做1~1.5cm皮肤切口,切开皮肤、皮下组织和腹直肌前鞘。

7. 右手握穿刺针通过切口垂直缓慢刺入,左手在下方保护。有落空感时,拔出针芯,见尿液溢出。同时将外鞘再插入2~3cm,防止膀胱回缩,导致外鞘脱出膀胱。立即沿半圆形外鞘置入相应管径的球囊尿管,一般选用16~18Fr双腔尿管。见尿流出后尽量多插入一些,尿管球囊注生理盐水10ml,拔除外鞘。调整尿管深度,使球囊贴于膀胱内壁,连接引流袋。

8. 皮肤切口缝合并固定尿管。覆盖无菌剪口敷料,胶布固定。

六、术后处理

1. 整理用物,用后的物品放入污物间,分类处理。

2. 向病人及家属交待术后注意事项。

3. 及时完成医疗文件记录。

七、并发症

1. 肠管损伤　术后早期局部出现急性腹膜炎表现应警惕肠管损伤的可能。一旦发现穿刺误入腹腔及损伤肠管,应该立即手术修补。

2. 置管失败　拔出针芯后置管要迅速,且同时要将外鞘适度再插入膀胱,防止膀胱回缩导致外鞘脱出膀胱,置管失败。

3. 膀胱出血和伤口渗血　拉紧球囊导管和缝合切口可以帮助止血,必要时膀胱冲洗。出血严重时需开放手术止血。首次快速放尿也可引起膀胱出血,故一次放尿应不超过500ml。

4. 造瘘管脱落　尿管球囊破裂且切口缝线已拆除时容易出现,此时窦道已形成,可马上重置尿管并妥善固定。

5. 尿外渗　反复穿刺膀胱或置管失败时会出现,应尽量避免,保持造瘘管引流通畅。

6. 膀胱痉挛　多为造瘘管置入过深或血凝块、炎症等刺激膀胱所致,可调整造瘘管位置,抽吸血凝块,应用抗生素及解痉药物。

八、注意事项

1. 每周更换引流袋,每月及时更换造瘘管。如造瘘管阻塞,应及时冲洗,增加饮水,必要时更换引流管,防止形成膀胱结石。

2. 术前一定要检查尿管管径和穿刺针鞘相匹配,否则可能导致置管失败。

3. 确认膀胱充盈满意及注射器试穿可有效避免误伤其他脏器。对于下腹有手术史及膀胱充盈差者,可超声协助定位,必要时改开放膀胱造瘘术。

4. 少数医院仅有旧式穿刺套管针,外鞘为圆筒状,则只能使用合适管径的单腔尿管,此时要注意置管深度及缝线妥善固定。

5. 目前一些大型医疗单位基本上都使用一次性膀胱穿刺造瘘套装,操作更加简单。操作时将针芯插入造瘘管内,不用套管针穿刺,而是直接用该装置刺入膀胱,针芯为中空,尿液流出拔出针芯,造瘘管球囊注水或蕈状固定装置自动打开即可固定。还有一种穿刺套管,外鞘由剥皮鞘替代,穿刺成功后退出针芯,插入造瘘管并固定后,退出并撕开剥皮鞘即可。剥皮鞘为一次性使用。

6. 如在基层医院,遇到急性尿潴留而导尿失败,又没有膀胱穿刺套管针,可用注射器行膀胱穿刺,抽吸尿液减压,并立即送患者至上级医院。

九、关键词

耻骨上膀胱穿刺造瘘术　suprapubic cystostomy

尿潴留 uninary retention

十、案例分析

患者,男,76岁。9年前无明显诱因出现排尿困难,伴尿频。未诊治,逐渐出现尿线细,排尿无力,有尿等待及尿不尽感,尿频加重,夜尿3~6次。近2月偶有尿失禁。近半月出现食欲差,恶心,有呕吐。今来就诊。查体下腹膨隆,叩呈浊音。急查血肌酐625μmol/L。超声示膀胱过度充盈,双肾积水,双侧输尿管扩张,前列腺增生。行导尿术未成功,在后尿道受阻。

目前最主要的治疗为:(   )

A. 血液透析　　　　　　　B. 留置胃管并胃肠减压　　　　C. 使用利尿药物

D. 行经尿道前列腺电切术　E. 膀胱穿刺造瘘术　　　　　　F. 膀胱穿刺抽吸尿液

参考答案:E

十一、评分标准(见表3-16-1)

表3-16-1　耻骨上膀胱穿刺造瘘术参考评分标准

项目	分数	内容及评分标准	满分	得分
准备工作	16	患者准备:核对患者的姓名、床号。询问过敏史	3	
		交代手术目的、过程、相关风险及并发症,签署手术同意书	3	
		局部备皮。确认膀胱已充盈满意	3	
		操作者准备:着装整洁,洗手,戴帽子、口罩	1	
		核对患者信息:姓名、年龄、性别、住院号、诊断及检查目的	1	
		用物准备:膀胱穿刺套管针、缝合包	2	
		导尿包(或导尿管加尿袋)、无菌手套、5ml或10ml注射器、2%利多卡因10ml、碘伏、记号笔	2	
		检查导尿包和缝合包是否过期	1	
操作过程	63	患者取平卧位。操作者站于患者右侧	2	
		下腹正中线,耻骨联合上方一横指处(2~3cm)为穿刺点	5	
		打开缝合包,戴手套。检查包内物品是否齐全	2	
		检查穿刺针管径和尿管是否匹配。助手协助准备消毒物品	2	
		以穿刺点为中心由内向外进行皮肤消毒,直径约15~20cm,消毒时不能露白,不能回消	3	
		碘伏消毒共两遍(如为碘酊、酒精消毒则为三遍),后一次的消毒范围略小于前一次	2	
		铺无菌洞巾	1	
		核对麻药。助手用砂轮划并消毒麻药安瓿颈部,打开麻药,抽吸麻药	2	
		针头倾斜30°~45°进针,打一个皮丘,垂直进针,逐层麻醉	2	
		注药之前先回抽,没有血、没有液体才能注药	1	
		最后垂直皮肤刺入膀胱,回抽吸出尿液	3	
		在穿刺点做1~1.5cm皮肤切口,切开皮肤、皮下组织和腹直肌前鞘	6	

项目	分数	内容及评分标准	满分	得分
操作过程	63	将穿刺针通过切口垂直缓慢刺入,左手在下方保护	6	
		有落空感时,拔出针芯,见尿液溢出	4	
		同时将外鞘再插入 2~3cm,防止膀胱回缩,导致外鞘脱出膀胱	4	
		立即沿半圆形外鞘置入相应管径的球囊尿管,一般选用 16~18Fr 双腔尿管	4	
		见尿流出后尽量多插入一些	2	
		尿管球囊注生理盐水 10ml,拔除外鞘	2	
		调整尿管深度,连接引流袋	4	
		皮肤切口缝合并固定尿管	4	
		覆盖无菌剪口敷料,胶布固定	2	
操作过程总体评价	11	熟练规范程度:有条理,时间把握	3	
		无菌观念:违反无菌操作原则一次扣 1 分	3	
		人文关怀:沟通有礼貌,结束后帮患者整理衣物等	3	
		操作后器械及废物正确处理	2	
提问	10	随机选择 2 个问题,每题 5 分	10	
总分	100		100	

相关问题:

1. 行耻骨上膀胱穿刺造瘘术时,为防止损伤其他脏器,可采取什么措施?(至少答对 2 条)。
2. 膀胱穿刺造瘘术最严重的并发症是什么?
3. 耻骨上膀胱穿刺造瘘术的穿刺部位是哪里?

(曹俊峰 于昌连)

第十七节 烧 伤 治 疗
Treatment of Burns

【伤情判断】

一、烧伤面积判断(新九分法与手掌法结合使用,见图 3-17-1,图 3-17-2)

1. 新九分法(见表 3-17-1)

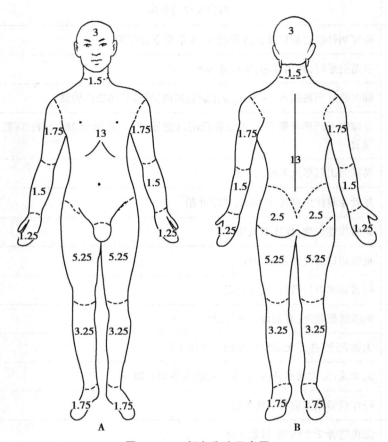

图 3-17-1 新九分法示意图

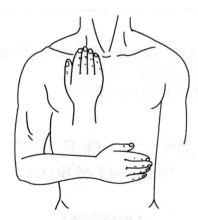

图 3-17-2 手掌法示意图

注:患者本人手掌伸展后五指并拢,手掌面积为1%

236

表 3-17-1 新九分法

项目	头颈部			双上肢			躯干			双下肢			
部位	头	面	颈	手	前臂	上臂	前躯	后躯	会阴	臀部	足部	小腿	大腿
面积(%)	3	3	3	5	6	7	13	13	1	5	7	13	21
合计(%)	9×1			9×2			9×3			9×5+1			

烧伤面积口诀:三三三,五六七,五七十三二十一,十三十三会阴一;对照为:头面颈,手前臂上臂,臀足小腿大腿,前躯后躯会阴。

2. 小儿烧伤面积估算方法(见图 3-17-3)

幼儿头部相对较大,头面颈部体表面积所占比例远大于成年人:头面颈=9+(12-年龄)。双下肢相对短小,所占比例小于成年人:双下肢=46-(12-年龄)。

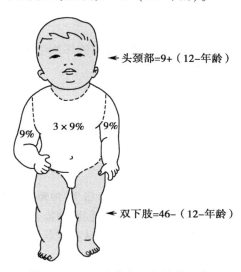

图 3-17-3 小儿烧伤面积估算示意图

二、烧伤深度判断

1. Ⅰ度 局部表现为红斑型,无水疱,表皮和真皮贴敷良好不易擦脱。创面轻度红肿热痛,3~5 天即可愈合,如彩图 3-17-4。

2. 浅Ⅱ度 水疱型,疱壁薄、疱液清亮,疱皮剥脱可见基底呈均质的粉红色、渗出多、皮温高,无毛细血管网,疼痛明显。无感染 2 周之内即可愈合,如彩图 3-17-5。

3. 深Ⅱ度 水疱小或无,基底潮红或红白相间,渗出较少,可见红色小点,可见栓塞毛细血管网,痛觉迟钝。一般 3~4 周愈合,如彩图 3-17-6。

4. Ⅲ度 干燥无水疱,艳红、蜡白或皮革样改变,或炭化,局部温度低,可见树枝状血管。痛觉消失,有麻木感。一般迁延不愈,需手术植皮,如彩图 3-17-7。

5. Ⅳ度 损伤到深筋膜以下包括肌肉、肌腱、骨骼、大血管、脏器等,如彩图 3-17-8。

三、案例分析

1. 患者,男,18 岁,工作中不慎踏入热水池中致双下肢膝关节以下被烫伤,他的烧伤面积是多少?

2. 患儿,男,14 个月,家中玩耍时被蒸汽烫伤颜面部及双耳,他的烫伤面积大约为多少?

3. 患者,男,37 岁,酒精火焰烧伤双手,就诊时一部分表皮剥脱,创面基底苍白色,渗出少,麻木感明显。患者这部分创面可能是什么深度?

参考答案:

1. 烧伤面积大约为 20%。

2. 患儿蒸汽烫伤的面积大约是 7%。

3. 可能是Ⅲ度创面。

【烧伤创面处理方法】

清　创
Debridement

一、目的

清洁烧伤创面黏附的污物、残留的化学药品、游离的坏死组织,起到清洁、消毒的作用,防止外源性的感染,为进一步的创面处理做好准备。

二、适应证

1. 各种致伤因素的烧伤均适用。

2. 根据烧伤的致伤因素、创面洁净程度、创面的深浅度采取不同的清创方法。

3. 溶痂创面。

三、禁忌证

1. 清创会带来较剧烈的疼痛,心脏病、高血压、癫痫、精神障碍患者清创要适度。

2. 大面积的烧伤要求简单清创,避免长时间的清创影响抢救,清创疼痛亦可加重病情。

3. 患者情绪不稳定、躁动不安、生命体征不平稳、休克症状明显者。可简单清创或待平稳后清创。

四、操作前准备

1. 询问患者有无心脏病、高血压、癫痫等病史,向患者说明清创的目的和步骤,鼓励患者配合。

2. 材料准备　换药包 1 个(包括换药盘 2 个、镊子 2 把)、无菌乳胶手套 2 副、碘伏药水、过氧化氢、生理盐水、无菌纱布若干。注意检查无菌包装的保质期。

五、操作方法

1. 发生烧烫伤 2~3 个小时内就诊者,可先行降温处理,用洁净的冷水冲洗或浸泡创面 15~20 分钟,3 小时以外就诊者可省略该步骤。

2. 使患者保持适当体位,尽量舒适,充分暴露创面,邻近毛发或毛发覆盖的创面要剃除毛发,充分暴露创面以利于换药操作。

3. 用无菌操作法打开换药包,使包皮平展的铺于处置台上,将适量碘伏倒入一个换药盘中,根据创面大小夹取无菌方纱适量置于换药包无菌包皮上。

4. 根据处理创面的需要夹取适用的器械　无菌组织剪、注射器等。

5. 被泥土、异物污染的烧伤创面

(1)需将另外一个换药盘和组织剪、镊子从无菌包皮上取出,按 1:1 的比例倒入过氧化氢和生理盐水适量制成过氧化氢稀释液。

（2）戴一次性手套，过氧化氢稀释液清洗创面及污染的创周皮肤，第一遍洗去污泥和沾染的异物，组织剪彻底剪除游离的表皮和水疱皮，然后用生理盐水冲掉残余的过氧化氢稀释液。观察创面的清洁度，用干纱布沾过氧化氢稀释液清洗第二遍，要求重点清洗残余的污物，然后生理盐水冲洗清除过氧化氢稀释液。用过的器械放置于换药车下层。

（3）更换无菌乳胶手套，取无菌方纱蘸碘伏溶液清洗创面 2 次，然后根据创面深度、部位及伤口情况选择合适的处理方法：包扎、暴露、半暴露、湿敷。

（4）热力烧伤创面，选择包扎、暴露、半暴露治疗；一些特殊的化学烧伤：氢氟酸、铬酸盐、黄磷、氯乙烯烧伤等，需要使用中和剂做创面湿敷；开放性伤口需暂时包扎治疗，尽快手术封闭创面。

6. 热水、化学品、电烧伤的浅Ⅱ度洁净创面

（1）带无菌乳胶手套，取方纱蘸碘伏清洗创面 2 次。洗去原有的自涂药物、沾掉渗液及凝固的干痂。

（2）将掀起的腐皮尽量复位，较大的水疱剪破放水，保留泡皮于创面表面，碘伏再次清洗创面 1 次。某些化学品烧伤创面水疱皮需要去除，例如：氢氟酸、铬酸盐、氯乙烯、硫酸二甲酯等；然后准备下一步的处理——包扎、半暴露、湿敷。

（3）热力烧伤创面，选择包扎、暴露、半暴露治疗；上述特殊化学烧伤需要继续湿敷治疗。

7. 热力、化学品、电烧伤的深Ⅱ度、Ⅲ度以上未污染的创面

（1）带无菌乳胶手套，取无菌方纱蘸碘伏清洗创面 2 次。

（2）清除坏死的腐皮，充分暴露创面基底，清除游离的坏死组织，碘伏再次清洗消毒 2 遍。准备下一步的处理——开放性伤口，清除游离的坏死组织后包扎；无开放性伤口的创面暴露、涂药、灯烤；上述特殊化学烧伤需要继续湿敷或中和剂皮下注射。

六、并发症

1. 清创疼痛诱导原有慢性病加重，如心律失常、高血压、癫痫发作等。

2. 清创易引起出血。

3. 清创疼痛、紧张可发生低血糖反应、脑供血不足、虚脱、晕厥。

七、注意事项

1. 清创时患者保持舒适稳固的体位，防止摔伤、磕碰再损伤。

2. 多与患者对话，鼓励、安抚患者情绪，并观察患者的精神状态和神志。

3. 手法尽量轻柔、刀剪应用时控制好力量、方向，防止误伤。

4. 小儿清创要说服家属配合，固定要牢靠。

八、关键词

烧伤　burn

清创　debridement

无菌操作　sterile operation

九、案例分析

患者，女，48 岁，左上肢热水烫伤 30 分钟送至本院就诊，左手腕部以上，肘关节以下环形烫伤，部分表皮剥脱，基底均为粉红色，渗出较多，触痛明显。

1. 做患者烫伤伤情判断：面积是多少？深度是多少？

2. 接诊后该如何处理？

参考答案：
1. 伤情判断 左上肢热水烫伤3%，浅Ⅱ度。
2. 接诊后
(1)向患者询问既往史、病史、交代病情。
(2)伤后30分钟，向患者解释目前应该以冷疗为主，建议患者在自来水下冲洗创面15～20分钟。注意控制水流及冲力。
(3)正确的清创操作。
(4)用物分类处理。

十、评分标准（见表3-17-2）

表3-17-2 烧伤清创术参考评分标准

项目	分数	内容及评分标准	满分	得分
准备工作	20	患者准备：向患者询问病史、既往史、交代病情，告知清创目的	3	
		安排患者舒适体位，避免着凉，保护患者隐私	2	
		安排患者适当舒适体位，剃除毛发，充分暴露创面	2	
		了解创面或伤口的情况	3	
		用物准备：清创包检查（有效期）（破损），清创包的正确打开，内有治疗盘2个、镊子2把、组织剪刀1把、注射器；准备外用消毒药水、过氧化氢、无菌敷料、无菌手套等	5	
		操作者准备：洗手、戴好口罩、帽子。核对患者信息	3	
		正确的戴无菌手套方式	2	
操作过程	50	伤区的初步消毒	5	
		镊子的使用：一把用于直接接触伤口，另一把用于传递换药盘内的无菌物品，两把镊子不得直接接触且相对无菌的镊子位置要高于另一把	5	
		正确的清创步骤：清洗、刮除污染的异物，剪除游离的腐皮	5	
		受伤组织的正确取舍：失活组织、溶解痂皮、脓性渗液等	10	
		保护好：外露肌腱、血管、神经	5	
		对伤情的正确把握	5	
		对不同致伤因素的正确对待	10	
		用物分类处理	5	
操作过程总体评价	20	熟练规范程度	5	
		无菌观念（每违反一次无菌原则扣1分）	5	
		人文关怀：操作过程与患者适当沟通，操作后告知患者下一步的治疗方案，受伤肢体制动	5	
		时间把握	5	
提问	10	随机选择2个问题，每题5分	10	
总分	100		100	

相关问题：

1. 清创的禁忌证有哪些？

2. 清创时可能出现的并发症有哪些？

3. 清创时患者突发面色苍白、乏力、心慌、恶心呕吐时，考虑什么原因造成，如何处理？

包　扎

Packing

一、目的

1. 使清洁、消毒后的创面或术区与外界隔离起到防止外源性感染的作用。

2. 保持创面湿润的环境，有利于皮肤的再生。

3. 有利于引流创面或术区的渗液。

4. 避免机械性再损伤，保护表皮完整，防止擦脱。

5. 有利于患者的护理、有利于睡眠，有利于制动。

6. 术后加压。

二、适应证

1. 适用于浅Ⅱ度、深Ⅱ度烧伤创面。

2. 开放性烧伤伤口。

3. 肉芽创面、已脱痂创面。

4. 切削痂、植皮术后。

5. 小儿烧伤、难以配合治疗的患者。

三、禁忌证

1. 大面积Ⅲ度烧伤患者，包扎后不易保痂，易引起全身性的感染。

2. 绿脓杆菌感染创面、不利于感染的控制。

3. 未彻底清创的污染创面、化学烧伤创面、进行性加重的创面。

4. 需严密观察血运的、不能受压的创面或术区。

四、操作前准备

1. 向患者及家属说明包扎的必要性。

2. 可继续使用清创时未污染的换药器械，准备足够包扎创面的无菌纱布敷料、绷带若干，肢体需要严格制动时，准备石膏绷带。

3. 准备治疗性敷料、合适的药剂以便制作内层敷料直接覆盖创面。治疗性敷料包括：生物敷料（异体皮、异种皮、脱细胞生物膜、胶原膜等），合成敷料（人工皮、银离子复合材料、VSD 膜、凡士林油纱等）；合适的药剂包括：磺胺嘧啶银制剂、银离子制剂、铈离子制剂、各种生长因子制剂、0.5% 碘伏溶液等。

五、操作方法

1. 清创完毕的创面，保持舒适的体位，保持无菌状态。

2. 利用治疗性敷料时，将敷料依据创面大小剪成适中的尺寸，超过创缘 1～2cm，（生物敷料适当打孔），平展地铺于创面上，干纱布按压使贴附良好，不留无效腔。适量的干纱布覆盖，外用绷带固定包扎。

3. 利用液体药剂治疗时，倒适量液体药剂于无菌盘中，取无菌方纱浸湿，2～3 层平展地铺于创面,超出创缘 1~2cm,贴附良好,不留无效腔。取适量无菌干纱布覆盖,外用绷带固定包扎。

4. 利用膏状制剂治疗时,依据创面大小确定用量,均匀涂抹于创面上,完全覆盖创面后取适量无菌干纱布覆盖,外用绷带固定包扎。

5. 无菌干纱布的覆盖要超出创缘 3~5cm,烧伤早期创面渗出较多,覆盖的无菌纱布要有足够的厚度,保证体液无法渗透纱布,以保证隔离效果。一般厚度要达到 3~5cm。纱布若被渗透应及时加盖无菌干纱布,渗透范围较大时应该重新包扎。

6. 烧伤早期为渗出期,缠绕绷带时适当加压,可减少创面的渗出,也有利于固定敷料、制动受伤肢体。包扎四肢时,绷带的缠绕应从远端到近端均匀加压。绷带缠绕躯干时,压力要适度,以免影响呼吸运动。

7. 浅Ⅱ度烧伤创面包扎后,如无感染征象,5~7 天左右更换敷料。也可在伤后 2~3 天清除外层敷料,保留内层贴敷创面的单层纱布改半暴露治疗。深Ⅱ度或开放性创面包扎后,1~2 天应更换敷料,以观察其变化,做痂皮、焦痂、坏死组织的清理。

8. 特殊部位的包扎

手部:

(1)清创后使手保持功能位(腕关节被屈 30°,伴有约 10° 的尺侧倾斜,掌指关节屈曲 30°~45°,近侧指间关节屈曲 60°~80°,远端指间关节轻度屈曲 10°~15°。各手指分开,拇指充分外展并呈对掌位)。

(2)烧伤手指需分指缠绕治疗性敷料,各指间填塞无菌干纱布,将各指隔离,手掌、手背在治疗性敷料覆盖后,用无菌干纱布覆盖、填塞掌心、手背,使纱布支撑手部固定于功能位。

(3)绷带缠绕时注意手部的加压和塑性。可不断添加纱布于欠缺部位,使手部塑性至功能位。

(4)分指包扎,各指应该远端外露,以便观察血运。

面部:大多数教材上都建议面部创面采取暴露、半暴露治疗,但实际工作中,有些面部创面也会用到包扎的方法,例如:面部表皮缺失较多,渗出严重的创面;面部深度创面痂皮溶解后;面部肉芽创面等也可包扎治疗,有利于创面引流。

(1)面部清创后取平卧位,闭眼,闭口。

(2)多层无菌纱布重叠铺展于面部,与基底贴附良好后,判断眼、鼻孔、口的位置,剪去该位置的纱布制成面具样敷料。

(3)取两层面具样纱布沾药剂平铺于面部,或将膏剂均匀的涂布于面部,干纱布覆盖,鼻翼两侧用松散的干纱布填塞垫高,额部、面颊部、下颌部干纱布铺垫,最外层用剩余的面具样纱布覆盖,绷带缠绕包扎。

(4)渗出较多的创面覆盖纱布 3~5cm,根据创面情况决定换药间隔时间:肉芽创面和感染较重的创面每天 1~2 次,清洁创面包扎 2 天后可改为半暴露治疗或更换敷料。

耳部包扎:耳部烧烫伤时,渗液极易在三角窝及耳甲处积聚,引流不好发生感染,早期包扎有利于渗液的引流,减少感染的发生;而且包扎伤耳可防止创面再损伤。

(1)耳部清创后,蘸净渗液,保持无菌状态,外耳道挤干的碘伏纱条松散的封闭。

(2)治疗性敷料平铺于创面上,干纱布按压使敷料与基底贴敷良好不留无效腔,注意耳廓后方也要处理到。

(3)干纱布松散开,取适量填塞于耳廓后方,使耳廓保持立位,目的是加压包扎后不至于使耳廓后倾与颅侧壁黏附。

(4)松散的干纱布填塞外耳廓前侧三角窝、耳甲、耳舟等凹陷结构,并增加纱布逐渐覆盖耳轮,与耳廓后纱布相延续形成半球状。

（5）取多层干纱布覆盖全耳,然后沿冠状面包扎耳部。

六、并发症

1. 容易发生肢体远端血供障碍、淤血水肿。

2. 内层敷料与创面基底粘连,换药时发生出血。

3. 长期包扎固定肢体致关节僵硬。

七、注意事项

1. 包扎治疗要求严格的无菌操作。

2. 加压包扎要注意压力的控制、血运的观察。

3. 包扎肢体应取抬高位以利于血液回流。

4. 手足包扎因伤而异,掌侧烧伤或植皮手术,包扎时应取伸直位或过伸位,背侧烧伤或植皮取屈曲功能位,掌背均烧伤或植皮包扎取伸直位。

八、关键词

包扎　packing

加压　　pressure

渗出　　transudation

血液循环　　blood circulation

体位　　posture

九、案例分析

患者,男,36 岁,足背部热水烫伤 1％,深Ⅱ度,伤后 2 周就诊,创面痂皮溶解,基底渗出较多,为肉芽创面,创周轻度红肿。

1. 患者适宜的处理方法?

2. 简述操作步骤。

参考答案：

1. 患者适宜的处理方法是清创后包扎治疗。

2. 操作步骤

（1）了解患者病史、交代病情、提出处理意见,争取患者同意。

（2）安排患者稳定、舒适体位。

（3）准备器械,操作者做好准备。

（4）按所学知识进行清创、包扎治疗。

（5）用物的分类处理,包扎后肢体位置摆放要求,注意事项。

十、评分标准(见表 3-17-3)

表 3-17-3　烧伤包扎参考评分标准

项目	分数	内容及评分标准	满分	得分
准备工作	15	患者准备:向患者询问病史、交代病情,告知创面包扎的目的	2	
		安排患者舒适体位,避免着凉,保护患者隐私	3	
		操作者准备:了解创面或伤口的情况	2	

项目	分数	内容及评分标准	满分	得分
准备工作	15	洗手、戴好口罩、帽子。核对患者信息	3	
		用物准备:清创包检查(有效期)(破损),清创包的正确打开,换药包(检查有效期)内有治疗盘2个、镊子2把、组织剪刀1把、注射器;碘伏药水、过氧化氢、无菌敷料、无菌手套等	5	
操作过程	55	创面清洁,剃除毛发,充分暴露创面	2	
		伤口的正确清洗,包扎敷料的正确打开,换药器械的正确准备	2	
		正确戴无菌手套	1	
		镊子的使用:一把用于直接接触伤口,另一把用于传递换药盘内的无菌物品,两把镊子不得直接接触且相对无菌的镊子位置要高于另一把	5	
		包扎时的无菌操作技术	5	
		正确的包扎步骤,包扎范围、厚度的要求	10	
		对伤情的正确把握	10	
		对不同致伤因素的正确对待	5	
		绷带缠绕松紧度的控制	5	
		用物分类处理;包扎后体位的摆放要求	5	
		向患者提出自我护理的要求	5	
操作过程总体评价	20	无菌观念(每违反一次无菌原则扣1分)	5	
		人文关怀:操作过程与患者适当沟通,讲述治疗中可能出现的病情变化。操作后告知患者下一步的治疗方案	5	
		熟练规范程度	5	
		时间把握	5	
提问	10	随机选择2个问题,每题5分	10	
总分	100		100	

相关问题:

1. 创面包扎的目的是什么?
2. 肢体包扎后应采取怎样的体位?
3. 手掌侧植皮手术完成后,手部包扎采取什么位置?

暴 露
Exposure Therapy

一、目的

1. 促使坏死组织迅速结痂,创面干燥,抑制细菌繁殖。
2. 创面暴露可以随时观察创面变化,便于施布药物和处理创痂。
3. 促使坏死组织迅速干燥,坏死边界迅速清晰,有利于尽快确定手术范围。

4. 有利于厌氧菌感染的控制。

5. 高温环境不利于包扎治疗,便于观察创面,节省敷料。缺点是可能有外源性污染或擦伤;创面易干枯坏死,愈合质量差;要求消毒隔离环境;寒冷季节需要保暖装备。

二、适应证

1. 大面积深度烧伤病人的早期处理。

2. 典型的Ⅲ度烧伤创面的处理。

3. 头面部、会阴部、肛门周围烧伤不宜包扎治疗者。

4. 高温环境不宜包扎者。

5. 绿脓杆菌感染创面。

三、禁忌证

1. 小儿浅度烧伤、不能配合治疗者。

2. 环境卫生条件差,气温低,潮湿。

3. 肉芽创面、溶痂创面。

4. 开放性伤口。

四、操作前准备

1. 向患者说明暴露治疗的理由和方式,得到支持。

2. 清创完成后。

3. 配备有良好的保暖设备及高温治疗设备。

五、操作方法

1. 患者取舒适体位,防止创面长时间受压,腹背均有烧伤创面时,需要利用翻身床定时翻身,或用悬浮床治疗。

2. 创面定时涂抹烧伤治疗药物或碘伏消毒剂,可使用水剂、霜剂和悬液,避免使用油性药膏。

3. 创面有渗出物,随时用消毒纱布拭干,保持创面干燥,以减少细菌繁殖。床单或纱布垫如浸湿应随时更换。

4. 创面成痂后注意制动,及时清除已溶解痂皮,改半暴露治疗或包扎治疗。

5. 保持室内清洁,定时紫外线消毒,流通空气,定期检查室内细菌量。做好床边接触隔离。接触创面时,必须注意无菌操作。

六、并发症

1. 创面缺乏保护易再损伤,致出血。

2. 环形焦痂形成后易导致肢体远端血运障碍,需行切开减张术。

3. 溶痂、痂下积脓。

七、注意事项

1. 暴露创面应防止长时间受压,应定时更换体位。

2. 保痂创面应制动。

3. 保持室内干燥,保温,通风和相对无菌。

4. 使用烤灯时,应避免烤灯过热和距离创面过近,易造成继发损伤,创面加深。

5. 使用烤灯架等设备,应定期安全检查,防止漏电事故。

八、关键词

暴露治疗　exposure therapy

溶痂　dissolved scab

焦痂　eschar

九、案例分析

患者,男,25 岁,钢厂工人,右侧颜面部红钢烧伤 0.5%,表皮炭化剥脱,基底苍白色,无渗出,皮温低,触痛无,麻木感明显。

1. 判断患者烧伤深度。

2. 简述创面适宜的处理方法。

参考答案:

1. Ⅲ度烧伤创面。

2. 宜采取清创后暴露治疗。

十、评分标准

(操作过程、评分标准参考清创术)

相关问题:

1. 暴露治疗对周围环境有何要求?

2. 暴露治疗禁用何种剂型的外用药?

3. 创面何种细菌感染适宜使用暴露治疗?

半暴露治疗
Semi-Exposure Therapy

一、目的

1. 保护创面间生态组织,避免创面变性组织坏死加深创面。

2. 减轻对创面的刺激,避免多次换药带来的疼痛。

3. 有利于创面的观察、便于创面涂布药物。

4. 干燥创面抑制细菌繁殖,防治厌氧菌感染。

5. 为上皮生长提供好于暴露治疗的环境,使创面尽快痂下愈合。

二、适应证

1. 浅Ⅱ度、深Ⅱ度脱皮创面的保护。

2. 保痂期创面部分溶痂,清除溶解痂皮后的处理。

3. 头面颈部、会阴部、肛门周围脱皮创面的处理。

4. 供皮区的处理。

三、禁忌证

1. 肉芽创面。

2. Ⅲ度创面。

3. 小儿难于配合治疗。

4. 严重感染创面。

四、操作前准备

1. 向患者说明采取半暴露治疗的原因及注意事项。

2. 准备无菌换药包及组织剪、平镊子。

3. 选择单层治疗性敷料,(生物敷料、复合材料、油纱、碘伏纱布、烧伤外用药剂纱布等)。

4. 无菌干纱布 2 块。

五、操作方法

1. 清创后创面,保持舒适体位,保持无菌状态。

2. 带无菌乳胶手套,根据创面大小估计治疗性敷料的使用量。

3. 利用组织剪将治疗性敷料剪裁成近似创面大小,将敷料平展地铺于创面上,再沿创面边缘将敷料精细的裁剪成创面大小,干纱布按压使其贴敷良好,不留无效腔。

4. 处置后充分暴露,保持受伤肢体抬高位,给予烧伤治疗仪烘干灯烤;亦可暂时包扎,1～2天后去除外敷料改半暴露治疗,烧伤治疗仪烘干灯烤。

5. 严密观察创面变化,如发现纱布下局部有积液、积脓,需剪除该处纱布暴露创面基底,清洗消毒后再次半暴露治疗。积液范围大时应清除所有纱布改包扎、湿敷或浸浴治疗。

6. 半暴露敷料干燥的情况下,不需要更换敷料。

六、并发症

1. 敷料下积脓、积液。

2. 创面易再损伤、致出血。

七、注意事项

1. 半暴露治疗创面应严格制动。

2. 半暴露创面忌长时间受压。

3. 敷料下积液应尽快清洗、引流。

八、关键词

半暴露治疗　semi-exposure therapy

积液　hydrops

九、案例分析

患者,女,26 岁,面部散在热油烫伤创面 0.5%,伤后 1 小时,部分表皮自行擦脱,暴露基底呈粉红色,渗出较多,触痛明显。

1. 适宜的创面处理方式有哪些?

2. 简述半暴露治疗的步骤。

参考答案:

1. 适宜的处理方式有:先冷疗,再清创,然后选择暴露,半暴露,包扎等方式治疗。

2. (1)了解患者病史、交代病情、提出处理意见,争取患者同意。

(2)安排患者稳定、舒适体位。

(3)准备器械,操作者做好准备。

(4)按半暴露治疗的步骤完成操作。

(5)物品分类处理,保持适宜体位。

十、评分标准（见表3-17-4）

表 3-17-4　半暴露治疗的参考评分标准

项目	分数	内容及评分标准	满分	得分
准备工作	15	患者准备:向患者询问病史、交代病情,告知半暴露治疗的目的	3	
		患者保暖,避免着凉,保护患者隐私	2	
		操作者准备:了解创面或伤口的情况	2	
		洗手、戴好口罩、帽子。核对患者信息	3	
		用物准备(换药包(检查有效期)内有治疗盘2个、镊子2把、组织剪刀1把、注射器;碘伏、过氧化氢、无菌敷料、无菌手套等	5	
操作过程	55	洗手、戴好口罩、帽子。核对患者信息	5	
		安排适当舒适体位,剃除毛发,充分暴露创面	5	
		伤口的正确清洗,敷料的正确打开,换药器械的正确准备	5	
		正确的清创步骤	5	
		镊子的使用:一把用于直接接触伤口,另一把用于传递换药盘内的无菌物品,两把镊子不得直接接触且相对无菌的镊子位置要高于另一把	5	
		对创面情况的正确把握	10	
		符合半暴露治疗的适应证	5	
		正确的半暴露治疗步骤	10	
		用物分类处理。协助患者摆放正确的位置	5	
操作过程总体评价	20	熟练规范程度	5	
		无菌观念(每违反一次无菌原则扣1分)	5	
		人文关怀:操作过程与患者适当沟通,操作后告知患者下一步的治疗方案,受伤肢体制动	5	
		时间把握	5	
提问	10	随机选择2个问题,每题5分	10	
总分	100		100	

相关问题:

1. 半暴露治疗和暴露治疗的区别是什么?
2. 半暴露治疗对贴附纱布的要求有哪些?
3. 半暴露治疗的注意事项有哪些?

湿　敷
Wet Compress

一、目的

1. 化学烧伤中和剂、解毒剂的使用。

2. 清除痂皮、黏附的异物或分离坏死组织。

3. 开放性伤口保湿。

4. 降温冷疗、保温活血。

二、适应证

1. 氢氟酸、磷、铬酸盐等化学烧伤。

2. 清除肉芽创面表面渗液的干性结痂。

3. 开放性伤口术前保湿。

4. 烧伤早期创面降温治疗。

5. 缓解血管痉挛。

三、禁忌证

1. 某些特殊化学烧伤禁忌湿敷。例如:石灰烧伤、黄磷烧伤忌油脂敷料包扎,忌硫酸铜溶液湿敷或浸泡。

2. 保痂创面忌湿敷。

3. 脓毒症创面。

四、操作前准备

1. 向患者说明采取湿敷治疗的原因及注意事项。

2. 准备无菌换药包、无菌粗网眼纱布、无菌手套。

五、操作方法

1. 按要求清创满意,保持舒适体位,保持无菌状态。

2. 按比例配制湿敷药剂,氢氟酸烧伤应配制钙镁制剂(氯化钙、氯化镁、二甲基亚砜);磷烧伤配制 1%~2% 硫酸铜制剂;铬酸盐烧伤配制硫代硫酸钠制剂;肉芽创面配制高渗盐水(3%~10%);普通烧烫伤创面降温治疗选用自来水,保湿配制抗生素盐水,血管痉挛配制温盐水(40℃)。

3. 无菌粗网眼纱布浸湿相应的药剂,平铺于创面,注射器抽吸相应的药剂,滴于纱布上补充,以纱布浸湿药水不外溢为宜。

4. 纱布要经常更换,纱布网眼堵塞,纱布下浮动,则及时更换。

5. 在更换敷料间隙,创面可清洗消毒,去除凝固的渗出物,防止渗液集聚引起感染。

六、并发症

1. 引流欠佳、脓液积聚。

2. 毒素、化学品吸收增加。

七、注意事项

1. 清洗创面,应剔除游离的坏死组织和溶解的痂皮。

2. 无菌操作,用纹式钳和镊子将纱布平铺于创面,修剪纱布稍大于创面 1~2cm。

3. 更换纱布,保持纱布内药剂浓度基本恒定。

八、关键词

湿敷　wet compress

九、案例分析

患者,男,40 岁,工作中不慎被氢氟酸烧伤足部,清水简单清洗后送至医院就诊,历时 30 分钟,烧伤面积 3cm×3cm。患者自述创面疼痛异常,收住院治疗。入院后静脉给予钙、镁制剂,患者疼痛稍缓解。

1. 氢氟酸主要的损伤机制是什么?

2. 局部创面如何处理?

参考答案:

1. 由于氟离子具有强大的渗透力,可造成持续的渗透造成创面持续加深,可达骨组织。氟离子与钙离子有较强的结合力,形成难溶的氟化钙,造成血钙降低,严重时会危及生命。

2. 创面局部经过清创或削痂处理后,形成的创面用钙镁离子制剂湿敷,要不断更换外敷料,以便尽快清除残余的氟离子,防止创面继续加深。

十、评分标准(见表 3-17-5)

表 3-17-5 湿敷治疗的参考评分标准

项目	分数	内容及评分标准	满分	得分
准备工作	15	患者准备:向患者询问病史、交代病情,告知湿敷的目的	3	
		安排患者舒适体位,避免着凉,保护患者隐私	2	
		操作者准备:了解创面或伤口的情况	3	
		洗手、戴好口罩、帽子;核对患者信息	2	
		用物准备:换药包(检查有效期)内有治疗盘 2 个、镊子 2 把、组织剪刀 1 把、注射器;碘伏、过氧化氢、无菌敷料、无菌手套等	5	
操作过程	55	安排适当舒适体位,剃除毛发,充分暴露创面	5	
		伤口的正确清洗,敷料的正确打开,换药器械的正确准备	5	
		镊子的使用:一把用于直接接触伤口,另一把用于传递换药盘内的无菌物品,两把镊子不得直接接触且相对无菌的镊子位置要高于另一把	5	
		湿敷敷料的准备,湿敷药液的配制	5	
		对致伤原因的了解、创面情况的正确把握	10	
		符合湿敷治疗的适应证	5	
		正确的湿敷治疗步骤。及时的敷料更换	10	
		湿敷后创面的正确处理	5	
		用物分类处理	5	
操作过程总体评价	20	无菌观念(每违反一次无菌原则扣 2 分)	5	
		人文关怀:操作过程与患者适当沟通,操作后告知患者下一步的治疗方案,受伤肢体制动	5	
		时间把握	5	
		熟练规范程度	5	
提问	10	随机选择 2 个问题,每题 5 分	10	
总分	100		100	

相关问题：

1. 氢氟酸、黄磷、铬酸盐烧伤各自的中和剂是什么？如何使用？
2. 湿敷的禁忌证有哪些？
3. 禁忌湿敷治疗的化学品烧伤有哪些？

浸浴治疗
Bathing Therapy

一、目的

1. 溶痂创面的清洁、促进痂皮溶解、脱落。
2. 稀释创面上的细菌、毒素。
3. 促进体表血液循环。

二、适应证

1. 溶痂创面、肉芽创面。
2. 愈后瘢痕增生，功能康复锻炼。

三、禁忌证

1. 全身状况不平稳者，存在水电紊乱、酸碱失衡，或低氧血症、低血容量血症或处于休克期者。
2. 存在心肺疾病患者。
3. 保痂创面。
4. 空腹。

四、操作前准备

1. 向患者解释浸浴治疗的必要性，打消患者的顾虑。
2. 选择适合患者创面情况的水浴设备　水盆、水桶、浴缸等，以可达到浸泡创面为基本条件。
3. 水浴设备使用前后均应清洗消毒，此步必不可少，预防交叉感染。可用 0.2%~0.5% 的 84 液浸泡 30 分钟后再用清水冲洗干净即可。
4. 水浴设备中注水，温度控制在 38~40℃ 为宜。较大创面浸浴的（成人面积大于 15%，小儿面积大于 10%），水中可适量添加食盐。

五、操作方法

1. 浴前包扎的创面，松解绷带，揭去外面几层敷料，与创面粘连的敷料保留，然后将患处置于水浴设备中浸泡；浴前暴露、半暴露治疗的创面直接将患处置于水浴设备中浸泡。
2. 稍事浸泡后，清洗创周正常组织，勿用洗涤剂清洗。
3. 浸泡 20 分钟后，揭去剩余敷料，揭纱布时沿创面的切线方向使力，减少患者的疼痛和出血。剪除浸泡后游离的坏死组织、去除溶解痂皮，清洗痂下的积液、积脓。
4. 浸泡结束后放掉盆中污水，再用清水冲洗 1~2 遍，干净浴巾包裹保暖，待包扎治疗。
5. 首次浸泡在 30 分钟左右，患者无不适的情况下，下次浸泡可持续 1~2 小时；每次浸浴间隔 1~2 天为宜。
6. 浸浴过程中注意观察患者情绪及精神状态，出现面色苍白、恶心呕吐、虚脱、烦躁表现时应立即停止浸浴。
7. 浸浴后设备清洗、消毒。

六、并发症

1. 循环功能障碍致器官供血不足或虚脱。

2. 愈合创面再损伤。

3. 低血糖血症。

七、注意事项

1. 水温要适度,刚入水时水温可稍低,患者感觉舒适即可。

2. 搬动患者时注意保护已愈合的皮肤,防止再损伤。

3. 勿空腹洗浴。

八、关键词

浸浴治疗　bathing therapy

溶痂　dissolve scab

九、案例分析

患儿,女,4岁,右上肢热水烫伤3%,深Ⅱ度为主,暴露保痂治疗2周,部分创面已愈合,尚余参与创面2%,痂皮大多已柔软,痂下有积液。

1. 痂皮柔软,痂下积液是什么表现?

2. 现阶段适宜的创面处理方法是什么?

参考答案:

1. 痂皮柔软,痂下积液是溶痂的表现,创面寄生菌作用于坏死组织形成的痂皮,使其分解、软化,与基底正常组织分离、脱落。

2. 现阶段最适宜的创面处理方法就是浸浴治疗结合包扎换药治疗。基底为肉芽组织,有条件的话也可以实施手术植皮。

十、评分标准(见表3-17-6)

表3-17-6　浸浴治疗的参考评分标准

项目	分数	内容及评分标准	满分	得分
准备工作	20	患者准备:向患者询问病史、交代病情,告知浸浴的目的	3	
		安排患者舒适体位,避免着凉,保护患者隐私	2	
		操作者准备:了解创面或伤口的情况,决定浸浴治疗的方案	3	
		核对患者信息	2	
		浴缸的清洗、消毒	5	
		用物准备:换药包(检查有效期)内有治疗盘2个、镊子2把、组织剪刀1把、注射器;碘伏、过氧化氢、无菌敷料、无菌手套等	5	
操作过程	50	安排适当体位,去除创面现有的敷料,注意减少损伤,搬移患者,注意搬移中要避免创面的再损伤	5	
		浸浴缸中水温适宜,敷料的正确打开,换药器械的正确准备	5	
		浸浴时清创材料、器械的准备	5	
		换药包中镊子的使用:一把用于直接接触伤口,另一把用于传递换药盘内的无菌物品,两把镊子不得直接接触且相对无菌的镊子位置要高于另一把	5	

续表

项目	分数	内容及评分标准	满分	得分
操作过程	50	正确的浸浴治疗步骤	5	
		对创面坏死组织的去除,清创的适度把握	5	
		浸泡时间的把握	5	
		浸浴后肢体的血运观察,是否有活动性出血及正确的处理	5	
		用物分类处理,浴缸的清洗	10	
操作过程总体评价	20	熟练规范程度	5	
		无菌观念(每违反一次无菌原则扣2分)	5	
		人文关怀:操作过程与患者适当沟通,操作后告知患者下一步的治疗方案,受伤肢体制动	5	
		时间把握	5	
提问	10	随机选择2个问题,每题5分	10	
总分	100		100	

相关问题:

1. 首次浸浴治疗的时间如何掌握?

2. 浸浴时可能出现的并发症有哪些?

3. 浸浴时对水温的要求有哪些?

切开减张术
Release Operation

一、目的

1. 松解肢体焦痂的束缚,保证肢体远端的血供。

2. 松解颈部、躯干焦痂的束缚,保证呼吸运动不受限制。

二、适应证

1. 肢体的环形深度烧伤,水肿明显,肢体远端血运差。

2. 颈部、躯干烧伤后焦痂束缚影响呼吸运动,限制呼吸。

三、手术指征

1. 肢体、躯干、颈部接近环形烧伤,肿胀明显。

2. 逐步加重的肢体疼痛。

3. 动脉搏动减弱或消失。

4. 知觉的逐渐丧失。

5. 病人自觉烦躁、不安和呼吸浅快,莫名的不适、焦躁,结合胸廓、颈部的深度烧伤,是做胸廓减张术的指征。

6. 深度呼吸受限。

四、禁忌证

心、脑疾病患者需小心疼痛刺激引起加重。

五、操作前准备

1. 认真查体,了解受伤肢体烧伤深度、肢体水肿情况、远端血运(皮温、色泽、胀痛感)等,判断是否需要执行切开减张术。

2. 向患者解释切开减张术的必要性,得到患者的理解,并签署手术同意书。

3. 准备切开包或清创包(刀柄、止血钳、持针器、缝合线 1~4 号)、无菌中单若干、大量的碘伏、无菌纱布。

六、操作方法

1. 清创后,手术肢体消毒、铺无菌巾,充分暴露术野。

2. 配制 0.25%的利多卡因注射液 100ml,观察术区创面的深度,深Ⅱ度和较浅的Ⅲ度创面切口区给予局部麻醉,较深的Ⅲ度创面可不麻醉。

3. 肢体外侧面粗大血管较少,是设计肢体减张切口较适宜的部位,沿肢体纵轴设计切口,起止点为深度创面的边缘。

4. 麻醉后,沿设计切口切开痂皮或全层皮,达到皮下组织层或脂肪层,必要时需切开深筋膜松解水肿的肌肉,尽量避免损伤主要的皮神经和皮下静脉,若切开后上述手术指征明显好转,术者手按压肿胀紧绷的皮肤明显松弛即可。效果欠佳时,可以增加肢体内侧的切口,切口设计和松解深度与外侧切口相同,进一步松解焦痂的张力。注意继续观察患者肢体远端的血供和知觉表现。

5. 小腿内外两侧松解如没有有效的缓解前间隙的张力,可在胫外侧做纵向切口对前间隙进行松解。

6. 前臂减张术时,桡侧切口从外上踝前方直到桡骨茎突,注意避免损伤桡神经;尺侧切口从内上踝直达尺骨茎突,注意避免损伤尺神经和尺骨茎突近侧的感觉支。

7. 手部减张时,主要是松解手内在肌,手指烧伤时,拇指桡侧切口沿大鱼际外缘与前臂桡侧切口相连,小指尺侧切口沿掌侧向近端与前臂尺侧切口相连;余指的松解切口在各指尺桡侧靠背侧缘,避开指固有动静脉;在背侧掌骨间作背侧切口以松解骨间肌间隙。

8. 足部减张时,切口在足两侧,延伸至踇趾和小趾远端,趾骨骨间肌间隙的表面作纵长切口松解足内在肌。

9. 胸部减张时,沿腋前线作两侧切口达肋弓下缘,然后向内侧设计横行切口与剑突下相连,胸部切口相连呈"W"形。

10. 所有切口松解后明显扩张,需要碘伏纱条填塞或生物敷料覆盖,缝线固定防止外源性感染。

11. 焦痂切开减张术为抢救手术,需争分夺秒,手术指征出现初期就应该做好手术准备,勿等加重时操之过急。

12. 减张后的肢体尽快优先手术植皮,迅速封闭切口,防止侵袭性感染的发生。

七、并发症

1. 出血。

2. 重要神经受损。

3. 切口感染。

八、注意事项

1. 注意无菌操作,注意术中止血。

2. 松解要充分,必要时需切开深筋膜暴露肌肉,例如:电烧伤肢体减张。

3. 避免损伤皮下较大的血管和皮神经。

4. 减张手术是急诊手术,如果患者脉搏消失或知觉消失,可能会导致不可逆的损害,因此在情况紧急的时候,可以不做麻醉。

九、关键词

环形焦痂 ring form eschar

减张术 release operation

十、案例分析

患者,男,40岁,右上肢火焰烧伤5%,Ⅲ度,创面呈环形,肿胀明显。患者述右手胀痛明显,疼痛逐渐加重,感觉尚可。

1. 如何确定患者右上肢是否需要行切开减张术?

2. 如何判断减张是否达到要求?

参考答案:

1. (1)肢体环形深度烧伤,肿胀明显。

(2)肢体远端血运差,皮温低。疼痛加重。

(3)即使不是环形创面,但如果肢体肿胀明显,肢体远端血运差、皮温低、尺桡动脉搏动弱或不易触及,知觉渐无,均应做肢体的切开减张术。

2. (1)患者肢体明显的轻松感,肢体远端感觉恢复,血运改善,动脉搏动有力,逐渐加重的憋胀、疼痛感消失。

(2)切开深筋膜,打开肌间隙,疼痛、感觉、血运无明显改善者,考虑已对血管、神经造成损伤。

十一、评分标准(见表3-17-7)

表3-17-7 切开减张术参考评分标准

项目	分数	内容及评分标准	满分	得分
准备工作	25	患者准备:核对患者信息,向患者询问病史、既往史、交代病情,告知施行切开减张术的原因和目的	5	
		安排患者舒适体位,避免着凉,保护患者隐私	3	
		操作者准备:了解创面或伤口的情况	5	
		正确判断肢体压力、血运、痛觉	5	
		洗手、戴好口罩、帽子	2	
		用物准备:扩创包(检查有效期)内有治疗盘2个、止血钳2把,刀柄1把,持针器1把,镊子2把、组织剪刀1把、注射器;碘伏、过氧化氢、无菌敷料、无菌手套等	5	
操作过程	45	安排适当舒适体位,剃除毛发,充分暴露创面	2	
		伤口正确清洗,敷料的正确打开,手术、换药器械的正确准备	5	
		正确的术区消毒、铺无菌巾	3	
		术者正确穿隔离衣、戴无菌手套	5	
		正确切口设计	5	
		正确的切开减张术治疗步骤:切开层次,准确判断减张效果	5	

项目	分数	内容及评分标准	满分	得分
操作过程	45	术中止血	5	
		切口缝合	5	
		术中适当的与患者沟通,掌握患者的意识状态、不良反应,以便做出正确的处理	5	
		用物分类处理	5	
操作过程总体评价	20	熟练规范程度	5	
		无菌观念(每违反一次无菌原则扣1分)	5	
		人文关怀:操作过程与患者适当沟通,操作后告知患者下一步的治疗方案,受伤肢体制动	5	
		时间把握	5	
提问	10	随机选择2个问题,每题5分	10	
总分	100		100	

相关问题:

1. 切开减张术必须麻醉吗?

2. 躯干的环形深度烧伤,限制呼吸运动,做切开减张时切口线如何设计?

3. 存在低血容量性休克的烧伤病人,肢体切开减张应注意什么?

【常见烧烫伤现场急救方法】

1. 热水烫伤 发生烫伤后立即脱离热源,脱去热水浸湿的衣物,注意脱衣时保护好创面,勿将泡皮擦脱。同时应及时给予创面降温处理:清洁的冷水冲洗、浸泡创面要大于15分钟。以患者创面离开凉水后疼痛已明显减轻为止,然后转送医院进行治疗。面积较大者(>30%)应立即联系医院做好接收准备,转运途中适当口服补充生理盐水加碳酸氢钠加糖(100ml 生理盐水+10ml 碳酸氢钠+100ml 葡萄糖)。路途较远者,应选择就近抗休克治疗。

2. 火焰烧伤 衣物燃烧后忌奔跑、呼喊、双手拍打灭火,需在闭气或捂住口鼻的情况下寻找灭火方法:水池、棉被、就地打滚、灭火器等,或由同伴灭火。灭火后有条件者需清洁冷水冲洗降温处理,烧伤面积小者持续降温治疗,直至到达医院。烧伤面积大者立即联系医院做好接收准备,转运途中适当口服补充生理盐水加碳酸氢钠加糖(100ml 生理盐水+10ml 碳酸氢钠+100ml 葡萄糖)。路途较远者,应选择就近抗休克治疗。

3. 电烧伤 立即使伤者脱离电源,现场出现呼吸、心跳骤停者立即给予人工心肺复苏。成功者立即转送至医院抢救。

4. 酸、碱烧伤 伤者立即脱去污染衣物,大量的流动清水冲洗,以冷水为宜,持续冲洗时间应大于30分钟,以稀释和冲掉酸碱物质,注意眼、耳等隐秘部位的冲洗。普通酸碱烧伤勿用中和剂冲洗、湿敷。

5. 氢氟酸烧伤　伤者立即用大量的流动清水冲洗创面,持续时间不少于 30 分钟,可用碱性肥皂清洗,去除表皮,若有甲下浸润应拔除指甲。氯化钙、氯化镁溶液湿敷或浸泡创面。伤区皮下可注射 5%葡萄糖酸钙溶液,用量为 0.5ml/cm²,每个手指最大剂量不超过 0.5ml。尽快送往医院治疗。

6. 石灰烧伤　伤者立即用植物油、麻油、干纱布等清除创面石灰残留,清水冲洗或食用醋冲洗、湿敷。石灰入眼应及时冲洗出石灰颗粒,按碱烧伤治疗。

7. 沥青烧伤　伤者立即用冷水冲洗降温,持续时间不少于 20 分钟,沥青凝固后可用松节油、汽油、麻油等清洗,少量沥青可不予清理,会与痂皮一同脱落,大面积沥青烧伤不宜用汽油、松节油,可用麻油清洗。

8. 磷烧伤　伤者用流动清水冲洗创面,保持创面低温潮湿的情况下用 1%~2%的硫酸铜溶液涂擦创面,使生成黑色磷化铜便于清除。其间用 5%碳酸氢钠溶液湿敷或冲洗中和磷酸,然后继续清水冲洗。勿用硫酸铜和油脂敷料包裹、湿敷创面,防止铜离子和磷吸收入体。

9. 铬酸盐烧伤　大量的流动清水冲洗、清创彻底、尽早切除坏死组织。5%硫代硫酸钠溶液或膏剂湿敷或涂抹;也可用 10%维生素 C 溶液湿敷。密切观察肾功能的变化,肾功能受损严重时,及时腹膜透析或血液透析。

10. 氨烧伤　大量清水冲洗创面 30 分钟,然后 2%~3%硼酸溶液湿敷 2~4 小时;氨水挥发已引起眼部、呼吸道烧伤,眼部需大量清水冲洗后进行扩瞳,抗生素眼药水预防感染;呼吸道吸入后,给予吸氧,雾化液中加入 3%硼酸溶液超声雾化;合并化学性肺水肿时,可利用糖皮质激素治疗。

【大面积烧伤休克期治疗】

1. 补液

(1) 补什么?

晶体:平衡盐溶液、林格液、高渗盐水等。

胶体:冰冻血浆、低分子右旋糖酐、706 代血浆、白蛋白、全血、血定安等。

水分:5%葡萄糖注射液。

(2) 怎么补?

1) 伤后第一个 24 小时:输入液体总量 = 公斤体重×(Ⅱ、Ⅲ度)烧伤面积×(1ml + 0.5ml) + 2 000ml。

晶体液:单位烧伤面积每千克体重 1ml。

胶体液:单位烧伤面积每千克体重 0.5ml。

补液速度:总量的一半在伤后的 8 小时内输完,另一半在后 16 小时输完。

2) 伤后第二个 24 小时:

补液量:胶体、平衡盐溶液的补充量为第一个 24 小时补充量的一半,水分仍补充 2 000ml。

3) 小儿补液:烧伤面积×体重×2.0+体重×(80~120ml)(0~1 岁 120ml/kg,1~3 岁 100~110ml/kg, 4~5 岁 90ml/kg,5~6 岁 80ml/kg),补液速度同成人。

2. 纠正水电紊乱、酸碱失衡　纠正代谢性酸中毒,纠正高钾血症、低钾血症及钠氯失衡。烧伤补钾一般要在休克期以后,尿量大于 40ml/h。原因是细胞大量破坏,血钾增高,血液浓缩,血钾增高。补液量过万时适当补钾。

3. 维护各脏器功能　增加心脏收缩力,改善心肌代谢。必要时给予多巴胺、多巴酚丁胺、磷酸果糖等;积极治疗吸入性损伤,保持呼吸道通畅。纠正低氧血症,防治肺部感染。必要时需要气管插管、气管切开、呼吸机辅助、雾化灌洗等治疗;纠正隐匿性休克、改善胃肠道血供、预防应激性溃疡,注意保护肝脏功能;维持正常尿量,成人>0.5ml/(kg·h),小儿>1ml/(kg·h)。利尿保护肾功能,减轻水肿,防止脑水肿,防治水中毒。

4. 清除氧自由基　常见的清除剂:川芎嗪、维生素 C、维生素 E、甘露醇等。

5. 镇静止痛

6. 抗感染治疗　早期应用广谱抗生素预防感染,以后针对感染细菌敏感性用药。注意预防二重感染。增加机体免疫力。

7. 乌司他丁、血必净、七叶皂甙钠等药品的使用。

（张　军　李晓丹）

第十八节　手法复位术
Manipulative Reduction

一、目的
通过手法技术操作使移位的骨折段获得解剖或功能的复位。

二、适应证
1. 新鲜的闭合骨折。
2. 稳定和易于外固定的骨折。
3. 四肢开放性骨折,创面小或经处理闭合伤口者。

三、禁忌证
1. 开放性未处理的骨折。
2. 肢体高度肿胀张力大有水疱、难以复位及固定。
3. 骨折并发重要的血管、神经损伤。
4. 复杂的关节内骨折。
5. 患者无法配合麻醉和/或操作。

四、操作前准备
1. 患者准备
(1)监测、评估患者的生命体征及一般情况。
(2)向患者告知手法复位的目的、优点和缺点及可能后果。
(3)向患者解释手法复位的具体步骤,告知患者在操作过程中应配合的事项(患者充分放松患肢肌肉、如有不适随时告知术者)。
(4)确认患者既往无麻醉药物过敏史。
2. 材料准备
消毒用品:碘伏。局部麻醉药:2%利多卡因 10ml。
其他:无菌手套、消毒棉签、10ml 无菌注射器、座椅或检查床。
3. 操作者准备
(1)需要两人或多人操作(需 1~2 名助手施以对抗牵引)。
(2)术者观阅患者影像资料,明确骨折部位、移位情况、是否稳定等特征。

（3）术者需手法熟练,熟悉相关技术,对术中出现的并发症及复位失败等情况可以妥善处理。

（4）助手协助患者摆放体位并显露出骨折部位。

五、操作步骤

1. **体位** 根据具体的骨折部位和需要进行手法复位操作而采取不同的体位。

2. **消毒** 用碘伏,以骨折部位血肿进针点为中心,向周边环形扩展。

3. **麻醉** 以 10ml 无菌注射器吸入 2% 利多卡因 5~10ml,取骨折部位肿胀最明显处进针,回抽见淤血后将利多卡因注射入血肿内,回抽见淤血后将利多卡因注射入血肿内,反复交换淤血及麻药,最后抽出淤血与麻药的混合物,等待 5~10 分钟。

4. **肌松弛位** 将患肢各关节置于肌松弛的体位,以减少肌肉对骨折段的牵引。

5. **对准方向** 将远端骨折段对准近端骨折段所指的方向。

6. **拔伸牵引** 对骨折段施以适当的牵引力和对抗牵引力。在患肢远端,沿其纵轴牵引,矫正骨折移位。牵引时必须同时施以对抗牵引以稳定近端骨折。根据骨折移位不同施以不同手法（图 3-18-1）。

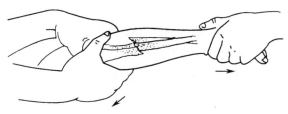

图 3-18-1 拔伸、牵引

7. **反折、回旋** 反折手法用于具有尖齿的横行骨折,回旋手法用于有背向移位的斜行骨折（图 3-18-2）。

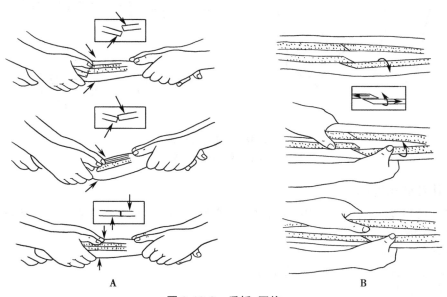

A B

图 3-18-2 反折、回旋

注:A. 反折;B. 回旋

8. 端提、捺正　端提手法用于矫正前臂骨折的背、掌侧方移位,捺正手法用于矫正前臂骨折的内、外侧方移位(图3-18-3)。

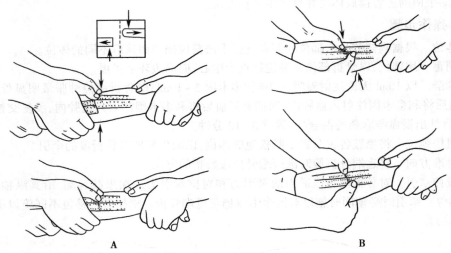

图 3-18-3　端提、捺正
注:A. 端提;B. 捺正

9. 掰正、分骨　尺、桡骨和掌、跖骨骨折时,骨折段可因成角移位及侧方移位而相互靠拢,此时可采用掰正手法。儿童青枝骨折仅有成角移位时,可采用分骨手法(图3-18-4)。

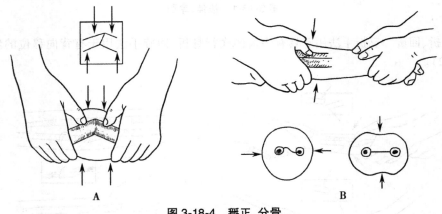

图 3-18-4　掰正、分骨
注:A. 掰正;B. 分骨

六、并发症及处理

1. 麻醉药物过敏　注射局部麻醉药时出现心悸、气促、面色苍白等表现,应立即停止注射,并给予抗过敏治疗。

2. 手法复位失败

(1)适应证选择不当,如极度不稳定骨折。

(2)受伤时间长。

(3)局部软组织肿胀严重。

（4）患者不能充分配合。

（5）术者操作手法不当。

3. 其他并发症 包括复位固定过程中骨折端伤及血管、神经、出现患肢麻木、苍白、皮温下降等。应立即停止操作，解除固定或转为切开复位，并探查、修复相应的血管、神经。

七、注意事项

1. 复位前良好有效的沟通是患者满意和避免纠纷的前提。

2. 术前仔细阅读 X 线片和查体是成功复位的关键。

3. 对桡骨远端骨折局部麻醉，为避免误穿入静脉血管、损伤神经，尽可能采用腕背侧进针。

4. 助手对抗牵引避免使用暴力，造成二次损伤，应持续有效。

5. 手法复位失败后，切不可反复多次尝试和粗暴操作，必要应选用切开复位。

八、相关知识

1. 解剖复位 骨折端通过复位，恢复了解剖关系，对位、对线完全良好。

2. 功能复位 骨折复位后，由于各种原因未能达到解剖复位，但骨折愈合后对肢体功能无明显影响。功能复位的标准如下：

（1）旋转、分离移位：必须纠正。

（2）短缩移位：成人下肢骨折不超过 1cm，上肢不超过 2cm，儿童下肢骨折短缩应在 2cm以内。

（3）成角移位：允许具有生理弧度的骨干与弧度一致的 10° 以内的成角，侧方成角必须完全纠正。

（4）骨干横行骨折：骨折端对位至少应达到 1/3，干骺端骨折对位不少于 3/4。

九、关键词

手法复位术　manipulative reduction

解剖复位　anatomical reduction

功能复位　functional reduction

十、案例分析

患者，女，12 岁，上午上体育课时不慎摔倒受伤求诊。查体：右前臂中段畸形明显，局部压痛，骨擦音骨擦感阳性，右手指活动感觉颜色正常。X 线片报告：右尺桡骨中段双骨折。

要求：选择物品器械，在模拟人上进行相应的治疗操作。

参考答案：

1. 患者准备

（1）与患者及家属沟通，告知手法复位的目的、必要性，术后的可能等，取得患者的配合。

（2）患者采取舒适且利于操作的体位：坐立位，右上肢外展。

2. 操作者准备

（1）衣帽整齐，正确戴好口罩、帽子。

（2）操作者手清洁和消毒，消毒洗手液洗手。

（3）询问有无药物过敏史，特别是麻药过敏史。

3. 用物准备

（1）封闭用品：麻醉药（常用利多卡因或罗哌卡因），注射器（5ml 1 个、10ml 1 个）。

（2）消毒用品：手套、0.5%碘伏或碘伏棉签，输液贴 1 个、无菌棉球若干。其他：座椅或检查床。

(3)用物准备无遗漏,严格无菌原则。体位:充分显露患肢。

4. 麻醉 穿刺点选择,估计进针深度并考虑进针点下方有无重要神经血管经过,避免损伤。

消毒 擦干皮肤,碘伏在伤口周围消毒,消毒时不能露白,不能回消,依次缩小,碘伏消毒共两遍(如为碘酊、酒精消毒则为三遍)。抽药前一定核对药物的有效期和浓度。

注射 以10ml无菌注射器吸入2%利多卡因5~10ml,取骨折部位肿胀最明显处进针,回抽见淤血后将利多卡因注射入血肿内,等待5~10分钟。拔针后注射点用无菌输液贴覆盖。

5. 复位固定

(1)助手持续牵引。

(2)术者复位:反折、回旋、端提、捺正、掰正、分骨。

(3)石膏或支具夹板外固定。

(4)悬吊或固定、安置肢体合适位置。

(5)手法复位后观察末梢血运,让患者休息并观察10~15分钟。

(6)告知患者或家属回家注意观察、复查等事项。

十一、评分标准(见表3-18-1)

表 3-18-1 手法复位术操作参考评分标准

项目	分数	内容及评分标准	满分	得分
准备工作	20	患者准备:与患者及家属沟通,告知手法复位的目的、必要性,术后的可能等,取得患者的配合	4	
		患者采取舒适且利于操作的体位	2	
		操作者准备:衣帽整齐,正确戴好口罩、帽子	2	
		操作者手清洁和消毒	4	
		询问有无药物过敏史,特别是麻药过敏史	2	
		用物准备:麻醉药品:常用利多卡,注射器(5ml 1个、10ml 1个)	2	
		消毒用品:手套、0.5%碘伏或碘伏棉签、输液贴1个、无菌棉球或棉签若干	2	
		其他:座椅或检查床	2	
操作过程	60	体位:充分显露患肢	5	
		消毒:擦干皮肤,碘伏在伤口周围消毒,消毒时不能露白,不能回消,依次缩小,碘伏消毒共两遍(如为碘酊、酒精,则碘酊消毒三遍,酒精脱碘两遍)。抽药前一定核对药物的有效期和浓度	5	
		麻醉穿刺点选择:估计进针深度并考虑进针点下方有无重要神经血管经过,避免损伤	2	
		注射:以10ml无菌注射器吸入2%利多卡因5~10ml,取骨折部位肿胀最明显处进针,回抽见淤血后将利多卡因注射入血肿内,反复交换淤血及麻药,最后抽出淤血与麻药的混合物,等待5~10分钟。拔针后注射点用无菌输液贴覆盖	3	

项目	分数	内容及评分标准	满分	得分
操作过程	60	助手持续牵引	5	
		术者复位:反折、回旋、端提、捺正、掰正、分骨	10	
		石膏或支具夹板外固定	10	
		悬吊或固定、安置肢体合适位置	5	
		手法复位后观察末梢血运,让患者休息并观察 10~15 分钟	5	
		告知患者或家属回家注意观察、复查等事项	10	
操作过程总体评价	10	操作熟练、稳重	1	
		操作顺序有条理、不慌乱	1	
		有无菌意识	2	
		爱伤观念、仪表、态度,操作认真严谨、沟通有礼貌	4	
		物品基本复原、废物废料销毁、丢弃到正确的位置,操作后洗手	2	
提问	10	随机选择 2 个问题,每题 5 分	10	
总分	100		100	

相关问题:

1. 手法复位的基本原则是什么?

2. 功能复位的标准?

(田文平　董乐乐)

第十九节　石膏绷带固定技术
Plaster Fixation

一、目的

维持肢体治疗需求体位,手法复位后固定骨折脱位。

二、适应证

1. 骨折脱位的固定,包括临时固定及长期治疗所需固定。

2. 肢体肌腱、血管、神经断裂损伤,吻合术后,维持肢体位置,保护上述组织修复。

3. 肢体矫正形成术后,固定肢体,对抗软组织挛缩,防止畸形再发生。

4. 骨关节炎症、结核等,可固定肢体,减轻疼痛,促进修复,预防畸形。

5. 运动损伤,包括韧带、肌腱损伤,石膏固定可减轻疼痛,促进修复,减少后遗症发生。

6. 畸形的预防,如运动神经麻痹后神经功能未恢复前,预防肌肉挛缩引起的畸形,将关节固定于功能位。

三、禁忌证(相对)

1. 开放性损伤,包括软组织缺损及开放骨折。

2. 肢体严重肿胀,张力水疱形成,血液循环障碍者。

3. 局部皮肤病患者酌情应用。

4. 儿童、老年、体弱、神志不清及精神异常,不能正确描述固定后感觉及异常者慎用。

四、操作前准备

1. 使用器材　石膏绷带、温水(35~40℃)、普通绷带、棉衬及袜套、石膏床、拆除石膏所需剪锯及撑开器等。

2. 患者准备　采取舒适体位,脱掉内外衣,暴露固定肢体。局部清洗,需手法复位者可局部消毒麻醉。维持治疗所需的位置,确定固定范围,测量确定石膏夹板或管型的长度。

3. 操作者准备　核对患者信息,准备石膏(根据所测量长度)。助手协助维持患者肢体位置。向家属和患者说明石膏固定及包扎的必要性、注意事项。

五、操作步骤

1. 石膏夹板

(1)根据治疗所需的固定范围,确定石膏夹板长度,剪裁相应长度的棉衬及合适大小的袜套。

(2)棉质袜套贴皮肤套在患肢,外附适当厚度的棉衬。

(3)根据测量长度,在平整的桌面上反复叠加石膏绷带至12~14层,上肢12层,下肢14~16层。

(4)将铺好的石膏浸入温水中,浸透后拿出,对掌挤压多余水分,在石膏桌上展开抹平。

(5)将石膏夹板置于做好衬垫的患处,助手维持位置,操作者用普通绷带自远端向近端缠绕,绷带不能有褶皱,后次与前次缠绕重叠1/3,注意不可过紧或过松。固定可靠后塑型,同时肢体调整到治疗所需合适位置。

(6)石膏硬化后,再用绷带加固1~2层,适当位置标记日期。上肢应用三角巾悬吊于颈部。

2. 石膏管型

(1)确定固定肢体部位,局部皮肤清洗,裁剪相应大小的棉质袜套套在患肢上,外附适当厚度棉衬,骨突处加衬垫。

助手维持患肢位置。操作者先按所需长度制作6~8层石膏托至于患肢(上臂置于外侧,前臂置于背侧,下肢置于后侧)以维持固定所需位置,选择合适石膏绷带若干,浸入温水后,拿出对掌挤出多余水分。

(2)在放好棉衬的患肢上自近端向远端滚动,相邻重叠1/3~1/2,适度拉紧展平,不能出现皱褶,松紧适度,助手同时用手掌抹平,使相邻面贴附牢靠,反复缠叠12~14层,同时塑型。塑型过迟可造成管型断裂,失去固定效果。肘、踝关节处可采用"8"字法缠包,以加强牢固度。

(3)修正两端,远端肢体要充分暴露,便于观察血运,近端要圆滑平整,避免损伤局部皮肤。抹平时手掌均匀用力,避免局部凹陷造成皮肤压迫。

(4)石膏包扎完毕后,应注明石膏固定及拆除日期。

六、并发症及处理

1. 皮肤压疮　主要原因是骨突处未加衬垫,包扎过紧,石膏不平坦,压迫局部皮肤。塑型时抹平石膏应用手掌,用力均匀,避免手指挤压,发现挤压后及时矫正。

2. 神经麻痹　主要发生在表浅神经,如腓总神经、尺神经等。原因是不熟悉解剖,保护不足,局部压迫时间过长,相应神经麻痹。早期发现并及时解除压迫可能恢复,重在预防。

3. 筋膜室综合征　闭合骨折早期肢体肿胀,局部血肿或软组织反应会使肿胀加重,石膏固定过紧会进一步限制间室容积的扩大,造成室内压力增高,影响血液回流,最终发生筋膜室综合征。早期发现应及时彻底松解石膏,解除肢体外部挤压因素,患者往往表现疼痛剧烈,药物难以控制,被动活动足趾会加剧疼痛,应提高警惕及时处理,重在预防。

4. 关节僵硬、粘连,特别是非功能位固定会造成肢体功能障碍,应及时拆除石膏,尽早进行功能锻炼,必要时辅助理疗,或应用非甾体抗炎止痛药。

5. 失用性肌肉萎缩、骨质疏松,固定期间应做等长肌肉收缩练习,拆除石膏后加强肌肉力量训练及负重练习。

七、注意事项

1. 选择石膏绷带时要查看有效期及密封袋是否失效。

2. 于骨突部位如腓骨小头、踝等可加厚棉衬、垫,防止压疮。

3. 石膏固定范围一般需要固定远端和近端关节。下肢长腿石膏宜用前后托,防止断裂。

4. 托扶石膏时应用手掌禁用手指,跨越关节部位两侧可适度剪开,制作完成的石膏要密封保存。

八、相关知识

医药医用高分子绷带(图 3-19-1)分为玻璃纤维高分子绷带和聚脂纤维高分子绷带,分别由玻璃纤维或聚脂纤维涂覆聚氨酯化合物制成。高分子石膏的制作原理是高分子有机材料遇水或空气中的水蒸气硬化成塑料样结构,在硬化前可以塑型,但硬化后质地坚硬。

高分子绷带与石膏绷带(图 3-19-2)相比有很多优点:

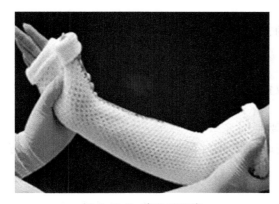 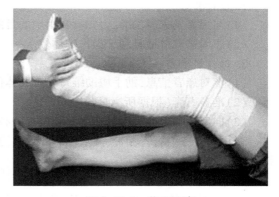

图 3-19-1　高分子石膏　　　　　　　　　图 3-19-2　普通石膏

1. 舒适安全性　干燥后收缩性小,不会产生石膏绷带变干后皮肤发紧、发痒的不适感觉。

2. 良好的透气性。

3. 硬化速度快　在打开包装后 3~5 分钟开始硬化,20 分钟就可以承重了,而石膏绷带需 24 小时左右才能完全硬化承重。

4. 硬度高、重量轻　经检测,固化后的高分子绷带硬度是传统石膏的 20 倍,重量相当于石膏的 1/5,厚度相当于石膏的 1/3,不仅保证了肢体复位后的固定作用,而且使患处负重小,有利于血液循环和伤口愈合。同一部位的固定,高分子绷带的用料比石膏最少节约 1/3。

5. 极好的 X 线透射性　对放射线的通透性极佳,X 线效果清晰,有利于医生在治疗过程中,随时可以了解患肢的愈合情况。

6. 良好的防水性　绷带硬化后,表面光滑,对水分的吸收率比石膏和一般玻璃纤维制成的绷带和夹板低85%,即使患肢接触水的环境后,也能有效的保证患部干燥。亦不怕二次浸水,可以佩戴绷带进行沐浴和水疗。

7. 操作方便、灵活,塑型性 只需在常温水中挤压2~3次就可以使用了,操作非常方便。如果固定部位有皮外伤或操作时间长时,可不先浸水,直接进行固定,固定后,可在外层喷洒水来加快硬化速度。塑型性好,弯曲和拉伸强度高,可随意弯曲,做成管型、托或者夹板。

8. 适用范围广 广泛适用于骨科多部位固定,整形外科的矫形具,假肢辅助功能用具,支撑工具及烧伤科的局部防护性支架等。

九、关键词

石膏绷带固定技术　plaster fixation

夹板　splint

管型　tube type

十、案例分析

患者,女,62岁,今天上午因雪天路滑不慎摔倒右手腕部受伤求诊。查体:右手腕部畸形肿胀,局部压痛,骨擦音、骨擦感阳性,右手指活动感觉颜色正常。X线片报告:右桡骨远端骨折。

请问对患者需采取哪些措施?

要求:选择物品器械,在模拟人上进行相应的治疗操作。

参考答案:

1. 患者准备

(1)与患者及家属沟通,告知石膏固定的目的、术后的可能等,取得患者的配合。

(2)患者采取舒适且利于操作的体位。

2. 操作者准备

(1)核对患者信息,助手协助维持患者肢体位置。

(2)准备石膏(根据所测量长度)。

(3)向家属和患者说明石膏固定及包扎的必要性、注意事项。

3. 用物准备 石膏绷带、温水(35~40℃)、普通绷带、棉衬及袜套、石膏床、拆除石膏所需剪锯及撑开器。

4. 石膏固定

(1)根据治疗所需的固定范围,确定石膏夹板长度,剪裁相应长度的棉衬及合适大小的袜套。

(2)棉质袜套贴皮肤套在患肢,外附适当厚度的棉衬。

(3)根据测量长度,在平整的桌面上反复叠加石膏绷带至12~14层,下肢14~16层。

(4)将铺好的石膏浸入温水中,浸透后拿出,对掌挤压多余水分,在石膏桌上展开抹平。

(5)将石膏夹板置于做好衬垫的患处,助手维持位置,操作者用普通绷带自远端向近端缠绕,绷带不能有褶皱,扭转,后次与前次缠绕重叠1/3,固定可靠后塑型,同时肢体调整到治疗位置。

(6)石膏硬化后,再用绷带加固1~2层,适当位置标记日期。上肢应用三角巾悬吊于颈部。

5. 石膏固定后观察末梢血运,让患者休息并观察10~15分钟。

6. 告知患者或家属回家注意观察、复查等事项。

十一、评分标准（见表3-19-1）

表3-19-1 石膏固定术操作参考评分标准

项目	分数	内容及评分标准	满分	得分
准备工作	30	患者准备：与患者及家属沟通，告知石膏固定的目的、术后的可能等，取得患者的配合	6	
		患者采取舒适且利于操作的体位	4	
		操作者准备：核对患者信息，助手协助维持患者肢体位置	2	
		准备石膏（根据所测量长度）	2	
		向家属和患者说明石膏固定及包扎的必要性、注意事项	10	
		用物准备：石膏绷带、温水（35～40℃）、普通绷带、棉衬及袜套、石膏床、拆除石膏所需剪锯及撑开器等	6	
操作过程	50	石膏夹板（二选一）：根据治疗所需的固定范围，确定石膏夹板长度，剪裁相应长度的棉衬及合适大小的袜套（5分） 棉质袜套贴皮肤套在患肢，外附适当厚度的棉衬（5分） 根据测量长度，在平整的桌面上反复叠加石膏绷带至12～14层，下肢14～16层（5分） 将铺好的石膏浸入温水中，浸透后拿出，对掌挤压多余水分，在石膏桌上展开抹平（5分） 将石膏夹板置于做好衬垫的患处，助手维持位置，操作者用普通绷带自远端向近端缠绕，绷带不能有褶皱、扭转，后次与前次缠绕重叠1/3，固定可靠后塑型，同时肢体调整到治疗位置（5分）	25	
		石膏管型（二选一）：确定固定肢体部位，局部皮肤清洗，裁剪相应大小的棉质袜套套在患肢上，外附适当厚度棉衬，骨突处加衬垫（5分） 助手维持患肢位置。操作者先按所需长度制作6～8层石膏托至于患肢（上臂置于外侧，前臂置于背侧，下肢置于后侧）以固定位置选择合适石膏绷带若干，进入温水后拿出，对掌挤出多余水分（5分） 在放好棉衬的患肢上自近端向远端滚动，相邻重叠1/3～1/2，适度拉紧展平，不能出现皱褶，松紧适度，助手同时用手掌抹平，使相邻面贴附牢靠，反复缠叠12～14层，同时塑型（5分） 塑型过迟可造成管型断裂，失去固定效果。肘、踝关节处可采用"8"字法缠包，以加强牢固度（5分） 修正两端，远端肢体要充分暴露，便于观察血运，近端要圆滑平整，避免损伤局部皮肤。抹平时手掌均匀用力，避免局部凹陷造成皮肤压迫（5分）	25	
		石膏硬化后：再用绷带加固1～2层。上肢应用三角巾悬吊于颈部	5	
		石膏包扎完毕后，应注明石膏固定及拆除日期	5	
		石膏固定后观察末梢血运	5	
		让患者休息并观察10～15分钟	5	
		告知患者或家属回家注意观察、复查等事项	5	

续表

项目	分数	内容及评分标准	满分	得分
操作过程总体评价	10	操作熟练、稳重;操作顺序有条理、不慌乱;有无菌意识	4	
		受伤观念、仪表、态度,操作认真严谨、沟通有礼貌	4	
		物品基本复原、废物废料销毁、丢弃到正确的位置,操作后洗手	2	
提问	10	随机选择 2 个问题,每题 5 分	10	
总分	100		100	

相关问题:

1. 石膏绷带操作的注意事项有哪些?

2. 老年人髌骨骨折无移位,采取长腿石膏固定 1 周后,突然出现憋气、心慌、呼吸急促,此时正确的处理及理由是什么?

(田文平 董乐乐)

第二十节 牵 引 术
Traction

一、目的

纠正畸形,稳定骨折,维持复位,缓解疼痛,方便护理,防止休克发生,避免加重损伤。

二、适应证

1. 骨折急救时应用,可临时稳定骨折端,减轻疼痛。

2. 骨折脱位治疗时,牵引可实现复位,矫正畸形,维持对位。

3. 对于关节畸形或挛缩,牵引可达到纠正关节挛缩的目的。

4. 术前牵引可纠正骨折短缩畸形或软组织挛缩,便于术中复位;术后牵引可悬吊患肢,减轻肿胀。

5. 对于腰腿痛、颈肩痛,牵引可使轻、中度突出的椎间盘复位,缓解疼痛。

6. 骨骼病变包括骨肿瘤、骨髓炎和骨结核等,用皮肤牵引可防止发生病理性骨折。

三、禁忌证

1. 绝对禁忌证 牵引局部皮肤缺损感染;软组织感染;骨髓炎(为骨牵引禁忌证)。

2. 相对禁忌证 张力水疱形成;严重骨质疏松;骨缺损或关节漂浮;牵引可造成血管、神经损伤加重者。

四、操作前准备

1. 器材准备 牵引床、牵引架、牵引弓、固定皮肤的牵引套、骨针、牵引绳、不同重量的牵引砣、床尾调高或垫高器材、局部麻醉药、电钻、皮肤消毒剂、无菌手套等。

2. 患者准备 评估患肢远端血运、感觉、运动功能状况。牵引部位皮肤清洗,剃毛发。

3. 操作者准备 核对患者信息;沟通告知签署同意书;手部清洗,消毒;确认牵引方式,标记部位。

五、操作步骤

1. 皮牵引(见图 3-20-1,图 3-20-2)

（1）粘贴胶布或直接安装皮牵引套,绷带包扎加固,骨隆起部加衬保护。

（2）越过肢体最远端安装撑木,防止牵引带压迫肢体。

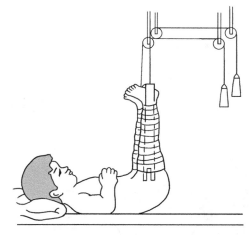

图 3-20-1　小儿悬吊牵引

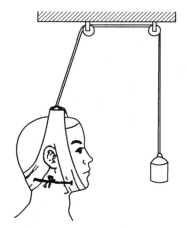

图 3-20-2　颈椎枕颌带牵引

（3）牵引绳与撑木连接,将肢体抬高或置于牵引架上。

（4）牵引绳一端穿过牵引床或架上的滑轮,调整肢体高度,使牵引绳与肢体力线一致。

（5）牵引绳另一端在距地面适当高度连接牵引砣。

（6）确认牵引重量,一般不超过 5kg,时间一般为 2~3 周。

（7）检查牵引部位皮肤,避免包扎过紧使皮肤褶皱及骨突部位压迫。

2. 骨牵引（见图 3-20-3~图 3-20-5）

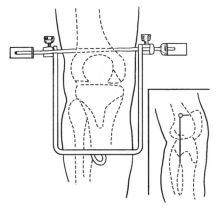

图 3-20-3　股骨髁上牵引

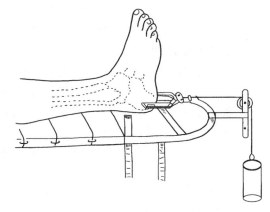

图 3-20-4　跟骨牵引

（1）皮肤消毒,包括对侧进针部位;铺无菌单;进针点局部麻醉药分层麻醉到骨膜;对侧出针部位软组织及皮肤局麻,助手将穿针部位皮肤向近端稍做推移。

（2）经皮插入骨牵引针致骨膜,垂直骨干纵轴,与邻近关节面平行,用鼓锤敲击或骨钻穿过骨质(骨皮质部分严禁锤击进针,防止骨质劈裂),牵引针穿出。

（3）调整牵引针两侧长度对称,连接牵引弓,牵引针两端用抗生素药瓶或特制尾帽保护,以免刺伤患者或划破床单,调整进出针部位的皮肤平整,酒精纱布覆盖包扎。

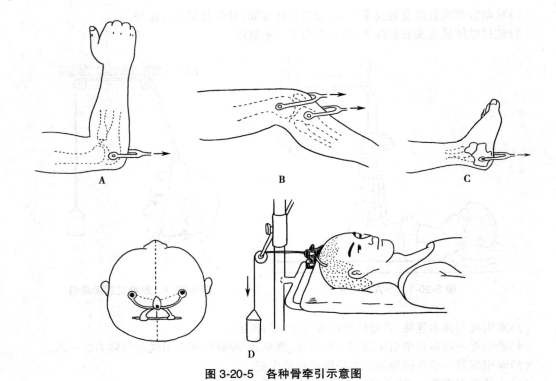

图 3-20-5　各种骨牵引示意图

（4）牵引绳一端与牵引弓连接,另一端与牵引床或牵引架的滑轮,在距地面适当高度连接牵引砣。调整肢体高度使牵引绳与肢体力线一致,适度抬高床尾,利用体重对抗牵引力。

（5）选择牵引重量为体重的 $1/12 \sim 1/7$,应根据不同部位、年龄、体重等进行调整。

（6）牵引安装完成后要定期测量肢体长度,观察肢体肿胀、肢体活动及血液循环情况。

六、并发症及处理

1. 皮牵引可因包扎过紧或牵引重量过重出现皮肤水疱、压疮,严重者肢体可坏死。

2. 骨突部位保护不足造成皮肤压疮、表浅神经麻痹,如腓总神经麻痹。

3. 骨牵引安装时可发生神经、血管损伤,如股内侧血管神经束。

4. 骨牵引针道的软组织感染,骨髓炎。

5. 长期制动可发生深静脉血栓（deep venous thrombosis,DVT）、肺栓塞（pulmonary embolism,PE）等。

6. 晚期并发症还包括:坠积性肺炎、压疮、关节僵硬、肌肉萎缩等。

七、注意事项

1. 皮牵引时定期检查牵引带的松紧度、远端肢体血液循环状况,防止压疮及神经血管损伤。

2. 皮肤损伤或炎症,对胶布过敏者禁忌使用皮肤牵引。

3. 骨牵引时局麻要分层注射至骨膜,确保麻醉效果。

4. 进针点一般选择在有神经血管束通过的一侧,防止牵引针偏斜造成损伤。

5. 长期骨牵引要加强针道护理,定期用 75% 乙醇消毒周围皮肤。发生感染者可静脉应用抗生素,针道周围及时清洗换药。穿针处感染应保持引流通畅,局部干燥,感染严重则需要去除牵引针。

6. 长期牵引的患者要加强护理,鼓励肢体做等长肌肉收缩活动,必要时可注射或口服预防血栓形成的药物。

八、关键词

皮牵引　skin traction

骨牵引　skeletal traction

九、案例分析

患者,男,36 岁,主因车祸入院,入院初诊左股骨干闭合粉碎性骨折。一般情况可,专科情况:左下肢畸形,左大腿中断肿胀,压痛阳性,反常活动,触及骨擦音、骨擦感,左足踝活动、感觉正常,末梢血运好。

请按现有条件在模拟人上采取相应的临时处置。

参考答案:

患者诊断左股骨干闭合粉碎性骨折,入院应采取的适宜处置是左股骨髁上骨牵引。具体过程如下:

1. 患者准备

(1)与患者及家属沟通,告知牵引的目的、必要性、术后的可能等,取得患者的配合,并签署有创操作知情同意书。

(2)患者采取舒适且利于操作的体位。

2. 操作者准备

(1)衣帽整齐,正确戴好口罩、帽子。

(2)操作者手清洁和消毒,消毒洗手液洗手。

(3)询问有无药物过敏史,特别是麻药过敏史。

3. 用物准备

(1)消毒麻醉用品:麻醉药(常用利多卡因),注射器(5ml 1 个、20ml 1 个)、0.5%碘伏或棉签,输液贴 1 个、无菌棉球若干。

(2)器材准备:牵引床、牵引架、牵引弓、固定皮肤的牵引套、骨针、牵引绳、不同重量的牵引砣、床尾调高或垫高器材、局部麻醉药、电钻、皮肤消毒剂、无菌手套等。

4. 操作步骤

(1)体位:充分暴露患肢,助手纵向牵引保持左下肢中立足尖朝上体位,并置于布朗氏架。

(2)进针点选择:选择髌骨上缘 1cm 垂直股骨画线,内侧进针点为过股骨内髁最高点与髌上画线的交点,外侧出针点为过腓骨小头中点与髌上画线的交点。

(3)消毒:擦干皮肤,用碘酒、酒精或碘伏在伤口周围消毒,消毒时不能露白,不能回消,依次缩小,碘伏消毒共两遍(如为碘酊、酒精消毒则为三遍)。

(4)步骤:

1)进针点局部麻醉药分层麻醉到骨膜;对侧出针部位软组织及皮肤局麻,助手将穿针部位皮肤向近端稍做推移。

2)经皮插入骨牵引针致骨膜,垂直骨干纵轴,与邻近关节面平行,用鼓锤敲击或骨钻穿过骨质(骨皮质部分严禁锤击进针,防止骨质劈裂),牵引针穿出。

3)调整牵引针两侧长度对称,连接牵引弓,牵引针两端用抗生素药瓶保护,以免刺伤患者或划破床单,调整进出针部位的皮肤平整,酒精纱布覆盖包扎。

4)牵引绳一端与牵引弓连接,另一端与牵引床或牵引架的滑轮,在距地面适当高度连接牵引

271

砝,牵引重量约8kg。调整肢体高度使牵引绳与肢体力线一致,适度抬高床尾,利用体重对抗牵引力。

5)牵引安装完成后要,观察肢体肿胀、肢体活动及血液循环情况,定期测量肢体长度。再次告知患者及家属注意事项。

十、评分标准(见表3-20-1)

表 3-20-1　牵引术操作参考评分标准

项目	分数	内容及评分标准	满分	得分
准备工作	25	患者准备: 与患者及家属沟通,告知牵引的目的、必要性,术后的可能等,取得患者的配合,并签署有创操作知情同意书	6	
		患者采取舒适且利于操作的体位	2	
		操作者准备:衣帽整齐,正确戴好口罩、帽子	3	
		操作者手清洁和消毒	4	
		询问有无药物过敏史,特别是麻药过敏史	2	
		用物准备:消毒麻醉用品:麻醉药(常用利多卡因),注射器(5ml 1个、20ml 1个)、0.5%碘伏或棉签,无菌棉球若干	2	
		器材准备:牵引床、牵引架、牵引弓、固定皮肤的牵引套、骨针、牵引绳、不同重量的牵引砝、床尾调高或垫高器材、局部麻醉药、电钻、皮肤消毒剂、无菌手套等	2	
		用物准备无遗漏,严格无菌原则	4	
操作过程	50	体位:充分暴露患肢,安置合适体位	5	
		进针点选择:不同牵引进针点不同	5	
		消毒:擦干皮肤,用碘酒、酒精或碘伏在伤口周围消毒,消毒时不能露白,不能回消,依次缩小,碘伏消毒共两遍(如为碘酊、酒精,则碘酊消毒三遍,酒精脱碘两遍)	5	
		步骤:皮肤消毒,包括对侧进针部位	2	
		铺无菌单	2	
		进针点局部麻醉药分层麻醉到骨膜	2	
		对侧出针部位软组织及皮肤局麻	2	
		助手将穿针部位皮肤向近端稍做推移	2	
		经皮插入骨牵引针致骨膜,垂直骨干纵轴,与邻近关节面平行,用鼓锤敲击或骨钻穿过骨质(骨皮质部分严禁锤击进针,防止骨质劈裂),牵引针穿出	5	
		调整牵引针两侧长度对称,连接牵引弓,牵引针两端用抗生素药瓶或特制尾帽保护,以免刺伤患者或划破床单	3	

项目	分数	内容及评分标准	满分	得分
操作过程	50	调整进出针部位的皮肤平整,酒精纱布覆盖包扎	2	
		牵引绳一端与牵引弓连接,另一端与牵引床或牵引架的滑轮,在距地面适当高度连接牵引砣。调整肢体高度使牵引绳与肢体力线一致,适度抬高床尾,利用体重对抗牵引力	5	
		选择牵引重量为体重的 1/12~1/7,应根据不同部位、年龄、体重等进行调整	5	
		牵引安装完成后要定期测量肢体长度,观察肢体肿胀、肢体活动及血液循环情况	5	
操作过程总体评价	15	操作熟练、稳重	2	
		操作顺序有条理、不慌乱	2	
		有无菌意识	2	
		爱伤观念、仪表、态度	2	
		操作认真严谨	2	
		沟通有礼貌	2	
		物品基本复原、废物废料销毁、丢弃到正确的位置,操作后洗手	3	
提问	10	随机选择 2 个问题,每题 5 分	10	
总分	100		100	

相关问题:

1. 骨牵引时可选择自内向外或自外向内进针,主要依据是什么?

2. 骨牵引时发生针道感染如何处理?

3. 骨牵引的并发症有哪些?

(田文平 蔚 磊)

第二十一节 清 创 术
Debridement

一、目的

及时、正确地采用手术方法清理伤口,修复重要组织,使开放、污染、感染的伤口变为清洁伤口,防止感染,有利于伤口一期愈合。

二、适应证

创伤开放伤口、感染化脓切口。

三、禁忌证

1. 休克、昏迷危及生命的患者(首先进行有效的抢救措施)。

2. 有明显活动性出血(相对禁忌)。

四、操作前准备

1. 患者准备

（1）评估病情，如有颅脑伤或胸、腹严重损伤，或已有休克迹象者，需及时采取综合治疗措施，病情稳定后行清创术。

（2）X线检查，了解是否有骨折及骨折的部位和类型及有无金属异物。

（3）防治感染，早期、合理应用抗生素。

（4）与患者及家属沟通，告知清创的目的、必要性，术后的可能等，取得患者及家属的配合，并签署有创操作知情同意书。

（5）良好的麻醉状态。

（6）患者采取舒适且利于操作的体位。

2. 物品准备　无菌手术包、无菌软毛刷、肥皂水、无菌生理盐水、3%过氧化氢溶液、3%碘酊、75%乙醇、0.5%碘伏、1‰苯扎溴铵、止血带、无菌敷料、绷带等。

3. 操作者准备

（1）戴帽子、口罩、手套。

（2）了解伤情，检查伤部，判断有无重要血管、神经、肌腱和骨骼损伤；针对伤情，进行必要的准备，以免术中忙乱。

（3）麻醉。

五、操作步骤

1. 清洗

（1）皮肤的清洗：先用无菌纱布覆盖伤口，剃去伤口周围的毛发，其范围应距离伤口边缘5cm以上，有油污者，用酒精或乙醚擦除。更换覆盖伤口的无菌纱布，戴无菌手套，用水和用无菌软毛刷蘸肥皂液刷洗伤肢及伤口周围皮肤2~3次，每次用大量无菌生理盐水冲洗，每次冲洗后更换毛刷及手套，更换覆盖伤口的无菌纱布，至清洁为止，注意勿使冲洗液流入伤口内。

（2）伤口的清洗：揭去覆盖伤口的纱布，用无菌生理盐水冲洗伤口，并用无菌小纱布球轻轻擦去伤口内的污物和异物，用3%过氧化氢溶液冲洗，待创面呈现泡沫后，再用无菌生理盐水冲洗干净。擦干皮肤，用碘酒、酒精或碘伏在伤口周围消毒后，铺无菌巾准备手术。

2. 清创　术者按常规洗手、穿手术衣、戴无菌手套。依解剖层次由浅入深仔细探查，识别组织活力，检查有无血管、神经、肌腱与骨骼损伤，在此过程中如有较大的出血点，应予止血。如四肢创面有大量出血，可用止血带，并记录上止血带的压力及时间。

（1）皮肤清创：切除因撕裂和挫伤已失去活力的皮肤。对不整齐有血供的皮肤，沿伤口边缘切除1~2mm的污染区域加以修整。彻底清除污染、失去活力、不出血的皮下组织，直至正常出血部位为止。对于撕脱伤剥脱的皮瓣，切不可盲目直接缝回原位，应彻底切除皮下组织，仅保留皮肤行全厚植皮覆盖创面。

（2）清除失活组织：充分显露潜行的创腔、创袋，必要时切开表面皮肤，彻底清除存留其内的异物、血肿。沿肢体纵轴切开深筋膜，彻底清除挫裂严重、失去生机、丧失血供的组织，尤其是坏死的肌肉，应切至出血，刺激肌组织有收缩反应为止。

（3）重要组织清创

1）血管清创：血管仅受污染而未断裂，可将污染的血管外膜切除；完全断裂、挫伤、血栓栓塞的肢体重要血管，则需将其切除后吻合或行血管移植；挫伤严重的小血管予以切除，断端可结扎。

2）神经清创：对污染轻者，可用生理盐水棉球小心轻拭；污染严重者，可将已污染的神经外膜小心剥离切除,并尽可能保留其分支。

3)肌腱清创:严重挫裂、污染、失去生机的肌腱应予以切除;未受伤的肌腱,小心加以保护。

4)骨折断端清创:污染的骨折端可用刀片刮除、咬骨钳咬除或清洗;污染进入骨髓腔内者,可用刮匙刮除。与周围组织失去联系、游离的小骨片酌情将其摘除;与周围组织有联系的小碎骨片,切勿草率地游离除去。大块游离骨片在清创后用1‰苯扎溴铵浸泡5分钟,再用生理盐水清洗后原位回植。

(4)再次清洗:经彻底清创后,用无菌生理盐水再次冲洗伤口2~3次,然后以1‰苯扎溴铵浸泡伤口3~5分钟。若伤口污染较重、受伤时间较长,可用3%过氧化氢溶液浸泡,最后用生理盐水冲洗。更换手术器械、手套,伤口周围再铺一层无菌巾。

3. 修复

(1)骨折的整复和固定:清创后应在直视下将骨折整复,若复位后较为稳定,可用石膏托、持续骨牵引或骨外固定器行外固定。下列情况可考虑用内固定:

1)血管、神经损伤行吻合修复者。

2)骨折整复后,断端极不稳定。

3)多发骨折、多段骨折。但对损伤污染严重、受伤时间较长、不易彻底清创者,内固定感染率高,应用时应慎重考虑。

(2)血管修复:重要血管损伤清创后应在无张力下一期吻合。若缺损较多,可行自体血管移植修复。

(3)神经修复:神经断裂后,力争一期缝合修复。如有缺损,可游离神经远、近端或屈曲邻近关节使两断端靠拢缝合。缺损>2cm行自体神经移植。

若条件不允许,可留待二期处理。

(4)肌腱修复:利器切断、断端平整、无组织挫伤,可在清创后将肌腱缝合。

4. 伤口引流 伤口表浅、止血良好、缝合后无无效腔,一般不必放置引流物。伤口深、损伤范围大且重、污染严重的伤口和有无效腔、可能有血肿形成时,应在伤口低位或另外切口放置引流物,并保持引流通畅。

5. 缝合 组织损伤及污染程度较轻、清创及时(伤后6~8小时以内)彻底者,可一期直接或减张缝合;否则,宜延期缝合伤口。有皮肤缺损者可行植皮术。若有血管、神经、肌腱、骨骼等重要组织外露者,宜行皮瓣转移修复伤口,覆盖外露的重要组织。最后用酒精消毒皮肤,覆盖无菌纱布,并妥善包扎固定。

六、并发症及处理

1. 体液和营养代谢失衡 根据血电解质、血红蛋白、血浆蛋白的测定等采取相应措施。

2. 感染 合理使用抗菌药和破伤风抗毒素或免疫球蛋白。术后应观察伤口有无红肿、压痛、渗液及分泌物等感染征象,一旦出现应拆除部分乃至全部缝线敞开引流。

3. 伤肢坏死或功能障碍 术后应适当抬高伤肢,以利血液和淋巴回流。注意定期观察伤肢血供、感觉和运动功能。摄X线片了解骨折复位情况,如复位不佳,需待伤口完全愈合后再行处理。

七、注意事项

1. 清创术应在伤后越早越好(伤后6~8小时以内)。

2. 头面部伤口,一般在伤后24~48小时以内,争取清创后一期缝合。

3. 污染轻、局部血液循环良好或气候寒冷;伤后早期应用过抗生素;头颈颜面、关节附近有大血管神经等重要结构暴露的伤口可适当放宽清创时间。

4. 四肢伤可在伤口近端预置充气式止血带以备用。

5. X 线片检查同时可提示伤口内有无金属异物存留。

6. 洁净或轻微污染伤口消毒时以伤口边缘为中心向外周延伸 15cm,重度污染或感染伤口清创时应由外周距离伤口 15cm 处向伤口边缘消毒。

7. 对于撕脱伤剥脱的皮瓣,切不可盲目直接缝回原位,应彻底切除皮下组织,仅保留皮肤行全厚植皮覆盖创面。

8. 开放伤口骨折内固定感染率高,应用时应慎重考虑。

八、相关知识

1. 脉冲式伤口冲洗器 是一种高科技脉冲式直流电驱动变速柔和震动冲洗装置,它自控变速,将抗生素、冲洗液根据不同的软组织,以脉冲式的方式将冲洗液喷射到创伤组织内,同时利用前置的冲洗盘以柔软的方式刷洗创伤组织,将异物以及坏死组织得以清除,脉冲式伤口冲洗器同时将沉积在伤口内的冲洗液吸到回收瓶内,以使伤口保持清洁,并减少手术刷清创反复冲刷创伤组织造成的二次损伤。

2. 负压封闭引流技术(vacuumsealingdrainage,VSD)

是一种处理各种复杂创面和用于深部引流的全新方法,相对于现有各种外科引流技术而言 VSD 技术是一种革命性的进展。VSD 的原理是利用医用高分子泡沫材料作为负压引流管和创面间的中介,高负压经过引流管传递到医用泡沫材料,且均匀分布在医用泡沫材料的表面,由于泡沫材料的高度可塑性,负压可以到达被引流区的每一点,形成一个全方位的引流。较大块的、质地不太硬的块状引出物在高负压作用下被分割和塑形成颗粒状,经过泡沫材料的孔隙进入引流管,再被迅速吸入收集容器。而可能堵塞引流管的大块引出物则被泡沫材料阻挡,只能附着在泡沫材料表面,在去除或更换引流时与泡沫材料一起离开机体。通过封闭创面与外界隔绝,防止污染和交叉感染,并保证负压的持续存在。持续负压使创面渗出物立即被吸走,从而有效保持创面清洁并抑制细菌生长。

由于高负压经过作为中介的柔软的泡沫材料均匀分布于被引流区的表面,可以有效地防止传统负压引流时可能发生的脏器被吸住或受压而致的缺血、坏死、穿孔等并发症。

在这个高效引流系统中,被引流区的渗出物和坏死组织将及时地被清除,被引流区内可达到"零积聚",创而能够很快地获得清洁的环境。在有较大的腔隙存在时,腔隙也将因高负压的存在而加速缩小。

对浅表创面,透性粘贴薄膜和泡沫材料组成复合型敷料,使局部环境更接近生理性的湿润状态。高负压同时也有利于局部微循环的改善和组织水肿的消退,并刺激肉芽组织生长。

九、关键词

清创 debridement

早期清创 primary debridement

伤口清创 wound debridement

修复 repair

引流 drainage

感染 infection

十、案例分析

患者,男,23 岁,既往体健。1 小时前不慎被高处碎裂的玻璃割伤右前臂就诊,查体:右前臂中段外侧可见一约 6cm×2cm 不规则伤口,深及肌层,无活动性出血。

要求:选择物品器械,在模拟人上进行相应清创术。

参考答案:

1. 患者准备

(1)与患者及家属沟通,告知清创的目的、必要性、术后的可能等,取得患者的配合,并签署有创操作知情同意书。

(2)良好的麻醉状态。

(3)患者采取舒适且利于操作的体位。

2. 操作者准备

(1)衣帽整齐,正确戴好口罩、帽子。

(2)操作者手清洁和消毒,消毒洗手液洗手。

(3)戴手套。

(4)核对患者信息,评估病情及局部伤口情况,病情稳定后行清创术。

(5)询问有无药物过敏史,特别是麻药过敏史,必要时做麻药过敏试验。

3. 用物准备

(1)麻醉用品:2%盐酸利多卡因 20ml,注射器。

(2)消毒用品:无菌软毛刷、肥皂水、无菌生理盐水、3%过氧化氢溶液、0.5%碘伏、1‰苯扎溴铵。

(3)无菌手术包、止血带、无菌敷料、绷带,器械车辅台 2 个。

4. 清洗

(1)先用无菌纱布覆盖伤口,剃去伤口周围的毛发,其范围应距离伤口边缘 5cm 以上,有油污者,用酒精或乙醚擦除。

(2)更换覆盖伤口的无菌纱布,戴无菌手套,用水和用无菌软毛刷蘸肥皂液刷洗伤肢及伤口周围皮肤 2~3 次,每次用大量无菌生理盐水冲洗,每次冲洗后更换毛刷及手套,更换覆盖伤口的无菌纱布,至清洁为止,注意勿使冲洗液流入伤口内。

(3)揭去覆盖伤口的纱布,用无菌生理盐水冲洗伤口,并用无菌小纱布球轻轻擦去伤口内的污物和异物,用 3%过氧化氢溶液冲洗,待创面呈现泡沫后,再用无菌生理盐水冲洗干净。

(4)擦干皮肤,用碘酒、酒精或碘伏在伤口周围消毒,消毒时不能露白,不能回消(消毒范围超过伤口 15cm,依次缩小,碘伏消毒共两遍(如为碘酊、酒精消毒则为三遍)。铺无菌巾准备手术。

5. 局部麻醉

核对麻药的名称、有效期,助手用砂轮划并消毒麻药安瓿颈部、打开麻药,术者抽吸麻药;术者左手固定穿刺部位皮肤,右手持麻药注射器,针头倾斜约 30°~45°进针,打一个皮丘,然后垂直进针,逐层麻醉,注药之前先回抽,没有血、没有液体才能注药。

6. 清创

(1)仔细探查伤口,彻底清理,依解剖层次由浅入深、由外向内仔细探查。

(2)彻底清除存留其内的异物、血肿。

(3)识别组织活力,彻底清除挫裂严重、失去生机、丧失血供的组织,尤其是坏死的皮肤、肌肉。

(4)检查有无血管、神经、肌腱与骨骼损伤。

(5)伤口内彻底止血。如四肢创面有大量出血,可用止血带,并记录上止血带的压力及时间。

（6）生理盐水和3%过氧化氢溶液再次冲洗伤口2~3次。

7. 缝合

（1）术者更换手套，更换或加铺无菌单。

（2）按组织层次缝合伤口。

（3）污染严重或留有无效腔予留置引流物或延期缝合。

（4）伤口覆盖无菌敷料，包扎固定。

十一、评分标准（见表 3-21-1）

表 3-21-1　清创术操作参考评分标准

项目	分数	内容及评分标准	满分	得分
准备工作	20	患者准备：与患者及家属沟通，告知清创的目的、必要性、术后的可能等，取得患者的配合，并签署有创操作知情同意书	2	
		良好的麻醉状态	2	
		患者采取舒适且利于操作的体位	2	
		操作者准备：衣帽整齐，正确戴好口罩、帽子	2	
		操作者手清洁和消毒	1	
		戴手套方法正确	2	
		核对患者信息，评估病情及局部伤口情况，病情稳定后行清创术	2	
		询问有无药物过敏史，特别是麻药过敏史，必要时做麻药过敏试验	1	
		用物准备：麻醉用品：2%盐酸利多卡因20ml，注射器	1	
		消毒用品：无菌软毛刷、肥皂水、无菌生理盐水、3%过氧化氢溶液、0.5%碘伏、1‰苯扎溴铵	2	
		无菌手术包、止血带、无菌敷料、绷带、器械车辅台2个	2	
		用物准备无遗漏，严格无菌原则	1	
操作过程	60	清洗：先用无菌纱布覆盖伤口，剃去伤口周围的毛发，其范围应距离伤口边缘5cm以上，有油污者，用酒精或乙醚擦除	4	
		更换覆盖伤口的无菌纱布，戴无菌手套，用水和用无菌软毛刷蘸肥皂液刷洗伤肢及伤口周围皮肤2~3次，每次用大量无菌生理盐水冲洗，每次冲洗后更换毛刷及手套，更换覆盖伤口的无菌纱布，至清洁为止，注意勿使冲洗液流入伤口内	5	
		揭去覆盖伤口的纱布，用无菌生理盐水冲洗伤口，并用无菌小纱布球轻轻擦去伤口内的污物和异物，用3%过氧化氢溶液冲洗，待创面呈现泡沫后，再用无菌生理盐水冲洗干净	5	
		擦干皮肤，用碘酒、酒精或碘伏在伤口周围消毒，消毒时不能露白，不能回消（消毒范围超过伤口15cm，依次缩小，碘伏消毒共两遍（如为碘酊、酒精，则碘酊消毒三遍，酒精脱碘两遍）	4	
		铺无菌巾准备手术	2	

续表

项目	分数	内容及评分标准	满分	得分
操作过程	60	清创:仔细探查伤口,彻底清理,依解剖层次由浅入深、由外向内仔细探查	4	
		彻底清除存留其内的异物、血肿	4	
		识别组织活力,彻底清除挫裂严重、失去生机、丧失血供的组织,尤其是坏死的皮肤、肌肉	4	
		检查有无血管、神经、肌腱与骨骼损伤	4	
		伤口内彻底止血。如四肢创面有大量出血,可用止血带,并记录上止血带的压力及时间	5	
		生理盐水和3%过氧化氢溶液再次冲洗伤口2~3次	3	
		缝合:术者更换手套,更换或加铺无菌单	4	
		按组织层次缝合伤口	4	
		污染严重或留有无效腔予留置引流物或延期缝合	4	
		伤口覆盖无菌敷料,包扎固定	4	
操作过程总体评价	10	操作熟练、稳重,操作顺序有条理、不慌乱,有无菌意识	4	
		爱伤观念、仪表、态度,操作认真严谨、沟通有礼貌	4	
		物品基本复原、废物废料销毁、丢弃到正确的位置,清创后洗手	2	
提问	10	随机选择2个问题,每题5分	10	
总分	100		100	

相关问题:

1. 预防破伤风感染应该怎样做?要注意哪些组织损伤?

2. 什么的伤口不能用清创缝合?

3. 引流物的放置应如何判断?

4. 如何处理创伤所致的大块皮肤缺损?

(田文平　蔚　磊)

第二十二节　创伤急救止血技术
Techniques of First Aid-hemostasis

一、目的

快速、有效地控制外出血,减少血容量丢失,避免休克发生。

二、适应证

开放性外伤、周围血管创伤性出血。

三、禁忌证

1. 特殊感染截肢不用止血带,如气性坏疽。

2. 动脉硬化症、糖尿病、慢性肾功能不全者、慎用止血带或休克裤。

四、操作前准备

1. 器材准备　止血器材,包括急救包、纱布垫、纱布、三角巾、绷带、弹性橡皮带、空气止血带、休克裤等。

2. 止血药物　生理盐水及必要的止血药,如凝血酶、去甲肾上腺素等。

3. 操作者准备　根据伤者出血伤口的具体情况,选择适当止血物品;告知伤者即将采取的止血措施及具体方法,协助伤者采取舒适体位,消除伤者紧张、恐惧情绪,争取伤者配合。

五、操作步骤

操作前尽可能先戴保护手套。

1. 检查伤口　掀开、松解衣服时动作要轻柔、小心。

2. 盖上敷料　依据伤口大小、出血的剧烈程度加减敷料,面积超出伤口3cm。

3. 压迫伤口　均匀、持续5~15分钟。

4. 抬高肢体　高于伤者心脏位置。

5. 加压包扎　渗血多时加盖敷料,绷带加压包扎。

6. 检查血运　观察检查手指、足趾末梢颜色和脉搏。

六、几种止血法介绍

1. 指压止血法(图3-22-1)　指压止血法是一种简单有效的临时性止血方法,它根据动脉的走向,在出血伤口的近心端,用指压住动脉处,向骨骼方向加压,达到临时止血的目的。指压止血法适用于头部、颈部、四肢的动脉出血。

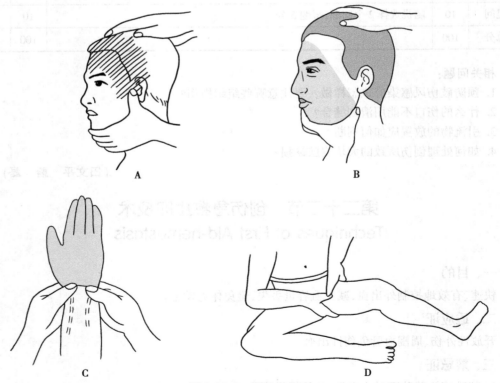

图3-22-1　指压止血法

依据出血部位的不同(不同部位供血见图3-22-2~图3-22-4),可分为如下几种办法:

(1)头顶出血压迫法:方法是在伤侧耳前,对准下颌关节上方,用拇指压迫颞动脉。

(2)头颈部出血压迫法:方法是用拇指将伤侧的颈总动脉向后压迫。

(3)面部出血压迫法:用拇指压迫下颌角处的面动脉。

(4)头皮出血压迫法:头皮前部出血时,压迫耳前下颌关节上方的颞动脉。头皮后部出血则压迫耳后突起下方稍外侧的耳后动脉。

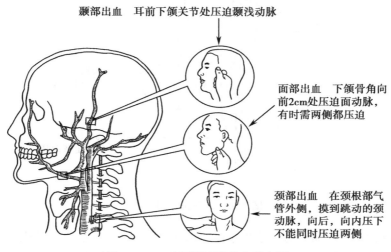

颞部出血 耳前下颌关节处压迫颞浅动脉

面部出血 下颌骨角向前2cm处压迫面动脉,有时需两侧都压迫

颈部出血 在颈根部气管外侧,摸到跳动的颈动脉,向后,向内压下不能同时压迫两侧

图 3-22-2 头面部动脉供血示意图

(5)腋窝和肩部出血压迫法:在锁骨上窝对准第一肋骨用拇指向下压迫锁骨下动脉。

(6)前臂出血压迫法:一手将患肢抬高,另一手用拇指压迫上臂内侧的肱动脉末端。

(7)手部出血压迫法:用两手指分别压迫腕部的尺动脉、桡动脉。

(8)手指出血压迫法:用拇指及示指压迫伤指尺、桡两侧之指动脉。

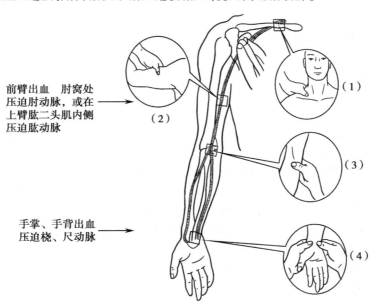

前臂出血 肘窝处压迫肘动脉,或在上臂肱二头肌内侧压迫肱动脉

(1)

(2)

(3)

手掌、手背出血压迫桡、尺动脉

(4)

图 3-22-3 上肢动脉供血

（9）下肢出血压迫法：用两手拇指重叠向后用力压迫腹股沟中点稍下方的股动脉及腘动脉。

（10）足部出血压迫法：用两拇指分别压迫足背踇长伸肌腱外侧的足背动脉和内踝与跟腱之间的胫后动脉。

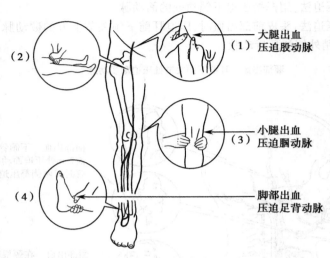

图 3-22-4　下肢动脉供血

2. 加压包扎止血法　此种方法多用于静脉出血和毛细血管出血。用消毒纱布或干净的毛巾、布块折叠成比伤口稍大的垫盖住伤口，再用绷带或折成条状的布带或三角巾紧紧包扎，其松紧度以达到止血目的为宜。

3. 填塞止血法　广泛而深层的软组织创伤，如腹股沟或腋窝等部位活动性出血，以及内脏实质性脏器破裂，如肝粉碎性破裂出血，可用灭菌纱布或子宫垫填塞伤口，外加包扎固定。外部加压敷料应超出伤口至少 5cm。

4. 止血带法　止血带一般适用于四肢大动脉的出血，并常常在采用加压包扎不能有效止血的情况下选用止血带。

（1）止血带的类型常用的如下：

1）橡皮管止血带。

2）弹性橡皮带。

3）充血止血带。

（2）止血带应用要点：

1）止血带不可直接缠在皮肤上，止血带的相应部位需有衬垫，如三角巾、毛巾、衣服等。

2）止血带缠绕部位：标准位置为上臂上 1/3，下肢为大腿中上 1/3。

3）成人上肢止血带压力不高于 40kPa，下肢不高于 66.7kPa，儿童减半。

4）原则上尽量缩短使用止血带的时间，通常允许 1 小时左右。如病情危急需持续应用，可松开止血带 10 分钟左右继续应用，再次应用时必须改变止血带放置位置。

5）止血带的解除要在输液、输血和准备好有效的止血手段后，在密切观察下缓慢放松止血带。若止血带缠绕过久，组织已发生明显广泛坏死时，在截肢前不宜放松止血带。

6）应用止血带的时间和部位要求有明显记录及标识。

七、并发症及处理

1. 持续出血　压力不足所致。

2. 皮肤瘀斑、水疱　周围软组织肿胀,加压止血皮肤受压加重。

3. 伤者烦躁不安、伤口远端疼痛加重:阻断肢体血供时间过长,肢体缺血性疼痛。

4. 神经损伤

(1)伤者已存在骨折及脱位,已有局部神经损伤卡压,此时继续伤口局部加压则加重神经损伤。

(2)止血带放置位置不当。

5. 肢体缺血坏死　止血带压力过高及持续时间过长。

6. 放止血带致休克　大量血液流向患肢,造成全身有效循环血量急剧减少。

7. 下肢深静脉血栓　使用止血带会造成患肢远端静脉血流瘀滞和血管内皮细胞损伤,同时可加剧伤者的高凝状态。

八、注意事项

1. 首先要准确判断出血部位及出血量,决定采取哪种止血方法。

2. 大血管损伤时常需几种方法联合使用。颈动脉和股动脉损伤出血凶险,首先要采用指压止血法,并及时拨打急救电话。转运时间长时可实行加压包扎法止血。

3. 无论使用哪种止血带都要记录时间,注意定时放松,放松止血带要缓慢,防止血压波动或再出血。

4. 布料止血带因无弹性,要特别注意防止肢体损伤,不可一味增加压力。

九、相关知识

1. 一个成年人的血量平均约为体重的 7%～8%(4 200～4 800ml)。如果一个人失去血量的 1/4～1/3,就有生命危险。因此,当创伤大出血时,就必须迅速采取止血措施。

2. 动脉出血　血管压力较高,出血呈搏动性,甚至喷射状,血液鲜红色,流出不止。短时内造成大量失血,易危及生命。静脉出血:血管压力低,血液呈暗红色徐缓均匀外流,静脉出血的危险小于动脉。毛细血管出血:血液像水珠样流出,常能自凝,危险性较小。

十、关键词

止血带　tourniquet

加压　pressurized

填塞　stuffing

十一、案例分析

患者,男,23 岁,既往体健。1 小时前不慎被刀划伤右前臂就诊,查体:右前臂中段外侧可见一约 6cm×2cm 不规则伤口,深及肌层,有活动性出血。

要求:选择物品器械,在模拟人上进行相应急救止血技术。

参考答案:

1. 患者准备

(1)与患者及家属沟通,告知止血的目的、必要性、术后的可能等,取得患者的配合,并签署有创操作知情同意书。

(2)患者充分暴露右上肢且利于操作的体位。

2. 操作者准备

(1)衣帽整齐,正确戴好口罩、帽子。

(2)操作者手清洁和消毒,消毒洗手液洗手。

(3)核对患者信息,评估病情及局部伤口情况,病情稳定后行止血技术。

3. 用物准备 无菌手术包、止血带、无菌敷料、绷带等,器械车辅台 2 个。

4. 操作过程

(1)检查伤口:判断伤口情况,掀开衣服时动作要轻,首先要准确判断出血部位及出血量,决定采取哪种止血方法。

(2)盖上敷料:面积超出伤口 3cm。

(3)压迫伤口:均匀、持续 5~15 分钟。

(4)抬高肢体:高于伤者心脏位置。

(5)加压包扎:渗血多时加盖敷料。

(6)止血带应用要点

1)止血带不可直接缠于皮肤,止血带的相应部位有衬垫,如三角巾、毛巾、衣服等。

2)止血带缠绕部位:标准位置为上臂上 1/3,下肢为大腿中上 1/3。

3)成人上肢止血带压力不高于 40kPa,下肢不高于 66.7kPa,儿童减半。

4)原则上尽量缩短使用止血带的时间,通常允许 1 小时左右。如病情危急需持续应用,可松开止血带 10 分钟左右继续应用,再次应用时必须改变止血带放置位置。

5)止血带的解除要在输液、输血和准备好有效的止血手段后,在密切观察下缓慢放松止血带。若止血带缠绕过久,组织已发生明显广泛坏死时,在截肢前不宜放松止血带。

6)应用止血带的时间和部位要求有明显记录及标识。

7)无论使用哪种止血带都要记录时间,注意定时放松,放松止血带要缓慢,防止血压波动或再出血。

(7)检查血运:观察右手指颜色和脉搏。

十二、评分标准(见表 3-22-1)

表 3-22-1 创伤急救止血技术操作参考评分标准

项目	分数	内容及评分标准	满分	得分
准备工作	20	患者准备:与患者及家属沟通,告知止血的目的、必要性、术后的可能等,取得患者的配合,并签署有创操作知情同意书	4	
		患者采取舒适且利于操作的体位	2	
		操作者准备:衣帽整齐,正确戴好口罩、帽子	2	
		操作者手清洁和消毒	2	
		戴手套方法正确	2	
		核对患者信息,评估病情及局部伤口情况,病情稳定后行止血技术	2	
		用物准备:无菌手术包、止血带、无菌敷料、绷带等,器械车辅台 2 个	4	
		用物准备无遗漏,严格无菌原则	2	
操作过程	60	检查伤口:判断伤口情况,掀开衣服时动作要轻,首先要准确判断出血部位及出血量,决定采取哪种止血方法	5	
		盖上敷料:面积超出伤口 3cm	5	
		压迫伤口:均匀、持续 5~15 分钟	5	
		抬高肢体:高于伤者心脏位置	5	

项目	分数	内容及评分标准	满分	得分
操作过程	60	加压包扎:渗血多时加盖敷料	5	
		止血带应用要点:止血带不可直接缠在皮肤上,止血带的相应部位有衬垫,如三角巾、毛巾、衣服等	5	
		止血带缠绕部位:标准位置为上臂上 1/3,下肢为大腿中,上 1/3	5	
		成人上肢止血带压力不高于 40kPa,下肢不高于 66.7kPa,儿童减半	5	
		原则上尽量缩短使用止血带的时间,通常允许 1 小时左右。如病情危急需持续应用,可松开止血带 10 分钟左右继续应用,再次应用时必须改变止血带放置位置	5	
		止血带的解除要在输液、输血和准备好有效的止血手段后,在密切观察下缓慢放松止血带。若止血带缠绕过久,组织已发生明显广泛坏死时,在截肢前不宜放松止血带	4	
		应用止血带的时间和部位要求有明显记录及标识	3	
		无论使用哪种止血带都要记录时间,注意定时放松,放松止血带要缓慢,防止血压波动或再出血	3	
		检查血运:观察手指、足趾颜色和脉搏	5	
操作过程总体评价	10	操作熟练、稳重,操作顺序有条理、不慌,有无菌意识	4	
		爱伤观念、仪表、态度,操作认真严谨、沟通有礼貌	4	
		物品基本复原、废物废料销毁、丢弃到正确的位置,操作后洗手	2	
提问	10	随机选择 2 个问题,每题 5 分	10	
总分	100		100	

相关问题：

1. 填塞法、止血带法的缺点是什么？
2. 止血带法止血的注意事项有哪些？
3. 前臂和小腿为什么不适合应用止血带？
4. 上臂中 1/3 处为什么不应缚止血带？

（田文平 杨文杰）

第二十三节 创伤急救包扎技术
Techniques of First Aid-bandage

一、目的

1. 保护伤口。
2. 减少污染。
3. 压迫止血。
4. 固定骨折、关节、敷料。

5. 减轻疼痛。

二、适应证

1. 头面部、躯干及四肢开放性损伤。

2. 头颅外伤伴脑组织外露、胸腹开放性损伤伴脏器外露及骨断端外露的伤口需特殊方式包扎。

三、禁忌证

1. 特殊原因需开放、暴露的伤口不能包扎，如颜面部烧伤等。

2. 局部骨折伴有神经损伤的伤口禁忌加压包扎。

四、操作前准备

1. 器材准备　无菌敷料、绷带、三角巾等，急救现场没有上述常规包扎材料时，可用身边的衣服、手绢、毛巾等材料进行包扎。

2. 操作者准备　戴手套，观察并检查伤口，根据伤口具体情况准备适当包扎物品。告知伤者即将采取的包扎方法，消除伤者紧张、恐惧的心理；协助伤者采取舒适的体位，去除内外衣，尽量暴露需包扎部位。

五、操作步骤

包括绷带包扎及三角巾包扎。绷带的正确持法：左手绷带头，右手绷带卷，以绷带外面贴近包扎部位。绷带包扎顺序：注意"三点一走行"，绷带起点、终点、着力点及缠绕走行，通常遵循从左到右，由远心端到近心端的缠绕。

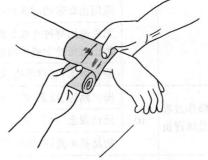

图 3-23-1　环形包扎法

1. 绷带包扎法

（1）环形包扎法（图 3-23-1）

（2）螺旋包扎法（图 3-23-2）

（3）"8"字包扎法（图 3-23-3）

（4）反折螺旋包扎法（图 3-23-4）

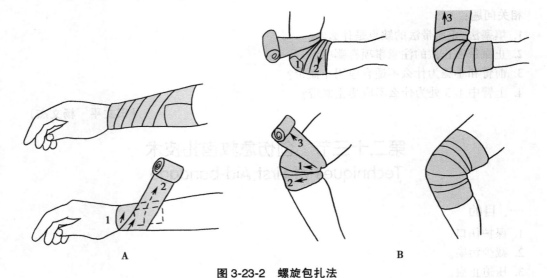

图 3-23-2　螺旋包扎法

注：A. 绷带包扎法；B. 肘部人字形包扎法

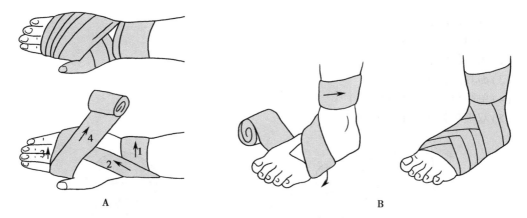

图 3-23-3 "8"字包扎法

注:A. 手掌绷带"8"字包扎法;B. 足部绷带"8"字包扎法

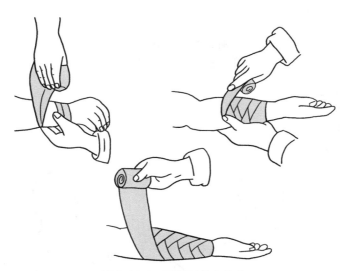

图 3-23-4 反折螺旋包扎法

(5)回返包扎法(图 3-23-5)

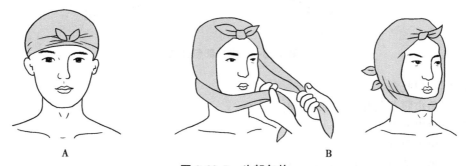

图 3-23-5 头部包扎

注:A. 头部帽式包扎法;B. 头、耳部风帽包扎法

2. 三角巾包扎法

（1）头顶帽式包扎法

（2）头、耳部风帽式包扎法

（3）面具式包扎法

（4）单眼包扎法（图 3-23-6A）

（5）双眼包扎法（图 3-23-6B）

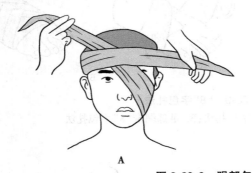

图 3-23-6　眼部包扎

注：A. 单眼式包扎法；B. 三角巾双眼包扎法

（6）下颌兜式包扎法

（7）单肩包扎法

（8）双肩包扎法

（9）胸肩部包扎法（图 3-23-7）

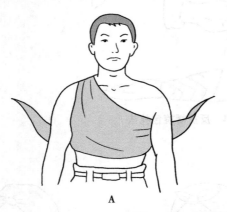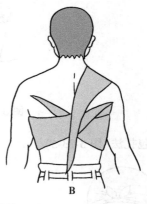

图 3-23-7　胸肩部包扎法

（10）侧胸包扎法

（11）三角巾腹部包扎法（图 3-23-8）

（12）三角巾四肢包扎法

（13）三角巾臀部包扎法

（14）三角巾前臂悬挂包扎法（图 3-23-9）

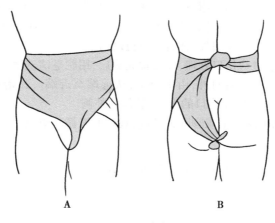

图 3-23-8 腹部包扎

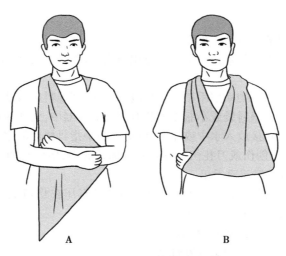

图 3-23-9 三角巾前臂悬挂包扎法

六、并发症及处理

1. 包扎脱落 主要由于包扎方法不当、绷带及三角巾尾端固定失效所致,需要重新包扎。

2. 皮肤压疮及水疱 创伤后伤口周围软组织水肿,包扎过紧可使皮肤进一步受压,从而产生压疮及水疱。包扎后应密切观察患肢肿胀情况,调整绷带及三角巾松紧度。

3. 肢体缺血坏死 加压包扎力量过大、时间过长可使伤后组织缺血加重,严重者可导致肢体缺血坏死。包扎后观察肢体血运情况,适当调整绷带缠绕力度。

七、注意事项

1. 包扎伤口动作要快、准、轻、牢。

2. 包扎时部位要准确、严密,不遗漏伤口,伤口封闭要严密,防止污染伤口。

3. 包扎动作要轻,不要碰撞伤口,以免增加伤病人的疼痛和出血。

4. 包扎要牢靠,但不宜过紧,以免妨碍血液流通和压迫神经。

5. 尽可能带上医用手套,如无,用敷料、干净布片、塑料袋、餐巾纸为隔离层。

6. 不用水冲洗伤口(化学伤除外),不要在伤口上用消毒剂或消炎粉。

7. 不要对嵌有异物或骨折断端外露的伤口直接包扎。

8. 如必须用裸露的手进行伤口处理,在处理完成后,用肥皂清洗手。

9. 缠绕绷带的方向应是从内向外,由下至上,从远端至近端。开始和结束时均要重复缠绕一圈以固定。打结、扣针固定应在伤口的上部,肢体的外侧。

10. 包扎肢体时注意暴露手指或脚趾尖,以便观察血液循环情况。

八、关键词

创伤急救包扎技术　techniques of first aid-bandage

加压　compression

血运　blood supply

九、相关知识

特殊部位、损伤的处理与包扎。

1. 断指的处理

(1)立即掐住伤指根部两侧防止出血过多。

(2)然后用回返式绷带包扎手指残端。不要用绳索、胶布条捆扎手指,以免加重手指损伤或造成手指缺血坏死。

(3)离断的手指要用洁净物品如手帕、毛巾等包好。外套塑料袋或装入小瓶中。

(4)将装有离断手指的塑料袋或小瓶放入装有冰块的容器中,无冰块可用冰棍代替。

(5)不要将离断手指直接放入水中或冰中,以免影响手指再植成活率。

2. 开放性气胸　严重创伤或刀扎伤等可造成胸部开放伤,伤口与胸膜腔相通。病人感觉呼吸困难,伤口伴随呼吸可有气流声发出。

(1)需立即在呼气末密封伤口,立即用纱布或清洁敷料压在伤口上。可用无菌敷料加塑料薄膜及宽胶布封闭三边,外边用棉垫加压包扎。

(2)用胶布将敷料固定,将伤侧手臂抬高。

(3)用三角巾折成宽带绕胸固定健侧打结。

(4)病人取半卧位。

3. 腹部内脏脱出包扎　肠管外溢,不得将其送入腹内。腹部脏器溢出的伤口包扎:协助伤者仰卧屈膝位,在脱出脏器表面覆盖生理盐水纱垫,用碗、盆等器皿扣住脱出的内脏,再用宽胶布或三角巾固定。脑组织外露也可应用此方法包扎。

4. 伤口异物刺入　异物刺入伤口深处,不要拨出,应固定。敷料上剪洞,套过异物,盖在伤口上。用绷带圈放在异物两侧,将异物固定。绷带或三角巾包扎。

5. 伴有颅底骨折的伤口包扎　头颅外伤者伴鼻腔、耳道流出大量淡红色液体,高度怀疑颅底骨折存在。只包扎头部其他部位伤口,以无菌敷料擦拭耳道及鼻孔,禁忌压迫、填塞伤者鼻腔及耳道。

6. 开放性骨折伴断端外露的伤口包扎　禁止现场复位还纳、冲洗、上药。无菌敷料覆盖伤口及骨折端绷带包扎,包扎过程中应适度牵引防止骨折端反复异常活动。

十、案例分析

患者,女,41岁,既往体健。1小时前被高处碎裂的玻璃割伤右前臂就诊,查体:右前臂中段外侧可见一约3cm×2cm不规则伤口,深及肌层,无活动性出血。

要求:选择物品器械,在模拟人上进行相应急救包扎技术。

参考答案:

1. 患者准备

(1)与患者及家属沟通,告知包扎的目的、必要性可能等,取得患者的配合。

(2)患者采取舒适且利于操作的体位。

2. 操作者准备

(1)衣帽整齐,正确戴好口罩、帽子。

(2)操作者手清洁和消毒,消毒洗手液洗手。

(3)核对患者信息,评估病情及局部伤口情况,病情稳定后行止血技术。

3. 用物准备　无菌手术包、止血带、无菌敷料、绷带等。器械车辅台2个。

4. 操作过程

(1)检查伤口:判断伤口情况,掀开衣服时动作要轻。

(2)盖上敷料:面积超出伤口3cm。

(3)压迫伤口,加压包扎:渗血多时加盖敷料。

(4)绷带包扎一般应远心端向近心端包扎,开始处作环形2周固定绷带头,以后包扎向上或向下平贴肢体,后一圈压前一圈1/3~1/2,均匀用力,包扎绷带不宜太松或太紧。

(5)绷带打结处不应在伤处发炎部位、骨突起处、受压或易摩擦处。

(6)检查血运:观察检查手指颜色、脉搏。

十一、评分标准(见表3-23-1)

表3-23-1　创伤急救包扎技术操作参考评分标准

项目	分数	内容及评分标准	满分	得分
准备工作	30	患者准备: 与患者及家属沟通,告知包扎的目的、必要性可能等,取得患者的配合	6	
		患者采取舒适且利于操作的体位	4	
		操作者准备:衣帽整齐,正确戴好口罩、帽子	3	
		操作者手清洁和消毒,消毒洗手液洗手	3	
		戴手套方法正确	3	
		核对患者信息,评估病情及局部伤口情况,病情稳定后行止血技术	3	
		用物准备:无菌手术包、止血带、无菌敷料、绷带等,器械车辅台2个	4	
		用物准备无遗漏,严格无菌原则	4	
操作过程	40	检查伤口:判断伤口情况,掀开衣服时动作要轻	5	
		盖上敷料:面积超出伤口3cm	5	
		压迫伤口,加压包扎:渗血多时加盖敷料	5	
		绷带包扎一般应远心端向近心端包扎	5	

项目	分数	内容及评分标准	满分	得分
操作过程	40	开始处作环形 2 周固定绷带头,以后包扎向上或向下平贴肢体,后一圈压前一圈 1/3~1/2,均匀用力	5	
		包扎绷带不宜太松或太紧	5	
		绷带打结处不应在伤处发炎部位、骨突起处、受压或易摩擦处	5	
		检查血运:观察手指、足趾和脉搏	5	
操作过程总体评价	20	操作熟练、稳重,操作顺序有条理、不慌乱	4	
		有无菌意识,违反一次无菌原则扣 2 分	4	
		爱伤观念、仪表、态度,操作认真严谨	4	
		沟通有礼貌	4	
		物品基本复原、废物废料销毁、丢弃到正确的位置	2	
		操作后洗手	2	
提问	10	随机选择 2 个问题,每题 5 分	10	
总分	100		100	

相关问题:

1. 包扎的注意事项有哪些?
2. 腹部内脏脱出如何包扎?

（田文平　高　晗）

第二十四节　创伤急救固定技术
Techniques of First Aid-fixation

一、目的

1. 稳定骨折。
2. 缓解疼痛。
3. 减少出血。
4. 便于搬运。

二、适应证

1. 脊柱、骨盆、四肢及肋骨骨折。
2. 关节脱位、肌腱、韧带软组织损伤、断裂。

三、禁忌证(相对)

1. 伴有出血及开放性伤口存在,先行伤口包扎、止血,然后固定。
2. 心脏停搏、休克、昏迷、窒息等情况,先行心肺复苏、抗休克、开放呼吸道等处理,然后包扎固定。

四、操作前准备

1. 器材准备　绷带、三角巾、夹板、石膏及衬垫物、颈托及其他替代物。

2. 操作者准备　检查患肢,告知伤者即将进行的操作,消除伤者紧张、恐惧心理,协助伤者采取舒适体位,准备相应的固定物材。

五、操作步骤

1. 头部固定　下颌骨折固定的方法同头部十字包扎法(图 3-24-1)

2. 锁骨及肋骨骨折固定

(1)急救现场锁骨骨折简易固定法

(2)锁骨骨折"8"字固定(图 3-24-2)

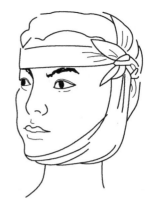

图 3-24-1　头部十字包扎固定

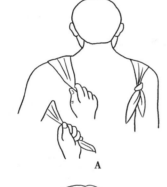

A

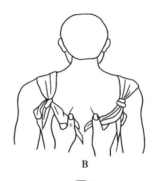

B

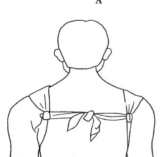

C

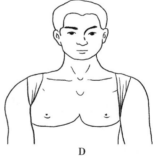

D

图 3-24-2　锁骨骨折"8"字固定

(3)肋骨骨折固定

3. 四肢骨折固定

(1)肱骨骨折固定(图 3-24-3)。

(2)肘关节骨折固定

1)肘关节骨折处于直立位。

2)肘关节骨折处于屈曲位。

(3)尺、桡骨骨折固定(图 3-24-4)

(4)股骨骨折固定

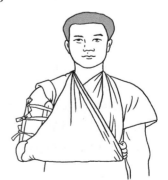

图 3-24-3　肱骨骨折固定

293

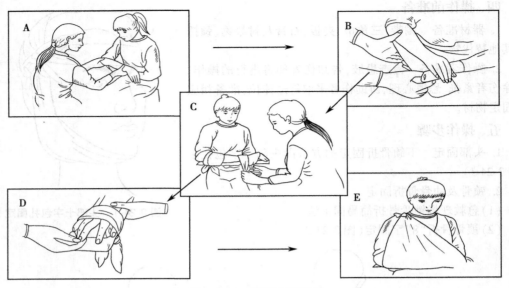

图 3-24-4　前臂骨折固定

（5）胫、腓骨骨折固定（图 3-24-5）

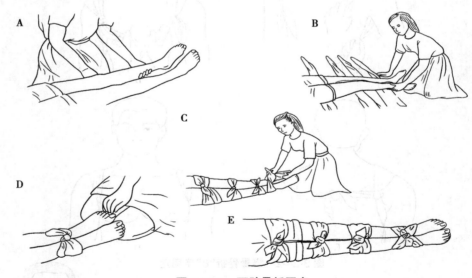

图 3-24-5　下肢骨折固定

4. 脊柱骨折固定

（1）颈椎骨折固定。

（2）胸椎、腰椎骨折固定。

5. 骨盆骨折固定

六、并发症及处理

1. 固定失效　由于固定过程中，绷带及三角巾固定打结不牢、固定力度不够导致，需重新固定。

2. 皮肤及软组织损伤坏死　由于固定过程中未使用足够的夹板内衬、固定过程中力度过大,导致皮肤受压而引起的继发损伤。注意使用软衬垫,固定过程中包扎力度适中,可有效减少此类并发症的发生。

3. 肢体缺血坏死　固定过紧,时间过长可使受伤的组织缺血加重,严重者可导致肢体缺血坏死。固定后应观察肢体远端血运情况,适当调整固定的松紧程度。

4. 神经损伤　急救固定时要特别注意保护伤处及需固定部位的重要神经组织,避免固定造成神经损伤。可在固定物与皮肤间加软衬垫等避免神经损伤。

七、注意事项

1. 怀疑脊柱骨折、骨盆骨折、大腿或小腿骨折,应就地固定、不宜随便移动伤者或让患者行走检查伤情。

2. 固定应力求稳定牢固,强调采用超关节固定,固定材料的长度应超过两端的上、下两个关节。

3. 夹板不要直接接触皮肤,应先用毛巾等软物垫在夹板与皮肤之间,尤其在肢体弯曲处等间隙较大的地方或骨性突起处,要适当加厚垫衬。

4. 对闭合性骨折中有严重畸形者,应先行肢体纵轴牵引,大致复位后,再作固定。

5. 四肢固定时,遇有伤员诉肢端剧痛、麻木,并发现肢端苍白或青紫时,应及时松开固定物,待症状缓解再行固定。

八、关键词

创伤急救固定技术　techniques of first aid-fixation
稳定　stability
超关节固定　over-articular fixation

九、案例分析

患者,男。40岁,半小时前施工中不慎从三楼摔下,拟随"120"救护车到达现场。患者痛苦面容,主诉腰背部疼痛,左下肢麻木无力。查体情况:神情语利,头颈双上肢活动正常,胸腰段压触痛异常,左下肢无畸形,主动伸抬无力,右踝关节明显畸形肿胀,拒动,余(-)。

请予初步诊断及处理。

参考答案:

患者初步诊断:胸腰段、右踝外伤,骨折脱位不除外。

现场处理:

1. 患者准备　与患者及家属沟通,告知目前初步诊断及现场固定的目的、必要性,固定后的可能等,取得患者的配合。

2. 操作者准备

(1)衣帽整齐,正确戴好口罩、帽子。

(2)操作者手清洁和消毒,消毒洗手液洗手。

(3)戴手套方法正确(有开放伤或需麻醉)。

(4)核对患者信息,评估病情及局部伤口情况,病情稳定后行固定术。

(5)询问有高血压、心脏病等。

3. 用物准备　绷带、三角巾、夹板、石膏及衬垫物、颈托及担架等其他替代物。

4. 操作过程

(1)怀疑脊柱骨折、骨盆骨折、大腿或小腿骨折,应就地固定、不宜随便移动伤者或让患者行走检查伤情。伤者仰卧,多人协作,保持脊柱成一直线——同轴性,置于硬质担架上,四条宽带式绑带固定脊柱。

（2）右踝关节给与牵引后内外侧 2 块夹板固定,固定应力求稳定牢固,强调采用超关节固定,固定材料的长度应超过两端的上、下两个关节。

（3）夹板不要直接接触皮肤,应先用毛巾等软物垫在夹板与皮肤之间,尤其在肢体弯曲处等间隙较大的地方或骨性突起处,要适当加厚垫衬。

（4）对闭合性骨折中有严重畸形者,应先行肢体纵轴牵引,大致复位后,再作固定。

（5）固定后应观察肢体远端血运情况,适当调整固定的松紧程度。

（6）四肢固定时,遇有伤员诉肢端剧痛、麻木,并发现肢端苍白或青紫时,应及时松开固定物,待症状缓解再行固定。

十、评分标准（见表 3-24-1）

表 3-24-1　创伤急救固定技术操作参考评分标准

项目	分数	内容及评分标准	满分	得分
准备工作	20	患者准备:与患者及家属沟通,告知固定的目的、必要性,固定后的可能等,取得患者的配合	2	
		良好的麻醉状态(必要时)	2	
		患者采取舒适且利于操作的体位	2	
		操作者准备:衣帽整齐,正确戴好口罩、帽子	1	
		操作者手清洁和消毒	1	
		戴手套方法正确	2	
		核对患者信息,评估病情及局部伤口情况,病情稳定后行固定术	2	
		询问有无高血压、心脏病等	2	
		用物准备:麻醉用品:2%盐酸利多卡因 20ml,注射器	3	
		固定用品:器材准备:绷带、三角巾、夹板、石膏及衬垫物、颈托及其他替代物	3	
操作过程	60	怀疑脊柱骨折、骨盆骨折、大腿或小腿骨折,应就地固定、不宜随便移动伤者或让患者行走检查伤情	10	
		固定应力求稳定牢固,强调采用超关节固定,固定材料的长度应超过两端的上、下两个关节	10	
		夹板不要直接接触皮肤,应先用毛巾等软物垫在夹板与皮肤之间,尤其在肢体弯曲处等间隙较大的地方或骨性突起处,要适当加厚垫衬	10	
		对闭合性骨折中有严重畸形者,应先行肢体纵轴牵引,大致复位后,再作固	10	
		固定后应观察肢体远端血运情况,适当调整固定的松紧程度	10	
		四肢固定时,遇有伤员诉肢端剧痛、麻木,并发现肢端苍白或青紫时,应及时松开固定物,待症状缓解再行固定	10	
操作过程总体评价	10	操作熟练、稳重,操作顺序有条理、不慌乱	4	
		爱伤观念、仪表、态度,操作认真严谨,沟通有礼貌	4	
		物品基本复原、废物废料销毁、丢弃到正确的位置,操作后洗手	2	
提问	10	随机选择 2 个问题,每题 5 分	10	
总分	100		100	

相关问题：

1. 小腿骨折夹板的固定部位是哪里？
2. 请描述夹板固定下肢的操作过程。
3. 急救固定后的并发症有哪些？

（田文平　杨文杰）

第二十五节　创伤急救搬运技术
Techniques of First Aid-handling

一、目的

将伤者运往安全地带或专业医疗机构。

二、适应证

1. 经止血、包扎、固定处理后需进一步进行专业处理的创伤伤者。

2. 伤者所在的环境有危险，如可能发生爆炸、燃烧、伴生性化学毒性伤害、交通事故二次伤害、泥石流、洪水等，应迅速将伤者转运至安全处。

三、禁忌证（相对）

1. 病情危重，需要实施现场急救的患者，特别是生命体征不稳定，有窒息、大出血、内脏外溢、昏迷、休克的伤者，或存在其他危及生命的情况，应先行有效的止血、抗休克、心肺复苏等抢救治疗。

2. 没有经过详细的检查，病情不清的患者不宜搬运。

四、操作前准备

1. 器材准备　绷带、三角巾、脊柱板及配套头部固定器、颈托、担架、可移动生命体征检测设备、除颤设备及急救、药品、输液设备等。

2. 救护者准备

（1）根据伤者病情，帮助伤者保持相应体位。如无特殊病情，以伤者感觉舒适为最佳。

仰卧位：绝大部分危重伤者均可采用，尤其是脊柱骨折、下肢骨折、腹部损伤的患者。

侧卧位：伤者昏迷伴呕吐，可采用此体位。

半卧位：适用于呼吸困难、胸部外伤伴有血气胸的伤者。

（2）如伤者清醒，向伤者告知转运目的地、具体转运方法及转运过程中的注意事项，消除患者恐惧、焦虑心情；根据伤者具体病情准备适当转运器材。

五、搬运方法

1. 徒手搬运　徒手搬运通常应用于伤者病情较轻、没有脊柱损伤时：

（1）单人搬运：扶持法、抱持法、背负法（图 3-25-1）。

（2）双人搬运：椅托式、拉车式（图 3-25-2）。

（3）多人搬运：齐步前进。

2. 器械搬运（担架搬运，见图 3-25-3）

（1）头颈部固定锁法（图 3-25-4）：头背锁、头胸锁、胸背锁、头锁、头肩锁、双肩锁。

（2）颈托固定法

（3）翻转伤者法

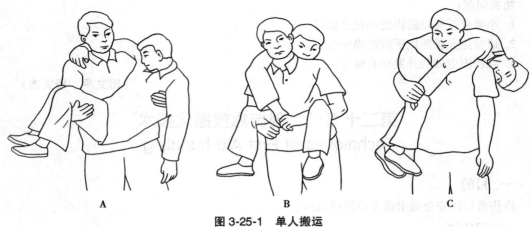

图 3-25-1　单人搬运

注：A. 保持法；B. 背法；C. 驮法

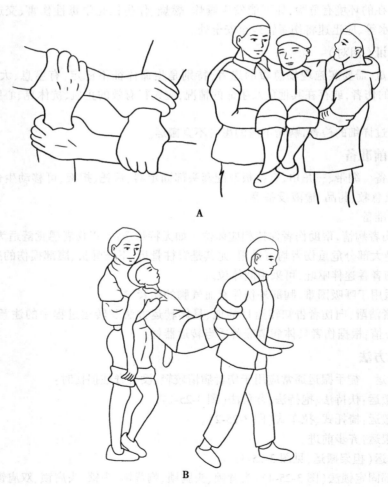

图 3-25-2　双人搬运

注：A. 椅托式；B. 拉车式

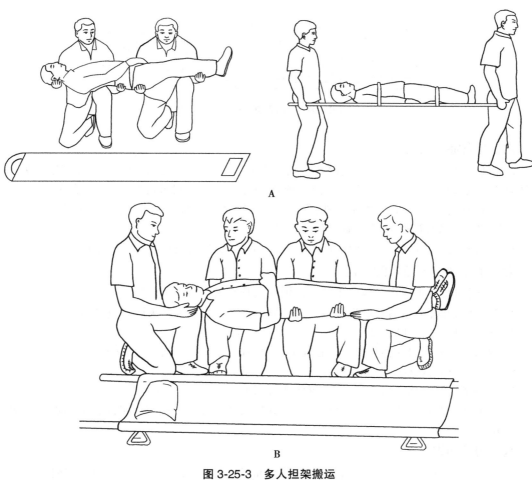

A

B

图 3-25-3 多人担架搬运

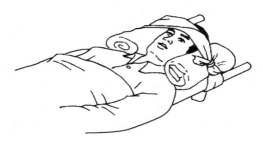

图 3-25-4 头颈部固定

（4）脊柱板躯干、下肢束带固定法

（5）双肩交叉平推伤者法

（6）向上提拉，向下推移伤者法

（7）伤者抬起方法：蹲姿、起步。

（8）头部固定器使用方法：底板固定、摆放伤者、头侧夹持、额颏束带固定。

（9）双手束带固定法

（10）颈托及脊柱板固定（图 3-25-5）

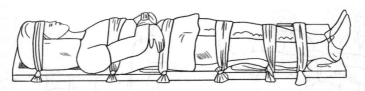

图 3-25-5　脊柱头颈、躯干、下肢固定搬运

六、并发症及处理

1. 窒息　改善体位、插入口咽管（必要时气管切开）等，酌情使用呼吸兴奋剂。对于现场处理效果不太明显的患者，争分夺秒送医院。预防：运送前应充分开放呼吸道，建立静脉通道等。

2. 伤者坠地　立即检查，酌情包扎，妥善固定。特别是对躁动的患者，应将其牢牢固定在担架上，必要时使用镇静剂（呼吸衰竭的患者禁用）。

3. 伤情恶化　转运途中必须仔细观察伤者生命体征变化，发现异常及时处理。

七、搬运途中需注意的情况

1. 有条件时，对重症伤者应使用心电监护仪以及血氧饱和度仪监测。

2. 观察伤者面部、口唇及肢端颜色　发现异常立即查找原因并采取相应措施。

3. 观察呼吸、循环、瞳孔变化。

4. 观察伤者的主要受伤部位　注意局部有无渗血、包扎有无松动脱落等。

5. 发现病情异常，应立即展开抢救。

6. 每隔半小时对伤者再评估一次，重伤者每隔 15 分钟评估一次。

7. 如果伤者所在的环境有危险以及发生二次伤害的可能性，应在尽可能保护伤者的情况下迅速撤离现场。

八、相关知识

1. 原则　原则上现场救护，只有在现场环境危险，才能移动伤员；尽可能找人帮忙，并设法找到搬运工具。尽量不要单独搬动伤员，情况紧急时例外。移动前先了解伤情，有出血的应先止血和包扎；有头、颈部损伤的应先固定头颈部；有骨折的应予固定。现场救护后，要根据伤病人的伤情轻重和特点分别采取搀扶、背运、双人搬运等措施。怀疑有脊柱、骨盆、双下肢骨折时不能让伤病人试行站立。怀疑有肋骨骨折的伤病人不能采取背运的方法。伤势较重，有昏迷、内脏损伤、脊柱、骨盆骨折，双下肢骨折的伤病人应采取担架器材搬运方法。现场如无担架，制作简易担架，并注意禁忌范围。尽量让病人处于舒适的位置。但是，保持病人的头、颈、胸在同一正中线的位置上是最重要的搬运规则。尽量用牢固的长木板搬运严重创伤的病人。搬运前应将伤员牢固地捆绑在木板上，小心、平稳地抬送病人。

2. 四人搬运方法

（1）一人在伤病人的头部，双手掌抱于头部两侧轴向牵引颈部。

（2）另外三人在伤病人的同一侧（一般为右侧），分别在伤病人的肩背部、腰臀部、膝踝部。双手掌平伸到伤病人的对侧。

（3）四人均单膝跪地。

（4）四人同时用力，保持脊柱为一轴线，平稳将伤病人抬起，放于脊柱板上。

（5）上颈托，无颈托在颈部两侧用沙袋或衣物等固定。

（6）头部固定器固定头部，或布带固定。

（7）用6~8条固定带,将伤病人固定于脊柱板。

（8）2~4人搬运。

九、关键词

创伤急救搬运技术　　techniques of first aid-handling

十、案例分析

患者,男,28岁,半小时前施工中不慎从三楼摔下,拟随"120"救护车到达现场。患者痛苦面容,主诉颈腰部疼痛,左下肢麻木无力。查体情况:神情语利,头双上肢活动正常,颈腰局部压触痛异常,左下肢无畸形主动伸抬无力,余(-)。

请做初步诊断及处理。

参考答案:

初步诊断:脊柱(颈椎、腰椎)损伤,脊髓损伤?

1. 患者准备

（1）与患者及家属沟通,告知固定搬运的目的、必要性,固定后的可能等,取得患者的配合。

（2）患者采取安全、舒适且利于操作的体位。

2. 操作者准备

（1）衣帽整齐,正确戴好口罩、帽子。

（2）核对患者信息,评估病情及局部伤口情况,病情稳定后行固定搬运术。

（3）询问有高血压、心脏病等既往病史。

3. 用物准备　绷带、三角巾、夹板、石膏及衬垫物、颈托及担架等其他替代物。

4. 操作过程

（1）观察伤者面部、口唇及肢端颜色:发现异常立即查找原因并采取相应措施,观察呼吸、循环、瞳孔变化。

（2）观察伤者的主要受伤部位:注意局部有无渗血、包扎固定有无松动脱落等。

（3）发现病情异常,应立即展开抢救,每隔半小时对伤者再评估一次,重伤者每隔15分钟评估一次。

（4）如果伤者所在的环境有危险以及发生二次伤害的可能性,应在尽可能保护伤者的情况下迅速撤离现场。

（5）有头、颈部损伤的应先固定头颈部;有骨折的应予固定。

1）一人在伤病人的头部,双手掌抱于头部两侧轴向牵引颈部。

2）另外三人在伤病人的同一侧(一般为右侧),分别在伤病人的肩背部、腰臀部、膝踝部。双手掌平伸到伤病人的对侧。

3）四人均单膝跪地。

4）四人同时用力,保持脊柱为一轴线,平稳将伤病人抬起,放于脊柱板上。

5）上颈托,无颈托在颈部两侧用沙袋或衣物等固定。

6）头部固定器固定头部,或布带固定。

7）用6~8条固定带,将伤病人固定于脊柱板,2~4人搬运。

（6）现场救护后,怀疑有脊柱、骨盆、双下肢骨折时不能让伤病人试行站立。怀疑有肋骨骨折的伤病人不能采取背运的方法。伤势较重,有昏迷、内脏损伤、脊柱、骨盆骨折,双下肢骨折的伤病人应采取担架器材搬运方法。

（7）现场如无担架,制作简易担架,并注意禁忌范围。尽量让病人处于舒适的位置。但是,保持病人的头、颈、胸在同一正中线的位置上是最重要的搬运规则。尽量用牢固的长木板搬运严重创伤的病人。搬运前应将伤员牢固地捆绑在木板上,小心、平稳地抬送病人。

十一、评分标准(见表 3-25-1)

表 3-25-1　创伤急救搬运技术操作参考评分标准

项目	分数	内容及评分标准	满分	得分
准备工作	20	患者准备:与患者及家属沟通,告知固定搬运的目的、必要性,固定后的可能等,取得患者的配合	4	
		患者采取安全、舒适且利于操作的体位	2	
		操作者准备:衣帽整齐,正确戴好口罩、帽子	2	
		核对患者信息,评估病情及局部伤口情况,病情稳定后行固定搬运术	4	
		询问有无高血压、心脏病等既往病史	2	
		用物准备:固定用品:器材准备:绷带、三角巾、夹板、石膏及衬垫物、颈托及其他替代物	6	
操作过程	60	观察伤者面部、口唇及肢端颜色:发现异常立即查找原因并采取相应措施,观察呼吸、循环、瞳孔变化	5	
		观察伤者的主要受伤部位:注意局部有无渗血、包扎固定有无松动脱落等	5	
		发现病情异常,应立即展开抢救,每隔半小时对伤者再评估一次,重伤者每隔 15 分钟评估一次	5	
		如果伤者所在的环境有危险以及发生二次伤害的可能性,应在尽可能保护伤者的情况下迅速撤离现场	5	
		有头、颈部损伤的应先固定头颈部:有骨折的应予固定 一人在伤病人的头部,双手掌抱于头部两侧轴向牵引颈部	5	
		另外三人在伤病人的同一侧(一般为右侧),分别在伤病人的肩背部、腰臀部、膝踝部,双手掌平伸到伤病人的对侧	5	
		四人均单膝跪	2	
		四人同时用力,保持脊柱为一轴线,平稳将伤病人抬起,放于脊柱板上	3	
		上颈托,无颈托在颈部两侧用沙袋或衣物等固定	5	
		头部固定器固定头部,或布带固定	5	
		用 6~8 条固定带,将伤病人固定于脊柱板,2~4 人搬运	5	
		现场救护后,要根据伤病人的伤情轻重和特点分别采取搀扶、背运、双人搬运等措施。怀疑有脊柱、骨盆、双下肢骨折时不能让伤病人试行站立。怀疑有肋骨骨折的伤病人不能采取背运的方法。伤势较重,有昏迷、内脏损伤、脊柱、骨盆骨折,双下肢骨折的伤病人应采取担架器材搬运方法	5	
		现场如无担架,制作简易担架,并注意禁忌范围。尽量让病人处于舒适的位置。但是,保持病人的头、颈、胸在同一正中线的位置上是最重要的搬运规则。尽量用牢固的长木板搬运严重创伤的病人。搬运前应将伤员牢固地捆绑在木板上,小心、平稳地抬送病人	5	

项目	分数	内容及评分标准	满分	得分
操作过程总体评价	10	操作熟练、稳重	2	
		操作顺序有条理、不慌乱	2	
		爱伤观念、仪表、态度，操作认真严谨	2	
		沟通有礼貌	2	
		物品基本复原、废物废料销毁、丢弃到正确的位置	2	
提问	10	随机选择 2 个问题，每题 5 分	10	
总分	100		100	

相关问题：

1. 急性左心衰竭患者如何急救搬运？

2. 颈椎外伤骨折的患者如何搬运？

（田文平　董乐乐）

第二十六节　局部封闭技术
Local Block

一、目的

1. 消炎镇痛（无菌性炎症）。

2. 诊断性治疗。

3. 软化纤维瘢痕组织。

4. 降低局部创伤免疫反应。

二、适应证

1. 慢性劳损性疾病，如筋膜炎、跟痛症、滑囊炎等。

2. 急性损伤性疾病，如急性腰扭伤、软组织扭伤和挫伤、创伤性滑膜炎等。

3. 骨-纤维管压迫综合征，如弹响指、桡骨茎突部狭窄性腱鞘炎、腕管综合征等。

4. 退行性变疾病，如腰椎间盘突出症、骨关节炎等。

5. 其他疾病，如尾骨痛等。

三、禁忌证

1. 绝对禁忌证

（1）穿刺部位或邻近皮肤有局部感染。

（2）怀疑局部疼痛可能与局部感染有关。

（3）痛点处或痛点邻近的 X 线片提示有骨或软组织病理性病变，如骨肿瘤。

（4）有正在治疗中的全身慢性感染，如结核病。

（5）有消化道反复出血史，特别是近期有消化道出血者。

（6）患者不能使用激素或对激素、麻醉药过敏。

（7）18 岁以下儿童。

（8）骨折部位。

（9）关节手术前：增加感染风险。

2. 相对禁忌证

（1）患者有凝血功能异常。

（2）有严重的高血压或糖尿病。

（3）较大肌腱病变：如跟腱、髌腱。

（4）妊娠：法医学因素。

（5）精神源性因素：注射可加重疼痛。

四、操作前准备

1. 患者准备

（1）向患者解释此项操作的目的、操作过程和可能的风险。

（2）告知需要配合的事项（操作过程中注意避免剧烈活动，保持体位，如有头晕、心悸、气促等不适及时报告）。

2. 物品准备

（1）消毒药品：碘伏。

（2）药品：麻醉药（常用利多卡因或罗哌卡因）、糖皮质激素（常用为复方倍他米松 0.5~1ml 或曲安奈德 0.5~1ml）。

（3）其他：注射器（5ml 1 个、20ml 1 个）、输液贴 1 个、无菌棉球若干。

3. 操作者准备　操作者洗手，消毒，摆好患者体位，打开需要用的药品。

五、操作步骤

1. 体位　充分暴露穿刺点即可。

2. 穿刺点选择（如图 3-26-1，图 3-26-2）　仔细寻找压痛点，找到压之最疼痛的一点，估计进针深度并考虑进针点下方有无重要神经血管经过，避免损伤。

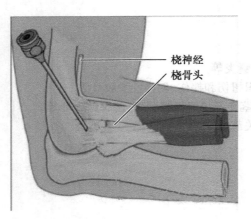
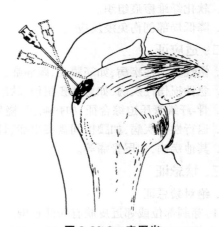

图 3-26-1　网球肘　　　　　　　　　　图 3-26-2　肩周炎

3. 消毒　严格执行无菌技术，消毒部位用碘伏消毒 2~3 遍。

4. 抽药前一定核对药物的有效期和浓度。

5. 注射　从合适部位进针，到达部位后（如骨膜处、腱鞘内等），回抽药物，确定针头不在血管内后再推药。

6. 拔针后注射点用无菌输液贴覆盖。

7. 在任何部位做局部封闭后,都应让患者休息并观察 10~15 分钟,注意部分患者可能出现头晕、步态不稳的情况,甚至休克。

六、并发症及处理

1. 局部难以治愈的感染,软化纤维组织的作用导致肌腱断裂甚至跟腱断裂,皮肤皮下脂肪组织明显萎缩、发白等。感染可能导致肢体的残疾。感染可沿腱鞘或组织间隙蔓延,治疗不及时可能累及骨与关节,甚至不得不截肢。

2. 激素注射后可发生如下改变　减少发炎部位免疫细胞数目,稳定溶酶体膜,抑制巨噬细胞的吞噬作用,减少前列腺素及相关物质生成。应该注意,凡是激素可能发生的不良反应,局部封闭都可能发生,如骨质疏松、股骨头无菌性坏死等。因此不可频繁注射。

3. 局部封闭所用的局部麻醉药,注射后都可能产生头晕、步态不稳的情况,注射点愈靠近头部就愈发生。这可能是局部麻醉药被吸收后导致全身血管扩张造成的,因此局部封闭后要求患者休息并观察 15~20 分钟。

4. 邻近脏器的损伤　如在胸背部做局部封闭造成张力性气胸,膝部注射导致膝关节内血肿等,所以要想到穿刺点下方的脏器和可能发生的危险并加以避免。

七、注意事项

1. 如需使用普鲁卡因,需要先询问过敏史或进行皮试。

2. 不可注射到皮下,更不能注入皮内,以免造成皮肤发白、变薄。如患者皮下脂肪很少,则应从组织肥厚一些的部位进针。

3. 不要注入肌腱内,因为激素有软化纤维组织的作用,可能造成肌腱断裂。

4. 注射时,万万不可将药物直接注入神经干内,这将造成患者剧烈的麻痛,接着是该神经干支配区感觉麻痹、运动丧失,极少数患者可能发生不可逆的神经损伤。所以如果患者在穿刺过程中感觉麻痛,应立即改变穿刺方向,切不可将药物注入神经干内。

5. 尽可能用最小号的针头注射,使穿刺的创伤减少到最低程度。

八、相关知识

局部封闭应用皮质类固醇可能的机制:

1. 减轻全身炎症性疾病的炎性反应:关节内注射可通过多方面抑制滑膜细胞浸润和前炎症细胞因子表达。

2. 抑制退行性关节疾病中的炎性反应加重。

3. 打断炎症"损伤—修复—损伤加重"的恶性循环:持续性轻微炎症反应过程中,组织修复和瘢痕形成可导致组织粘连,从而使炎症迁延加剧。

4. 直接的镇痛作用。炎症是一个由诸多分子和细胞参与的瀑布式反应,对"肌腱炎"中炎症的确切作用存在相当多的争议,更多学者用"肌腱病"描述此类病理变化。其疼痛多因受肌腱释放的化学物质刺激伤害性感受器所致,而并非肌腱的炎症或结构性破坏引起。皮质类固醇体外实验显示:可通过直接膜效应抑制沿无髓鞘 C 纤维的疼痛传递信号。

九、关键词

无菌性炎症　aseptic inflammation

狭窄性腱鞘炎　stenosing tendinitis

痛点　pain spot

十、案例分析

患者,女,42 岁,家庭主妇,既往体健,1 个月前无明显原因右肘、前臂疼痛不适,患肢拧衣服毛巾、提水疼痛加重。给予热敷、外用膏药效不佳求诊。查体：右肘外侧髁局部压痛，前臂旋后时加重。

要求：选择物品器械，在模拟人上进行相应的治疗操作。

参考答案：

1. 初步诊断是右肱骨外上髁无菌性炎症。

2. 治疗操作

患者准备：

（1）与患者及家属沟通，告知清创的目的、必要性、术后的可能等，取得患者的配合，并签署有创操作知情同意书。

（2）患者采取舒适且利于操作的体位。

操作者准备：

（1）衣帽整齐，正确戴好口罩、帽子。

（2）操作者手清洁和消毒，消毒洗手液洗手。

（3）询问有无药物过敏史，特别是麻醉药物过敏史。

用物准备：

（1）封闭用品：麻醉药（常用利多卡因或罗哌卡因），糖皮质激素（常用为复方倍他米松 0.5～1ml 或曲安奈德 0.5～1ml），注射器（5ml 1 个、20ml 1 个）。

（2）消毒用品：0.5%碘伏或棉签，输液贴 1 个、无菌棉球若干。

（3）用物准备无遗漏，严格无菌原则。

操作过程：

（1）体位：充分暴露穿刺点。

（2）穿刺点选择：仔细寻找压痛点，要求找到压之最疼痛的点，估计进针深度并考虑进针点下方有无重要神经血管经过，避免损伤。

（3）消毒：擦干皮肤，用碘酒、酒精或碘伏在伤口周围消毒，消毒时不能露白，不能回消，依次缩小，碘伏消毒共两遍（如为碘酊、酒精消毒则为三遍）。

（4）抽药前一定核对药物的有效期和浓度。

（5）注射：从合适部位进针，到达部位后（如骨膜处、腱鞘内等），回抽药物，确定针头不在血管内后再推药。

（6）拔针后注射点用无菌输液贴覆盖。

（7）局部封闭后让患者休息并观察 10～15 分钟。

十一、评分标准（见表 3-26-1）

表 3-26-1　局部封闭术操作参考评分标准

项目	分数	内容及评分标准	满分	得分
准备工作	25	患者准备：与患者及家属沟通，告知局部封闭的目的、必要性、封闭后的可能等等，取得患者的配合，并签署有创操作知情同意书	6	
		患者采取舒适且利于操作的体位	2	
		操作者准备：衣帽整齐，正确戴好口罩、帽子	3	
		操作者手清洁和消毒	4	
		询问有无药物过敏史，特别是麻醉药物过敏史	2	

续表

项目	分数	内容及评分标准	满分	得分
准备工作	25	用物准备： 封闭用品：麻醉药(常用利多卡因或罗哌卡因),糖皮质激素(常用为复方倍他米松0.5~1ml或曲安奈德0.5~1ml),注射器(5ml 1个、20ml 1个)	2	
		消毒用品：0.5%碘伏或碘伏棉签,输液贴1个、无菌棉球或棉签若干	2	
		用物准备无遗漏,严格无菌原则	4	
操作过程	55	体位：充分暴露穿刺点	5	
		穿刺点选择：仔细寻找压痛点,要求找到压之最疼痛的点,标记笔标记,估计进针深度并考虑进针点下方有无重要神经血管经过,避免损伤。	10	
		消毒：擦干皮肤,用碘酒、酒精或碘伏在伤口周围消毒,消毒时不能露白,不能回消,依次缩小,碘伏消毒共两遍(如为碘酊、酒精,则碘酊消毒三遍,酒精脱碘两遍)	10	
		抽药前一定核对药物的有效期和浓度	10	
		注射：从合适部位进针,到达部位后(如骨膜处、腱鞘内等),回抽药物,确定针头不在血管内后再推药	10	
		拔针后无菌棉签按压注射点,用无菌输液贴覆盖	5	
		局部封闭后让患者休息并观察10~15分钟	5	
操作过程总体评价	10	操作熟练、稳重、操作顺序有条理、不慌乱	2	
		有无菌意识	2	
		爱伤观念、仪表、态度,操作认真严谨	2	
		沟通有礼貌	2	
		物品基本复原、废物废料销毁、丢弃到正确的位置,操作后洗手	2	
提问	10	随机选择2个问题,每题5分	10	
总分	100		100	

相关问题：

1. 封闭疗法的适应证有哪些?
2. 封闭疗法的禁忌证有哪些?
3. 常用的封闭方法有几种?

（田文平　蔚　磊）

第二十七节　关节腔穿刺技术
Joint cavity paracentesis

一、目的

穿刺进入关节腔诊断或治疗相关疾病。

二、适应证

1. 四肢关节腔内积液,需行穿刺抽液检查或引流。

2. 注射药物进行治疗。

3. 关节腔内注入空气或造影剂,行关节造影术,以了解关节软骨或骨端的变化。

4. 关节急性或慢性感染,行穿刺治疗并帮助明确诊断。为早期手术切开引流提供依据。

三、禁忌证

1. 相对禁忌证 出血性疾病及体质衰弱、病情危重,难于耐受操作或难于配合者。

2. 绝对禁忌证 穿刺点皮肤有感染、肿物等情况。

四、操作前准备

1. 操作者戴口罩、帽子。

2. 与患者及家属沟通,告知可能的并发症 出血、感染、损伤周围组织、血管、神经、药物过敏、操作不成功、麻醉意外、心脑血管意外、其他不可预料的意外。签署穿刺同意书。核查患者血常规、凝血功能的抽血检查结果,询问有无麻醉药物过敏史。

3. 安抚患者,避免紧张及恐惧情绪。

4. 物品准备 手套、碘伏、5ml 注射器、20ml 注射器、18～20 号穿刺针、2%利多卡因注射液、无菌试管、无菌孔巾、胶布、弯盘、纱布、绷带等。必要时 C 臂 X 线机引导下穿刺。

五、操作方法

1. 再次核对患者姓名、性别、床号等,嘱咐患者相关注意事项。

2. 再次确认患者的病情、体征 测量脉搏、血压,相关部位的体格检查,如膝关节积液时可行浮髌试验判断关节腔积液情况,查看相关影像学资料,确认需要的操作无误。

3. 选择合适的体位并确定穿刺点

(1)膝关节穿刺(图 3-27-1):患者取仰卧位,以髌骨上缘的水平线与髌骨外缘的垂直线的交点为穿刺点,经此点贴近髌骨下方进针刺入关节腔;或患者取坐位屈膝 90°,在髌骨下缘髌韧带两侧的膝眼处垂直向后进针。

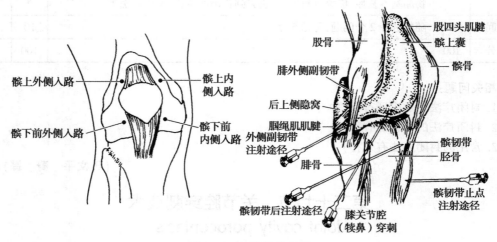

图 3-27-1 膝关节穿刺

(2)肩关节穿刺(图 3-27-2):患者取端坐位,患肢轻度外展外旋,肘关节屈曲予以适当支撑。

前方入路:于喙突与肱骨小结之间向垂直刺入关节腔;后方入路:于肩峰后外侧角下 1cm,向前内侧指向喙突方向刺入关节腔。

（3）肘关节穿刺（图 3-27-3）:肘关节屈曲 90°,紧靠桡骨头近侧,于后外向前下进针;或在尺骨鹰嘴顶端或肱骨外上髁之间向内前方刺入关节腔;或经尺骨鹰嘴上方,通过肱三头肌腱向前下方刺入关节腔。

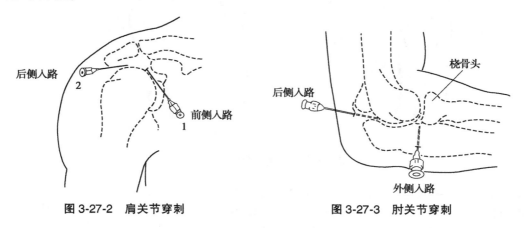

图 3-27-2　肩关节穿刺　　　　　　　　　图 3-27-3　肘关节穿刺

（4）腕关节穿刺（图 3-27-4）:在腕关节背面,鼻烟窝尺侧,桡骨远端垂直进针刺入关节腔。

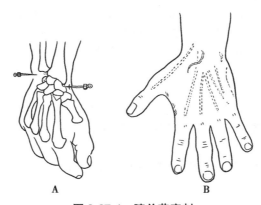

图 3-27-4　腕关节穿刺

（5）髋关节穿刺（图 3-27-5）:患者取仰卧位,腹股沟韧带中点带下 2cm,股动脉的外侧垂直进针刺入关节腔;或取下肢内收体位,在股骨大转子上经股骨颈向内上刺入关节腔。如考虑难度过大,可选择 C 臂 X 光机引导下穿刺。

（6）踝关节穿刺（图 3-27-6）:在外踝尖或内踝尖下缘,向内上进针,经踝部与距骨之间进入关节腔。

4. 消毒铺单　用碘伏在穿刺部位自内向外消毒皮肤,消毒范围直径约 15cm。解开穿刺包戴无菌手套,检查穿刺包内器械,铺消毒孔巾。

5. 局部麻醉　以 5ml 注射器抽取 2% 利多卡因 2~3ml,在穿刺点做皮肤及皮下的局部浸润麻醉,一边回抽一边注射,避免药物进入血管。

6. 穿刺过程　根据不同的穿刺部位,选择相应的穿刺针,肘、膝关节等关节腔相对表浅,可直接选择 10ml 或 20ml 注射器进行穿刺;肩、髋等关节腔相对表浅,应选用 18~20 号穿刺针进行

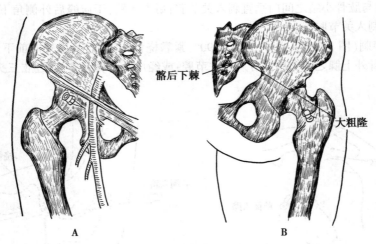

髂后下棘

大粗隆

A   B

图 3-27-5 髋关节前路、后路穿刺

穿刺。穿刺时左手固定穿刺部位皮肤,缓慢向关节腔进针,当有落空感时,可抽出关节液。如需关节腔内给药,可将药物用注射器抽好,与穿刺针连接,回抽少量关节液稀释,然后缓慢注入关节腔。

7. 标本送检　根据患者情况选择相应的送检项目,如常规、生化、病原学(革兰氏染色、细菌培养)等。通过肉眼观察初步判断积液性质:正常滑液为淡黄色透明液体;暗红色或陈旧性血液往往为外伤性,抽出血液中含脂肪滴,提示关节内骨折;脓液或浑浊的液体则提示感染。

8. 操作后处理

(1)穿刺完毕后拔出穿刺针,按压、消毒穿刺点,覆盖无菌纱布,以胶布固定;大量穿刺抽液后,还应适当加压包扎,固定。如积液较多,可多次抽液,一般每周2次为宜。

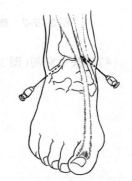

图 3-27-6 踝关节穿刺

(2)术后再次复测患者脉搏及血压,并观察术后反应,注意有无并发症。

六、并发症

1. 出血、感染。

2. 损伤周围组织、血管、神经。

3. 药物过敏、操作不成功、麻醉意外、心脑血管意外、其他不可预料的意外。

七、注意事项

1. 严格无菌操作,以避免关节腔内感染。

2. 穿刺时边抽、边进针,如刺入血管,应退出少许,改变方向后再进针。穿刺不宜过深,以免损伤关节软骨。

3. 反复注射类固醇类药物,可造成关节软骨损伤。故类固醇类药物注射不宜超过3次。

4. 穿刺时,需密切观察患者反应,如有头晕、面色苍白、出汗、心悸等表现,应立即停止抽液,并进行对症处理。

八、关键词

关节腔　joint cavity

穿刺术　paracentesis

九、案例分析

患者,男,78 岁,右侧膝关节疼痛 5 年,加重 4 天就诊。血常规、凝血功能无明显异常。主治医师建议患者行膝关节置换手术,患者及家属不同意。拟行合理治疗方案以缓解症状。

1. 该患者膝关节疼痛原因是什么?
2. 请简述骨性关节炎的病理学改变。
3. 请简述骨性关节炎的临床症状及体征。

参考答案:

1. 该患者膝关节疼痛考虑骨性关节炎又称肥大性骨关节炎、退行性关节炎、变形性关节炎、老年性骨关节炎,是影响人类健康最常见的关节疾病,以老年居多。

2. 在病理学上,骨性关节炎以关节软骨局灶性损伤,伴有骨赘形成、软骨下骨的改变、韧带松弛、关节周围肌肉萎缩、滑膜炎症和关节囊增生为特征。

3. 关节疼痛及压痛、关节肿大、晨僵(很少超过半小时)、关节摩擦音(感)、关节活动受限、关节内翻、外翻畸形及屈曲挛缩畸形。

十、评分标准(见表 3-27-1)

表 3-27-1　关节腔穿刺参考评分标准

项目	分数	内容及评分标准	满分	得分
准备工作	12	术者准备: 衣帽、口罩穿戴整齐	2	
		与患者及家属沟通,告知可能的并发症:出血、感染、损伤周围组织、血管、神经、药物过敏、操作不成功、麻醉意外、心脑血管意外、其他不可预料的意外。签署穿刺同意书。核查患者血常规、凝血功能的抽血检查结果,询问有无麻醉药物过敏史	4	
		安抚患者,避免紧张及恐惧情绪	2	
		物品准备:手套、碘伏、5ml 注射器、20ml 注射器、18~20 号穿刺针、2%利多卡因注射液、无菌试管、无菌孔巾、胶布、弯盘、纱布、绷带等。必要时 C 臂 X 线机引导下穿刺	4	
操作过程	60	再次核对患者姓名、性别、床号等,嘱咐患者相关注意事项	4	
		再次确认患者的病情、体征:测量脉搏、血压,相关部位的体格检查,如膝关节积液时可行浮髌试验判断关节腔积液情况,查看相关影像学资料,确认需要的操作无误	6	
		选择合适的体位并确定穿刺点	6	
		消毒铺单:用碘伏在穿刺部位自内向外消毒皮肤,消毒范围直径约 15cm。解开穿刺包戴无菌手套,检查穿刺包内器械,铺消毒孔巾	6	
		局部麻醉:以 5ml 注射器抽取 2%利多卡因 2~3ml,在穿刺点做皮肤及皮下的局部浸润麻醉,一边回抽一边注射,避免药物进入血管	6	

续表

项目	分数	内容及评分标准	满分	得分
操作过程	60	穿刺过程:根据不同的穿刺部位,选择相应的穿刺针,肘、膝关节等关节腔相对表浅,可直接选择10ml或20ml注射器进行穿刺;肩、髋等关节腔相对表浅,应选用18~20号穿刺针进行穿刺。穿刺时左手固定穿刺部位皮肤,缓慢向关节腔进针,当有落空感时,可抽出关节液。如需关节腔内给药,可将药物用注射器抽好,与穿刺针连接,回抽少量关节液稀释,然后缓慢注入关节腔	14	
		标本送检:根据患者情况选择相应的送检项目,如常规、生化、病原学(革兰氏染色、细菌培养)等。通过肉眼观察初步判断积液性质:正常滑液为淡黄色透明液体;暗红色或陈旧性血液往往为外伤性,抽出血液中含脂肪滴,提示关节内骨折;脓液或浑浊的液体则提示感染	8	
		穿刺完毕后拔出穿刺针,按压、消毒穿刺点,覆盖无菌纱布,以胶布固定;大量穿刺抽液后,还应适当加压包扎,固定。如积液较多,可多次抽液,一般每周2次为宜。	6	
		术后再次复测患者脉搏及血压,并观察术后反应,注意有无并发症。	4	
操作过程总体评价	18	无菌观念	4	
		人文关怀:言语通俗易懂,态度和蔼,沟通有效	4	
		操作熟练	4	
		时间把握:整体时间控制在10分钟以内	4	
		物品复原整理	2	
提问	10	随机选择2个问题,每题5分	10	
总分	100		100	

相关问题:

1. 关节腔穿刺的适应证有哪些?

2. 关节腔穿刺的禁忌证有哪些?

3. 关节腔穿刺后需要注意哪些情况?

（田文平　郑乐宇）

参 考 答 案

第一节　刷　　手

答案:

1. 无菌术是在手术、穿刺、注射、插管、换药等操作过程中针对可能引起感染的微生物和传播途径所采取的预防措施,由灭菌法、消毒法、操作规范和管理制度所组成。

2. 指进入手术室时需先换手术室内的洗手衣裤、无菌口罩和帽子。帽子应以完全遮盖头发为度,口罩必须遮住鼻孔和口。指甲要修短并去除甲下积垢。

3. 先脱下手术衣,再脱手套。如果手套未破,不需刷手直接在消毒液中浸泡;如果手套已破,必须重新洗手、刷手、泡手。

第二节　手术区消毒

答案:

1. 以右侧髂前上棘至脐连线中外 1/3 交点为消毒中心点,向上至肋缘水平,下至大腿上 1/3 水平,向左至腋前线,向右至腋后线。

2. 先是腹部,然后是会阴部,会阴部的消毒是由边缘到中心。

3. 手持消毒钳夹住消毒纱块,浸蘸适量消毒液。涂擦消毒液时应由手术中心向四周涂擦(如为感染伤口或肛门区手术,则自手术区外周涂向感染伤口或会阴、肛门处),已经接触污染部位的药液纱布不应再擦清洁处皮肤。

第三节　铺　　单

答案:

1. 器械护士按顺序传递治疗巾,前 3 块折边向着手术助手,第 4 块折边向着器械士。

2. 手术野四周及托盘上的无菌单为 4~6 层,手术野以外为两层以上。

3. 铺完第一层无菌单后,铺巾者要再次用 70% 乙醇浸泡手臂 3 分钟或用消毒液涂擦手臂、穿无菌衣、戴无菌手套后方可铺其他层无菌单。

第四节　切　　开

答案:

1.(1)接近病变部位,便于充分显露。

(2)损伤最小,尽量避免损伤血管、神经、肌肉等。

(3)有利于伤口愈合。

(4)形成瘢痕后不致妨害肢体功能。

(5)尽量沿皮纹或在易被毛发遮蔽处做切口。

2. 75% 乙醇。避免污染(感染)。

3.(1)切开皮肤时,一般刀刃与皮肤垂直,一次切开皮肤皮下,使创口边缘整齐,失活组织少。

(2)切开皮肤皮下组织,起刀时垂直将刀锋切入,移动时转至 45° 斜角切开皮肤,切口完成时又使刀呈垂直位。

(3)肌肉或腱膜应尽可能沿其纤维方向分开,必要时也可切断。

(4)防止损伤深部组织或器官。

第五节　打　　结

答案:

1. 五种。分别是方结、外科结、三重结、假结、滑结。常用的是方结、外科结、三重结。

2. 缝线穿入肠腔是为了使(打结的)线结打在肠腔。

3. 0.5cm。

第六节 缝 合

答案：

1. (1)认清组织,按层次缝合。

(2)对合要全层正确,不留死腔。

(3)针距和结扎力量要适当。针数过多可增加切口异物;过少则组织对合不贴切。结扎过紧会影响血运;过松则易有缝隙。皮肤的缝合应注意避免边缘内翻或外翻,影响愈合。

2. 单纯缝合、组织外翻缝合、组织内翻缝合。每一类又分为间断缝合和连续缝合两种。

3. 皮肤缝合用 1 号线,边距是 0.5cm,针距是 1cm。

第七节 换 药 术

答案：

1. 术后无菌切口,如无特殊反应,2~3 天后第一次换药;新鲜肉芽创面隔 1~2 天换药 1 次;污染伤口、感染伤口、烧伤创面、肠造口、肠瘘、慢性溃疡、窦道等,根据不同情况需每天换药 1 次或多次。

2. (1)凡士林纱条:用于新切开的脓腔或不宜缝合的伤口。优点是保护肉芽和上皮组织,不与创面粘连,易于撕揭而不疼痛。缺点是不易吸收分泌物,不适宜渗出物较多或深部伤口。

(2)纱布引流条:生理盐水或药液浸湿后的纱布条对脓液有稀释和吸附作用。用于切开引流后需要湿敷的伤口。

(3)硅胶引流条:用于术后渗血或脓腔开口较小的伤口。

(4)烟卷引流:将纱布卷成长形作引流芯,然后用乳胶皮片包裹,形似香烟。主要利用管芯纱布的毛细管作用引流,质地柔软,表面光滑,多用于腹腔引流或肌层深部脓肿的引流。

(5)硅胶引流管:用于腹腔引流、深部感染引流,或预防深部感染。

(6)双腔引流管:为平行的管,顶端均有数个侧孔,一个管进空气,另一个用于引流。

(7)特殊管状引流物:多为适应某些空腔脏器的特点或特殊的引流功能要求而制作。如"T"形管引流,专门用于胆道引流;蕈状导尿管引流,用于膀胱及肾盂造口,也同于胆囊造口的引流。

3. 先用后取,后用先取;先干后湿;先无刺激,后有刺激;用多少取多少。

第八节 拆 线 术

答案：

1. 头面颈部切口为术后 4~5 天拆线;下腹部、会阴部切口为术后 6~7 天;胸部、上腹部、背部、臀部切口为术后 7~9 天;四肢切口为术后 10~12 天(近关节处可适当延长拆线时间);减张缝线术后 14 天方可拆线。

2. 如切口长、局部张力高、患者营养情况较差等不利于切口愈合等因素。

3. 先处理相对清洁伤口,防止交叉感染。

第九节 外科感染的处理

答案：

1. (1)体表组织的炎症感染,伴有明显波动的脓肿形成。

（2）需要对感染进行细菌培养或药敏试验时。

（3）下颌部蜂窝织炎、手部以及其他特殊部位感染形成的脓肿,在脓液尚未聚集前。

（4）已经形成的脓肿破溃而引流不畅时。

2. 手术消毒区域应为肿物做标记处周围15cm,消毒2~3遍。

3. 治疗碗1个、碘伏块3~5个、卵圆钳1个、小纱块5个,无菌铺巾4块、5ml无菌注射器2支、2%利多卡因(10ml)1支、刀片1支、持针器1把、纹式止血钳4把、中弯止血钳2把、组织剪1把、三角针1个、4号丝线一包、注射用生理盐水、无菌凡士林纱布3块、无菌橡皮管1根、无菌手套2副、胶布1卷等。

4. 应在脓肿波动最明显处做切口,切口应在脓腔最低位,长度足够,以利引流。

第十节　静脉切开技术

答案:

1. 当病情紧急,急需快速大量补液、输血而静脉穿刺困难者。需较长时间维持静脉输液。

2. 在内踝前上方3cm。

第十一节　体表肿物切除术

答案:

1. (1)全身各部位的体表肿物,如体表脂肪瘤、纤维瘤、皮脂腺囊肿无感染时、皮样囊肿、腱鞘囊肿等均应手术切除。

（2）多发性脂肪瘤、纤维瘤等合并压迫症状者。

（3）皮脂腺囊肿继发感染时,待感染控制后再行切除。

2. (1)全身出血性疾病。

（2）肿物合并周围皮肤感染者。

第十二节　胸腔闭式引流术

答案:

1. 气胸:中等量以上的气胸。

血胸:快速胸腔内出血需观察出血速度,或胸腔内大量出血难以自行吸收、不适宜行胸腔穿刺者。

脓胸:量多、黏稠或合并食管、支气管瘘者。

任何原因所致胸膜腔开放者。

2. 胸膜腔为负压,一般呼气时(3~5)cmH$_2$O,吸气时(8~10)cmH$_2$O。为防止胸膜腔内负压使空气吸入造成气胸,应接水封瓶。管端插入液面下2~3cm为宜。

3. 大量快速胸腔内出血,行胸腔闭式引流术,1小时出血超过500ml,或连续3小时每小时出血超过200ml,即需立即开胸探查止血。

第十三节　肋骨骨折的急救技术

答案:

1. 肺挫伤、气胸、胸腔积液(血胸)、创伤性窒息。

2. 多头胸带固定、叠瓦式胶布固定、手术切开复位内固定、呼吸机"内固定"。

3. 多根多处肋骨骨折,受伤处胸壁失去肋骨支撑,造成胸壁软化,出现反常呼吸运动及连枷胸,导致纵隔扑动、缺氧和二氧化碳滞留,发生呼吸和循环功能障碍。

第十四节 心包穿刺术

答案:

1. (1)大量心包积液出现心脏压塞症状者。

(2)需对心包积液进行实验室检查,以鉴别诊断各种性质的心包疾病。

(3)通过心包腔内注药或冲洗,达到治疗作用。

(4)虽经治疗,但心包积液仍进行性增加或持续不缓解者。

2. (1)不能配合手术操作的患者。

(2)心包积液量甚少,估计在穿刺时有刺伤心肌之可能者。

(3)外伤心脏破裂和主动脉夹层所致的血性心包积液,禁止穿刺。

(4)出血性疾病、血小板减少低于 $50×10^9$/L、正在接受抗凝治疗患者为相对禁忌。

3. (1)肺损伤,肝损伤。

(2)心肌损伤,冠状动脉损伤。

(3)心律失常。

(4)感染。

第十五节 乳腺肿物切除术

答案:

1. 应同时行根治性全切除或保乳术,一期或二期乳房再造。

2. 肿物(包括包膜)完全游离切除。若肿物与周围组织界限不清,则将肿物与周围少量乳腺组织一并切除。

3. 乳房上象限肿物及乳晕附近肿物一般采用弧形切口,乳房下象限肿物一般采用放射状切口。

第十六节 耻骨上膀胱穿刺造瘘术

答案:

1. (1)确认膀胱充盈满意。

(2)注射器试穿膀胱。

(3)超声协助定位。

(4)术前了解有无下腹部及盆腔手术史。

2. 肠管损伤。

3. 下腹正中,耻骨上 2~3cm。

第十七节 烧 伤 治 疗

【烧伤创面处理方法】

清 创

答案:

1. (1)清创会带来较剧烈的疼痛,心脏病、高血压、癫痫、精神障碍患者清创要适度。

(2)大面积的烧伤要求简单清创,避免长时间的清创影响抢救,清创疼痛亦可加重病情。

（3）患者情绪不稳定、躁动不安、生命体征不平稳、休克症状明显者。可简单清创或待平稳后清创。

2.（1）清创疼痛诱导原有慢性病加重，如心律失常、高血压、癫痫发作等。

（2）清创易引起出血。

（3）清创疼痛、紧张可发生低血糖反应、脑供血不足、虚脱、晕厥。

3. 患者清创时由于疼痛或紧张可发生低血糖反应、脑供血不足、虚脱、晕厥等症状，发生时嘱患者取平卧位，减少刺激，适当休息多可恢复。必要时建立静脉通路，适当补充葡萄糖即可。

包　　扎

答案：

1.（1）使清洁、消毒后的创面或术区与外界隔离起到防止外源性感染的作用。

（2）保持创面湿润的环境，有利于皮肤的再生。

（3）有利于引流创面或术区的渗液。

（4）避免机械性再损伤，保护表皮完整，防止擦脱。

（5）有利于患者的护理、有利于睡眠，有利于制动。

（6）术后加压。

2. 肢体包扎后应取抬高位以利于血液回流，减轻肢体远端的肿胀。

3. 采取手掌手指伸直位或过伸位。

暴　　露

答案：

1. 最适宜在温暖、干燥、洁净的环境使用。

2. 油膏剂型。

3. 绿脓杆菌感染。

半暴露治疗

答案：

1. 半暴露治疗由于给予了脱皮的创面一个较好的覆盖，没有让创面直接暴露于干燥的空气中，因此对保护间生态组织有一定的好处。但其适应证较窄，不适合Ⅲ度创面的治疗。

2.（1）创面上只贴附 1~2 层纱布，纱布较厚对创面的干燥不利。

（2）纱布与基底的贴附要紧密，不要产生死腔，纱布固定良好不移动、不打折。

3.（1）半暴露治疗创面应严格制动。

（2）半暴露创面忌长时间受压。

（3）敷料下积液应尽快清洗、引流。

湿　　敷

答案：

1. 氢氟酸以钙镁制剂作为中和剂，可湿敷、静脉输入或伤区皮下注射，黄磷用 1%~2% 的硫酸铜溶液涂擦创面使生成黑色磷化铜便于清除。期间用 5% 碳酸氢钠溶液湿敷或冲洗中和磷酸，铬酸盐用 5% 硫代硫酸钠溶液或膏剂湿敷或涂抹；也可用 10% 维生素 C 溶液湿敷。

2.（1）某些特殊化学烧伤禁忌湿敷。例如：石灰在未清除干净时切忌水湿敷、黄磷烧伤切忌油脂敷料包扎，切忌硫酸铜溶液湿敷或浸泡。

（2）保痂创面忌湿敷。

(3)脓毒症创面。

3. 禁忌湿敷治疗的化学烧伤包括:面积较大的沥青烧伤不宜用松节油、汽油湿敷,有经皮肤吸收中毒的危险;黄磷烧伤切忌硫酸铜和油脂湿敷,防止铜、磷的吸收入血;三氯化磷烧伤宜用大量清水冲洗,湿敷治疗会加重热烧伤;石灰、电石在用油脂擦洗干净之前切忌水溶液湿敷;酸碱烧伤宜水冲洗,不宜中和剂湿敷。

浸 浴 治 疗

答案:

1. 首次浸浴治疗时,浸泡时间应该以 20~30 分钟为宜,浸浴时观察患者的一般情况和生命体征,防止发生虚脱、晕厥等症状。

2.(1)循环功能障碍致器官供血不足或虚脱。

(2)愈合创面再损伤。

(3)低血糖血症。

3. 浸浴时水温宜设定在 37~40℃ 之间,并利用现有的条件使水温保持恒定。

切 开 减 张 术

答案:

1. 切开减张术往往是急诊手术,紧急状态下,为挽救肢体,避免肢体远端坏死,可以考虑非麻醉下进行。其间可以静脉给予镇静止痛药。

2. 切口设计成"W"形,有利于松解被限制的呼吸系统,有利于呼吸运动。

3. 注意要在血压监护的基础上,逐个肢体续贯减张,防止血压的突然降低,危及生命。

第十八节 手法复位术

答案:

1. 早期复位,首选闭合复位,力争解剖复位,保证功能复位,复位后必须固定。

2. 功能复位的标准如下

(1)旋转、分离移位:必须纠正。

(2)短缩移位:成人下肢骨折不超过 1cm,上肢不超过 2cm ,儿童下肢骨折短缩应在 2cm 以内。

(3)成角移位:允许具有生理弧度的骨干与弧度一致的 10° 以内的成角,必须完全纠正侧方成角。

(4)骨干横行骨折:骨折端对位至少应达到 1/3,干骺端骨折对位不少于 3/4。

第十九节 石膏绷带固定技术

答案:

1. 注意事项

(1)选择石膏绷带时要查看有效期及密封袋是否失效。

(2)骨突部位如腓骨小头、踝等可加厚棉衬、垫,防止压疮。

(3)石膏固定范围一般需要固定远端和近端关节。下肢长腿石膏宜用前后托,防止断裂。

(4)石膏管型时,肘、踝关节处可采用"8"字法缠包,以加强牢固度。

(5)托扶石膏时应用手掌禁用手指,跨越关节部位两侧可适度剪开,制作完成的石膏要密封保存。

(6)固定关节的位置根据复位的需要而不同,一般情况固定在功能位,如肘关节固定在屈曲

90°,前臂旋转中立位。

2. 患者初步考虑是否有或排除肺栓塞,立即吸氧、建立静脉通路,行胸部查体、心电图检查、D-二聚体检测、动脉血气分析、X 线片、CT 等。

第二十节 牵 引 术

答案:

1. 操作的安全性。

2. 发生感染者可静脉应用抗生素,针道周围及时清洗换药。穿针处感染应保持引流通畅,局部干燥,感染严重则需要去除牵引针。

3.(1)皮牵引可因包扎过紧或牵引重量过重出现皮肤水疱,压疮,严重者肢体坏死。

(2)骨突部位保护不足造成皮肤压疮、表浅神经麻痹,如腓总神经麻痹。

(3)骨牵引安装时可发生神经、血管损伤,如股内侧血管神经束。

(4)骨牵引针道的软组织感染,骨髓炎。

(5)长期制动可发生深静脉血栓(DVT),肺栓塞(PE)等。

(6)晚期并发症还包括:坠积性肺炎、压疮、关节僵硬、肌肉萎缩等。

第二十一节 清 创 术

答案:

1. 如果疑有破伤风杆菌感染,因为破伤风杆菌是厌氧菌,所以用过氧化氢消毒可以杀灭破伤风杆菌。术后给予破伤风抗毒素或破伤风免疫球蛋白,并根据伤情给予合适的抗生素预防感染。

2. 化脓、感染伤口不能缝合。

3. 伤口表浅,止血良好,缝合后没有无效腔时,一般不必放置引流物。伤口深,损伤范围大且重;污染重的伤口和无效腔可能存在有血肿形成时,应放置引流物。

4. 大块皮肤缺损应及时进行植皮,以保护组织,特别是神经、血管、骨关节。

第二十二节 创伤急救止血技术

答案:

1. 填塞法:是将消毒的纱布、棉垫、急救包填塞、压迫在伤口内,外用棉垫、绷带加压包扎。主要用于腹股沟、腋窝、盆腹腔、臀部等肌肉、骨端渗血伤口,此法的缺点是止血不够彻底,且增加感染机会。止血带法:能有效地制止四肢出血。但用后可能引起或加重远端坏死、急性肾功能不全等并发症,因此主要用于四肢等暂不能用其他方法控制的出血。

2. 使用止血带的注意事项

(1)必须做出显著标志(如红色布条),注明和计算时间。

(2)连续阻断血流时间一般不得超过 1 小时,如必须继续阻断血流,应每隔 1 小时放松 1~2 分钟。

(3)要避免止血带勒伤皮肤,勿用绳索、电线等缚扎;用橡胶管(带)时应先在缚扎处垫上 1~2 层。还可用帆布带或其他结实的布带,加以绞紧作为止血带(勿过紧)。

(4)止血带位置应接近伤口(减小缺血组织范围)。但上臂止血带不应缚在中 1/3 处,以免损伤桡神经;前臂和小腿不适用止血带,因有两根长骨使血流阻断不全。

3. 防止损伤神经。

4. 防止损伤桡神经。

第二十三节 创伤急救包扎技术

答案：

1. （1）包扎时部位要准确、严密，不遗漏伤口，伤口封闭要严密，防止污染伤口。

（2）包扎动作要轻，不要碰撞伤口，以免增加伤病人的疼痛和出血。

（3）包扎要牢靠，但不宜过紧，以免妨碍血液流通和压迫神经。

（4）尽可能带上医用手套，如无，用敷料、干净布片、塑料袋、餐巾纸为隔离层。

（5）不用水冲洗伤口（化学伤除外），不要在伤口上用消毒剂或消炎粉。

（6）不要对嵌有异物或骨折断端外露的伤口直接包扎。

（7）包扎肢体时不得遮盖手指或脚趾尖，以便观察血液循环情况。

2. 肠管外溢，不得将其送入腹内。腹部脏器溢出的伤口包扎：协助伤者仰卧屈膝位，在脱出脏器表面覆盖生理盐水纱垫，用碗、盆等器皿扣住脱出的内脏，再用宽胶布或三角巾固定。脑组织外露也可应用此方法包扎。

第二十四节 创伤急救固定技术

答案：

1. 夹板固定超过膝关节，下面到后跟。

2. 夹板长度超过膝关节，上端固定至大腿，下端固定至踝关节及足底。膝关节、踝关节处垫以敷料再以绷带捆扎。也可将患者两腿并拢用绷带捆扎之（简易固定法）。

3. （1）固定失效。

（2）皮肤及软组织损伤。

（3）肢体缺血坏死。

（4）神经损伤。

第二十五节 创伤急救搬运技术

答案：

1. 急救处理方法 保持患者头高脚低位；立即给予高流量鼻导管吸氧；监测患者的生命体征。根据具体情况选择用药：强心：毛花苷 C（西地兰）0.2～0.4mg 静脉注射；利尿：速尿 20～40mg 静脉注射；扩血管：硝酸甘油 1～2 片舌下含化；单硝酸异山梨酯 10～30mg 静脉滴注；平喘解痉：氨茶碱 0.25～0.5g 静脉注射等；所有患者均在现场急救后就近送院。急性左心衰竭发生时病人常取坐位，双腿下垂（休克者除外），以减少静脉回流，减轻心脏负荷。但在院前急救搬运抬抱病人的过程中往往忽略或不易保持坐姿。且搬动病人的过程中易增加病人的活动量，易增加病人的紧张情绪，往往加重缺氧加重心力衰竭症状，甚至引起患者呼吸减弱、意识丧失、休克、甚至死亡。条件许可时，可用新型坐椅式担架搬运病人。病人上车后，轻放置在硬担架床上，抬高担架床头部，以保持病人坐姿，双腿下垂。病人送达医院后，应要求院方提供可抬高床头的担架床，做好病情交接班工作，切勿让病人平卧。

2. 颈椎损伤的固定与搬运操作流程

（1）初步判断伤情，保证呼吸道畅通（此时千万不要让头扭动，只让颈部向前伸即可）。若没有呼吸，应进行人工呼吸。当搬运颈椎骨折（高位胸椎骨折）病人时，要用门板或梯子作担架。现场把毛巾、毛毯等放到头周围，用砖、石头等把头固定，避免左右移动。

（2）颈托固定伤者头颈部：在放置颈托前测量伤者颈部长度，用拇指与示指分开成直角，四指并拢,拇指于下颌正中,示指置下颌下缘,测量下颌角至斜方肌前缘的距离。

(3)调整颈托,塑型。

(4)放置颈托时先放置颈后,再放置颈前,保证位置居中,扣上搭扣,松紧度适中。

(5)颈托固定后,进一步检查判断伤情:检查伤者头面部、耳、鼻、气管是否居中,胸骨有无骨折,胸廓挤压分离试验,骨盆挤压分离试验,腹部、会阴部、背部、四肢有无损伤。

(6)搬运

1)移动伤者:急救员动作统一协调,搬动必须平稳,防止头颈部转动和脊柱弯曲。

2)固定伤者:伤者躯体和四肢固定在长脊板上,按从头到脚顺序固定,头部固定器固定头部,胸部固定带交叉固定,髋部、膝部固定带横行固定,踝关节固定带绕过足底"8"字形固定。

3)急救员平稳抬起伤者,足侧的助手先行,指挥者在头侧,同时观察伤者头颈部情况。

第二十六节 局部封闭技术

答案:

1.(1)慢性劳损性疾患,如腰肌筋膜炎、跟痛症、滑囊炎等。

(2)急性损伤性疾患,如急性腰扭伤、软组织扭伤、创伤性滑膜炎等。

(3)骨-纤维管压迫综合征,如弹响指、桡骨茎突部狭窄性腱鞘炎、腕管综合征等。

(4)退行性变疾患,如腰椎间盘突出症、骨性关节炎、颈椎病等。

(5)其他疾患,如尾骨痛、类风湿性关节炎、骨囊肿等。

2.(1)患结核病及化脓性炎症与恶性肿瘤的病人不宜采用激素封闭疗法。

(2)体弱或全身情况不佳的病人、肝、肾功能障碍的病人、盐酸普鲁卡因过敏的病人不宜采用盐酸普鲁卡因封闭疗法。

(3)诊断不明确的病人最好不用或慎用封闭疗法(诊断性治疗的病人除外)。

(4)患有全身性严重疾患(如血友病)的病人、精神失常的病人不宜采用封闭疗法。

(5)局部皮肤有擦伤、感染或表皮糜烂的病人不能应用封闭疗法。

3.(1)鞘内封闭法:将封闭液注入腱鞘内的方法,如狭窄性腱鞘炎可行腱鞘内封闭。

(2)肌腔、韧带起止点及骨膜等部位的封闭法:将封闭液直接注入病变局部的方法,如肱骨外上裸炎、踝关节扭伤等可采用本法。

(3)关节腔封闭法:将封闭液注入关节腔的方法,如骨性关节炎、类风湿性关节炎等可应用本法。

(4)穴位封闭法:将封闭液注入穴位的方法。穴位即针灸的刺激点是人体脏腑之气输注聚结之所在。骨科封闭常用的穴位有数十个,如合谷、大推、足三里、环跳、承山、肾俞等。其选穴要准确进针后有得气感才可注射。

(5)椎管内封闭法:将封闭液注入硬膜外腔或蛛网膜下腔的方法,如腰椎间盘突出症、颈椎病等可施用本法,但需有必要的设备及操作经验才宜应用。

(6)其他部位的封闭法:如在骨囊肿的囊腔、神经干的周围等进行封闭。

第二十七节 关节腔穿刺技术

答案:

1.(1)四肢关节腔内积液,需行穿刺抽液检查或引流。

(2)注射药物进行治疗。

（3）关节腔内注入空气或造影剂，行关节造影术，以了解关节软骨或骨端的变化。

（4）关节急性或慢性感染，行穿刺治疗并帮助明确诊断。为早期手术切开引流提供依据。

2.（1）相对禁忌证：出血性疾病及体质衰弱、病情危重，难于耐受操作或难于配合者。

（2）绝对禁忌证：穿刺点皮肤有感染、肿物等情况。

3.（1）严格无菌操作，以避免关节腔内感染。

（2）穿刺时边抽、边进针，如刺入血管，应退出少许，改变方向后再进针。穿刺不宜过深，以免损伤关节软骨。

（3）反复注射类固醇类药物，可造成关节软骨损伤。故类固醇类药物注射不宜超过 3 次。

（4）穿刺时，需密切观察患者反应，如有头晕、面色苍白、出汗、心悸等表现，应立即停止抽液，并进行对症处理。

参 考 文 献

［1］杨镇.外科实习医师手册［M］.5 版.北京：人民卫生出版社，2013.

［2］陈红.中国医学生临床技能操作指南［M］.2 版．北京：人民卫生出版社，2014.

［3］马明信，孙靖中.国家医师资格考试实践技能应试指南［M］.临床执业医师.修订版.北京：人民卫生出版社，2014.

［4］蒋耀光，范士志，王如文.门诊外科学［M］.2 版.北京：人民军医出版社，2010.

［5］王昌明.临床基本技能操作手册［M］.上海：第二军医大学出版社，2006.

［6］许怀瑾.实用小手术学［M］.2 版.北京：人民卫生出版社，2008.

［7］才文彦，严仲瑜.现代外科诊疗手册［M］.2 版.北京：北京医科大学出版社，2001.

［8］陈孝平，汪建平.外科学［M］.8 版.北京：人民卫生出版社，2013.

［9］吴孟超，吴在德，黄家驷.外科学［M］.7 版.北京：人民卫生出版社，2008.

［10］张智庸.协和胸外科学［M］.2 版.北京：科学出版社，2010.

［11］陈文斌，潘祥林.诊断学［M］.8 版.北京：人民卫生出版社，2013.

［12］吴阶平.吴阶平泌尿外科学［M］.济南：山东科学技术出版社，2004.

［13］梅烨，陈凌武，高新.泌尿外科手术学［M］.3 版．北京：人民卫生出版社，2008.

［14］孙永华，盛志勇等.临床诊疗指南《烧伤外科学分册》［M］.北京：人民卫生出版社，2009.

［15］杨宗城，陈璧，汪仕良，等.中华烧伤医学［M］.北京：人民卫生出版社，2008.

［16］诸葛启钏，余震.医学生临床技能实训手册［M］.第 2 版.北京：人民卫生出版社，2015.

［17］STEPHANIE S，STEVE L.镇痛注射技术图解［M］.傅志俭，宋文阁，译.济南：山东科学技术出版社，2013.

［18］胥少汀，葛宝丰，徐印坎.实用骨科学［M］.第 2 版.北京：人民军医出版社，2003.

［19］CANALE S T.坎贝尔骨科手术学［M］.卢世璧，王继芳，王岩，等译.山东科技出版社，2005.

［20］MOW V C，HUISKES R.骨科生物力学暨力学生物学［M］.3 版.汤婷婷，裴国献，李旭，等，译.济南：山东科学技术出版社，2009.

［21］杨君礼.骨科诊疗图解［M］.北京：人民军医出版社，2007.

［22］中华医学会.临床技术操作规范骨科学分册［M］.北京：人民军医出版社，2011.

［23］湖南大学.医学临床三基训练医师分册［M］.长沙：湖南科学技术出版社，2005.

第四章

妇产科技能操作

第一节　妇科检查方法及相关知识
Pelvic Examination

一、目的

妇科检查又称盆腔检查(pelvic examination),包括外阴、阴道、宫颈、子宫体及双附件检查。通过盆腔检查可以初步了解患者外阴、阴道、宫颈、子宫、附件及其他宫旁组织的情况,达到协助诊断女性生殖系统疾病及鉴别与之相关的其他器官、系统疾病的目的。

二、适应证

对进行常规妇科检查的人员,以及怀疑有妇产科疾病或需要排除妇产科疾病的患者做妇科检查,即盆腔检查。

三、禁忌证

无绝对禁忌证。

对没有性生活史的患者禁做阴道窥器检查及双合诊检查。确有检查必要者,需要征得患者或家属同意,并签署知情同意书后再进行阴道窥器检查及双合诊检查。

四、操作前准备

1. 操作者准备

(1)操作者穿工作服,戴帽子、口罩,正确洗手。

(2)核对患者姓名、年龄、住院患者需核对床号,充分了解患者现病史、既往史,月经史及婚育史,明确适应证,排除禁忌。

(3)向患者或家属说明检查目的,告知检查时可能引起的不适,取得患者配合,必要时签署知情同意书。

(4)态度严肃、语言亲切、检查仔细、动作轻柔。

2. 器械准备

(1)妇科检查床,地灯,屏风,消毒臀垫(或一次性臀巾)。

(2)无菌手套,一次性检查手套。

(3)一次性窥阴器,宫颈刮板、玻片、干试管、长棉签、小棉签、液体石蜡、生理盐水、消毒液(碘伏或安尔碘,碘过敏者准备 0.1%苯扎溴铵液),10%氢氧化钾等。

(4)需要做宫颈细胞学检查者根据检查方法准备。

1)液基薄层细胞学检查(thinprep cytologic test,TCT):宫颈取材毛刷及 TCT 小瓶(图 4-1-1)。

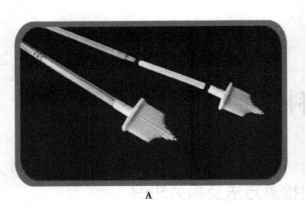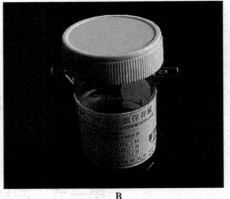

图 4-1-1 TCT 刷及保存液

注：A. 推杆结构设计；B. 液基细胞保存液

2）巴氏细胞学检查：宫颈刮板及玻片（图 4-1-2）、95％乙醇。

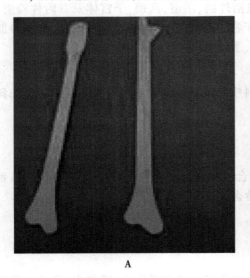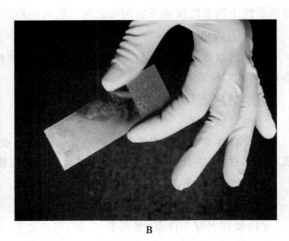

图 4-1-2 宫颈刮板及玻片

注：A. 宫颈刮板；B. 玻片

（5）需要做宫颈人乳头瘤病毒（human papilloma virus，HPV）检查者准备：宫颈取样刷及保存液（图 4-1-3）。

（6）化验单、试管架、标记笔。

3. 环境准备 温度适宜，光线充足，拉好屏风，注意保护患者隐私。

4. 患者准备

（1）除尿失禁患者，检查前排空膀胱，必要时导尿后检查。大便充盈者应于排便或灌肠后检查。

（2）检查台上铺一次性臀巾，避免交叉感染。

（3）患者取膀胱截石位，头部稍垫高，两手平放于身旁，放松腹部，检查者面向患者，站立在

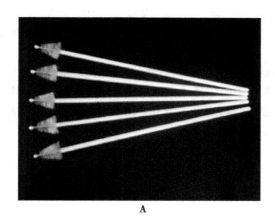
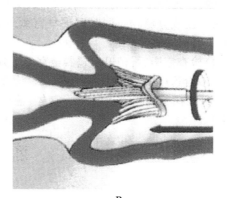

图 4-1-3 宫颈取样刷及应用

注:A. 宫颈取样刷;B. 宫颈取样刷应用

患者两腿之间。

五、操作方法

1. 外阴部检查(vulva examination)

(1)观察外阴发育、阴毛的多少及分布情况(女性型或男性型),有无畸形,皮炎、溃疡、赘生物或肿块,注意皮肤和黏膜色泽或色素减退及质地变化,有无增厚、变薄或萎缩。

(2)操作者戴上手套分开小阴唇,暴露阴道前庭观察尿道口和阴道口。查看尿道口周围黏膜色泽及有无赘生物;处女膜是否完整,有无闭锁;会阴有无侧切后瘢痕;让患者用力向下屏气,观察有无阴道前后壁膨出,子宫脱垂或尿失禁等。

(3)以一手拇指、示指及中指分别触摸两侧前庭大腺部位,了解有无前庭大腺囊肿及其大小、质地、有无触痛,挤压观察腺体开口是否有异常分泌物溢出。触摸外阴部皮肤黏膜质地、有无触痛或结节。如有肿物了解其大小、质地、边界是否清晰、活动度、有无压痛。

2. 阴道窥器检查(vaginal speculum examination)

(1)根据患者年龄、阴道宽窄选用合适的窥阴器。放置时一手拇指与示指分开大小阴唇,暴露阴道口,另一手持窥器,先将前后两叶前端闭合,避开尿道周围敏感区,斜行 45°沿阴道侧后壁缓缓插入阴道,边推进边将窥器两叶转正并逐渐张开,逐步暴露阴道壁、宫颈及穹隆部(图 4-1-4)。根据需要决定是否涂润滑剂。放置窥器过程中避免触碰宫颈,以防有宫颈病变和宫颈因触碰后出血影响检查,甚至导致大出血。

(2)观察阴道前后侧壁及穹隆部黏膜颜色、皱襞多少,是否有阴道畸形、瘢痕、溃疡、赘生物或囊肿,穹隆有无变浅或是否饱满。注意阴道内分泌物量、性质、色泽、气味。如需留取分泌物标本,根据检查要求进行采样。

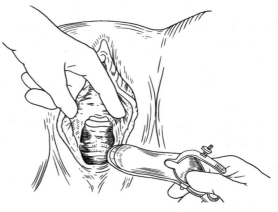

图 4-1-4 放置窥器

(3)检查宫颈:暴露宫颈后,观察宫颈

大小、颜色、外口形状,有无出血、肥大、糜烂样改变、裂伤、外翻、腺囊肿、息肉、赘生物,宫颈管内有无出血或分泌物。同时可采集宫颈外口鳞柱交界部脱落细胞做宫颈细胞学检查和 HPV 检测。

（4）检查完毕后,稍退出窥器至宫颈下方后,再合拢窥器前后叶,沿阴道侧后壁缓慢取出。

3. 双合诊（bimanual examination）　检查者一手的一指或两指放入阴道,另一手在腹部配合检查。目的在于扪清阴道、宫颈、宫体、输卵管、卵巢、宫旁结缔组织以及骨盆腔内壁有无异常（图 4-1-5）。

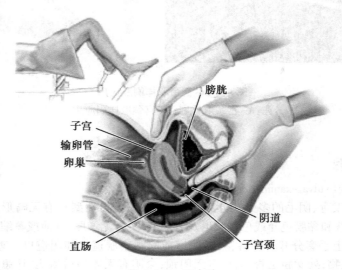

图 4-1-5　双合诊

（1）检查阴道:检查者戴无菌手套,一手示指、中指蘸润滑剂,顺阴道后壁轻轻插入,检查阴道通畅度、深度、弹性,有无畸形（如双阴道、阴道横隔、纵隔、斜隔等）、瘢痕、肿块及阴道穹情况。触及结节或赘生物应注意其位置、颜色、质地、活动度及其与周围组织的关系。触及阴道穹后部时患者感觉疼痛为阴道穹后部触痛。

（2）检查宫颈:扪触宫颈大小、性状、硬度及外口情况,注意宫颈位置、有无子宫脱垂、接触性出血、宫颈畸形。手指置于阴道穹后部,上抬宫颈,患者感觉疼痛时为宫颈举痛及摇摆痛。

（3）检查子宫:检查者阴道内手指放在宫颈后方向上向前方抬举宫颈时,另一手掌心朝下,手指平放在患者腹部平脐处,向下往后按压腹壁,并逐渐向耻骨联合部位移动,通过内外手指同时分别抬举和按压,相互协调,扪清子宫位置、大小、形状、软硬度、活动度及有无压痛。子宫位置一般是前倾略前屈。

（4）检查附件:扪清子宫后,将阴道内两指由宫颈后方移至一侧穹窿部,尽可能往上向盆腔深部扪触;同时另一手从同侧下腹壁髂嵴水平开始由上往下按压腹壁,与阴道内手指互相对合,以触摸该侧附件区有无肿块、增厚或压痛。若扪及肿块,应查清其位置、大小、性状、软硬度、活动度、与子宫的关系以及有无压痛。正常卵巢偶可扪及,触后稍有酸胀感,正常输卵管不能扪及。

4. 三合诊（rectovaginal examination）　经直肠、阴道、腹部联合检查,称为三合诊,是双合诊检查不足的补充。子宫后位、可疑有子宫内膜异位症、盆腔恶性肿瘤、子宫切除术后要进行三合诊。方法:双合诊结束后一手示指放入阴道,中指插入直肠替代双合诊时的两指,其余检查步骤同双合诊。通过三合诊可更进一步了解后倾后屈子宫的大小,发现子宫后壁、宫颈旁、子宫直肠陷凹、宫骶韧带和盆腔后部病变及其与邻近器官的关系,扪清主韧带及宫旁情况以及估计盆腔内病变范围,特别是癌肿与盆壁间的关系,以及阴道直肠隔、骶骨前方或直肠内有无病变等(图4-1-6)。

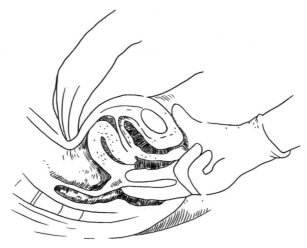

图 4-1-6　三合诊

5. 直肠-腹部诊(肛诊)(anus-abdominal examination)　无性生活或阴道闭锁或其他原因不宜进行双合诊的患者。检查者戴一次性检查手套后示指蘸润滑剂,按摩肛门周围,嘱患者像大便一样同时用力向下屏气的同时轻轻伸入直肠,配合患者呼吸以直肠内示指与腹部手指配合检查,了解子宫附件的情况(方法同双合诊)。

六、注意事项

1. 了解患者有性生活史,需要采集分泌物标本者24~48小时内无性生活、无阴道检查、阴道灌洗及上药。

2. 避免于经期做盆腔检查。若为阴道异常流血则必须检查。检查前消毒外阴,使用无菌手套及器械,以防发生感染。

3. 对无性生活患者,应行直肠-腹部诊。特殊情况除外。

4. 对腹壁肥厚、高度紧张不能合作但怀疑盆腔内病变的患者,必要时可麻醉下进行盆腔检查,或改用超声检查。

5. 男性医师对患者进行妇科检查时必须有一名女性医务人员在场,消除患者紧张情绪,避免不必要的误会。

6. 患者病情危重不能搬动时也可在病床上进行检查,检查者站在患者右侧。

7. 盆腔检查结束后,应将检查结果按解剖部位先后顺序记录。废物材料处理。

七、关键词

盆腔检查　pelvic examination

外阴部检查　vulva examination

阴道窥器检查　vaginal speculum examination

双合诊　bimanual examination

三合诊　rectovaginal examination

直肠-腹部诊(肛诊)　anus-abdominal examination

液基薄层细胞学检查　thinprep cytologic test

人乳头瘤病毒　human papilloma virus

八、案例分析

患者,女,30 岁,因"要求妇科体检"门诊就诊。既往史:身体健康,否认肝炎结核病史,否认手术外伤史,否认药敏史。否认冶游史。

请根据患者情况,判断患者应该做何检查帮助诊断,利用现有条件在模拟人身上进行相应操作。

参考答案:

病例特点:

1. 患者,青年女性。

2. 因要求妇科体检就诊。

3. 既往体健。

病例分析:

患者,青年女性,无自觉不适,既往无特殊疾病。

因此,本患者需要盆腔检查。

九、评分标准(见表 4-1-1)

表 4-1-1　盆腔检查参考评分标准

项目	分数	内容及评分标准	满分	得分
准备工作	17	患者准备:检查前排空膀胱	2	
		检查台上铺一次性臀巾,避免交叉感染	2	
		患者取膀胱截石位,头部稍垫高,两手平放于身旁,放松腹部	2	
		检查者面向患者,站立在患者两腿之间	2	
		操作者准备:操作者穿工作服,戴帽子、口罩,正确洗手	1	
		核对患者姓名(床号)、了解患者病史,明确适应证,排除禁忌	2	
		向患者或家属说明检查目的,取得患者配合,必要时签署知情同意书	2	
		用物准备:妇科检查床、地灯、屏风,一次性垫单、消毒液(碘伏或安尔碘)、阴道窥器、刮板、专用毛刷、棉球、棉拭子、玻片、长弯钳、手套、液体石蜡等。化验单、试管架、标记笔	2	
		检查有效期及包装是否完好	2	
操作过程	58	观察外阴发育,有无畸形,皮炎、溃疡、赘生物或肿块,皮肤和黏膜色泽、有无色素减退及质地变化,有无增厚、变薄或萎缩	2	
		操作者戴上手套分开小阴唇,暴露阴道前庭观察尿道口阴道口	2	
		查看尿道口周围黏膜色泽及有无赘生物;处女膜是否完整,有无闭锁;会阴有无侧切后瘢痕	2	
		让患者用力向下屏气,观察有无阴道前后壁膨出,子宫脱垂或尿失禁等	2	

续表

项目	分数	内容及评分标准	满分	得分
操作过程	58	以一手拇指、示指及中指分别触摸两侧前庭大腺部位,了解有无前庭大腺有无异常	2	
		选用合适的窥阴器	2	
		放置时一手拇指与示指分开大小阴唇,暴露阴道口,另一手持窥器,先将前后两叶前端闭合	2	
		避开尿道周围敏感区	2	
		斜行45°沿阴道侧后壁缓缓插入阴道	2	
		边推边将窥器两叶转正并逐渐张开,暴露阴道壁、宫颈及穹窿部	2	
		观察阴道前后侧壁及穹窿部黏膜颜色、阴道内分泌物量、性质、色泽、气味。必要时取分泌物检查	2	
		暴露宫颈,观察宫颈大小、颜色、外口形状,有无出血、肥大、糜烂样改变、裂伤、外翻、腺囊肿、息肉、赘生物	4	
		宫颈管内有无出血或分泌物	2	
		检查完毕后,稍退出窥器至宫颈下方后,再合拢窥器前后叶,沿阴道侧后壁缓慢取出	2	
		戴无菌手套,一手示、中两指蘸润滑剂,顺阴道后壁轻轻插入	2	
		检查阴道通畅度、深度、弹性、有无畸形、瘢痕、肿块及阴道穹情况	2	
		扪触宫颈大小、形状、硬度及外口情况,有无接触性出血	2	
		阴道穹后部有无触痛	2	
		检查子宫体,将阴道内两指放在宫颈后方	2	
		另一手掌心朝下手指平放在患者腹部平脐处	2	
		当阴道内手指向上向前方抬举宫颈时,腹部手指往下往后按压腹壁,并逐渐向耻骨联合部位移动	2	
		通过内、外手指同时分别按压和抬举,相互协调	2	
		扪清子宫位置、大小、形状、软硬度、活动度及有无压痛	2	
		扪清子宫后,将阴道内两指由宫颈后方移至一侧穹窿部,尽可能往上向盆腔深部扪触	2	
		与此同时,另一手从同侧下腹壁髂嵴水平开始,由上往下按压腹壁,与阴道内手指相互对合	2	
		以触摸该侧附件区有无肿块、增厚或压痛	2	
		若扪及肿块,应查清其位置、大小、形状、软硬度、活动度、与子宫的关系以及有无压痛等	2	
		正常卵巢偶可扪及,触后稍有酸胀感,正常输卵管不能扪及	2	

续表

项目	分数	内容及评分标准	满分	得分
操作过程总体评价	15	操作流畅连贯、顺序正确、描述清晰	2	
		无菌意识、物品复原、废料处理丢弃到正确位置	2	
		态度严肃、语言亲切、检查仔细、动作轻柔	2	
		男选手操作,需要求有女性医务人员在场(可口述)	1	
		操作过程中注意患者生命体征	2	
		操作时关注并沟通患者感受	2	
		检查完毕记录并向患者解释检查结果	2	
		时间把握	2	
提问	10	随机选择 2 个问题,每题 5 分。	10	
总分	100		100	

相关问题:

1. 妇科检查的目的是什么?

2. 女性外生殖器包括哪些组织?

3. 女性内生殖器包括哪些组织?

4. 简述广义的会阴及狭义的会阴。

(李丕宇)

第二节 宫颈细胞学检查操作及相关知识
Cervical Cytological Examination

一、目的

宫颈细胞学检查是通过对宫颈及宫颈管脱落细胞的检查惊醒宫颈癌或癌前病变的筛查或诊断。

二、适应证

1. 在性生活开始 3 年后。

2. 从 21 岁开始进行宫颈细胞学检查。30~65 岁女性,每 5 年进行一次宫颈细胞学检查以及 HPV 联合检查,建议结合 HPV 定期复查。

3. 有不规则阴道流血、排液,尤其有接触性出血、临床检查有宫颈异常者。

4. 因良性疾病拟行子宫切除术前。

5. 曾因宫颈细胞学异常、宫颈癌前病变或子宫恶性肿瘤治疗后随诊。

三、禁忌证

无绝对禁忌证。

应避免月经期,以免增加感染机会,但如果属阴道异常出血,则要及时检查。

四、操作前准备

1. 操作者准备

（1）操作者穿工作服,戴帽子、口罩,正确洗手。

（2）核对患者姓名、年龄,充分了解患者现病史、既往史,月经史及婚育史。

（3）向患者或家属说明检查目的,告知检查时可能引起的不适,取得患者配合。

（4）态度严肃、语言亲切、检查仔细、动作轻柔。

2. 器械准备

（1）妇科检查床,地灯,屏风,消毒臀垫（或一次性臀巾）。

（2）一次性手套,窥器,臀垫、干燥棉球、长弯钳、宫颈刮板、玻片、95%乙醇、TCT 取材刷,取装有细胞保存液体的小瓶,表面粘贴患者信息标签（或记号笔填写）。

（3）需要做宫颈 HPV 检查者准备:宫颈取样刷及保存液。

（4）化验单、标记笔。

3. 环境准备

温度适宜,光线充足,拉好屏风,注意保护患者隐私。

五、操作过程

1. 体位　取膀胱截石位,臀部紧邻检查床缘,头部稍高,双手臂自然放置床两侧,腹部放松,检查者面向患者,站立在其两腿之间。如患者病情危重,不能搬动时也可在病床上检查,检查者站立在病床右侧。

2. 正确放置窥阴器,暴露宫颈时避免窥器碰触宫颈（若白带过多,先用无菌干棉球轻轻拭净宫颈表面）。

3. 薄层液基细胞学图片法（liquid-based cytology）　用专用毛刷深入宫颈管约 1cm,以宫颈外口为中心,旋转 360°~720°后取出并将毛刷头浸泡至保存液体中备检。

4. 涂片法（pap smear）　用特制刮板的一头伸入宫颈管,另一头贴覆在宫颈表面,以宫颈外口为圆心沿一个方向轻轻旋转一周,将其沿一个方向涂在已准备好的玻片上。95%乙醇固定标本,巴氏染色后显微镜下观察细胞形态。

5. 如宫颈肥大患者,应注意刷取宫颈表面旋转毛刷不能刷到的区域,特别是鳞柱状上皮交界处。如有必要可使用刮片补充抹片。

六、术后处理

1. 讲明术后注意事项　注意个人卫生,若出血量太多如月经或更多,请及时与经治医生取得联系或回院复诊。

2. 整理用物,用后的物品放入污物间,分类处理。

七、注意事项

1. 刮片前 24~48 小时内禁止性生活、阴道检查、阴道灌洗及上药。

2. 使用的窥器不得涂润滑剂。

3. 采集器保持干燥。

4. 阴道流血多时应暂缓刮片。

5. 阴道炎急性期应先治疗后再刮片。

八、关键词

液基薄层细胞学检查　thinprep cytologic test

宫颈人乳头瘤病毒　human papilloma virus

薄层液基细胞学图片法　liquid-based cytology

涂片法　pap smear

子宫颈上皮内瘤样病变　cervical intraepithelial neoplasia,CIN

九、相关知识

阴道细胞学诊断的报告形式主要为分级诊断及描述性诊断两种。目前我国多数医院仍采用分级诊断,临床常用巴氏 5 级分类法。近年来更推荐应用 TBS 分类法及其描述性诊断。

1. 巴氏分类法　Ⅰ级正常、Ⅱ级炎症、Ⅲ级可疑癌、Ⅳ级高度可疑癌、Ⅴ级癌症

2. TBS 分类法及其描述性诊断内容

为使细胞学的诊断与组织病理学术语一致,并与临床处理密切结合,1988 年美国制定了阴道细胞 TBS(the Bethesda system)命名系统。国际癌症组织协会于 1991 年对宫颈/阴道细胞学的诊断报告正式采用了 TBS 分类法。TBS 分类法改良了以下三方面:将涂片制作质量作为细胞学检查报告的一部分;对病变的必要描述;给予细胞病理学诊断并提出治疗建议。

TBS 描述性诊断报告主要包括以下内容:

(1)良性细胞学改变

1)感染:原虫、细菌、真菌、病毒及其他。

2)性细胞学改变。

(2)鳞状上皮细胞异常

1)不典型鳞状细胞:包括无明确诊断意义的不典型鳞状细胞和不典型鳞状细胞,不排除高度鳞状上皮内病变(high-grade squamous intraepithelial lesions,HSILs)。

2)低度鳞状上皮细胞内病变(low-grade squamous intraepithelial lesions,LSILs):与子宫颈上皮内瘤变Ⅰ级(Cervical intraepithelial neoplasia I,CINI)术语符合。

3)高度鳞状上皮内病变:包括 CINⅡ、CINⅢ和原位癌。

4)鳞状细胞癌:若能明确组织类型,则按下述报告:角化型鳞癌;非角化型鳞癌;小细胞型鳞癌。

(3)腺上皮细胞改变

1)不典型腺上皮细胞(atypical glandular cells,AGC):包括宫颈管细胞 AGC 和宫内膜细胞 AGC。

2)腺原位癌(adenocarcinoma in situ,AIS)。

3)腺癌:若可能,则判断来源:宫颈管,子宫内膜或子宫外。

(4)其他恶性肿瘤。

3. 宫颈刮片异常处理　阴道细胞形态异常可早期提示生殖器有癌瘤,确诊则需进一步检查,除详细了解病史、妇科检查外,现多配合阴道镜检查,宫颈活体组织切片检查,必要时行分段诊断性刮宫。

十、案例分析

患者,女,45 岁,已婚,白带增多半年,偶有瘙痒,无臭味,偶有经间期血性分泌物,无阴道水样排液,不伴月经紊乱,不伴月经量改变,3 天前同房出血,量少,故就诊私人门诊,妇查宫颈肥大,质中,宫颈口Ⅲ度糜烂样改变,触之出血,子宫正常大小,无压痛,双附件区未及异常。阴道分泌物病原菌检查阴性,彩超提示子宫 7cm×5cm×4cm,宫腔内膜厚 3mm,宫腔回声均匀,双侧附件未见异常。

今为进一步诊疗,就诊本科。还需要做何项检查明确诊断?

参考答案:

病例特点:

1. 患者,已婚中年女性。

2. 有接触性出血,白带增多半年,偶有瘙痒,无臭味。

3. 专科查体　宫颈肥大,质中,宫颈口Ⅲ度糜烂样改变,触之出血,子宫正常大小,无压痛,双附件区未及异常。彩超提示子宫7cm×5cm×4cm,宫腔内膜厚3mm,宫腔回声均匀,双侧附件未见异常。

4. 辅助检查　阴道分泌物病原菌检查阴性,彩超提示子宫7cm×5cm×4cm,宫腔内膜厚3mm,宫腔回声均匀,双侧附件未见异常。

病例分析:

患者,有性生活史,阴道分泌物增多,无异味,阴道分泌物病原菌检查阴性,有不规则阴道流血,宫颈检查肥大,质中,宫颈口Ⅲ度糜烂样改变,触之出血。因此,本患者需要进行宫颈细胞学检查。

十一、评分标准(见表4-2-1)

表4-2-1　宫颈细胞学检查参考评分标准

项目	分数	内容及评分标准	满分	得分
准备工作	22	患者准备:检查前排空膀胱	2	
		检查台上铺一次性臀巾,避免交叉感染	2	
		患者取膀胱截石位,头部稍垫高,两手平放于身旁,放松腹部	2	
		检查者面向患者,站立在患者两腿之间	2	
		操作者准备:操作者穿工作服、戴帽子、口罩,正确洗手	1	
		核对患者姓名、了解患者病史,明确适应证	2	
		向患者或家属说明检查目的,取得患者配合	2	
		用物准备:妇科检查床、地灯、屏风	1	
		一次性垫单、一次性手套、窥器、臀垫	1	
		干棉球、长弯钳、宫颈刮板、玻片、95%乙醇	1	
		TCT取材刷,取装有细胞保存液体的小瓶	2	
		表面粘贴患者信息标签(或记号笔填写)	2	
		检查有效期及包装是否完好	2	
操作过程	52	正确放置窥阴器	4	
		暴露宫颈时避免窥器碰触宫颈	4	
		若白带过多,先用无菌干棉球轻轻拭净宫颈表面	2	
		用专用毛刷深入宫颈管约1cm	4	
		以宫颈外口为中心	4	
		旋转360°~720°后	4	

续表

项目	分数	内容及评分标准	满分	得分
操作过程	52	取出并将毛刷头浸泡至保存液体中备检	2	
		或用特制刮板的一头伸入宫颈管,另一头贴覆在宫颈表面	4	
		以宫颈外口为圆心沿一个方向轻轻旋转一周	4	
		将其沿一个方向涂在已准备好的玻片上	4	
		95%乙醇固定标本	2	
		如宫颈肥大患者,应注意刷取宫颈表面旋转毛刷不能刷到的区域,特别是鳞柱状上皮交界处	6	
		如有必要可使用刮片补充抹片	4	
		讲明术后注意事项:注意个人卫生,若出血量太多如月经或更多,请及时与经治医生取得联系或回院复诊	4	
操作过程总体评价	16	操作流畅连贯、顺序正确、描述清晰	2	
		物品复原、废料处理丢弃到正确位置	2	
		态度严肃、语言亲切、检查仔细、动作轻柔	1	
		男选手操作,需要求有女性医务人员在场(可口述)	1	
		操作过程中注意患者生命体征	2	
		操作时关注并沟通患者感受	2	
		检查完毕记录并向患者解释检查结果	2	
		时间把握	4	
提问	10	随机选择2个问题,每题5分	10	
总分	100		100	

相关问题:

1. 宫颈刮片提示异常后如何处理?
2. 简述子宫颈外口的位置,有何临床意义?
3. 目前最常用于宫颈恶性肿瘤初步筛查的项目是什么?
4. 简述宫颈上皮内瘤样病变(CIN)及其分级。

(李丕宇)

第三节 阴道分泌物检查
Examination of Vaginal Discharge

一、目的

通过对阴道分泌物的性状、病原学等检查,诊断女性生殖系统炎症及卵巢功能。

二、适应证

1. 凡进行阴道检查者,应常规进行阴道滴虫、假丝酵母菌及清洁度检查。

2. 如受检者白带异常,应行相应的病原体检查或培养。

3. 需要了解卵巢功能者,应行阴道脱落细胞内分泌检查。

4. 需要判断月经周期中的不同阶段,可进行宫颈黏液结晶检查。

三、禁忌证

无绝对禁忌证。

对没有性生活史的患者禁做阴道窥器检查及双合诊检查。

四、操作前准备

1. 操作者准备

(1)操作者穿工作服,戴帽子、口罩,正确洗手。

(2)核对患者姓名、年龄、住院患者需核对床号,充分了解患者现病史、既往史,月经史及婚育史,明确适应证,排除禁忌。

(3)向患者或家属说明检查目的,告知检查时可能引起的不适,取得患者配合,必要时签署知情同意书。

(4)态度严肃、语言亲切、检查仔细、动作轻柔。

2. 器械准备

(1)妇科检查床,地灯,屏风,消毒臀垫(或一次性臀巾)。

(2)无菌手套,一次性检查手套。

(3)一次性窥阴器,干棉球、长棉签、小棉签、玻片、生理盐水、10%氢氧化钾液,滴管,干试管、培养管或培养皿、长弯钳、消毒液(碘伏或安尔碘,碘过敏者准备0.1%苯扎溴铵液),显微镜,记号笔。

3. 环境准备　温度适宜,光线充足,拉好屏风,注意保护患者隐私。

4. 患者准备

(1)检查台上铺一次性臀巾,避免交叉感染。

(2)患者取膀胱截石位,头部稍垫高,两手平放于身旁,放松腹部,检查者面向患者,站立在患者两腿之间。患者病情不适宜搬动时检查者位于患者右侧。

五、操作方法

1. 阴道清洁度检查(cleaning degree of vagina)　阴道清洁度是利用显微镜对阴道分泌物湿片和染色涂片检查,观察其清洁度和有无特殊细菌及细胞等,确认阴道清洁度,判断阴道有无炎症,还可以进一步诊断炎症的原因。在生理情况下,女性生殖系统具有自然保护功能,因阴道中存在阴道杆菌使阴道处酸性的环境。正常情况下,阴道内以阴道杆菌占优势,还有少量厌氧菌、支原体及念珠菌,这些菌群形成一种正常的生态平衡。但是,当人体免疫力低下、内分泌激素发生变化,或外来因素如组织损伤、性交,破坏了阴道的生态平衡时,这些常住的菌群会变成致病菌,冲破阴道屏障而引起感染。

(1)方法

取干燥玻片,将一滴生理盐水滴在标记好的玻片上,上窥器固定,用木制刮板或棉拭子取阴道侧壁上1/3黏膜上附着的分泌物,混匀于玻片生理盐水中,置显微镜高倍镜下观察。

(2)观察标准(表4-3-1)

清洁度Ⅰ度:镜下看到正常阴道上皮脱落细胞及一些阴道杆菌,极少有白细胞(0~5个/高倍视野)。

清洁度Ⅱ度:镜下看到阴道上皮脱落细胞及中等数量阴道杆菌,白细胞(10~15个/高倍视野)。

清洁度Ⅲ度:镜下看到大量白细胞(15~30 个/高倍视野)及较多杂菌、病原体,极少的阴道脱落上皮细胞及阴道杆菌。

清洁度Ⅳ度:镜下看到图片上大量白细胞(>30 个/高倍视野),有大量其他细菌。没有阴道杆菌,只有少量上皮细胞。

表 4-3-1 阴道清洁度观察标准

清洁度	阴道杆菌	球菌	上皮细胞	脓细胞或白细胞
Ⅰ	++++	−	++++	0~5 个/HP
Ⅱ	++	−	++	5~15 个/HP
Ⅲ	−	++	−	15~30 个/HP
Ⅳ	−	++++	−	>30 个/HP

注:Ⅰ~Ⅱ为正常。Ⅲ~Ⅳ为异常,可能为阴道炎,同时常可发现病原菌、假丝酵母菌(真菌)、阴道滴虫等,作清洁度检查时应同时作滴虫、真菌检查。

2. 寄生虫检查(阴道毛滴虫)

(1)虫体外形呈梨型(彩图 4-3-1),在底部尖端有细长鞭毛。在革兰氏染色中呈淡红色,瑞氏染色中呈灰蓝色,虫体有一着色的卵圆形细胞核,偏位,鞭毛不易着色。

(2)滴虫检查方法

1)悬滴法:取干燥玻片,玻片上滴一滴生理盐水,用刮板刮取阴道侧壁上 1/3 黏膜上附着分泌物,混入玻片上的生理盐水中制成混悬液,立即置于低倍镜下观察寻找滴虫(注意保温)。

2)培养法:外阴消毒后放窥器,用无菌棉拭子取阴道侧壁上 1/3 黏膜上分泌物,放置在 37℃ 肝浸汤或大豆蛋白胨培养基中 48 小时后检查有无滴虫生长。

3. 假丝酵母菌(念珠菌)检查方法(彩图 4-3-2)

(1)悬滴法:取干燥玻片,玻片上滴一滴 10%氢氧化钾溶液或生理盐水,用刮板刮取阴道侧壁上 1/3 黏膜上附着分泌物,混入氢氧化钾悬液或生理盐水,即刻用低倍镜观察有无假丝酵母菌丝。

(2)涂片法:取干燥玻片,用刮板刮取阴道侧壁上 1/3 黏膜上附着分泌物均匀涂抹于玻片上,革兰氏染色后低倍镜观察无有无假丝酵母菌丝。

(3)培养法:外阴消毒后放窥器,用无菌棉拭子取阴道侧壁上 1/3 黏膜上分泌物,放置在 37℃ TTC 沙宝罗培养基上,3 天后观察菌落,若为白色,可能为假丝酵母菌。

4. 线索细胞(彩图 4-3-3)检查方法

(1)悬滴法:取干燥玻片,一滴生理盐水,刮板取阴道侧壁上 1/3 黏膜上附着分泌物,混入盐水即刻高倍镜观察。

(2)特点:阴道表层细胞膜上贴附着大量颗粒状物(短杆菌)——加特纳菌。分泌物胺试验阳性——即加 1 滴 10%氢氧化钾液于涂有阴道分泌物的玻片上,可闻到挥发出来的腥臭味。pH>4.5。

5. 淋球菌检查方法

(1)涂片法:取干燥玻片、擦净宫颈表面分泌物用无菌棉拭子,宫颈管内 1.5~2cm 转动并停留 20~30 秒;或尿道口处分泌物,均匀涂抹,革兰氏染色高倍镜观察(中性粒细胞中 G⁻双球菌)。

(2)培养法:外阴消毒后放窥器,无菌棉拭子,伸入宫颈管内 1.5~2cm 转动并停留 20~30

秒;或尿道口处分泌物,接种至 Thayer-Martin 培养基或进行聚合酶链式反应(PCR)。

6. 三种常见阴道炎的鉴别诊断(见表 4-3-2)

表 4-3-2　三种常见阴道炎的鉴别诊断

类别	滴虫性阴道炎	假丝酵母菌阴道炎	细菌性阴道病
症状	分泌物增多,轻度瘙痒	重度瘙痒,烧灼痛感	分泌物增多,无或轻度瘙痒
阴道分泌物特点	稀薄脓性、黄绿色、泡沫状	白色稠厚、豆渣样	灰白色、匀质稀薄、腥臭味
阴道黏膜	散在出血点	水肿、红斑	正常
阴道 pH	>5(5~6.5)	<4.5	>4.5(4.7~5.7)
胺试验	(−)	(−)	(+)
显微镜检查	阴道毛滴虫,多量白细胞	芽孢和假菌丝,少量白细胞	线索细胞,极少白细胞

7. 内分泌功能检查方法

(1)采集方法:消毒刮板(未婚用浸湿的消毒棉签),阴道侧壁上 1/3 黏膜上附着黏液及细胞涂片,95%乙醇固定,巴氏染色后显微镜观察。

(2)相关知识:阴道及宫颈阴道部被覆的是鳞状上皮,上皮细胞分为表层、中层和底层。鳞状细胞成熟过程:细胞由小逐渐变大、圆形变舟形。细胞质染色由蓝色变粉色、由厚变薄。细胞核由大变小,疏松变致密。

(3)阴道脱落细胞学在内分泌方面的应用

检查阴道上 1/3 黏膜的脱落细胞形态可以反映卵巢功能。

指标:成熟指数(MI):计算阴道上皮细胞底层/中层/表层百分比,表层细胞占百分率越高雌激素水平越高。致密合细胞数(KI),嗜伊红细胞指数(EI),角化指数(CI)指数越高表示上皮越成熟。

8. 宫颈黏液结晶检查方法(图 4-3-4)

(1)采集方法:长弯钳伸入宫颈管。观察:钳尖处黏液性状及拉丝度;置于干燥玻片自然干燥,低倍显微镜观察结晶形状。

(2)相关知识:宫颈黏液有周期变化,通过本检查可以了解卵巢功能。子宫内膜处于增生期时,受雌激素影响,宫颈黏液正常月经周期中第 7 天显微镜下出现羊齿状结晶,排卵期前后宫颈黏液透明稀薄,延展性大,拉丝长度可大 10cm,排卵后在孕激素影响下,宫颈黏液变为黏稠而浑浊,拉丝度仅为 1~2cm,结晶减少,一般在月经周期第 22 天消失,出现椭圆小体。

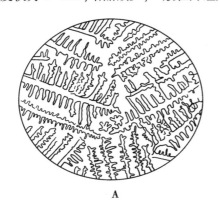 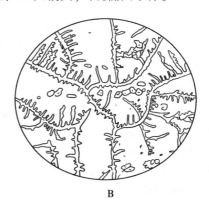

A　　　　　　　　　　　　　　　B

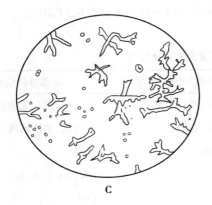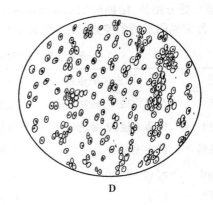

图 4-3-4 宫颈黏液晶体

注:A."+++"——典型结晶;B."++"——较典型结晶;

C."+"——不典型结晶;D."-"——椭圆体

9. HPV 检查

(1)采集方法:暴露宫颈,干棉球擦净宫颈分泌物,专用毛刷伸入宫颈管中旋转 3~5 周,放入专用试管,在瓶口处折断毛刷杆,标记送检。

(2)相关知识(彩图 4-3-5):HPV 潜伏期长短不一,为 1~8 个月,平均 3 个月,并有显性感染、亚临床感染和潜伏感染三种。挖空细胞是由鳞状细胞的"底层细胞"(幼稚细胞或储备细胞)在受到 HPV 所致的损害后,加速受损细胞的成熟化而形成的表层鳞状细胞;其受损主要为非典型增生、非典型角化和挖空细胞,是细胞学诊断低度病变(CIN2 或轻度非典型增生)的重要指标。常见于尖锐湿疣。

挖空细胞有以下特征:核大(为正常的 2 到 3 倍),核膜不规则等高线,核深染,核周有一包围的透亮区,又称核周晕。

六、注意事项

1. 检查前 24 小时内避免性交、阴道冲洗、阴道上药。

2. 使用的窥器不得涂润滑剂,必要时可使用生理盐水润滑。

3. 采集器等用品应保持干燥。

4. 不同检查的最佳取材部位不同。如:常规阴道分泌物检查于阴道侧壁上 1/3 处取材,支原体、衣原体于宫颈管内取分泌物,淋球菌于宫颈管或尿道口取分泌物,宫颈黏液结晶检查取宫颈管内黏液。

5. 可根据临床表现特点初步判断诊断及选择检查方法。

6. 如果同时需要做双合诊,先行阴道分泌物检查。

七、关键词

阴道清洁度检查　cleaning degree of vagina

宫颈人乳头瘤病毒　human papilloma virus

挖空细胞　koilocyte

成熟指数　maturation index,MI

致密合细胞数　karyopyknotic index,KI

嗜伊红细胞指数　eosinophilic index,EI

角化指数 cornification index,CI

八、案例分析

患者,女,30 岁,偶有接触性出血 3 个月,阴道分泌物增多伴异味 2 周。

请问你需要做哪些检查明确诊断?

参考答案:

为其行双合诊及分泌物的检查。

九、评分标准(见表 4-3-3)

表 4-3-3 阴道分泌物检查参考评分标准

项目	分数	内容及评分标准	满分	得分
准备工作	13	患者准备:了解患者有性生活史,24~48 小时内无性生活、无阴道检查、阴道灌洗及上药	1	
		检查台上铺一次性臀巾,避免交叉感染	1	
		患者取膀胱截石位,头部稍垫高,两手平放于身旁,放松腹部	1	
		操作者准备:操作者穿工作服,戴帽子、口罩,正确洗手,检查者面向患者,站立在患者两腿之间	1	
		核对患者姓名、了解患者病史,明确适应证	1	
		向患者或家属说明检查目的,取得患者配合	1	
		用物准备:妇科检查床、地灯、屏风、一次性垫单、一次性手套、窥器、干燥棉球、长弯钳、干燥刮板、玻片、95%乙醇、试管、棉拭子,宫颈 TCT 取材及 HPV 取材刷,取装有保存液体的小瓶,表面粘贴患者信息标签(或记号笔填写),检查有效期及包装是否完好	7	
操作过程	68	正确上好阴道窥器,禁止涂润滑剂,可用生理盐水	3	
		阴道分泌物检查:阴道毛滴虫、线索细胞、念珠菌、白带清洁度	4	
		检查:滴生理盐水一滴于玻片上	4	
		用无菌刮板或棉拭子在阴道侧壁上 1/3 刮取阴道分泌物,均匀涂抹于玻片,显微镜下检查	4	
		内分泌检查:取无菌刮板于阴道侧壁上 1/3 上刮取黏液及细胞	4	
		均匀涂抹于干燥玻片,95%乙醇固定	4	
		巴氏染色后显微镜下检查	2	
		宫颈黏液结晶检查:无菌长弯钳伸入宫颈管	4	
		夹取宫颈黏液,观察性状及拉丝度后将其涂抹于干燥玻片上	4	
		待自然干燥后显微镜下观察结晶形状	2	
		HPV 检查:棉球擦净宫颈表面分泌物	2	
		专用毛刷深入宫颈管中,旋转 3~5 周	4	
		毛刷置于专用试管(折断后盖帽送检)	2	

项目	分数	内容及评分标准	满分	得分
操作过程	68	淋球菌检查:棉球擦净宫颈表面分泌物,棉拭子伸入宫颈管中1.5~2cm	6	
		转动并停留20~30秒	2	
		均匀涂抹于玻片上,革兰氏染色后镜检	2	
		宫颈脱落细胞学检查:专用特制毛刷,伸入宫颈管中1cm	6	
		旋转1~2圈	2	
		毛刷头浸泡于细胞保存液中送检	2	
		正确取出阴道窥器	2	
		正确处理用物	3	
操作过程总体评价	9	操作中注意询问患者感受关心体贴患者,做到态度严肃,语言亲切,检查仔细,动作轻柔。避免经期检查	3	
		若为男选手操作,需要求有女性医务人员在场(可口述),女选手直接得分	3	
		操作熟练,手法轻柔到位	3	
提问	10	随机选择2个问题,每题5分	10	
总分	100		100	

相关问题:

1. 简述滴虫性阴道炎的诊断依据。

2. 简述外阴阴道假丝酵母菌病的诊断依据。

3. 简述宫颈黏液的周期性变化。

(李丕宇)

第四节 经阴道穹后部穿刺术
Culdocentesis

直肠子宫陷凹是腹腔最低部位,腹腔内的积血、积液、积脓易积存于该处。阴道穹后部顶端与直肠子宫陷凹贴近,选择经阴道穹后部穿刺进行抽出物的肉眼观察、化验、病理检查,是妇产科临床常用的辅助诊断方法。

一、目的

通过阴道穹后部穿刺了解盆腹腔内液体的性状,进行相应理化检查、病理检查及病原学检查,并对相应疾病进行诊断和治疗。

二、适应证

1. 疑有腹腔内出血的患者,如宫外孕、卵巢黄体破裂等。

2. 疑盆腔内有积液、积脓,穿刺抽液检查了解积液性质;盆腔脓肿穿刺引流及局部注射药物。

3. 盆腔肿块位于直肠子宫陷凹内,经阴道穹后部穿刺直接抽吸肿块内容物做涂片或细胞学检查以协助诊断。若怀疑恶性肿瘤需明确诊断时,可行细针穿刺活检,送组织学检查。

4. 超声引导下性卵巢子宫内膜异位囊肿或输卵管妊娠部位注药治疗。

5. 超声引导下经阴道穹后部穿刺取卵,用于各种助孕技术。

三、禁忌证

1. 盆腔严重粘连,直肠子宫陷凹被粘连块状组织完全占据,并已凸向直肠。

2. 疑有肠管与子宫后壁粘连,穿刺易损伤肠管或子宫。

3. 异位妊娠准备采用非手术治疗时应避免穿刺,以免引起感染。

4. 对高度怀疑恶性肿瘤的患者,一部分学者主张避免阴道穹后部穿刺,以免肿瘤细胞种植(目前存在争议)。

四、操作前准备

1. 操作者准备

(1)操作者穿工作服,戴帽子、口罩,正确洗手。

(2)核对患者姓名、年龄、住院患者需核对床号,充分了解患者现病史、既往史,月经婚育史,明确适应证,排除手术禁忌。

(3)向患者及家属说明检查目的,风险,签署知情同意书。

2. 器械准备 妇科检查床,地灯,屏风,消毒臀垫(或一次性臀巾),无菌手套,消毒液(碘伏或安尔碘,碘过敏者准备0.1%苯扎溴铵液),注射器(5ml或10ml),纱布数块(或干棉球),穿刺包(内含卵圆钳或大镊子、窥阴器、宫颈钳、9号腰穿针或22号长针头,弯盘,孔巾),玻片,培养皿,无水酒精,抗生素,急救药品。

3. 环境准备 温度适宜,光线充足,拉好屏风,注意保护患者隐私。

4. 患者准备

(1)术前化验检查(血常规,凝血,输血前相关传染病检查)。

(2)测量生命体征。

(3)排空膀胱。必要时导尿。

(4)检查台上铺一次性臀巾,患者取膀胱截石位。

五、操作方法(图4-4-1)

1. 行盆腔检查了解阴道分泌物性状,子宫及附件情况,注意阴道穹后部是否膨隆、有无肿物或结节。有无生殖道急性炎症。如有阴道流血,需消毒后双合诊。

2. 核对穿刺包是否消毒合格及其有效期。打开穿刺包,带无菌手术套,外阴阴道消毒,按大阴唇、小阴唇、阴阜、大腿内上1/3、会阴及肛门的顺序消毒两遍,第二次消毒范围不超过第一次,消毒后铺巾。

3. 再次双合诊确定子宫、附件及阴道穹后部情况。更换无菌手套。

4. 持阴道窥器边旋转边消毒阴道,退出并更换窥器充分暴露宫颈及阴道穹后部并消毒,宫颈钳钳夹宫颈后唇,向前上方提拉,充分暴露阴道穹后部,再次消毒阴道,尤其是阴道穹后部穿刺部位。

5. 以9号穿刺针接10ml注射器,检查穿刺针是否

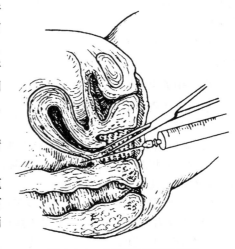

图4-4-1 经阴道穹后部穿刺

通畅,有无毛刺。左手向前上方牵拉宫颈钳,右手持注射器,在阴道穹后部中央或偏患侧、阴道后壁与阴道穹后部交界处稍下方、平行宫颈管方向缓缓刺入,当针头穿透阴道壁,出现落空感后(进针2~3cm),立即抽取液体。如无液体抽出,可以适当改变进针深度和方向,或边退针边抽吸,必要时令患者半坐卧位使盆腹腔内液体汇积于子宫直肠陷凹以便于抽吸。

6. 穿刺检查完毕针头拔出后,穿刺点如有活动性出血,可用棉球压迫片刻,血止后取出阴道窥器。协助患者起身,整理衣物。

7. 术后再次评估生命体征。向患者家属交待术后注意事项。

8. 根据穿刺液性质进行标本处理。

9. 整理物品,医疗垃圾置于医疗垃圾袋,一次性针头置于锐器盒。做好穿刺记录。

六、注意事项

1. 穿刺点在阴道穹后部中点,进针方向应与宫颈管平行,深入至直肠子宫陷凹,不可过分向前或向后,以免针头刺入宫体或进入直肠。

2. 穿刺深度要适当,一般2~3cm,过深可刺入盆腔器官或穿入血管。若积液量较少时,过深的针头可超过液平面,抽不出液体而延误诊断。

3. 抽吸物若为血液,应放置5分钟,若凝固则为血管内血液;或滴在纱布上出现红晕,为血管内血液。放置6分钟后仍不凝固,可判定为腹腔内出血。

4. 有条件或病情允许时,先行超声检查,协助判断直肠子宫陷凹有无液体及液体量。

5. 阴道穹后部穿刺未抽出血液,不能完全除外宫外孕和腹腔内出血;内出血量少、血肿位置高或与周围组织粘连时,均可造成假阳性。

6. 抽出的液体应根据初步诊断,分别进行涂片、常规检查、药敏试验、细胞学检查等,抽取的组织送组织学检查。

七、并发症及处理

1. 误伤血管　穿刺针误伤血管,抽出血液静置后可以凝固。注意患者主诉及生命体征变化,穿刺后腹痛、肛门坠胀、甚至血压下降、脉搏增加,应及时进行盆腔检查,必要时进行超声检查,了解有无血肿出现。

2. 误伤直肠　穿刺针进针方向过于靠后可能伤及直肠。一般小损伤无需特殊处理,破口较大出现肠道损伤症状时,及时请外科会诊,确定治疗方案。疑有盆腔轻度粘连者,可于超声引导下穿刺。

3. 感染　严格遵守无菌操作原则,阴道炎症患者如非急症,应治疗后穿刺。必要时应用抗生素。

八、相关知识

穿刺液性质和结果判断介绍如下。

1. 血液

(1)新鲜血液:放置后迅速凝固,为刺伤血管,应改变穿刺针方向,或重新穿刺。

(2)陈旧性暗红色血液:放置10分钟以上不凝固表明有腹腔内出血。多见于异位妊娠、卵巢黄体破裂或其他脏器破裂如脾破裂等。

(3)小血块或不凝固陈旧性血液:多见于陈旧性宫外孕。

(4)巧克力色黏稠液体:镜下见不成形碎片,多为卵巢子宫内膜异位囊肿破裂。

2. 脓液　呈黄色、黄绿色、淡巧克力色,质地稀薄或浓稠,有臭味,提示盆腔或腹腔内有化脓性病变或脓肿破裂。脓液应行细胞学涂片、细菌培养、药物敏感试验。

3. 炎性渗出物　呈粉红色、淡黄色浑浊液体,提示盆腔及腹腔内有炎症。应行细胞学涂片、细菌培养、药物敏感试验。

4. 腹腔积液　有血性、浆液性、黏液性等。应送常规化验,包括比重、总细胞数、红细胞数、白细胞数、蛋白定量、浆膜黏蛋白试验(Rivalta test)及细胞学检查。必要时检查抗酸杆菌、结核杆菌培养。肉眼性腹腔积液,多疑为恶性肿瘤,应行脱落细胞学检查。

九、关键词

阴道穹　vaginal fornix

十、案例分析

患者,女,32岁。因停经33天后阴道不规则流血12天,下腹部剧烈疼痛1小时,以右侧为著,伴恶心呕吐,伴肝门坠胀感,于2014年12月22日就诊我科。月经史及婚育史:初潮年龄13岁,5/28天,量中,末次月经2014年11月8日;足月产0次、早产0次、流产3次,现存子女0人;已婚;丈夫体健;避孕方式:无。查体:T36.5℃,P100次/min,R23次/min,BP:90/60mmHg,痛苦面容,下腹部压痛反跳痛,血人绒毛膜促性腺激素:18 230IU/L,彩超:子宫略增大,右附件区5cm×4cm偏低不均质回声,阴道穹后部液性暗区最深处8cm。

请根据患者病情做出相应检查。

参考答案:

患者育龄,有停经史,急性突发下腹痛,生命体征体征提示休克前期症状,下腹部压痛反跳痛,血人绒毛膜促性腺激素升高,彩超:子宫略增大,右附件区5 cm×4cm偏低不均质回声,阴道穹后部液性暗区最深处8cm。提示盆腔积液。

因此,本患者需要尽快做阴道穹后部穿刺检查。

十一、评分标准(见表4-4-1)

表4-4-1　经阴道穹后部穿刺参考评分标准

项目	分数	内容及评分标准	满分	得分
准备工作	15	医师的准备:穿工作服,戴口罩、帽子,洗手(可口述)	1	
		核对床号、姓名,自我介绍	2	
		知情同意并签字,测量生命体征,术前无禁忌证(可口述)	3	
		嘱患者排尿并清洗外阴,必要时导尿	2	
		用物准备:阴道穹后部穿刺包、注射器、碘伏、石蜡油、臀下巾、手套等,检查包装是否完好,是否在有效期内	2	
		评估环境,保护隐私	3	
		男选手需一名女医务人员在场(可口述),女选手直接得分	2	
操作过程	60	垫好臀下巾,协助患者取膀胱截石位,打开地灯	2	
		打开阴道穹后部穿刺包,检查灭菌指示卡,将此次操作需要的棉球取出	2	
		碘伏及液体石蜡倒入相应容器中,包布无渗湿	2	
		正确戴手套,医师位于患者两腿之间	2	
		常规消毒外阴,顺序正确(大阴唇→小阴唇→阴阜→大腿内侧1/3→会阴及肛周)	2	

续表

项目	分数	内容及评分标准	满分	得分
操作过程	60	方向:从内到外,从上到下	2	
		消毒次数 2 次,不留空隙	2	
		铺孔巾,正确选择阴道窥器	2	
		消毒阴道(转动窥器 1 分,消毒 2 次 1 分)	2	
		双合诊了解子宫、附件情况	2	
		注意描述阴道穹后部是否膨隆,宫颈举痛否	2	
		更换手套(可口述)	2	
		阴道窥器暴露宫颈、固定窥器,再次消毒宫颈及阴道侧壁 1 次	2	
		宫颈钳夹持宫颈后唇	2	
		选择合适穿刺针,检查通畅性	1	
		穿刺点选择:在阴道穹后部中央或稍偏患侧、阴道宫颈交界处稍下方	2	
		消毒穿刺点 1 次	1	
		平行宫颈管方向进针约 2~3cm	2	
		抽吸液体如无液体抽出,适当改变方向或深浅度,边退针边抽	2	
		目测穿刺液性质	1	
		常规涂片及细胞学检查(口述送检标本即得分),如抽出血液,使之静置 10 分钟以上,观察其是否凝集	2	
		拔针后检查穿刺点有无出血,及时棉球压迫止血	1	
		再次消毒,检查阴道内无异物残留后取下宫颈钳、窥器	2	
		撤臀下巾、脱手套	2	
		再次监测生命体征(可口述),协助患者复位,复原衣物、被褥	2	
		交代术后注意事项,禁房事盆浴 2 周,追踪结果观察或住院	3	
		洗手、做好操作记录(口述)	1	
		第一次穿出正确液体得 10 分;第二次穿出得 5 分;第三次及以上穿出得 3 分;未抽出液体均得 0 分。抽出黄色液体一次算操作失败一次	10	
操作过程总体评价	15	时间把握、熟练规范程度	3	
		无菌观念:手套未碰触非无菌区,器械未碰触非手术区	8	
		人文关怀:操作过程与患者适当沟通,态度严肃、语言亲切、检查仔细、动作轻柔。检查完毕记录并向患者解释检查结果	4	
提问	10	随机选择 2 个问题,每题 5 分.	10	
总分	100		100	

相关问题:

1. 经阴道穹后部穿刺的适应证有哪些?

2. 经阴道穹后部穿刺的禁忌证有哪些?

3. 何为阴道穹? 有何临床意义?

(李丕宇)

第五节 诊断性刮宫
Diagnostic Curettage

一、目的

通过刮取子宫内膜和内膜病灶行活组织检查,做出病理学诊断。怀疑同时有宫颈病变时,需对宫颈管及宫腔分别进行诊断性刮宫,简称分段诊刮。

二、适应证

1. 子宫异常出血或阴道排液需证实或排除子宫内膜癌、子宫颈管癌,或其他病变如流产,子宫内膜炎等。

2. 功能性子宫出血的诊断及治疗。

3. 不孕症患者行诊断性刮宫有助于了解有无排卵,并能发现子宫内膜病变。

4. 不全流产、葡萄胎的诊断和治疗。

三、禁忌证

1. 滴虫、假丝酵母菌感染或细菌感染所致急性阴道炎、畸形宫颈炎、急性或亚急性盆腔炎性疾病。

2. 严重的全身疾病不能耐受手术。

3. 手术前体温>37.5℃。

4. 可疑宫内妊娠且有继续妊娠要求者。

四、操作前准备

1. 器械准备

(1)妇科检查床,地灯,屏风,消毒臀垫(或一次性臀巾)。

(2)无菌手套,一次性检查手套。

(3)消毒刮宫包:内备孔巾、卵圆钳或大镊子、消毒窥器(检查窥器及手术窥器)、宫颈钳,探针、宫颈扩张棒、长棉签、刮匙、干纱布数块。

(4)消毒液(碘伏或安尔碘,碘过敏者准备0.1%苯扎溴铵液)

(5)标本容器、标本固定液(10%甲醛、95%乙醇)、病理申请单。

(6)药品:局麻药、镇静剂、抢救药品。

2. 环境准备

温度适宜,光线充足,拉好屏风,注意保护患者隐私。

3. 患者准备

(1)了解风险并签署知情同意书。

(2)排空膀胱,取膀胱截石位,头部稍垫高,两手平放于身旁,放松腹部,检查者面向患者,站立在患者两腿之间。

4. 操作者准备

(1)操作者穿工作服、戴帽子、口罩,正确洗手。

(2)核对患者姓名、年龄、住院患者需核对床号,充分了解患者现病史、既往史、月经史及婚育史,明确适应证,排除禁忌。

(3)向患者或家属说明检查目的,告知检查时可能引起的不适,取得患者配合,必要时签署知情同意书。

(4)态度严肃、语言亲切、检查仔细、动作轻柔。

(5)刷手后,穿手术衣,戴无菌手套(或右手带两只手套)。

五、操作方法

1. 诊断性刮宫

(1)体位:患者排空膀胱后,取膀胱截石位。

(2)检查消毒包是否消毒合格及有效期,外层由助手打开,戴无菌手套,右手两只(外面一只的手套口要低于里面的手套口),左手一只,由术者戴手套后打开里层包布。

(3)消毒铺巾:正确消毒顺序(小阴唇→大阴唇→阴阜→大腿内侧1/3→会阴及肛周)。方向:从内到外,从上到下。消毒两遍,第二次消毒范围不超过第一次,铺无菌巾。选择阴道检查窥器,消毒阴道。

(4)行双合诊检查,了解子宫大小、位置及双附件情况,判断有无急、慢性生殖道炎症。然后更换手套(也可右手脱下一只手套)。

(5)用操作窥阴器暴露宫颈,再次消毒阴道壁,宫颈,宫颈钳夹持宫颈前唇,长棉签消毒宫颈管口两遍。

(6)探针沿子宫腔方向缓缓伸入宫腔达宫底,探测宫腔的长度和方向,记录宫腔深度。如宫颈口过紧,逐号选择宫颈扩张器扩张宫颈,至所用的器械能顺利通过。

(7)小刮匙沿宫腔方向缓慢进入宫腔并达宫底部,从内到外进行刮宫,并依次将子宫腔四壁、宫底及两侧宫角组织刮出,放置在备好的纱布上。如刮出的组织糟脆,可疑子宫内膜癌,即停止继续刮宫。刮宫时注意宫腔有无形态异常及高低不平。

(8)清理阴道内积血,观察有无活动出血。如无活动出血,取下宫颈钳和窥阴器及孔巾。

(9)术后再次评估生命体征。讲明术后注意事项。

(10)将纱布上的组织装入标本瓶中,标记好取材部位,组织固定液固定后送检。

2. 分段诊刮　需要区分子宫内膜癌及宫颈癌时或要了解子宫内膜癌是否累及宫颈时做分段诊刮。

操作前准备及操作步骤(1)~(5)同诊断性刮宫。

(6)先不探子宫深度,用小刮匙伸入宫颈管2~2.5cm按从内向外的顺序骚刮宫颈管一周,将所刮出的组织放置在备好的纱布上。

(7)探针沿子宫腔方向缓缓伸入宫腔达宫底,探测宫腔的长度和方向,记录宫腔深度。如宫颈口过紧,逐号选择宫颈扩张器扩张宫颈,至所用的器械能顺利通过。

(8)小刮匙沿宫腔方向缓慢进入宫腔并达宫底部,从内到外进行刮宫,并依次将子宫腔四壁、宫底及两侧宫角组织刮出,放置在另一块备好的纱布上。如刮出的组织糟脆,可疑子宫内膜癌,即停止继续刮宫。刮宫时注意宫腔有无形态异常及高低不平。

(9)清理阴道内积血,观察有无活动出血。如无活动出血,取下宫颈钳和窥阴器及孔巾。

(10)术后再次评估生命体征。讲明术后注意事项。

(11)将纱布上的组织分别装入标本瓶中,标记好取材部位,组织固定液固定后送检。

（12）整理物品,废物材料处理(医疗垃圾弃于黄色垃圾袋中,一次性针头弃于锐器盒)。做好操作记录。

六、并发症及处理

1. 子宫出血　对可疑子宫内膜癌、稽留流产、部分血液系统疾病患者常因子宫收缩不良或凝血异常而出血过多。术前配血、开放静脉通道。术中尽快刮取宫腔内容物。除怀疑性肿瘤,应全面刮宫。必要时备皮,做好开腹手术准备。

2. 子宫穿孔　及时发现,立即处理。多发生在哺乳期、绝经后及子宫患有恶性肿瘤,或子宫位置不明,操作不当时。操作前均应查清子宫位置并仔细操作,以防穿孔。操作时出现子宫无底的感觉,或刮匙进入宫腔的深度超过测量深度,考虑子宫穿孔可能。发现后立即停止手术,观察患者自觉症状、生命体征、有无内出血或脏器损伤的征象。穿孔小,生命体征稳定,可保守治疗。如穿孔大,有内出血或脏器损伤等,立即配血,剖腹探查。

3. 感染　预防为主。对出血时间长,合并贫血、糖尿病或应用免疫抑制剂等患者,应用抗生素预防感染。严格无菌操作。

4. 宫腔或宫颈管粘连　较远期并发症。反复过度刮宫,伤及子宫内膜基底层,造成闭经、周期性下腹痛。根据粘连部位及程度,扩张宫颈,或在宫腔镜下分离粘连。术后放置宫内节育器防止再次粘连。

七、注意事项

1. 不孕症或功能失调性子宫出血患者,应选在月经前或月经来潮6小时内刮宫,以判断有无排卵或黄体功能不良。

2. 出血、子宫穿孔、感染是刮宫的主要并发症。有些疾病可能导致刮宫时大出血。应术前输液、配血并做好开腹准备。哺乳期、绝经后及子宫患有恶性肿瘤者均应查清子宫位置并仔细操作,以防穿孔,长期有阴道流血者宫腔内常有感染,刮宫能促使感染扩散,术前术后应给予应用抗生素。术中严格无菌操作。刮宫患者术后2周内禁止性生活及盆浴,以防感染。

3. 疑有子宫内膜结核者,刮宫时要特别注意搔刮双侧宫角,提高阳性率。

4. 术者在操作时唯恐不彻底,反复刮宫,不但伤及子宫内膜基底层,造成子宫内膜炎或宫腔粘连,导致闭经,应注意避免。

八、相关知识

子宫内膜活检采取时间:

1. 了解卵巢功能可在月经期前1~2日取,一般多在月经来潮6小时内取,子宫腔前、后壁各取一条内膜,闭经如能排除妊娠则随时可取。

2. 功能失调性子宫出血者,如疑为子宫内膜增生症,应于月经前1~2天或月经来潮6小时内取材,疑为子宫内膜不规则脱落时,则应于月经第5~7天取材。

3. 原发性不孕者,应在月经期前1~2天取材。如为分泌相内膜,提示有排卵,内膜仍呈增生期改变则提示无排卵。

4. 疑有子宫内膜结核,应于月经前1周或月经来潮前6小时内诊刮。诊刮前3日及术后4日每日肌内注射链霉素0.75g及异烟肼0.3g口服,以防诊刮引起结核病灶扩散。

5. 疑有子宫内膜癌者随时可取内膜。

九、关键词

诊断性刮宫　diagnostic curettage

分段诊刮　fractional curettage

十、案例分析

患者,女,61 岁,肥胖,患高血压 8 年,未生育。5 年前绝经。3 年前出现阴道水样白带,量多,时有血性白带,未诊治,近半年加重,流出物较臭。遂来就诊,妇查宫颈正常大小,质中,子宫如孕 60 天大小,无压痛。血常规正常。TCT 正常。彩超提示子宫 9cm×7cm×6cm 大小,宫腔内膜厚 2.3cm,宫腔内 2.6cm 偏强回声团。血 CA125 为 159IU/L。患者可能的诊断是什么?还需要做何项检查明确诊断?已向家属及患者告知此项检查的目的,并签署同意书。并要等待检查效果。

参考答案:

患者老年女性,绝经后阴道出血,分泌物异常,查体子宫增大,彩超提示子宫内膜增厚,肿瘤标志物升高,有诊断性刮宫指征。

宫颈 TCT 虽然提示正常,但其有假阴性可能,且该患者阴道分泌物异味明显,故该患者应行分段诊刮,排除宫颈病变。

十一、评分标准(见表 4-5-1)

表 4-5-1　诊断性刮宫参考评分标准

项目	分数	内容及评分标准	满分	得分
准备工作	15	操作者准备:穿工作服,戴口罩、帽子,洗手	1	
		全面了解病史、体检及相关辅助检查,明确无禁忌证,自我介绍	2	
		与患者解释说明手术的必要性和操作过程,签署手术知情同意书	2	
		患者准备:排空膀胱,取截石位	2	
		用物准备:消毒刮宫包,无菌手套,消毒液标本容器,10% 甲醛、病理申请单	2	
		药品:局部麻醉药、镇静剂、抢救用药。检查所用物品的有效灭菌日期	2	
		评估环境,摆放并打开地灯,拉屏风,保护隐私	2	
		铺臀垫、刷手、穿手术衣(可口述)	2	
操作过程	66	消毒包外层由助手打开(或刷手前自己打开),戴无菌手套	4	
		右手两只(外面一只的手套口要低于里面的手套口),左手一只,由术者戴手套后打开里层包布	2	
		消毒:正确消毒顺序(大阴唇→小阴唇→阴阜→大腿内侧 1/3→会阴及肛周)	2	
		方向:从内到外,从上到下	2	
		消毒两遍,第二次消毒范围不超过第一次,铺无菌巾	4	
		选择阴道检查窥器,消毒阴道	2	
		行双合诊检查,了解子宫大小、位置及双附件情况,判断有无急、慢性生殖道炎症	2	

项目	分数	内容及评分标准	满分	得分
操作过程	66	然后更换手套(也可右手脱下1只手套)	2	
		用操作窥阴器暴露宫颈,再次消毒阴道壁、宫颈	3	
		宫颈钳夹持宫颈前唇,长棉签消毒宫颈管口两遍	3	
		先不探子宫深度	2	
		用小刮匙伸入宫颈管2~2.5cm	2	
		按从内向外的顺序搔刮宫颈管一周	2	
		将所刮出的组织放置在备好的纱布上	2	
		探针沿子宫腔方向缓缓伸入宫腔达宫底	2	
		探测宫腔的长度和方向,记录宫腔深度	2	
		如宫颈口过紧,逐号选择宫颈扩张器扩张宫颈,至所用的器械能顺利通过	2	
		小刮匙沿宫腔方向缓慢进入宫腔并达宫底部	2	
		从内到外进行刮宫	2	
		并依次将子宫腔四壁、宫底及两侧宫角组织刮出	2	
		放置在另一块备好的纱布上	2	
		如刮出的组织糟脆,可疑子宫内膜癌,即停止继续刮宫	2	
		刮宫时注意宫腔有无形态异常及高低不平	2	
		清理阴道内积血,观察有无活动出血,如无活动出血,取下宫颈钳和窥阴器及孔巾	2	
		术后再次评估生命体征,讲明术后注意事项	4	
		将纱布上的组织分别装入标本瓶中,标记好取材部位,组织固定液固定后送检	4	
		整理物品,废物材料处理(医疗垃圾弃于黄色垃圾袋中,一次性针头弃于锐器盒)。做好操作记录	4	
操作过程总体评价	9	熟练规范程度	3	
		无菌观念	2	
		人文关怀	2	
		时间把握	2	
提问	10	随机选择2个问题,每题5分。	10	
总分	100		100	

相关问题：

1. 诊断性刮宫的禁忌证是什么？

2. 诊断性刮宫的常见并发症有哪些？

3. 子宫内膜有何特点？

（李丕宇）

第六节　上下环技术及相关知识
Insertion and Removal of IUD

【宫内节育器放置术】

一、目的

宫内节育器（intrauterine device，IUD）放置术是用于育龄妇女节育的手术方法。

二、适应证

1. 育龄妇女自愿要求放置而无手术禁忌者。

2. 某些疾病的辅助治疗　如宫腔粘连、功能性子宫出血及子宫腺肌症等的保守治疗（含有孕激素的宫内节育器）等。

3. 要求紧急避孕。

三、禁忌证

1. 严重全身疾病，如心力衰竭、肝肾功能不全、凝血功能障碍等。

2. 急慢性生殖道炎症，如急、慢性盆腔炎症是绝对禁忌证；阴道炎、宫颈炎、重度宫颈糜烂治疗前不宜放置。

3. 妊娠或可疑妊娠。

4. 生殖器官肿瘤，良性肿瘤如子宫肌瘤引起宫腔变形或月经过多者不宜放置，卵巢肿瘤应与治疗后根据情况考虑是否放置。

5. 生殖道畸形、子宫畸形，如双角子宫、纵隔子宫等。

6. 宫颈内口过松、重度宫颈陈旧性裂伤或严重子宫脱垂。

7. 月经过多、过频或不规则阴道流血。

8. 宫腔深度不足 5.5cm 或宫腔大于 9cm 者（除外足月分娩后、大月份引产后）。

9. 人工流产后出血过多或可疑有妊娠组织残留者。

10. 顺产或剖宫产胎盘娩出后放置宫内节育器，如有潜在感染或出血可能，胎膜早破 12 小时以上、产前出血、羊水过多或双胎不宜放置。

11. 产后 42 天恶露未净或会阴伤口未愈者。

12. 严重痛经者。

13. 有铜过敏者史者，不能放置载铜节育器。

四、操作前准备

1. 患者准备　询问病史，全面体检，做相关辅助检查（血常规、术前四项、阴道分泌物检查等）。排除禁忌证，向患者解释操作风险、过程、需要配合的事项，签署知情同意书。患者排空膀胱，术前 3 天禁止性生活。测量患者生命体征。

2. 材料准备　合适型号和类型的宫内节育器。检查手术包及节育器的灭菌日期。急救及麻醉药品。

3. 操作者准备　核对患者信息。正确洗手,戴帽子口罩,无菌手手套。助手协助患者摆体位,观察患者情况。

五、操作方法

1. 体位　患者排空膀胱后,取膀胱截石位。

2. 检查消毒包是否消毒合格及有效期,外层由助手打开,戴无菌手套,右手两只(外面一只的手套口要地低于里面的手套口),左手一只,由术者戴手套后打开里层包布。

3. 消毒铺巾　正确消毒顺序(大阴唇→小阴唇→阴阜→大腿内侧 1/3→会阴及肛周)。方向:从内到外,从上到下。消毒两遍,第二次消毒范围不超过第一次,铺无菌巾。选择阴道检查窥器,消毒阴道。

4. 行双合诊检查,了解子宫大小、位置及双附件情况,判断有无急、慢性生殖道炎症。然后更换手套(也可右手脱下一只手套)。

5. 用操作窥阴器暴露宫颈,再次消毒阴道壁,宫颈,宫颈钳夹持宫颈前唇,长棉签消毒宫颈管口两遍。

6. 探针沿子宫腔方向缓缓伸入宫腔达宫底,探测宫腔的长度和方向,记录宫腔深度。

7. 根据宫颈口松紧程度选节育器种类及型号。如果宫颈口过紧,逐号选择宫颈扩张器扩张宫颈,至所用的器械能顺利通过。扩张宫颈时应执笔式持宫颈扩张器沿宫腔方向慢慢扩张宫颈内口,扩宫棒通过宫颈内口即可,一般扩张至 6 号。

8. 助手打开节育器外包装,术者取节育器,请患者了解准备放置的节育器类型。

9. 放置宫内节育器(不同类型节育器放置方法)

(1)环形及宫形节育器:使用叉或钳型放置器放置。节育器上缘要达到宫腔底部。使用叉型放置器时要一次到达宫底,中途不可停顿。不能任意扭转节育器,以免节育器变形。若用叉型放置器,将节育器上缘置于叉内。若为宫形节育器则将叉置于横臂中央,环骑跨于放置叉之上(图 4-6-1)。

(2)顺子宫方向轻轻送入宫底,慢慢退出放环叉,退至宫颈内口处时再上推节育器下缘,然后退出放置器(图 4-6-2)。

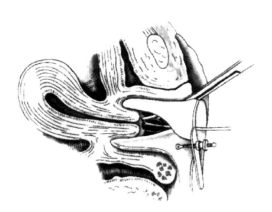

图 4-6-1　放置宫内节育器(1)示意图

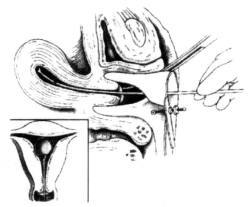

图 4-6-2　放置宫内节育器(2)示意图

（3）若用钳型放置器，将节育器的上缘置于钳顶端的小槽内，节育器骑跨于钳上，顺宫腔方向置于宫底，张开前叶向外退出，退至宫颈内口时同样上推节育器下缘，然后退出放置器（图4-6-3）。

（4）宫形节育器还可用槽钳式放置器，首先将节育器下端置于钳槽内，上端向上牵拉，中央置于钳顶端的小缺口内（图4-6-4）。

（5）沿宫腔方向置入宫底，放开钳，轻轻退出放置器（图4-6-5）。

（6）使用套管式放置器放置V形节育器，将节育器两角折叠插入套管内，调整限位块至宫腔深度，由另一端置入套管芯达节育器下缘（图4-6-6）。

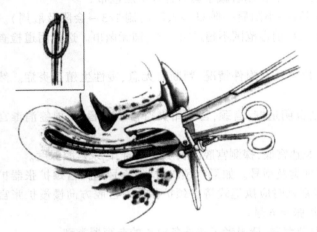

图4-6-3　放置宫内节育器（3）示意图

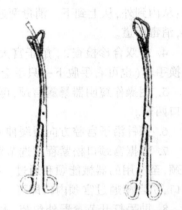

图4-6-4　放置宫内节育器（4）示意图

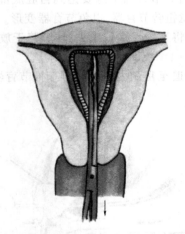

图4-6-5　放置宫内节育器（5）示意图

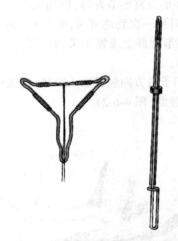

图4-6-6　放置宫内节育器（6）示意图

（7）将套管顺宫腔方向置入宫底，固定套管芯，后退套管（图4-6-7）。

（8）用套管芯轻推节育器下缘后退出放置器。

（9）T形节育器放置时，将两横臂向下折叠与纵臂一起置入套管内，调整限位块至宫腔深度，插入套管芯，沿宫腔方向送入放置器达宫底（图4-6-8）。

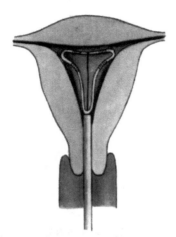
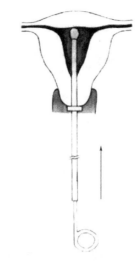

图 4-6-7　放置宫内节育器(7)示意图　　　**图 4-6-8　放置宫内节育器(9)示意图**

（10）固定套芯，后退套管。退出放置器，留尾丝 1.5~2cm，两横臂折叠时间不宜超过 3 分钟，以免影响其展开（图 4-6-9）。

（11）母体乐及 T 形节育器均为单个包装，置于一无套管芯的套管内，调整限位块至宫腔深度，将带有节育器的套管沿宫腔置入宫底，保留片刻，轻轻退出套管，保留尾丝 1.5~2cm（图 4-6-10）。

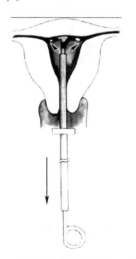
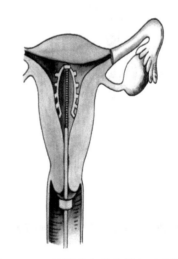

图 4-6-9　放置宫内节育器(10)示意图　　　**图 4-6-10　放置宫内节育器(11)示意图**

（12）Y 形节育器为单个包装，把节育器的纵臂放入套管内，按宫腔深度调整限位块，扩张宫颈口后将节育器沿宫腔方向放达宫底，固定内芯，后退套管。（图 4-6-11）。

（13）吉妮固定式（GyneFix）节育器为单个包装，节育器已置于套管内。右手握住套管与置入器连接处，调整定位块比宫腔深度长 0.5cm（图 4-6-12）。

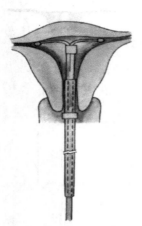

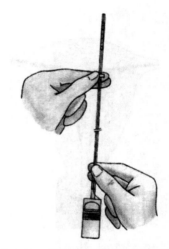

图 4-6-11　放置宫内节育器(12)示意图　　图 4-6-12　放置宫内节育器(13)示意图

（14）将放置器经宫颈管置入宫腔底部（图 4-6-13）。

（15）放置器紧抵宫底，轻轻推进置入器 1cm，此时置入针和节育器上的手术线小结进入子宫肌层（图 4-6-14）。

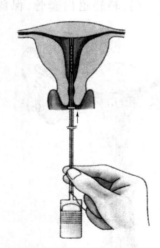

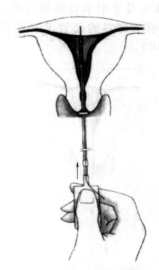

图 4-6-13　放置宫内节育器(14)示意图　　图 4-6-14　放置宫内节育器(15)示意图

（16）在放置器紧抵宫底的同时，轻轻由插槽中释放尾丝（图 4-6-15）。

（17）在固定放置套管的同时，慢慢退出置入器（图 4-6-16）。

（18）然后抽出套管（图 4-6-17）。

（19）轻轻牵拉尾丝以确定节育器是否固定于宫底，于宫颈管内剪断尾丝（见图 4-6-18）。

（20）各种子宫位置的放置。前倾前屈位：暴露宫颈后，宫颈钳钳夹子宫后唇向外牵拉，纠正为前倾位或平位后放置；后倾后屈位：钳夹宫颈前唇向外牵拉，纠正为后倾位或平位后放置；瘢痕子宫：探针和放置器进入宫腔时要严格沿宫腔方向轻轻放入，严禁粗暴操作。

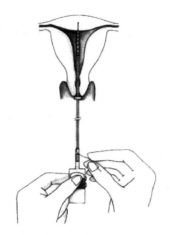
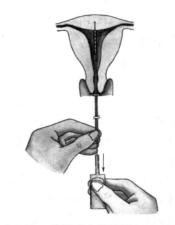

图 4-6-15　放置宫内节育器(16)示意图　　图 4-6-16　放置宫内节育器(17)示意图

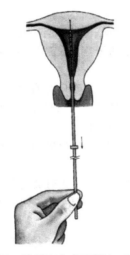
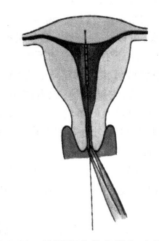

图 4-6-17　放置宫内节育器(18)示意图　　图 4-6-18　放置宫内节育器(19)示意图

10. 观察宫腔内无出血,取下宫颈钳,撤除窥阴器,术毕。

11. 操作过程中观察有无腹痛、阴道流血,有无面色苍白、呼吸困难,生命体征是否平稳。

六、并发症及处理

1. 子宫穿孔　上环导致子宫穿孔的机理并不明确,一般认为可能是子宫大小不合或医生操作不当造成。除此之外,当女性剧烈运动的时候,体内的节育环由于物理惯性作用也有可能对子宫造成损伤。不明原因的子宫收缩也有可能挤压节育环而造成子宫穿孔。

2. 节育器异位　宫内节育器造成子宫穿孔后会进入腹腔,从而造成节育器的异位。节育器可能异位于膀胱内、盆腔、肠系膜上。可经腹腔镜下或开腹将节育器取出。

3. 节育器嵌顿或断裂　发现后及时取出,取出困难者可在超声下、X 线下或宫腔镜下取出。

4. 节育器下移或脱落　常见原因为 IUD 放置未达宫底、IUD 与宫腔大小或形态不符、经量过多、宫颈口松弛或子宫过度敏感等。如果发现节育器下移应及时取出。

5. 带器妊娠　多见于 IUD 下移、脱落或异位后,已经确诊,行取环术同时人工流产。

七、注意事项

(一)术中注意事项

1. 严格无菌操作。

2. 节育器上缘要达宫腔底部,使用叉型放置器时要一次到达宫底,中途不可停顿。

3. 不能任意扭转节育器,以免节育器在宫腔内变形。

4. 哺乳期子宫小而软,操作时要注意,以免发生穿孔。

(二)术后注意事项

1. 向受术者讲明可能出现的不良反应及并发症,如有异常及时就诊。

2. 术后休息 2 日,1 周内避免重体力劳动。

3. 保持外阴清洁,2 周内避免盆浴及性生活。

4. 定期随访,即放置后 1、3、6 个月各随访一次,以后每年随访一次,放置后 3 个月内经期或大便时要注意节育器的脱出。

(三)宫内节育器放置时间

1. 月经未净时放置　月经来潮第 3~5 天放置,这段时间有三个好处:一是子宫口松,容易放入;二是月经刚来,可以排除怀孕,不会误把环放到已经怀孕的子宫里;三是避免了妇女因放环后而引起的少量出血而产生的顾虑和不便。

2. 月经干净后放置　以月经干净后 3~7 天,没有性生活史去放环为宜,因为这个时候子宫内膜在刚刚开始生长,内膜较薄,放置时可以避免出血,同时月经后没有性生活,也避免了放环时受精卵已长在子宫内膜上的可能性。一般多数妇女选择在此时放环。

3. 分娩后即刻放环　这时放置手术简单易行,又可及时落实避孕措施,但需经产科医生检查准许后才可放置。

4. 产后 42 天放置　即在产后 42 天左右健康检查的同时放置,此时放置优点有:一是子宫口松;二是子宫已恢复正常大小还没有因喂奶过久而缩小;三是及时落实了避孕措施,方便了妇女。

5. 产后 3 个月以上也可以放环　但应该注意的是,如果这个时间正是哺乳期,虽然不来月经,但仍旧有怀孕的可能,所以产后还没有来月经的妇女,应当先请医生检查有没有怀孕,在确诊没有怀孕的情况下方可放环。

6. 人工流产或钳刮手术后立即放环。优点是一次手术同时落实避孕措施,减少了痛苦,方便了妇女。

7. 自然流产或人工流产刮宫后正常月经恢复后放环。

8. 剖宫产同时或手术满半年,情况正常,也可以考虑放环。

9. 以前放置的环年限已满,要求换环的,可在取环的同时放入一个新环。也可以在下次月经干净后再放入一个新环。但是必须记住在取环后这一个月要注意避孕。

10. 在无防护性行为之后的 5 天内放置,可用于紧急避孕。

(四)宫内节育器种类

1. 惰性宫内节育器　以不锈钢丝或塑料、硅胶制成,如金属单环、麻花环及不锈钢宫形环等。

2. 带铜宫内节育器　是目前使用最广泛的一类活性宫内育器,利用铜对精子或受精卵的杀伤作用来增强避孕效果。

3. 释放孕激素的宫内节育器　将载于宫内节育器的孕激素缓慢恒定地释放到子宫腔内,提高了避孕效果,并可明显减少出血。

4. 释放止血药物的宫内节育器　可有效控制宫内节育器放置后月经量的增加。

宫内节育器的异物作用可引起子宫内膜的无菌性炎症,从而影响受精卵的着床。含铜宫内节育器除上述作用外,含铜宫内节育释放铜离子,对精子和胚有杀伤作用。

含孕激素的宫内节育器可长期少量向宫腔内释放孕激素,使子宫内膜萎缩,不利于受精卵着床,这两方面的作用均使活性宫内节育器的避孕效果进一步加强。

5. 含有消炎止血药的节育器　在节育环上采用缓释技术添加了吲哚镁锌(消炎,止血,止痛),解决了上环后出血,疼痛,发炎问题。

【宫内节育器取出术】

一、目的及适应证

1. 放置期限已到者。
2. 计划妊娠者。
3. 放置后出现不良反应,如不规则子宫出血、严重腰腹痛等经治疗无效者。
4. 出现并发症,如异位、嵌顿、感染等。
5. 改用其他避孕方法。
6. 绝经半年后,1年内。
7. 带器妊娠终止妊娠,同时取器。

二、禁忌证

各种疾病的急性期,暂不能取器,待病情好转后再考虑取器。

三、操作前准备

1. 患者准备　询问病史,全面体检,做相关辅助检查(血常规、术前四项、阴道分泌物检查等)。行超声检查或X线透视确定节育器是否存在,并了解其位置和性状。排除禁忌证,向患者解释操作风险、过程、需要配合的事项,签署知情同意书。患者排空膀胱,术前3天禁止性生活。测量患者生命体征。

2. 材料准备　取环包及消毒用品。检查手术包及节育器的灭菌日期。急救及麻醉药品。

3. 操作者准备　核对患者信息。正确洗手,戴帽子口罩,无菌手手套。助手协助患者摆体位,观察患者情况。

四、操作方法

步骤1~6同宫内节育器放置术。

7. 根据宫颈口松紧程度选节育器种类及型号。酌情扩张宫颈口。

8. 不同类型节育器取出方法

(1)取带尾丝节育器时,用长弯血管钳钳夹住尾丝,轻轻牵拉取出节育器(图4-6-19)。

(2)若为吉妮固定式节育器,则用妇科长钳进入颈管内,钳夹住尾丝取出(图4-6-20)。

(3)取无尾丝节育器,取环钩沿宫腔方向进入宫腔,触及节育器后转动钩头方向钩住节育器下缘,牵拉取出(图4-6-21)。

(4)若为T形节育器,则钩住其横臂或纵横臂交界处,保持钩头平直,缓缓牵拉取出(图4-6-22)。

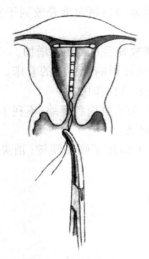

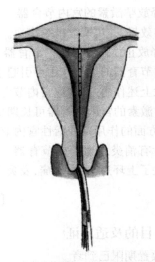

图 4-6-19　不同类型节育器取出方法（1）示意图　　　图 4-6-20　不同类型节育器取出方法（2）示意图

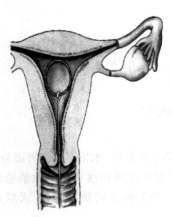

图 4-6-21　不同类型节育器取出方法（3）示意图　　图 4-6-22　不同类型节育器取出方法（4）示意图

（5）若钩取有困难，可扩张宫颈后，用小弯头卵圆钳钳取（图 4-6-23）。

（6）环形节育器嵌顿时，以取环钩钩住节育器的下缘，牵拉出宫外，拉直螺旋丝，两把长弯钳夹住颈口外的环丝，于中间剪断（图 4-6-24）。

（7）由一侧将环丝慢慢拉出，拉出后要将环丝对合，了解节育器是否完整（图 4-6-25）。

（8）开放形节育器嵌顿时若牵拉尾丝取出困难，则在扩张宫颈后用小弯头卵圆钳或长弯钳进入宫腔，夹住节育器的纵轴旋转取出（图 4-6-26）。

9. 取出宫内节育器后请患者过目，告知取环成功，按照医疗垃圾处理。

10. 观察患者有无不适感、生命体征是否平稳、阴道流血等情况。

11. 术后处理

（1）协助患者整理衣物，告知注意事项：禁盆浴和性生活 2 周。需继续避孕者应落实避孕措施。

（2）整理物品。

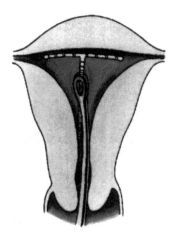

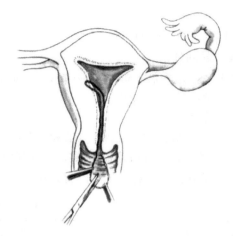

图 4-6-23　不同类型节育器取出方法(5)示意图　　图 4-6-24　不同类型节育器取出方法(6)示意图

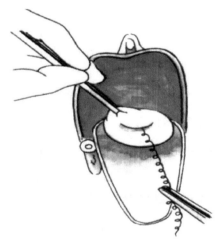

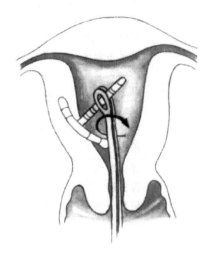

图 4-6-25　不同类型节育器取出方法(7)示意图　　图 4-6-26　不同类型节育器取出方法(8)示意图

(3)洗手,填写手术记录。

五、取出时间

1. 月经干净后 3~7 天。

2. 因子宫不规则出血取器者应在预防性应用抗生素下取器,同时行诊断性刮宫。

3. 绝经后半年至 1 年内。

六、并发症及处理

1. 取环过程中易损伤子宫壁或穿孔,甚至脏器损伤引起相应并发症。

2. 手术过程中如遇多量出血、器械落空感、宫腔深度异常、受术者突感下腹痛等,应立即停止操作,进一步检查原因,采取相应措施。

3. 取环过程中如遇困难,可扩张宫颈,或退出取环钩进一步查清原因,切勿强拉,以免损伤宫壁或造成节育器断裂、残留。

七、关键词

宫内节育器　intrauterine device

八、案例分析

患者,28 岁,产后 1 年,月经干净 5 天。诉既往曾有彩超提示:"纵隔子宫",现要求选择合适避孕环避孕,请你给出建议。

参考答案:

根据患者情况,建议复查盆腔彩超,如确诊纵隔子宫。与患者沟通病情,告知患者子宫发育异常,为放置宫内节育器禁忌证,建议选择其他方式避孕。

九、评分标准(见表 4-6-1,表 4-6-2)

表 4-6-1　上环术参考评分标准

项目	分数	内容及评分标准	满分	得分
准备工作	14	医师的准备:穿工作服,戴口罩,帽子,洗手(可口述)(1分) 核对床号、姓名(1分) 自我介绍(1分) 知情同意并签字(1分) 测量生命体征(1分) 术前无禁忌证(可口述)(1分) 嘱患者排尿并清洗外阴(1分)	7	
		用物准备: 上环包、碘伏、无菌棉签、液体石蜡、臀下巾,手套等(1分) 检查包装是否完好,是否在有效期内(1分)	2	
		评估环境(1分) 保护隐私(2分) 男选手需一名女医务人员在场(可口述),女选手直接得分(2分)	5	
操作过程	70	垫好臀下巾(1分) 协助患者取膀胱截石位(1分) 打开下环包(1分) 检查灭菌指示卡(2分) 将此次操作需要的棉球及纱布取出,碘伏及液体石蜡倒入相应容器中,包布无渗湿(3分) 正确戴手套(2分)	10	
		常规消毒外阴,顺序正确(大阴唇→小阴唇→阴阜→大腿内侧 1/3→会阴及肛周)(2分) 方向:从内到外,从上到下(2分) 消毒次数 2 次,不留空隙(2分)	6	
		铺孔巾(1分) 正确选择阴道窥器(1分) 消毒阴道(转动窥器 1分,消毒 2次 1分) 双合诊了解子宫及附件情况(5分) 更换手套(可口述)(1分)	10	

续表

项目	分数	内容及评分标准	满分	得分
操作过程	70	阴道窥器暴露宫颈、固定窥器,再次消毒宫颈及阴道侧壁1次(3分) 宫颈钳夹持宫颈前唇(1分) 消毒宫颈管2次(2分) 探宫,探针弯曲方向正确(2分)及深度(2分)	10	
		要求助手打入宫内节育器(1分) 核对宫内节育器大小合适(2分)	3	
		调整节育器前端长度与宫腔深度一致(3分) 按照不同节育器放置正确方法(8分) 将节育器送至宫底(3分)	14	
		检查无活动性出血(2分) 再次消毒(2分) 阴道内无异物残留后取下宫颈钳、窥器(2分)	6	
		撤臀下巾(1分) 脱手套(1分) 协助患者复位,复原衣物、被褥(2分)	4	
		交代术后注意事项: 禁房事盆浴2周(1分) 定期复查(1分) 节育器名称(1分) 及有效期(2分) 如大量出血前来复查(1分)	6	
		做好操作记录(口述)	1	
注意事项	6	手套未碰触非无菌区(2分) 器械未碰触非手术区(2分) 操作熟练,操作过程中注意询问患者感受(2分)	6	
提问	10	随机选择2个问题,每题5分	10	
总分	100		100	

表4-6-2 取环术参考评分标准

项目	分数	内容及评分标准	满分	得分
准备工作	14	医师的准备:穿工作服,戴口罩,帽子,洗手(可口述)(1分) 核对床号、姓名(1分) 自我介绍(1分) 知情同意并签字(1分) 测量生命体征(1分) 术前无禁忌证(可口述)(1分) 嘱患者排尿并清洗外阴(1分)	7	

续表

项目	分数	内容及评分标准	满分	得分
准备工作	14	用物准备: 下环包、碘伏、无菌棉签、液体石蜡、臀下巾、手套等(1分) 检查包装是否完好,是否在有效期内(1分)	2	
		评估环境(1分) 保护隐私(2分) 男选手需一名女医务人员在场(可口述),女选手直接得分(2分)	5	
操作过程	70	垫好臀下巾(1分) 协助患者取膀胱截石位(1分)	2	
		打开下环包(1分) 检查灭菌指示卡(2分)	3	
		将此次操作需要的棉球及纱布取出,碘伏及液体石蜡倒入相应容器中,包布无渗湿(3分)	3	
		正确戴手套	2	
		常规消毒外阴,顺序正确(小阴唇→大阴唇→阴阜→大腿内侧1/3→会阴及肛周)(2分)	2	
		方向:从内到外,从上到下	1	
		消毒次数2次,不留空隙	2	
		铺孔巾	1	
		正确选择阴道窥器	1	
		消毒阴道(转动窥器1分,消毒3次1分)	2	
		双合诊了解子宫及附件情况	4	
		更换手套(可口述)	1	
		阴道窥器暴露宫颈、固定窥器,再次消毒宫颈及阴道侧壁1次(2分)	2	
		宫颈钳夹持宫颈前唇(1分)	1	
		消毒宫颈管2次(2分)	2	
		探宫,探针弯曲方向正确(1分) 及深度(1分)	2	
		取环钩顺子宫屈向伸入宫腔底部,钩出节育器,确认节育器完整(2分)	2	
		将节育器给患者过目(2分)	2	
		再次探宫,探针弯曲方向正确(1分) 注意深度有无改变(2分)	3	
		检查无活动性出血	2	
		再次消毒	1	
		阴道内无异物残留后取下宫颈钳、窥器	2	

项目	分数	内容及评分标准	满分	得分
操作过程	70	撤臀下巾(1分) 脱手套(1分)	2	
		协助患者复位,复原衣物、被褥	2	
		交代术后注意事项:禁房事盆浴2周、注意阴道流血情况	2	
		做好操作记录(口述)	1	
		取出环得20分,未取出不得分	20	
注意事项	6	手套未碰触非无菌区(2分) 器械未碰触非手术区(2分) 操作熟练,操作过程中注意询问患者感受(2分)	6	
提问	10	随机选择2个问题,每题5分	10	
总分	100		100	

相关问题:

1. 放置宫内节育器的常见并发症有哪些?

2. 宫内节育器放置的适应证包括哪些?

3. 简述宫内节育器取出的适应证。

（李丕宇）

第七节　基础体温测量技术
Examination of Basal Body Temperature

一、目的

1. 了解妇女卵巢有无排卵及黄体功能。当基础体温出现双相时,表示卵巢有排卵功能。如为单相则卵巢无排卵功能。

2. 有助于诊断妊娠及月经失调。

3. 掌握安全期、易孕期,便于计划生育。

二、适应证

1. 反映排卵时间,指导避孕和受孕。

2. 反映有无黄体形成,黄体的发育和退化是否正常,辅助功血的分类。

3. 对习惯性流产患者,可帮助诊断早孕及判定妊娠预后。

三、禁忌证

发烧或剧烈活动者。

四、操作前准备

体温计和体温记录单。

五、操作方法

1. 每晚睡前将体温计水银柱甩至35℃以下,置于床头易取处备用。次日晨配合不说话、不起床、不活动、不吃喝,将体温计放在舌下5分钟,夜班工作者可于睡眠6~8小时后测量,将测得的温度记录在基础体温表格内,或记在一张纸上,由医务人员按规定画成体温图。

2. 体温表上以记号注明月经期、性交日、感冒、发热、失眠或其他疾病治疗方法,以便分析曲线时参考。

3. 必须坚持连续测定体温至少3个月,并力求准确,否则不能反映卵巢功能。

4. 结果判定

(1)双相型曲线:提示卵泡成熟,有孕激素作用,说明有排卵。

(2)单向型曲线:基础体温无规律性周期变化,提示无排卵。

六、注意事项

1. 三班制工作的妇女在连续睡眠6小时后醒来,同样可测基础体温。

2. 如有发热,可影响基础体温。

七、关键词

基础体温测定 examination of basal body temperature

八、案例分析

患者,32岁,婚后6年,曾自然流产3次,均在妊娠50余天时。检查为黄体发育不全,月经规律,周期24天。经治疗半年后,此次基础体温双相,且超过平时该来月经时体温仍不下降。

1. 最可能的诊断是什么?

2. 下一步处理是什么?

3. 对于早期妊娠的辅助诊断方法有哪些?

参考答案:

1. 最可能的诊断为早期妊娠。

2. 下一步治疗为肌注黄体酮治疗。

3. 早期妊娠的辅助诊断方法有

(1)妊娠试验:妊娠后胎盘绒毛产生人绒毛膜促性腺激素,通过测定受检者体内有无人绒毛膜促性腺激素协助诊断早期妊娠。

(2)超声检查:孕7周时可见妊娠环及胎心搏动。

(3)黄体酮试验:黄体酮20mg肌内注射,每天1次,连续3~5天,停药后超过7天仍未出现阴道出血,则早期妊娠可能性大。

(4)基础体温测定:高温相持续3周以上不见下降,则早期妊娠可能性大。

九、评分标准(见表4-7-1)

表4-7-1 基础体温测量参考评分标准

项目	分数	内容及评分标准	满分	得分
准备工作	25	了解妇女卵巢有无排卵及黄体功能	5	
		有助于诊断妊娠及月经失调	5	
		掌握安全期、易孕期,便于计划生育	5	
		体温计	5	
		体温记录单	5	

续表

项目	分数	内容及评分标准	满分	得分
操作过程	60	每晚睡前将体温计水银柱甩至35℃以下,置于床头易取处备用	5	
		次日晨配合不说话、不起床、不活动、不吃喝,将体温计放在舌下5分钟,夜班工作者可于睡眠6~8小时后测量	5	
		将测得的温度记录在基础体温表格内,或记在一张纸上,由医务人员按规定画成体温图	10	
		体温表上以记号注明月经期、性交日、感冒、发热、失眠或其他疾病治疗方法,以便分析曲线时参考	10	
		必须坚持连续测定体温至少3个月,并力求准确,否则不能反映卵巢功能	10	
		双相型曲线:提示卵泡成熟,有孕激素作用,说明有排卵	10	
		单向型曲线:基础体温无规律性周期变化,提示无排卵	10	
操作过程总体评价	5	绘制规范、完整、无涂改	5	
提问	10	随机选择2个问题,每题5分	10	
总分	100		100	

相关问题:

1. 什么叫基础体温?

2. 测量基础体温的作用是什么?

3. 当出现青春期功血,排卵期功血,子宫内膜脱落不全及黄体功能不足时,其基础体温测量分别为多少?

(秦慧芬)

第八节　骨盆外测量
External Pelvic Measurement

一、目的
了解骨盆的大小和形状。

二、适应证
产前常规检查,通常于首次产检时即进行。

三、禁忌证
无绝对禁忌证。

四、操作前准备

1. 孕妇

(1)详细核对孕妇相关信息,包括孕周、现病史、既往史、特别是外伤骨折史。

(2)告知孕妇检查目的并取得孕妇配合。

(3)嘱患者排空膀胱。

2. 环境 温度适宜,光线充足,床旁置屏风保护患者隐私。

3. 物品准备

(1)一次性垫巾,枕头,操作者口罩、帽子、检查记录单。

(2)骨盆外测量模型,骨盆外测量器,骨盆出口测量器,骨盆测量专用尺。

(3)外阴消毒包(备卵圆钳、无菌纱布、碘伏),一次性手套及无菌手套。

(4)肥皂水,液体石蜡。

五、操作方法

1. 体位 嘱孕妇排空膀胱,仰卧于检查床,臀下垫一次性垫巾,双腿稍屈曲、分开。

2. 骨盆外测量径线

(1)髂嵴间径:孕妇取仰卧位,检查者位于孕妇右侧,测量两侧髂嵴最宽点外缘的距离,正常值为 25～28cm。此径线间接推测骨盆入口横径。

(2)髂棘间径:孕妇取仰卧位,检查者位于孕妇右侧,测量两髂前上棘外缘的距离,正常值为 23～26cm。

(3)骶耻外径:孕妇取左侧卧位,右腿伸直,左腿屈曲,检查者位于孕妇右侧,测量耻骨联合上缘中点到第五腰椎棘突下缘的距离,正常值为 18～20cm。此径线间接推测骨盆入口前后径长度,是骨盆外测量中最重要的径线。

(4)坐骨结节间径(出口横径):孕妇取仰卧位,脱开一侧裤腿,双腿向腹部弯曲,双手抱膝,向两侧外上方充分展开。检查者面向孕妇,立于两腿之间,使用出口测量器测量两坐骨结节内侧缘的距离,正常值为 8.5～9.5cm。此径线间接测出骨盆出口横径长度。若此值<8cm,加测骨盆出口后矢状径。

(5)出口后矢状径:坐骨结节间径中点至骶骨尖端的长度。检查者戴一次性手套,右手示指蘸液体石蜡伸入孕妇肛门至骶骨方向。拇指置于孕妇体外骶尾部。两指共同找到骶骨尖端,专用尺放于坐骨结节径线上。用汤姆斯骨盆出口测量器一端放于坐骨结节间径中点,另一端放于骶骨尖端处,可测得出口后矢状径,正常值为 8～9cm。此值与坐骨结节间径之和>15cm 时表明骨盆出口狭窄不明显。

(6)耻骨弓角度:孕妇取仰卧位,双腿向腹部弯曲,双手紧抱双膝,向两侧外上方充分展开。检查者戴一次手套,面对孕妇两腿之间,两拇指指尖对拢,放置在耻骨联合下缘,两拇指分别放在耻骨降支上面。测得两拇指间形成角度。正常值 90°,小于 80°为不正常。此角度反映骨盆出口横径的宽度。

3. 操作后协助孕妇起身,交代注意事项。记录测量数据。

六、注意事项

1. 如男医生检查,需有一名女性医务人员在场。

2. 测量前了解及观察孕妇骨盆有无畸形及骨折外伤史。

3. 测量器使用前需校零避免误差。

4. 肛诊时嘱患者屏气可减少不适感。

5. 女性骨盆是胎儿娩出时必经的骨性产道。其大小、形状对分娩有直接影响。根据骨盆形状分为 4 种骨盆:

(1)女型。

(2)扁平型。

（3）类人猿型。

（4）男型。

6. 测量骨盆各径线时注意孕妇体位要求。

七、关键词

骨盆外测量　　external pelvic measurement

八、案例分析

孕妇，28 岁，平素月经规律，4～5/28～30 天，末次月经：2015 年 10 月 25 日，现停经 6 个月，就诊本院常规产检。

1. 请运用所学知识为患者进行骨盆外测量操作。

2. 提问

（1）下列哪一条径线无需常规测量（　　　　）

  A. 髂峰间径   B. 出口后矢状径   C. 骶耻外径

  D. 髂棘间径   E. 出口横径

（2）若骶耻外径为 17.5cm，其余均正常，需加测哪一条径线，评估是否可经阴道分娩（　　　　）

  A. 出口后矢状径   B. 出口前矢状径   C. 尺桡周径

  D. 髂棘间径   E. 骨盆入口斜径

（3）该孕妇骨盆各径线的部分测量值如下，哪一项提示不可经阴道分娩（　　　　）

  A. 出口后矢状径 8cm B. 髂棘间径为 24cm C. 骶耻外径 18cm

  D. 髂峰间径 25cm   E. 出口横径 6cm

参考答案：

1.（1）嘱孕妇排空膀胱，仰卧于检查床，臀下垫一次性垫巾，双腿稍屈曲、分开。

（2）行骨盆外测量

1）髂峰间径：孕妇取仰卧位，检查者位于孕妇右侧，测量两侧髂峰最宽点外缘的距离，正常值为 25～28cm。

2）髂棘间径：孕妇取仰卧位，检查者位于孕妇右侧，测量两髂前上棘外缘的距离，正常值为 23～26cm。

3）骶耻外径：孕妇取左侧卧位，右腿伸直，左腿屈曲，检查者位于孕妇右侧，测量耻骨联合上缘中点到第五腰椎棘突下缘的距离，正常值为 18～20cm。

4）坐骨结节间径（出口横径）：孕妇取仰卧位，脱开一侧裤腿，双腿向腹部弯曲，双手抱膝，向两侧外上方充分展开。检查者面向孕妇，立于两腿之间，使用出口测量器测量两坐骨结节内侧缘的距离，正常值为 8.5～9.5cm。若此值<8cm，加测骨盆出口后矢状径。

5）出口后矢状径：坐骨结节间径中点至骶骨尖端的长度。检查者戴一次性手套，右手示指蘸液体石蜡伸入孕妇肛门至骶骨方向。拇指置于孕妇体外骶尾部。两指共同找到骶骨尖端，用尺放于坐骨结节径线上。用汤姆斯骨盆出口测量器一端放于坐骨结节间径中点，另一端放于骶骨尖端处，可测得出口后矢状径，正常值为 8～9cm。此值与坐骨结节间径之和>15cm 时表明骨盆出口狭窄不明显。

6）耻骨弓角度：孕妇取仰卧位，双腿向腹部弯曲，双手紧抱双膝，向两侧外上方充分展开。检查者戴一次性手套，面对孕妇两腿之间，两拇指指尖对拢，放置在耻骨联合下缘，两拇指分别放在耻骨降支上面。测得两拇指间形成角度。正常值 90°，小于 80° 为不正常。此角度反映骨盆出口横径的宽度。

（3）操作后协助孕妇起身,交代注意事项。记录测量数据。

2.（1）B（2）C（3）E

九、评分标准（见表4-8-1）

表4-8-1　骨盆外测量参考评分标准

项目	分数	内容及评分标准	满分	得分
准备工作	20	患者准备:详细核对孕妇相关信息,包括孕周、骨盆有无畸形及外伤骨折史	4	
		告知孕妇检查目的并取得孕妇配合	2	
		嘱患者排空膀胱,臀下垫一次性垫巾,双腿稍屈曲、分开	2	
		操作者准备:操作者戴口罩、帽子,正确洗手	2	
		测量器使用前需校零避免误差	3	
		注意保护患者隐私,保暖,拉好屏风	1	
		物品准备:骨盆外测量器,骨盆出口测量器,骨盆测量专用尺。枕头,屏风,口罩、帽子、检查记录单	6	
操作过程	60	髂嵴间径:孕妇取仰卧位,检查者位于孕妇右侧	4	
		测量两侧髂嵴最宽点外缘的距离,正常值为25~28cm	6	
		髂棘间径:孕妇取仰卧位,检查者位于孕妇右侧	4	
		测量两髂前上棘外缘的距离,正常值为23~26cm	6	
		骶耻外径:孕妇取左侧卧位,右腿伸直,左腿屈曲,检查者位于孕妇右侧	4	
		测量耻骨联合上缘中点到第五腰椎棘突下缘的距离,正常值为18~20cm	6	
		坐骨结节间径(出口横径):孕妇取仰卧位,脱开一侧裤腿,双腿向腹部弯曲,双手抱膝,向两侧外上方充分展开,检查者面向孕妇,立于两腿之间	4	
		使用出口测量器测量两坐骨结节内侧缘的距离,正常值为8.5~9.5cm	6	
		出口后矢状径:检查者戴一次性手套,右手示指蘸液体石蜡伸入孕妇肛门至骶骨方向,拇指置于孕妇体外骶尾部	2	
		两指共同找到骶骨尖端,专用尺放于坐骨结节径线上	2	
		用汤姆斯骨盆出口测量器一端放于坐骨结节间径中点,另一端放于骶骨尖端处	2	
		可测得坐骨结节间径中点至骶骨尖端的长度,正常值为8~9cm	4	
		耻骨弓角度:孕妇仰卧位,双腿向腹部弯曲,双手紧抱双膝,向两侧外上方充分展开	2	
		检查者戴一次手套,面对孕妇两腿之间,两拇指指尖对拢,放置在耻骨联合下缘,两拇指分别放在耻骨降支上面	3	
		测得两拇指间形成角度,正常值90°,小于80°为不正常	5	

续表

项目	分数	内容及评分标准	满分	得分
操作过程总体评价	10	无菌观念物品污染一次,横跨无菌面,物品掉地	5	
		人文关怀言语通俗易懂,态度和蔼,沟通有效	3	
		时间把握整体时间控制在 15 分钟以内	2	
提问	10	随机选择 2 个问题,每题 5 分	10	
总分	100		100	

相关问题:

1. 对孕妇进行髂棘间径测量的注意事项有哪些?

2. 对孕妇进行髂嵴间径测量的注意事项有哪些?

3. 女性骨盆是胎儿娩出时必经的骨性产道,根据形状骨盆分为哪几种?

（秦慧芬）

第九节　四部触诊法
Four Maneuvers of Leopold

一、目的

1. 检查子宫大小、胎产式、胎方位、胎先露以及胎先露是否衔接。

2. 评价子宫大小与孕周是否相符。

二、适应证

孕中、晚期孕妇。

三、禁忌证

无绝对禁忌证。

四、操作前准备

1. 孕妇

(1)详细核对孕妇相关信息,如姓名、孕周。

(2)告知孕妇检查目的并取得孕妇配合。

(3)嘱患者排空膀胱,取仰卧屈膝位。

2. 环境　温度适宜,光线充足,床旁置屏风保护患者隐私。

3. 物品准备

(1)一次性垫巾,枕头,皮尺,洗手液。

(2)操作者口罩、帽子、检查记录单。

五、操作方法

1. 体位

(1)孕妇排空膀胱,仰卧于检查床,头部稍垫高,暴露腹部,双腿自然屈曲,略分开。

(2)检查者站在孕妇右侧,前三步手法检查者面向孕妇头端,第四部手法检查者面向孕妇足端。

2. 四部触诊法

（1）第一步检查宫底

检查者左手置于宫底，描述宫底距离脐或剑突的指数，估计胎儿大小与妊娠月份是否相符。两手置于宫底部，以双手指腹相对交替轻推，，判断在宫底的胎儿部分。若为胎头则硬而圆，有浮球感。若为胎臀则柔软而宽，形态不规则。若为肩先露，子宫底高度较孕周低。宫底空虚，无法触及胎头或胎臀。

（2）第二步检查两侧

确定胎产式后，检查者两手掌分别置于腹部两侧，一手固定，另一手轻轻深按进行检查。若触到平坦饱满部分为胎背，并确定胎背向前、向侧方或向后。若触到可变形的高低不平部分为胎儿肢体，有时可感到胎儿肢体在活动。

（3）第三步检查先露部位

检查者右手拇指与其他四指分开，置于骨盆入口上方，握住胎先露，进一步检查是胎头或胎臀。左右推动以确定是否衔接。若为胎头则质硬且圆，若为胎臀则宽而软。

（4）第四步核对入盆程度

检查者左、右手分别置于胎先露部的两侧，沿骨盆入口向下深按，进一步核实胎先露的诊断是否正确，并确定胎先露的入盆程度。先露部为胎头时，一手可顺利进入骨盆入口，另一手被胎头隆起部阻挡。该隆起部称胎头隆突。先露部为胎臀时，则两手均不能进入骨盆入口。

3. 术毕，操作者协助孕妇起身，整理衣物，交代注意事项，记录测量数据。

六、注意事项

1. 检查者动作轻柔，尽量减少检查的时间及次数。

2. 操作中如诱发宫缩，嘱孕妇放松，应在宫缩间歇期检查。

3. 无法通过四部触诊明确胎先露时，可行肛诊、超声等协助明确。

4. 四部触诊前应用皮尺测量宫高及腹围情况。宫高是指耻骨联合上缘到宫底的高度，腹围是指经脐绕腹一周的距离。

七、关键词

四部触诊法　four maneuvers of leopold

胎产式　lie of fetus

胎先露　fetal presentation

胎方位　fetal position

八、案例分析

孕妇，26 岁，G_2P_0，平素月经规律，4~5/28~30 天，末次月经：2015 年 2 月 8 日，现停经 25 周，宫高位于脐上一指，就诊本院常规产检。

1. 运用所学知识推算预产期，该孕妇预产期是哪天？

2. 四部触诊中如宫高与妊娠周数不相符，原因有哪些？

参考答案：

1.（1）对于月经规律的妇女，按末次月经推算预产期。从末次月经第一天算起，月份加 9 或减 3，日子加 7。

（2）末次月经不规律的妇女，根据早孕反应开始时间、胎动开始时间、宫底高度以及结合超声推算月产期。结合病史，该孕妇预产期为 2015 年 11 月 15 日。

2.（1）宫底过高者，考虑双胎妊娠，羊水过多，胎儿较大可能。

（2）宫底过低者,考虑胎儿宫内发育迟缓(IUGR),孕周推算错误。

（3）腹部两侧向外膨出,宫底位置较低,肩先露可能。

（4）腹部向前突出,或腹部向下悬垂,考虑伴有骨盆狭窄。

九、评分标准（见表4-9-1）

表4-9-1　产科四部触诊参考评分标准

项目	分数	内容及评分标准	满分	得分
准备工作	20	患者准备:详细核对孕妇相关信息,包括姓名、孕周等	2	
		告知孕妇检查目的,嘱患者排空膀胱	3	
		协助孕妇仰卧于检查床,头部稍垫高,暴露腹部,双腿自然屈曲,略分开	3	
		操作者准备:操作者戴口罩、帽子,正确洗手	2	
		操作者位于孕妇右侧	2	
		注意保护患者隐私,保暖,拉好屏	2	
		物品准备:检查床、枕头、屏风、口罩、帽子、检查记录单	6	
操作过程	60	第一步检查宫底检查者左手置于宫底	2	
		描述宫底距离脐或剑突的指数,估计胎儿大小与妊娠月份是否相符	3	
		两手置于宫底部,以双手指腹相对交替轻推,判断在宫底的胎儿部分	3	
		若为胎头则硬而圆,有浮球感	2	
		若为胎臀则柔软而宽,形态不规则	2	
		若为肩先露,子宫底高度较孕周低	2	
		宫底空虚,无法触及胎头或胎臀	1	
		第二步检查两侧确定胎产式后,检查者两手掌分别置于腹部两侧	3	
		一手固定,另一手轻轻深按进行检查	3	
		若触到平坦饱满部分为胎背	3	
		并确定胎背向前、向侧方或向后	3	
		若触到可变形的高低不平部分为胎儿肢体	3	
		第三步检查先露部位右手拇指与其他四指分开,置于骨盆入口上方,握住胎先露	3	
		进一步检查是胎头或胎臀	3	
		左右推动以确定是否衔接	3	
		若为胎头则质硬且圆	3	
		若为胎臀则宽而软	3	
		第四步核对入盆程度左、右手分别置于胎先露部的两侧,沿骨盆入口向下深按	3	
		进一步核实胎先露的诊断是否正确	3	

续表

项目	分数	内容及评分标准	满分	得分
操作过程	60	并确定胎先露的入盆程度	3	
		先露部为胎头时,一手可顺利进入骨盆入口,另一手被胎头隆起部阻挡。该隆起部称胎头隆突	3	
		先露部为胎臀时,则两手均不能进入骨盆入口	3	
操作过程总体评价	10	无菌观念物品污染,横跨无菌面,物品掉地	5	
		人文关怀言语通俗易懂,态度和蔼,沟通有效	3	
		时间把握整体时间控制在 15 分钟以内	2	
提问	10	随机选择 2 个问题,每题 5 分	10	
总分	100		100	

相关问题:

1. 不同妊娠周数的宫底高度分别为多少?
2. 四部触诊中如宫高与妊娠周数不相符,原因有哪些?
3. 如何推算预产期?
4. 正常胎心的范围是多少?
5. 胎心音应与什么相鉴别?

（秦慧芬）

第十节　会阴切开缝合术
The Perineum Incision Decompression

会阴切开缝合术是产科最常用的手术。阴道分娩时,为了避免会阴严重裂伤,减少会阴阻力,以利于胎儿娩出,缩短第二产程,预防晚期盆底松弛综合征,多行会阴切开术,以初产妇为多见。常用的切开方式有会阴斜侧切开及会阴正中切开两种。临床上以前者为多用。

一、目的

1. 利于胎儿娩出,减少胎儿损伤。
2. 避免会阴过度扩展,减少可能产生的软产道损伤。

二、适应证

1. 估计会阴裂伤不可避免时,如会阴坚韧、水肿或瘢痕形成,胎头娩出前阴道流血,持续性枕后位,耻骨弓狭窄等。
2. 初产妇行阴道助产,如产钳术、胎头吸引术及足月臀位助产术。
3. 第二产程过长、宫缩乏力、胎儿宫内窘迫、产妇妊娠期高血压综合征、合并心脏病、高度近视等需缩短第二产程者。
4. 巨大儿、早产儿,需预防颅内出血。

三、禁忌证

1. 绝对禁忌证　存在绝对骨盆异常或头盆不称,不能经阴道分娩者。

2. 相对禁忌证

(1)患者合并生殖器疱疹、尖锐湿疣等，不宜经阴道分娩者。

(2)前次分娩会阴完好或切口愈合良好的经产妇，一般不再切开。

(3)死胎、无存活的畸形胎儿尽量不做切开。

(4)有严重出血倾向者，可于纠正凝血功能后考虑切开。

四、操作前准备

1. 患者准备

(1)测量患者生命体征情况(体温、呼吸、心率、血压)。

(2)嘱患者取膀胱截石位。

(3)告知患者会阴切开的目的、操作过程及可能出现的并发症。

(4)签署手术知情同意书。

2. 物品准备

(1)会阴切开缝合包：弯盘1个，无菌巾4块，无菌剪1把，线剪1把，持针器1把，止血钳2把，齿镊1把，可吸收缝合线(配圆针及三角针)，无菌纱布数包。

(2)消毒物品：75%乙醇，聚维酮碘液。

(3)麻醉物品：2%利多卡因2ml。

(4)注射器1支(10ml或20ml)，无菌手套2副。

3. 操作者准备

(1)再次确认患者信息，告知患者及家属会阴切开的必要性，同时签署手术知情同意书。

(2)洗手，戴帽子、口罩，常规外科手消毒。

(3)常规外阴消毒：用消毒棉球盖住阴道口，防止冲洗液流入阴道，用消毒棉球蘸肥皂水擦洗外阴，顺序为大阴唇、小阴唇、阴阜、大腿内上1/3、会阴及肛门，最后以0.1%苯扎溴铵冲洗或涂以碘伏消毒后铺无菌巾，必要时导尿。

(4)刷手并穿手术衣，戴无菌手套。

(5)铺无菌中单及大孔巾。

(6)常规行会阴阻滞麻醉。

五、操作方法

1. 会阴斜侧切切开术，左右均可，临床上以左侧斜切开为多。

(1)切开术者以左手中、示指伸入阴道内，撑起左侧阴道壁，局部行浸润麻醉后，右手持会阴切开剪刀或钝头直剪刀，一叶置于阴道内，另叶置于阴道外，使剪刀切线与会阴后联合中线向旁侧呈45°放好，与皮肤垂直，于宫缩时，剪开会阴全层4~5cm。如会阴高度膨胀，采用60°~70°角，娩出胎儿后可恢复至45°。

(2)缝合缝合前应在胎盘，胎膜完全娩出后，先检查阴道及宫颈有无裂伤，再以有带纱布塞入阴道内，以免宫腔血液流出影响手术。术毕取出，按层次缝合。

1)缝合阴道黏膜：用左手中、示指撑开阴道壁，暴露阴道黏膜切口顶端及整个切口，用2-0可吸收线，自切口顶端上方0.5~1cm处开始，间断或连续缝合阴道黏膜及黏膜下组织，直到处女膜环。应对齐创缘。

2)缝合肌层：以同线间断缝合肌层，达到止血和关闭无效腔为目的。缝针不宜过密，肌层切口缘应对齐缝合切开之下缘肌组织往往会略向下错开，应注意恢复解剖关系。

3)缝合皮下及皮肤组织：以1号丝线间断缝合皮下脂肪及皮肤，或4-0可吸收线连续皮内缝合。

2. 会阴正中切开缝合术

优点：损伤组织少于斜侧切开术，出血少，易缝合，愈合佳，术后疼痛较轻。

缺点：如切口向下延长可能损伤肛门括约肌甚至直肠。故手术助产、胎儿大或接产技术不够熟练者均不宜采用。

（1）切开　局部浸润麻醉后，沿会阴联合正中点向肛门方向垂直切开，长约 2~3cm，注意不要损伤肛门括约肌。

（2）缝合

1）缝合阴道黏膜：用 2-0 可吸收线自切口顶端上方 0.5~1cm 处开始，间断缝合阴道黏膜及黏膜下组织，直达处女膜环外。切勿穿透直肠黏膜，必要时可置 1 指于肛门内做指引。

2）缝合皮下脂肪及皮肤：以 1 号丝线间断缝合皮下组织及皮肤，亦可采用可吸收肠线做皮内连续缝合，可不拆线。

3. 缝合后处理　取出阴道内塞纱，仔细检查缝合处有无出血或血肿。同时确保处女膜环口不小于两横指。常规肛诊检查有无肠线穿透直肠黏膜。如有，应立即拆除，重新消毒缝合。

4. 术后护理

（1）保持外阴清洁，术后 5 天内，每次大小便后，用碘伏棉球擦洗外阴，勤更换外阴垫。

（2）外阴伤口处水肿、疼痛明显者，24 小时内，可用 95% 乙醇湿敷或冷敷，24 小时后可用 50% 硫酸镁纱布湿热敷，或进行超短波或红外线照射，1 次/d，每次 15 分钟。外缝线手术后 3~5 天拆线。

（3）术后每日查看切口，若发现感染，应立即拆线，彻底清创，引流，换药。

六、并发症

1. 失血　造成会阴切口出血多的原因：

（1）侧切或中侧切易伤及会阴动静脉，出血较正中切开多。

（2）会阴切开较早，胎头未能压迫会阴组织者出血较多，切口大，未能立即娩出胎儿则出血尤多。

（3）手术产引起复杂裂伤。

（4）妊娠高血压综合征。

（5）凝血机制障碍，如弥散性血管内凝血、血小板减少性紫癜等。

接产者有时将伤口出血误认为子宫收缩不良出血，以致延误救治。伤口出血一般开始于胎盘娩出前，为持续性活动性流血，与宫缩无关，给予宫缩剂无效。而子宫出血多在宫缩或用手按揉宫底时流出，常含大血块。但亦有伤口流血积于阴道深部，按压子宫时推出的。接产者应于会阴切开后便注意伤口流血情况，有活动出血处应立即缝扎，不可一味用纱布压迫止血；胎盘娩出后应迅速缝合伤口；属凝血机制障碍者针对病因处理；因失血致休克者补充血容量纠正休克。

2. 会阴血肿　血肿发生的原因：

（1）漏扎回缩的血管断端。

（2）出血点未及时缝扎，或基本操作欠正规，止血不完善。

（3）缝针刺破组织内的血管，而当时无从发觉。

（4）深部血管挫裂伤，血液不外流，致术时未发现。故对血肿的预防和处理，除完善术时操作外，尚需术后严密观察，及早发现处理。

产后会阴血肿的症状主要为伤口疼痛逐渐加剧，肛门坠胀，检查局部肿胀和压痛逐渐加重，肛门指诊可及囊性肿块。会阴血肿小，观察不继续增大者予冷敷，给予止血药，继续增大者应拆除伤口缝线止血,并重新缝合。

3. 切口感染　感染发生的主要原因:

(1)无菌操作不合要求,切口污染。

(2)缝合技术不佳,留有无效腔,或缝线过密、结扎过紧,影响血供而致组织坏死。

(3)血肿基础上感染;产前原有阴道感染,如滴虫性阴道炎。

感染状态多出现于术后 3~5 天后,产妇伤口持续疼痛,或一度减轻后加重,常呈跳痛状,局部红肿,用手指按压切口有软化处,扩开即可见炎性渗出物或脓汁溢出,空腔大小、深浅不一。有些产妇虽诉伤口痛,但检查无明显异常,经用抗生素、热水坐浴等治疗仍不缓解,常于出院后不同时间来诊时发现切口局部隆起,挑开表皮见一或数个线头,清除后可痊愈。感染早期应给予抗生素及局部热敷、坐浴或理疗,一旦发现空腔或脓肿,即应彻底扩创引流。脓腔通阴道者,应将窦道以下全部扩开,待局部清洁,长出新芽后酌行第二次缝合。

七、注意事项

1. 会阴切开时间应在预计胎儿娩出前 5~10 分钟,不宜过早。

2. 切开时剪刀应与皮肤垂直,同时根据会阴条件、胎儿大小、是否手术助产等决定切口适当大小。

3. 行会阴斜侧切开时,如会阴高度膨隆,斜切角度宜在 60 度左右,否则会因角度过小,而误伤直肠或缝合困难。

4. 如为手术助产则应在导尿术前准备就绪后切开。

5. 切开后应立即用纱布压迫止血,如有小动脉出血应钳夹结扎止血。

6. 切口缝合应以使解剖层次对齐、不留死腔、彻底止血和针距适中为原则。缝合时缝针勿过密,缝线勿过紧,以免组织水肿或缝线嵌入组织内,影响伤口愈合,或造成拆线困难。

7. 缝合内侧深部时需小心避免缝穿直肠。术后常规作直肠指诊,如有缝线穿透直肠壁,应拆除重缝。

八、关键词

会阴切开缝合术　the perineum incision decompression

九、案例分析

患者,32 岁,G$_2$P$_0$,孕 40 周,LOA 临产,估计胎儿体重 3 500kg,宫口开全 1 小时,会阴过紧,估计会阴裂伤不可避免。拟行会阴切开缝合术。

1. 运用所学知识为患者行会阴切开缝合术。

2. 会阴切开常见并发症有哪些?

参考答案:

1. 操作前准备

(1)向患者说明手术目的,消除患者顾虑。

(2)戴帽子口罩并洗手。

(3)准备手术所用器械。

操作步骤

(1)常规外阴消毒

(2)常规行会阴阻滞麻醉。

(3)切开:术者以左手中、示指伸入阴道内,撑起左侧阴道壁,局部行浸润麻醉后,右手持会阴切开剪刀或钝头直剪刀,一叶置于阴道内,另叶置于阴道外,使剪刀切线与会阴后联合中线向旁侧呈 45°放好,与皮肤垂直,于宫缩时,剪开会阴全层 4~5cm。如会阴高度膨胀,采用 60°~70°角,娩出胎儿后可恢复至 45°。

(4)缝合:缝合前应在胎盘,胎膜完全娩出后,先检查阴道及宫颈有无裂伤,再以有带纱布塞入阴道内,以免宫腔血液流出影响手术。术毕取出,按层次缝合:1)缝合阴道黏膜;2)缝合肌层;3)缝合皮下及皮肤组织。

(5)缝合后处理:取出阴道内塞纱,仔细检查缝合处有无出血或血肿。同时确保处女膜环口不小于两横指。常规肛诊检查有无肠线穿透直肠黏膜。如有,应立即拆除,重新消毒缝合。

2. 常见并发症 出血,会阴水肿,切口感染。

十、评分标准(见表 4-10-1)

表 4-10-1 会阴切开缝合参考评分标准

项目	分数	内容及评分标准	满分	得分
准备工作	30	患者准备:测量患者生命体征情况(体温、呼吸、心率及血压)	3	
		嘱患者取膀胱截石位,告知患者会阴切开的目的、操作过程及可能出现的并发症	3	
		签署手术知情同意书	2	
		物品及操作者准备 会阴切开缝合包:弯盘 1 个,无菌巾 4 块,无菌剪 1 把,线剪 1 把,持针器 1 把,止血钳 2 把,齿镊 1 把,可吸收缝合线(配圆针及三角针),无菌纱布数包	3	
		消毒物品:75%乙醇,聚维酮碘液;麻醉物品:2%利多卡因 2ml	2	
		注射器 1 支(10ml 或 20ml);无菌手套 2 副	3	
		操作者准备:洗手,戴帽子、口罩,常规外科手消毒	2	
		常规外阴消毒:用消毒棉球盖住阴道口,防止冲洗液流入阴道	2	
		用消毒棉球蘸肥皂水擦洗外阴,顺序为大阴唇、小阴唇、阴阜、大腿内上 1/3、会阴及肛门	2	
		最后以 0.1%苯扎溴铵冲洗或涂以碘伏消毒后铺无菌巾,必要时导尿	2	
		刷手并穿手术衣,戴无菌手套	2	
		铺无菌中单及大孔巾	2	
		常规行会阴阻滞麻醉	2	
操作过程	50	切开术者以左手中、示指伸入阴道内,撑起左侧阴道壁,局部行浸润麻醉后	5	
		右手持会阴切开剪刀或钝头直剪刀,一叶置于阴道内,另叶置于阴道外,使剪刀切线与会阴后联合中线向旁侧呈 45°放好	5	
		与皮肤垂直,于宫缩时,剪开会阴全层 4~5cm	5	
		如会阴高度膨胀,采用 60°~70°角,娩出胎儿后可恢复至 45°	5	

续表

项目	分数	内容及评分标准	满分	得分
操作过程	50	缝合:缝合前应在胎盘,胎膜完全娩出后,先检查阴道及宫颈有无裂伤,再以有带纱布塞入阴道内,以免宫腔血液流出影响手术。术毕取出,按层次缝合	5	
		缝合阴道黏膜:用左手中、示指撑开阴道壁,暴露阴道黏膜切口顶端及整个切口,用 2-0 可吸收线,自切口顶端上方 0.5~1cm 处开始,间断或连续缝合阴道黏膜及黏膜下组织,直到处女膜环,应对齐创缘	5	
		缝合肌层(提肛肌):以同线间断缝合肌层,达到止血和关闭无效腔为目的。缝针不宜过密,肌层切口缘应对齐缝合切开之下缘肌组织往往会略向下错开,应注意恢复解剖关系	5	
		缝合皮下及皮肤组织:以 1 号丝线间断缝合皮下脂肪及皮肤,或 4-0 可吸收线连续皮内缝合	5	
		缝合后处理:取出阴道内塞纱,仔细检查缝合处有无出血或血肿	4	
		同时确保处女膜环口不小于两横指	2	
		如有出血或血肿应立即拆除常规肛诊检查有无肠线穿透直肠黏膜,重新消毒缝合	4	
操作过程总体评价	10	无菌观念物品污染,横跨无菌面,物品掉地	5	
		人文关怀言语通俗易懂,态度和蔼,沟通有效	5	
提问	10	随机选择 2 个问题,每题 5 分	10	
总分	100		100	

相关问题:

1. 会阴切开缝合的适应证有哪些?
2. 会阴切开缝合的禁忌证有哪些?

(秦慧芬)

第十一节　人工流产术
Artificial Abortion Operation

人工流产是指因意外妊娠、疾病等原因而采用人工方法终止妊娠,是避孕失败的补救措施。分为药物流产和手术流产。本章阐述的是人工流产中的手术流产,分为负压吸引术和钳刮术。

【负压吸引术】

一、目的
对避孕失败的补救措施。

二、适应证
1. 妊娠在 10 周以内要求终止妊娠者。

2. 因存在严重心、肺等全身疾病,继续妊娠可能危及母儿生命者。

3. 有家族遗传病、孕早期使用对胚胎发育有影响的药物、放射线接触史,可能存在先天畸形或缺陷者。

三、禁忌证

1. 生殖道急性炎或亚急性炎,如阴道炎、宫颈炎、子宫内膜炎及盆腔炎等。

2. 全身状态不能承受手术者,如严重贫血等。

3. 各种疾病的急性期。

4. 术前相隔 4 小时两次测体温在 37.5℃ 以上,需查明发热原因,给予对症处理后,再行手术治疗。

四、操作前准备

1. 明确宫内妊娠诊断　通过询问病史、血或尿人绒毛膜促性腺激素及超声检查确定诊断。

2. 确定无禁忌证　详问病史,包括现病史及既往史等,做妇科及全身检查。

3. 实验室检查　主要包括阴道分泌物检查,血、尿常规检查,以及凝血功能、心电、乙型肝炎、梅毒、艾滋病等相关检查。

4. 核对患者信息。

5. 沟通　内容包括:①施术目的;②可供选择的终止妊娠方法;③该方法的操作流程及可能的风险、术中和术后可能出现的并发症,如出血、子宫穿孔、感染、不孕、胚物残留、腹痛、宫腔粘连等;④签署知情同意书。初孕者应慎重考虑,需要孕妇了解人工流产后可能面临的问题和风险,充分沟通、知情后,由患者决定是否行人工流产术。

6. 器械准备

(1) 负压吸引器(含负压储备装置,并设有安全阀)。

(2) 吸管:根据妊娠月份选择型号,如孕 8 周以内者,一般选择 5~7 号吸管,孕 8~12 周一般选择 7~9 号吸管。

(3) 宫颈扩张器,从小号到大号顺序备齐,跨度为半号,如 5 号、5.5 号、6 号、6.5 号、7 号等。

(4) 刮匙。

7. 常备药品　局部或静脉麻醉药、镇静药、子宫收缩药、抢救用药等。

8. 患者准备　取膀胱截石位,术前需排空膀胱,消毒外阴、阴道。

9. 术者准备　戴帽子、口罩,洗手,穿手术衣,戴无菌手套。

五、操作方法

1. 铺无菌巾,行双合诊检查子宫大小、位置及盆腔情况后,更换无菌手套。

2. 用窥阴器暴露宫颈,消毒阴道、宫颈。

3. 用宫颈钳夹子宫颈前唇或后唇,探针按已查好的子宫位置缓慢进入,遇到阻力时提示探针已到达子宫宫底,停止推进,取出探针,看刻度,确定宫腔深度。

4. 按探针方向,以执笔式持宫颈扩张器,自小号开始逐一增号,一般扩张至大于所使用吸管的半号或者 1 号。扩张宫颈时,用力要匀、缓、稳、慢。

5. 连接吸管至负压吸引器。

6. 负压吸引　送入吸管的屈度应与子宫屈度一致。当吸管送达宫腔底部遇到阻力后,略向后退约 1cm,开始负压吸引。负压一般选择 400~500mmHg,吸引时一般按顺时针方向吸宫腔 1~2 周。当宫腔内容物基本吸净时,手持的吸管有一种被收缩的子宫扎紧的感觉,吸管转动受限,感到宫壁粗糙,即表示组织吸净。折叠导管,在无负压的情况下退出吸管。如不确定胚物是否完整吸出,可重新用吸管以低负压吸宫腔,也可用小刮匙轻刮宫腔底及两侧宫角。如果确认吸出物完整,也可不再吸宫或搔刮。

7. 观察有无出血,探针探查宫腔深度。宫腔内容物吸净后,宫腔深度较术前小。

8. 取下宫颈钳,用棉球擦拭宫颈及阴道内血迹,取出窥阴器。

9. 将全部吸出物用纱布过滤,检查有无绒毛或胚胎组织,并注意有无水泡状物。如未见绒毛,应送吸出物做组织学检查。

10. 填写手术记录,记录出血量。

11. 告知患者术后注意事项、指导避孕及随诊时间。

六、并发症

1. 人工流产术中并发症及处理

(1)出血:负压吸引术出血量超过 200ml,钳刮术出血量超过 400ml 以上,称为人工流产出血。可能与吸宫不全、胎盘位置较低,多次宫内操作史造成子宫内膜受损、哺乳期子宫较软等因素影响子宫收缩有关。处理:寻找出血原因,对症处理,如给予止血药、促进子宫收缩药,尽快清空子宫等。

(2)子宫颈裂伤:常发生在宫颈口较紧、操作用力过猛时。钳刮术时,子宫颈管扩张不够充分,在牵拉较大的胎儿骨骼时也可划伤宫颈。预防的方法是:扩张宫颈不用暴力,按宫颈扩张器大小顺序逐号扩张,必要时使用宫颈局部麻醉;钳刮术时可将胎儿骨骼钳碎,再缓慢取出。当发生宫颈裂伤时,用可吸收线缝合,若裂伤严重涉及子宫体时,宜行手术处理。

(3)子宫穿孔:是人工流产的严重并发症,应及时发现,立即处理。如手术时突然有"无底洞"的感觉,或吸管进入的深度超过原来所测的深度,要考虑由子宫穿孔。哺乳期、剖宫产后瘢痕子宫、子宫位置不明、手术操作使用暴力时更易发生。处理:立即停止手术,观察有无内、外出血征象,以及有无内脏损伤的表现;可注入子宫收缩剂保守治疗,必要时住院观察;若破口较大,有内出血、脏器损伤等情况,需根据具体情况积极做出相应处理。

(4)人工流产综合征:指在施行手术过程中,受术者突然出现心动过缓、心律不齐、血压下降、面色苍白、头昏、胸闷、大汗淋漓,甚至晕厥、抽搐等迷走神经兴奋症状。多由于疼痛所致。一旦发生,应立即停止手术操作,由半卧位改为平卧位,肌内注射或者静脉注射阿托品,绝大多数患者经处理后很快好转。预防:术前与患者充分沟通,给予精神安慰,排除恐惧心理;术中施术者动作轻柔,避免粗暴及操作时间过长;无痛人工流产可减少此类并发症的发生。

(5)羊水栓塞:少见,偶可发生在大月份钳刮术、宫颈损伤、胎盘剥离时。一旦发生,立即救治:抗过敏、抗休克、改善低氧血症、防治弥散性血管内凝血及肾衰竭。

2. 人工流产术后并发症及处理

(1)宫腔积血:表现为钳刮(吸)宫后,仍感到下腹疼痛,有时较剧烈,呈持续性或者阵发性,阴道流血较少。检查子宫体超过术前大小,宫壁触痛明显。探针探查宫腔即可诊断,又能达到治疗目的。

(2)感染:多为急性子宫内膜炎,偶有急性输卵管炎及盆腔炎等。可给予有效的抗生素、休息及支持疗法。掌握手术适应证和禁忌证、术前积极处理下生殖道存在的炎症、术中注意无菌操作、术后预防性应用抗生素,可减少感染的发生。

(3)吸宫不全:指人工流产术后部分胚胎、胎盘或胎儿组织残留。多表现为术后阴道流血时间长,超过 14 天,血量多,超声检查有助于诊断。处理:应尽早行刮宫术,若合并感染,应在控制感染后行刮宫术。

(4)宫颈及宫颈粘连:宫颈完全粘连表现为术后无月经来潮,但经期有周期性下腹痛,超声发现子宫增大,宫腔内有积血或宫腔内有逆流的血液;宫腔粘连表现为术后闭经或月经量显著减少,超声子宫大小正常,内膜壁薄,宫腔线不清晰。宫颈粘连的处理:用探针或小号扩张器慢慢扩张宫颈外口达到内口,并做扇形钝性分离,使经血流出;宫腔粘连可在超声引导或宫腔镜下行宫腔粘连分离术,术后宫腔内放置节育器,术后可酌情使用人工周期2~3个疗程,使子宫内膜逐渐恢复。

(5)继发性不孕:由人工流产术后感染或子宫内膜损伤等原因所致。预防术后感染,避免子宫内膜搔刮过深可减少继发性不孕的发生。

(6)月经紊乱:表现为人流术后月经期延长或者缩短,经量增多或减少,月经周期缩短或者延长,甚至闭经。多可自然恢复,少数不能恢复者,应明确病因后对症处理。

七、注意事项

1. 正确判别子宫大小及方向,动作轻柔,减少出血、穿孔、宫颈裂伤等并发症的发生。

2. 扩张宫颈管时用力均匀,以防止宫颈内口撕裂。

3. 严格遵守无菌操作常规。

4. 吸管经过宫颈管时术者左侧折叠橡皮管以防带负压进出宫腔,引起迷走神经兴奋而发生人工流产综合征及宫颈内膜损伤发生粘连。

5. 目前静脉麻醉广泛应用,术中应由麻醉医师实施和监护,防止麻醉意外。

6. 人工流产术前常规做血或尿人绒毛膜促性腺激素检查及超声检查,确认宫内妊娠后方可实施手术。

7. 术时未吸出绒毛及胚胎组织称为漏吸,多发生于子宫过度屈曲,胎囊过小,操作不熟练,子宫畸形等情况,应适时再次行负压吸引术。

8. 子宫内无妊娠囊或胚胎却实施了人工流产术,称为空吸,是误诊所致。一般情况是没有妊娠却诊断妊娠;另一种情况是妊娠但非宫内妊娠,应将吸出物送病理检查,以排除异位妊娠的可能。

八、关键词

人工流产术　artificial abortion operation

人工流产综合征　artificial abortion syndrome

羊水栓塞　amniotic fluid embolism

子宫穿孔　the uterus perforation

九、案例分析

女,27岁,G_1P_0孕7周,行人工流产术中,患者突感恶心,出冷汗。查体:面色苍白,BP70/50mmHg,P 50次/min。

1. 最可能的并发症是什么?

2. 正确的处理方法是什么?

3. 如何预防上述情况的出现?

4. 该患者术后1个月仍有不规则阴道出血,经抗生素及宫缩剂治疗无效,最可能出现的并发症是什么?

参考答案:

1. 最可能的并发症为人工流产综合征。

2. 正确的处理是阿托品0.5~1mg静脉注射。

3.(1)术前重视精神安慰。

（2）术中扩张宫颈要轻柔。

（3）减少不必要的宫腔吸刮。

4. 考虑为吸宫不全。

十、评分标准（见表4-11-1）

表4-11-1　人工流产负压吸引术参考评分标准

项目	分数	内容及评分标准	满分	得分
准备工作	20	患者准备:详细询问病史,仔细核对血尿人绒毛膜促性腺激素及超声检查确定诊断	2	
		告知患者手术风险并签署手术知情同意书	2	
		嘱患者取膀胱截石位,术前需排空膀胱,消毒外阴、阴道	2	
		操作者准备:操作者戴口罩、帽子,正确洗手	3	
		注意保护患者隐私,保暖,拉好屏风	3	
		物品准备:负压吸引器	2	
		吸管:根据妊娠月份选择型号,如孕8周以内者,一般选择5~7号吸管,孕8~12周一般选择7~9号吸管	2	
		宫颈扩张器,刮匙	2	
		常备药品:局部或静脉麻醉药、镇静药、子宫收缩药、抢救用药等	2	
操作过程	60	用窥阴器暴露宫颈,消毒阴道、宫颈	3	
		用宫颈钳夹子宫颈前唇或后唇,探针按已查好的子宫位置缓慢进入,遇到阻力时提示探针已到达子宫宫底	3	
		停止推进,取出探针,看刻度,确定宫腔深度	3	
		按探针方向,以执笔式持宫颈扩张器,自小号开始逐一增号,一般扩张至大于所使用吸管的半号或者1号	3	
		扩张宫颈时,用力要匀、缓、稳、慢	3	
		连接吸管至负压吸引器。负压吸引:送入吸管的屈度应与子宫屈度一致	3	
		当吸管送达宫腔底部遇到阻力后,略向后退约1cm,开始负压吸引	3	
		负压一般选择400~500mmHg,吸引时一般按顺时针方向吸宫腔1~2周	3	
		当宫腔内容物基本吸净时,手持的吸管有一种被收缩的子宫扎紧的感觉,吸管转动受限,感到宫壁粗糙,即表示组织吸净	6	
		折叠导管,在无负压的情况下退出吸管	3	
		如不确定胚物是否完整吸出,可重新用吸管以低负压吸宫腔,也可用小刮匙轻刮宫腔底及两侧宫角	3	
		观察有无出血,探针探查宫腔深度	3	
		宫腔内容物吸净后,宫腔深度较术前小	3	
		取下宫颈钳,用棉球擦拭宫颈及阴道内血迹,取出窥阴器	3	

项目	分数	内容及评分标准	满分	得分
操作过程	60	将全部吸出物用纱布过滤,检查有无绒毛或胚胎组织,并注意有无水泡状物	3	
		如未见绒毛,应送吸出物做组织学检查	3	
		填写手术记录,记录出血量	6	
		告知患者术后注意事项、指导避孕及随诊时间	3	
操作过程总体评价	10	无菌观念物品污染,横跨无菌面,物品掉地	5	
		人文关怀言语通俗易懂,态度和蔼,沟通有效	3	
		时间把握整体时间控制在15分钟以内	2	
提问	10	随机选取2个问题提问,每题5分	10	
总分	100		100	

相关问题:

1. 负压吸引术吸净的标志是什么?

2. 简述人工流产综合征的症状、处理方案及预防措施。

3. 子宫穿孔的处理措施是什么?

【钳刮术】

一、目的

对避孕失败的补救措施。

二、适应证

1. 妊娠在 10~14 周要求终止妊娠者。

2. 因存在严重心、肺等全身疾病,继续妊娠可能危及母儿生命者。

3. 有家族遗传病、孕早期使用对胚胎发育有影响的药物、放射线接触史,可能存在先天畸形或缺陷者。

三、禁忌证

1. 生殖道急性炎或亚急性炎,如阴道炎、宫颈炎、子宫内膜炎及盆腔炎等。

2. 全身状态不能承受手术者,如严重贫血等。

3. 各种疾病的急性期。

4. 术前相隔 4 小时两次测体温在 37.5℃ 以上,需查明发热原因,给予对症处理后,再行手术治疗。

四、操作前准备

1. 同负压吸引术。

2. 宫颈预处理　在术前 6~24 小时,通过机械或药物软化宫颈,便于操作。

五、操作方法

1. 铺无菌巾,行双合诊检查子宫大小、位置及盆腔情况后,更换无菌手套。

2. 用窥阴器暴露宫颈,消毒阴道、宫颈。

3. 用宫颈钳夹子宫颈前唇或后唇,探针按已查好的子宫位置缓慢进入,遇到阻力时提示探针已到达子宫宫底,停止推进,取出探针,看刻度,确定宫腔深度。

4. 按探针方向,以执笔式持宫颈扩张器,自小号开始逐一增号,一般扩张至大于所使用吸管的半号或者 1 号。扩张宫颈时,用力要匀、缓、稳、慢。一般需扩张宫颈至 10~11 号,以能通过小卵圆钳为宜。

5. 将圆卵钳深入宫腔,先夹破胎膜,尽量使羊水流尽,以避免出现羊水栓塞。然后再用圆卵钳钳取胎儿及胎盘组织,确认宫内容物基本清净时,再用刮匙搔刮或小号吸管用较小的负压吸引。探查宫腔深度,以了解子宫收缩情况。

6. 检查取出的胎儿及胎盘是否完整,估计出血量。术中可根据子宫收缩及出血情况酌情给予促进宫缩药物。

7. 取下宫颈钳,用棉球擦拭宫颈及阴道内血迹,取出窥阴器。

8. 将全部吸出物用纱布过滤,检查有无绒毛或胚胎组织,并注意有无水泡状物。如未见绒毛,应送宫腔内容物做组织学检查。

9. 填写手术记录,记录出血量。

10. 告知患者术后注意事项、指导避孕及随诊时间。

六、注意事项

1. 术前用卵圆钳或 7 号吸管代替探针探测宫腔深度,避免细小探针造成子宫穿孔。

2. 钳夹胎盘困难时,不能强行牵拉,以免损伤子宫肌壁,应张开钳叶另行夹取。

3. 夹到胎儿骨骼后,为避免损伤宫颈,应动作轻柔,钳出时胎体应以纵轴通过宫颈。

七、关键词

钳刮术　the clamp scraping technique

（秦慧芬）

参 考 答 案

第一节　妇科检查方法及相关知识

答案:

1. 妇科检查又称盆腔检查(pelvic examination),包括外阴、阴道、宫颈、子宫体及双附件检查。通过盆腔检查可以初步了解患者外阴、阴道、宫颈、子宫、附件及其他宫旁组织的情况,达到协助诊断女性生殖系统疾病及鉴别与之相关的其他器官、系统疾病的目的。

2. 女性外生殖器包括两股内侧从耻骨联合至会阴体之间的组织,包括阴阜、大阴唇、小阴唇、阴蒂及阴道前庭。

3. 女性内生殖器包括阴道、子宫、输卵管及卵巢。

4. 广义的会阴是指封闭骨盆出口的所有软组织,前起自耻骨联合下缘,后至尾骨尖,两侧为耻骨降支、坐骨升支、坐骨结节和骶结节韧带。狭义的会阴是指位于阴道口和肛门之间的楔形软组织,厚 3~4cm,又称会阴体,由表及里为皮肤、皮下脂肪、筋膜、部分肛提肌和会阴中心腱。

第二节　宫颈细胞学检查操作及相关知识

答案:

1. 阴道细胞形态异常可早期提示生殖器有癌瘤,确诊则需进一步检查,除详细了解病史、妇科检查外,现多配合阴道镜检查,宫颈活体组织切片检查,必要时行分段诊断性刮宫。

2. 子宫颈外口位于坐骨棘水平稍上方,宫颈外口鳞状上皮与柱状上皮交接处(鳞—柱交接)是宫颈癌的好发部位。未产妇的子宫颈外口呈圆形,经产妇受分娩影响形成横裂,将子宫颈分为前唇和后唇。

3. 宫颈细胞学检查(TCT)及高危型 HPV-DNA 检测。

4. CIN 是与子宫颈浸润癌密切相关的一组子宫颈病变,大部分低级别 CIN 可自然消退,但高级别 CIN 具有癌变潜能,可能发展为浸润癌,被视为癌前病变。CIN 分 3 级:Ⅰ级轻度异型,Ⅱ级中度异型,Ⅲ度包括重度异型和原位癌。

第三节　阴道分泌物检查

答案:

1.(1)稀薄、泡沫样白带增多,有时呈脓性有臭味。

(2)外阴及阴道口瘙痒。

(3)检查见阴道黏膜充血,严重者有散在出血点。

(4)阴道分泌物生理盐水悬滴法在光镜下找到阴道毛滴虫。

2. 稠厚白色凝乳或豆渣样白带增多。

(1)外阴奇痒、灼痛。

(2)检查见小阴唇内侧及阴道黏膜附着有白色膜样物,擦除后露出红肿黏膜糜烂面及浅表溃疡。

(3)阴道分泌物湿片镜检见到孢子和假菌丝。

3. 月经来潮后,体内雌激素水平低,子宫颈管分泌的黏液量少。随着雌激素水平不断提高,子宫颈黏液分泌量不断增加,至排卵期变得透明稀薄,延展性大,拉丝长度可达 10cm 以上。黏液图片检查,正常月经周期中第 7 天显微镜下出现羊齿状结晶,排卵期最典型。宫颈黏液排卵后在孕激素影响下,变为黏稠而浑浊,拉丝度仅为 1~2cm,结晶减少,一般在月经周期第 22 天消失,出现椭圆小体。

第四节　经阴道穹后部穿刺术

答案:

1.(1)疑有腹腔内出血的患者,如宫外孕、卵巢黄体破裂等。

(2)疑盆腔内有积液、积脓,穿刺抽液检查了解积液性质;盆腔脓肿穿刺引流及局部注射药物。

(3)盆腔肿块位于直肠子宫陷凹内,经阴道穹后部穿刺直接抽吸肿块内容物做涂片或细胞学检查以协助诊断。若怀疑恶性肿瘤需明确诊断时,可行细针穿刺活检,送组织学检查。

(4)超声引导下行卵巢子宫内膜异位囊肿或输卵管妊娠部位注药治疗。

(5)超声引导下经阴道穹后部穿刺取卵,用于各种助孕技术。

2.(1)盆腔严重粘连,直肠子宫陷凹被粘连块状组织完全占据,并已凸向直肠。

(2)疑有肠管与子宫后壁粘连,穿刺易损伤肠管或子宫。

(3)异位妊娠准备采用非手术治疗时应避免穿刺,以免引起感染。

(4)对高度怀恶性肿瘤的患者,一部分学者主张避免阴道穹后部穿刺,以免肿瘤细胞种植(目前存在争议)。

3. 宫颈与阴道间的圆周状隐窝,称阴道穹。按其位置分为前、后、左、右四部分,其中阴道穹后部最深,顶端与盆腔最低的直肠子宫陷凹紧密相邻,临床上可经此穿刺或引流。

第五节 诊断性刮宫

答案:

1.(1)急性生殖道炎症。

(2)可疑宫内妊娠且有继续妊娠要求者。

(3)严重的全身疾病。

(4)手术当日体温大于 37.5℃。

2. 出血、穿孔、感染、宫腔或宫颈管粘连。

3. 子宫内膜分 3 层:致密层、海绵层和基底层。内膜表面 2/3 为致密层和海绵层,统称功能层,受卵巢性激素影响,发生周期性变化而脱落。基底层为靠近子宫肌层的 1/3 内膜,不受卵巢性激素影响,不发生周期性变化。

第六节 上下环技术及相关知识

答案:

1.(1)子宫穿孔。

(2)节育器异位。

(3)节育器嵌顿或断裂。

(4)节育器下移或脱落。

(5)带器妊娠。

2.(1)育龄妇女自愿要求放置而无手术禁忌者。

(2)某些疾病的辅助治疗:如宫腔粘连、功能性子宫出血及子宫腺肌症等的保守治疗(含有孕激素的宫内节育器)等。要求紧急避孕。

3.(1)放置期限已到者。

(2)计划妊娠者。

(3)放置后出现不良反应,如不规则子宫出血、严重腰腹痛等经治疗无效者。

(4)出现并发症,如异位、嵌顿、感染等。

(5)改用其他避孕方法。

(6)绝经半年后,1 年内。

(7)带器妊娠终止妊娠,同时取器。

第七节 基础体温测量技术

答案:

1. 指经较长时间(6~8 小时)睡眠,醒后尚未进行任何活动之前所测得的体温。可以反映静息状态下的能量代谢。

2.(1)判断是否排卵,指导避孕。

(2)判断早孕和判断孕早期安危。

(3)观察黄体功能。

(4)提示其他病变。

(5)推算适宜的内膜活检时间。

3.(1)青春期功血:基础体温呈单相。

（2）排卵期功血：基础体温双相，体温上升时有少量阴道出血。

（3）子宫内膜脱落不全：基础体温双相，高温相下降缓慢。

（4）黄体功能不足：基础体温双相，高温相<11日。

第八节 骨盆外测量

答案：

1. 孕妇取仰卧位，检查者位于孕妇右侧，测量两髂前上棘外缘的距离，正常值为23~26cm。

2. 孕妇取仰卧位，检查者位于孕妇右侧，测量两侧髂嵴最宽点外缘的距离，正常值为25~28cm。

3. 女性骨盆是胎儿娩出时必经的骨性产道。其大小、形状对分娩有直接影响。根据骨盆形状分为4种骨盆：（1）女型；（2）扁平型；（3）类人猿型；（4）男型。

第九节 四部触诊法

答案：

1. 妊娠12周末，宫底高度在耻骨联合2~3横指，16周末在脐耻之间，20周末在脐下一横指，24周末在脐上一横指，28周末在脐上三横指，32周末在脐与剑突之间，36周末在剑突下二横指，40周末在脐与剑突之间或略高。

2.（1）宫底过高者，考虑双胎妊娠，羊水过多，胎儿较大可能。

（2）宫底过低者，考虑胎儿宫内发育迟缓（IUGR），孕周推算错误。

（3）腹部两侧向外膨出，宫底位置较低，肩先露可能。

（4）腹部向前突出，或腹部向下悬垂，考虑伴有骨盆狭窄。

3.（1）对于月经规律的妇女，按末次月经推算预产期。从末次月经第一天算起，月份加9或减3，日子加7。

（2）末次月经不规律的妇女，根据早孕反应开始时间、胎动开始时间、宫底高度以及结合B超推算月产期。

4. 胎儿心音为双音，每分钟110~160次/min。多在胎背所在处听得最清楚。

5. 听到胎儿心音需与子宫杂音、腹主动脉音、胎动音及脐带杂音相鉴别。子宫杂音为血液流过扩大的子宫血管时出现的吹风样低声响。腹主动脉音为咚咚样强声响，两样杂音均与孕妇脉搏数相一致。胎动音为强弱不一的无节律音响。脐带杂音为脐带血流受阻出现的与胎心率一致的吹风样低声响。

第十节 会阴切开缝合术

答案：

1.（1）估计会阴裂伤不可避免时，如会阴坚韧、水肿或瘢痕形成，胎头娩出前阴道流血，持续性枕后位，耻骨弓狭窄等。

（2）初产妇行阴道助产，如产钳术、胎头吸引术及足月臀位助产术。

（3）第二产程过长、宫缩乏力、胎儿宫内窘迫、产妇妊娠期高血压综合征、合并心脏病、高度近视等需缩短第二产程者。

（4）巨大儿、早产儿，须预防颅内出血。

2.（1）绝对禁忌证：存在绝对骨盆异常或头盆不称，不能经阴道分娩者。

（2）相对禁忌证：

1)患者合并生殖器疱疹、尖锐湿疣等,不宜经阴道分娩者。

2)前次分娩会阴完好或切口愈合良好的经产妇,一般不再切开。

3)死胎、无存活的畸形胎儿尽量不做切开。

4)有严重出血倾向者,可于纠正凝血功能后考虑切开。

第十一节 人工流产术

答案:

1.(1)吸管头紧贴宫腔壁有紧涩感。

(2)宫腔缩小 1.5~2.0cm。

(3)宫颈口有血性泡沫出现。

2.(1)人工流产综合征指在手术过程中,受术者突然出现心动过缓、心律不齐、血压下降、面色苍白、头昏、胸闷、大汗淋漓,甚至晕厥、抽搐等迷走神经兴奋症状。多由于疼痛所致。一旦发生,应立即停止手术操作,肌内注射或者静脉注射阿托品。

(2)预防措施:术前与患者充分沟通,给予精神安慰,排除恐惧心理;术中施术者动作轻柔,避免粗暴及操作时间过长;无痛人流可减少此类并发症的发生。

3.处理:立即停止手术,观察有无内、外出血征象,以及有无内脏损伤的表现;可注入子宫收缩剂保守治疗,必要时住院观察;若破口较大,有内出血、脏器损伤等情况,需根据具体情况积极做出相应处理。

参 考 文 献

[1] 谢幸,苟文丽.妇产科学[M].8版.北京:人民卫生出版社,2013.

[2] 陈红,朱正纲,肖海鹏,等.中国医学生临床技能操作指南[M].2版.北京:人民卫生出版社,2014.

[3] 王惠珍.浅谈基础体温变化与中医辨证关系[J].光明中医,2001,16(6):12.

[4] 李秀贞,许国英.试述基础体温的临床意义[J].实用中医药杂志,2003,19(6):328.

[5] 乐杰.妇产科学[M].7版.北京:人民卫生出版社,2008.

[6] 陈红.中国医学生临床技能操作指南[M].2版.北京:人民卫生出版社,2015.

[7] CUNNINGHAM F,LEVENO,KENNETHLOOM S,et al.Williams Obstetrics[M].23rd ed.McGraw Hill Professional,2011.

[8] 凌萝达,顾美礼.难产[M].2版.重庆:重庆出版社,2000.

[9] MATTHEWS M.The Partograph for the Prevention of Obstructed Labor[J].Clin Obstet Gynecol,2009,52(2):256-269.

[10] 曹泽毅.中华妇产科学[M].2版.北京:人民卫生出版社,2004.

[11] 刘新民.妇产科手术学[M].北京:人民卫生出版社,2008.

[12] 丰有吉,沈铿.妇产科学[M].2版.北京:人民卫生出版社,2010.

第五章

儿科技能操作

第一节　体格生长指标的测量
Physical Measurements

一、目的

通过对小儿体格生长各项指标的测量,判断小儿体格生长水平。

二、适应证

需进行体格生长测量的小儿。

三、操作前准备

1. 向患儿及家长交代测量目的,解释测量方法,取得患儿及家长的同意及配合。

2. 进行环境准备,使室温保持在 22~24℃。

3. 检查物品准备　体重计(盘式电子秤、载重 50kg 的体重计、载重 100kg 的体重计)、婴儿身长测量器、身高计、软尺、垫布、皮褶厚度计等。测体重之前注意体重计先调零。

四、操作方法

1. 体重测量

(1)3 岁以下小儿测量:10kg 以下的小婴儿最好采用载重 10~15kg 的盘式电子秤测量,准确读数至 10g。脱去小儿衣帽及纸尿裤,一手托住小儿的头部,一手托住臀部,放于体重秤上进行称量。1~3 岁幼儿可采用载重 50kg 的体重计测量,准确读数至 50g,需注意让小儿脱去衣裤鞋袜后蹲或站于踏板中央进行。

(2)3 岁以上小儿测量:体重测量应在晨起空腹时将尿排出、脱去衣裤鞋袜后进行,平时以进食后 2 小时称量为佳。3~7 岁儿童用载重 50kg 的体重计测量,准确读数至 50g;7 岁以上儿童用载重 100kg 的体重计测量,准确读数至 100g。测量时让儿童站立于踏板中央,两手自然下垂。如有条件,可使小儿离开体重计后再次站于体重计上,重新测量读数,取两次测量的平均值作为最终测量值,以减少误差。

(3)体温低或病重的患儿:可先将衣服、纸尿裤和小毛毯称重,再给患儿穿上后再测量,再减去衣物重量。

2. 身高(长)测量

(1)卧位测量(3 岁以下):一手托住小儿的头部,一手托住臀部,将小儿仰卧位放在量床底板中线上。两人配合,助手将头扶正,使头顶接触头板,同时小儿双眼直视上方。最佳头部位置是使法兰克福平面(耳眼平面)处于垂直位,即使左右两侧外耳门上缘点与左侧眶下缘点三点处于同一垂直面。检查者位于小儿右侧,左手按住双膝,使双腿伸直并拢,右手移动足板使其接触两侧足跟,然后读刻度。注意使量床两侧读数一致,误差不超过 0.1cm。如有条件,可再次测量读数,取两次读数的平均值作为最终测量值,以减少误差。

（2）立位测量（3 岁以上）：先检查身高计是否放置平稳,水平板与立柱之间是否成直角。小儿脱去鞋袜后,站于身高计的底板上,要求小儿呈立正姿势,背靠身高计的立柱,两眼平视前方,法兰克福平面呈水平位,胸稍挺,腹微收,两臂自然下垂,手指并拢,足跟靠拢,足尖分开约 60°,使两足后跟、臀部及两肩胛角几点同时都接触立柱,头部保持正直位置。测量者轻轻滑动水平板直至与小儿头顶接触。读数前应再次观察被测量者姿势是否保持正确,待符合要求后再读取水平板呈水平位时其底面立柱上的数字,记录至小数点后一位,误差不超过 0.1cm。如有条件,可使小儿离开身高计后再次站于身高计上,重新测量读数,取两次读数的平均值作为最终测量值,以减少误差。

3. 坐高（顶臀长）测量 头顶至坐骨结节的长度称为坐高,3 岁以下小儿仰卧位测量的值称为顶臀长。测量顶臀长时小儿取仰卧位,由助手固定小儿头部及身体,使其头顶贴于测量板顶端。测量者位于小儿右侧,左手提起小儿小腿使其膝关节屈曲,大腿与底板垂直,骶骨紧贴底板,右手移动足板,使其紧贴小儿臀部,精确至 0.1cm。

3 岁以上小儿,测量坐高时小儿取坐位,两大腿伸直并拢,与躯干成直角。令小儿挺身坐直,双眼平视前方,臀部紧靠立柱,双肩自然下垂,双足平放地面上,足尖向前。移动头顶板与头顶接触,精确至 0.1cm。

4. 头围测量 小儿取立位或坐位,小婴儿由助手抱于怀中,测量者位于小儿前方或一侧,用拇指将软尺零点固定于一侧眉弓上缘处,软尺经过耳上方,经枕骨结节最高点,两侧对称,从另一侧眉弓上缘回至零点后读数。误差不超过 0.1cm。

5. 胸围测量 3 岁以下小儿取卧位或立位,3 岁以上儿童取立位。测量者位于小儿前方或一侧,用手指将软尺零点固定于一侧乳头的下缘,手拉软尺,绕经小儿后背,以两肩胛骨下角下缘为准,注意前后左右对称,经另一侧回到起点,然后读数。取平静呼、吸气时的中间数,误差不超过 0.1cm。测量时软尺应紧贴皮肤,注意软尺不要打折。

6. 上臂围测量 取立位、坐位或者仰卧位,两手自然下垂或平放。一般测量左上臂,将软尺零点固定于上臂外侧肩峰至鹰嘴连线中点,沿该点水平位将软尺紧贴皮肤绕上臂一周,回至零点读数,精确至 0.1cm。

7. 腹部皮下脂肪测量 取锁骨中线平脐处,皮褶方向与躯干长轴平行,测量者在测量部位用左手拇指和示指将该处皮肤及皮下脂肪捏起,捏时两手指应相距 3cm。右手拿量具（皮褶厚度计）,将钳板插入捏起的皮褶两边至底部钳住,测量其厚度,精确至 0.5mm。

五、注意事项

1. 体重 为各器官、系统、体液的总重量。其中骨骼、肌肉、内脏、体脂、体液为主要成分。体重易于准确测量,是最容易获得的反映儿童生长与营养状况的指标。因体脂与体液变化较大,一般测量晨起空腹排尿后体重。世界卫生组织（WHO）提供出生体重参考值：男 3.3kg,女 3.2kg;3 个月小儿 6kg;1 岁小儿 10kg;2～12 岁小儿体重估算：年龄（岁）×2+8（kg）。

2. 身高（长） 身高为头部、脊柱及下肢长度的总和。3 岁以下儿童立位测量不易准确,应仰卧位测量,称为身长。3 岁以上儿童立位时测量称为身高。身高的增长受遗传、内分泌、宫内生长水平的影响较为明显,短期的疾病与营养波动对身长影响不明显。正常儿童身高估算：出生时 50cm,1 岁时 75cm,2～12 岁：年龄（岁）×7+75（cm）。

3. 坐高（顶臀长） 是头顶到坐骨结节的长度。3 岁以下儿童仰卧位测量的值称为顶臀长。坐高增长代表头颅与脊柱的生长。坐高（顶臀长）与身高（长）的比例由出生时的 0.67 下降到 14 岁时的

0.53。任何影响下肢生长的疾病,可使此比例停留在幼年状态,如甲状腺功能减退与软骨营养不良。

4. 头围　经眉弓上缘、枕骨结节左右对称,环绕头一周的长度为头围。头围的增长与脑和颅骨的生长有关。胎儿期脑生长最快,故出生时头围相对较大,平均为 33~34cm;头围在 1 岁以内增长较快,第一年前 3 个月头围的增长约等于后 9 个月头围的增长值 6cm,1 岁时约为 46cm。以后增长明显减慢,2 岁时约为 48+cm,2~15 岁头围仅增长 6~7cm,15 岁时接近成人头围,约54~58cm。头围的测量在 2 岁以内最有价值。

头围小于均值-2SD 常提示有脑发育不良的可能,小于均值-3SD 以上常提示脑发育不良,头围增长过速往往提示脑积水。

5. 胸围　平乳头下缘经肩胛角下缘平绕胸一周为胸围。胸围代表肺与胸廓的生长。出生时胸围平均 32cm,比头围小 1~2cm,1 周岁时头、胸围相等,以后则胸围超过头围。营养不良、缺乏锻炼小儿胸围超过头围的时间可推迟。

6. 上臂围　经肩峰与鹰嘴连线中点绕臂一周为上臂围。代表肌肉、骨骼、皮下脂肪和皮肤的生长。1 岁以内上臂围增长迅速,1~5 岁增长缓慢,共约增长 1~2cm。因此,在无条件测量体重和身高的场合,可用测量左上臂围来筛查 1~5 岁小儿的营养状况:>13.5cm 为营养良好,12.5~13.5cm 为营养中等,<12.5cm 为营养不良。

7. 皮下脂肪厚度　通过测量皮下脂肪厚度可反映皮下脂肪发育及小儿的营养状况。常用的测量部位有腹部、背部。

六、关键词

体重　weight

身高(身长)　height

坐高　sitting height

头围　head circumference

胸围　chest circumference

上臂围　upper arm circumference

皮下脂肪厚度　thickness of subcutaneous fat

七、案例分析

小儿,男,3 个月。体重 6kg,身长 60cm,头围 36cm。俯卧位时不能抬头,头不会随着看到的物品转动。

考虑该小儿生长发育是否正常? 需要做哪些检查以助诊断?

参考答案:

该小儿头围过小,考虑可能有脑发育不良,需要做头颅磁共振、代谢异常筛查及染色体检查以明确诊断。

八、评分标准(见表 5-1-1)

表 5-1-1　体格生长指标测量参考评分标准

项目	分数	内容及评分标准	满分	得分
准备工作	10	进行环境准备,使室温保持在 22~24℃	1	
		检查者衣帽整齐	1	
		洗手	1	

续表

项目	分数	内容及评分标准	满分	得分
准备工作	10	向患儿及家长交代测量目的	1	
		解释测量方法,取得患儿及家长的同意及配合	2	
		检查物品准备:体重计(盘式电子秤、载重 50kg 的体重计、载重 100kg 的体重计)	1	
		婴儿身长测量器、身高计	1	
		软尺	1	
		垫布、皮褶厚度计等	1	
操作过程	70	体重测量:根据儿童年龄选择合适的体重计,将体重计调零	2	
		注意将衣物脱去,站于秤台中央,测量体重	5	
		读数以 kg 为单位,精确到小数点后 1 位(若为 3 岁以下,则精确到小数点后两位)	3	
		身高(长)测量:根据儿童年龄选择测量身高或身长	2	
		测量身高(身长)	5	
		读数以 cm 为单位,精确至 0.1cm	3	
		坐高(顶臀长)测量:根据儿童年龄选择测量坐高或顶臀长	2	
		测量坐高(顶臀长)	5	
		读数以 cm 为单位,精确至 0.1cm	3	
		头围测量:经眉弓上缘、枕骨结节绕头一周	10	
		胸围测量:经乳头下缘、肩胛角下缘绕胸一周,注意取平静呼、吸气时的中间数	10	
		上臂围测量:上臂外侧肩峰至鹰嘴连线中点绕上臂一周	10	
		腹部皮下脂肪测量:取锁骨中线平脐处	2	
		皮褶方向与躯干长轴平行	2	
		测量者在测量部位用左手拇指和食指将该处皮肤及皮下脂肪捏起,捏时两手指应相距 3cm。右手拿皮褶厚度计,将钳板插入捏起的皮褶两边至底部钳住,测量其厚度	6	
操作过程总体评价	10	熟练规范程度	4	
		人文关怀	3	
		时间把握	3	
提问	10	随机选择 2 个问题,每题 5 分	10	
总分	100		100	

相关问题:

1. 2 岁小儿测量身高采用卧位还是立位?

2. 1 岁小儿头围应是多少厘米?

3. 3 个月小儿体重约为多少?

4. 皮下脂肪厚度常用的测量部位?

(姚丽萍 张 宏)

第二节 人工喂养
Artificial Feeding

一、目的

1. 由于各种原因不能进行母乳喂养时,提供的一种喂养方式。

2. 提供生长发育所需的各种营养物质和能量。

二、适应证

母乳不足或不能进行母乳喂养。

三、操作前准备

1. 环境要求

(1)配奶间宽敞、明亮。

(2)清洁区(操作台)清洁、干净。

2. 用物准备

(1)配奶用具:量杯、搅拌小勺、奶粉专用量勺、配方奶粉、已消毒奶瓶、瓶盖、奶嘴、奶嘴盖、持物钳、配奶用水壶(盛装煮沸过的温开水)、温度计(如果系智能恒温水壶可免去温度计测量水温)。

(2)其他:清洁小毛巾、围裙、袖套。

(3)喂奶车。

3. 操作者要求

(1)了解患儿病情、年龄、哺乳时间、奶粉种类。

(2)计算患儿此次所需奶量(计算方法详见相关知识)。

(3)进入配奶间,戴帽子、口罩,戴袖套、系围裙,七步洗手法洗手。

四、操作步骤(见图 5-2-1)。

1. 配奶前 核对患儿姓名、食用奶粉名称、奶量;检查奶粉名称、开瓶日期及有效期、奶粉的配制方法、奶粉颜色及质量。

2. 配奶过程

(1)测量配奶用温开水温度适宜后,将适量温水倒入量杯中。

(2)再将精确分量的奶粉(使用奶粉专用量勺)添加到量杯中。

(3)用小勺进行搅拌,使其完全溶解。

(4)将配制好的奶液倒入奶瓶中。

(5)安装瓶盖及奶嘴,检测奶孔径大小适宜,套上奶嘴盖,贴好标签。

3. 人工喂养

4. 处理用物

(1)将用过奶具用清水清洗,放置污染区,待送高压蒸汽灭菌消毒。

(2)对患有传染病的患儿,其奶具等用物用后应先用 1 000mg/L 浓度的含氯消毒液浸泡后,再经清洗、送高压蒸汽灭菌消毒。

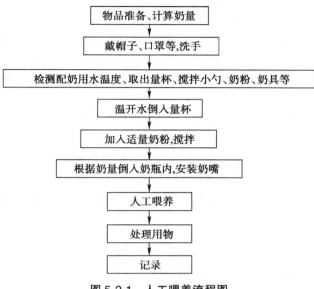

图 5-2-1　人工喂养流程图

5. 记录

（1）七步洗手法洗手。

（2）记录患儿吃奶情况、奶量。

五、注意事项

1. 配方奶粉开瓶后，有效期为 3~4 周。

2. 配奶使用温开水冲调，以 40~60℃ 的温水冲调较好，这个温度不仅促使糖、奶粉等在液体里的溶解，且能保证奶粉里的营养物质不被破坏。

3. 奶粉量不应过多或过少，1 量勺是指 1 平口量匙，没有压实的奶粉分量，务必使冲调后的配方奶保持合适浓度，以免发生婴儿消化障碍或营养不足。

4. 奶嘴孔径大小以倒置奶瓶时，液体连续滴出为宜。奶嘴孔太小，吸吮费力，太大，易引起呛咳。

5. 严格执行奶具的清洁、消毒管理。

六、相关知识

1. 牛乳的改造

（1）配方奶粉：是以牛乳为基础的改造奶制品，参照人乳的成分，使宏量营养素成分尽量"接近"人乳，使之适合婴儿的消化能力和肾脏的功能，如降低其酪蛋白、无机盐的含量等；添加一些重要的营养素，如乳清蛋白、不饱和脂肪酸、乳糖；强化婴儿生长时所需的微量营养素，如核苷酸、维生素 A、维生素 D、β 胡萝卜素和微量元素铁、锌等。但母乳的活性免疫物质仍难以添加，所以母乳是婴儿喂养的首选，但不能母乳喂养时则应优选配方奶粉。配方奶粉种类有早产儿奶粉、乳糖不耐受奶粉、深度水解奶粉、完全水解奶粉、以及对特殊疾病如苯丙酮尿症的配方奶粉，不但对患儿营养有益，对疾病治疗也起到重要作用，可根据需要选用。

（2）牛乳：在无条件选用配方奶粉而采用牛乳喂养的情况下，因牛乳中蛋白含量较高，饱和脂肪酸多等不利于婴儿消化和肾脏功能，应进行煮沸、加糖、稀释等改造后再进行喂养。

1）加热：煮沸既可灭菌，又能使奶中的蛋白质变性，使之在胃内不易凝成大的奶块。

2）加糖：不是增加牛乳的甜味或增加能量（因母乳和牛乳能量相近），而是改造牛乳中的宏量营养素的比例（一般加 5%～8% 的糖），利于吸收，软化大便。

3）加水：降低牛乳中矿物质、蛋白质浓度，减轻婴儿消化道、肾脏负荷，稀释奶仅用于新生儿，生后不足 2 周可采用 2∶1 奶，以后逐渐过渡到 3∶1 或 4∶1，满月后即可用全奶。

（3）全脂奶粉：是以鲜牛奶加热蒸发喷雾成干粉而得，按 1∶8 或 1∶4 加水稀释，在无法使用配方奶粉和鲜奶的地区使用。

2. 喂奶次数　一般初生婴儿每日 8 次，以后逐渐改为 7 次，减去夜间 1 次，2～3 个月时每日 6 次，4～6 个月时，每日 5 次，夜间可不喂奶。

3. 计算奶量　6 个月以内的婴儿一般按每天所需的总热量和总液量来计算奶量。但婴儿每日奶量要求个体差异较大，可根据具体情况增减。

（1）第一种：根据总能量计算（一般按奶粉的量计算，有利于计算摄入的蛋白质、脂肪、碳水化合物的量）。

婴儿每日能量需要量为 418kJ（100kcal）/kg。

举例：体重 6kg 的 3 月龄婴儿

A. 每日需要总能量为：100kcal/kg×6kg＝600kcal。

B. 一般 3 月龄的婴儿每日喂养 6 次，故每次所需能量为 600/6＝100kcal

C. 1g 奶粉约提供 5kcal 能量，故每次奶粉用量为 20g。

D. 1 小量勺＝4.4g 奶粉，故每次加 5 小量勺奶粉。

E. 30ml 水加 1 小量勺奶粉，故需 100kcal 能量的奶粉配置方法为 150ml 水加 5 小量勺奶粉（涨奶量忽略不计）。

（2）第二种：按液量计算（涨奶量忽略不计）。

婴儿每日所需液量约 150ml/kg。

举例：体重 6kg 的 3 月龄婴儿。

A. 每日需要总液量为：150ml/kg×6kg＝900ml。

B. 一般 3 月龄的婴儿每日喂养 6 次，故每次奶量为 900/6＝150ml。

C. 以小量勺为例，30ml 水内加 1 小量勺奶粉，故如需 150ml 奶液配制方法为 150ml 水加 5 小量勺奶粉（涨奶量忽略不计）。

七、关键词

人工喂养（配奶）　artificial feeding（procedure of milk preparation）

八、案例分析

3 个月婴儿，体重为 6kg，人工喂养，感冒后出现腹泻 5 天，精神、食欲好。

请为该婴儿制定一个腹泻期间的人工喂养方案。

参考答案：

1. 选取去乳糖奶粉进行人工喂养。

2. 按总液量（也可按总热量）计算奶量（涨奶量忽略不计）。

该婴儿 3 个月，体重 6kg

每日所需液量约 150ml/kg，每日喂养 6 次。

故：

每日需要总液量为：150ml/kg×6kg＝900ml。

每次奶量为 900/6＝150ml。

以小量勺为例,30ml 水内加 1 小量勺奶粉,故如需 150ml 奶液配制方法为 150ml 水加 5 小量勺奶粉。

九、评分标准(见表 5-2-1)

表 5-2-1　人工喂养(配奶)参考评分标准

项目	分数	内容及评分标准	满分	得分
准备工作	15	用物准备: 量杯、搅拌小勺	1	
		奶粉专用量勺、配方奶粉	1	
		已消毒奶瓶、奶嘴、奶嘴盖、持物钳	1	
		配奶用水壶(盛装煮沸过的温开水)、温度计(如果系智能恒温水壶可免去温度计测量水温)	1	
		清洁小毛巾、围裙、袖套、喂奶车	1	
		操作者准备: 了解患儿病情、年龄、哺乳时间、奶粉种类	1	
		计算患儿此次所需奶量(计算方法详见相关知识)	2	
		进入配奶间,七步洗手法洗手	1	
		戴帽子、口罩、戴袖套、系围裙	1	
		配奶前准备: 核对患儿姓名、食用奶粉名称、奶量	1	
		检查奶粉名称	1	
		开瓶日期及有效期	1	
		奶粉的配制方法	1	
		奶粉颜色及质量	1	
操作过程	60	测量配奶用温开水温度适宜后,将适量(计算量)温水倒入量杯中	5	
		将精确分量的奶粉(使用奶粉专用量勺)添加到量杯中	5	
		用小勺进行搅拌,使其完全溶解	5	
		将配制好的奶液倒入奶瓶中	5	
		安装瓶盖及奶嘴	2	
		套上奶嘴盖	1	
		贴好标签	2	
		人工喂养	5	
		将用过奶具用清水清洗	5	
		放置污染区,待送高压蒸汽灭菌消毒	5	
		对患有传染病的患儿,其奶具等用物用后应先用 1 000mg/L 浓度的含氯消毒液浸泡后	5	
		再经清洗	3	
		送高压蒸汽灭菌消毒	2	
		再次七步洗手法洗手	5	
		将患儿吃奶情况、奶量记录于病例	5	

续表

项目	分数	内容及评分标准	满分	得分
操作过程总体评价	15	熟练规范程度	5	
		无菌观念(每违反一次无菌原则扣2分)	6	
		时间把握	4	
提问	10	随机选择2个问题,每题5分	10	
总分	100		100	

相关问题:

1. 传染病患儿用过的奶具等用物应如何消毒处理?

2. 如何检查奶嘴孔径大小是否合适?

3. 配奶用水的温度以多少摄氏度为宜?

4. 配方奶粉开瓶后,有效期为多长时间?

(张　宏　姚丽萍)

第三节　新生儿复苏
Neonatal Resuscitation

一、目的

降低新生儿窒息的病死率和伤残率、提高儿童生存质量。

二、适应证

适用于所有新生儿,特别是窒息新生儿和早产儿。

三、操作前准备

1. 操作者准备

(1)至少需要两个人操作,如分娩情况复杂需更多人员参与。

(2)为确定窒息发生的危险性,复苏前应充分了解胎儿情况如:胎龄;单胎或多胎;是否胎膜早破,如有胎膜早破,了解羊水情况;母亲孕期合并症情况。

(3)操作者洗手,戴口罩;医生负责体位及呼吸,护士负责清理气道、心外按压及给药等;熟练掌握新生儿窒息复苏技术,并发症诊治。

2. 复苏器械和用品

(1)保暖设备及用品:预热的开放式辐射台、大毛巾、塑料薄膜(保鲜膜)。

(2)吸引器械:负压吸引器、吸痰管(早产儿选择8F,足月儿选择10F)、吸球、胎粪吸引管、8F胃管。

(3)正压通气设备:新生儿复苏球囊(根据胎龄选择合适型号面罩)、T-组合复苏器、喉罩、呼气末CO_2检测器、氧源、空氧混合器。

(4)气管插管器械:气管内导管、导丝、喉镜(根据胎龄选择喉镜片)、固定胶布。

(5)药物:肾上腺素、生理盐水。

(6)其他:注射器(1ml、5ml、10ml、20ml)、无菌手套、听诊器、口咽气道、新生儿胃管、心电监护仪、脉搏血氧检测仪、胶布。

四、操作步骤（见图 5-3-1）

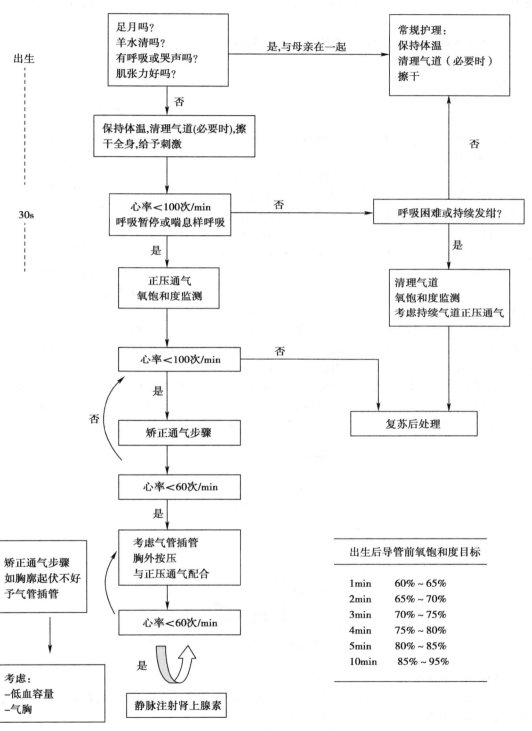

图 5-3-1 新生儿复苏流程图

1. 复苏的基本程序 评估—决策—措施的程序在整个复苏中不断重复并贯穿始终,评估主要基于呼吸、心率、氧饱和度三个体征,其中心率的评估是最重要的。采用国际公认的 ABCDE 复苏方案。

2. 快速评估 出生后立即用数秒钟快速评估四项指标:

(1)足月吗?

(2)羊水清吗?

(3)有哭声或呼吸吗?

(4)肌张力好吗?

以上任何一项为否,则进行以下初步复苏。

3. 初步复苏

(1)保暖:将新生儿放在预热的辐射保暖台上或因地制宜采取保温措施,如用预热的毯子裹住新生儿以减少热量散失等。对体重<1 000g 的极低出生体重儿,有条件可将其头部以下躯体和四肢放在清洁的塑料袋内,或盖以塑料薄膜置于辐射保暖台上,避免高温,以免引发呼吸抑制。

(2)体位:新生儿头轻度仰伸位(鼻吸气位),见图 5-3-2。

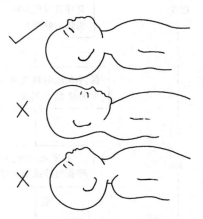

图 5-3-2 新生儿头轻度仰伸位(鼻吸气位)

(3)吸引:肩娩出前,助产者用手挤出新生儿口、咽、鼻中的分泌物。娩出后,立即用吸球或吸管(12F 或 14F)按照先口咽后鼻腔的顺序清理分泌物,吸管的深度应适当,吸引时间不超过 10秒,吸引器的负压不应超过 100mmHg(1mmHg=0.133kPa)。

(4)羊水胎粪污染时的处理:当羊水有胎粪污染时,无论胎粪是稠或稀,如新生儿娩出后被评估为有活力(呼吸好、肌张力好、心率>100 次/min),则继续初步复苏;如被评估为无活力(呼吸、肌张力、心率三项任一项为否),采用胎粪吸引管进行气管内吸引(图 5-3-3)。

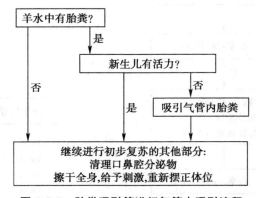

图 5-3-3 胎粪吸引管进行气管内吸引流程

(5)擦干:快速擦干全身,拿掉湿毛巾。

(6)刺激:用手拍打或用手指轻弹新生儿的足底或摩擦背部两次,以诱发自主呼吸。如这些努力无效,表明新生儿处于继发性呼吸暂停,需要正压通气。

4. 正压通气 新生儿复苏成功的关键在于建立充分的正压通气。

(1)指征:呼吸暂停或喘息样呼吸;心率<100 次/min。

(2)气囊面罩正压通气

1)方法:E-C手法(图5-3-4)左手拇指和示指固定面罩,其余三指抬下颌保证气道通畅;通气频率40～60次/min(胸外按压时为30次/min);通气压力需要20～25cmH$_2$O(1cmH$_2$O=0.098kPa)。少数病情严重的新生儿可用2～3次30～40cmH$_2$O,以后维持在20cmH$_2$O。

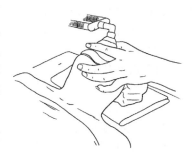

图5-3-4　E-C手法

2)评估通气有效性:有效的正压通气应显示心率迅速增快,由心率、胸廓起伏、呼吸音及氧饱和度来评价;如正压通气达不到有效通气,需检查面罩和面部之间的密闭性,是否有气道阻塞(可调整头位,清除分泌物,使新生儿的口张开)或气囊是否漏气。面罩型号应正好封住口鼻,但不能盖住眼睛或超过下颌。

3)注意事项:国内使用的新生儿复苏囊为自动充气式气囊(250ml),使用前要检查减压阀,有条件最好配备压力表,不能用于常压给氧;复苏时用氧推荐,如足月儿可用空气复苏,早产儿开始给予30%～40%的氧,用空氧混合仪根据氧饱和度调整给氧浓度,使氧饱和度达到目标值(见表5-3-1),如无空氧混合仪,可用接上氧源的自动充气式气囊去除储氧袋(氧浓度为40%)进行正压通气,如果有效通气90秒心率不增加或氧饱和度增加不满意,应当考虑将氧浓度提高到100%;持续气囊面罩正压通气(>2分钟)可产生胃充盈,应常规插入8F胃管,用注射器抽气并保持胃管远端处于开放状态。

表5-3-1　出生后导管前氧饱和度标准

出生后时间(分)	氧饱和度范围(%)
1	60～65
2	65～70
3	70～75
4	75～80
5	80～85
6	85～95

5. 气管插管

(1)指征:需要气管内吸引清除胎粪;气囊面罩正压通气无效或需要延长正压通气时间;胸外按压;经气管注入药物;特殊复苏情况,如先天性膈疝或超低出生体重儿。

(2)准备:不同型号的气管导管、管芯、喉镜,吸引装置,气管导管型号和插入深度的选择方法(表5-3-2)。

(3)方法

1)左手持喉镜,将喉镜夹在拇指与前3个手指间,镜片朝前。小指靠在新生儿颏部提供稳定性。喉镜镜片应沿着舌面右侧滑入,将舌头推至口腔左侧,推进镜片直至其顶端达会厌软骨谷。

2)暴露声门:采用一抬一压手法,轻轻抬起镜片,上抬时需将整个镜片平行朝镜柄方向移动,使会厌软骨抬起暴露声门和声带。如未完全暴露,操作者用自己的小指或由助手的示指向下稍用力压环状软骨使气管下移,有助于看到声门。在暴露声门时不可上撬镜片来抬起镜片。

3)插入有金属管芯的气管导管:将管端置于声门与气管隆突之间。

4)插入导管时,如声带关闭,可采用 Hemlish 手法。助手用右手示指和中指在胸外按压的部位向脊柱方向快速按压一次,促使呼气产生以打开声门。

5)整个操作要求在20秒内完成,操作时要面部常压给氧。

(4)确定导管位置正确的方法

1)胸廓起伏对称。

2)听诊双肺呼吸音一致,尤其是腋下,且胃部无气过水音。

3)通气时无胃扩张。

4)呼气时导管内有雾气。

5)心率、肤色和新生儿反应好转。

6)有条件可使用呼出气 CO_2 检测仪可有效确定有自主循环的新生儿气管插管位置是否正确。

(5)确定导管管端位于气管中点的常用方法

1)声带线法:导管声带线标志与声带水平吻合。

2)胸骨上切迹摸管法:操作者或助手的小指尖垂直置于胸骨上切迹,当导管在气管内前进,小指尖触摸到管端,则表示管端已达气管中点。

3)体重法(表5-3-2):

表5-3-2　不同体重(或胎龄)气管插管型号和插入深度的选择

新生儿体重(g)	胎龄(周)	导管内径(mm)	上唇至管端距离(cm)
≤1 000	<28	2.5	6~7
~2 000	28~34	3.0	7~8
~3 000	34~38	3.5	8~9
>3 000	>38	4.0	9~10

4)胸片定位:导管顶端位于第2、3胸椎水平,或锁骨下与隆突间距离的中部。

(6)胎粪吸引管的使用:施行气管内吸引胎粪时,将胎粪吸引管直接连接气管导管,操作者用右手示指将气管导管固定在新生儿的上腭,左手拇指按压胎粪吸引管的手控口使其产生负压,边退气管导管边吸引,3~5秒将气管导管撤出,必要时可重复插管再吸引。

6. 胸外按压

(1)指征:充分正压通气30秒后心率<60次/min,在正压通气同时进行胸外按压。

(2)方法:按压新生儿两乳头连线中点的下方,即胸骨体下1/3。按压深度约为胸廓前后径的1/3,产生可触及脉搏的效果。按压和放松的比例为按压时间稍短于放松时间,放松时拇指或其余手指不应离开胸壁。

1)拇指法(图5-3-5):双手拇指端压胸骨,根据新生儿体型不同,双拇指重叠或并列,双手环抱胸廓支撑背部。建议使用。

2)双指法(图5-3-6):右手示指和中指尖放在胸骨上,左手支撑背部。

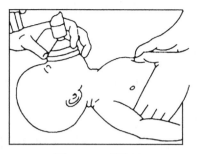

图 5-3-5　拇指法

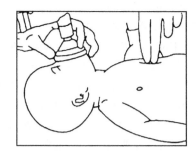

图 5-3-6　双指法

3) 按压-通气比:按压-通气比为 3∶1,即 90 次/min 按压和 30 次/min 呼吸,达到每分钟约 120 个动作。因此,每个动作约 0.5 秒,2 秒内 3 次胸外按压加 1 次正压通气。

7. 药物　在积极矫正通气步骤保证有效通气及胸外按压的基础上,有指征时考虑用药。新生儿复苏时,很少需要用药。

(1) 肾上腺素

1) 指征:30 秒的正压通气和胸外按压后,心率持续<60 次/min。

2) 剂量:1∶10 000 肾上腺素。首选静脉给药,0.1~0.3ml/kg;气管内给药,0.5~1ml/kg。必要时 3~5 分钟重复 1 次。

3) 途径:脐静脉导管(或脐静脉)或外周静脉给药,气管内给药。

(2) 扩容

1) 指征:有低血容量、怀疑失血或休克对其他复苏措施无反应时。

2) 扩容剂选择:等渗晶体溶液,推荐使用生理盐水。大量失血则需要输入与患儿交叉配血阴性的同型血或 O 型红细胞悬液。

3) 方法:首次剂量为 10ml/kg,经外周静脉或脐静脉缓慢推入(>10 分钟)。可重复注入 1 次。

8. 复苏后监护

(1) 体温管理。

(2) 监护生命体征。

(3) 早期发现并发症。

五、并发症及处理

1. 气胸　多由气管插管位置不合适或正压通气时压力过高所致。少量气胸观察即可,大量气胸需要胸腔穿刺或放置闭式引流管。如患儿需要机械通气,气胸可能会继续发展,甚至成为张力性气胸,应注意观察,必要时应用高频振荡通气、放置胸腔闭式引流管。

2. 吸入性肺炎　可由气道分泌物清理不彻底或长时间正压通气未放置胃管发生胃食管反流引起。应注意及时清理呼吸道,根据临床情况必要时给予抗感染治疗,严重者可能需要机械通气。

3. 局部皮肤压伤　长时间胸外按压时,按压部位可能出现局部压红、瘀斑。操作过程中应注意局部皮肤保护,可在按压部位垫一棉球,动作轻柔。

4. 牙龈或口腔黏膜损伤

清理气道分泌物或气管插管时应注意操作轻柔、规范,一旦出现损伤,对症处理即可。

六、相关知识

早产儿复苏需关注的问题:

1. 体温管理　将早产儿置于调至中性温度的暖箱中。对出生体重<1 000g 的极低出生体重儿,出生复苏时可采用塑料袋保温。

2. 对极不成熟早产儿,因肺不成熟,缺乏肺表面活性物质可发生呼吸窘迫综合征,出生后可经气管内注入肺表面活性物质进行防治。

3. 由于早产儿生发层基质的存在,易造成室管膜下-脑室内出血。心肺复苏时应注意保暖、避免使用高渗药物、操作要轻柔、维持颅压稳定。

4. 早产儿对高动脉氧分压非常敏感,易造成氧损害。复苏时尽量避免使用100%浓度的氧并进行经皮氧饱和度或血气动态监测使经皮氧饱和度维持在90%~95%,并定期随访眼底。

5. 窒息的早产儿因缺氧缺血易发生坏死性小肠结肠炎,应密切观察,延迟喂养或进行微量喂养。

七、关键词

新生儿复苏　neonatal resuscitation
新生儿窒息　asphyxia of newborn
正压通气　positive pressure wentilation
气管插管　endotracheal intubation

八、案例分析

一名 25 岁妊娠合并高血压孕妇,G_1P_1,孕 37 周入院,分娩前有 2 次胎心减慢,顺产娩出一男性新生儿,羊水清亮,但新生儿出生后无自主呼吸、肌张力低下,皮肤青紫。

首先初步应对新生儿作何处理?

参考答案:

把新生儿放在预热好的辐射暖台上,摆正体位(取头轻度仰伸位),开放气道,用吸球或吸管清理分泌物,先口咽后鼻腔,吸管的深度适当,吸引时间不超过 10 秒,吸引器的负压不应超过100mmHg,迅速擦干全身,后拿掉湿毛巾,重新摆正体位,用手拍打或用手指轻弹新生儿的足底或摩擦背部两次,诱发自主呼吸。

九、评分标准(见表 5-3-3)

表 5-3-3　新生儿窒息复苏参考评分标准

项目	分数	内容及评分标准	满分	得分
准备工作	18	操作者准备: 至少需要两个人操作,操作者要熟练掌握新生儿窒息复苏技术,并发症诊治	1	
		复苏前应充分了解胎儿情况,如:单胎或多胎、胎龄	1	
		是否胎膜早破,如有胎膜早破,了解羊水情况	1	
		母亲孕期并发症情况	1	
		操作者洗手,戴口罩	1	
		明确分工:医生负责体位及呼吸,护士负责清理气道、胸外按压及给药等	1	
		用物准备: 保暖设备及用品:预热的开放式辐射台、大毛巾、塑料薄膜(保鲜膜)	2	
		吸引器械:负压吸引器、吸痰管(早产儿选择 8F,足月儿选择 10F)、吸球、胎粪吸引管、8F 胃管	2	

续表

项目	分数	内容及评分标准	满分	得分
准备工作	18	气囊-面罩设备:新生儿复苏球囊(根据胎龄选择合适型号面罩)、T-组合复苏器、喉罩、呼气末 CO_2 检测器、氧源、空氧混合器	2	
		气管插管器械:气管内导管、导丝、喉镜(根据胎龄选择喉镜片)、固定胶布	2	
		药物:肾上腺素、生理盐水、纳洛酮	2	
		其他:注射器(1ml、5ml、10ml、20ml)、无菌手套、听诊器、口咽气道、心电监护仪、脉搏血氧监测仪、胶布	2	
操作过程	60	保暖:将新生儿放在预热的辐射保暖台上	2	
		体位:头轻度仰伸位	3	
		吸引:用吸球或吸管清理分泌物,先口咽后鼻腔	2	
		吸管的深度适当,吸引时间不超过 10 秒	2	
		吸引器的负压不应超过 100mmHg(1mmHg=0.133kPa)	1	
		快速擦干全身	3	
		拿掉湿毛巾	2	
		刺激:用手拍打或用手指轻弹新生儿的足底	2	
		或摩擦背部两次,以诱发自主呼吸	3	
		评估:如初步复苏无效,表明新生儿处于继发性呼吸暂停,给予正压通气	5	
		气囊面罩正压通气:E-C 手法,左手拇指和示指固定面罩,其余三指抬下颌保证气道通畅	5	
		正压通气频率:40~60 次/min	3	
		通气压力需要 20~25cmH$_2$O	2	
		评估:正压通气操作无误的情况下,抢救 30 秒后再评估,新生儿仍无自主呼吸,即决策进入下一步复苏步骤	5	
		胸外按压部位:新生儿两乳头连线中点的下方,即胸骨体下 1/3	5	
		按压深度:约为胸廓前后径的 1/3,产生可触及脉搏的效果	2	
		按压和放松的比例为按压时间稍短于放松时间	2	
		放松时拇指或其余手指不应离开胸壁	1	
		按压-通气比:按压-通气比为 3:1,即 90 次/min 按压和 30 次/min 呼吸,达到每分钟约 120 个动作	5	
		评估:持续正压通气和心脏按压下,抢救 30 秒后再评估,新生儿恢复自主呼吸	2	
		血氧饱和度达 85%以上	2	
		四肢肌张力恢复,复苏成功	1	

项目	分数	内容及评分标准	满分	得分
操作过程总体评价	12	熟练规范程度	3	
		无菌观念（每违反一次无菌原则扣2分）	4	
		人文关怀	2	
		时间把握	3	
提问	10	随机选择2个问题，每题5分	10	
总分	100		100	

相关问题：

1. 新生儿"有活力"的定义是指哪三个特征？

2. 给予面罩人工正压通气时（物品准备时气囊已检查无漏气），看不到胸廓运动，新生儿心率、氧饱和度、肌张力无改善，判断可能的原因有哪些？

3. 给予人工正压通气时，通气的频率应为多少？人工正压通气的同时需给予胸外心脏按压，通气的频率应为多少？

4. 理想的气管插管操作步骤限定在多长时间完成？

（张　宏　姚丽萍）

第四节　儿童心肺复苏术
Pediatric Cardiopulmonary Resuscitation

一、目的

心脏肺脏恢复正常功能，使生命得以维持。

二、适应证

各种原因引起的循环骤停（包括心搏骤停、心室纤颤及心搏极弱）。

三、禁忌证

1. 胸壁开放性损伤。

2. 肋骨骨折。

3. 胸廓畸形或心包填塞。

4. 已明确心肺脑等重要脏器功能衰竭无法逆转者。

四、操作前准备

急救药品（包含肾上腺素，阿托品，利多卡因，胺碘酮，碳酸氢钠等），简易呼吸器，氧气，除颤仪等。

五、操作方法

1. 现场评估安全，确认施救者和伤者所处环境安全。

2. 检查反应（轻拍患儿，大声问："你还好吗？"婴儿则轻拍足底观察反应）和呼吸（总时间5~10秒）。

3. 启动紧急反应系统　患儿无反应、无呼吸或者仅有喘息则立即大声呼救："快来人！抢救患者!"

（1）院外单人施救者立即 5 个 CPR 循环再启动紧急救助系统。

（2）院内复苏或者多人在场者首先启动紧急反应系统并获得除颤仪、监护仪。

（3）单人目击心脏骤停者首先启动紧急反应系统并获得除颤仪，再行心肺复苏抢救。

4. 复苏场地　硬板床或者坚实平整的地面上。

5. 复苏体位　仰卧位去枕平卧。

6. 评估脉搏　医疗专业人员利用小于 10 秒钟时间检查有无大动脉搏动（婴儿肱动脉，儿童股动脉或颈动脉），如无搏动或者无法确定有无搏动或小于 60 次/min 立即开始胸外按压。

7. 胸外按压

（1）部位：儿童胸外按压时使用单手或双手按压法，掌根按压胸骨下 1/2（中指位于双乳头连线与前正中线交界处）（图 5-4-1、图 5-4-2）。婴儿胸外按压时，单人使用双指按压法（图 5-4-3），按压点位于乳头连线与前正中线交界处；双人使用双手环抱法（图 5-4-4），拇指置于胸骨下 1/2 处（乳头连线与前正中线交界处）。

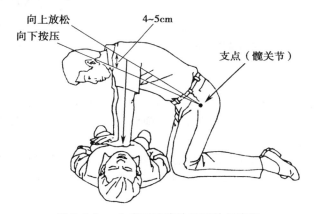

图 5-4-1　>8 岁正确胸外按压的示意图

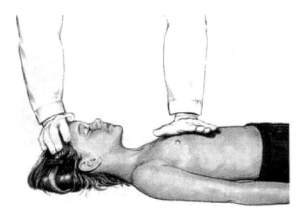

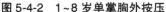

图 5-4-2　1~8 岁单掌胸外按压

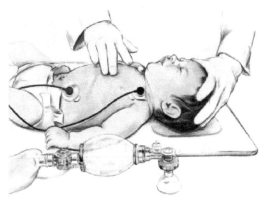

图 5-4-3　婴儿单人复苏两指胸外按压

（2）频率：胸外按压时，按压速率至少为 100 次/min。

（3）幅度：按压幅度至少为胸部前后径的1/3（婴儿至少为4cm，儿童至少为5cm），用力按压和快速按压，减少胸外按压的中断，每次按压后胸部须回弹。

8. 开放气道 清除患儿口腔分泌物，保持头轻度后仰，气道保持平直，使用"仰头提颏"法（图5-4-5）。怀疑可能存在头部或颈部外伤的患儿，采用"推举下颌"法（图5-4-6）打开气道，"推举下颌"法无法有效打开气道时，仍可使用"仰头提颏"法。

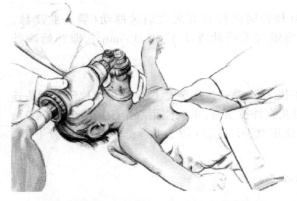

图5-4-4 婴儿双人复苏双手环抱法胸外按压

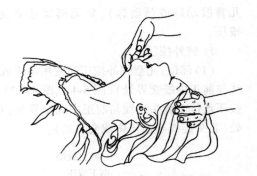

图5-4-5 仰头提颏法开放气道

9. 人工通气

（1）口对口（鼻）人工呼吸。捏紧患者鼻子，正常吸气后进行缓慢吹气，每次通气要持续至少1秒，保证一次通气后胸廓要有起伏，胸廓完全回弹后继续重复一次。小婴儿施救者直接用口封闭患儿口鼻进行上述操作。

（2）人工复苏囊面罩通气选择合适面罩，从鼻梁到下颌，不压迫眼睛。固定面罩的方法采用E-C法（图5-4-7）。每次通气时间大约1秒，使胸部膨隆即可，禁止过度通气。

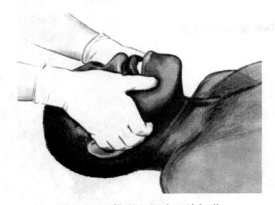

图5-4-6 推举下颌法开放气道

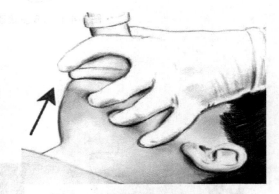

图5-4-7 球囊面罩通气的EC手法
注：一个手的3个手指拉住下颌（状如"E"），同时拇指和食指把面罩压紧到脸上（状如"C"）

10. 胸外按压与通气比例

（1）未建立高级气道：单人按压通气比例30：2，双人15：2，每2分钟2名施救者交换职责（间歇小于5秒）。

（2）建立高级气道（气管插管）：胸外按压 100 次/min，人工通气频率每 6~8 秒 1 次，约 8~10 次/min。均连续操作，无需按比例配合。

11. 复苏后评估　2 分钟后（单人复苏约 5 个心肺复苏，双人约 8 个心肺复苏）进行评估心肺复苏是否有效，有效指征：触及大动脉搏动；颜面颜色由发绀变红；瞳孔缩小；自主呼吸恢复。报告复苏成功，协助患者转化为合适体位，整理物品，进行下一步高级生命支持。

六、并发症

1. 肋骨骨折
2. 心包出血
3. 气胸
4. 肝脏破裂

七、注意事项

1. 复苏时注意首先评估周围环境安全。
2. 患儿身下为硬质材料。
3. 不能确定有无脉搏时，立刻开始胸外按压，避免因不能确定有无脉搏而延迟胸外按压。
4. 有效胸外按压　快速，用力按压，每次按压后胸廓能够完全回弹，尽量避免按压中断。
5. 有效人工通气　胸廓起伏，但应避免过度通气。
6. 单个的医务人员对婴儿的胸外按压应用两指法。如果是两个救援者施行 CPR 推荐用两拇指环压法。

八、关键词

心肺复苏　cardio pulmonary resuscitation

儿童　pediatric

九、案例分析

5 岁儿童，广场中玩耍时突然倒地，你单独一人路过此处，应该如何处理？

参考答案：

1. 现场评估安全，确认施救者和伤者所处环境安全。
2. 检查反应（轻拍患儿，大声问，你还好吗？）、呼吸、检查颈动脉是否有搏动（总时间 5~10 秒）。
3. 患儿无反应、无呼吸或者仅有喘息，立即放置患者在坚实平整的地面上，患者仰卧位去枕平卧。
4. 胸外按压：单手按压法，掌根按压胸骨下 1/2（中指位于双乳头连线与前正中线交界处），按压速率至少为每分钟 100 次。按压幅度至少为 5cm，每次按压后胸部须回弹。连续按压 30 次后行人工呼吸。
5. 开放气道：清除患儿口腔分泌物，使用"仰头提颏"法使头轻度后仰，气道保持平直。
6. 口对口（鼻）人工呼吸：捏紧患者鼻子，正常吸气后进行缓慢吹气，每次通气要持续至少 1 秒，保证一次通气后胸廓要有起伏，胸廓完全回弹后继续重复一次。
7. 5 个心肺复苏后评估心肺复苏是否有效。有效指征：触及大动脉搏动；颜面颜色由发绀变红；瞳孔缩小；自主呼吸恢复。同时启动紧急救助系统。大声呼救："快来人！抢救患者！"

十、评分标准(见表 5-4-1)

表 5-4-1　儿童单人徒手心肺复苏参考评分标准

项目	分数	内容及评分标准	满分	得分
准备工作	3	着装整洁,动作迅速	1	
		用物准备(限于医疗机构内):治疗盘(治疗碗、纱布)、弯盘	1	
		简易呼吸器、氧气装置	1	
操作过程	82	环境评估:是否安全	1	
		动作:跪在患者右侧	1	
		判断意识和呼吸 首先轻拍其脸或肩膀或掐"人中"、耳	2	
		在其耳旁(小于 5cm)呼叫"你怎么啦"	2	
		判断:没有运动和反应(判断为无意识)	2	
		没有呼吸动度或呼吸异常(叹息样)判断为无呼吸	2	
		呼救"来人啦"!或"救人呀"	2	
		在非医院环境(二选一):启动急救系统拨打"120",报告位置,情况(2分)	2	
		院内(二选一):呼叫,派人去取急救物品、仪器等(2分)		
		复苏体位 硬地板或木板(复苏板)	1	
		去枕,摆正体位,使躯体成一直线	1	
		松解上衣	1	
		判断脉搏(根据年龄二选一) 儿童:一手示指和中指并拢(2分) 以喉结为标志(两边约 2cm),沿甲状软骨向靠近急救人员一侧滑行到胸锁乳突肌凹陷处触摸颈动脉(或股动脉)(2分) 时间<10 秒(2分) 婴幼儿:扪肱动脉(3分) 时间<10 秒(3分)	6	
		胸外按压 定位:(1)在胸骨下 1/2 处,即乳头连线与胸骨交界处	2	
		(2)一手掌根部放在病者胸骨下 1/3 与上 2/3 交界处	2	
		(3)沿肋弓下缘摸至剑突,上二横指旁	2	
		方法(三选一):双手按压法:>8 岁两手手指交锁,手指离开胸壁,保持肘关节伸直,按压时双臂垂直向下(5分) 单掌法:1~8 岁,掌根用力(5分) 双指法:婴儿,食指和中指并拢,垂直用力(5分)	5	

续表

项目	分数	内容及评分标准	满分	得分
操作过程	82	深度:对儿童及婴儿则至少胸部前后径的 1/3(婴儿 4cm,儿童 5cm)	4	
		频率:≥ 100 次/min	2	
		比例:按压和放松时间 1:1	2	
		胸廓完全回弹	2	
		按压呼吸比 30:2。先连续 30 次胸外按压,后连续 2 次人工呼吸	2	
		清理气道	1	
		头偏一侧	1	
		用手指(婴儿用小指)清除口咽部异物,注意速度要快	1	
		开放气道 仰头提颌法(口述出来)	2	
		用一只手轻抬其下颌	2	
		另一手将头后仰(下颌角与耳垂连线应与床面垂直)	2	
		人工呼吸(以下环境二选一) 医院内: 保持气道开放,将简易呼吸器连接氧气,氧流量 8～10L/min(有氧源的情况下)(3分) 一手以"EC"法固定面罩(3分) 一手挤压球囊 1/2～2/3(1L 容量)(3分) 潮气量:400～600ml/次(3分) 频率:1 次/6～8 秒或 8～10 次/min(3分) 进行 5 周期 2 分钟心肺复苏(心脏按压开始、送气结束)(3分)	18	
		非医院环境: 用压住额头的手拇指食指捏住患儿口鼻(3分) 口对口(成人及儿童要捏住鼻)或口对口鼻(婴儿)人工呼吸(3分) 正常吸气后呼气(2分) 呼气时间大于 1 秒(2分) 保证患者胸廓起伏(3分) 呼气完毕后松开患者口鼻,使其自然呼气(2分) 胸廓下降后再重复一次(3分)		
		有效指征判断 可扪及颈动脉搏动或桡动脉、腹股沟动脉	2	
		(口述)收缩压 60mmHg 以上,瞳孔由大缩小,发绀减退,自主呼吸恢复	2	
		复苏后体位,观察 患者侧卧位或平卧头偏一侧、复苏后体位	1	

续表

项目	分数	内容及评分标准	满分	得分
操作过程	82	（口述）进行进一步生命支持,注意观察患者意识状态、生命体征及尿量变化	2	
		整理用物	1	
		洗手、记录、签字	1	
操作过程总体评价	5	操作熟练,手法正确	2	
		在3分钟内完成一个完整循环操作	2	
		关心体贴病人,注意保暖	1	
提问	10	随机选择2个问题,每题5分	10	
总分	100		100	

相关问题：

1. 请简述终止心肺复苏的条件。

2. 简述心肺复苏的程序。

3. 何为高质量的心肺复苏？

4. 简述心肺复苏成功标志。

5. 请简述心肺复苏禁忌证。

（刘　冲　宋玉娥）

第五节　小儿胸腔穿刺术
Pediatric Thoracentesis

一、目的

检查胸腔积液的性质,明确诊断,抽液减压或给药。

二、适应证

1. 原因未明的胸腔积液,可做诊断性穿刺,做胸水常规、生化、涂片、培养、细胞学明确病因。

2. 通过抽液、抽气或胸腔减压治疗单侧或双侧胸腔大量积液、积气产生的压迫、呼吸困难等症状;向胸腔内注射药物。

三、禁忌证

1. 剧烈咳嗽或体质衰弱、重症肺部疾病难以耐受穿刺者。

2. 凝血功能障碍有严重出血倾向者,凝血功能未纠正前不宜穿刺。

3. 胸膜粘连。

4. 疑为胸腔包虫病患儿,穿刺可引起感染扩散,不宜穿刺。

5. 穿刺部位或附近有感染或破溃。

四、操作前准备

1. 熟悉患儿病情,了解患儿有无麻醉药物过敏,凝血功能障碍等。测量患儿生命体征。

2. 向家长交待病情,胸穿注意事项,签署胸腔穿刺同意书,嘱患儿排尿便,小婴儿更换尿不湿。

3. 器械准备 治疗盘包含棉球、2.5%碘酒、75%乙醇或碘伏、2%利多卡因、胸腔穿刺包、无菌手套。如需胸腔内注药,应准备好所需药品,同时配备血压计、听诊器、急救药品。要检查胸穿包密封情况并核对有效日期。

五、操作方法

1. 操作者清洁双手戴好帽子口罩,核对患儿床号、姓名。

2. 体位(图5-5-1、图5-5-2) 嘱年长患儿取坐位面向椅背,双前臂置于椅背上缘,前额伏于前臂上,婴幼儿宜抱坐在助手身上,头部靠助手胸前并将患侧前臂放在头顶,使肋间隙增宽,由助手固定其姿势。

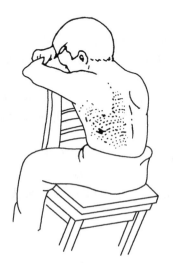 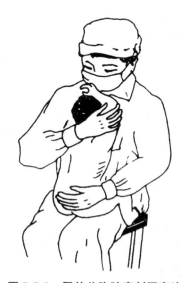

图5-5-1 年长儿胸腔穿刺体位　　　　图5-5-2 婴幼儿胸腔穿刺固定法

3. 确定与标记穿刺点 选择在胸部叩诊实音最明显部位进行穿刺,或行胸腔超声定位,必要时超声引导下穿刺,穿刺点可用甲紫在皮肤上作标记。常选择腋前线第5肋间,腋中线第6~7肋间,腋后线或肩胛下角线第7~8肋间,气胸患者选择锁骨中线第2肋间。

4. 消毒 戴无菌手套,持镊用碘伏棉球在穿刺点部位,自内向外进行皮肤消毒,消毒范围直径约15cm,连续3次。如用2.5%碘酊,需用75%乙醇脱碘两次。

5. 铺盖消毒孔巾,无菌孔巾中心对准穿刺点。

6. 检查穿刺包内器械,注意穿刺针的通畅性及密封性。

7. 局部浸润麻醉 选取下一肋骨的上缘为穿刺点,2%利多卡因在穿刺点局部皮下注射一皮丘,后做自皮肤到胸膜壁层的逐层局部麻醉,同时记录进针深度,注射前应回抽,观察无血液,方可推注麻醉药然后拔针以纱布轻按局部。

8. 穿刺 先用止血钳(或一次性胸穿针自带塑料夹扣)夹住穿刺针上的橡皮胶管,以左手示指和中指固定好穿刺部位皮肤,右手持穿刺针,沿麻醉部位经下位肋骨上缘垂直缓慢进针约2~3cm,当针锋抵抗感突然消失后表示针尖已进入胸膜腔应停止穿刺,术者左手拇指和示指紧贴胸壁固定穿刺针,助手接上50ml注射器,由助手松开止血钳,缓缓用力抽吸胸腔液体,注射器抽满后,助手用止血钳(或一次性胸穿针自带塑料夹扣)夹紧胶管,防止空气进入胸膜腔,取下注射器,将液体注入盛器中,记录并送化验检查,抽液量不超过600ml,婴儿酌减。

9. 抽液完毕后拔出穿刺针,覆盖无菌纱布,稍用力压迫穿刺部位,以胶布固定,无出血等不良反应后送回病房。

六、并发症

1. 麻药过敏。
2. 穿刺部位出血、气胸、血胸。
3. 继发感染。
4. 胸膜反应。
5. 复张后肺水肿。

七、注意事项

1. 严格按照无菌技术操作规程,防止感染。

2. 穿刺过程中要严密观察患儿的反应,如出现烦躁、面色苍白、大汗、心悸、胸闷、呼吸困难或出现刺激性剧咳等现象时,应立即停止操作,将患儿平卧,必要时皮下注射0.1%肾上腺素0.3~0.5ml,并给予其他对症治疗。

3. 抽液过程中要固定好患儿及穿刺针,进针勿过深防止刺伤肺脏。抽液不宜过快、过多,诊断性抽液,年长儿50~200ml;治疗性减压抽液,不超过500~600ml,婴儿酌减,以防发生纵隔摆动。

4. 穿刺部位应紧贴下一肋骨上缘以免损伤肋间血管,如抽不出液体时可将针缓慢进或退0.5cm再抽。应避免在第9肋间以下穿刺,以免穿透膈肌损伤腹腔脏器。

5. 如抽出脓液过于黏稠,可注入生理盐水10~20ml,反复抽吸灌洗,直到脓液变稀和不能抽出。如抽出血性液体,应立即停止抽液。

6. 术前烦躁不安者适当镇静。

八、关键词

胸腔穿刺术　thoracentesis

小儿　pediatric

九、案例分析

8岁患儿拍胸片证实为右胸腔积液,行胸腔穿刺顺利,抽液10ml时该患儿突然出现心悸、头晕、出汗、颜面苍白。

考虑什么原因? 应如何处理?

参考答案:

考虑胸膜反应立即停止抽液,让患儿平卧,吸氧,皮下注射0.1%肾上腺素0.3~0.5ml,观察血压、脉搏。

十、评分标准(见表5-5-1)

表5-5-1　小儿胸腔穿刺参考评分标准

项目	分数	内容及评分标准	满分	得分
准备工作	20	操作者准备: 向患儿和家长说明穿刺的目的及过程,争取充分合作	1	
		签同意书	1	
		核对患儿姓名、性别、年龄、床号,询问药物过敏史、嘱患儿排尿	2	

项目	分数	内容及评分标准	满分	得分
准备工作	20	查阅术前 X 线片、血常规、凝血功能等检查	1	
		测量患者生命体征(血压、呼吸、脉搏)	1	
		患儿无胸腔穿刺禁忌证	1	
		术者戴口罩、帽子、清洁双手	1	
		用物(器械)准备: 胸腔穿刺包	1	
		手套	1	
		碘伏	1	
		2%利多卡因、急救药品	1	
		检查各物品消毒日期及有效期	1	
		体位准备:取反椅坐位、或抱坐位	2	
		穿刺点选择:先进行胸部叩诊,选择实音明显的部位进行穿刺,或行胸腔超声定位,胸腔积液取肩胛下角线 7~8 肋间,腋中线第 6~7 肋间,腋前线第 5 肋间,可用甲紫在穿刺点皮肤上作标记	5	
操作过程	55	戴无菌手套和持拿镊子的方法正确	4	
		按顺序常规消毒皮肤 3 遍	2	
		以穿刺点为中心	1	
		由内向外	1	
		范围>15cm	1	
		铺无菌孔巾	2	
		检查穿刺包内器械	2	
		注意穿刺针是否通畅及密闭性	2	
		用 5ml 注射器抽取 2%利多卡因适量	1	
		在穿刺点局部皮下注射一皮丘	2	
		后做自皮肤到胸膜壁层的逐层局部麻醉	2	
		记录进针深度	2	
		注射前应回抽,观察无血液,方可推注麻醉药	3	
		先用止血钳(或一次性胸穿针自带塑料夹扣)夹住穿刺针后的橡皮胶管	3	
		以左手示指和中指固定穿刺部位皮肤	3	
		右手持穿刺针,沿麻醉部位经下位肋骨上缘垂直缓慢刺入	3	
		当针锋抵抗感突然消失后表示针尖已进入胸膜腔	3	
		术者左手中指和示指紧贴胸壁固定穿刺针	3	

项目	分数	内容及评分标准	满分	得分
操作过程	55	助手接上 50ml 注射器,由助手松开止血钳,抽吸胸腔液体,注射器抽满后,助手用止血钳(或一次性胸穿针自带塑料夹扣)夹紧胶管,防止空气进入胸膜腔	3	
		取下注射器,将液体注入盛器中,记录并送化验检查	2	
		询问患儿的感受,观察反应	5	
		拔针:抽液完毕后拔出穿刺针,覆盖无菌纱布,稍用力压迫穿刺部位	3	
		以胶布固定,让患儿静卧休息	2	
操作过程总体评价	15	熟练规范程度,时间把握得当	5	
		无菌观念	5	
		人文关怀	5	
提问	10	随机选择 2 个问题,每题 5 分	10	
总分	100		100	

相关问题:

1. 胸腔穿刺点如何定位?

2. 胸膜反应的表现有哪些?

3. 胸腔穿刺有哪些并发症?

(白音其其格 董玉红)

第六节 小儿腹腔穿刺术
Pediatric Abdominal Puncture

一、目的

1. 明确腹腔积液的性质,找出病原,协助诊断。

2. 适量的抽出腹水,以减轻病人腹腔内的压力,缓解腹胀、胸闷、气急,呼吸困难等症状,减少静脉回流阻力,改善血液循环。

3. 施行腹水浓缩回输术。

4. 诊断性穿刺或治疗性(如重症急性胰腺炎时)腹腔灌洗。

二、适应证

1. 明确腹腔积液的性质,协助诊断。

2. 适量的抽出腹水,以减轻病人腹腔内的压力,缓解腹胀、胸闷、气急,呼吸困难等压迫症状,减少静脉回流阻力,改善血液循环。

3. 腹腔内给药,如腹腔感染、腹膜结核者、肿瘤腹膜转移者腹腔内给药。

4. 腹水回输。

三、禁忌证

1. 躁动、不能合作者。

2. 肝性脑病先兆。

3. 电解质严重紊乱,如低钾血症。

4. 结核性腹膜炎广泛粘连、包块。

5. 包虫病。

6. 巨大卵巢囊肿者。

7. 有明显出血倾向。

8. 肠麻痹、腹部胀气明显者。

9. 膀胱充盈,未行导尿者。

四、操作前准备

1. 穿刺前排空小便,以免穿刺时损伤膀胱。常规查超声,明确腹水量。

2. 核对病人姓名,查阅病历、腹部平片及相关辅助检查资料。

3. 测血压、脉搏、量腹围、检查腹部体征。

4. 准备好无菌手套、口罩、帽子、2%利多卡因、5ml 注射器、20ml 注射器、50ml 注射器、消毒用品、胶布、腹腔穿刺包(包含腹腔穿刺针,止血钳,药杯,弯盘,孔巾,棉球,纱布等,注意消毒日期及有效期限)、盛器、量杯、弯盘、500ml 生理盐水、腹腔内注射所需药品、无菌试管数只(留取常规、生化、细菌、病理标本)、多头腹带、皮尺、靠背椅等。

五、操作方法

1. 签署知情同意书。

2. 戴好帽子、口罩。

3. 摆好体位 根据病情和需要可取坐位(图 5-6-1)、半卧位、平卧位,并尽量使病人舒服,以便能够耐受较长的操作时间。对疑为腹腔内出血或腹水量少者行实验性穿刺,取侧卧位为宜。

4. 穿刺点(图 5-6-2)

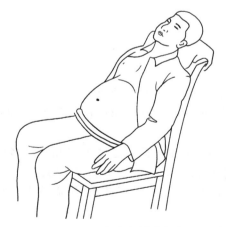

图 5-6-1 腹腔穿刺时坐位

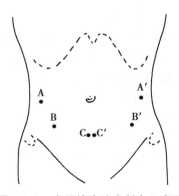

图 5-6-2 常用的腹腔穿刺点示意图

注:A、A′:诊断性腹腔穿刺点脐部水平线与腋前线交叉点;B、B′:脐部与髂前上棘连线中外 1/3 处;C、C′:脐部与耻骨联合中点外 1~1.5cm

（1）脐与耻骨联合上缘间连线的中点上方1cm、偏左或右1~2cm，此处无重要器官，穿刺较安全。此处无重要脏器且容易愈合。

（2）左下腹部穿刺点脐与左髂前上棘连线的中1/3与外1/3交界处，此处可避免损伤腹壁下动脉，肠管较游离不易损伤。放腹水时通常选用左侧穿刺点，此处不易损伤腹壁动脉。

（3）侧卧位穿刺点脐平面与腋前线或腋中线交点处。此处穿刺多适于腹膜腔内少量积液的诊断性穿刺。

5. 常规消毒，戴无菌手套，铺无菌孔巾。

6. 检查穿刺针是否通畅，自皮肤至腹膜壁层以2%利多卡因作局部麻醉。麻醉皮肤局部应有皮丘，注药前应回抽，观察无血液、腹水后，方可推注麻醉药。

7. 穿刺术者左手固定穿刺部皮肤，右手持针经麻醉处垂直刺入腹壁。

（1）如果腹水量小或者诊断性穿刺或者腹腔内给药则穿刺针垂直刺入直至腹腔即可；诊断性穿刺也可直接用10~20ml注射器穿刺。

（2）若腹水量大则垂直进针至皮下后斜向下45°~60°进针1~2cm后再垂直进针直至落空感提示进入腹腔。接上注射器，打开橡皮管，缓慢抽液；助手戴无菌手套，用止血钳固定针管，待术者抽满后夹闭橡皮管，并留样送检。

8. 抽液完毕，拔出穿刺针，穿刺点用碘伏消毒后，覆盖无菌纱布，稍用力压迫穿刺部位数分钟，用胶布固定，测量腹围、脉搏、血压、检查腹部体征。大量放液后，需束以多头腹带，以防腹压骤降，内脏血管扩张引起血压下降或休克。如遇穿刺孔继续有腹水渗漏时，可用蝶形胶布或火棉胶粘贴。

9. 整理物品，送病人回病房，嘱患者卧床休息。

10. 及时书写穿刺记录 24小时内完成。

六、并发症

1. 腹腔感染。

2. 腹水渗漏。

3. 肝性脑病。

4. 电解质紊乱。

七、注意事项

1. 严格按照无菌技术操作规程，防止感染。

2. 放液前后均应测量腹围、脉搏、血压、检查腹部体征，以视察病情变化。

3. 术中密切观察患者，如有头晕、心悸、恶心、气短、脉搏增快及面色苍白等，应立即停止操作，并进行适当处理。

4. 放液不宜过快、过多，肝硬化患者（成人）一次放液一般不超过3 000ml，过多放液可诱发肝性脑病和电解质紊乱。放液过程中要注意腹水的颜色变化。初次放液不宜超过1 000~2 000ml，时间限制在2小时以上；大量放腹水时，注意固定针头，用输液夹调整放液速度。

5. 腹水为血性者于取得标本后，应停止抽吸或放液。

6. 放腹水时若流出不畅，可将穿刺针稍作移动或稍变换体位。

7. 术后嘱患者平卧，并使穿刺孔位于上方以免腹水继续漏出；对腹水量较多者，为防止漏出，在穿刺时即应注意勿使自皮肤到腹膜壁层的针眼位于一条直线上，方法是当针尖通过皮肤到达皮下后，即在另一手协助下，稍向周围移动穿刺针头，尔后再向腹腔刺入。

8. 如需在腹腔中寻找肿瘤细胞则腹水量要大于 100ml。

八、关键词

腹腔穿刺 abdominal puncture

小儿 pediatric

九、案例分析

患者,6 岁,超提示腹腔大量积液,查电解质:K$^+$ 1.8mmol/L,Na$^+$ 125mmol/L,Cl$^-$ 80mmol/L。能否腹腔穿刺? 如果能穿刺注意事项有哪些?

参考答案:

1. 患者不能腹腔穿刺,电解质明显紊乱属于穿刺禁忌证。

2. 小儿腹腔穿刺的注意事项。

(1)严格按照无菌技术操作规程,防止感染。

(2)放液前后均应测量腹围、脉搏、血压、检查腹部体征,以视察病情变化。

(3)术中密切观察患者,如有头晕、心悸、恶心、气短、脉搏增快及面色苍白等,应立即停止操作,并进行适当处理。

(4)放液不宜过快、过多,肝硬化患者(成人)一次放液一般不超过 3 000ml,过多放液可诱发肝性脑病和电解质紊乱。放液过程中要注意腹水的颜色变化。初次放液不宜超过 1 000~2 000ml,时间限制在 2 小时以上;大量放腹水时,注意固定针头,用输液夹调整放液速度。

(5)腹水为血性者于取得标本后,应停止抽吸或放液。

(6)放腹水时若流出不畅,可将穿刺针稍作移动或稍变换体位。

(7)术后嘱患者平卧,并使穿刺孔位于上方以免腹水继续漏出;对腹水量较多者,为防止漏出,在穿刺时即应注意勿使自皮肤到腹膜壁层的针眼位于一条直线上,方法是当针尖通过皮肤到达皮下后,即在另一手协助下,稍向周围移动一下穿刺针头,尔后再向腹腔刺入。

(8)如需在腹腔中寻找肿瘤细胞则腹水量要大于 100ml。

十、评分标准(见表 5-6-1)

表 5-6-1 小儿腹腔穿刺参考评分标准

项目	分数	内容及评分标准	满分	得分
准备工作	15	患者准备: 患儿无禁忌证;无凝血异常;无躁动;无腹腔粘连;无包虫病、囊虫病	3	
		提前排尿	1	
		操作者准备: 和家长交待病情,说明腹腔穿刺必要性	1	
		签署知情同意书	2	
		测量腹围,血压、脉搏	2	
		用物准备: 血压计、听诊器和卷尺	1	
		腹腔穿刺包	1	

项目	分数	内容及评分标准	满分	得分
准备工作	15	无菌手套	1	
		注射器、碘伏、胶带	1	
		麻醉用药利多卡因	1	
		检查物品消毒日期及有效期	1	
操作过程	65	戴口罩	1	
		帽子	1	
		规范洗手	2	
		摆好体位： 坐位，卧位，半卧位均可，使患者能耐受较长时间	2	
		口述：若为诊断性穿刺或怀疑血性腹水选侧卧位	2	
		确定穿刺点： (1)左下腹脐与髂前上棘连线中、外 1/3 交点，此处不易损伤腹壁动脉，最为常用	3	
		(2)脐与耻骨联合连线中点上方 1.0cm、偏左或偏右 1.5cm 处，此处无重要器官且易愈合	3	
		(3)侧卧位，在脐水平线与腋前线或腋中线之延长线相交处，此处常用于诊断性穿刺	3	
		(4)少量积液，尤其有包裹性分隔时，须在超声指导下定位穿刺。操作并口述	3	
		穿刺点为中心常规皮肤消毒 2 次	1	
		范围至少 15cm	1	
		戴无菌手套，覆盖消毒洞巾	1	
		自皮肤至壁层腹膜以 2% 利多卡因作局部麻醉，先注射皮丘	1	
		然后垂直进针至腹膜壁层	1	
		边进针边回吸	1	
		术者检查穿刺针是否通畅	1	
		橡皮管是否漏气	1	
		夹闭橡皮管	1	
		术者左手固定穿刺部皮肤	1	
		右手持针经麻醉处垂直刺入腹壁	2	
		进入皮下后倾斜 45° 进针	3	

续表

项目	分数	内容及评分标准	满分	得分
操作过程	65	然后再垂直进针	3	
		待针锋抵抗感突然消失时,示针尖已穿过壁层腹膜	2	
		调整固定穿刺针即可抽取腹水	2	
		助手戴无菌手套用无菌血管钳固定穿刺针	2	
		术毕缓慢拔出穿刺针	1	
		碘伏消毒穿刺部位	1	
		覆盖消毒纱布	1	
		以手指压迫数分钟	1	
		再用胶布固定	1	
		大量放液后,需束以多头腹带	2	
		操作过程中注意观察患儿反应,如有头晕,出汗,胸闷,气急立即停止操作,并予以处理	5	
		术毕测量血压	1	
		腹围	1	
		脉搏	1	
		检查腹部体征	2	
		整理物品	2	
		做好腹腔穿刺记录	2	
操作过程总体评价	10	关心体贴病人,态度认真,沟通到位	2	
		操作熟练,能一次穿刺成功	2	
		操作时间控制在 4 分钟之内	2	
		操作过程中能够做到边操作边叙述	2	
		全程无菌操作	2	
提问	10	随机选择 2 个问题,每题 5 分	10	
总分	100		100	

相关问题:

1. 请列举小儿腹腔穿刺的并发症。
2. 请描述腹腔穿刺放液量应为多少。
3. 腹腔穿刺点如何选择?
4. 如何防止腹腔穿刺漏液?
5. 请简述腹腔穿刺适应证。

（刘　冲　宋玉娥）

第七节　小儿胫骨穿刺术
Tibial Puncture

一、目的

1. 通过骨髓液细胞学、原虫、细菌学等检查协助临床诊断。

2. 为骨髓移植提供骨髓。

3. 危重患儿抢救时,如外周静脉通道建立困难时,骨髓穿刺输液可作为暂时性通路。

二、适应证

1. 明确各类血液病,如白血病、贫血、血小板减少性紫癜、恶性组织细胞病、再生障碍性贫血以及骨髓增殖性疾病等的诊断及分型,也可以诊断骨髓转移癌。

2. 原因不明的肝、脾、淋巴结肿大及某些发热原因未明者。

3. 某些传染病或寄生虫病需要骨髓细菌培养或涂片寻找病原体,如伤寒杆菌的骨髓培养及涂片寻找疟原虫等。

4. 诊断某些代谢性疾病,如戈谢(Gaucher)病。

5. 观察血液病及其他骨髓侵犯性疾病的治疗反应和预后判断。

6. 抽取一定量的骨髓可用于造血干细胞移植。

7. 危重小儿抢救时,如外周静脉通路很难建立,胫骨穿刺液体输入可作为暂时性措施直至建立静脉通道。

三、禁忌证

1. 血友病及有严重凝血功能障碍者,当骨髓检查并非唯一确诊手段时,则不宜进行骨髓穿刺检查,以免引起局部严重迟发性出血。

2. 穿刺部位有感染、开放性损伤或肿瘤等。

3. 生命体征不平稳。

4. 大于2岁的小儿。

四、操作前准备

1. 患儿准备

(1)向患儿家长解释骨髓穿刺的目的、必要性和可能出现的并发症,并签署知情同意书。

(2)术前检查患儿的血常规、凝血功能以排除禁忌证。

(3)安抚患儿(轻拍患儿或使其吸吮安慰奶嘴等),以减少紧张情绪,必要时应用水合氯醛或地西泮镇静。

(4)小婴儿需穿好纸尿裤。

2. 物品准备

(1)无菌骨髓穿刺包,内含骨髓穿刺针,2ml和5ml注射器各1支,洞巾,无菌纱布,胶贴,血管钳。

(2)消毒用品:0.5%碘伏,无菌棉签。

(3)麻醉用品:2%利多卡因5ml 1支。

(4)无菌手套2双,无菌口罩和帽子。

(5)其他用品:载玻片8~10张,推片1张,标记笔,血压计和听诊器。

3. 操作者准备

（1）核对患儿姓名、性别及年龄，并熟悉其病情。

（2）操作者洗手、戴帽子、口罩。

（3）助手协助安抚患儿（轻拍患儿或使其吸吮安慰奶嘴等），以稳定情绪，并摆好体位，观察穿刺过程中患儿情况等。

五、操作步骤

1. 体位　患儿取仰卧位，穿刺侧小腿稍外展，腘窝处稍垫高，由助手协助固定。

2. 穿刺点选择　取胫骨前内侧，胫骨粗隆水平下 1cm 骨面最宽处，标记穿刺点。

3. 消毒铺巾

（1）以碘伏棉签常规消毒皮肤，以穿刺部位为中心向外环形扩展消毒 10~15cm ，2~3 遍（范围依次减小）；核对无菌穿刺包有效日期，助手打开骨髓穿刺包；术者戴手套；检查骨髓穿刺包内物品是否齐全，骨穿针是否通畅，尖端是否锐利，根据患儿年龄及体重将骨穿针固定在适当长度上（大约距针尖 1~1.5cm）。

（2）铺巾：将无菌洞巾中心对准穿刺点铺洞巾。

4. 麻醉

（1）准备：用 2ml 注射器抽取 2% 利多卡因 1ml，术者与助手核对药物名称。

（2）麻醉：左手拇指和示指将穿刺部位皮肤绷紧，注射器皮下注射形成 1 个皮丘，然后将注射器垂直于皮肤表面刺入，边进针边回抽边推药，深至骨膜，并在骨膜做扇形局部麻醉，拔针后用无菌纱布压迫片刻。

5. 穿刺

（1）左手拇指和示指将穿刺部位皮肤绷紧，右手持针，沿穿刺点垂直刺入，达骨膜后针头向下，穿刺针与胫骨骨干长轴呈 60° 向足端方向进针，将针缓慢旋转钻入骨质，穿刺针的阻力感突然消失且穿刺针已固定，表示已达骨髓腔。

（2）抽吸骨髓：拔出针芯，接 5ml 无菌干燥注射器，用适当力量抽吸骨髓液 0.1~0.2ml（一般注射器针乳头内充满即可），若未能抽出骨髓液，可放回针芯小心前进或后退 1~2mm 后再次抽吸。

（3）涂片：取下注射器，将抽出液迅速推至载玻片上，如有脂肪小滴和/或骨髓小粒可确证为骨髓液。由助手用推片蘸取骨髓小粒丰富的骨髓液少许，置于玻片右端 1/3 处，然后使推片和玻片成 30°~45°，自右向左，均匀地向前推，推片 6~8 张。制出的涂片要有头、体、尾三部分，且涂片要均匀一致。

（4）如需要骨髓液的其他检查时，应在留取骨髓液涂片标本后，再抽取需要量的骨髓液用于骨髓干细胞培养、染色体和融合基因检查、骨髓细胞流式细胞学检查及骨髓液细菌培养等。

（5）拔针：插回针芯，左手取无菌干纱布压迫穿刺点，右手将穿刺针拔出，穿刺点消毒，覆盖无菌纱布，压迫穿刺部位 1~2 分钟，无出血再用胶布将纱布加压固定。

（6）同时采末梢血（指尖或足跟）做血涂片 2~3 张，与骨髓片同时送检。

6. 穿刺后的观察

（1）穿刺后 24 小时内常规观察穿刺部位局部有无渗血。

（2）适当制动穿刺部位，预防出血。

7. 注意事项

（1）操作过程中观察患儿的面色、意识、瞳孔、脉搏、呼吸的改变，发现异常应立即停止操作。

（2）有出血倾向的血液病患儿，穿刺部位应以消毒敷料加压局部，时间长一些，直至不出血。

(3)注射器抽取骨髓液时,不能用力过猛,以免负压过大使血窦破裂,导致骨髓液稀释。

(4)推制涂片要求玻璃片必须干净,不能有油(如手指上皮脂)或用酒精涂擦;推片边缘要光滑整齐;推制血片时,动作要迅速,力均而薄。

六、并发症

穿刺部位出血、感染等。

七、关键词

胫骨穿刺 tibial puncture

八、案例分析

患儿,男,10个月,渐进性面色苍白1个月伴发热3天。查体:肝脏右肋缘下3cm可触及,脾脏肋下2cm可触及;血常规提示:白细胞$27×10^9$/L,血红蛋白65g/L,血小板$80×10^9$/L。

1. 为明确诊断,该患儿最需要进行哪项检查?对该年龄患儿,最好选择哪个部位?

2. 请问该部位该项检查的禁忌证是什么?

参考答案:

1. 骨髓穿刺术,胫骨。

2.(1)血友病及有严重凝血功能障碍者,当骨髓检查并非唯一确诊手段时,则不宜进行骨髓穿刺检查,以免引起局部严重迟发性出血。

(2)穿刺部位有感染、开放性损伤或肿瘤等。

(3)生命体征不平稳。

(4)大于2岁的小儿。

九、评分标准(见表5-7-1)

表5-7-1 胫骨穿刺参考评分标准

项目	分数	内容及评分标准	满分	得分
准备工作	15	患者准备:核对患儿姓名,年龄,床号	1	
		与患儿家长沟通,向其解释胫骨穿刺的目的和必要性,并签署治疗同意书	2	
		安抚患儿紧张情绪,小婴儿穿好纸尿裤,必要时予以镇静	1	
		操作者准备: 操作者和助手正确戴好口罩和帽子	1	
		七步洗手法清洁洗手	1	
		评估病情,了解凝血功能	1	
		确定穿刺的必要性,核对适应证,查看有无禁忌证	1	
		询问有无药物过敏史,特别是麻药过敏史,必要时做麻药过敏试验	1	
		检查患者的生命体征	1	
		物品准备: 骨髓穿刺包1个	1	
		0.5%碘伏,无菌棉签	1	

项目	分数	内容及评分标准	满分	得分
准备工作	15	2%利多卡因 5ml 1 支	1	
		无菌手套 2 副,无菌口罩和帽子	1	
		载玻片 8~10 张及推片 1 张,标记笔,血压计及听诊器	1	
操作过程	65	体位的摆放:患儿取仰卧位,穿刺侧小腿稍外展,腘窝处稍垫高,助手协助固定,边操作边口述	2	
		穿刺点的确定: 取胫骨前内侧,胫骨粗隆水平下 1cm 骨面最宽处,标记穿刺点,边操作边口述	2	
		穿刺过程:核对穿刺包有效期	1	
		助手打开穿刺包	1	
		术者戴无菌手套	1	
		术者检查穿刺包内物品是否齐全,穿刺针是否通畅,尖端是否锐利	1	
		固定穿刺针位置	1	
		术者以穿刺部位为中心由内向外进行皮肤消毒,直径为 10~15cm	1	
		消毒时不能露白,不能回消	1	
		碘伏消毒两遍(如为碘酊,酒精则消毒三遍)	1	
		后一次的消毒范围略小于前一次	1	
		以穿刺部位为中心铺无菌洞巾	1	
		核对麻药的名称、有效期	1	
		助手用砂轮划并消毒麻药安瓿颈部,打开麻药	1	
		术者抽吸麻药	1	
		术者左手固定穿刺部位皮肤	1	
		右手持麻药注射器,针头倾斜约 30°~45°进针	1	
		沿穿刺部位打一个皮丘	1	
		然后垂直进针	1	
		逐层麻醉,注药之前先回抽,没有血才能注药	1	
		在骨膜做扇形局部麻醉	1	
		拔针后用消毒纱布压迫片刻	1	
		术者用左手拇指和示指绷紧穿刺部位皮肤	2	
		右手持针,沿胫骨穿刺点垂直刺入	2	
		达骨膜后针头向下,穿刺针与胫骨骨干长轴呈 60°向足端方向进针	2	
		将针缓慢旋转钻入骨质	2	

项目	分数	内容及评分标准	满分	得分
操作过程	65	穿刺针的阻力感突然消失且穿刺针已固定,表示已进入骨髓腔	2	
		拔出针芯	1	
		放在无菌盘内	1	
		接无菌干燥注射器	1	
		用适当力量抽吸	1	
		抽取骨髓 0.1~0.2ml	1	
		取下注射器	1	
		将取得的骨髓液迅速推至载玻片上	1	
		助手立即涂片	1	
		如果需要做骨髓细菌培养等其他骨髓检查,第二次再抽取需要量骨髓,注入相应的培养基中	2	
		助手用推片蘸取骨髓小粒丰富的骨髓液少许	1	
		置于玻片右端 1/3 处	1	
		然后使推片和玻片成 30°~45°	2	
		自右向左	1	
		均匀地向前推	1	
		推片 6~8 张	1	
		采末梢血(指尖或足跟),以推片的另一边,蘸取末梢血,推血涂片	2	
		挑选符合要求的涂片送检	1	
		插入针芯	1	
		左手取无菌干纱布压迫穿刺点	1	
		右手将穿刺针拔出	1	
		穿刺点消毒	1	
		覆盖无菌纱布	1	
		压迫穿刺部位 1~2 分钟	1	
		无出血再用胶布将纱布加压固定	1	
		观察精神及生命体征变化	1	
		告知术后注意观察事项	1	
		术后物品放置及清洗、医用垃圾分类投放	2	

续表

项目	分数	内容及评分标准	满分	得分
操作过程总体评价	10	熟练规范程度,动作轻柔	2	
		无菌观念(每违反1次无菌原则扣2分)	4	
		人文关怀	2	
		操作顺序有条理,不慌乱	2	
提问	10	随机选择2个问题,每题5分	10	
总分	100		100	

相关问题:

1. 骨髓穿刺有哪些注意事项?

2. 穿刺过程中出现穿刺针断裂,应该如何处置?

3. 何为标准的涂片?

（宋玉娥　董玉红）

第八节　小儿腰椎穿刺术
Pediatric Lumbar Puncture

一、目的

1. 诊断及观察药物疗效　检查脑脊液性质、压力,鉴别脑炎、脑膜炎等中枢神经系统疾病。

2. 治疗椎管内注射药物(如脑膜白血病)。

3. 测定颅内压,了解蛛网膜下腔有无梗阻,椎管内注入造影剂,进行脑和脊髓造影。

二、适应证

1. 脑膜炎、脑炎、出血性脑血管病、颅内肿瘤、代谢性疾病、脱髓鞘疾病、寄生虫病等神经系统疾病的诊断与鉴别诊断。

2. 了解颅内压力的变化。

3. 注入造影剂或核素等介质,行神经影像学检查,协助诊断。

4. 引流血性脑脊液、炎性分泌物或造影剂等,以降低颅内压和缓解头痛等临床症状。

5. 鞘内注入药物,进行抗感染、脑膜白血病的化疗和施行蛛网膜下腔神经根阻滞麻醉。

6. 动态观察脑脊液变化,以明确治疗效果,评估预后。

7. 注入液体或放出脑脊液以维持颅内压平衡。

三、禁忌证

1. 病情危重,生命体征不稳定或躁动不能合作的患儿。

2. 后颅窝占位性病变,颅内压增高或已出现脑疝迹象的患儿。

3. 脊髓压迫症的脊髓功能处于即将丧失临界状态的患儿。

4. 穿刺部位脊柱结核,腰椎严重畸形,局部皮肤、皮下软组织、脊柱有感染病灶的患儿。

5. 有明显出血倾向的患儿。

四、操作前准备

1. 治疗盘：包含 2.5% 碘酒、75% 乙醇或碘伏；2% 利多卡因。

2. 无菌腰椎穿刺包：含带针芯的腰椎穿刺针（新生儿和小婴儿可用头皮针），镊子，无菌瓶数个，测压管，孔巾，棉球，纱布，5ml 注射器。要检查腰椎穿刺包密封情况和核对有效日期。

3. 胶布。

4. 口罩，帽子，无菌手套 2 副。

五、操作方法

1. 向家长交代病情，腰椎穿刺注意事项，签署知情同意书，嘱患儿排尿便，小婴儿更换尿不湿。

2. 操作者戴好帽子、口罩。助手面对患儿，协助保护和固定患儿的体位。采取左侧卧位。嘱患儿左侧卧于硬床上，背部与床面垂直，头向前胸屈曲，双手抱膝，膝髋屈曲，膝部尽量紧贴腹部，躯干部呈弓形。婴幼儿和不能合作者可由助手协助：助手面对患儿，右手置患儿颈后，左手挽腘窝，使其头向前屈，双膝向腹部屈曲，使脊柱后弯，以增大腰椎间隙，利于穿刺。注意不能影响患儿呼吸。

3. 确定与标记穿刺点　术者立于患儿背后，左手在患儿的头侧。用双手示指、中指摸两侧髂骨嵴最高点的连线与后正中线交会处，即为第 3~4 腰椎椎间隙，也可在其上或下 1 个椎间隙进行。婴儿及新生儿脊髓相对较长，穿刺部位可选择第 4~5 腰椎椎间隙。用紫药水划"X"，或用右手拇指指甲按压"X"，标记穿刺点。

4. 常规消毒，戴无菌手套，打开腰穿包，铺无菌洞巾。检查器械，腰穿针通畅与否。

5. 局部浸润麻醉　用左手拇指固定穿刺点的上一个腰椎棘突，沿棘突下方用 2% 利多卡因从皮肤至椎间韧带逐层浸润麻醉，边进针边推药，推药前要回抽，没有回血再推药。拔针，用消毒纱布压迫片刻。

6. 穿刺　左手拇指固定穿刺点的上一个腰椎棘突，拇指指尖压于穿刺点旁，右手的拇指和中指、示指持插入针芯的腰穿针，针尖斜面向上，沿左手拇指指尖的下方，以垂直背部方向垂直刺入，进皮稍快，进入棘突间隙后，针头稍向头侧倾斜，缓慢匀速进针，2 个突破感后缓慢拔出针芯，有脑脊液流出，说明穿刺成功。若脑脊液流出速度快，用针芯插入针体减慢滴速，以防诱发脑疝。如脑脊液流出不畅，可让病人做深呼吸，或者由助手轻压患儿一侧颈静脉，或轻轻转动针尾，使针头斜面正对患儿头侧，或将针芯插入后，退回皮下，重新进针。

新生儿和小婴儿可用 6 号半普通注射针头或头皮注射针头进行腰椎穿刺，不做局部麻醉。

7. 脑脊液压力测量　穿刺成功后，放松对于患儿的约束，使其颈部及下肢缓慢伸直，将测压管与穿刺针相连，测定脑脊液压力，准确读数并记录，亦可计数脑脊液滴数估计压力。

8. 收集脑脊液　以无菌标本瓶收集脑脊液，每瓶接 1~2ml 脑脊液，分别做常规、生化、免疫学和细菌学等检查。测压管内的脑脊液也可送检。

9. 术毕，插上针芯，用无菌纱布压迫穿刺点，拔针，2% 碘伏消毒，覆盖消毒纱布，用右手拇指压迫穿刺点数分钟，见无活动性出血，胶布固定。

10. 去枕平卧 4~6 小时，监测生命体征。

11. 记录穿刺过程。

六、并发症

1. 头痛，颈部、腰部、下肢疼痛。

2. 脑疝。

七、注意事项

1. 穿刺应在硬板治疗床上进行。

2. 严格无菌操作。穿刺部位有感染灶时严禁穿刺。

3. 术前烦躁不安者适当镇静。

4. 当怀疑患儿有颅内压增高，先行检查眼底，如果视神经水肿，或有脑疝先兆则禁忌腰穿；如必须取脑脊液检查时，应先用20%甘露醇等脱水剂，降颅压后再穿刺。在放脑脊液时，应用部分针芯堵在针口上，以减慢滴出速度，收集极少量脑脊液预防发生脑疝。

5. 腰椎穿刺时见脑脊液有血时，应加以鉴别。若随着脑脊液滴出，血量减少，脑脊液转为无色，多为穿刺损伤入蛛网膜下腔前的诸层次的组织的小血管所致。脑脊液含血多，影响检查结果时，可换另一棘突间隙重新穿刺。若脑脊液呈鲜红色，且持续不断流出，放置后见凝血块，为穿刺损伤椎管后壁血管丛所致。提示穿刺失败，应停止操作。于2天后重新穿刺。若脑脊液呈血样，放置后不自凝，离心后上清液微黄，红细胞是皱缩的；或脑脊液呈陈旧性血样，提示患儿原来存在蛛网膜下腔出血，而不是由穿刺损伤引起的。

6. 穿刺过程中，注意观察患者面色、意识、瞳孔、脉搏、呼吸的改变。如发现患儿突然呼吸、脉搏、面色异常，应停止操作。分析是否发生麻醉意外，药物反应，脑疝，心搏呼吸骤停等，并作相应急救处理。

7. 术后患者有恶心、呕吐、头晕，可给予镇静止吐、止痛剂。出现头痛注意颅内压减低可能，可平卧，多饮水并酌情补充盐水；伴有体温升高者，应严密观察有无脑膜炎发生。

8. 鞘注药物时要先放出等量脑脊液，药物稀释后缓慢静推。

八、关键词

腰椎穿刺　lumbar puncture

小儿　pediatric

九、案例分析

3岁小儿，临床怀疑中枢神经系统感染，眼科检查眼底发现视神经水肿，目前治疗已经10天，症状无好转迹象，急需要行腰椎穿刺检查明确为何种原因。

1. 患者能否行腰椎穿刺检查，如应注意哪些问题？

2. 简要描述腰椎穿刺过程。

参考答案：

1. 和家属交代好病情并签字后能行腰椎穿刺。应先用20%甘露醇等脱水剂，降颅压后再穿刺。在放脑脊液时，应用部分针芯堵在针口上，以减慢滴出速度，收集极少量脑脊液预防发生脑疝。

2. 操作者戴好帽子，口罩。患者采取左侧卧位于硬床上，背部与床面垂直，头向前胸屈曲，双手抱膝，膝髋屈曲，膝部尽量紧贴腹部，躯干部呈弓形。术者用双手示指、中指摸两侧髂骨嵴最高点的连线与后正中线交会处，即为第3~4腰椎椎间隙作为进针点，常规消毒，戴无菌手套，打开腰椎穿刺包，铺无菌洞巾。局部浸润麻醉后穿刺，针尖斜面向上，沿左手拇指指尖的下方，以垂直背部方向垂直刺入，进皮稍快，进入棘突间隙后，针头稍向头侧倾斜，缓慢匀速进针，2个突破感后缓慢拔出针芯，有脑脊液流出，说明穿刺成功。将测压管与穿刺针相连，测定脑脊液压力，准确读数并记录，无菌标本瓶收集脑脊液，每瓶接1~2ml脑脊液，分别做常规、生化、免疫学和细菌学等检查。术毕，插上针芯，用无菌纱布压迫穿刺点，拔针，2%碘伏消毒，覆盖消毒纱布，用右手拇指压迫穿刺点数分钟，胶布固定。去枕平卧4~6小时，监测生命体征。

十、评分标准（见表 5-8-1）

表 5-8-1 小儿腰椎穿刺术参考评分标准

项目	分数	内容及评分标准	满分	得分
准备工作	10	操作者准备： 向患儿和家长说明向患者说明穿刺的目的和大致过程，争取充分合作	1	
		签同意书	2	
		操作材料准备： 腰椎穿刺包	1	
		手套	1	
		碘伏	1	
		2%利多卡因	1	
		检查各物品消毒日期及有效期	1	
		患者准备： 协助患儿排大小便，或为患儿更换尿裤	1	
		患者无腰椎穿刺禁忌证	1	
操作过程	70	选择腰椎穿刺体位 左侧卧位	1	
		背部与床面垂直	1	
		膝胸位	1	
		尽量使腰椎间隙最大化	1	
		穿刺点的定位 两侧髂骨嵴最高点的连线与后正中线交会处即为第 3~4 腰椎椎间隙	2	
		口述：也可在其上或下 1 个椎间隙进行	2	
		婴儿及新生儿采用第 4~5 腰椎椎间隙	2	
		用紫药水划"X"，或用右手拇指指甲按压"X"，标记穿刺点	1	
		戴帽子	1	
		戴口罩	1	
		清洁双手	1	
		婴幼儿由助手协助保护和固定患儿的体位 助手面对患儿	1	
		右手置患儿颈后	1	
		左手挽腘窝	1	
		使其头向前屈，双膝向腹部屈曲，使脊柱后弯	1	
		按顺序常规消毒 2 遍	1	
		以穿刺点为中心	1	

续表

项目	分数	内容及评分标准	满分	得分
操作过程	70	由内向外	1	
		范围>15cm	1	
		戴无菌手套	1	
		铺消毒洞巾	1	
		检查腰穿包包装是否完整	1	
		腰椎穿刺针是否通畅	1	
		针尖是否锋利	1	
		2%利多卡因做皮肤至椎间韧带的局部麻醉	1	
		5ml注射器抽取适量麻醉药	1	
		先注射皮丘	1	
		逐层进入	1	
		边进边回吸是否有回血	1	
		左手拇指固定穿刺点的上一个腰椎棘突	2	
		拇指指尖压于穿刺点旁	1	
		右手的拇指和中指、示指持插入带针芯的腰穿针	1	
		针尖斜面向上	2	
		沿左手拇指指尖的下方	1	
		以垂直背部方向垂直刺入	2	
		进皮稍快	1	
		进入棘突间隙后,针头稍向头侧倾斜	2	
		缓慢匀速进针	1	
		当穿过黄韧带与硬脊膜时有2个突破感	3	
		缓慢拔出针芯	1	
		有脑脊液流出,说明穿刺成功	2	
		进针深度约2~4cm	2	
		测量脑脊液压力并读数	2	
		收集脑脊液2~4ml	1	
		分别做常规	1	
		生化	1	
		细胞学检查	1	
		培养	1	
		插上针芯	1	

续表

项目	分数	内容及评分标准	满分	得分
操作过程	70	用无菌纱布压迫穿刺点	1	
		拔针,覆盖消毒纱布,用右手拇指压迫穿刺点数分钟	1	
		判断无活动性出血	1	
		胶布固定	1	
		整理物品	1	
		送患者返回病房	1	
		检查血压、呼吸等生命体征	1	
		嘱患者家属去枕平卧至少4~6小时	1	
		记录穿刺过程	1	
操作过程总体评价	10	关心体贴病人,态度认真,沟通到位	2	
		操作熟练,能一次穿刺成功	2	
		操作时间控制在6分钟之内	2	
		操作过程中能够做到边操作边叙述	2	
		全程无菌操作	2	
提问	10	随机选择2个问题,每题5分	10	
总分	100		100	

相关问题:

1. 请简述腰椎穿刺最常见的并发症、病因及处理方法。

2. 请简述腰椎穿刺的禁忌证。

3. 请简述腰椎穿刺的并发症。

4. 穿刺过程中遇到血性脑脊液如何处理?

5. 患者颅内压高又必须腰椎穿刺,如何处理?

(刘 冲 宋玉娥)

参 考 答 案

第一节 体格生长指标的测量

答案:

1. 卧位。

2. 46cm。

3. 6kg。

4. 腹部和背部。

第二节 人 工 喂 养

答案：

1. 对患有传染病的患儿，其奶具等用物用后应先用 1 000mg/L 浓度的含氯消毒液浸泡后，再经清洗、送高压蒸汽灭菌消毒。

2. 奶嘴孔径大小以倒置奶瓶时，瓶内液体连续滴出为宜。奶嘴孔太小，吸吮费力，太大，易引起呛咳。

3. 40~60℃ 为宜。

4. 3~4 周。

第三节 新生儿复苏

答案：

1. 新生儿"有活力"的定义，依据三个特征为：呼吸好、肌张力好、心率>100 次/min。

2. 面罩和面部密闭不够；气道阻塞；压力不够。

3. 人工正压通气时，通气的频率为 40~60 次/min；人工正压通气同时需给予胸外按压，通气的频率为 30 次/min。

4. 20 秒内完成。

第四节 儿童心肺复苏术

答案：

1. (1)心肺复苏持续 30 分钟以上，仍无心搏及自主呼吸，现场又无进一步救治和送治条件，可考虑终止复苏。

(2)脑死亡，如深度昏迷，瞳孔固定、角膜反射消失，将病人头向两侧转动，眼球原来位置不变等，如无进一步救治和送治条件，现场可考虑停止复苏。

(3)当现场危险威胁到抢救人员安全(如雪崩、山洪暴发)以及医学专业人员认为病人死亡，无救治指征时。

2. 发现患者；判断环境是否安全；判断意识呼吸；呼叫；摆放体位；判断循环；胸外按压；开放气道；人工呼吸；连续循环 5 次；再评估。

3. (1)按压频率至少 100 次/min。

(2)按压深度至少为胸廓前后径的 1/3，婴幼儿大约 4cm，儿童大约 5cm；在每次按压后要允许胸廓充分回弹。

(3)减少按压的中断。

(4)避免过度通气。

4. 能触及大动脉搏动；患儿颜面、口唇、皮肤、指端颜色转红；散大的瞳孔缩小；恢复自主呼吸。

5. (1)胸壁开放性损伤。

(2)肋骨骨折。

(3)胸廓畸形或心包填塞。

(4)已明确心肺脑等重要脏器功能衰竭无法逆转者。

第五节 小儿胸腔穿刺术

答案：

1. 先进行胸部叩诊，选择实音明显的部位进行穿刺，或行胸腔超声定位，必要时超声引导下穿刺,穿刺点可用甲紫在皮肤上作标记。常选择肩胛下角线或腋后线第7~8肋间;腋中线第6~7肋间;腋前线第5肋间。

2. 胸腔穿刺中出现头晕、面色苍白、气促、出汗、心悸、血压下降等。

3. 麻药过敏;穿刺部位出血、气胸、血胸;继发感染;胸膜反应;复张后肺水肿。

第六节 小儿腹腔穿刺术

答案:

1. 腹腔感染;腹水渗漏;肝性脑病;电解质紊乱。

2. 放液不宜过快、过多,肝硬化患者(成人)一次放液一般不超过3 000ml,过多放液可诱发肝性脑病和电解质紊乱。初次放液不宜超过1 000~2 000ml,时间限制在2小时以上;如需在腹腔中寻找肿瘤细胞则腹水量要大于100ml。

3.(1)脐与耻骨联合上缘间连线的中点上方1cm、偏左或右1~2cm,此处无重要器官且容易愈合,穿刺较安全。

(2)左下腹部穿刺点脐与左髂前上棘连线的中1/3与外1/3交界处,此处可避免损伤壁下动脉,肠管较游离不易损伤。放腹水时通常选用左侧穿刺点,此处不易损伤腹壁动脉。

(3)侧卧位穿刺点脐平面与腋前线或腋中线交点处。此处穿刺多适于腹膜腔内少量积液的诊断性穿刺。

4. 术后嘱患者平卧,并使穿刺孔位于上方以免腹水继续漏出;对腹水量较多者,为防止漏出,在穿刺时即应注意勿使自皮肤到腹膜壁层的针眼位于一条直线上,方法是当针尖通过皮肤到达皮下后,即在另一手协助下,稍向周围移动穿刺针头,尔后再向腹腔刺入。

5.(1)明确腹腔积液的性质,协助诊断。

(2)适量的抽出腹水,以减轻病人腹腔内的压力,缓解腹胀、胸闷、气急,呼吸困难等压迫症状,减少静脉回流阻力,改善血液循环。

(3)腹腔内给药,如腹腔感染、腹膜结核者、肿瘤腹膜转移者腹腔内给药。

(4)腹水回输。

第七节 小儿胫骨穿刺术

答案:

1.(1)穿刺后24小时内常规观察穿刺部位局部有无渗血。

(2)适当制动穿刺部位,预防出血。

2. 尽量用血管钳将穿刺针远端拔出,如果取不出让患儿制动,请外科会诊。

3. 要有头、体、尾三部分,且涂片要均匀一致。

第八节 小儿腰椎穿刺术

答案:

1. 头痛最常见,为腰椎穿刺后颅内压减低所致;处理:平卧位,适当补充液体。

2.(1)病情危重,生命体征不稳定或躁动不能合作的患儿。

(2)后颅窝占位性病变,颅内压增高或已出现脑疝迹象的患儿。

(3)脊髓压迫症的脊髓功能处于即将丧失临界状态的患儿。

(4)穿刺部位脊柱结核,腰椎严重畸形,局部皮肤、皮下软组织、脊柱有感染病灶的患儿。

(5)有明显出血倾向的患儿。

3. 头痛,颈部、腰部、下肢疼痛,脑疝。

4. (1)腰穿时见脑脊液有血时,应加以鉴别。若随着脑脊液滴出,血量减少,脑脊液转为无色,多为穿刺损伤入蛛网膜下腔前的诸层次的组织的小血管所致。

(2)脑脊液含血多,影响检查结果时,可换另一棘突间隙重新穿刺。

(3)若脑脊液呈鲜红色,且持续不断流出,放置后见凝血块,为穿刺损伤椎管后壁血管丛所致。提示穿刺失败,应停止操作。于2天后重新穿刺。

(4)若脑脊液呈血样,放置后不自凝,离心后上清液微黄,红细胞是皱缩的;或脑脊液呈陈旧性血样,提示患儿原来存在蛛网膜下腔出血,而不是由穿刺损伤引起的。

5. 先用20%甘露醇等脱水剂,降颅压后再穿刺。在放脑脊液时,应用部分针芯堵在针口上,以减慢滴出速度,收集极少量脑脊液预防发生脑疝。

参 考 文 献

[1] 陈红,朱正纲,肖海鹏,等.中国医学生临床技能操作指南[M].2版.北京:人民卫生出版社,2014.

[2] 诸葛启钏,余震.医学生临床技能实训手册[M].第2版.北京:人民卫生出版社,2011.

[3] 王卫平,毛萌,李廷玉,等.儿科学[M].8版.北京:人民卫生出版社,2013.

[4] 王心语.最新新生儿临床护理精细化操作与优质护理服务规范化管理及考评指南[M].北京:人民卫生出版社,2013.

[5] 吴希如,李万镇.儿科实习医师手册[M].2版.北京:人民卫生出版社,2006.

[6] 中华医学会儿科学分会急诊学组.儿童心肺复苏指南[J].中国小儿急救医学,2012,19(2):112-113.

[7] HAZINSKI M F,FIELD J M.2010 American Heart Association Guidelines for Cardiopulmonary Resuscitation and Emergency Cardiovascular Care Science[J].Circulation,2010,122(Suppl):S639-S946.

[8] 万学红,卢雪峰.诊断学[M].8版.北京:人民卫生出版社,2013.

[9] 陈红.中国医学生临床技能操作指南[M].2版.北京:人民卫生出版社,2014.

[10] 教育部医学教育临床教学研究中心专家组.中国医学生临床技能操作指南[M].北京:人民卫生出版社,2014.

第六章

急救与中毒

第一节　心肺复苏术
Cardio Pulmonary Resuscitation

一、目的

早期识别心搏骤停并迅速启动紧急医疗服务体系（emergency medical service system，EMSS），尽早实施 CPR（心肺复苏术）使心搏骤停的病人尽快重建自主呼吸、有效循环和意识，保证重要脏器的血氧供应，最终实现拯救生命的目的。

二、适应证

心搏骤停（cardiac arrest，CA）：突然意识丧失，同时无正常呼吸或完全无呼吸，并伴有大动脉搏动消失的患者。

三、禁忌证

无绝对禁忌证。以下情况为相对禁忌证：

1. 胸壁开放性损伤。

2. 肋骨骨折。

3. 胸廓畸形或心包填塞。

4. 凡已明确心、肺、脑等重要器官功能衰竭无法逆转者，如晚期癌症等。

四、操作前准备

1. 确认现场环境安全，方能实施心肺复苏术，否则应先将患者转移至安全地带。

2. 判断患者意识丧失，即应启动紧急医疗服务体系。

3. 用物准备　心肺复苏模型、纱布（口对口呼吸膜）、血压计。

五、操作方法

（一）成人单人徒手心肺复苏术

1. 发现患者，确认现场环境安全，抢救计时开始。

2. 判断

（1）判断意识：轻拍患者双肩，观察患者面部反应，同时高声呼唤 1~2 次，无反应即应立即呼救，举手高喊"拨打 120"，如无旁观者，自行拨打"120"（说明患者情况及位置）。

（2）判断呼吸：看胸廓起伏。时间<10 秒。

（3）判断动脉搏动：一只手置于前额保持头后仰，另一只手的 2~3 个手指触到患者喉部的甲状软骨后，手指下滑到靠近自己一侧颈侧面气管和颈外斜肌之间的沟中，即可触到颈总动脉。按压要轻,以免压迫颈动脉窦。检查颈动脉搏动,时间 0~10 秒。与呼吸判断同时进行。

3. 体位

(1)患者:将患者平放地上或去枕仰卧于硬板床/垫硬板;头、颈、躯干处于同一水平面上,无扭曲,双手放于身体两侧;立即解开衣领、上衣、腰带。

(2)操作者:立于或双膝跪地于患者右侧,左腿与患者肩平齐,两腿之间相距一拳,膝部与患者相距一拳。

4. 心脏按压(C)

(1)定位:迅速、正确(两乳头连线中点)。

(2)方法:一手掌根部紧贴按压部位,另一手重叠其上,手指反扣、向上翘起,两臂伸直并与患者胸部成垂直方向,用上半身重量及肩臂肌力量向下用力按压,力量均匀,使胸骨下陷 5~6cm,每次按压后使胸廓完全恢复,但掌根部不离开定位点,按压与放松时间相等,节律规整,频率100~120 次/min,连续按压 30 次。

5. 清理气道　检查并取出义齿;清除口腔、鼻腔异物、分泌物。流体或半流体可侧头流出,或用示指、中指裹以纱布擦去,固体则用示指作成钩状取出。

6. 开放气道(A)

仰头举颏法:一只手放在患者前额上,手掌用力向后压,使头尽力后仰,另一只手的食中两指置于下颌角处,将颏部向前抬起,以帮助患者头后仰。注意不要将手指压向颏下软组织,唇齿未完全闭合为限。

7. 人工呼吸(B)

连续吹两口气:一手捏紧患者鼻孔,患者口上垫纱布(或者呼吸膜),操作者吸气后将患者的口完全包在操作者的口中,将气吹入,看到患者胸部上抬。一次吹气完毕后,松开捏鼻的手,离开患者的口,见到患者胸廓回缩。接着做第二次吹气。要求:每次吹气时间 1~1.5 秒,潮气量 500~600ml,吸气时离开患者面部。

8. 复苏结果

(1)按压:呼吸=30:2。

(2)连续 5 次循环。

(3)判断复苏效果:肤色转红润;大动脉搏动恢复;自主呼吸恢复;心音恢复;瞳孔缩小,光反应恢复;收缩压≥60mmHg。判断复苏成功后停止操作。

9. 后续处理

(1)移去硬板或将患者移至床上,为患者摆放昏迷体位或恢复头位。

(2)整理衣被保暖,计时结束。

(二)成人双人徒手心肺复苏术

1. 发现患者,确认现场环境安全,抢救计时开始。一人(甲)位于患者右侧。

2. 判断

判断意识:轻拍患者双肩,观察患者面部反应,同时高声呼唤 1~2 次,无反应即应立即呼救,举手高喊"拨打 120",由另一人(乙)(位于患者左侧)拨打"120"(说明患者情况及位置)。

判断呼吸:看胸廓起伏。时间 5~10 秒。

判断动脉搏动:一只手置于前额保持头后仰,另一只手的 2~3 个手指触到患者喉部的甲状软骨后,手指下滑到靠近自己一侧颈侧面气管和颈外斜肌之间的沟中,即可触到颈总动脉。按压要轻,以免压迫颈动脉窦。检查颈动脉搏动,时间 0~10 秒,与呼吸判断同时进行。

3. 体位

(1)患者:将患者平放地上或去枕仰卧于硬板床/垫硬板;头、颈、躯干处于同一水平面上,无扭曲,双手放于身体两侧;立即解开衣领、上衣、腰带。

(2)操作者:立于或双膝跪地于患者两侧,甲右乙左,甲位于患者头侧的腿外侧与患者肩平齐,两腿之间相距一拳,膝部与患者相距一拳。乙跪于患者头侧。

4. 心脏按压(C)　由甲完成。

(1)定位:迅速、正确(两乳头连线中点)。

(2)方法:一手掌根部紧贴按压部位,另一手重叠其上,手指反扣、向上翘起,两臂伸直并与患者胸部垂直,用上半身重量及肩臂肌力量向下用力按压,力量均匀,使胸骨下陷 5~6cm,每次按压后使胸廓完全恢复,但掌根部不离开定位点,按压与放松时间相等,节律规整,频率 100~120 次/min,连续按压 30 次。

5. 清理气道　由乙完成。

检查并取出义齿;清除口腔、鼻腔异物、分泌物。流体或半流体可侧头流出,或用示指、中指裹以纱布擦去,固体则用示指作成钩状取出。

6. 开放气道(A)　由乙完成。

仰头举颏法:一只手放在患者前额上,手掌用力向后压,使头尽力后仰,另一只手的示、中两指置于下颌角处,将颏部向前抬起,以帮助头后仰。注意不要将手指压向颏下软组织,唇齿未完全闭合为限。

7. 人工呼吸(B)　由乙完成。

连续吹两口气:一手捏紧患者鼻孔,患者口上垫纱布,操作者吸气后将患者的口完全包在操作者的口中,将气吹入,看到患者胸部上抬。一次吹气完毕后,松开捏鼻的手,离开患者的口,见到患者胸廓回缩。接着做第二次吹气。要求:每次吹气时间 1~1.5 秒,潮气量 500~600ml,吸气时离开患者面部。

8. 复苏结果

(1)按压:呼吸 = 30:2。

(2)连续 5 次循环。

(3)判断复苏效果:肤色转红润;大动脉搏动恢复;自主呼吸恢复;心音恢复;(瞳孔缩小,光反应恢复)收缩压≥60mmHg。(一人测量血压或脉搏,另一人评估其他指标)判断复苏成功后停止操作。

(4)如判断不成功,甲乙互换进入下一轮心肺复苏循环。交换位置时甲至患者右侧头侧,乙至患者左侧胸侧,二者不可交叉。

9. 后续处理　两人共同完成。

(1)移去硬板或将患者移至床上,为患者摆放昏迷体位或恢复头位。

(2)整理衣被保暖,计时结束。

六、并发症

1. 心脏　心包积血和填塞、心肌损伤、心房破裂、心室破裂、穿孔、瓣膜破裂、乳头肌断裂、心房内血栓形成等。

2. 血管　胸主动脉破裂、腔静脉损伤、空气栓塞、动脉粥样斑块栓塞、脂肪栓塞等。

3. 胸部　气胸、血胸、肋骨骨折、胸骨骨折等。

4. 腹部 腹腔脏器破裂。

七、注意事项

1. 判断意识应轻拍重唤。

2. 单侧操作尽量避免越过中线(如检查颈动脉搏动)。

3. 胸外心脏按压时每轮开始均需重新定位。

4. 可疑颈椎损伤患者不能使用仰头举颌法开放气道,应使用托颌法。

5. 任何原因中断按压时间不应超过 5 秒(如五轮心肺复苏循环后更换抢救人员)。

6. 在救助淹溺或窒息性心脏骤停患者时,单人急救者应先进行 5 个周期的心肺复苏,然后拨打"120"。

八、关键词

心肺复苏术 cardio pulmonary resuscitation

心搏骤停 cardiac arrest

九、案例分析

路上一成年男子诉胸部不适,随即倒地,呼之不应。(设置模拟人意识丧失,大动脉搏动消失,无自主呼吸。)

作为一名接受过急救培训的目击者,请根据病情,利用现有条件在模拟人身上进行相应操作。

参考答案:

尽快进行成人单人徒手心肺复苏术。判断过程亦需考生独立完成,如判断结果模拟人不能模拟,应由考官配合给出。注意及时启动 EMSS。

十、评分标准(见表 6-1-1,表 6-1-2)

表 6-1-1 成人单人徒手心肺复苏术参考评分标准

项目	分数	内容及评分标准	满分	得分
准备工作	2	1. 操作者准备:发现患者,确认现场环境安全	1	
		用物准备:心肺复苏模型、血压计、纱布	1	
操作过程	83	2. 判断: (1)判断意识:拍打患者双肩并呼唤,观察有无反应	2	
		呼救:诊断明确,拨打"120",说明患者情况及所处位置。(注:声音小扣 0.5 分,未说明患者情况及所处位置扣 0.5 分)	1	
		(2)判断呼吸:看胸廓起伏。时间 5~10 秒。	2	
		(3)判断动脉搏动:检查颈动脉搏动。时间 0~10 秒。(注:时间>10 秒扣 1 分。触诊位置不正确、手法不对、未与呼吸同时判断各扣 1 分)	3	
		3. 体位: (1)患者:将患者平放地上或去枕仰卧于硬板床/垫硬板;双手放于身体两侧;立即解开衣领、上衣、腰带	1	
		(2)操作者:立于或双膝跪地于患者右侧,左腿比患者肩稍高一拳,两腿之间相距一拳,膝部与患者相距一拳	2	

续表

项目	分数	内容及评分标准	满分	得分
操作过程	83	4. 心脏按压（C）： （1）定位：迅速、正确（两乳头连线中点）	2	
		（2）方法：一手掌根部紧贴按压部位，另一手重叠其上	2	
		手指反扣、向上翘起，两臂伸直并与患者胸部垂直	4	
		用上半身重量及肩臂肌力量向下用力按压，力量均匀，使胸骨下陷 5～6cm，每次按压后使胸廓完全恢复	4	
		但掌根部不离开定位点，按压与放松时间相等	4	
		节律规整，频率 100～120 次/min，连续按压 30 次	6	
		5. 清理气道：检查并取出义齿；清除口腔、鼻腔异物、分泌物。（注：一项不符合要求扣 1 分）	2	
		6. 开放气道（A）：仰头举颏法。一只手放在患者前额上，手掌用力向后压，使头尽力后仰，另一只手的食中二指置于下颌角处，将颏部向前抬起，以帮助头后仰。注意不要将手指压向颏下软组织，唇齿未完全闭合为限 （注：手法不正确一次扣 2 分，后仰角度不足扣 3 分，双手配合不熟练扣 2 分，手指压向颏下软组织扣 3 分）	10	
		7. 人工呼吸（B）：连续吹两大口气：一手捏紧患者鼻孔，患者口上垫纱布，操作者吸气后将患者的口完全包在操作者的口中，用力将气吹入，看到患者胸部上抬。一次吹气完毕后，松开捏鼻的手，离开患者的口，见到患者胸部向下塌陷。接着做第二次吹气。要求：每次吹气时间大于 1 秒，潮气量 500～600ml （注：手法不正确一次扣 2 分，吸气时未离开患者面部扣 1 分，吹气未捏鼻、呼气时未松开各扣 2 分，呼气时间不符合要求扣 1 分，转头观察胸部方法不正确扣 1 分）	20	
		8. 复苏结果： （1）按压：呼吸＝30：2。注：一次比例不对扣 1 分	5	
		（2）连续 5 次循环。（注：少或多一个循环扣 2 分，顺序颠倒扣 3 分）	5	
		（3）判断复苏效果：肤色转红润；大动脉搏动恢复	2	
		自主呼吸恢复，心音恢复；瞳孔缩小，光反应恢复	2	
		收缩压≥60mmHg	1	
		9. 后续处理： （1）移去硬板或将患者移至床上，为患者取昏迷体位/恢复头位	2	
		（2）整理衣被保暖	1	

续表

项目	分数	内容及评分标准	满分	得分
操作过程总体评价	5	熟练规范程度	2	
		人文关怀	1	
		时间把握	2	
提问	10	随机选择2个问题,每题5分	10	
总分	100		100	

表 6-1-2 成人双人徒手心肺复苏术操作参考评分标准

项目	分数	内容及评分标准	满分	得分
准备工作	2	1. 操作者准备:发现患者,确认现场环境安全	1	
		用物准备:心肺复苏模型、血压计、纱布	1	
操作过程	83	2. 判断:由甲完成 (1)判断意识:拍打患者双肩并呼唤,观察有无反应	2	
		甲:呼救,诊断明确,举手高喊"患者意识丧失,拨打120"。乙:拨打"120",说明患者情况及所处位置。(注:声音小扣0.5分,未说明患者情况及所处位置扣0.5分)	1	
		(2)判断呼吸:看胸廓起伏。时间5~10秒	2	
		(3)判断动脉搏动:检查颈动脉搏动。时间0~10秒。(注:时间>10秒扣1分。触诊位置不正确、手法不对、未与呼吸同时判断各扣1分)	3	
		3. 体位:由两人共同完成 (1)患者:将患者平放地上或去枕仰卧于硬板床/垫硬板;双手放于身体两侧;立即解开衣领、上衣、腰带	1	
		(2)操作者:立于或双膝跪地于患者两侧,甲右乙左,甲左腿比患者肩稍高一拳,两腿之间相距一拳,膝部与患者相距一拳;乙跪于患者左侧头侧	2	
		4. 心脏按压(C):由甲完成 (1)定位:迅速、正确(两乳头连线中点)	2	
		(2)方法:一手掌根部紧贴按压部位,另一手重叠其上	2	
		手指反扣、向上翘起,两臂伸直并与患者胸部垂直	4	
		用上半身重量及肩臂肌力量向下用力按压,力量均匀,使胸骨下陷5~6cm	2	
		每次按压后使胸廓完全恢复,但掌根部不离开定位点	4	

续表

项目	分数	内容及评分标准	满分	得分
操作过程	83	按压与放松时间相等,节律规整	4	
		频率 100~120 次/min,连续按压 30 次	4	
		5. 清理气道:由乙完成 检查并取出义齿;清除口腔、鼻腔异物、分泌物	2	
		6. 开放气道(A):由乙完成 仰头举颏法。一只手放在患者前额上,手掌用力向后压,使头尽力后仰,另一只手的食中二指置于下颌角处,将颏部向前抬起,以帮助头后仰。注意不要将手指压向颏下软组织,唇齿未完全闭合为限 (注:手法不正确一次扣 2 分,后仰角度不足扣 3 分,双手配合不熟练扣 2分,手指压向颏下软组织扣 3 分)	10	
		7. 人工呼吸(B):由乙完成 连续吹两大口气:一手捏紧患者鼻孔,患者口上垫纱布,操作者吸气后将患者的口完全包在操作者的口中,用力将气吹入,看到患者胸部上抬。一次吹气完毕后,松开捏鼻的手,离开患者的口,见到患者胸部向下塌陷。接着做第二次吹气。要求:每次吹气时间大于 1 秒,潮气量 500~600ml (注:手法不正确一次扣 2 分,吸气时未离开患者面部扣 1 分,吹气未捏鼻、呼气时未松开各扣 2 分,呼气时间不符合要求扣 1 分,转头观察胸部方法不正确扣 1 分,全程气道管理 5 分)	20	
		8. 复苏结果 (1)按压:呼吸=30:2(注:一次比例不对扣 1 分)	5	
		(2)连续 5 次循环(注:少或多一个循环扣 2 分,顺序颠倒扣 3 分)	5	
		甲、乙: (3)判断复苏效果:肤色转红润;大动脉搏动恢复;自主呼吸恢复;心音恢复;瞳孔缩小,光反应恢复;收缩压≥60mmHg。成功(完成)后举手示意,停止操作	5	
		9. 后续处理 (1)移去硬板或将患者移至床上,为患者取昏迷体位/恢复头位	2	
		(2)整理衣被保暖	1	
操作过程总体评价	5	熟练规范程度	1	
		人文关怀	1	
		两人配合(如判断复苏不成功,二人换位,不可出现交叉)	2	
		时间把握	1	
提问	10	随机选择 2 个问题,每题 5 分	10	
总分	100		100	

相关问题：

1. 简述可疑心搏骤停患者颈动脉搏动判定方法。

2. 简述成人胸外心脏按压的部位、频率、深度。

3. 简述心跳呼吸骤停的临床表现。

4. 简述心肺复苏的有效指标。

5. 简述成人急救生存链的组成。

（杨叶　白龙）

第二节　急性百草枯中毒
Acute Paraquat Poisoning

一、目的

百草枯(paraquat,PQ)是常用除草剂,对人、畜有很强的毒性作用,因无特效解毒药,病死率可达90%~100%。掌握百草枯中毒的诊断、现场急救处理及治疗对抢救百草枯中毒患者有重要意义。

二、中毒途径

最常见口服途径中毒(成人口服致死量2~6g),也可经皮肤、呼吸道吸收、静脉注射中毒。

三、临床表现

1. 局部损伤　接触部位皮肤红斑、水疱、糜烂、溃疡、坏死。口服中毒可出现口腔、食道黏膜灼伤,眼部污染可灼伤结膜或角膜,吸入者可出现鼻腔黏膜灼伤、鼻出血。

2. 系统损伤

(1)呼吸系统:早期咳嗽、呼吸急促、肺水肿,可并发纵隔气肿和气胸。2~3周可因弥漫性肺纤维化引起呼吸衰竭,严重导致死亡。

(2)消化系统:服毒后胸骨后烧灼感、恶心、呕吐、腹痛、腹泻、消化道穿孔和出血。1~3天可出现肝损伤和肝坏死。

(3)其他:引起中毒性心肌炎可有心悸、胸闷、气短;引起肾损害可有血尿、蛋白尿或急性肾功能衰竭;也可出现头晕、头痛、抽搐、昏迷、溶血性贫血、弥散性血管内凝血、休克等。

四、诊断

1. 毒物接触史。

2. 肺组织对百草枯主动摄取和蓄积,中毒者4~15天渐进性出现不可逆肺纤维化和呼吸衰竭,往往死于顽固性低氧血症,故肺脏X线或CT检查可协助诊断。

3. 毒物测定　口服中毒患者胃液可早期检测出阳性结果;1~4小时血中浓度即达高峰,如血PQ浓度≥30mg/L,则提示预后不良;口服中毒6小时后,尿液可检测出阳性结果。24小时后PQ几乎从体内完全排出。

五、治疗

1. 阻止毒物继续吸收

(1)皮肤黏膜接触吸收中毒:立即脱去污染衣物,碱性液(如肥皂水)充分冲洗皮肤。

(2)口服中毒:复方硼砂含漱液或氯己定漱口。

（3）眼污染：2%~4%碳酸氢钠液冲洗 15 分钟，继而生理盐水冲洗。

2. 催吐、洗胃和导泻

（1）催吐：服毒 1 小时内，白陶土 60g（或活性炭 30g）制成悬液或泥浆水口服吸附。

（2）碱性液（如肥皂水）充分洗胃。

（3）洗胃后给予胃动力药促进排泄，并予番泻叶 15g 开水泡服或硫酸镁等导泻。

3. 清除已吸收毒物

（1）充分补液，利尿（维持尿量 200ml/h）。

（2）2~4 小时尽早进行血液灌流。

4. 防止肺纤维化　吡非尼酮、普萘洛尔等。

5. 对症与支持治疗　早期应用免疫抑制剂（如糖皮质激素、环磷酰胺）、中药治疗等。

六、关键词

百草枯　paraquat

中毒　poisoning

相关问题：

1. 简述 PQ 肺的基本病理改变。

2. 简述 PQ 口服中毒患者消化系统临床表现。

（杨 叶　白 龙）

第三节　急性一氧化碳中毒
Acute Carbon Monoxide Poisoning

一、目的

急性一氧化碳中毒（acute carbon monoxide poisoning）是常见生活中毒和职业中毒。掌握急性一氧化碳中毒的诊断、现场急救处理及治疗有重要意义。

二、临床表现

1. 急性中毒表现

（1）轻度中毒：血 COHb 浓度 10%~20%，患者头晕、头痛、恶心、呕吐、心悸、四肢无力等。原有基础疾病可诱发加重，如冠心病患者可心绞痛发作。

（2）中度中毒：血 COHb 浓度 30%~40%，患者胸闷、气短、呼吸困难、幻觉、视物不清、运动失调、嗜睡、意识模糊或浅昏迷。口唇黏膜可出现樱桃红色。

（3）重度中毒：血 COHb 浓度 40%~60%，患者迅速昏迷、反射消失，大小便失禁，四肢厥冷，面色呈樱桃红色（也可呈苍白或发绀），全身大汗，体温升高，呼吸抑制、肺水肿、心律失常或心力衰竭、脑水肿。受压部位皮肤可出现水疱。

2. 迟发性脑病　少数中、重度中毒病人经抢救复苏后经约 2~60 天的假愈期，可出现迟发性脑病的症状，其机制尚未阐明。

（1）精神及意识障碍：如定向力损失、反应迟钝、表情淡漠、智能及记忆力减退，或出现幻觉、幻想、语无伦次、兴奋躁动、狂喊乱叫、打人毁物，或出现再度昏迷、谵妄、去大脑强直等；

（2）锥体外系障碍：以帕金森综合征为多，少数出现舞蹈症。

（3）锥体系损害：如一侧或双侧瘫痪等。

（4）大脑局灶性功能障碍：运动性失语、皮质性失明,继发癫痫、顶叶综合征(失认、失用、失写或失算)等。

（5）脑神经、脊神经损害：如视神经萎缩、前庭蜗神经(听神经)损害及周围神经病变等。

三、诊断

1. 病史。

2. 急性中枢神经损害的症状及体征。

3. 8 小时内静脉血 COHb 浓度测定阳性即可确诊。

4. 鉴别诊断　脑血管意外、其他中毒昏迷等。

四、治疗

1. 防止 CO 继续吸入及现场急救

迅速打开门窗进行通风,断绝煤气来源并迅速转移病人至空气清新地方,解开病人衣服,松开腰带,保持呼吸道通畅,有条件立即给予氧疗。呼吸、心跳已停止,应立即进行体外心脏按压和口对口人工呼吸,并立刻送医院继续救治,途中应加强监护。

2. 氧疗

吸入氧气可纠正缺氧和促使 HbCO 解离,高压氧下既有利于迅速改善或纠正组织缺氧,又可加速 CO 的清除。高压氧治疗不但可降低病死率,缩短病程,且可减少或防止迟发性脑病的发生;同时也可改善脑缺氧、脑水肿,改善心肌缺氧和减轻酸中毒。故对 CO 中毒稍重病人最好在 4 小时内进行。

3. 防治脑水肿

肾上腺皮质激素能降低机体的应激反应,减少毛细血管通透性,有助于缓解脑水肿。可使用 20% 甘露醇液、速尿等快速利尿。脱水过程中应注意水、电解质平衡,伴高热和频繁抽搐者,应给予头部降温为主的冬眠疗法。可适当补充 B 族维生素、脑活素、ATP、细胞色素 C、辅酶 A、胞二磷胆碱等促进脑细胞功能的恢复。

五、关键词

一氧化碳　　carbon monoxide

中毒　　　　poisoning

相关问题：

1. 简述急性一氧化碳重度中毒的临床表现。

2. 简述急性一氧化碳中毒迟发性脑病的临床表现。

（杨　叶　白　龙）

第四节　急性乙醇中毒
Acute Ethanol Poisoning

一、目的

乙醇(ethanol)别名酒精(alcohol),是工业上的重要原料。酒是人们经常食用的饮料,酒精中毒在生产生活中均可出现。掌握急性乙醇中毒(acute alcohol poisoning,急性酒精中毒)的诊断、现场急救处理及治疗对抢救急性乙醇中毒患者有重要意义。

二、中毒途径

最常见口服途径中毒（成人口服致死量为一次饮酒相当于纯酒精250～500ml），也可经皮肤、呼吸道吸收、静脉注射中毒。

三、临床表现

1. 兴奋期　兴奋、头痛、情绪不稳定、易激怒，可有攻击行为。

2. 共济失调期　出现明显共济失调，肌肉运动不协调，言语不清、视力模糊、步态不稳、行动笨拙。亦可出现恶心呕吐。

3. 昏迷期　血乙醇浓度>54mmoL/L（250mg/dl），患者进入昏迷期，表现昏睡、瞳孔散大、体温降低；血乙醇浓度>87mmoL/L（400mg/dl）患者深昏迷，可出现呼吸抑制，心率快而血压低，病情危重。

四、诊断

1. 毒物接触史（饮酒史）。

2. 临床表现　如呼气酒味、急性乙醇中毒的中枢神经系统抑制症状等。

3. 毒物测定　急性乙醇中毒患者呼出气中乙醇浓度与血清乙醇浓度相当，故测定呼出气及血清乙醇浓度均可诊断。

五、治疗

1. 轻症患者无需治疗，兴奋期患者、共济失调患者必要时加以约束，以免发生意外损伤。

2. 昏迷患者需排除是否同时应用其他药物（如毒品）或并发脑血管意外等其他引起意识障碍的疾病。

（1）维持气道通畅，预防窒息，充分供氧。

（2）维持生命体征，注意监测及保暖。

（3）维持水电解质酸碱平衡，可应用维生素 B_1、维生素 B_{12} 加速乙醇氧化。

（4）防治低血糖，躁动不安或过度兴奋者可予小剂量地西泮。

（5）严重急性中毒者当血乙醇浓度>108mmoL/L（500mg/dl），伴酸中毒或同时服用甲醇及其他可疑药物时可血液透析。

六、关键词

乙醇　ethanol

酒精　alcohol

中毒　poisoning

相关问题：

1. 急性乙醇中毒成人致死量个体差异大吗？

2. 急性乙醇中毒患者何时需行血液透析？

（杨叶　白龙）

第五节　兽　咬　伤
Animal Bite

一、概述

最常见为狂犬病（rabies），犬咬伤是主要原因，但几乎所有的温血动物都可以感染狂犬病。由于患病动物唾液中携带的狂犬病毒(rabies virus)对神经组织具有强大的亲和力,因此,狂犬病的主要临床特征为脑脊髓炎,表现为发病初期伤口周围麻木、疼痛,逐渐扩散到整个肢体,随后出现发热、烦躁、兴奋、恐水、咽肌痉挛、吞咽困难,最后出现进行性瘫痪、昏迷、循环衰竭而死亡。自狂犬咬伤后到发病可有 10 天到数月的潜伏期,一般为 30~60 天。另外,有些动物的口腔牙缝、唾液、爪甲缝等含有大量的细菌或病毒,可引发各种感染,甚至引起破伤风。

二、狂犬病暴露分级

1. Ⅰ级　符合以下情况之一者:

(1)接触或喂养动物。

(2)完好的皮肤被舔。简单说就是有接触未受伤。

2. Ⅱ级　符合以下情况之一者:

(1)裸露的皮肤被轻咬。

(2)无出血的轻微抓伤或擦伤。肉眼仔细观察暴露处皮肤有无破损,在难以用肉眼判断时,可用酒精擦拭暴露处,如有疼痛感为Ⅱ级,无疼痛为Ⅰ级,不能够肯定时按Ⅱ级处理。

3. Ⅲ级　符合以下情况之一者:

(1)单处或多处贯穿性皮肤咬伤或抓伤。

(2)破损皮肤被舔。

(3)黏膜被动物体液污染。出血的损伤或者黏膜接触。

三、临床表现

1. 前驱症状　持续数天,多为非特异症状如周身不适、乏力、头痛、发热等。可出现警示性主诉:暴露部位疼痛或感觉异常,出现蚁走感。

2. 急性发作期

(1)脑炎型(狂躁型)狂犬病,约占80%。

情绪波动如激动/抑郁、攻击性行为,恐惧发作如恐水、恐光、恐风,自主功能障碍,瘫痪等。

(2)麻痹型(哑型)狂犬病,约占20%。格林—巴利综合征伴发热,完全瘫痪。

四、诊断标准

1. 流行病学史

有被犬、猫、野生食肉动物以及食虫和吸血蝙蝠等宿主动物咬伤、抓伤、舔舐黏膜或未愈合伤口的感染史。

2. 临床症状

(1)愈合的咬伤伤口或周围感觉异常、麻木发痒、刺痛或蚁走感。出现兴奋、烦躁、恐惧,对外界刺激如风、水、光、声等异常敏感。

(2)"恐水"症状,伴交感神经兴奋性亢进(流涎、多汗、心律快、血压增高),继而肌肉瘫痪或颅神经瘫痪(失音、失语、心律不齐)。

3. 实验室检查

(1)免疫荧光抗体法检测抗原:发病第一周内取唾液、鼻咽洗液、角膜印片、皮肤切片,用荧光抗体染色,狂犬病病毒抗原阳性,或用 RT-PCR 方法检测狂犬病毒核酸阳性。

(2)细胞培养法从病人标本中分离到狂犬病毒。

(3)死后脑组织标本病毒分离阳性或荧光抗体染色阳性或检到内基氏小体。

五、治疗

1. 应设法捕获并密切观察伤人的犬兽,并加以隔离,若动物存活 10 日以上,可以排除狂犬病。

2. 人被可疑动物咬、抓伤后,应立即进行受伤部位的彻底清洗和消毒处理,局部伤口处理越早越好。伤后创口应立即生理盐水或稀释的碘伏液和 3%过氧化氢液交替冲洗创口,至少半小时。如伤口有碎烂坏死组织,应在彻底清除后再进行消毒处理。

3. 抗生素预防感染。

4. 伤口的缝合和抗生素的预防性使用应当在考虑暴露动物类型、伤口大小和位置以及暴露后时间间隔的基础上区别对待。如伤口情况允许,应当尽量避免缝合。伤口较大或者面部重伤影响面容或者功能时,确需缝合的,在完成清创消毒后,应当先用抗狂犬病血清或者狂犬病免疫球蛋白(RIG,20U/kg 体重)作伤口周围的浸润注射,数小时后(不少于 2 小时)再行缝合和包扎;伤口深而大者应当放置引流条,以利于伤口污染物及分泌物的排出。

5. 狂犬病疫苗主动免疫治疗,按照狂犬病暴露分级程度处理

(1)Ⅰ级:如有可靠的病史,不必处理。

(2)Ⅱ级:立即接种狂犬病疫苗。

(3)Ⅲ级:立即接种狂犬病疫苗及抗狂犬病免疫球蛋白。

6. 伤口较深、污染严重者酌情进行抗破伤风处理。

六、注意事项

1. 世界卫生组织推荐,已经接受过暴露前全程免疫或暴露后 5 针的人,再暴露仍然需要立即清洗伤口,然后立即加强 2 针(0~3 天)。

2. 如果不能确认既往接种史的人,或者接种的疫苗不能证明接种的疫苗是否有效,立即开始治疗。

3. 伤口必须立即处理,暴露后越快使用疫苗和抗血清或免疫球蛋白治疗越好,以确保阻断感染。

4. 暴露后免疫没有任何禁忌,包括孕妇和婴儿。

5. 咬伤后数月的人,也应全程接种疫苗。

6. 暴露于蝙蝠患者,按照Ⅲ级暴露处理。

七、关键词

兽咬伤　animal bite

狂犬病　rabies

相关问题:

1. 简述脑炎型(狂躁型)狂犬病急性发作期的临床表现。

2. 如何按照狂犬病暴露分级进行狂犬病疫苗主动免疫治疗?

(杨叶　白龙)

第六节　蛇　咬　伤
Snake Bite

一、概述

蛇咬伤(snake bite)是热带和亚热带地区较为严重的病害。蛇分为毒蛇与无毒蛇两大类,我

国大约有 50 余种毒蛇,剧毒蛇 10 余种。无毒蛇咬伤时,皮肤留下细小锯齿形齿痕,局部稍痛,可起水疱,无全身反应。毒蛇咬伤,留下一对较深齿痕,可出现严重的局部或全身中毒症状。根据所分泌的蛇毒性质,可分为三种:①神经毒,对中枢神经和神经肌肉节点有选择性毒性作用,可引起四肢肌肉瘫痪和呼吸肌麻痹,常见于金环蛇、银环蛇、海蛇等咬伤;②血液循环毒(简称血循毒),具有强烈的溶组织、溶血、抗凝作用,见于竹叶青、五步蛇、龟壳花蛇、蝰蛇等咬伤;亦有凝血毒如蝰蛇、响尾蛇、澳大利亚眼镜蛇;心脏血管毒如眼镜蛇、蝰蛇;③肌肉毒,如中华眼镜蛇、海蛇等。

二、临床表现

首先应判断是否为毒蛇咬伤,要从蛇的形状、颜色和其他特征来鉴别。无毒蛇的头多呈椭圆形,尾长而细,身上的色彩单调,被咬伤伤口常呈排状牙痕。而有毒蛇的头部大多呈三角形,尾部短粗,身上有艳丽的花纹等(图 6-6-1),被咬后伤口有 2 个或 4 个深牙痕(图 6-6-2)。

1. 分类

(1) 神经毒:具有神经肌肉传导阻滞作用,引起横纹肌弛缓性瘫痪,可导致呼吸肌麻痹,最终导致周围性呼吸衰竭,为临床上主要致死原因。另外,神经毒亦可引起血压升高、中枢性呼吸衰竭、休克、肠麻痹等。被蛇咬伤后伤口出现疼痛,局部肿胀,头晕、嗜睡、恶心、呕吐、乏力,运动失调,眼睑下垂、瞳孔散大,吞咽麻痹,言语不清,流口水,昏迷,呼吸困难,重症患者呼吸由浅而快且不规则,最终出现中枢性或周围性呼吸衰竭。伤者可能在 8~72 小时内死亡。

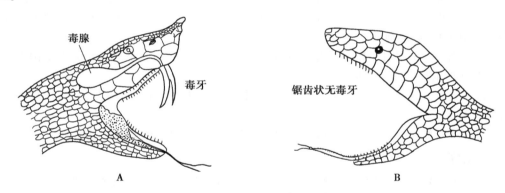

图 6-6-1　有毒蛇与无毒蛇示意图

注:A. 有毒蛇;B. 无毒蛇

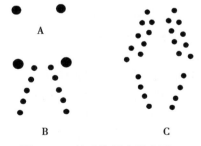

图 6-6-2　蛇咬伤牙痕示意图

注:A. 不完整的毒蛇牙痕;B. 完整的毒蛇牙痕;C. 无毒蛇牙痕

（2）血液循环毒

凝血毒和抗凝血毒：部分蛇毒含有凝血酶样物质，使纤维蛋白原转化为纤维蛋白，或使凝血酶原变成凝血酶，促进血液凝固。亦可抑制血小板黏附聚集，抑制纤维蛋白活性等导致出血。

出血毒和溶血毒：有些蛇毒可溶解组织蛋白，破坏肌肉组织，损伤血管壁，溶解红细胞膜，引起出血和溶血。

心脏血管毒：部分蛇毒能损害心肌细胞结构和功能，使心肌变性坏死，出现心律失常甚至心脏骤停。

（3）肌肉毒：部分蛇毒使肌细胞溶解、蛋白水解，引起组织坏死，横纹肌大量坏死，释放钾离子引起严重心律失常；产生肌红蛋白可堵塞肾小管，引起少尿、无尿、急性肾衰竭。被海蛇咬伤能破坏全身骨骼肌细胞，约 30 分钟至数小时后，患者感觉肌肉疼痛、僵硬和进行性无力；腱反射消失、眼睑下垂和牙关紧闭。中华眼镜蛇主要引起局部组织坏死。

2. 检伤

一般而言，被毒蛇咬伤 10~20 分钟以后，其症状才会逐渐呈现，若无牙痕，并在 20 分钟内没有局部疼痛、肿胀、麻木和无力等症状，则为无毒蛇咬伤。若观察到伤口上有两个较大和较深的牙痕，短期内伤口迅速肿胀，并逐渐扩散开来，即可判断为毒蛇咬伤。

三、诊断标准

1. 病史　如患者记住毒蛇的特征、大小及地点，可协助医疗人员确认是否为毒蛇咬伤。

2. 局部表现　伤口有两个针尖大小、较深的牙痕，有轻微麻木、疼痛剧烈或感觉消失，随后周围组织水肿、血疱、渗血或坏死。

3. 全身表现　头晕、四肢无力、恶心、呕吐、胸闷困难、复视、眼睑下垂、流涎、吞咽困难、言语障碍、呼吸肌麻痹或呼吸中枢抑制。

4. 体检还可发现病人肌肉疼痛、僵硬、腱反射消失，并有出血倾向、溶血、心律失常、血压下降、心力衰竭等。

5. 可合并有肌球蛋白血症、尿肌球蛋白量增高、高钾血症和急性肾功能衰竭。

四、治疗

在无法或未鉴定为有毒或无毒蛇的情况下，一律以有毒蛇咬伤进行急救处理。

1. 保持患者镇静并使患肢保持静止不动，稳定病人情绪，切忌慌乱跑动，使毒素向全身扩散。如果可能的话，保持蛇咬的伤口低于心脏，以减缓毒液流到全身的速度。由于蛇毒素可在 3~5 分钟内被吸收，故应立即在近心端距伤口 5~10cm 上方或超过一个关节处绑扎止血带，越早越好，止血带的松紧度以压迫静脉但不影响动脉血供为准（即在结扎的远端仍可摸到动脉搏动）（图 6-6-3）。若无止血带，暂以布带替代，每隔 30 分钟松解 1~2 分钟。一般在急救处理结束，或口服有效的蛇药半小时后松绑。

2. 用 3% 过氧化氢或 0.05% 高锰酸钾液大量冲洗伤口，拔出伤口处毒牙，伤口较深并有污染者，应彻底清创。非血循类毒蛇咬伤，消毒后应以牙痕为中心，将伤口作"+"或"++"形切开，使残存的蛇毒便于流出，但切口不宜过深以免伤及血管，亦不宜过大，切口长度控制在 0.5cm 左右。亦可在肿胀处以三棱针平刺皮肤层，然后拔罐或吸乳器抽吸，以排出毒液。情况紧急时，可以直接或在伤口上覆盖 4~5 层纱布后用嘴吸吮以尽量去除毒液，每吸一口应立即吐出，不要咽下毒液，并用清水或 0.05% 高锰酸钾溶液漱口。助吸者口腔必须无黏膜破溃，否则也可以引起中毒。

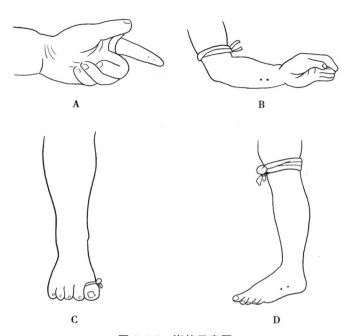

图 6-6-3　绑扎示意图

注:A. 手指咬伤绑扎部位;B. 手掌或前臂咬伤绑扎部位;

C. 脚趾咬伤绑扎部位;D. 下肢咬伤绑扎部位

3. 蛋白酶 2 000~6 000U 加 2% 利多卡因 5ml,注射用水或生理盐水稀释至 10~20ml,在伤口周围浸润注射近心端做环形注射封闭,有直接解毒作用。

4. 抗蛇毒血清是中和蛇毒的特效解毒药,应及早足量使用。

5. 中药治疗　可及时服用"南通(季德胜)蛇药"20 片或"上海蛇药"20 片,同时将 10~20 片药片溶化后,涂于伤口周围,并可在肢体肿胀的上方 2cm 处再涂一圈,以阻抑毒素向上扩散。一些新鲜草药,如白花蛇舌草、半边莲、七叶一枝花等也有解毒作用。

6. 常规给予抗感染及破伤风抗毒素防治感染。

7. 对症治疗　针对出血倾向、休克、肾功不全、呼吸麻痹等器官功能不全进行相应治疗,同时避免使用中枢神经抑制剂、肌松剂、肾上腺素和抗凝剂等,注意保护脏器功能。

五、注意事项

1. 不要因绑扎和清创而延迟使用抗蛇毒血清。

2. 绑扎主要适用于神经毒毒蛇咬伤,易造成局部组织坏死的肌肉毒毒蛇咬伤一般不主张绑扎。

3. 清创时沿四肢长轴方向切,尽量不要切开头颈及躯干部位伤口。

4. 血循类毒蛇咬伤一般不主张盲目切开。

六、关键词

蛇咬伤　snake bite

中毒　poisoning

相关问题:

1. 简述毒蛇咬伤如何绑扎。

2. 简述毒蛇肌肉毒的临床表现。

（杨叶 白龙）

参 考 答 案

第一节 心肺复苏术

答案：

1. 一只手置于前额保持头后仰，另一只手的 2~3 个手指触到患者喉部的甲状软骨，然后手指下滑到颈侧面气管和颈外斜肌之间的沟中，即可触到颈总动脉。按压脉搏区要轻，以免压迫颈动脉窦。耗时不能超过 10 秒。

2.（1）部位：两乳头连线中点。

（2）频率：100~120 次/min。

（3）深度：5~6cm。

3.（1）意识突然丧失。

（2）心音、大动脉搏动消失。

（3）呼吸停止、叹息或点头状呼吸后迅速消失。

（4）瞳孔散大，对光反射消失。

（5）面色苍白或转为发绀。

（6）心电图：室颤、心室停搏、无脉性电活动、无脉性室速。只要第（1）（2）项存在即可诊断心搏骤停。

4.（1）停止心肺复苏仍能扪及大动脉搏动，血压收缩压维持在 60mmHg 以上。

（2）末梢循环改善，口唇、颜面、指端由苍白转为红润，肢体转温。

（3）瞳孔缩小，并出现对光反射。

（4）自主呼吸出现。

（5）昏迷减轻，出现反射、挣扎或躁动，或意识转清。

5.（1）早期通路（呼救）。

（2）早期心肺复苏。

（3）早期除颤。

（4）早期高级生命支持。

（5）心脏骤停后的综合治疗。

第二节 急性百草枯中毒

答案：

1. PQ 肺基本病变为增殖性细支气管炎和肺泡炎。

2. 服毒后胸骨后烧灼感、恶心、呕吐、腹痛、腹泻、消化道穿孔和出血。1~3 天可出现肝损伤和肝坏死。

第三节 急性一氧化碳中毒

答案：

1. 血 COHb 浓度 40%~60%，患者迅速昏迷、反射消失，大小便失禁，四肢厥冷，面色呈樱桃红色(也可呈苍白或发绀),全身大汗,体温升高,呼吸抑制、肺水肿、心律失常或心力衰竭、脑水肿。受压部位皮肤可出现水疱。

2.(1)精神及意识障碍

(2)锥体外系障碍。

(3)锥体系损害。

(4)大脑局灶性功能障碍。

(5)脑神经、脊神经损害。

第四节　急性乙醇中毒

答案:

1.差异不大。成人口服致死量为一次饮酒相当于纯酒精 250~500ml。

2.严重急性中毒者当血乙醇浓度>108mmol/L(500mg/dl),伴酸中毒或同时服用甲醇及其他可疑药物时可血液透析。

第五节　兽　咬　伤

答案:

1.情绪波动如激动/抑郁、攻击性行为,恐惧发作如恐水、恐光、恐风,自主功能障碍、瘫痪等。

2.(1)Ⅰ级:如有可靠的病史,不必处理。

(2)Ⅱ级:立即接种狂犬病疫苗。

(3)Ⅲ级:立即接种狂犬病疫苗及抗狂犬病免疫球蛋白。

第六节　蛇　咬　伤

答案:

1.保持患者镇静并使患肢保持静止不动,稳定病人情绪,切忌慌乱跑动,使毒素向全身扩散。如果可能的话,保持蛇咬的伤口低于心脏,以减缓毒液流到全身的速度。由于蛇毒素可在 3~5 分钟内被吸收,故应立即在近心端距伤口 5~10cm 上方或超过一个关节处绑扎止血带,越早越好,止血带的紧松度以压迫静脉但不影响动脉血供为准(即在结扎的远端仍可摸到动脉搏动)。若无止血带,暂以布带替代,每隔 30 分钟松解 1~2 分钟。一般在急救处理结束,或口服有效的蛇药半小时后松绑。

2.部分蛇毒使肌细胞溶解、蛋白水解,引起组织坏死,横纹肌大量坏死,释放钾离子引起严重心律失常;产生肌红蛋白可堵塞肾小管,引起少尿、无尿、急性肾衰竭。被海蛇咬伤能破坏全身骨骼肌细胞,约 30 分钟至数小时后,患者感觉肌肉疼痛、僵硬和进行性无力;腱反射消失、眼睑下垂和牙关紧闭。中华眼镜蛇主要引起局部组织坏死。

参 考 文 献

[1]李春盛.关注心肺复苏术的若干问题[J].中国危重病急救医学,2010,22(2):67-68.

[2]李春盛.对 2010 年美国心脏协会心肺复苏与心血管急救指南的解读[J].中国危重病急救医学,2010,22(11):641-644.

[3]沈洪.释读:2010 年 AHA CPR-ECC 指南的实用简化流程[J].中国急救医学,2010,30(11):961-964.

[4]王增武,董颖.2015 年《AHA 心肺复苏与心血管急救指南》解读[J].中国循环杂志,2015,30(Z2):8-22.

[5]余涛,蒋龙元,黄子通.《2015 年美国心脏协会心肺复苏及心血管急救指南》更新解读[J].岭南急诊医学

杂志,2015(5):357-358.

[6] 葛均波.内科学.8 版.北京:人民卫生出版社,2013.

[7] 张永磊,邱建清.急性百草枯中毒的治疗进展[J].临床急诊杂志,2015,16(1):78-81.

[8] 田英平,张新超,张锡刚,等.急性百草枯中毒诊治专家共识(2013).//中国毒理学会中毒与救治专业委员会,深圳市宝安区人民医院.第七次全国中毒与危重症救治学术年会、第二届宝安急危重症高峰论坛、国家级继续项目"心肺复苏与急危重症学习班"资料汇编[C].深圳:中国毒理学会中毒与救治专业委员会,深圳市宝安区人民医院,2015:6.

[9] 陈炳达,李经伦.急性一氧化碳中毒后迟发性脑病发病机制研究进展[J].实用心脑肺血管病杂志,2014,22(4):1-4.

[10] 陈孝平.外科学[M].8 版.北京:人民卫生出版社,2013.

[11] 中华人民共和国卫生部.狂犬病暴露后处置工作规范(试行)[R],北京:中华人民共和国卫生部办公厅,2006.

[12] 中国中西医结合学会急救医学专业委员会蛇伤急救学组.毒蛇咬伤的临床分型及严重程度评分标准(修订稿)[J].中国中西医结合急救杂志,2002,9(1):18.

第七章

传染病防护

第一节 戴口罩的方法及相关知识
Wearing a Mask

一、目的
保护工作人员和患者,防止病原微生物播散,避免交叉感染。

二、适应证
1. 接触呼吸道飞沫传播病患者,或进行支气管镜、口腔诊疗操作时。

2. 进行手术、无菌操作、护理免疫低下的患者时。

3. 自己患呼吸道疾病时。

三、操作前准备
外科口罩、医用防护口罩、洗手装置。

四、操作过程
1. 口罩的使用选择

(1)应根据不同的操作选用不同种类的口罩。

(2)一般诊疗活动,可佩戴纱布口罩或外科口罩;手术室工作或护理免疫功能低下的患者进行体腔穿刺操作时应带外科口罩;接触经空气传播或近距离接触经飞沫传播的呼吸道传染病患者时应戴医用防护罩。

2. 口罩的佩戴方法

(1)外科口罩的佩戴方法

1)将口罩罩住鼻、口及下巴,口罩下方带系于颈后,上方带系于头顶中部。

2)将双手指尖放在鼻夹上,从中间位置开始,用手指向内按压,并逐步向两侧移动,根据鼻梁的形状塑造鼻夹。

3)调整系带的松紧度。

(2)医用防护口罩的佩戴方法

1)一手托住防护口罩,有鼻夹的一面背向外。

2)将防护口罩罩住鼻、口及下巴鼻夹部位向上紧贴面部。

3)用另一只手将下方系带拉过头顶放在颈后双耳下。

4)再将上方系带拉至头顶中部。

5)将双手指尖放在金属鼻夹上从中间位置开始用手向内按鼻夹,并分别向两侧移动和按压根据鼻梁的形状塑造鼻夹。

（3）摘口罩的方法

1）不要接触口罩前面。

2）先解开下面的系带，再解开上面的系带。

3）用双手仅捏住口罩的系带丢至医疗废物容器内。

五、注意事项

1. 不应一只手捏鼻夹，以免两侧用力不均匀，口罩佩戴后不能紧贴面部。

2. 医用外科口罩只能一次性使用。

3. 口罩潮湿后或受到患者血液、体液污染后，应及时更换。

4. 每次佩戴医用防护口罩进入工作区域之前应进行密合性检查。检查方法将双手完全盖住防护口罩，快速的呼气，若鼻夹附近有漏气应调整鼻夹，若漏气位于四周应调整到不漏气为止。

六、关键词

纱布口罩　　mask

外科口罩　　surgical mask

医用防护口罩　　resepirator

七、案例分析

患者，女，61岁，低热、虚汗伴咳嗽咳痰1月入院，入院后痰涂片结核菌阳性，诊断为肺结核。对患者进行吸氧操作，请正确选择口罩进行相应的操作。

参考答案：

活动性肺结核为呼吸道传播疾病，故应选择佩戴医用防护口罩进行相应操作。

八、评分标准（见表7-1-1）

表 7-1-1　戴口罩参考评分标准

项目	分数	内容及评分标准	满分	得分
准备工作	10	操作者准备：准备两种口罩，检查是否完好，洗手设施	10	
操作过程	70	外科口罩的佩戴		
		操作者正确洗手	2	
		戴帽子并遮住全部头发	2	
		检查口罩包装完整性，有效期，取出口罩	3	
		口罩有颜色一面向外，有鼻夹一缘向上，上下展开，罩住鼻、口及下巴	4	
		口罩下方系于颈后	3	
		上方系带系于头顶中部	3	
		双手指尖放于鼻夹上	2	
		从中间位置开始用手向前内按压	2	
		并逐步向两侧移动，根据鼻梁形状塑造鼻夹	2	
		调整系带松紧度	2	

续表

项目	分数	内容及评分标准	满分	得分
操作过程	70	脱外科口罩		
		解开口罩下面系带,再解开上面系带	4	
		用手捏住口罩系带丢至医疗废物容器内,不要接触口罩前面(污染面)	4	
		脱掉口罩正确洗手	2	
		医用防护口罩的佩戴		
		操作者正确洗手	2	
		戴帽子并遮住全部的头发	2	
		检查口罩包装完整性,有效期,取出口罩	3	
		一手托住防护口罩,有鼻夹的一面背向外	2	
		将防护口罩罩住鼻口及下巴,鼻夹部位向上紧贴面部	2	
		用另一只手将下方系带拉过头颈方在颈后双耳下	3	
		再将上方系带拉至头颈中部	3	
		将双手指尖放在金属鼻夹上,从中位置开始用手指向内按鼻夹	3	
		并分别向两侧移动和按压,根据鼻梁的形状塑造鼻夹	3	
		戴好后进行检漏测试	2	
		摘除医用防护口罩		
		拉开口罩下面的系带	2	
		再来开上面的系带	2	
		用手捏住口罩系带丢至医疗废物容器内	2	
		不要接触口罩污染面	2	
		脱口罩后正确洗手	2	
操作过程总体评价	10	操作熟练有隔离意识	4	
		着装规范,操作时态度认真严谨	2	
		物品复原整理 时间把握得当,控制在5分钟以内 物品基本复原、废物废料销毁、丢弃到正确位置	4	
提问	10	随机选择2个问题,每题5分	10	
总分	100		100	

相关问题:

1. 医务人员在什么情况下应佩戴口罩?
2. 如何选择合适的口罩?

(巴德玛其其格)

455

第二节 洗手方法及相关知识
Hand Washing

一、目的

防止交叉感染,减少医院感染,保护患者健康和自身职业安全。

二、适应证

1. 洗手与卫生消毒应遵循以下原则

(1)当手部有血液或其他体液等肉眼可见的污染时,应用肥皂(洗手液)和流动水洗手。

(2)手部没有肉眼可见的污染时,宜用速干手消毒剂消毒双手代替洗手。

2. 在下列情况医务人员应根据以上原则洗手或使用速干消毒剂

(1)直接接触病人前后,接触不同患者之间或者从患者身体的污染部位移动到清洁部位时。

(2)接触病人的黏膜、破损皮肤或伤口前后,接触病人的血液、体液、分泌物、排泄物、伤口辅料后。

(3)穿脱隔离衣前后,摘手套后。

(4)进行无菌操作、接触清洁、无菌物品之前。

(5)接触患者周围环境及物品后。

(6)处理药物和配餐前。

3. 医务人员在下列情况时应洗手然后进行手卫生消毒

(1)接触患者血液、体液和分泌物以及被传染性致病微生物污染的物品后。

(2)直接为传染病患者进行检查、治疗、护理或处理传染者污物后。

三、操作前准备

1. 用物准备 非手触式洗手设施一套、干手物品、速干消毒剂。

2. 人员准备 操作前除去手部饰物修剪指甲。

四、操作过程

1. 卷起袖子,暴露双手,打开水管,在流动水下,将双手充分淋湿(保持水管一直流水,不关)。取适量洗手液(皂液),均匀涂抹至整个手掌、手背、手指和指缝。认真揉搓双手至少15秒钟,应注意清洗双手所有皮肤,包括指背、指尖和指缝,具体揉搓步骤为:

第一步:掌心相对,手指并拢,相互揉搓。

第二步:手心对手背沿指缝相互揉搓,交换进行。

第三步:掌心相对,双手交叉指缝相互揉搓。

第四步:弯曲手指使关节在另一手掌心旋转揉搓,交换进行。

第五步:右手握住左手大拇指旋转揉搓,交换进行。

第六步:将五个手指尖并拢放在另一手掌心旋转揉搓,交换进行。掌心相对揉搓。手指交叉,掌心对手背揉搓。手指交叉,掌心相对揉搓。弯曲手指关节在掌心揉搓。拇指在掌中揉搓。指尖在掌心中揉搓。

2. 在流动水下彻底冲净双手,擦干,取适量护手液护肤。

五、注意事项

1. 不应戴假指甲、留长指甲或涂指甲油,应保持指甲和指甲周围组织的洁净。

2. 注意调节水的温度和水的流量大小避免污染环境及溅湿工作服。

3. 全部的洗手时间至少需 15 秒,才能达到有效的清洁。

六、关键词

手卫生 hand hygiene

交叉感染 cross infection

洗手 hand washing

七、案例分析

普外科住院医师为阑尾切除术后患者行常规切口换药操作,洗手几次?何时洗手?

参考答案:

共洗手两次:操作前洗手一次,戴手套,换药,操作结束,摘手套,再洗手一次。

八、评分标准(见表 7-2-1)

表 7-2-1 洗手参考评分标准

项目	分数	内容及评分标准	满分	得分
准备工作	10	操作者准备:了解洗手的原则,操作前去除手部饰物修剪指甲	1	
		充分淋湿双手	1	
		取适当洗手液或肥皂	1	
		涂抹均匀至整个手掌、手背、手指和指缝	2	
		用物准备:非手触式洗手设施一套、干手物品、速干消毒剂	5	
操作过程	70	掌心相对,手指并拢,相互揉搓	10	
		手心对于手背沿指缝相互揉搓,交换进行	10	
		掌心相对,双手交叉指缝相互揉搓	10	
		弯曲手指使关节在另一手掌心旋转揉搓,交换进行	10	
		右手握住左手大拇指旋转揉搓(5分) 交换进行(5分)	10	
		将五个手指尖并拢放在另一手掌心旋转揉搓(5分) 交换进行(5分)	10	
		在流动水下彻底冲净双手(5分) 用一次性纸巾擦干(5分)	10	
操作过程总体评价	10	熟练规范程度	3	
		无菌观念(每违反一次无菌原则扣1分)	4	
		时间把握	3	
提问	10	随机选择 2 个问题,每题 5 分	10	
总分	100		100	

相关问题:

1. 请回答暂居菌的定义。

2. 请回答洗手与卫生手消毒的原则。

3. 请回答洗手或使用速干手消毒剂指征。

4. 医务人员在下列情况时应先洗手,然后进行卫生手消毒。

(张瑞芬)

第三节 穿脱隔离衣
Don and Remove Isolation Gown

一、目的

1. 保护医务人员避免被血液、体液和其他感染性物质污染。

2. 保护患者避免感染。

二、适应证

1. 接触经接触传播的感染性疾病如传染病患者、多重耐药菌感染等患者时。

2. 对患者实行保护性隔离时,如大面积烧伤、骨髓移植等患者的诊疗、护理时。

3. 可能被患者血液、体液、分泌物、排泄物喷溅时。

三、操作前准备

1. 患者准备 无。

2. 材料准备 隔离衣、挂衣架、衣夹、洗手池、洗手液、帽子、口罩、刷子、消毒液、毛巾。

3. 操作准备

(1)取下手表衣袖过肘,洗手。

(2)穿隔离衣前要戴好帽子、口罩。

四、操作方法

1. 取衣 手持衣领取下隔离衣,将隔离衣清洁面朝向自己,污染面向外,衣领两端向外折,对齐肩峰,露出肩袖内口。

2. 穿隔离衣

(1)穿衣袖:一手持衣领,另一手伸入一侧袖内,举起手臂,将衣袖穿好;换手持衣领,依上法穿好另一袖。

(2)系衣领:两手持衣领,由前向后理顺领边,扣上领口。

(3)扎袖口:扣好袖扣或系上袖带,需要时用橡皮圈束紧袖口。

(4)系腰带:从腰带下约5cm处自一侧衣缝将隔离衣后身逐渐向前拉,见到衣边捏住,再依法将另一侧衣边捏住。两手在背后将衣边边缘对齐,向一侧折叠,按住折叠处,将腰带在背后交叉,回到前面打一活结,系好腰带。

3. 脱隔离衣

(1)解腰带:解开腰带,在前面打一活结。

(2)解袖口:解开袖口,在肘部将部分衣袖塞入工作衣袖内,暴露前臂。

(3)消毒双手。

(4)解领口:解开领口。

(5)脱衣袖:一手伸入另一侧袖口内,拉下衣袖过手(遮住手)再用衣袖遮住的手在外面拉下另一衣袖,两手在袖内使袖子对齐,双臂逐渐退出。

(6)挂衣钩:双手持领,将隔离衣两边对齐,挂在衣钩上;不再穿的隔离衣,脱下后清洁面向外,卷好投入污物袋中。

五、注意事项

1. 穿隔离衣不得进入其他区域。

2. 保持衣领清洁,扣领扣时袖口不可触及衣领、面部和帽子。

3. 隔离衣每天更换,如有潮湿或污染,应立即更换。

4. 隔离衣长短合适,有破损及时修补。

5. 隔离衣挂在半污染区,清洁面向外,如挂在污染区,则应污染面向外。

6. 刷洗时腕部应低于肘部,避免污水倒流。

六、关键词

半污染区　semi-contaminated area

隔离衣　isolation gown

七、案例分析

患者,男,70 岁,诊断为重症肺炎,目前有创呼吸机辅助呼吸,痰培养出鲍曼不动杆菌,对亚安培南、头孢哌酮舒巴坦钠、莫西沙星等多种抗生素耐药。

医护人员治疗和护理过程中如何防护?

参考答案:

本患者属于多重耐药菌感染者,医护人员除常规佩戴口罩、帽子等外,应穿隔离衣防护,预防交叉感染。

八、评分标准(见表 7-3-1)

表 7-3-1　穿脱隔离衣参考评分标准

项目	分数	内容及评分标准	满分	得分
准备工作	10	仪表端庄、着装整洁、洗手	2	
		操作前评估:隔离种类,隔离衣大小是否合适,挂放是否得当,消毒液配制浓度是否合适	4	
		用物准备:隔离衣、挂衣架及铁夹、刷手及盛泡消毒双手用物(或手消毒液)	4	
操作过程	70	取下手表、卷袖过肘、洗手	5	
		手持衣领取下隔离衣,两手将衣领的两端向外折,使内面向着操作者,并露出袖子内口	5	
		将左臂入袖,举起手臂,使衣袖上抖,用左手持衣领,同法穿右臂衣袖	5	
		两手持领子中央,沿着领边向后将领扣扣好	5	
		扣纽扣	4	
		解开腰带活结	2	
		将隔离衣的一边渐向前拉,直至触到边缘后用手捏住,同法捏住另一侧,两手在背后将两侧边缘对齐(5分) 向一侧折叠,以一手按住,另一手将腰带拉至背后压住折叠处,将腰带在背后交叉,再回到前面打一活结(5分)	10	

续表

项目	分数	内容及评分标准	满分	得分
操作过程	70	双手置胸前	2	
		解腰带、在前面打一活结	5	
		解开两袖扣,在肘部将部分袖子塞入工作服衣袖下,使两手露出	4	
		洗手 流动水洗手:用消毒液浸泡双手、用手刷蘸肥皂水自前臂向下经手背、手掌、手指、指缝到指尖顺序用旋转的方法刷洗(5分)每只手刷洗30秒后用水冲净腕部应低于肘部,不使污水倒流(5分) (无洗手池设备洗手:将双手浸泡在盛有消毒液的盆中,按要求刷洗双手,然后在清水盆内洗净,用毛巾或纸巾擦干)	10	
		解衣领	3	
		左手伸入右手袖口内拉下衣袖过手,再用衣袖遮住的右手在衣袖外面拉下左手衣袖过手,双手轮换握住袖子,手臂逐渐退出	4	
		一手自衣内握住肩缝,随即用另一手拉住衣领,使隔离衣外面向外两边对齐,挂在衣架上。不再穿的隔离衣将清洁面向外卷好,投入污衣桶	3	
		清理用物	3	
操作过程总体评价	10	操作后评估:脱隔离衣时是否污染面部、颈部,洗手时隔离衣是否被溅湿、污染,洗手、手消毒是否符合规范	4	
		用后物品处置符合消毒技术规范	3	
		终末质量:全过程稳、准、轻、快、美观,符合操作原则 时间:全程10分钟,其中准备用物2分钟,操作流程6分钟,回答问题2分钟	3	
提问	10	随机选择2个问题,每题5分	10	
总分	100		100	

相关问题:

1. 穿隔离衣的目的是什么?

2. 何时穿隔离衣?

3. 穿隔离衣有何注意事项?

(巴德玛其其格)

第四节 常见传染病的预防
Prevention of Infectious Diseases

一、目的

保护医护人员及其他人员避免感染,适用于传染病,分为严密隔离、一般隔离。

1. **严密隔离** 适用于传染性强,病情凶险的烈性传染病,如霍乱、鼠疫、传染性非典型肺炎、感染高致病性禽流感、肺炭疽。

2. 一般隔离　适用于一般传染病,包括呼吸道隔离、消化道隔离、皮肤隔离、血液隔离、虫媒隔离。

二、标准预防

认为患者的血液、体液、分泌物(不包括汗液)、非完整皮肤和黏膜均可能含有感染性因子。

针对医院所有患者和医务人员采取的一组预防感染措施。包括手卫生,根据预期可能的暴露选用手套、隔离衣、口罩、护目镜或防护面屏,以及安全注射,也包括穿戴合适的防护用品处理患者环境中污染的物品与医疗器械、医疗废物的无害化处理等。

三、隔离原则

1. 在标准预防的基础上,医院应根据疾病的传播途径(接触传播、飞沫传播、空气传播和其他途径传播),结合本院的实际情况,制定相应的隔离与预防措施。

2. 一种疾病可能有多种传播途径时,应在标准预防的基础上,采取相应传播途径的隔离与预防。

3. 隔离病室应有隔离标志,并限制人员的出入,黄色为空气传播的隔离,粉色为飞沫传播的隔离,蓝色为接触传播的隔离。

4. 传染病患者或可疑传染病患者应安置在单人隔离房间。

5. 受条件限制的医院,同种病原体感染的患者可安置于一室。

6. 建筑布局应符合相应的规定。

四、不同传播途径的概念

1. 空气传播　带有病原微生物的微粒子($<5\mu m$)通过空气流动导致的疾病传播。

2. 飞沫传播　带有病原微生物的飞沫核大于 $5\mu m$,在空气中短距离(1 米内)移动到易感人群的口、鼻黏膜或眼结膜等导致的传播。

3. 接触传播　病原体通过手、媒介物直接或间接接触导致的传播。

五、隔离的方法

患者:限制活动范围。

医护:洗手、戴口罩、护目镜、帽子、穿隔离衣。

环境:空气、器械、物品、排泌物消毒。

1. 接触传播疾病的隔离与预防　接触经接触传播疾病如肠道感染、多种耐药菌感染、皮肤感染等的患者时,在标准预防的基础上,还应采用接触传播的隔离与预防。

(1)患者的隔离:限制患者的活动范围;减少转运,如需要转运时,应采取有效措施,减少对其他患者、医务人员和环境表面的污染。

(2)医务人员的防护:手卫生。

1)接触隔离患者的血液、体液、分泌物、排泄物等物质时,应戴手套。

2)离开隔离病室前,接触污染物品后应摘除手套,洗手并手消毒。

3)手上有伤口时应戴双层手套。

2. 空气传播的隔离与预防　接触经空气传播的疾病,如肺结核、水痘等,在标准预防的基础上,还应采用空气传播的隔离与预防。

(1)患者的隔离

1)无条件收治时,应尽快转送到有条件收治呼吸道传染病的医疗机构进行收治,并注意转运过程中医务人员的防护。

2）当患者病情容许时，应戴外科口罩，定期更换，并限制其活动范围。

3）应严格空气消毒。

（2）医务人员的防护

1）在严格按照区域流程，在不同的区域，穿戴不同的防护用品，离开时按要求摘脱，并正确处理使用后物品。

2）进入确诊或可疑传染病患者房间时，应戴帽子、医用防护口罩；进行可能产生喷溅的诊疗操作时，应戴防护目镜或防护面罩，穿防护服，当接触患者及其血液、体液、分泌物、排泄物等物质时应戴手套。

3. 飞沫传播的隔离与预防　接触经飞沫传播的疾病，如白百咳、白喉、流行性感冒、流行性腮腺炎、流行性脑脊髓膜炎等，在标准预防的基础上，还应采用飞沫传播的隔离预防。

（1）患者的隔离

1）遵循隔离原则对患者进行隔离与预防。

2）减少转运，当需要转动时，医务人员应注意防护。

3）患者病情容许时，应戴外科口罩，并定期更换。

4）患者之间，患者与探视者之间相隔距离在1m以上，探视者应戴外科口罩。

5）加强通风或进行空气的消毒。

（2）医务人员的防护

1）应严格按照区域流程，在不同的区域穿戴不同的防护用品，离开时按要求摘脱，并正确处理使用后物品。

2）与患者近距离接触，应戴帽子、医用防护口罩，进行可能产生喷溅的诊疗操作时，应戴护目镜或防护面罩，穿防护服，当接触患者及其血液、体液、分泌物、排泄物等物质时应戴手套。

六、关键词

空气传播　airborne transmission

飞沫传播　droplet transmission

接触传播　contact transmission

七、评分标准（表7-4-1）

表7-4-1　常见传染病传染源、传播途径及隔离预防

疾病名称		传染源	传播途径				隔离预防						
			空气	飞沫	接触	生物媒介	口罩	帽子	手套	防护镜	隔离衣	防护服	鞋套
病毒性肝炎	甲型、戊型	潜伏期末期和急性期患者			+		±	±	+		+		
	乙型、丙型、丁型	急性和慢性病人及病毒携带者			#		±	±	+				

续表

疾病名称		传染源	传播途径				隔离预防						
			空气	飞沫	接触	生物媒介	口罩	帽子	手套	防护镜	隔离衣	防护服	鞋套
麻疹		麻疹患者	+	++	+		+	+	+		+		
流行性腮腺炎		早期患者和隐性感染者	+	+			+	+			+		
脊髓灰质炎		患者和病毒携带者	+	+	++	苍蝇、蟑螂	+	+	+		+		
流行性出血热		啮齿类动物	++	++	+		+	+	+	±	±		
		猫、猪、狗、家兔											
狂犬病		患病或隐性感染的犬、猫、家畜和野兽			+		+	+	+	±	+		
伤寒、副伤寒		患者和带菌者			+		±	±	+		+		
细菌性痢疾		患者和带菌者			+			±	+		+		
霍乱		患者和带菌者			+		+	+	+		+		+
猩红热		患者和带菌者	++	++	+		+	+	+		+		
白喉		患者、恢复期或健康带菌者	+	++	+		+	+	+		+		
百日咳		患者	+	+			+	+	±		+		
流行性脑脊髓膜炎		流脑患者和脑膜炎双球菌携带者	++	++	+		+	+	+	±	+		
鼠疫	肺鼠疫	感染了鼠疫杆菌的啮齿类动物和患者	+	++	+	鼠蚤	+	+	+	±	+		
	腺鼠疫	感染了鼠疫杆菌的啮齿类动物和患者			+	鼠蚤	±	±	+	±	+		
炭疽		患病的食草类动物和患者	+	+	+		+	+	+	±	+		
流行性感冒		患者和隐性感染者	+	+	+		+	+	+				

续表

疾病名称	传染源	传播途径				隔离预防						
		空气	飞沫	接触	生物媒介	口罩	帽子	手套	防护镜	隔离衣	防护服	鞋套
肺结核	开放性肺结核患者	+	++			+	+	+	±	+		
SARS	患者	+	++	+		+	+	+	±		+	+
HIV	患者和病毒携带者			●					+			
手足口病	患者和隐性感染者	+	+	+		+	+	+	±	+		
梅毒	梅毒螺旋体感染者			●					+	+		
淋病	淋球菌感染者			■					+	+		
人感染高致病性禽流感	病禽、健康带毒的禽	+	+	+		+	+	+	±		+	+

注:在传播途径一列中,+:其中传播途径之一;++:主要传播途径。在隔离预防一列中,+:应采取的防护措施;±:工作需要可采取的防护措施;#:为接触患者的血液、体液而传播;●:为性接触或接触患者的血液、体液而传播;■:为性接触或接触患者分泌物污染的物品而传播。

相关问题:

常见传染病的隔离预防原则是什么?

(张瑞芬)

第五节 血源性病原体职业接触的防护
Occupational Protection

一、一般原则

1. 用人单位应为劳动者免费接种乙肝疫苗,对发生职业性意外接触事故的劳动者进行接触后评估、预防和随访。

(1)用人单位应在岗前培训的 10 个工作日内,为劳动者接种乙肝疫苗。若劳动者以前接受过全程乙肝疫苗接种并抗体检测表明有免疫力或具有接种的医学禁忌证的情况下,或经血清学检测未 HBV 感染者,可不接种。

(2)如果劳动者不同意接种乙肝疫苗,应向用人单位提交书面声明,但以后又愿意接受者用人单位应及时给予接种。

2. 用人单位应在规定时间内委托有资质的专业机构进行职业意外接触后评估、预防和随访。

3. 用人单位应当委托有资质的实验室进行病毒检测。

4. 在获得源患者或直系亲属和接触者知情同意后，方可进行 HBV、HCV 和 HIV 血清检测。应将源患者的血液检测结果告知接触者，同时应告知其相应的权利和义务。

5. 专业机构应在接触事故评估结束后的 15 日内，完成书面评估报告，并交用人单位。

二、接触后的应急处理

发生血源性病原体意外职业接触后应立即进行局部处理，包括：

1. 用肥皂液和流动水清洗被污染的皮肤，用生理盐水冲洗被污染的黏膜。

2. 如有伤口，应当由近心端向远心端轻轻挤压，避免挤压伤口局部，尽可能挤出损伤处的血液，再用肥皂水和流动水进行冲洗。

3. 受伤部位的伤口冲洗后，应当用消毒液进行消毒，并包扎伤口，被接触的黏膜，应当反复用生理盐水冲洗干净。

三、评价源患者

1. 根据现有信息评估被传染的风险，包括源患者的液体类型（例如血液、可见体液、其他潜在的传染性液体或组织和浓缩的病毒）和职业接触类型（即经皮伤害、经黏膜或破损皮肤或叮咬）。

2. 对已知者进行乙肝病毒表面抗原、丙肝病毒抗体和艾滋病病毒检测。

3. 对于未知源患者，要评估接触者被 HBV、HCV 或 HIV 感染的风险。

4. 不应检测被废弃的针具或注射器的病毒污染情况。

四、评鉴接触者

通过乙肝以免接种史和接种效果评估接触者乙肝病毒感染的免疫状况。

五、采取接触后预防措施

1. 乙型肝炎病毒　接触后预防措施与接种疫苗的状态紧密相关。

（1）未接种疫苗者，应采取注射乙肝免疫球蛋白和接种乙肝疫苗的措施。

（2）以前接种过疫苗，已知有保护性抗体者，无需处理。

（3）以前接种过疫苗，已知没有保护性抗体者，应采取注射乙肝免疫球蛋白和接种乙肝疫苗的措施。

（4）如乙肝病毒感染情况不明者，应采取注射乙肝免疫球蛋白和接种乙肝疫苗的措施，同时进行乙肝病毒血清检测，根据结果确认是否接种第 2、3 针乙肝疫苗。

2. 丙型肝炎病毒　不推荐采用接触后预防措施。

3. 艾滋病病毒　尽快采取接触后预防措施，预防性用药应在发生艾滋病病毒职业接触后 4 小时内实施，最迟不得超过 24 小时，但即使超过 24 小时，也应实施预防性用药。对所有不知是否怀孕的育龄妇女进行妊娠检测。育龄妇女在预防性用药期间，应避免或终止妊娠。预防性用药应：

（1）如果存在用药指征，则应当在接触后尽快开始接触后预防。

（2）接触后 72 小时内应当考虑对接触者进行重新评估，尤其是获得了新的接触情况或源患者资料时。

（3）在接触者可耐受的前提下，给予 4 周的接触后预防性用药。

（4）如果证实源患者未感染血源性病原体，则应当立即中断接触后预防性用药。

六、接触后的随访与咨询

1. 建议接触者在随访期间发生的任何急症都应向用人单位请求进行医学评估。

2. 乙型肝炎病毒接触　对接种乙型肝炎疫苗的接触者开展跟踪监测。

(1)在最后一剂疫苗接种 1~2 个月之后进行病毒抗体追踪监测。

(2)如果 3~4 个月前注射过乙肝免疫球蛋白,则抗原抗体反应不能确定未接种疫苗后产生的免疫反应。

3. 丙型肝炎病毒接触

(1)接触 4~6 个月之后进行丙型肝炎抗体和丙氨酸转氨酶基线检测和追踪检测。

(2)如想早期诊断 HCV 感染,应在接触 4~6 周后检测 HCV、RNA。

(3)通过补充检测,反复确认 HCV 抗体酶免疫水平。

4. 艾滋病病毒接触

(1)接触后应于 6 个月内开展 HIV 追踪检测,包括在接触后的第 4 周、第 8 周、第 12 周及 6 个月时对 HIV 抗体进行检测,对服用药物的毒性进行监测和处理,观察并记录 HIV 感染的早期症状等。

(2)如果疾病伴随反复出现的急性症状,则开展 HIV 抗体检测。

(3)接触者应采取预防措施防止随访期间的再次传染。

(4)在接触后 72 小时内评估接触者的接触后预防水平,并进行至少 2 周的药品毒性监测。

(巴德玛其其格)

第六节　医务人员防护用品的使用
Personal Protective Equipment

一、目的

保护工作人员和患者,防止病原微生物播散,避免交叉感染。

二、适应证

1. 护目镜、防护面罩的使用

(1)在进行诊疗、护理操作,可能发生患者血液、体液、分泌物等喷溅时。

(2)近距离接触经飞沫传播的传染病患者时。

(3)为呼吸道传染病患者进行气管切开、气管插管等近距离操作,可能发生患者血液、体液、分泌物喷溅时,应使用全面型防护面罩。

2. 手套的使用　应根据不同操作的需要,选择合适种类和规格的手套。

(1)接触患者的血液、体液、分泌物、排泄物、呕吐物及污染物品时,应戴清洁手套。

(2)进行手术等无菌操作、接触患者破损皮肤、黏膜时,应戴无菌手套。

3. 防护服的使用

(1)临床医务人员在接触甲类或按甲类传染病管理的传染病患者时。

(2)接触经空气传播或飞沫传播的传染病患者,可能受到患者血液、体液、分泌物、排泄物喷溅时。

三、操作前准备

1. 主要用物　护目镜、防护面罩,防护服,无菌手套。

2. 辅助用物　清洁手套、鞋套,一次性帽子,口罩。

四、操作方法

1. 无菌手套戴脱方法

(1)戴无菌手套方法:打开手套包,一手掀起口袋的开口处,另一手捏住手套翻折部分(手套内面)取出手套,对准五指戴上,掀起另一只袋口,以戴着无菌手套的手指插入另一手套的翻边内面,将手套戴好,然后将手套的翻转处套在工作衣袖外面。

(2)脱手套的方法:用戴着手套的手捏住另一只手套污染面的边缘将手套脱下,戴着手套的手握住脱下的手套,用脱下手套的手捏住另一只手套清洁面(内面)的边缘,将手套脱下,用手捏住手套的里面丢至医疗废物容器内。

2. 防护服穿脱方法　穿防护服前应先佩戴好帽子、口罩。

(1)穿防护服:连体或分体防护服,应遵循先穿下衣,再穿上衣,然后戴好帽子,最后拉上拉锁的顺序。

(2)脱防护服:脱分体防护服时应先将拉链拉开,向上提拉帽子,使帽子脱离头部,脱袖子、上衣,将污染面向里,脱下后置于医疗废物袋。脱连体防护服时,先将拉链拉到底,向上提拉帽子,使帽子脱离头部,脱袖子,由上向下边脱边卷,污染面向里直至全部脱下后放入医疗废物袋内。

五、注意事项

1. 无菌手套注意事项

(1)诊疗护理不同的患者之间应更换手套。

(2)操作完成后脱去手套,应按规定程序与方法洗手,戴手套不能替代洗手,必要时进行消毒。

(3)操作时发现手套破损时,应及时更换。

(4)戴无菌手套时,应防止手套污染。

2. 防护服注意事项

(1)防护服只限在规定区域内穿脱。

(2)穿前应检查防护服有无破损,穿时勿使衣袖触及面部及衣领,发现有渗漏或破损应及时更换;脱时应注意避免污染。

六、关键词

医务人员防护用品　personal protective equipment

防护服　protective clothing

无菌手套　sterile gloves

七、案例分析

患者,男,30 岁,工人,因高热、咳嗽、气短 1 周入院,伴有头痛乏力和周身肌肉酸痛症状,2 周内曾陪护相似症状的病患。胸部 X 线片提示双肺大片状阴影,右侧肋膈角消失。拟诊传染性非典型肺炎。

要求:拟对该患者进行胸腔穿刺操作,除胸腔穿刺常规物品外,请正确选择防护用品进行相应的操作,操作结束后整理装置,进行物品复原。

参考答案:

本案例中,传染性非典型肺炎为乙类传染病,但按甲类传染病管理,故病人应该隔离于单间,操作时必须着防护服,戴防护口罩、帽子、手套、防护面罩或护目镜、穿胶鞋或套鞋套,严格执行各项防护措施。

八、评分标准(见表 7-6-1)

表 7-6-1　医务人员防护用品使用参考评分标准

项目	分数	内容及评分标准	满分	得分
准备工作	5	用物准备:护目镜、防护面罩,清洁手套、无菌手套,防护服、帽子、口罩、鞋套等物品准备齐全,洗手物品	4	
		辅助用物:清洁手套、鞋套,一次性帽子,口罩	1	
操作过程	75	清洁区进入潜在污染区防护用品使用		
		操作者正确洗手	2	
		戴帽子并遮住全部头发	2	
		正确佩戴医用防护口罩: 有鼻夹的一面向外托住防护口罩,罩住鼻、扣及下巴,鼻夹部位向上紧贴面部,将下方系带拉过头顶,放在颈后及双耳下,再将上方系带拉至头顶中部(3分) 双手指尖放在金属鼻夹上,从中间位置开始,用手指向内按鼻夹,并分别向两侧移动和按压,根据鼻梁的形状塑造鼻夹(2分) 检测口罩是否漏气(2分)	7	
		穿工作衣裤,换工作鞋后进入潜在污染区,手部皮肤破损时戴乳胶手套	4	
		潜在污染区进入污染区防护用品使用		
		正确穿防护服:佩戴前应检查有无破损	2	
		先穿下衣(2分),再穿上衣,后拉上拉锁(2分)	4	
		戴护目镜/防护面罩:佩戴前应检查有无破损	1	
		佩戴装置有无松动(1分),戴后调节舒适度(1分)	2	
		戴清洁手套	2	
		穿鞋套后进入污染区	1	
		戴无菌手套(进行无菌操作前)		
		检查手套是否合格,核对手套号码打开手套	2	
		捏住手套翻折部分(手套内面)取出手套,对准五指戴上一手	4	
		掀起另一只袋口,以戴着无菌手套的手指插入另一手套的翻边内面,将手套戴好	2	
		将手套的翻转处套在工作衣袖外面,佩戴过程中不污染手套	2	
		污染区进入潜在污染区脱防护用品		
		脱手套:用戴着手套的手捏住另一只手套污染面的边缘将手套脱下	1	
		用脱下手套的手捏住另一只手套内面边缘	1	
		将手套脱下,脱的过程中不污染双手	2	
		消毒双手:速干手消毒剂或消毒液从手臂到手指揉搓消毒	2	

续表

项目	分数	内容及评分标准	满分	得分
操作过程	75	摘护目镜/防护面罩:捏住靠近头部或耳朵的一边摘掉	2	
		脱防护服:脱分体防护服时应先将拉链拉开,向上提拉帽子脱离头部,脱袖子、上衣,将污染面向里,脱下后置于医疗废物袋;脱下衣,由上向下边脱边卷,污染面向里,脱下后置于医疗废物袋	3	
		脱连体防护服时,先将拉链拉到底,向上提拉帽子脱离头部,脱袖子,由上向下边脱边卷,污染面向里直至全部脱下后放入医疗废物袋内	3	
		脱鞋套	1	
		洗手和/或手消毒后进入潜在污染区(2分),用后物品分别放置于专用污物容器内(1分)	3	
		从潜在污染区进入清洁区前脱防护用品		
		洗手和/或手消毒	3	
		脱工作服	3	
		摘医用防护口罩	2	
		不接触口罩前面(污染面),拉开下面的系带,再拉开上面的系带,用手捏住口罩系带丢至医疗废物容器内	1	
		摘帽子,洗手和/或手消毒后进入清洁区	3	
		离开清洁区:淋浴、更衣后离开清洁区	2	
		以上操作顺序正确	6	
操作过程总体评价	10	操作熟练有隔离意识	2	
		操作熟练、稳重,操作顺序有条理、不慌乱	2	
		仪表、态度,着装规范,操作时态度认真严谨	2	
		物品复原整理,时间把握得当,控制在12分钟以内	2	
		物品基本复原、废物废料销毁、丢弃到正确位置	2	
提问	10	随机选择2个问题,每题5分	10	
总分	100		100	

相关问题:

1. 医务人员在哪些情况下应穿防护服?

2. 个人防护用品的概念和种类包括哪些?

3. 穿脱防护服注意事项有哪些?

(巴德玛其其格)

参 考 答 案

第一节 戴口罩的方法及相关知识

答案:

1.(1)接触呼吸道飞沫传染病病人,或进行支气管镜、口腔诊疗等操作时。

(2)进行手术、无菌操作、护理免疫力低下的病人时。

(3)自己患呼吸道疾病时。

2. 一般诊疗活动,可佩戴纱布口罩或外科口罩;手术室工作或护理免疫功能低下患者、进行体腔穿刺等操作时应戴外科口罩;接触经空气传播或近距离接触经飞沫传播的呼吸道传染病患者时,应戴医用防护口罩。

第二节 洗手方法及相关知识

答案:

1. 暂居菌的定义 寄居在皮肤表层,常规洗手容易被清除的微生物。直接接触患者或被污染的物体表面时可获得,可随时通过手传播,与医院感染密切相关。

2. 洗手与卫生手消毒的原则

(1)当手部有血液或其他体液等肉眼可见的污染时,应用洗手液(皂液)和流动水洗手。

(2)手部没有肉眼可见污染时,宜使用速干手消毒剂消毒双手代替洗手。

3. 洗手或使用速干手消毒剂指征(答出三种)

(1)直接接触每个患者前后,从同一患者身体的污染部位移动到清洁部位时。

(2)接触患者黏膜、破损皮肤或伤口前后,接触患者的血液、体液、分泌物、排泄物、伤口敷料等之后。

(3)穿脱隔离衣前后,摘手套后。

(4)进行无菌操作、接触清洁、无菌物品之前。

(5)接触患者周围环境及物品后。

(6)处理药物或配餐前。

4.(1)接触患者的血液、体液和分泌物以及被传染性致病微生物污染的物品后。

(2)直接为传染病患者进行检查、治疗、护理或处理传染患者污物之后。

第三节 穿脱隔离衣

答案:

1. 保护病人及工作人员,避免交叉感染及自身感染,防止病原体的传播。

2.(1)接触经接触传播的感染性疾病如传染病患者、多重耐药菌感染等患者时。

(2)对患者实行保护性隔离时,如大面积烧伤、骨髓移植等患者的诊疗、护理时。

(3)可能被患者血液、体液、分泌物、排泄物喷溅时。

3.(1)穿隔离衣不得进入其他区域。

(2)保持衣领清洁,扣领扣时袖口不可触及衣领、面部和帽子。

(3)隔离衣每天更换,如有潮湿或污染,应立即更换。

(4)隔离衣长短合适,有破损及时修补。

（5）隔离衣挂在半污染区,清洁面向外,如挂在污染区,则应污染面向外。

（6）刷洗时腕部应低于肘部,避免污水倒流。

第四节　常见传染病的预防

答案:

1.（1）在标准预防的基础上,医院应根据疾病的传播途径（接触传播、飞沫传播、空气传播和其他途径传播）,结合本院的实际情况,制定相应的隔离与预防措施。

（2）一种疾病可能有多种传播途径时,应在标准预防的基础上,采取相应传播途径的隔离与预防。

（3）隔离病室应有隔离标志,并限制人员的出入,黄色为空气传播的隔离,粉色为飞沫传播的隔离,蓝色为接触传播的隔离。

（4）传染病患者或可疑传染病患者应安置在单人隔离房间。

（5）受条件限制的医院,同种病原体感染的患者可安置于一室。

（6）建筑布局应符合相应的规定。

第六节　医务人员防护用品的使用

答案:

1.（1）临床医务人员在接触甲类或按甲类传染病管理的传染病患者时。

（2）接触经空气传播或飞沫传播的传染病患者,可能被患者血液、体液、分泌物、排泄物喷溅时。

2. 个人防护用品指用于保护医务人员避免接触感染性因子的各种屏障用品。包括口罩、手套、护目镜、防护面罩、防水围裙、隔离衣、防护服等。

3.（1）诊疗护理不同的患者之间应更换手套,操作完成后脱去手套,应按规定程序与方法洗手,戴手套不能替代洗手,必要时进行消毒,操作时发现手套破损时,应及时更换,戴无菌手套时,应防止手套污染。

（2）防护服只限在规定区域内穿脱;穿前应检查防护服有无破损,穿时勿使衣袖触及面部及衣领,发现有渗漏或破损应及时更换;脱时应注意避免污染。

参 考 文 献

[1] 陈红.中国医学生临床技能操作指南[M].北京:人民卫生出版社,2015.

[2] 中华人民共和国卫生部.WS/T 311-2009 医院隔离技术规范[S].北京:中华人民共和国卫生部,2009.

[3] 赵立敏,张萍萍.护理学.基础技能指导与考评[M].上海:第二军医大学出版社,2008.

[4] 诸葛启钏,余震.医学生临床技能实训手册[M].2 版.北京:人民卫生出版社,2015.

[5] 中华人民共和国卫生部.GBZ/T 213-2008 血源性病原体职业接触防护导则[S].北京:中华人民共和国卫生部,2009.

第八章

麻醉技术

第一节　中心静脉穿刺置管
Central Venous Catheter

一、目的

1. 了解有效血容量、心功能及周围循环阻力的综合情况。

2. 对重危病人、大手术以及紧急情况下提供大量输血、补液途径。

3. 为介入性操作、血液净化治疗提供通路。

二、适应证

1. 需要监测中心静脉压。

2. 外周静脉通路不易建立或不能满足需要。

3. 长期静脉输入刺激性药物的患者。

4. 胃肠外高营养治疗者。

5. 危重患者抢救或大手术等快速大量输液、输血治疗。

6. 经中心静脉导管放置心脏起搏器等介入操作。

7. 血液净化。

三、操作前准备

1. 穿刺用品准备

(1)无菌中心静脉导管穿刺包：5ml 注射器、中心静脉穿刺针、J 型导引钢丝及推进器、皮肤扩张器、深静脉导管、深静脉导管固定锁、孔巾、消毒刷、手套、针及缝线、纱布、固定胶贴。

(2)输液套装：一次性无菌输液器、一次性无菌三通接头、生理盐水。

(3)消毒用品：0.5%碘伏、无菌持物钳。

(4)其他：2%利多卡因、心电监护设备。

2. 压力监测装置的准备

(1)中心静脉压监测用物：a. 传感器测压法：压力袋、肝素盐水、压力管道和管道冲洗装置、换能器和监测仪；b. 水压力计测压法："T"形管或三通开关、测压管。

(2)中心静脉压监测前准备：检查管道连接旋钮和开关的位置,管道充液并排空气泡,连接监测仪,使用前应调节零点。

3. 操作者准备

(1)核对患者信息。

(2)向患者或家属解释穿刺目的、过程、可能发生的意外和并发症,签署知情同意书。

（3）确定穿刺位置,检查病人穿刺部位局部备皮。

四、操作方法

1. 颈内静脉穿刺、置管　颈内静脉穿刺、置管可采用前路、中路和后路(图 8-1-1)。

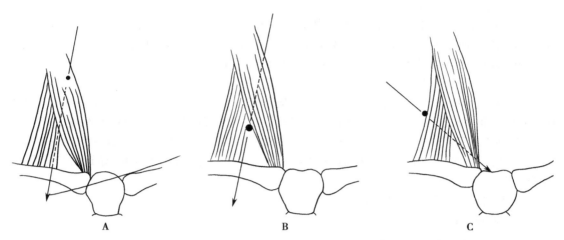

图 8-1-1　颈内静脉穿刺、置管局部解剖和穿刺入路

注:A. 前路;B. 中路;C. 后路

虽然进路各有不同,但操作技术基本一致。以右颈内静脉中路穿刺置管技术为例。

（1）病人体位:仰卧头低位、头低 15°~20°,肩背部略垫高,头略转向对侧,使颈部伸展。

（2）穿刺点定位:胸锁乳突肌胸骨头和锁骨头以及与锁骨所形成的胸锁乳突肌三角,在三角的顶端约离锁骨上 2~3 横指为穿刺点。

（3）消毒铺单:按无菌操作原则打开无菌包,操作者戴无菌手套。消毒穿刺区域皮肤,消毒范围上至下颌角,下至乳头水平,内侧过胸骨中线,外侧至腋前线。铺无菌孔巾。清醒病人穿刺,则需要逐层局部浸润麻醉。

（4）试穿:用 5ml 注射器为试探针,针与皮肤呈 30°~45°,与中线平行直接指向尾端。在进针过程中保持注射器内轻度持续负压。回吸注射器内见暗红色血液,提示针尖进入静脉。确定进针方向、角度和进针深度,拔出试穿针(图 8-1-2)。

（5）穿刺针穿刺:按照试穿针的进针角度、方向及深度,用穿刺针进行穿刺。边进针边回抽,当回抽有暗红色静脉血液和注入十分通畅时,确认穿刺针在静脉内,固定好穿刺针。

（6）置入导丝:从穿刺针尾端导丝插孔置入"J"型导引钢丝约 30cm(其中穿刺针及注射器总长约为 20cm,导引钢丝进入血管约 10cm),其间应注意心律变化。导引钢丝达到 30cm 后,相对固定"J"型钢丝,退出穿刺针。注意导引钢丝进入体内的长度不要超过 15cm,以防导引钢丝刺激心脏出现心律失常。

（7）扩张皮肤切口:沿导引钢丝使用扩张器扩张皮肤及皮下组织,可用尖头刀片略微扩皮,退出扩

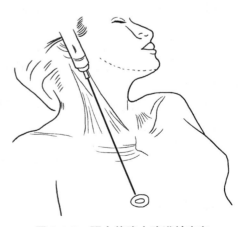

图 8-1-2　颈内静脉中路进针方向

张器。

(8)引入导管:左手持导引钢丝尾端,右手将导管套在导引钢丝外面,沿导引钢丝推进导管,导管接近穿刺点,导引钢丝必须伸出导管尾端,用手拿住,待导管进入颈内静脉一定深度,边退钢丝、边推进导管。成人置管深度为 12~15cm。

(9)确认导管位于静脉内:回抽导管内血液通畅,盐水冲洗导管,接中心静脉压测压管或输液管,安置导管固定锁,皮肤入口处缝线缝合连接固定锁及导管,覆盖贴膜。

(10)操作完毕后,拍摄胸部 X 线片,确定导管位置及走向。

2. 锁骨下静脉穿刺置管术

(1)体位:仰卧头低位,头低 15°~20°,肩下垫薄枕,头仰 15°,并偏向对侧。穿刺侧上肢垂于体侧并略外展。锁骨下静脉穿刺可经锁骨下和锁骨上两种进路,常采用经锁骨下入路。

(2)锁骨下穿刺点:锁骨中、外 1/3 交界处,锁骨下方约 1cm 处为进针点,针尖向内轻度头端指向锁骨胸骨端的后上缘进针。穿刺过程中尽量保持穿刺针与胸壁呈水平位、贴近锁骨后缘,避免穿破胸膜。

(3)其他操作同颈内静脉穿刺。

五、注意事项

1. 需要 1 名助手协助操作。

2. 头低脚高位以增加上腔静脉压力,有助于防止发生空气栓塞。

3. 如穿入过深仍未见回血,针尖可能已穿透贯通颈内静脉,此时应慢慢退针,边退针,边回吸。

4. 如穿刺针误穿入动脉,则应拔出穿刺针,按压数分钟后,重新穿刺。

5. 插入导引钢丝时若遇到阻力,应退出导引钢丝,接上注射器,调整穿刺针位置,直至回抽血液通畅,然后再插入导引钢丝。

6. 导管以到达上腔静脉和右心房结合处为宜。

7. 操作过程中,时刻注意封闭导管,尽量避免操作中静脉与大气相通而引起空气栓塞。

8. 穿刺后如患者出现呼吸困难、同侧呼吸音减低,要考虑到发生气胸的可能。对于穿刺有困难的患者,尤应注意。胸部 X 线摄片可明确诊断。

9. 心脏压塞的预防

(1)选择头端较柔软的导管,导管插入切不可过深,其前端位于上腔静脉或右心房入口处已足够。

(2)在皮肤入口处用缝线将皮肤与导管进行固定,以防导管移动深入。

(3)检查中心静脉导管,观察回血情况,以及测压柱液面是否随呼吸波动以及压力值是否有显著异常变化。

(4)如果怀疑有心脏压塞的可能,可经导管注入 2~5ml X 线显影剂以判断导管尖端的位置。

10. 空气栓塞的预防

(1)患者取头低位穿刺。

(2)操作中时刻注意封闭穿刺针或套管。操作中一定要小心,避免伤及动脉。严格无菌操作及置管后护理很重要。

六、关键词

中心静脉　central venous

穿刺置管　puncture catheter

七、案例分析

患者,女,诊断多发复合伤,血压 90/60mmHg,心率 120 次/min,外周静脉穿刺困难、行中心静脉穿刺置管,穿刺置管置入导引丝过程中,患者突感呼吸困难、血压 80/50mmHg,心率 50 次/min。最可能发生的问题是什么？如何处理？

参考答案：

导引丝置入过深,刺激心房壁,应适当退出导引丝。

八、评分标准(见表 8-1-1)

表 8-1-1　中心静脉穿刺置管参考评分标准

项目	分数	内容及评分标准	满分	得分
准备工作	28	穿刺用品准备:无菌中心静脉导管穿刺包(5ml 注射器、中心静脉穿刺针、J 型导引钢丝及推进器、皮肤扩张器、深静脉导管、深静脉导管固定锁、孔巾、消毒刷、手套、针及缝线、纱布、固定导管胶贴)	5	
		输液套装(一次性无菌输液器、一次性无菌三通接头、生理盐水)	5	
		消毒用品(0.5% 碘伏、无菌持物钳)	2	
		其他(2% 利多卡因、心电监护设备)	3	
		压力监测装置的准备:中心静脉压监测用物(传感器测压法:压力袋、肝素盐水、压力管道和管道冲洗装置、换能器和监测仪)	2	
		中心静脉压监测前准备:检查管道连接旋钮和开关的位置,管道充液并排空气泡	2	
		连接监测仪,使用前应调节零点	2	
		操作者准备:操作者穿工作服、戴口罩、帽子	1	
		核对患者信息	1	
		确定穿刺位置、检查病人穿刺部位局部皮肤情况	2	
		向患者或家属解释穿刺目的、过程、可能发生的意外和并发症,签署知情同意书	3	
操作过程	53	(右颈内静脉中路穿刺置管): 病人体位:仰卧头低位,头低 15°~20°	1	
		肩背部略垫高,头略转向对侧,使颈部伸展	1	
		穿刺点定位:胸锁乳突肌胸骨头和锁骨头以及与锁骨所形成的胸锁乳突肌三角,在三角的顶端约离锁骨上 2~3 横指为穿刺点	3	
		消毒铺单:按无菌操作原则打开无菌包,操作者戴无菌手套。消毒穿刺区域皮肤,消毒范围上至下颌角,下至乳头水平,内侧过胸骨中线,外侧至腋前线。铺无菌孔巾	7	
		清醒病人穿刺,则需要逐层局部浸润麻醉	2	
		试穿:用 5ml 注射器为试探针,针与皮肤呈 30°~45° 角,与中线平行直接指向尾端	3	

续表

项目	分数	内容及评分标准	满分	得分
操作过程	53	在进针过程中保持注射器内轻度持续负压,回吸注射器内见暗红色血液,提示针尖进入静脉	3	
		确定进针方向、角度和进针深度,拔出试穿针	1	
		穿刺针穿刺:按照试穿针的进针角度、方向及深度用穿刺针进行穿刺	3	
		边进针边回抽,当回抽有暗红色静脉血液和注入十分通畅时,确认穿刺针在静脉内	3	
		固定好穿刺针	2	
		置入导丝:从穿刺针针尾端导丝插孔置入"J"型导引钢丝约30cm	1	
		其间应注意心律变化	1	
		导引钢丝达到30cm后,相对固定"J"型导丝,退出穿刺针	2	
		注意导引钢丝进入体内的长度不要超过15cm,以防导引钢丝刺激心脏出现心律失常	2	
		扩张皮肤切口:沿引导钢丝使用扩张器扩张皮肤及皮下组织、可用尖头刀片微扩皮肤,退出扩张器	2	
		引入导管:左手拿导引钢丝尾端,右手将导管套在导引钢丝外面,沿导引钢丝推进导管	2	
		导管接近穿刺点,导引钢丝必须伸出导管尾端,用手拿住,待导管进入颈内静脉一定深度,边退钢丝、边推进导管	2	
		成人置管深度为12~15cm	2	
		确认导管位于静脉内:回抽导管内血液通畅	2	
		盐水冲洗导管	2	
		接中心静脉压测压管或输液管,安置导管固定锁	2	
		皮肤入口处缝线缝合连接固定锁及导管,覆盖贴膜	2	
		操作完毕后,拍摄胸部X线片,确定导管位置及走向	2	
操作过程总体评价	9	无菌观念、操作熟练有条理、动作轻柔	3	
		言语通俗易懂、态度和蔼、沟通有效	1	
		时间把握:整体时间控制在5分钟以内	2	
		爱伤观念仪表态度	2	
		物品复原	1	
提问	10	随机选择2个问题,每题5分	10	
总分	100		100	

相关问题:

1. 中心静脉穿刺置管适应证包括哪些?
2. 为何中心静脉穿刺置管时要选择患者头低位?
3. 为何中心静脉穿刺置管时要严格掌握无菌操作?

（吴丽娜 陈 彪）

第二节 气管内插管
Orotracheal Intubation

一、目的

1. 开放气道,保证有效的人工或机械通气。

2. 保护气道,防止异物(胃内容物)误入呼吸道。

3. 及时吸出气道内分泌物或血液。

二、适应证

1. 呼吸、心搏骤停或窒息。

2. 呼吸衰竭需进行机械通气者。

3. 全身麻醉者。

4. 气道梗阻或呼吸道分泌物过多。

5. 气道保护丧失者。

三、操作前准备

1. 器材及用物

(1)吸氧和通气装置:面罩、氧气、简易呼吸器或呼吸机、麻醉机、口咽通气道。

(2)气管导管的准备:准备不同规格的气管导管3根(成人常用ID 7.0~8.0号)。

(3)导管选择:一般成年男性患者多选用ID 7.5~8.5号气管导管,女性患者多选用ID 7.0~8.0号气管导管。

(4)检查导管套囊是否漏气。

(5)管芯准备:将插管管芯放入导管内并塑型,管芯前端不能超过导管斜面,管芯末端反折固定,防止脱落和拔出困难。

(6)润滑:用水溶性润滑剂润滑气管导管套囊表面以及气管导管前端。

(7)药品:根据情况选择镇静药、镇痛药或肌肉松弛药备用。

(8)喉镜准备:连接喉镜镜片与喉镜手柄,确认连接稳定,并检查光源亮度。

(9)其他:无菌手套、牙垫、10ml注射器、气管导管固定胶布、吸痰管、吸引器、听诊器、心电监护设备。

2. 操作者准备

(1)操作者穿工作服,戴口罩、帽子、手套,必要时穿隔离衣,戴防护眼镜、防护面罩等。

(2)除心肺复苏外,应向患者或家属解释操作目的、意外及并发症,签署知情同意书。

(3)插管前检查与评估:检查患者口腔、牙齿(活动义齿应取出)、张口度、颈部活动度、咽喉部情况,判断是否为困难气道。

四、操作方法

1. 体位 仰卧位,患者颈部垫薄枕,患者头部尽量后仰,使口、咽、喉三轴线尽量呈重叠(图8-2-1)。插管者站于患者头侧。

2. 加压给氧 若采用诱导麻醉插管法,待患者入睡后,采用仰头提颏法,开放气道。插管者使用球囊面罩加压给氧,吸100%纯氧2~3分钟,送气频率10~12次/min。

3. 暴露声门 插管者用左手拇指和示指呈"剪刀式"交叉,拇指推开患者的下切牙,示指抵住上切牙,打开口腔。右手握持喉镜手柄,将镜片从患者右侧口角送入,向左推开并提压舌体,以避免

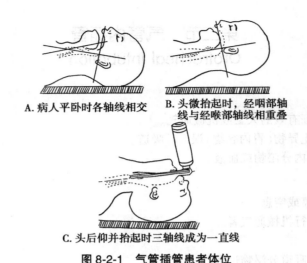

A. 病人平卧时各轴线相交　　B. 头微抬起时，经咽部轴
　　　　　　　　　　　　　　　　线与经喉部轴线相重叠

C. 头后仰并抬起时三轴线成为一直线

图 8-2-1　气管插管患者体位

舌体阻挡视线。然后，缓慢地把镜片沿中线向前推进，显露患者悬雍垂及会厌，插管者换用左手持喉镜，此时，操作者应保持左腕伸直，向前、向上约45°角提拉喉镜，间接提起会厌，暴露声门(图8-2-2)。

4. 置入气管导管　操作者右手以持笔试持气管导管，从患者右口角将导管沿镜片插入口腔，同时双目注视导管前进方向，将气管导管前端对准声门轻柔送入气管内，见套囊进入气管后，请助手帮助将管芯拔出。术者继续将导管向前送入(成人一般再送入 2~3cm)，导管尖端距门齿约(22±2)cm。

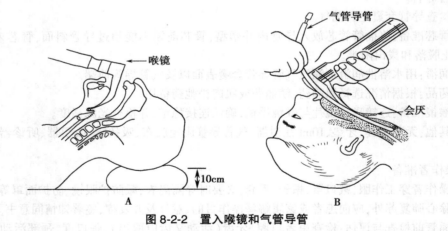

图 8-2-2　置入喉镜和气管导管
注：A. 置入喉镜；B. 置入气管导管

5. 放置牙垫　气管导管插入气管后，立即放置牙垫，退出喉镜。牙垫侧翼放于牙齿与口唇之间，防止掉入口腔。

6. 套囊充气　给气管导管套囊充气，注气端的套囊弹性似鼻尖即可，立即连接简易呼吸器。

7. 确认导管位置　导管插入后，应立即确认导管在气管内。具体方法：挤压呼吸球囊人工通气，见双侧胸廓对称起伏，听诊双肺呼吸音存在并且对称，可初步确认气管导管位置正确。

8. 固定导管　用胶布将牙垫与气管导管牢固固定于面颊，胶布长短以不超过下颌角为宜，粘贴要牢靠。将患者头部复位，动作要轻柔。

9. 连接呼吸机进行人工通气。

10. 确认插管成功的其他方法

（1）观察法：用透明导管时，吸气时管壁清亮，呼气时可见明显"白雾"样变化。

（2）CO_2 检测法：接 CO_2 监测仪，每次呼吸均出现正常的 CO_2 波形。

（3）胸部 X 线片：显示导管在气管内的位置，并了解患者双肺情况。导管前端应位于气管中段，距气管隆凸（5±2）cm。

五、注意事项

1. 严格掌握气管插管适应证，心搏、呼吸骤停急救插管时，不存在禁忌证。

2. 气管插管按插管路径不同分为经口气管插管和经鼻气管插管。经口明视气管插管操作简单、易于掌握，能够在紧急情况下迅速建立可靠的人工气道，是临床急救的常用方法。经鼻气管插管主要适用于预期留置导管时间相对较长的患者，如严重哮喘、慢性阻塞性肺疾病、充血性心力衰竭等；或口腔、颜面部严重创伤无法张口的患者；或各种原因经口插管困难者。经鼻气管插管较经口插管更易耐受，但经鼻插管相对困难，反复插管易导致鼻咽部充血、水肿。临床上可根据不同情况选择不同的插管方法。

3. 儿童　1 岁以上儿童可按导管型号＝年龄/4+4 计算，或选择内径与患者小指指甲宽度相当的气管导管。小儿导管的插入深度（cm）＝ 年龄/2+12。

4. 气管插管常用两种喉镜镜片　Macintosh 喉镜片，即弯形喉镜片；Miller 喉镜片，即直形喉镜片。Miller 喉镜片多用于婴幼儿。

5. 显露声门的关键　请助手从颈部向后轻压喉结，或向某一侧轻推，以取得最佳视野。如看不到声门，可能为喉镜插入过深，可将镜片适当退出少许。

6. 插管后通气如听诊上腹部有气过水音，腹部隆起。应尽快抽空套囊内气体，拔出气管导管，重新面罩加压给氧，维持氧合，再重复上述插管操作步骤。

六、关键词

气管内插管　orotracheal intubation

七、案例分析

患者，男，75 岁，因心前区不适入院，诊断为：心肌供血不足、高血压Ⅱ期Ⅱ级。午饭后突然晕厥，急行心肺复苏处理，完成气管插管，做控制呼吸听诊双肺呼吸音时，右肺呼吸音明显，左肺不能闻及呼吸音。

上述最可能的原因是什么？如何处理？

参考答案：

气管导管插入过深，稍退导管调整插入导管的深度。

八、评分标准（见表 8-2-1）

表 8-2-1　气管内插管（经口）参考评分标准

项目	分数	内容及评分标准		满分	得分
准备工作	40	吸氧和通气装置：面罩		2	
		氧气		2	
		简易呼吸器或呼吸机或麻醉机		2	
		口咽通气道		2	

续表

项目	分数	内容及评分标准	满分	得分
准备工作	40	气管导管的准备:不同规格的气管导管3根并检查导管	2	
		管芯	1	
		润滑剂	1	
		喉镜:连接喉镜镜片与手柄	4	
		确认镜片与手柄连接稳定	1	
		检查光源亮度	1	
		辅助器材:手套	1	
		牙垫	1	
		10ml注射器	2	
		气管导管固定胶布	1	
		吸痰管	1	
		吸引器	1	
		听诊器	2	
		心电监护设备	1	
		操作者准备:操作者穿工作服、戴口罩、帽子	1	
		手套(特殊感染病人插管时需穿隔离衣,戴防护眼镜、防护面罩等)	2	
		除心肺复苏外,向患者或家属解释操作目的、意外及并发症,签署知情同意书	4	
		插管前检查与评估: 检查患者口腔、牙齿(活动义齿应取出)、张口度	2	
		咽喉部情况	1	
		颈部活动度	1	
		判断是否为困难气道	1	
操作过程	45	体位:仰卧位、患者颈部垫薄枕	1	
		患者头部尽量后仰、插管者站于患者头侧	1	
		加压给氧:若采用诱导麻醉插管法,待患者入睡后,采用仰头提颏法开放气道加压给氧	1	
		使用球囊面罩加压给氧、吸100%纯氧2~3分钟、送气频率10~12次/min	2	
		暴露声门:插管者用左手打开口腔,右手握持喉镜,将镜片从患者右侧口角送入,向左推开舌体,避免造成损伤	2	

续表

项目	分数	内容及评分标准	满分	得分
操作过程	45	缓慢将喉镜片沿中线向前推进至显露患者悬雍垂及会厌	2	
		向前、向上约45°角提拉喉镜	2	
		间接提起会厌,暴露声门	2	
		插入气管导管:左手持喉镜,右手以持笔试持气管导管	2	
		从患者右口角将导管沿镜片插入口腔	2	
		将气管导管前端对准声门轻柔送入气管内	2	
		套囊进入气管后请助手将管芯拔出	2	
		继续将导管向前送入(成人一般再送入2~3cm)	2	
		放置牙垫:气管导管插入气管后、退出喉镜立即放置牙垫	1	
		牙垫侧翼应放于牙齿与口唇之间,防止掉入口腔	1	
		气管导管套囊充气:触摸注气端的套囊弹性似鼻尖	0.5	
		迅速连接简易呼吸器	0.5	
		确认导管位置:挤压呼吸球囊人工通气见双侧胸廓对称起伏	3	
		听诊双肺呼吸音存在并且呼吸音对称	3	
		初步确认气管导管的位置正确	1	
		固定导管:用胶布将牙垫与气管导管固定于面颊,胶布长短以不超过下颌角为宜,粘贴要牢靠	1	
		将患者头部复位,动作要轻柔	1	
		连接呼吸机进行人工通气	5	
		确认插管成功的其他方法:观察法、CO_2检测法、胸部X线片	5	
操作过程总体评价	5	无菌观念、操作熟练有条理、动作轻柔	1.5	
		言语通俗易懂、态度和蔼、沟通有效	0.5	
		时间把握整体时间控制在5分钟以内	1.5	
		爱伤观念、仪表、态度	0.5	
		物品复原	1	
提问	10	随机选择2个问题,每题5分	10	
总分	100		100	

相关问题:

1. 气管插管时如何判断气管导管插入的位置?

2. 为何气管插管前需要准备3根气管导管?

3. 气管导管插入过深可能会产生何种通气效果?

(吴丽娜 陈 彪)

第三节 臂神经丛阻滞
Brachial Plexus Block Anesthesia

一、目的

上肢手术的麻醉。

二、适应证

1. 肩部和上肢手术。

2. 肩部及上肢的疼痛治疗。

三、操作前准备

臂丛神经阻滞根据穿刺入路的不同分为肌间沟臂丛神经阻滞法、腋路臂丛神经阻滞法、锁骨上臂丛神经阻滞法、锁骨下臂丛神经阻滞法。肌间沟臂丛神经阻滞法较为安全、易掌握。以肌间沟臂神经丛阻滞法为例。

1. 穿刺前准备 充分评估病人全身及局部情况。与病人或家属沟通,介绍可能发生的穿刺意外和并发症,签署知情同意书。

2. 穿刺物品 7号注射针头、20ml注射器、无菌手套、无菌治疗盘、无菌巾,局部麻醉药(1%利多卡因、0.25%布比卡因),5%碘伏,如神经刺激器或超声引导完成臂丛神经阻滞时需准备神经刺激器或超声探测仪。

四、操作方法

1. 病人体位 去枕仰卧,头转向对侧,手臂贴于体旁,手尽量下垂。

2. 穿刺点定位 于环状软骨水平触及胸锁乳突肌后缘,由此向外触及肌腹为前斜角肌,其外为中斜角肌,于锁骨上缘约1cm可触及肩胛舌骨肌,前、中斜角肌与肩胛舌骨肌间形成的三角形凹陷为肌间沟,即肌间沟臂丛神经阻滞法穿刺点(彩图8-3-1)。

3. 消毒皮肤 戴无菌手套,碘伏消毒皮肤,消毒范围为穿刺点周围15cm,铺无菌巾。

4. 穿刺 按照肌间沟臂丛神经阻滞入路法选择穿刺点,7号针头注射器吸入局部麻醉药,针头垂直刺入皮肤,略向对策足跟方向进针,直到出现异感或手臂肌肉抽动,回吸注射器无血液、脑脊液,注入15~20ml局部麻醉药。

五、注意事项

1. 严格掌握局麻药用量,避免发生局部麻醉药中毒。

2. 注药前回抽注射器无血液或脑脊液方可注药,注药过程中固定好注射针头,避免将局部麻醉药注入血管或蛛网膜下腔。

六、关键词

臂丛神经阻滞 brachial plexus block anesthesia

七、案例分析

患者,男,28岁,因右手被机器搅伤3小时就诊。诊断为右手掌皮肤撕脱伤,拟行右手掌清创术,选择右肌间沟臂丛神经阻滞麻醉,臂丛神经阻滞注射局部麻醉药过程中,患者突然躁动至全身抽搐。

应如何处理?可能的原因是什么?

参考答案:

立即停止注药,静脉注射地西泮或咪唑安定,吸氧保持呼吸道通畅。

诊断为局部麻醉药中毒。

八、评分标准(见表8-3-1)

表8-3-1 肌间沟法臂丛神经阻滞参考评分标准

项目	分数	内容及评分标准	满分	得分
准备工作	30	穿刺前准备:充分评估病人全身及局部情况	3	
		与病人或家属沟通,介绍可能发生的穿刺意外和并发症情况,签署知情同意书	4	
		穿刺物品:7号注射针头、20ml注射器	2	
		无菌手套	2	
		无菌治疗盘	2	
		无菌孔巾	2	
		局麻药	2	
		病人体位:去枕仰卧	1	
		头转向对侧	1	
		手臂贴于体旁	1	
		手尽量下垂	1	
		穿刺点定位:前斜角肌,其外为中斜角肌,于锁骨上缘约1cm可触及肩胛舌骨肌	5	
		前、中斜角肌与肩胛舌骨肌间形成的三角形凹陷为肌间沟,即肌间沟阻滞法穿刺点	4	
操作过程	50	消毒:消毒皮肤(消毒范围,穿刺点周围15cm)	5	
		戴无菌手套	5	
		铺无菌巾	5	
		穿刺:7号针头注射器吸入局部麻醉药	5	
		针头垂直刺入皮肤	5	
		略向对侧足跟方向进针	5	
		指征:直到出现异感或手臂肌肉抽动	5	
		回吸注射器无血液、脑脊液	5	
		注入局部麻醉药:固定针头	5	

续表

项目	分数	内容及评分标准	满分	得分
操作过程	50	注入 20ml 局部麻醉药	3	
		检查麻醉效果	2	
操作过程总体评价	10	无菌观念,操作熟练有条理,动作轻柔	2	
		言语通俗易懂,态度和蔼,沟通有效	2	
		时间把握,整体时间控制在 5 分钟以内	2	
		爱伤观念,仪表,态度	2	
		物品复原	2	
提问	10	随机选择 2 个问题,每题 5 分	10	
总分	100		100	

相关问题：

1. 臂丛神经阻滞可分为哪几种阻滞穿刺入路?
2. 肌间沟阻滞法常见并发症有哪些?
3. 局部麻醉药中毒的急救处理措施有哪些?

（吴丽娜　高满海）

第四节　硬膜外穿刺置管术
Epidural Puncture Catheter

一、目的

1. 向硬膜外间隙注入局部麻醉药。
2. 为自控镇痛提供注药通路。

二、适应证

1. 外科手术的麻醉。
2. 术后镇痛及镇痛治疗。
3. 慢性疼痛治疗。

三、操作前准备

1. 评估患者情况　包括全身情况和穿刺部位皮肤和脊柱情况。
2. 建立静脉通道。
3. 心电监护、血流动力学监测及氧饱和度（SPO$_2$）监测。
4. 特别紧张的患者需适当镇静处理。
5. 与患者或家属沟通,介绍穿刺目的、意外并发症情况,完成知情签字。
6. 穿刺置管用具　硬膜外穿刺包[硬膜外穿刺针,硬膜外导管,15G 粗注射针头（供穿刺皮肤用）、负压测试管、5ml 玻璃注射器、20ml 注射器、50ml 的药杯 2 只、过滤帽、无菌孔巾、消毒刷、手套、硬膜外导管固定胶贴]。

四、操作方法

1. 体位　穿刺体位有侧卧位及坐位两种,临床上主要采用侧卧位。侧卧位时患者两手抱膝,大腿尽量贴紧腹壁,头尽量向胸部屈曲,使腰背部向后弓成弧形。背部与床面垂直,平行手术台边沿。

2. 穿刺点　穿刺点应根据手术部位或镇痛范围选定,一般取支配手术范围中央的相应棘突间隙。

3. 穿刺径路　硬膜外间隙穿刺径路有直入法和旁入法两种。颈椎、胸椎上段及腰椎多主张用直入法;胸椎的中下段棘突呈叠瓦状,间隙狭窄,穿刺困难时可用旁入法。

4. 消毒、铺巾　皮肤消毒范围上下界消毒范围应大于20cm、两侧皮肤消毒至腋后线。

5. 局部麻醉　用1%~2%利多卡因在确定的穿刺点皮内、皮下、肌肉、逐层浸润麻醉。

6. 扩皮及穿刺　在确定的棘突间隙的中点,用扩皮针垂直皮肤进入,穿刺扩皮,硬膜外穿刺针垂直(腰段硬膜外穿刺)于皮肤穿刺,穿刺针达棘间韧带时取下针芯,针尾接注有生理盐水的负压管继续进针,穿刺针穿透黄韧带后,穿刺阻力突然消失("落空感"),负压管内生理盐水被吸入("负压现象"),用吸有少量生理盐水的玻璃注射器与穿刺针衔接,推动注射器无阻力感,回吸无脑脊液和血液,提示针尖已进入硬膜外间隙。

7. 置入硬膜外导管　确定硬膜外穿刺针针尖已进入硬膜外间隙后,经硬膜外穿刺针尾端置入硬膜外导管。先测量皮肤至硬膜外间隙的距离,轻柔置入硬膜外导管,导管通过穿刺针后再进入硬膜外间隙(5±2)cm,然后边退针、边固定硬膜外导管,直至将硬膜外穿刺针退出皮肤。

8. 固定硬膜外导管　准确调整硬膜外导管在硬膜外间隙的长度,一般硬膜外导管在硬膜外间隙留置长度在3~5cm,于导管尾端接上注射器,回吸无血或脑脊液,注入少许生理盐水顺畅,即可固定导管。

五、注意事项

1. 穿刺进针应缓慢,分次逐渐加深,注意落空感和负压现象。

2. 置管过程中患者出现肢体异感或弹跳,提示导管偏于一侧而刺激脊神经根,为避免脊神经损害,应将穿刺针与导管一并退出,重新穿刺置管。

3. 如需退出硬膜外导管,必须将导管与穿刺针一并退出。

4. 如导管内有血性液体流出,经冲洗无效后,应考虑另换间隙穿刺。

5. 穿刺过程中注意与患者沟通,注意生命体征变化。

六、关键词

硬膜外　epidural

穿刺置管　puncture catheter

七、案例分析

患者,女,32岁,既往体健,因转移性右下腹痛6小时入院,术前诊断为急性阑尾炎,拟行阑尾切除术,选择连续硬膜外麻醉,硬膜外麻醉穿刺置管过程中患者突感右下肢出现"过电"样异常感。

试问出现"过电"样异常感的可能原因是什么?

参考答案:

导管偏于一侧而刺激脊神经根。

八、评分标准(见表 8-4-1)

表 8-4-1　硬膜外穿刺置管参考评分标准

项目	分数	内容及评分标准	满分	得分
准备工作	23	穿刺置管用具:一次性硬膜外穿刺包(包括硬膜外穿刺针、硬膜外导管、15G 粗注射针头(供穿刺皮肤用)、负压测试管、5ml 玻璃注射器、20ml 注射器、50ml 的药杯 2 只、过滤帽、无菌孔巾、消毒刷、手套、硬膜外导管固定胶贴	5	
		穿刺前准备:评估患者情况:包括全身情况和穿刺部位皮肤和脊柱情况;与患者或家属沟通:介绍穿刺目的、意外并发症情况,完成知情签字	6	
		建立静脉通道	2	
		心电监护、血流动力学监测及氧饱和度(SPO$_2$)监测、局部麻醉药	2	
		消毒用品:0.5%碘伏、无菌持物钳	2	
		操作者准备:操作者穿工作服,戴口罩、帽子	2	
		核对患者信息	2	
		确定穿刺位置,检查病人穿刺部位,局部备皮	2	
操作过程	57	体位:采用侧卧位	2	
		侧卧位时患者两手抱膝,大腿尽量贴紧腹壁,头尽量向胸部屈曲,使腰背部向后弓成弧形	2	
		背部与床面垂直,平行手术台边沿	2	
		穿刺点:穿刺点应根据手术部位或镇痛范围选定,一般取支配手术范围中央的相应棘突间隙	5	
		消毒、铺巾:皮肤消毒范围上下界消毒范围应大于 20cm	5	
		两侧皮肤消毒至腋后线	5	
		局部麻醉:用 1%~2%利多卡因在确定的穿刺点皮内、皮下、肌肉逐层浸润麻醉	5	
		扩皮:在确定的棘突间隙的中点,用扩皮针垂直皮肤进入,穿刺扩皮	2	
		穿刺:硬膜外穿刺针垂直(腰段硬膜外穿刺)于皮肤穿刺	1	
		穿刺针达棘间韧带时取下针芯	1	
		针尾接注有生理盐水的负压管	1	
		穿刺针穿透达黄韧带	1	
		穿刺成功指正:穿刺阻力突然消失("落空感")	2	
		负压管内生理盐水被吸入("负压现象")	2	
		用吸有少量生理盐水的玻璃注射器与穿刺针衔接	2	

续表

项目	分数	内容及评分标准	满分	得分
操作过程	57	推动注射器无阻力感	2	
		回吸无脑脊液和血液	2	
		提示针尖已进入硬膜外间隙	1	
		测量皮肤至硬膜外间隙的距离,确定置管长度	4	
		置入硬膜外导管:经硬膜外穿刺针尾端插入硬膜外导管	0.5	
		导管通过穿刺针再进入硬膜外腔(5±2)cm,然后边拔针边固定导管,直至将针退出皮肤	4.5	
		固定硬膜外导管:准确调整硬膜外导管在硬膜外间隙的长度;在导管尾端接上注射器,回吸无血或脑脊液;注入少许生理盐水顺畅;即可固定导管	5	
操作过程总体评价	10	无菌观念,操作熟练有条理,动作轻柔	2	
		言语通俗易懂,态度和蔼,沟通有效	2	
		时间把握,整体时间控制在 5 分钟以内	2	
		爱伤观念,仪表、态度	3	
		物品复原	1	
提问	10	随机选择 2 个问题,每题 5 分	10	
总分	100		100	

相关问题:

1. 行硬膜外穿刺时,应如何判断穿刺针已进入硬膜外腔?

2. 硬膜外穿刺置管禁忌证有哪些?

3. 为何做直入法腰段硬膜外穿刺时针垂直于皮肤穿刺?

(吴丽娜　高满海)

参 考 答 案

第一节　中心静脉穿刺置管

答案:

1. 需要监测中心静脉压、外周静脉通路不易建立或不能满足需要、长期静脉输入刺激性药物的患者、胃肠外高营养治疗者、危重患者抢救或大手术等快速大量输液、输血治疗、经中心静脉导管放置心脏起搏器等介入操作、血液净化。

2. 颈内静脉为负压,避免发生空气栓塞。

3. 为有创操作,接受穿刺患者多抵抗力较低,避免发生感染。

第二节　气管内插管

答案：

1. 观察胸廓起伏情况、听诊双肺呼吸音、观察导管的"白雾"现象、CO_2 监测仪。

2. 气管直径随体重、身高、性别、年龄的不同会有一定的变化、气管导管每 0.5 规格变化，为充分准备，确保插管成功，一般需准备 3 根不同型号的导管。

3. 导管插入过深，会发生单肺通气，严重影响通气和换气。

第三节　臂神经丛阻滞

答案：

1. 根据穿刺入路的不同分为肌间沟臂丛神经阻滞法、腋路臂丛神经阻滞法、锁骨上臂丛神经阻滞法、锁骨下臂丛神经阻滞法。肌间沟阻滞法较为安全、易掌握。

2. 气胸、出血和血肿、局麻药毒性反应、膈神经麻痹、声音嘶哑、高位硬膜外阻滞或全脊髓麻醉、霍纳综合征。

3. 严格掌握局麻药用量、禁忌将局麻药注入血管、发生局麻药中毒时首先应立即停止局麻药注入、保持呼吸道通畅、应用镇静剂。

第四节　硬膜外穿刺置管术

答案：

1. 穿刺针穿破黄韧带的"落空感"、注液无阻力、负压现象、回吸无脑脊液和血液。

2. 低血容量，由于失血、血浆或体液丢失，导致低血容量，机体常常通过全身血管收缩来代偿维持正常的血压，一旦给予硬膜外阻滞，其交感阻滞作用使血管扩张，迅速导致严重的低血压。穿刺部位感染可能使感染播散。菌血症可能导致硬膜外脓肿。低凝状态容易引起硬膜外腔出血、硬膜外腔血肿。

3. 腰椎的棘突呈垂直状。

参 考 文 献

[1] 邓小明,姚尚龙,于布为,等.现代麻醉学[M].4 版.北京:人民卫生出版社,2014.

[2] 曾因明.临床麻醉基本技术[M].北京:人民卫生出版社,2011.

[3] 陈大燕,陈春彬,廖霖,等.颈内静脉的解剖与穿刺改良法的临床应用[J].广东医学,2001,22(7):576-577.

[4] 赖荣德,李奇林.危重急症识别与处置[M].北京:科学技术文献出版社,2009.

[5] 教育部医学教育临床教学研究中心专家组.中国医学生临床技能操作指南[M].北京:人民卫生出版社,2012.

[6] 吴在德,吴肇汉.外科学[M].7 版.北京:人民卫生出版社,2010.

[7] 郭曲练,姚尚龙.临床麻醉学[M].3 版.北京:人民卫生出版社,2013.

第九章

眼科技能操作

第一节 视功能检查及临床应用
Visual Function Examination and Clinical Application

一、目的
了解眼部一般情况。

二、适应证
眼科就诊及其他科室要求会诊的患者,健康体检,屈光不正患者及老视患者。

三、禁忌证
全身状况不允许时,精神或智力状态不允许时。

四、操作前准备
综合验光仪、镜片箱、检影仪、电脑验光仪。

五、操作方法
1. Worth4-dot 检查

(1)打开双侧视孔,置入双眼平衡后的屈光度数,调整使得右侧为红色滤光内置辅镜,左侧为绿色滤光内置辅镜,投放四点灯视标,嘱患者注视视标。

(2)能看到四个光点,表明有正常的融像能力。

(3)能看到两个红点,看不到十字绿色视标,而下方的圆形视标偏红:表明左眼信息被抑制。

(4)能看到三个绿点,看不到上方的菱形红色视标,而下方的圆形视标偏绿:表明病人仅接收来自左眼的视觉信息而右眼的视觉信息被抑制。

(5)能同时看到五个点,两个红点,三个绿点或下方的圆形视标呈横置的椭圆形,表明有复视,为双眼融合功能障碍的表现。询问患者光点的相对位置,若两个红点在绿点的右侧,为同侧性复视,表示患者有内隐斜。反之,为交叉性复视,表示患者有外隐斜。

(6)两个红点,三个绿点交替看到:表示有交替性抑制存在,患者无融像能力。

2. 立体视检查

(1)打开双侧视孔,置入双眼平衡后的屈光度数,投放立体式视标,嘱患者注视视标中融合点,此时患者看到上下方视标为距离相等的双竖线。

(2)调整内置辅镜使得双侧均为偏振光片,嘱患者再次注视视标。

(3)能看到上下方视标均为单竖线,表明有正常的融像能力,有立体视。

(4)能看到上方视标为双竖线,下方视标为单竖线,为同测性复视,表示患者有内隐斜;能看到上方视标为单竖线,下方视标为双竖线,为交叉性复视,表示患者有外隐斜。

(5)能看到上下方视标均为双竖线,表明有复视,患者无融像能力,无立体视,当出现这种现象时,要询问患者上下方视标的相对位置。若上方两竖线距离较下方两竖线距离远,为同侧性复视,表示患者有内隐斜,反之,为交叉性复视,表示患者有外隐斜。

3. 远距离水平隐斜

(1)被检测者屈光不正完全矫正,远用瞳距。

(2)让患者轻闭双眼,将旋转棱镜转到视孔前,右眼放置 6△BU(分离镜),左眼放置 10△BI(测量镜)。

(3)视标为单眼最佳视力上一行的单个远视标。

(4)让患者睁开双眼,问其是否看到两个视标,一个在右下,一个在左上。

(5)让患者注视右下方的视标,用余光注视左上方的视标。

(6)逐渐减小左眼的棱镜度,直至患者报告上下两个视标垂直向对齐,记录此时左眼前棱镜的底向的度数。

(7)继续以同样方向转动棱镜直至患者又见到两个视标,一个在右上,一个在左下。

(8)然后以反方向转动棱镜直至两个视标再次对齐,记录此时的棱镜底向的度数。两次的平均值为测量结果,水平斜视度。

4. 近距离水平隐斜

(1)被检者屈光不正完全矫正,近用瞳距。

(2)近用视标置于近视标杆 40cm 处。

(3)让患者闭上双眼,将旋转棱镜转到视孔前,右眼放置 6△BU(分离镜),左眼放置 10△BI(测量镜)。

(4)视标为小方块视标或水平单排近视标。

(5)检查方法同远距离隐斜量检测。

六、视功能检查后处理

1. 整理用物,用后的物品放入污物间,分类处理。

2. 向病人及家属交代检查后注意事项。

3. 及时完成医疗文件记录。

七、注意事项

对于不能辨认眼前手动的被检者,应测验有无光感。光感的检查是在 5m 长的暗室内进行,先用手巾或手指遮盖一眼,不得透光。检者持一烛光或手电在被检者的眼前方,时亮时灭,让其辨认是否有光。如 5m 处不能辨认时,将光移近,记录能够辨认光感的最远距离。无光感者说明视力消失,临床上记录为"无光感"。

有光感者,为进一步了解视网膜功能,尚须检查光定位,方法是嘱被检者注视正前方,在眼前 1m 远处,分别将烛光置于正前上、中、下,颞侧上、中、下,鼻侧上、中、下共 9 个方向,嘱被检者指出烛光的方向并记录,能辨明者记"+",不能辩出者记"−"。

八、关键词

视功能 visual function

临床应用 clinical application

九、案例分析

患者,女,60 岁,外伤后视力差,不能辨认眼前手动。请应用所学知识对该患者进行视功能检查。

参考答案：

对于不能辨认眼前手动的被检者,应测验有无光感。光感的检查是在 5m 长的暗室内进行,先用手巾或手指遮盖一眼,不得透光。检者持一烛光或手电在被检者的眼前方,时亮时灭,让其辨认是否有光。如 5m 处不能辨认时,将光移近,记录能够辨认光感的最远距离。无光感者说明视力消失,临床上记录为"无光感"。有光感者,为进一步了解视网膜机能,尚须检查光定位,方法是嘱被检者注视正前方,在眼前 1 米远处,分别将烛光置于正前上、中、下,颞侧上、中、下,鼻侧上、中、下共 9 个方向,嘱被检者指出烛光的方向,并记录之,能辨明者记"+",不能辨出者记"-"。

十、评分标准(见表 9-1-1)

表 9-1-1 视功能检查参考评分标准

项目	分数	内容及评分标准	满分	得分
准备工作	5	患者准备:核对患者信息,告知操作目的,评估眼部情况	2.5	
		操作者准备:操作者穿着工作服,戴口罩、帽子,清洁双手	2.5	
操作过程	65	用物准备:综合验光仪、镜片箱、检影仪、电脑验光仪	2.5	
		1. 患者取坐位	2.5	
		2. 开启电源:开启电源,分别检视投影视标、近读灯、检影镜、座椅制动开关是否接电	5	
		3. 视孔试片回"0":检查验光盘视孔试片的球面透镜和圆柱透镜的读窗,并小心将球面透镜试片和圆柱透镜试片小心回"0"。每次验光结束后应及时将视孔试片回"0"	10	
		4. 调整顶杆长度:旋松固定螺栓,少量调整顶杆长度,调量视被检测座椅所在位置而定,调整完毕后即旋紧固定螺栓,通常只要检测座椅的位置固定不变,调试完成后则不经常修改	10	
		5. 调整水平轴向手轮:旋松水平轴向手轮,则顶杆可沿水平轴向旋转。通常调整后使验光盘与地平面垂直,调整完毕后旋紧水平轴向手轮,若在验光过程中需要被测眼看上方或下方视标时,则可随时进行调整	10	
		6. 调整垂直轴向手轮:旋松垂直轴向手轮,则验光盘可沿垂直轴旋转,通常用于调整验光盘与被测眼冠状平面的相对位置,调整完毕后旋紧垂直轴向手轮	5	
		7. 调整平衡手轮:旋动平衡手论,从视孔中观察被测双眼,调整视孔中心与被测眼瞳孔的垂直向相对位置。通常使平衡标管中的气泡居中。若遇垂直性眼位偏斜并发强迫头位或原发性头位偏斜时,可适当调整验光盘的水平倾斜程度,以被测眼感到舒适为度。眼距为 15.75mm,依此类推	10	
		8. 调整瞳距手轮:旋动瞳距手轮,从视孔中观察被测双眼,调整视孔中心与被测眼瞳孔的水平向相对位置。通常看远视标时使双视孔镜片的光学中心距离等于被测双眼瞳孔中心的距离。调整完毕后,可于瞳距读窗直读被测眼瞳孔间距读数,单位为 mm	5	
		9. 调整镜眼距:当被测双眼从视孔中央观察视标的同时,被测者的额部恰与额托稳定接触,检测者可从镜眼距读窗观察被测眼角膜顶点的位置,观察距离约为 20mm	5	

续表

项目	分数	内容及评分标准	满分	得分
操作过程总体评价	20	操作熟练、稳重、操作顺序有条理、不慌乱	4	
		各种器械握持及使用方法正确	4	
		操作时动作轻柔	4	
		沟通时有礼貌	4	
		时间把握得当,时间控制在 15 分钟以内	2	
		物品基本复原,废物废料销毁,丢弃到正确的位置	2	
提问	10	随机选择 2 个问题,每题 5 分	10	
总分	100		100	

相关问题:

1. 视功能检查前需准备哪些物品?

2. 若患者不能辨认眼前手动,下一步应做何检查?

3. 如何进行光定位检查?

（冯月兰）

第二节 眼压检查方法及相关知识
Intraocular Pressure Examination Method and Related Knowledge

一、目的

高眼压患者及协助青光眼的诊断,观察青光眼的治疗效果。

二、适应证

眼部不适患者。

三、操作前准备

核对患者信息,告知操作目的,取得合作,评估眼部情况。

四、操作方法

1. 打开电源(先开电动桌电源,再开机器电源)。

2. 病人取坐位,头置于头架上,前额紧靠头架。

3. 嘱病人双眼同时注视前方,睁大眼睛注视仪器内红色指示点,并告知测量时有轻微气流喷出,避免瞬目及后退。

4. 根据病人高度调节电动桌适当高度。

5. 调整病人眼角约与额头架旁标示同一高度。

6. 检查者调整仪器操纵杆并对焦(不同测量模式有不同对焦方式,请参考说明书)。

7. 按测量键进行测量,连续 3 次取平均值,测量结束后,将结果打印出来。

8. 关机前先擦拭颌托、额头架、镜头(先用吹球将灰尘吹去,再以拭镜纸蘸 95% 的乙醇小心擦拭清洁)。

9. 关机时调整机器并对准中线,盖上镜头盖,先关机器电源,再关电动桌上电源。

10. 紫外线消毒后盖上保护罩。

五、眼压检查后处理

1. 整理用物,用后的物品放入污物间,分类处理。

2. 向病人及家属交待检查后注意事项。

3. 及时完成医疗文件记录。

六、注意事项

1. 测量前应将注意事项告知病人,以取得配合。

2. 操作宜轻,暴露角膜时,手指切勿压迫眼球。测量前要解松紧的领扣。

3. 先测右眼,后测左眼,测量眼压不宜连续反复多次,以免损伤角膜上皮及影响眼压的准确性。

4. 操作时注意勿遮挡另眼视线,以免影响病人双眼向下前方固视。

5. 角膜有损伤、溃疡或患急性结膜炎、角膜炎时,不宜用眼压计测量眼压。

6. 表面麻醉不可用可卡因,因其能散大瞳孔使眼压增高,而影响结果。

七、关键词

眼压　intraocular pressure

检查方法　examination method

八、案例分析

患者,男,60 岁,视力下降伴恶心头痛 1 天。请运用所学知识为患者行眼压检查。

参考答案:

眼压检查的操作方法:

1. 打开电源(先开电动桌电源,再开机器电源)。

2. 病人取坐位,头置于头架上,前额紧靠头架。

3. 嘱病人双眼同时注视前方,睁大眼睛注视仪器内红色指示点,并告知测量时有轻微气流喷出,避免瞬目及后退。

4. 根据病人高度调节电动桌适当高度。

5. 调整病人眼角约与额头架旁标示同一高度。

6. 检查者调整仪器操纵杆并对焦(不同测量模式有不同对焦方式,请参考说明书)。

7. 按测量键进行测量,连续 3 次取平均值,测量结束后,将结果打印出来。正常眼压的范围为 10~21mmHg(1.47~2.79kPa)。

8. 关机前先擦拭颌托、额头架、镜头(先用吹球将灰尘吹去,再以拭镜纸蘸 95% 的乙醇小心擦拭清洁)。

9. 关机时调整机器并对准中线,盖上镜头盖,先关机器电源,再关电动桌上电源。

九、评分标准(见表 9-2-1)

表 9-2-1　眼压检查参考评分标准

项目	分数	内容及评分标准	满分	得分
准备工作	10	患者准备:核对患者信息,告知操作目的,评估眼部情况	5	
		操作者准备:操作者穿着工作服,戴口罩、帽子,清洁双手	5	
操作过程	50	1. 打开电源(先开电动桌电源,再开机器电源)	5	
		2. 病人取坐位,头置于头架上,前额紧靠头架	5	

续表

项目	分数	内容及评分标准	满分	得分
操作过程	50	3. 嘱病人双眼同时注视前方,睁大眼睛注视仪器内红色指示点,并告知测量时有轻微气流喷出,避免瞬目及后退	5	
		4. 根据病人高度调节电动桌适当高度	5	
		5. 调整病人眼角约与额头架旁标示同一高度	5	
		6. 检查者调整仪器操纵杆并对焦(不同测量模式有不同对焦方式,请参考说明书)	5	
		7. 按测量键进行测量,连续3次取平均值,测量结束后,将结果打印出来	5	
		8. 关机前先擦拭颌托、额头架、镜头(先用吹球将灰尘吹去,再以拭镜纸蘸95%的乙醇小心擦拭清洁)	5	
		9. 关机时调整机器并对准中线,盖上镜头盖,先关机器电源,再关电动桌上电源	5	
		10. 紫外线消毒后盖上保护罩	5	
操作过程总体评价	30	操作熟练、稳重、操作顺序有条理、不慌乱	4	
		有无菌意识各种器械握持及使用方法正确	5	
		操作时动作轻柔	4	
		态度认真严谨、沟通时有礼貌	4	
		时间把握得当,时间控制在15分钟以内	8	
		物品基本复原,废物废料销毁,丢弃到正确的位置	5	
提问	10	随机选择2个问题,每题5分	10	
总分	100		100	

相关问题:

1. 眼压通常情况测量几次?
2. 眼压测量通常应用于何种疾病?
3. 正常眼压为多少?

（冯月兰）

第三节　眼底检查法及相关知识
Fundus Examination Method and Related Knowledge

一、目的
诊断眼部病变,同时为高血压、糖尿病等全身性疾病提供诊断依据。

二、适应证
眼底检查是检查玻璃体、视网膜、脉络膜和视神经疾病的重要方法。许多全身性疾病如高血压病、肾病、糖尿病、妊娠毒血症、结节病、某些血液病、中枢神经系统疾病等均会发生眼底病变,甚至会成为病人就诊的主要原因,检查眼底可提供重要诊断资料。

三、操作前准备

核对患者信息,告知操作目的,取得合作,评估眼部情况。

四、操作方法

1. 检查眼底　嘱患者向正前方直视,将直接检眼镜镜盘拨回到"0",同时将检眼镜移近到受检眼前约2cm处观察眼底。如检查者与患者都是正视眼,便可看到眼底的正像,看不清时,可拨动镜盘至看清为止。检查时先查视神经乳头,再按视网膜动静脉分支,分别检查各象限,最后检查黄斑部。检查视神经乳头时,光线自颞侧约15°处射入;检查黄斑时,嘱病人注视检眼镜光源;检查眼底周边部时,嘱病人向上、下、左、右各方向注视,转动眼球,或将检眼镜角度变动。观察视神经乳头的形状、大小、色泽,边缘是否清晰。观察视网膜动、静脉,注意血管的粗细、行径、管壁反光、分支角度及动、静脉交叉处有无压迫或拱桥现象,正常动脉与静脉管径之比为2∶3。观察黄斑部,注意其大小、中心凹反射是否存在,有无水肿、出血渗出及色素紊乱等。观察视网膜,注意有无水肿、渗出、出血、剥离及新生血管等。

2. 眼底检查记录　为说明和记录眼底病变的部位及其大小范围,通常以视神经乳头,视网膜中央动、静脉行径,黄斑部为标志,表明病变部与这些标志的位置距离和方向关系。距离和范围大小一般以视神经乳头直径PD(1PD=1.5mm)为标准计算。记录病变隆起或凹陷程度,是以看清病变区周围视网膜面与看清病变隆起最高处或凹陷最低处的屈光度(D)差来计算,每差3个屈光度等于1mm。

五、眼底检查后处理

1. 整理用物,用后的物品放入污物间,分类处理。

2. 向病人及家属交代检查后注意事项。

3. 及时完成医疗文件记录。

六、注意事项

1. 检查眼底时虽经拨动任何一个镜盘,仍不能看清眼底,也说明眼的屈光间质有混浊,需进一步作裂隙灯检查。

2. 对小儿或瞳孔过小不易窥入时,常需散瞳观察,散瞳前必须排除青光眼。

七、关键词

眼底检查　fundus examination

相关知识　related knowledge

八、案例分析

患者,男性,60岁,双眼视力逐渐下降3年,既往糖尿病病史3年。请运用所学知识为患者行眼底检查。

参考答案:

检查眼底:嘱患者向正前方直视,将直接检眼镜镜盘拨回到"0",同时将检眼镜移近到受栓眼前约2cm处观察眼底。如检查者与患者都是正视眼,便可看到眼底,看不清时,可拨动镜盘至看清为止。检查时先查视神经乳头,再按视网膜动静脉分支,分别检查各象限,最后检查黄斑部。检查视神经乳头时,光线自颞侧约15°处射入;检查黄斑时,嘱病人注视检眼镜光源;检查眼底周边部时,嘱病人向上、下、左、右各方向注视、转动眼球,或将检眼镜角度变动。观察视神经乳头的形状、大小、色泽,边缘是否清晰。观察视网膜动、静脉,注意血管的粗细、行径、管壁反光、分支角度及动、静脉交叉处有无压迫或拱桥现象,正常动脉与静脉管径之比为2:3。观察黄斑部,注意其大小、中心凹反射是否存在,有无水肿、出血渗出及色素紊乱等。观察视网膜,注意有无水肿、渗出、出血、剥离及新生血管等。

九、评分标准(见表9-3-1)

表9-3-1　眼底检查参考评分标准

项目	分数	内容及评分标准	满分	得分
准备工作	10	患者准备:核对患者信息,告知操作目的,评估眼部情况	4	
		操作者准备:操作者穿着工作服,戴口罩、帽子,清洁双手	4	
		用物准备:托吡卡胺;直接检眼镜	2	
操作过程	58	1. 嘱患者向正前方直视,将镜盘拨回到"0"	8	
		2. 同时将检眼镜移近到受检眼前约2cm处观察	5	
		3. 检查时先查视神经乳头,再按视网膜动静脉分支,分别检查各象限,最后检查黄斑部	5	
		4. 检查视神经乳头时,光线自颞侧约15°处射入;检查黄斑时,嘱病人注视检眼镜光源	5	
		5. 检查眼底周边部时,嘱病人向上、下、左、右各方向注视,转动眼球,或将检眼镜角度变动	5	
		6. 观察视神经乳头的形状、大小、色泽,边缘是否清晰	5	
		7. 观察视网膜动、静脉,注意血管的粗细、行径、管壁反光、分支角度及动、静脉交叉处有无压迫或拱桥现象,正常动脉与静脉管径之比为2:3	5	
		8. 观察黄斑部,注意其大小、中心凹反射是否存在,有无水肿、出血渗出及色素紊乱等。观察视网膜,注意有无水肿、渗出、出血、剥离及新生血管等	10	
		9. 眼底检查记录:为说明和记录眼底病变的部位及其大小范围,通常以视神经乳头,视网膜中央动、静脉行径,黄斑部为标志,表明病变部与这些标志的位置距离和方向关系	5	
		10. 距离和范围大小一般以视神经乳头直径PD(1PD=1.5mm)为标准计算。记录病变隆起或凹陷程度,是以看清病变区周围视网膜面与看清病变隆起最高处或凹陷最低处的屈光度(D)差来计算,每差3个屈光度等于1mm	5	
操作过程总体评价	22	操作熟练、稳重、操作顺序有条理、不慌乱	4	
		有无菌意识、各种器械握持及使用方法正确	4	
		操作时动作轻柔	2	
		态度认真严谨沟通时有礼貌	4	
		时间把握得当,时间控制在10分钟以内	4	
		物品基本复原,废物废料销毁,丢弃到正确的位置	4	
提问	10	随机选择2个问题,每题5分	10	
总分	100		100	

相关问题:

1. 眼底检查如何记录?
2. 眼底检查注意事项?
3. 视神经乳头直径多大?

(冯月兰)

第四节　裂隙灯显微镜检查方法及临床应用
Slit Lamp Examination Method and Clinical Application

一、目的

能使表浅的病变观察得十分清楚,而且可以调节焦点和光源宽窄,使深部组织的病变也能清楚地显现。

二、适应证

眼部不适患者。

三、操作前准备

核对患者信息,告知操作目的,取得合作,评估眼部情况。

四、操作方法

1. 根据患者体型,调整坐椅高低及位置,患者颏部置颏架上,前额紧靠头部固定器。
2. 检查前向患者做适当解释,检查时嘱注视指示灯或直视显微镜。
3. 调整各部件,使裂隙灯与显微镜成30°~50°,灯光从颞侧射入,对准角膜。此时检查者一手前后移动显微镜,使焦点落于角膜上;一手调整裂隙的长短及宽窄,使角膜上出现清晰的光学六面体。以后继续转动显微镜的高低螺旋及移动操作柄,即可进一步观察前房、虹膜、晶状体及玻璃体。
4. 检查前不可用眼膏涂眼;检查时禁忌强光炫眼;1次观察时间不宜太长。

五、检查后处理

1. 整理用物,用后的物品放入污物间,分类处理。
2. 向病人及家属交代检查后注意事项。
3. 及时完成医疗文件记录。

六、注意事项

1. 裂隙灯显微镜是一种精密的光学仪器,通常情况,仪器应放在通风良好、环境干燥相对温度不超过50%的室内,否则对仪器的金属零件镀层和光学零件表都有不良的影响。
2. 裂隙灯显微镜的光学镜片是保证仪器正常使用的关键,务必经常保持清洁,当镜片沾染灰尘时,可用随机备件中的拂尘笔将灰尘轻轻拂去,如果镜片有油污时,可用脱脂棉花蘸60%的乙醇和40%的乙醚的混合液,轻轻擦拭,除去油污。
3. 光学镜片表面应尽量避免与手和人体其他部位接触,因为人体上的汗渍和油脂会直接影响光学零件表面的质量;如果因操作不慎接触后,应及时擦拭干净,以保证镜片能长期使用。
4. 仪器的聚光镜容易积灰尘,可取下灯盖和灯座,用拂尘笔将灰尘轻轻拂去,以保证仪器在正常工作时的光源质量。
5. 仪器的运动底座上的横轴暴露在外面的部分,应经常擦拭干净,并均匀地涂上一层极薄的润滑油,使之保持光滑;否则很轴容易生锈或沾染污垢而直接影响仪器的灵活操作。

6. 仪器在搬动时应将运动底座、裂隙灯臂和显微镜臂上的紧固螺栓拧紧,以防止在搬运时仪器滑出导轨或使其失去重心,摔坏仪器。仪器在正常使用时应将这三个螺栓松开。

7. 仪器使用完毕后,应及时套上仪器的防尘外罩,以防止仪器沾染灰尘和污物。

8. 仪器和备用光学零件(或附件)应贮藏在盛有干燥剂和干燥缸内保存。

9. 仪器在使用前请注意当地的电源是否符合本仪器对电源的使用要求。

七、关键词

裂隙灯 slit lamp

八、案例分析

患者,男,26 岁,双眼红、痛伴异物感 3 天。试对该患者进行裂隙灯检查。

参考答案:

1. 根据患者体型,调整坐椅高低及位置,患者颏部置颏架上,前额紧靠头部固定器。

2. 检查前向患者做适当解释,检查时嘱注视指示灯或直视显微镜。

3. 调整各部件,使裂隙灯与显微镜成 30°~50°,灯光从颞侧射入,对准角膜。此时检查者一手前后移动显微镜,使焦点落于角膜上;一手调整裂隙的长短及宽窄,使角膜上出现清晰的光学六面体。以后继续转动显微镜的高低螺旋及移动操作柄,即可进一步观察前房、虹膜、晶状体及玻璃体。

4. 检查前不可用眼膏涂眼;检查时禁忌强光炫眼;1 次观察时间不宜太长。

九、评分标准(见表 9-4-1)

表 9-4-1 裂隙灯检查参考评分标准

项目	分数	内容及评分标准	满分	得分
准备工作	10	患者准备:核对患者信息,告知操作目的,评估眼部情况	5	
		操作者准备:操作者穿着工作服,戴口罩、帽子,清洁双手	5	
操作过程	60	1. 根据患者体型,调整坐椅高低及位置	5	
		患者颏部置颏架上	5	
		前额紧靠头部固定器	5	
		2. 检查前向患者做适当解释	5	
		检查时嘱注视指示灯或直视显微镜	5	
		3. 调整各部件,使裂隙灯与显微镜成 30°~50°	5	
		灯光从颞侧射入,对准角膜	5	
		此时检查者一手前后移动显微镜,使焦点落于角膜上	5	
		一手调整裂隙的长短及宽窄,使角膜上出现清晰的光学六面体	5	
		以后继续转动显微镜的高低螺旋及移动操作柄,即可进一步观察前房、虹膜、晶状体及玻璃体	5	
		4. 检查前不可用眼膏涂眼,检查时禁忌强光炫眼	5	
		一次观察时间不宜太长	5	

续表

项目	分数	内容及评分标准	满分	得分
操作过程总体评价	20	操作熟练、稳重、操作顺序有条理、不慌乱	2	
		有无菌意识,各种器械握持及使用方法正确	3	
		操作时动作轻柔,态度认真严谨	4	
		沟通时有礼貌	4	
		时间把握得当,时间控制在10分钟以内	5	
		物品基本复原,废物废料销毁,丢弃到正确的位置	2	
提问	10	随机选择2个问题,每题5分	10	
总分	100		100	

相关问题:

1. 裂隙灯检查目的是什么?

2. 裂隙灯搬动时有哪些注意事项?

3. 裂隙灯检查时有哪些注意事项?

（冯月兰）

第五节　结膜囊冲洗
Conjunctival Flushing

一、目的

清除结膜囊内的分泌物、异物,特殊检查前洗眼以及化学性烧伤后的紧急冲洗,眼科手术的术前常规准备。

二、适应证

手术前准备,异物,化学伤。

三、禁忌证

眼球穿通伤及深层角膜溃疡,禁忌冲洗。

四、操作前准备

1. 行患者告知制度。

2. 操作者洗手戴口罩。

3. 用物　洗眼液用生理盐水,或2%硼酸溶液等,洗眼壶,受水器,软皂水,消毒棉签,一次性垫巾,一次性帽子,弯盘。

五、操作方法

1. 一般用微温生理盐水或3%硼酸水(32~34℃)作冲洗剂。

2. 患者仰头坐于诊疗椅上或仰卧床上,头向病侧眼倾斜。以塑料布置于患者肩前或枕后,以免沾污衣服或床单。

3. 将受水器紧贴颊部,先轻轻冲洗眼睑皮肤,再用拇指与示指轻轻分开上下眼睑,嘱患者向上、下、左、右各方向转动眼球,由内眦至外眦冲洗结膜囊各部分。每次冲洗时间为1~2分钟。

4. 冲洗完毕,应以无菌棉球揩拭患眼及颊部,然后取下受水器。

5. 对不能配合的幼儿,操作者膝上盖塑料布,与助手对坐,患儿躺在两人膝上,操作者以两膝固定其头部,并将其双腿向助手二侧胁部分开,助手以前臂及双手夹住患儿身体及双手使其不能乱动。操作者用一手拇指与示指向上下睑缘方向微加压分开上下睑,眼睑即自行翻转,暴露睑结膜及穹窿结膜,另一手将冲洗液冲洗结膜囊,接着滴眼药水或涂眼膏。

六、术后处理

1. 整理用物,用后的物品放入污物间,分类处理。

2. 向病人及家属交待术后注意事项。

3. 及时完成医疗文件记录。

七、注意事项

1. 眼球穿通伤及深层角膜溃疡,禁忌冲洗。

2. 冲洗前,眼部如有软膏,应行擦净。

3. 冲洗时,冲洗器应距眼 3~5cm,太近易于触及患眼而受污染。

4. 冲洗时翻开上下眼睑,务使穹窿部结膜暴露。

5. 冲洗液勿过冷过热,不可直接冲角膜,勿压迫眼球过重,并避免冲洗液流至颈部。

八、关键词

结膜囊冲洗 conjunctival flushing

九、案例分析

患者,男,20 岁,急性细菌性结膜炎 2 天,伴结膜囊内分泌物增多 1 天。患者行结膜囊冲洗时有哪些注意事项?

参考答案:

1. 如患眼角膜溃疡,禁忌冲洗。

2. 冲洗前,眼部如有软膏,应行擦净。

3. 冲洗时,冲洗器应距眼 3~5cm,太近易于触及患眼而受污染。

4. 冲洗时翻开上下眼睑,务使穹窿部结膜暴露。

5. 冲洗液勿过冷过热,不可直接冲角膜,勿压迫眼球过重,并避免冲洗液流至颈部。

十、评分标准(见表 9-5-1)

表 9-5-1 结膜囊冲洗参考评分标准

项目	分数	内容及评分标准	满分	得分
准备工作	25	玻璃洗眼壶或冲洗眼吊瓶	5	
		受水器	5	
		干棉球	5	
		冲洗液(生理盐水、3%硼酸溶液、2%碳酸氢钠溶液)	5	
		水温适宜 32~34℃	5	
操作过程	50	取坐位或仰卧位	5	
		病人自持受水器紧贴于面颊部或颞侧	5	
		撑开眼睑	5	

项目	分数	内容及评分标准	满分	得分
操作过程	50	洗眼壶或吊瓶冲洗头距眼 2~3cm	10	
		试水温	5	
		彻底冲洗	5	
		嘱病人转动眼球	5	
		反复彻底冲洗	5	
		洗必用干棉球拭干净,取下受水器	5	
操作过程总体评价	15	熟练规范程度	5	
		人文关怀	5	
		时间把握	5	
提问	10	随机选择 2 个问题,每题 5 分	10	
总分	100		100	

相关问题:

1. 结膜囊冲洗适宜水温是多少度?

2. 结膜囊冲洗液有哪几种?

3. 冲洗时冲洗器距离眼的距离为多少?

（冯月兰）

第六节　泪道冲洗
Lacrimal Flushing

一、目的
泪道检查或内眼术的准备。

二、适应证
1. 流泪或溢泪时,检查泪道是否狭窄或阻塞。

2. 慢性泪囊炎时,冲出泪囊内积存物。

3. 怀疑泪道损伤的眼外伤患者。

三、禁忌证
在泪囊和泪道的急性炎症期间禁止冲洗泪道。

四、操作前准备
用物准备:表面麻醉药(如盐酸奥布卡因滴眼液、丁卡因滴眼剂)、生理盐水、注射器、冲洗针头、泪点扩张器、棉签、纸巾或纱布、照明灯。

五、操作方法
冲洗前先挤压泪囊部,观察有无黏液或脓性分泌物排出,如有排出,应尽量使囊内积存物排空。用沾有表面麻醉药的棉花签或小棉球,放在上下泪小点之间,让患者闭眼夹住,麻醉 5~10 分钟。受检者可取坐位(或卧位),头部微后仰并固定。冲洗下泪小点时,眼向上注视,将下眼睑近内眦部轻轻下拉,暴露下泪小点。冲洗上泪小点时,眼向下注视,将上眼睑近内眦部轻轻外翻,暴露上泪小点。如泪小点较小,先用泪小点扩张器垂直插进泪小点 1~2mm,再向鼻侧转自水平方向,轻轻捻转,扩张泪小点。用装有冲洗液的注射器装上大小合适的泪道冲洗针头,垂直插入泪小点 1~2mm,再将针头向鼻侧转至水平方向,向内眦部沿泪小管走行方向将针头推进 4~6mm,缓慢注入生理盐水,并询问受检者咽部有无液体流入,或请受检者低头观察有无水液从鼻孔流出,并注意注水时有无阻力及泪小点有无水液反流及反流液体性质。冲洗完毕时,滴用抗生素眼药水。

六、术后处理

1. 整理用物,用后的物品放入污物间,分类处理。
2. 向病人及家属交待术后注意事项。
3. 及时完成医疗文件记录。

七、并发症

泪小点撕裂、假泪道、泪小点粘连、鼻腔少量出血。

八、注意事项

1. 不合作的患者,如儿童,冲洗前必须使头部固定,以确保安全。
2. 泪小点狭小时,先用泪点扩张器扩大泪点后再冲洗。
3. 泪道冲洗时,动作要轻柔,以免损伤相邻组织。
4. 泪道冲洗注入液体时,若出现下睑水肿,表明假道形成,应立即拔出冲洗针头,停止冲洗。必要时使用抗生素药物。

九、关键词

泪道冲洗   lacrimal flushing

十、案例分析

患者,女,60 岁,有眼流泪伴分泌物增多 2 月。请运用所学知识为患者行泪道冲洗。

参考答案:

冲洗前先挤压泪囊部,观察有无黏液或脓性分泌物排出,如有排出,应尽量使囊内积存物排空。用沾有表面麻醉药的棉花签或小棉球,放在上下泪小点之间,让患者闭眼夹住,麻醉 5~10 分钟。受检者可取坐位(或卧位),头部微后仰并固定。冲洗下泪小点时,眼向上注视,将下眼睑近内眦部轻轻下拉,暴露下泪小点。冲洗上泪小点时,眼向下注视,将上眼睑近内眦部轻轻外翻,暴露上泪小点。如泪小点较小,先用泪小点扩张器垂直插进泪小点 1~2mm,再向鼻侧转自水平方向,轻轻捻转,扩张泪小点。用装有冲洗液的注射器装上大小合适的泪道冲洗针头,垂直插入泪小点 1~2mm,再将针头向鼻侧转至水平方向,向内眦部沿泪小管走行方向将针头推进 4~6mm,缓慢注入生理盐水,并询问受检者咽部有无液体流入,或请受检者低头观察有无水液从鼻孔流出,并注意注水时有无阻力及泪小点有无水液反流及反流液体性质。冲洗完毕时,滴用抗生素眼药水。

十一、评分标准(见表 9-6-1)

表 9-6-1   泪道冲洗参考评分标准

项目	分数	内容及评分标准	满分	得分
准备工作	20	患者准备:核对患者信息,告知操作目的,评估眼部情况	5	
		操作者准备:操作者穿着工作服,戴口罩、帽子,清洁双手	5	

项目	分数	内容及评分标准	满分	得分
准备工作	20	用物准备:表面麻醉药(如盐酸奥布卡因滴眼液、丁卡因滴眼剂)、生理盐水、注射器、冲洗针头、泪点扩张器、棉签、纸巾或纱布、照明灯	5	
		严格无菌原则,未污染用物	5	
操作过程	48	患者取卧位或坐位	2	
		10ml 注射器抽取生理盐水 5~10ml,注意无菌操作	4	
		将注射器针头更换为泪道冲洗针头,注意无菌操作	4	
		打开照明灯	2	
		挤压泪囊部	2	
		观察有无黏液或脓性分泌物排出,如有排出,应尽量使囊内积存物排空,并用棉花签或纱布擦净分泌物	4	
		将蘸有表麻药的棉签或小棉球放在上下泪小点之间	2	
		让患者闭眼夹住	2	
		麻醉 5~10 分钟	2	
		被检查眼向上注视,下拉下眼睑近内眦部,暴露下泪小点(当冲洗上泪小点时,眼向下注视,将上眼睑近内眦部轻轻外翻,暴露上泪小点)	4	
		当泪小点较小,先用泪小点扩张器垂直插进泪小点 1~2mm	2	
		再向鼻侧转至水平方向,轻轻捻转,扩张泪小点,泪道冲洗针头垂直插入泪小点 1~2mm	4	
		再将针头向鼻侧转至水平方向	2	
		向内眦部沿泪小管走行方向将针头推进 4~6mm	2	
		缓慢注入生理盐水	2	
		并询问受检者咽部有无液体流入(或受检者低头观察有无水液从鼻孔流出)	2	
		并注意注水时有无阻力及泪小点有无水液反流及反流液体性质	4	
		冲洗完毕时,滴用抗生素眼药水	2	
操作过程总体评价	22	操作时动作轻柔	2	
		态度认真严谨	4	
		沟通时有礼貌	4	
		冲洗时注意观察并询问患者情况	2	
		时间把握得当,时间控制在 15 分钟以内	6	
		物品基本复原,废物废料销毁,丢弃到正确的位置,泪道冲洗针头回收	4	
提问	10	随机选择 2 个问题,每题 5 分	10	
总分	100		100	

相关问题:

1. 当患者泪点较小时应如何处理?

2. 泪道冲洗时各个方向进针应如何把握?

3. 泪道冲洗有哪些并发症?

(冯月兰)

第七节 眼外伤处理技术及相关知识
Ocular Trauma Treatment Technology and Related Knowledge

一、目的

眼外伤应作为急症处理。对眼部化学伤,应立即用清洁的水充分冲洗,然后再进一步详检。凡创口污染或创口较深者,应使用适量抗生素和注射破伤风抗毒素。

二、适应证

1. 各种眼睑裂伤,包括眼睑割裂伤、穿孔伤和撕裂伤等。
2. 泪小管断裂。
3. 角膜裂伤。
4. 前房冲洗术。
5. 眼球内异物。
6. 眶内壁修复术。

三、禁忌证

眼外伤急救措施:不可揉,以防异物滚动损伤眼球。

四、操作前准备

1. 生理盐水或3%硼酸水冲洗结膜囊。
2. 消毒棉签蘸少许生理盐水轻轻擦去,然后滴用抗生素眼药水。

五、操作方法

眼外伤是由于机械性、物理性、化学性等因素直接作用于眼部,引起眼的结构和功能损害。眼外伤根据外伤的致伤因素,可分为机械性和非机械性。

1. 眼球前节机械性眼外伤

(1)角膜外伤:闭合伤口,预防感染,促进愈合。

(2)角巩膜缘和前部巩膜外伤:手术修复伤口,预防感染。

(3)外伤性前性出血:前房出血消失。

(4)外伤性虹膜根部离断:当虹膜根部离断伴有复视时,可行虹膜根部进行缝合术,将离断的虹膜缝合于角巩膜缘内侧。

(5)外伤性前房后退:如发生继发性青光眼,降低眼压至合理范围。

(6)外眼及眼前节异物:去出异物,预防感染。

2. 眼球后节机械性眼外伤

(1)眼球内异物:及早取出异物,防止并发症的发生。

(2)外伤性玻璃体积血:消除玻璃体积血。

(3)外伤性视网膜脱离和增生性玻璃体视网膜病变:在手术显微镜下Ⅰ期处理眼球伤口。

(4)伤后7~14天进行2期视网膜和玻璃体手术。无光感的患者也有恢复部分视功能的可能,因此不要轻易放弃治疗。

(5)视网膜震荡与挫伤:对症治疗,促进视网膜的恢复。

(6)视神经损伤:针对病因进行治疗,促使视神经功能的恢复。

(7)眼球破裂:修复眼球的完整性,预防感染。

3. 眼附属器机械性外伤

(1)眼睑外伤:清创外伤,保持眼睑的完整性,预防感染。

(2)泪小管断裂伤:吻合断裂的泪小管。

(3)爆裂性眼眶壁骨折:减轻眼眶组织的水肿和粘连,修复骨折,保持眼眶的完整性。

(4)眶内异物:根据异物性质和部位决定是否手术取出,进行积极的抗感染治疗。

4. 化学性外伤

(1)眼部酸性烧伤:进行现场急救和后续治疗,尽量保持眼部组织的完整性和功能。

(2)眼部碱性烧伤:进行现场急救和后续治疗,尽量保持眼部组织的完整性和功能。

5. 热烧伤性眼外伤　防止感染,促进创面愈合以及对后遗症的处理。

6. 眼辐射性损伤　对症治疗,保持眼部组织的完整性和功能。

六、眼外伤术后处理

1. 整理用物,用后的物品放入污物间,分类处理。

2. 向病人及家属交待术后注意事项。

3. 及时完成医疗文件记录。

七、并发症

1. 感染性眼内炎。

2. 交感性眼炎。

3. 外伤性增殖性玻璃体视网膜病变。

八、注意事项

1. 在灯光照明下,记录眼睑、结膜、泪器和眼肌等损伤的部位、范围、程度、并发症如出血、感染、异物存留等情况,应描述、绘图,涉及整形时应照相记录。

2. 眼球受撞后应去医院进行一次检查,排除眼内出血,晶体脱位,网膜肿胀等不良情况,及时治疗,以免造成视力减退以致失明的不良后果。

3. 当伤员反应眼内有一股"热泪"流出,并有眼痛、视力下降时应考虑有眼球穿孔伤,需立即用消毒纱布覆盖。如没有消毒纱布则宁愿暴露勿用不洁手和其他物品代为遮盖,即时送医院进行处理。

4. 酸、碱等化学物质溅入眼内时,应立即用清水冲洗眼睛,不能等到送医院再进行处理,因为腐蚀性物质在结膜囊内多留1分钟,就必然多造成一些眼部的损害,所以必须立刻冲洗,不必强调冲洗液的消毒,为了消毒液而耽误时间,加重伤势造成不可补救的眼球损害,这是最大的错误。冲洗后立刻送医院作进一步诊治。

5. 对伤眼已遭受严重损坏,视功能完全消失不能再恢复者,应做好心理疏导,劝助病人及时摘除伤眼以防后患。

6. 尤其在车祸、爆炸伤、战伤等有复合伤及多处伤的情况,注意有无重要脏器及其他器官损伤,有无休克及出血,应由有关专科首先检查和处理。

九、关键词

眼外伤　ocular trauma

处理技术　treatment technology

十、案例分析

患者,男,2小时前,用锤子敲打石头时右眼被异物射伤。右眼视力:1.0,球结膜充血,10点方位可见结膜裂伤。请运用所学知识该患者应如何处理。

参考答案：

应作以下处理：

1. 生理盐水或3%硼酸水冲洗结膜囊。

2. 消毒棉签蘸少许生理盐水轻轻擦去,然后滴用抗生素眼药水,必要时行结膜裂伤缝合术。

十一、评分标准(见表9-7-1)

表9-7-1　眼外伤处理参考评分标准

项目	分数	内容及评分标准	满分	得分
准备工作	30	患者准备:核对患者信息,告知操作目的,评估眼部情况	10	
		操作者准备:操作者穿着工作服,戴口罩、帽子,清洁双手	10	
		用物准备:生理盐水,消毒棉签	10	
操作过程	38	不可揉,以防异物滚动损伤眼球	8	
		可将眼皮向前拉,让眼泪将异物冲走或用冷开水冲洗以冲走异物	10	
		闭上眼睛,眼珠向下,用生理盐水或3%硼酸水冲洗结膜囊	10	
		消毒棉签蘸少许生理盐水轻轻擦去,然后滴用抗生素眼药水	10	
操作过程总体评价	22	操作熟练、稳重、操作顺序有条理、不慌乱	4	
		有无菌意识各种器械握持及使用方法正确	4	
		操作时动作轻柔,冲洗时注意观察并询问患者情况	4	
		态度认真严谨沟通时有礼貌	4	
		时间把握得当,时间控制在15分钟以内	2	
		物品基本复原,废物废料销毁,丢弃到正确的位置	4	
提问	10	随机选择2个问题,每题5分	10	
总分	100		100	

相关问题：

1. 当伤员反映眼内有一股"热泪"流出,并有眼痛、视力下降时应如何处理?

2. 眼外伤并发症有哪些?

3. 酸、碱等化学物质溅入眼内时,应做何处理?

(冯月兰)

参 考 答 案

第一节　视功能检查及临床应用

答案：

1. 综合验光仪、镜片箱、检影仪、电脑验光仪。

2. 对于不能辨认眼前手动的被检者,应测验有无光感。光感的检查是在5m长的暗室内进行,先用手巾或手指遮盖一眼,不得透光。检者持一烛光或手电在被检者的眼前方,时亮时灭,让其辨认是否有光。如5米处不能辨认时,将光移近,记录能够辨认光感的最远距离。无光感者说明视力消失,临床上记录为"无光感"。

3. 有光感者,为进一步了解视网膜机能,尚须检查光定位,方法是嘱被检者注视正前方,在眼前1米远处,分别将烛光置于正前上、中、下,颞侧上、中、下,鼻侧上、中、下共9个方向,嘱被检者指出烛光的方向,并记录之,能辨明者记"+",不能辨出者记"−"。

第二节 眼压检查方法及相关知识

答案:

1. 按测量键进行测量,连续3次取平均值,测量结束后,将结果打印出来。

2. 眼压测量通常应用于青光眼。

3. 正常眼压的范围为10~21mmHg(1.47~2.79Kpa)。

第三节 眼底检查法及相关知识

答案:

1. 眼底检查记录:为说明和记录眼底病变的部位及其大小范围,通常以视神经乳头,视网膜中央动、静脉行径,黄斑部为标志,表明病变部与这些标志的位置距离和方向关系。距离和范围大小一般以视神经乳头直径PD(1PD=1.5mm)为标准计算。记录病变隆起或凹陷程度,是以看清病变区周围视网膜面与看清病变隆起最高处或凹陷最低处的屈光度(D)差来计算,每差3个屈光度等于1mm。

2. 检查眼底时虽经拨动任何一个镜盘,仍不能看清眼底,也说明眼的屈光间质有混浊,需进一步作裂隙灯检查。对小儿或瞳孔过小不易窥入时,常需散瞳观察,散瞳前必须排除青光眼。

3. 视神经乳头直径1.5mm。

第四节 裂隙灯显微镜检查方法及临床应用

答案:

1. 能使表浅的病变观察得十分清楚,而且可以调节焦点和光源宽窄,使深部组织的病变也能清楚地显现。

2. 仪器在搬动时应将运动底座、裂隙灯臂和显微镜臂上的紧固螺栓拧紧,以防止在搬运时仪器滑出导轨或使其失去重心,摔坏仪器。仪器在正常使用时应将这三个螺栓松开。

3. 检查前不可用眼膏涂眼;检查时禁忌强光炫眼(5分);1次观察时间不宜太长。

第五节 结膜囊冲洗

答案:

1. 水温适宜32~34℃。

2. 冲洗液(生理盐水、3%硼酸溶液、2%碳酸氢钠溶液)。

3. 冲洗时,冲洗器应距眼3~5cm,太近易于触及患眼而受污染。

第六节 泪道冲洗

答案:

1. 当泪小点较小,先用泪小点扩张器垂直插进泪小点1~2mm,再向鼻侧转至水平方向,轻轻捻转,扩张泪小点。

2. 泪道冲洗针头垂直插入泪小点1~2mm,再将针头向鼻侧转至水平方向,向内眦部沿泪小管走行方向将针头推进 4~6mm。

　　3. 泪小点撕裂、假泪道、泪小点粘连、鼻腔少量出血。

第七节　眼外伤处理技术及相关知识

　　答案：

　　1. 此时考虑有眼球穿孔伤，需立即用消毒纱布覆盖。如没有消毒纱布则宁愿暴露勿用不洁手和其他物品代为遮盖，即时送医院进行处理。

　　2. 感染性眼内炎；交感性眼炎；外伤性增殖性玻璃体视网膜病变。

　　3. 酸、碱等化学物质溅入眼内时，应立即用清水冲洗眼睛，不能等到送医院再进行处理，因为腐蚀性物质在结膜囊内多留一分钟，就必然多造成一些眼部的损害，所以必须立刻冲洗，不必强调冲洗液的消毒。

参 考 文 献

［1］赵堪兴.眼科学［M］.8 版.北京：人民卫生出版社，2013.

［2］丁淑华.五官科护理学［M］.9 版.北京：中国中医药出版社，2012.

第十章

耳鼻喉科技能操作

第一节　耳的一般检查方法
Ear Examination

一、目的

掌握耳部的检查方法及内容。

二、用品准备

额镜、光源、耳镜。

三、检查步骤

1. 患者取侧坐位,受检耳朝向检查者。

2. 检查者戴额镜,对光。

3. 用单手或双手将耳廓向后、上、外牵拉,使外耳道变直(婴幼儿需将耳廓向下牵拉并将耳屏向前推移)。如外耳道狭窄,可置入耳镜,保持耳镜管轴与外耳道长轴一致。

4. 检查外耳道及鼓膜。

5. 检查内容

(1)外耳道内有无异物、耵聍、异常分泌物,如有应清理。观察外耳道有无新生物,皮肤是否红肿,有无疖肿,外耳道有无狭窄等。

(2)观察鼓膜标志是否清晰,有无充血,色泽是否正常,有无鼓膜内陷或凸出,有无鼓膜穿孔,如有应观察穿孔部位及大小,鼓室黏膜色泽及有无异常分泌物。

四、注意事项

1. 因外耳道呈弯曲状,成人受检者耳廓需向后上外牵拉,婴幼儿需将耳廓向下牵拉并将耳屏向前推移。

2. 耳镜置入前端勿超过软骨部,以免引起疼痛。患有外耳道炎尤其是外耳道疖者应避免使用耳镜。

五、案例分析

患儿,男,3岁,因"左耳痛1天"来诊。首先需行何检查,主要的观察内容是什么?

参考答案:

首先需行耳部检查,要观察外耳道内有无异物、耵聍及异常分泌物。观察外耳道皮肤是否红肿,有无疖肿等。然后需要观察鼓膜标志是否清晰,有无充血,色泽是否正常,有无鼓膜内陷或凸出,有无鼓膜穿孔,如有应观察穿孔部位及大小,鼓室黏膜色泽及有无异常分泌物。

六、评分标准(见表 10-1-1)

表 10-1-1　耳检查参考评分标准

项目	分数	内容及评分标准	满分	得分
准备工作	12	1. 衣帽、口罩穿戴整齐	2	
		2. 与患者及家属沟通,向患者及家属解释耳部检查的方法、目的和必要性,缓解患者紧张情绪	4	
		3. 用物准备:额镜、光源、耳镜	6	
操作过程	60	1. 患者取侧坐位,受检耳朝向检查者	4	
		2. 检查者戴额镜,对光	6	
		3. 用单手或双手将耳廓向后、上、外牵拉,使外耳道变直(婴幼儿需将耳廓向下牵拉并将耳屏向前推移)。如外耳道狭窄,可置入耳镜,保持耳镜管轴与外耳道长轴一致	20	
		4. 观察外耳道内有无异物、耵聍、异常分泌物,如有应清理(6分) 5. 观察外耳道有无新生物,皮肤是否红肿,有无疖肿,外耳道有无狭窄等(8分) 6. 观察鼓膜标志是否清晰,有无充血,色泽是否正常(6分) 7. 有无鼓膜内陷或凸出,有无鼓膜穿孔,如有应观察穿孔部位及大小,鼓室黏膜色泽及有无异常分泌物(6分)	26	
		8. 整理物品	4	
操作过程总体评价	18	人文关怀:言语通俗易懂,态度和蔼,沟通有效	6	
		操作熟练	6	
		时间把握:整体时间控制在10分钟以内	4	
		物品复原整理	2	
提问	10	随机选择2个问题,每题5分	10	
总分	100		100	

相关问题:

1. 请简述耳部检查耳廓的牵拉方向。
2. 请简述婴幼儿耳部检查的耳廓牵拉方向。
3. 置入耳镜时,前端不应超过什么位置?

（王晨滨　姚易凯）

第二节　鼻腔、鼻窦检查法
Nasal Cavity Examination

一、目的

掌握鼻腔、鼻窦的检查方法及内容。

二、用品准备

额镜、光源、前鼻镜、吸引器、枪状镊、鼻黏膜收缩剂(麻黄碱、肾上腺素)。

三、检查步骤

1. 患者取坐位,检查者位于患者正前方。

2. 检查者戴额镜,对光。

3. 嘱受检者头稍后仰,检查者用拇指将其鼻尖抬起,观察鼻前庭有无皮肤充血、肿胀、糜烂、溃疡、疖肿、肿块、鼻毛脱落和结痂等。

4. 检查者一手执前鼻镜,以手掌及中指、无名指、小指负责鼻镜的开闭,示指附于受检者鼻尖做支撑,另一手扶持受检者的面颊部或头顶部以调整其头的位置。先将前鼻镜的两叶合拢,与鼻腔底平行伸入鼻前庭,切勿超过鼻阈,以免引起疼痛或损伤鼻中隔黏膜致出血。然后,将前鼻镜的两叶轻轻上下张开,抬起鼻翼,扩大前鼻孔,按下述顺序进行检查。

5. 第一头位 嘱患者头位稍低,观察鼻腔底、下鼻甲、下鼻道,鼻中隔前下部分及总鼻道的下段。

6. 第二头位 嘱患者头部逐渐后仰,与鼻底成约30°,检查鼻中隔的中段、中鼻甲、中鼻道和嗅裂的一部分。

7. 第三头位 嘱患者头部逐渐后仰至与鼻底成约60°,观察鼻中隔的上部、中鼻甲前端、鼻丘、嗅裂和中鼻道的前下部。

8. 检查过程中,可根据观察的需要,使受检者头部左右转动,以便能详细观察到鼻腔的内壁和外壁。检查结束,将前鼻镜的两叶并拢后退出,以免夹住鼻毛而引起疼痛。观察内容:观察鼻腔黏膜色泽是否正常,有无黏膜水肿、充血,黏膜表面是否光滑,鼻中隔有无偏曲,诸鼻道有无异常分泌物,有无新生物等。如鼻甲肥大或肿胀,影响检查,可在应用鼻黏膜收缩剂后再行检查。

四、注意事项

1. 前鼻镜检查时不应超过鼻内孔,以免损伤鼻腔黏膜造成疼痛或出血。

2. 检查结束应先闭拢鼻镜再退出。

五、案例分析

患者,女,40岁,因双侧持续鼻塞,黄脓涕1月来院就诊。患者首先需行何检查,检查中需要观察的内容?

参考答案:

患者首先需行前鼻镜检查,检查需在各个头位进行,观察鼻腔底、下鼻甲、下鼻道、鼻中隔、中鼻甲、中鼻道及嗅裂。观察鼻腔黏膜色泽是否正常,有无黏膜水肿、充血,黏膜表面是否光滑,鼻中隔有无偏曲,诸鼻道有无异常分泌物,有无新生物等。

六、评分标准(见表10-2-1)

表 10-2-1 鼻腔检查参考评分标准

项目	分数	内容及评分标准	满分	得分
准备工作	12	1. 衣帽、口罩穿戴整齐	2	
		2. 与患者及家属沟通,向患者及家属解释鼻腔检查的方法、目的和必要性,缓解患者紧张情绪	4	

项目	分数	内容及评分标准	满分	得分
准备工作	12	3. 用物准备:额镜、光源、前鼻镜、吸引器、枪状镊、鼻黏膜收缩剂(麻黄碱、肾上腺素)	6	
操作过程	60	1. 患者取坐位,检查者位于患者正前方	2	
		2. 检查者戴额镜,对光	2	
		3. 嘱受检者头稍后仰,检查者用拇指将其鼻尖抬起,观察鼻前庭有无皮肤充血、肿胀、糜烂、溃疡、疖肿、肿块、鼻毛脱落和结痂等	8	
		4. 检查者一手执前鼻镜,以手掌及中指、无名指、小指负责鼻镜的开闭,示指附于受检者鼻尖做支撑,另一手扶持受检者的面颊部或头顶部以调整其头的位置。先将前鼻镜的两叶合拢,与鼻腔底平行伸入鼻前庭,切勿超过鼻阈,以免引起疼痛或损伤鼻中隔黏膜而致出血。然后,将前鼻镜的两叶轻轻上下张开,抬起鼻翼,扩大前鼻孔,按下述顺序进行检查	10	
		5. 嘱患者头位稍低,观察鼻腔底、下鼻甲、下鼻道,鼻中隔前下部分及总鼻道的下段	8	
		6. 嘱患者头部逐渐后仰,与鼻底成约30°,检查鼻中隔的中段、中鼻甲、中鼻道和嗅裂的一部分	8	
		7. 嘱患者头部逐渐后仰至与鼻底成约60°,观察鼻中隔的上部、中鼻甲前端、鼻丘、嗅裂和中鼻道的前下部	8	
		8. 检查过程中,可根据观察的需要,使受检者头部左右转动,以便能详细观察到鼻腔的内壁和外壁	10	
		9. 检查结束,将前鼻镜的两叶并拢后退出,以免夹住鼻毛而引起疼痛	4	
操作过程总体评价	18	人文关怀:言语通俗易懂,态度和蔼,沟通有效	6	
		操作熟练	6	
		时间把握:整体时间控制在5分钟以内	4	
		物品复原整理	2	
提问	10	随机选择2个问题,每题5分	10	
总分	100		100	

相关问题:

1. 前鼻镜检查包括几个头位?
2. 前鼻镜检查鼻镜两叶不应超过什么位置?
3. 检查中鼻道患者应该处于什么头位?

(王晨滨 姚易凯)

第三节 咽喉检查法
Pharynx and Larynx Examination

一、目的

掌握鼻咽、口咽、喉咽及喉部的检查方法及内容。

二、用品准备

压舌板、间接鼻咽镜、间接喉镜、额镜、纱布、光源。

三、检查步骤

鼻咽检查方法：

1. 患者取坐位，检查者位于患者正前方。

2. 向患者解释检查步骤及要求，嘱其经鼻均匀呼吸。

3. 将间接鼻咽镜在加热器上加热，以不烫手为度。

4. 额镜对好光，左手以压舌板将舌前 2/3 下压，右手以执笔式将间接鼻咽镜从左侧口角送至软腭与咽后壁之间，首先找到鼻中隔后端作为标志，依次观察鼻咽顶后壁、双侧后鼻孔区、双侧咽鼓管圆枕、咽鼓管咽口、咽隐窝、软腭后壁。

5. 观察内容　鼻咽部有无新生物、腺样体残留，黏膜表面是否光滑，有无溃疡及局部膨隆，黏膜色泽是否正常，有无出血点等。

注意事项：

1. 间接鼻咽镜检查小儿难配合。

2. 咽反射敏感患者可以 1% 丁卡因口咽表面麻醉后再行检查。

口咽部检查方法：

1. 患者取坐位，检查者位于患者正前方。

2. 额镜对光，患者张口，以压舌板将舌前 2/3 下压，嘱患者发"啊"音，观察软腭、悬雍垂、腭舌弓、腭咽弓、口咽后壁。分别下压舌体两侧，观察双侧腭扁桃体。

3. 观察内容　软腭运动是否正常、悬雍垂是否居中、黏膜色泽是否正常、表面有无新生物或局部膨隆、淋巴滤泡有无增生、有无异常分泌物或伪膜。双侧腭扁桃体大小、有无充血、有无异常分泌物、有无伪膜、咽反射有无减弱或消失等。

注意事项：

1. 压舌板位置要合适，避免诱发咽反射。

2. 压舌板用力要适当，用力过大可导致舌抵抗，应嘱患者放松，平静呼吸，舌体置于口底。

喉咽及喉部检查方法：

1. 患者端坐位，检查者位于患者正前方。

2. 额镜对光，间接喉镜加热至温而不烫。

3. 嘱患者张口伸舌，以纱布裹住舌前 1/3，左手拇指与中指捏住舌前，向前下将舌体拉出，左手示指抵住上唇固定。

4. 执笔式将间接喉镜从患者左侧口角放入患者口咽部，镜面向下，镜背将软腭悬雍垂轻推起。

5. 依次检查舌根、会厌舌面、会厌谷、下咽侧壁。嘱患者发"yi"音，依次检查会厌喉面、喉前庭、双侧室带、喉室、双侧声带、前联合、披裂、杓间区、双侧梨状窝、环后区、下咽后壁。

6. 观察内容　喉咽及喉部有无新生物；黏膜表面是否光滑，有无溃疡及局部膨隆，黏膜色泽是否正常，有无出血点及水肿；双侧声带、室带、披裂运动是否正常；双侧梨状窝有无积液等。

四、注意事项

1. 如患者咽反射敏感，需在黏膜表面麻醉下完成检查。

2. 间接喉镜检查应注意将下咽及喉部各个部位依次检查，不应遗漏。

五、案例分析

患者,女,35 岁,因"咽痛 3 天,加重伴发热 1 天"来诊。首先需行何检查,主要的观察内容是什么?

参考答案:

患者首先需行口咽部检查,同时行间接喉镜下的下咽及喉部检查。检查的内容包括:双侧腭扁桃体大小、有无充血、有无异常分泌物、有无伪膜。口咽后壁黏膜色泽是否正常、表面有无新生物或局部膨隆、淋巴滤泡有无增生、有无异常分泌物或伪膜。间接喉镜下要检查下咽及喉部有无新生物;黏膜表面是否光滑,有无溃疡及局部膨隆,黏膜色泽是否正常,有无充血及水肿等。

六、评分标准(见表 10-3-1)

表 10-3-1　咽喉检查参考评分标准

项目	分数	内容及评分标准	满分	得分
准备工作	12	1. 衣帽、口罩穿戴整齐	2	
		2. 与患者及家属沟通,向患者及家属解释咽喉检查的方法、目的和必要性,缓解患者紧张情绪	4	
		3. 用物准备:压舌板、间接鼻咽镜、间接喉镜、额镜、纱布、光源	6	
操作过程	60	1. 患者取坐位,检查者位于患者正前方	2	
		2. 向患者解释检查步骤及要求,嘱其经鼻均匀呼吸	2	
		3. 将间接鼻咽镜在加热器上加热,以不烫手为度	2	
		4. 额镜对好光,左手以压舌板将舌前 2/3 下压,右手以执笔式将间接鼻咽镜从左侧口角送至软腭与咽后壁之间,首先找到鼻中隔后端作为标志,依次观察鼻咽顶后壁、双侧后鼻孔区、双侧咽鼓管圆枕、咽鼓管咽口、咽隐窝、软腭后壁。	15	
		5. 额镜对光,患者张口,以压舌板将舌前 2/3 下压,嘱患者发"啊"音,观察软腭、悬雍垂、腭舌弓、腭咽弓、口咽后壁。分别下压舌体两侧,观察双侧腭扁桃体	15	
		6. 额镜对光,间接喉镜加热至温而不烫	4	
		7. 嘱患者张口伸舌,以纱布裹住舌前 1/3,左手拇指与中指捏住舌前,向前下将舌体拉出,左手食指抵住上唇固定	3	
		8. 执笔式将间接喉镜从患者左侧口角放入患者口咽部,镜面向下,镜背将软腭悬雍垂轻推起	2	
		9. 依次检查舌根、会厌舌面、会厌谷、下咽侧壁。嘱患者发"yi"音,依次检查会厌喉面、喉前庭、双侧室带、喉室、双侧声带、前联合、披裂、杓间区、双侧梨状窝、环后区、下咽后壁	15	
操作过程总体评价	18	人文关怀:言语通俗易懂,态度和蔼,沟通有效	6	
		操作熟练	6	
		时间把握:整体时间控制在 10 分钟以内	4	
		物品复原整理	2	
提问	10	随机选择 2 个问题,每题 5 分	10	
总分	100		100	

相关问题：

1. 行口咽检查,压舌板以不超过舌体什么位置为宜?

2. 间接喉镜检查时首先需对间接喉镜做何处理?

3. 间接喉镜检查喉腔时,应嘱患者发何音?

（王晨滨　姚易凯）

第四节　外耳道异物的处理技术
Foreign Bodies in External Auditory Meatus

一、目的

掌握外耳道异物的处理方法。

二、适应证

外耳道异物。

三、禁忌证

严重的外耳道炎症,外耳道狭窄。

四、操作前准备

1. 安抚患者,避免紧张及恐惧情绪。

2. 询问病史,了解异物类别、性状。

3. 物品准备　光源、额镜、耳镜、耵聍钩、膝状镊、吸引器、1%丁卡因溶液。

五、操作方法

1. 患者取侧坐位,患耳朝向检查者。

2. 检查者戴额镜,对光。

3. 用单手或双手将耳廓向后、上、外牵拉,使外耳道变直(婴幼儿需将耳廓向下牵拉并将耳屏向前推移)。如外耳道狭窄,可置入耳镜,保持耳镜管轴与外耳道长轴一致。检查异物的性状、数量、位置。

4. 如为不能配合之小儿患者,需在全麻下操作。成人一般不需麻醉。

5. 如为活动性昆虫异物,先将患耳向上,耳道内滴入1%丁卡因溶液或油性制剂,待昆虫窒息不动后,吸出丁卡因溶液或油性制剂,如为较小异物,可用吸引器吸出,如为较大异物,则以膝状镊夹出。

6. 如为植物性异物或非生物性异物,以耵聍钩沿耳道壁与异物之间的缝隙插入,越过异物后,将耵聍钩旋转90°,将异物勾出。

7. 异物取出后,检查外耳道及鼓膜有无损伤,如有,术后需应用抗生素预防感染。

六、并发症

外耳道及鼓膜损伤。

七、注意事项

1. 如为圆形光滑异物,不应使用膝状镊夹取,以免将异物推入耳道深部。

2. 使用耵聍钩时应沿耳道壁与异物之间缝隙伸入,避免损伤耳道壁及鼓膜。

八、关键词

耳道异物　foreign body in external auditory meatus

九、案例分析

患者,男,35 岁,因"左外耳道昆虫异物 1 小时"来诊。试述处理方法。

参考答案:

首先耳道内滴入 1%丁卡因溶液或油性制剂,待昆虫窒息不动后,吸出丁卡因溶液或油性制剂,如为较小异物,可用吸引器吸出,如为较大异物,则以膝状镊夹出。

十、评分标准(见表 10-4-1)

表 10-4-1 外耳道异物取出术参考评分标准

项目	分数	内容及评分标准	满分	得分
准备工作	12	1. 衣帽、口罩穿戴整齐	2	
		2. 与患者及家属沟通,向患者及家属解释耳道异物的方法、目的和必要性,安抚患者,缓解患者紧张情绪	4	
		3. 用物准备:光源、额镜、耳镜、盯聍钩、膝状镊、吸引器、1%丁卡因溶液	6	
操作过程	60	1. 患者取侧坐位,患耳朝向检查者	2	
		2. 检查者戴额镜,对光	2	
		3. 用单手或双手将耳廓向后、上、外牵拉,使外耳道变直(婴幼儿需将耳廓向下牵拉并将耳屏向前推移),如外耳道狭窄,可置入耳镜,保持耳镜管轴与外耳道长轴一致,检查异物的性状、数量、位置	10	
		4. 如为不能配合之小儿患者,需在全麻下操作。成人一般不需麻醉	2	
		5. 如为活动性昆虫异物,先将患耳向上,耳道内滴入 1%丁卡因溶液或油性制剂,待昆虫窒息不动后,吸出丁卡因溶液或油性制剂,如为较小异物,可用吸引器吸出,如为较大异物,则以膝状镊夹出	16	
		6. 如为植物性异物或非生物性异物,以盯聍钩沿耳道壁与异物之间的缝隙插入,越过异物后,将盯聍钩旋转 90°,将异物钩出	16	
		7. 异物取出后,检查外耳道及鼓膜有无损伤,如有,术后需应用抗生素预防感染	10	
		8. 物品复原	2	
操作过程总体评价	18	无菌观念	4	
		人文关怀:言语通俗易懂,态度和蔼,沟通有效	4	
		操作熟练	4	
		时间把握:整体时间控制在 10 分钟以内	4	
		物品复原整理	2	
提问	10	随机选择 2 个问题,每题 5 分	10	
总分	100		100	

相关问题:

1. 活动性昆虫异物,首先需做何处理?

2. 非生物性异物,耵聍钩插入角度?

3. 异物取出后还需做何检查?

（王晨滨　姚易凯）

第五节　鼻出血的处理技术
Epistaxis

一、目的

掌握鼻出血的处理方法。

二、适应证

1. 反复、多或少量鼻出血者。

2. 急性大量鼻出血者。

3. 鼻腔、鼻窦手术术后。

三、禁忌证

严重鼻中隔偏曲者需先行鼻中隔矫正术。

四、操作前准备

1. 安抚患者　避免紧张及恐惧情绪。

2. 询问病史　了解出血侧别、出血量。

3. 物品准备　光源、额镜、鼻镜、枪状镊、棉片、吸引器、1%丁卡因溶液、麻黄素滴鼻液(1‰肾上腺素)、消毒弯盘、无菌手套、压舌板。

烧灼法需准备激光、射频、微波等器械。

前鼻孔填塞需准备油纱条(止血海绵)。

后鼻孔填塞需准备油纱条、血管钳1把、后鼻孔栓子1个、导尿管1根。

五、操作方法

1. 烧灼法

(1)患者取坐位或半坐位,弯盘置于患者颏下,嘱患者勿将血咽下。

(2)棉片以1%丁卡因及麻黄素滴鼻液(或1‰肾上腺素)浸湿备用。

(3)鼻镜撑开前鼻孔,吸引器清理鼻腔积血。如遇凝血块较大,可嘱患者按压健侧前鼻孔后将出血侧凝血块擤出。吸引器边吸引边观察,仔细寻找出血点。

(4)丁卡因+肾上腺素棉片麻醉出血部位及周围黏膜,3~5分钟后取出棉片,然后对出血部位进行烧灼。

(5)观察出血点无活动性出血,操作结束。

2. 前鼻孔填塞法

(1)患者取坐位或半坐位,弯盘置于患者颏下,嘱患者勿将血咽下。

(2)棉片以1%丁卡因及麻黄素滴鼻液(1‰肾上腺素)浸湿备用。

(3)鼻镜撑开前鼻孔,吸引器清理鼻腔积血。如遇凝血块较大,可嘱患者按压健侧前鼻孔后将出血侧凝血块擤出。吸引器边吸引边观察,仔细寻找出血点。

(4)丁卡因+麻黄素或肾上腺素棉片麻醉鼻腔黏膜,3~5分钟后取出棉片。

(5)将凡士林纱条一端对折约15cm,将折叠端置于后鼻孔平面,将纱条长短臂分别紧贴鼻腔下

517

上壁,形成一个底部封闭后鼻孔的"口袋",将长纱条末端由上到下,由后到前填入"口袋"深部。

(6)观察口咽部有无血流,操作结束。

3. 后鼻孔填塞法

(1)患者取坐位或半坐位,弯盘置于患者颏下,嘱患者勿将血咽下。

(2)棉片以1%丁卡因及麻黄素滴鼻液(1‰肾上腺素)浸湿备用。

(3)鼻镜撑开前鼻孔,吸引器清理鼻腔积血。如遇凝血块较大,可嘱患者按压健侧前鼻孔后将出血侧凝血块擤出。吸引器边吸引边观察,仔细寻找出血点。

(4)丁卡因+麻黄素或肾上腺素棉片麻醉鼻腔黏膜,3~5分钟后取出棉片。

(5)将导尿管经出血侧前鼻孔导入至口咽部,以血管钳将导尿管头端拉出口外,将后鼻孔栓子尖端系线系于导尿管头端,牵拉导尿管尾端,将栓子拉入口腔,以止血钳协助将栓子拉至后鼻孔。

(6)以凡士林纱条行前鼻孔填塞。

(7)剪短栓子尾线(要保证张口可见),将栓子尖端牵引线固定于前鼻孔。

六、并发症

1. 鼻中隔穿孔

2. 局部压迫性坏死

3. 鼻窦炎

七、注意事项

1. 烧灼法时应避免同时烧灼鼻中隔两侧对称部位及烧灼时间过长,以免引起鼻中隔穿孔。

2. 鼻腔填塞一般不超过72小时,如需延长填塞时间需应用抗生素预防感染。

八、关键词

鼻出血　epistaxis；nose bleed

鼻腔填塞　nasal packing

九、案例分析

患者,男,56岁,反复左鼻腔出血3天,每次量较多,自行填塞左鼻腔后可有右侧鼻腔出血及经口吐血。查体:左侧鼻腔可见凝血块,清理后经前鼻镜检查未见明显出血点。

1. 不同年龄人群的常见出血部位?

2. 该患者可能的出血部位?

3. 如何处理?

参考答案:

1. 儿童、青少年的鼻出血多数位于鼻中隔前下方的易出血区(利特尔动脉丛或克氏静脉丛),中、老年者的鼻出血多发生在鼻腔后端鼻—鼻咽静脉丛,亦可为嗅裂、下鼻道穹隆及中鼻道出血。

2. 该患者可能的出血部位为鼻腔后端鼻-鼻咽静脉丛、嗅裂、下鼻道穹隆及中鼻道出血。

3. 前鼻孔纱条或膨胀海绵填塞,未能奏效可行后鼻孔填塞。

十、评分标准(见表10-5-1)

表10-5-1　鼻出血处理参考评分标准

项目	分数	内容及评分标准	满分	得分
准备工作	10	术者准备: 衣帽、口罩穿戴整齐	2	

续表

项目	分数	内容及评分标准	满分	得分
准备工作	10	与患者及家属沟通,向患者及家属解释鼻腔填塞的目的和必要性,安抚患者,缓解患者紧张情绪	4	
		用物准备: 光源、额镜、鼻镜、枪状镊、棉片、吸引器、1%丁卡因溶液、麻黄素滴鼻液(1‰肾上腺素)、消毒弯盘、无菌手套、压舌板。烧灼法需准备激光、射频、微波等器械	4	
操作过程	62	1. 协助患者取坐位或半坐位,弯盘置于患者颏下,嘱患者勿将血咽下	2	
		2. 术者戴额镜,对光	2	
		3. 棉片以 1%丁卡因及麻黄素滴鼻液(1‰肾上腺素)浸湿,理顺备用	2	
		4. 鼻镜撑开前鼻孔,吸引器清理鼻腔积血。如遇凝血块较大,可嘱患者按压健侧前鼻孔后将出血侧凝血块擤出	4	
		5. 吸引器边吸引边观察,仔细寻找出血点	4	
		6. 丁卡因+肾上腺素棉片麻醉鼻腔黏膜,3~5 分钟后取出棉片	4	
		7. 将凡士林纱条一端对折约 15cm	4	
		8. 将折叠端置于后鼻孔平面	4	
		9. 将纱条长短臂分别紧贴鼻腔下上壁,形成一个底部封闭后鼻孔的"口袋"	10	
		10. 将长纱条末端由上到下,由后到前填入"口袋"深部	18	
		11. 观察口咽部有无血流,操作结束	2	
		12. 向患者及家属交代注意事项	4	
		13. 物品复原整理	2	
操作过程总体评价	18	无菌观念	4	
		人文关怀:言语通俗易懂,态度和蔼,沟通有效	4	
		操作熟练	4	
		时间把握:整体时间控制在 10 分钟以内	4	
		物品复原整理	2	
提问	10	随机选择 2 个问题,每题 5 分	10	
总分	100		100	

相关问题:

1. 以丁卡因行鼻腔表面麻醉时,丁卡因浓度为多少？总用量不得超过多少？

2. 前鼻孔纱条填塞时,凡士林纱条的长短端分别置于鼻腔的什么部位？

3. 鼻腔填塞完毕,前鼻孔无活动性出血,还需做何检查以判断填塞是否成功？

（王晨滨　姚易凯）

第六节 环甲膜穿刺术
Thyrocricocentesis

一、目的
掌握环甲膜穿刺术的操作方法。

二、适应证
1. 紧急抢救,来不及做气管切开的喉梗阻患者。
2. 注射表面麻醉药,为喉、气管内其他操作做准备。
3. 注射治疗药物。
4. 导引支气管留置给药管。

三、禁忌证
有出血倾向。

四、操作前准备
  1. 向患者或家属解释环甲膜穿刺的必要性、简单的过程、可能出现的并发症、术后注意事项,签署手术知情同意书。
  2. 物品准备 碘伏,无菌手套,洞巾,7~9号注射针头或用作通气的粗针头,无菌注射器,局麻药物,治疗药物,必要时准备支气管留置给药管(可用输尿管导管代替)。

五、操作方法
1. 患者平卧或斜卧位,垫肩,头后仰。
2. 环甲膜前的皮肤按常规消毒。消毒范围:上至下唇,下至乳头,两侧至斜方肌前缘。
3. 左手示指和拇指固定环甲膜处的皮肤,右手持注射器垂直刺入环甲膜,到达喉腔时有落空感,回抽注射器有空气抽出。
4. 固定注射器于垂直位置,依需求注入药物,然后迅速拔出注射器。
5. 再按照穿刺目的进行其他操作。
6. 穿刺点用消毒干棉球压迫片刻。
7. 若经针头导入支气管留置给药管,则在针头退出后,用纱布包裹并固定。

六、并发症
1. 出血
2. 喉部黏膜损伤

七、注意事项
1. 穿刺时进针不要过深,避免损伤喉后壁黏膜。
2. 必须回抽有空气,确定针尖在喉腔内才能注射药物。
3. 注射药物时嘱患者勿吞咽及咳嗽,注射速度要快,注射完毕后迅速拔出注射器及针头,以消毒干棉球压迫穿刺点片刻。针头拔出以前应防止喉部上下运动,否则容易损伤喉部的黏膜。
4. 注入药物应以等渗盐水配制,酸碱度要适宜,以减少对气管黏膜的刺激。
5. 如穿刺点皮肤出血,干棉球压迫的时间可适当延长。
6. 术后如患者咳出带血的分泌物,嘱患者勿紧张,一般在1到2天内即消失。

八、关键词

环甲膜穿刺　thyrocricocentesis

九、案例分析

患者,男,60 岁,主因"痰中带血 2 月"入院,CT 示:右肺占位性病变。拟行纤维支气管镜检查。已行 1% 丁卡因雾化吸入表面麻醉。

1. 下一步还需作何操作?

2. 行环甲膜穿刺时穿刺针回抽无空气考虑什么原因,如何处理?

参考答案:

1. 下一步还需行环甲膜穿刺,2% 利多卡因气管内黏膜表面麻醉。

2. 行环甲膜穿刺时回抽无空气应考虑穿刺部位是否正确,穿刺深度是否恰当。环甲膜穿刺的部位为颈前正中线甲状软骨与环状软骨之间。突破环甲膜时有落空感。穿刺深度要合适,过深可能会刺入喉腔后壁黏膜,过浅则不能进入喉腔。抽吸无空气,在确定穿刺部位正确后需调整进针深度。

十、评分标准(表 10-6-1)

表 10-6-1　环甲膜穿刺术参考评分标准

项目	分数	内容及评分标准	满分	得分
准备工作	12	1. 衣帽、口罩穿戴整齐	2	
		2. 与患者及家属沟通,向患者及家属解释环甲膜穿刺的目的和必要性,安抚患者,缓解患者紧张情绪	4	
		3. 用物准备:碘伏,无菌手套,洞巾,7~9 号注射针头或用作通气的粗针头,无菌注射器,局麻药物,治疗药物,必要时准备支气管留置给药管(可用输尿管导管代替)	6	
操作过程	60	1. 协助患者平卧或斜坡卧位,垫肩,头后仰	4	
		2. 环甲膜前的皮肤按常规碘伏消毒	10	
		3. 戴无菌手套	2	
		4. 铺洞巾	2	
		5. 左手示指和拇指固定环甲膜处的皮肤,右手持注射器垂直刺入环甲膜,到达喉腔时有落空感,回抽注射器有空气抽出	18	
		6. 固定注射器于垂直位置,依需求注入药物,然后迅速拔出注射器	10	
		7. 再按照穿刺目的进行其他操作	6	
		8. 穿刺点用消毒干棉球压迫片刻	4	
		9. 若经针头导入支气管留置给药管,则在针头退出后,用纱布包裹并固定	2	
		10. 物品复原整理	2	

续表

项目	分数	内容及评分标准	满分	得分
操作过程 总体评价	18	无菌观念	4	
		人文关怀:言语通俗易懂,态度和蔼,沟通有效	4	
		操作熟练	4	
		时间把握:整体时间控制在10分钟以内	4	
		物品复原整理	2	
提问	10	随机选择2个问题,每题5分	10	
总分	100		100	

相关问题:

1. 环甲膜的位置如何确定?

2. 环甲膜穿刺时的进针角度是多少?

3. 如何判断穿刺针已经进入喉腔?

（王晨滨　郭亚青）

第七节　气管切开术
Tracheotomy

一、目的

掌握气管切开手术操作。

二、适应证

1. 3度喉阻塞不能迅速解除,4度喉阻塞。

2. 下呼吸道分泌物潴留。

3. 某些口腔、颌面部、咽喉部手术前预防性手术。

4. 长时间应用呼吸机者。

三、禁忌证

凝血功能障碍者。

四、操作前准备

1. 向患者及家属解释气管切开的必要性、简单的过程、可能出现的并发症、术后注意事项,签署手术知情同意书。

2. 物品准备　手术器械:手术刀、止血钳、组织剪刀、组织镊、艾利斯钳、甲状腺拉钩、针线、敷料。其他物品:根据年龄、性别及气管切开的目的选取适当的气管套管,准备好吸引器、注射器、局麻药物、碘伏等。备好氧气、麻醉喉镜及抢救药品。

五、操作方法

1. 术者戴口罩、帽子,洗手。

2. 准备上述物品。

3. 患者取仰卧位,肩下垫小枕,使头尽量后仰,并保持正中位。

4. 常规碘伏消毒颈部皮肤,消毒范围:上至下唇,下至乳头,两侧至斜方肌前缘。戴无菌手套,打开气管切开包,铺无菌洞巾。

5. 1%利多卡因局部浸润麻醉,范围包括颈前环状软骨至胸骨上窝。

6. 切口 在颈前正中线,由环状软骨下缘向下至胸骨切迹上方2cm切开皮肤、皮下组织、颈浅筋膜。

7. 沿颈白线两侧对夹,以组织剪剪开颈白线,纵向钝性分离舌骨下肌群,甲状腺拉钩将胸骨甲状肌及胸骨舌骨肌向两侧拉开,切开过程中要经常以手指探摸气管,确保其处于中间位置。

8. 处理甲状腺峡部 将甲状腺峡部向上推开,显露出足够的气管前壁;如果甲状腺峡部太宽,应将之在中线切断,并予缝扎。

9. 以抽吸有少量1%利多卡因的注射器刺入气管前壁,回抽有气泡确认气管。注入1~2ml 1%利多卡因。在气管正中线上,以尖刀挑开第3~4气管环。

10. 以止血钳或气管撑开器撑开气管切口,吸尽气管内的血液和分泌物后,将预先选好的带管芯气管套管插入气管,拔出管芯,置入内套管。将套管两侧线带绕至颈后部,打结固定。

11. 拭去切口周围血迹及分泌物,剪口纱布置入套管与切口之间。

12. 告知患者术后注意事项 静卧、可堵管发音、如有不适及时通知医务人员、定时清洗内套管。

六、并发症

1. 出血 分为原发性出血和继发性出血两种,前者多因术中止血不彻底,或血管结扎线头脱落。继发性出血多因无名动脉被磨损所致。

2. 皮下气肿 气管切开术后常见并发症,其原因为:气管前软组织分离过多;气管切开口过长;缝合皮肤过紧;气管切开或插入套管时剧烈咳嗽。

3. 纵隔气肿、气胸 多因为气管前筋膜分离过多,胸膜顶受损所致。

4. 拔管困难 多因环状软骨或第一气管环损伤形成喉狭窄所致。

七、注意事项

1. 切开过程中双侧拉钩用力要对称,要经常用手指触探气管,确保其处于中间位置。

2. 术中止血要彻底,甲状腺峡部切断后要缝扎,避免原发性术后出血。

3. 气管前筋膜不能分离过多,切开不能缝合过分紧密,避免皮下气肿和纵隔气肿。

4. 气管切开要选择第3、4气管环。

八、关键词

气管切开术 tracheotomy

九、案例分析

患者,男,65岁,主因"声嘶4月,呼吸困难1周"以"喉癌(声门型)"入院,拟行"喉部分切除术"。作为前置手术的气管切开术,术中如何明确气管位置? 术中牵开双侧带状肌后术野出现一红色、质脆、易出血组织,考虑为何组织,如何处理?

参考答案:

气管切开切口应在颈前正中线,沿颈白线向深部分离,双侧拉钩用力需对称,每分离一层需用手指触探气管,确保其处于中间位置。术野中出现的组织为甲状腺,可以用拉钩将其向上拉起,如遇甲状腺峡部过宽,可将其切断,并将断端缝扎。

十、评分标准(表 10-7-1)

表 10-7-1　气管切开术参考评分标准

项目	分数	内容及评分标准	满分	得分
准备工作	12	1. 衣帽、口罩穿戴整齐	2	
		2. 与患者及家属沟通,向患者及家属解释气管切开的目的和必要性,安抚患者,缓解患者紧张情绪,签署手术同意书	4	
		3. 用物准备:手术刀、止血钳、组织剪刀、组织镊、艾利斯钳、甲状腺拉钩、针线、敷料。其他物品:根据年龄、性别及气管切开的目的选取适当的气管套管,准备好吸引器、注射器、局麻药物、碘伏等。备好氧气、麻醉喉镜及抢救药品	6	
操作过程	60	1. 术者戴口罩、帽子,洗手	2	
		2. 准备上述物品	2	
		3. 患者取仰卧位,肩下垫小枕,使头尽量后仰,并保持正中位	2	
		4. 常规碘伏消毒颈部皮肤,戴无菌手套,打开气管切开包,铺无菌洞巾	2	
		5. 1%利多卡因局部浸润麻醉,范围包括颈前环状软骨至胸骨上窝	4	
		6. 切口:在颈前正中线,由环状软骨下缘向下至胸骨切迹上方 2cm 切开皮肤、皮下组织、颈浅筋膜	6	
		7. 沿颈白线两侧对夹,以组织剪剪开颈白线,纵向钝性分离舌骨下肌群,甲状腺拉钩将胸骨甲状肌及胸骨舌骨肌向两侧拉开,切开过程中要经常以手指探摸气管,确保其处于中间位置	10	
		8. 处理甲状腺峡部:将甲状腺峡部向上推开,显露出足够的气管前壁;如果甲状腺峡部太宽,应将之在中线切断,并予缝扎	8	
		9. 以抽吸有少量 1%利多卡因的注射器刺入气管前壁,回抽有气泡确认气管。注入 1~2ml 1%利多卡因。在气管正中线上,以尖刀挑开第 3~4气管环	8	
		10. 以止血钳或气管撑开器撑开气管切口,吸尽气管内的血液和分泌物后,将预先选好的带管芯气管套管插入气管,拔出管芯,置入内套管。将套管两侧线带绕至颈后部,打结固定	6	
		11. 拭去切口周围血迹及分泌物,剪口纱布置入套管与切口之间	6	
		12. 物品复原	2	
		13. 告知患者术后注意事项:静卧、可堵管发音、如有不适及时通知医务人员、定时清洗内套管	2	
操作过程总体评价	18	无菌观念	4	
		人文关怀:言语通俗易懂,态度和蔼,沟通有效	4	
		操作熟练	4	

续表

项目	分数	内容及评分标准	满分	得分
操作过程总体评价	18	时间把握:整体时间控制在 20 分钟以内	4	
		物品复原整理	2	
提问	10	随机选择 2 个问题,每题 5 分	10	
总分	100		100	

相关问题:

1. 气管切开的切口范围是多少?

2. 术中如何确认气管?

3. 常规气管切开需要切开的是哪几个气管环?

（王晨滨 姚易凯）

参 考 答 案

第一节 耳的一般检查方法

答案:

1. 将耳廓向后、上、外牵拉。

2. 婴幼儿需将耳廓向下牵拉并将耳屏向前推移。

3. 前端不应超过软骨部。

第二节 鼻腔、鼻窦检查法

答案:

1. 包括三个头位。

2. 不应超过鼻阈。

3. 头部后仰,与鼻底成约 30°。

第三节 咽喉检查法

答案:

1. 不超过舌前 2/3 为宜。

2. 首先需加热镜面至不烫手。

3. 嘱患者发"yi"音。

第四节 外耳道异物的处理技术

答案:

1. 首先要耳道内滴入 1%丁卡因液或油性制剂使昆虫窒息不动。

2. 耵聍钩需沿耳道壁与异物之间的缝隙插入。

3. 还需检查外耳道及鼓膜有无损伤。

第五节　鼻出血的处理技术

答案：

1. 浓度为 1%～2%，总用量不得超过 60mg。

2. 短端置于鼻腔顶壁，长端置于鼻腔底壁。

3. 需观察口咽部有无活动性血流。

第六节　环甲膜穿刺术

答案：

1. 甲状软骨下缘与环状软骨上缘之间即环甲膜。

2. 与皮肤垂直角度进针。

3. 穿刺针到达喉腔有落空感，回抽注射器有空气抽出。

第七节　气管切开术

答案：

1. 颈前正中，从环状软骨下至胸骨切迹上 2cm。

2. 切开过程中要经常以手指探摸气管，确保其处于中间位置。暴露气管前壁后，以抽吸有少量 1% 利多卡因的注射器刺入气管前壁，回抽有气泡确认气管。

3. 第三或第四气管环。

参　考　文　献

[1] 诸葛启钏,余震.医学生临床技能实训手册[M].北京:人民卫生出版社,2015.

[2] 黄选兆,汪吉宝,孔维佳.实用耳鼻咽喉头颈外科学[M].北京:人民卫生出版社,2008.

第十一章

护理技能操作

第一节 密闭式静脉输液
Closed Venous Transfusion

一、目的

1. 输入液体和药物,以达治疗疾病的目的。

2. 输入水分及电解质,维持和调节体内酸碱及电解质平衡。

3. 补充体液,增加循环血量,纠正血容量不足,改善微循环灌注,提升血压。

4. 补充机体所需的能量及营养物质,维持正氮平衡,促进组织的修复。

5. 输入需要快速起效又不能或不宜经口服及肌内注射的药物。

二、适应证

1. 各种原因引起的水、电解质紊乱及酸碱平衡失调。

2. 严重烧伤、大出血、休克等血容量灌注不足的患者。

3. 各种原因引起的慢性消耗性疾病、胃肠道吸收障碍及不能经口进食的患者。

4. 输入抗生素用于抗感染治疗。

5. 输入解毒药物达到解毒作用。

6. 输入脱水剂达到降低颅内压的目的。

7. 用于各种抢救治疗用药。

三、禁忌证

严禁在有炎症、肿瘤、外伤、瘢痕的部位进行穿刺。

四、操作前准备

1. 患者准备　向患者解释使其了解静脉输液的目的、方法、注意事项及配合要点,并协助患者取舒适的体位。

2. 操作人员准备　着装整洁,修剪指甲,洗手,戴口罩。

3. 物品准备

(1)治疗车上层备:手消毒液、输液卡、按医嘱准备的药物、注射器、砂轮、内置纱布的小药盒、胶贴、碘伏棉签(2%碘酒、75%乙醇)、输液器、垫枕、治疗巾、止血带、弯盘、必要时备夹板和绷带;如使用留置针需另备:留置针一套、封管液、透明贴膜。

(2)下层备:污物盘、锐器盒、医疗垃圾桶、生活垃圾桶。

4. 环境准备　室内温湿度适宜、光线充足、环境安静整洁。

五、操作方法

1. 查对　核对医嘱、输液卡。

2. 对患者进行评估

(1)核对腕带。

(2)了解患者病情、年龄、意识、心肺功能、自理能力、合作程度、药物性质、过敏史等。

(3)评估穿刺点皮肤、血管的状况。

(4)向患儿及家长解释输液的目的、方法、注意事项及配合要点。

3. 患者准备

(1)了解静脉输液的目的、方法、注意事项及配合要点。

(2)输液前排尿或排便。

(3)协助取舒适卧位。

4. 环境准备　整洁、安静、舒适、安全。

5. 洗手、戴口罩。

6. 用物准备

(1)治疗车上层备:洗手液、输液卡、按医嘱准备的药物、注射器、砂轮、内置纱布的小药盒、胶贴、碘伏棉签(2%碘酒、75%乙醇)、输液器、垫枕、治疗巾、止血带、弯盘;如使用留置针需另备:留置针一套、封管液、透明贴膜。

(2)治疗车下层备:污物盘、锐器盒、医疗垃圾桶、生活垃圾桶。

7. 核对并检查药物

(1)操作前查对:核对药液瓶签(药名、浓度、剂量)及给药方法、时间。

(2)检查药液质量:检查药液是否过期、瓶盖有无松动、瓶身有无裂痕;将输液瓶上下摇动,对光检查药液是否变色、浑浊、沉淀或有絮状物。

8. 加药

(1)开启药瓶中心部分,常规消毒瓶口或袋口,消毒范围瓶盖下端瓶颈部。

(2)按医嘱加入药物。

9. 填写、粘贴输液卡　根据输液卡上内容填写输液贴,并将填好的输液贴,倒贴在输液瓶上,注意输液贴勿覆盖原有的标签,签全名及配液时间。

10. 插输液器　检查输液器质量(是否过期,包装有无破损),关闭调节器,检查无误后取出输液器,将输液管的插头插入瓶塞直至插头根部(插入时注意保持无菌)。

11. 核对患者　携用物至患者床旁,核对患者腕带、床号、姓名,取体位,再次洗手。

12. 排气

(1)将输液瓶挂于输液架上。

(2)倒置茂菲滴管,并挤压滴管使输液瓶内液体流出;当茂菲滴管内的液面达到滴管的1/2~2/3时,迅速转正滴管,打开调节器,使液平面缓慢下降,直至排尽导管和针头内的空气(第一次排气不排出液体),将带有护针帽的针头妥善固定。

使用留置针操作如下:

检查留置针的包装、型号、生产日期、有效期,取出并与输液器针头连接,排气后放置于适当位置。

13. 选择穿刺部位　将小垫枕置于穿刺肢体下,铺治疗巾,在穿刺点上方6~8cm处扎止血带,选择静脉。

14. 消毒皮肤　按常规方法消毒穿刺部位的皮肤,消毒范围直径大于5cm(留置针:以穿刺点为中心,直径不小于8cm),待干,备胶贴。

15. 二次核对　核对患者床号、姓名,所用药液的药名、浓度、剂量及给药时间和给药方法。

16. 静脉穿刺

(1)嘱患者握拳。

(2)再次排气;排气少量药液排出,检查输液管茂菲滴管以下空气是否排尽。

(3)穿刺:取下护针帽,头皮针与皮肤呈 15°~30°斜行进针,见回血后,将针头与皮肤平行再进入少许。

留置针操作方法如下:

松动留置针外套管,取开针帽,关闭调节器开关,若为上肢嘱患者握拳,一手绷紧皮肤,一手拇指与示指握紧留置针针翼,与皮肤呈 15°~30°进针,刺入静脉,见到回血后,压低角度,将穿刺针送进少许,保证外套管在静脉内,将针芯退入套管内,连针带管送入血管内,一手固定针芯,一手拇指与食指将外套管全部送入血管;松开止血带,松拳,松调节器,确认留置针在血管内后取出针芯,将针芯放入锐器盒内。

17. 固定　固定好针柄,松开止血带,嘱患者松拳,打开调节器;待液体滴入通畅、患者无不适后,用输液贴固定针柄,固定针眼部位,最后将针头附近的输液管环绕后固定;必要时用夹板固定关节,注意松紧适宜,避免影响血液循环。

留置针固定:一手固定针翼,一手用透明贴膜固定留置针,固定肝素帽下端及头皮针,注明置管时间、日期和姓名。

18. 舒适体位　取出止血带及垫巾,将输液肢体放置舒适。

19. 调节滴速　根据患者年龄、病情及药液的性质调节输液速度;一般成人 40~60 滴/min,儿童 20~40 滴/min,或遵医嘱调节液体滴数。

20. 再次核对患者床号、姓名,所用药液的药名、浓度、剂量及给药时间和给药方法。

21. 操作后处理

(1)撤去治疗巾,取出止血带和小垫巾,整理床单位,协助患者取舒适卧位。

(2)将呼叫器放于患者易取处。

(3)整理用物。

(4)洗手。

(5)在输液卡上签名,记录。

22. 操作后评估　输液是否通畅,局部有无肿胀、有无不良反应。

23. 拔针

(1)确认全部液体输入完毕后,关闭输液器,轻揭输液敷贴,用无菌干棉签或无菌棉球轻压穿刺点上方,快速拔针,局部按压 1~2 分钟(至无出血为止)。

(2)协助取舒适卧位,整理床单,清理用物。

(3)洗手后记录。

留置针需封管:拔出输液器针头,常规消毒静脉帽的胶塞,用注射器向静脉帽内注入封管液。

六、操作后处置

1. 按消毒隔离规范要求分类处理使用后物品。

2. 向患儿及家长交代输液的注意事项。

七、并发症

1. 发热反应

(1)预防:输液前认真检查药液的质量,输液用具的灭菌及消毒日期、有效期及包装的严密性。

（2）处理：发热反应轻者，立即减慢输液速度或停止输液，及时报告医生；发热反应重者，立即停止输液，保留剩余溶液及输液器，必要时作细菌培养，查找原因；高热患者给予物理降温，严密观察生命体征变化，必要时给予抗过敏药物治疗。

2. 循环负荷过重反应（急性肺水肿）

（1）预防：在输液过程中应密切观察患者情况，注意控制输液的速度和输液的总量，尤其对老年人、儿童、心肺功能不全的患者更需重视。

（2）处理：立即停止输液，进行紧急处理，患者病情许可，可取端坐位，双腿下垂，减少下肢静脉回流，减轻心脏负担，同时做好心理护理；给予高流量氧气吸入，一般氧流量为 6~8L/min，同时，湿化瓶内加入 20%~30% 的乙醇；给予镇静药、平喘、强心、和扩血管药物；进行四肢轮扎，减少回心血量，每 5~10 分钟轮流放松一侧肢体，症状缓解后，逐渐解除止血带；静脉放血 200~300ml 是减少回心血量的最直接方法，使用时需慎重考虑，贫血的患者禁止使用。

3. 静脉炎

（1）预防：严格执行无菌操作，对血管壁有刺激性的药物充分稀释后再用，放慢输液速度，防止药液漏出血管外；有计划的更换输液部位，保护血管。

（2）处理停止在此部位进行静脉输液，抬高患侧肢体、制动，局部用 50% 的硫酸镁进行湿热敷；超短波理疗；中药治疗；合并感染时给予抗生素治疗。

4. 空气栓塞

（1）预防：选择质量好的输液器，输液器连接紧密；输液前排尽输液器导管及针头内的空气；加强输液过程中的巡视，及时添加或更换药液，输液结束后及时拔针；在加压输液时需要安排专人守护；拔出近胸腔的深静脉导管后，需立即严密封闭穿刺点伤口。

（2）处理：发生空气栓塞时，应立即将患者采取左侧卧位和头低足高位；立即给予高流量氧气吸入，以提高患者的血氧浓度，纠正缺氧状态；有条件时，可用中心静脉导管抽出空气；严密观察患者病情变化，有异常变化及时对症处理。

5. 药物渗出或药物外渗

（1）预防：选择粗直的血管进行液体输入，确认针头在血管内方可输液，避免药物渗出与药物外渗；在输入具有腐蚀性药物时，先静脉输入 0.9% 氯化钠盐水，确认输入顺畅后再输入药物；熟练掌握静脉输液技术，避免因穿刺失败而造成药物渗出与药物外渗。

（2）处理：应立即停止在输液，抬高患侧肢，给予对症处理；密切观察渗出或外渗部位的皮肤颜色、温度、感觉等变化，观察近侧关节的活动情况和患肢远端血运情况并做好记录。

八、注意事项

1. 严格执行"三查八对"制度，防止发生差错。

2. 严格执行无菌操作，预防并发症的发生，连续输液超过 24 小时应更换输液器。

3. 预防空气栓塞的发生　输液时必须排尽管内空气，防止液体流空，及时更换输液瓶及添加药液，输完后及时拔针。

4. 注意观察输液情况　针头有无滑脱，局部有无肿胀，有无输液反应。

5. 注意药物配伍禁忌。

6. 注意保护血管，对长期输液者，采取四肢静脉从远端小静脉开始，手足交替。

7. 在满足治疗前提下选用最小型号、最短的留置针。

8. 若采用静脉留置针输液方法，严格掌握留置时间，以保留 3~5 天为宜，最长不超过 7 天。

9. 告知患儿及家长不可随意调节滴速。

10. 告知患者穿刺部位的肢体避免用力过度或剧烈活动。

11. 出现异常及时告知医护人员。

九、关键词

静脉输液　intravenous infusion

十、案例分析

患者,女,33 岁,主因"1 天前进食隔夜剩饭菜,出现恶心、呕吐,腹痛、腹泻"入院,恶心呕吐 6 ~7 次,为非喷射状胃内容物,腹泻为稀水样便 10 数次,尿少。查体:体温 38.2℃,脉搏 92 次/min,呼吸 22 次/min,血压 80/50mmHg。遵医嘱给予补液治疗及完善相关检查。请问,你将采取哪种方法进行补液治疗?

参考答案:

静脉输液。

十一、评分标准(表 11-1-1)

表 11-1-1　密闭式静脉输液头皮针、留置针参考评分标准

项目	分数	内容及评分标准	满分	得分
准备工作	15	操作者准备:衣帽整洁,修剪指甲,洗手(七步洗手法)(1分) 戴口罩(1分) 查对:核对医嘱、输液卡(1分) 核对腕带,评估患者病情、年龄、意识(1分) 心肺功能(1分) 自理能力、合作程度(1分) 药物性质(1分) 过敏史等(1分) 评估穿刺点皮肤、血管的状况(1分)	9	
		患者准备:向患儿及家长解释输液的目的(1分) 方法、注意事项及配合要点(1分) 协助患者输液前排尿或排便,取舒适卧位(1分)	3	
		用物准备:治疗车上层备:手消毒液、输液卡、按医嘱准备的药物、注射器、砂轮、内置纱布的小药盒、胶贴、碘伏棉签(或 2% 碘酒、75% 乙醇)、输液器、垫枕、治疗巾、止血带、弯盘、必要时备夹板和绷带、(使用留置针需另备:留置针一套、封管液、敷料贴)(2分) 治疗车下层备:污物盘、锐器盒、医疗垃圾桶、生活垃圾桶(1分)	3	
操作过程	70	核对并检查药物: 操作前查对:核对药液瓶签(药名、浓度、剂量)及给药方法、时间(2分) 检查药液质量:检查药液是否过期、瓶盖有无松动、瓶身有无裂痕;将输液瓶上下摇动,对光检查药液是否变色、浑浊、沉淀或有絮状物(3分)	5	
		加药:开启药瓶中心部分,常规消毒瓶口或袋口(消毒范围瓶盖下端瓶颈部)(1分) 按医嘱加入药物(2分)	3	
		填写、粘贴输液卡:根据输液卡上内容填写输液贴,并将填好的输液贴倒贴在输液瓶上(注意输液贴勿覆盖原有的标签),签全名及配液时间	3	

项目	分数	内容及评分标准	满分	得分
操作过程	70	插输液器:检查输液器质量(是否过期,包装有无破损)(1分) 关闭调节器,无问题后取出输液器,将输液管的插头插入瓶塞直至插头根部,(插入时注意保持无菌)(2分)	3	
		核对患者:携用物至患者床旁,核对患者腕带、床号、姓名,取体位,再次洗手	4	
		排气:将输液瓶挂于输液架上(1分) 倒置茂菲滴管,并挤压滴管使输液瓶内液体流出(2分) 当茂菲滴管内的液面达到滴管的1/2~2/3满时,迅速转正滴管,打开调节器,使液平面缓慢下降,直至排尽导管和针头内的空气(第一次排气不排出液体)(2分) 将带有护针帽的针头妥善固定(1分) 留置针:检查留置针(包装、型号、生产日期、有效期)取出并与输液器针头连接,排气后放于适当位置;检查并准备透明贴膜	6	
		选择穿刺部位:将小垫枕置于穿刺肢体下,铺治疗巾,在穿刺点上方6~8cm处扎止血带,选择静脉	3	
		消毒皮肤:按常规消毒穿刺部位的皮肤,消毒范围直径大于5cm,待干(3分) 备胶贴(2分) 留置针:以穿刺点为中心,直径不小于8cm	5	
		二次核对:核对患者床号、姓名(2分) 所用药液的药名、浓度、剂量及给药时间和给药方法(2分)	4	
		静脉穿刺: 嘱患者握拳(2分) 二次排气:排气,检查输液管茂菲滴管以下空气是否排尽,关闭调节器开关(2分) 穿刺:取下护针帽,头皮针与皮肤呈15°~30°斜行进针(3分) 见回血后,将针头与皮肤平行再进入少许(3分) 留置针:松动留置针外套管,取开帽针,若为上肢嘱患者握拳,一手绷紧皮肤,一手拇指与示指握紧留置针针翼,与皮肤呈15°~30°进针,直刺静脉,见到回血后,压低角度,将穿刺针送进少许,保证外套管在静脉内,将针尖退入套管内,连针带管送入血管内,一手固定针芯,一手拇指与示指将外套管全部送入血管,松开止血带,松拳,松调节器,确认留置针在血管内后取出针芯,将针芯放入装利器污物容器内	10	
		固定:固定好针柄,松开止血带,嘱患者松拳,打开调节器(2分)。待液体滴入通畅、患者无不适后,用输液贴固定针柄,固定针眼部位,最后将针头附近的输液管环绕后固定(2分) 必要时用夹板固定关节,注意松紧适宜,避免影响血液循环(2分) 留置针:一手固定针翼,一手用透明贴膜固定留置针,固定肝素帽下端及头皮针,注明置管时间、日期和姓名;取出止血带及垫巾,将输液肢体放置舒适	6	

项目	分数	内容及评分标准	满分	得分
操作过程	70	调节滴速:根据患者年龄、病情及药液的性质调节输液速度(2分) 一般成人 40~60 滴/min,儿童 20~40 滴/min,或按医嘱(1分)	3	
		再次核对:核对患者床号、姓名,所用药液的药名、浓度、剂量及给药时间和给药方法	3	
		操作后处理:撤去治疗巾,取出止血带和小垫巾,整理床单位,协助患者取舒适卧位(1分) 将呼叫器放于患者易取处(1分) 整理用物(1分) 洗手(1分) 在输液卡上签名,记录(1分)	5	
		操作后评估:输液是否通畅,局部有无肿胀、有无不良反应	2	
		拔针:确认全部液体输入完毕后,关闭输液器,轻揭输液敷贴,用无菌干棉签或无菌棉球轻压穿刺点上方(1分) 快速拔针(1分) 局部按压 1~2 分钟(至无出血为止)(1分) 协助取舒适卧位,整理床单位,分类整理用物(1分) 洗手后记录(1分) 留置针需封管:拔出输液器针头,常规消毒静脉帽的胶塞,用注射器向静脉帽内注入封管液	5	
		物品处置:按消毒技术规范要求分类处理使用后物品	3	
操作过程总体评价	5	熟练规范程度:有条理,时间把握	1	
		无菌观念:违反无菌操作原则一次扣1分	2	
		人文关怀:沟通有礼貌,结束后帮患者整理衣物等	1	
		操作后器械及废物正确处理	1	
提问	10	随机选择 2 个问题,每题 5 分	10	
总分	100		100	

相关问题:

1. 简述静脉输液的并发症。

2. 静脉输液时如何保护血管?

3. 静脉输液的适应证有哪些?

(王金玲 孙雅博)

第二节 静脉穿刺(静脉血标本采集)
Venous Puncture(Venous Blood Collection)

一、目的

通过外周静脉穿刺采集血标本进行大生化、血培养等各种化验检查;通过外周静脉穿刺,建立外周静脉通路。

二、适应证

1. 需采集静脉血标本进行各种实验室检查。
2. 根据患者治疗需要进行静脉穿刺开放静脉通路。
3. 某些特殊检查。

三、禁忌证

1. 穿刺部位皮肤感染为绝对禁忌证。
2. 有凝血功能障碍患者为相对禁忌。

四、操作前准备

1. 操作者准备

(1)衣帽整洁、规范洗手、戴帽子、口罩。

(2)了解患者病情、熟练掌握静脉血标本采集的目的、操作方法及操作相关知识、并发症的诊断和处理。

(3)评估并向患者解释。

评估：

1)评估患者病情、意识及配合程度,需空腹取血者了解是否空腹。

2)评估穿刺部位皮肤状况、静脉充盈度及管壁弹性、肢体活动度。

解释:向患者解释操作的目的、过程和注意事项,取得患者配合。

2. 患者准备

(1)了解静脉血标本采集的目的、注射部位、操作过程及患者在配合中注意点。

(2)取舒适体位,暴露穿刺部位。

3. 用物准备

(1)治疗车上层:医嘱执行单、化验单、手消毒液、一次性采血针、一次性真空采血管(根据检查项目选择适当采血管,检查采血管是否完好,注明科室、床号、姓名、性别、检验目的及送检日期)、试管架、消毒缸、碘伏棉签、无菌棉签、乳胶手套、止血带、治疗巾、垫枕、输液贴、污物盘。如为股静脉采血根据采血量另备一次性注射器。

(2)治疗车下层:生活垃圾桶、医用垃圾桶、锐器盒。

(3)必要时备屏风。

五、操作方法

1. 核对 携用物至床旁,核对患者床号、姓名、腕带,告知患者检验项目,配合方法。

2. 选择静脉 一般选择肘静脉和股静脉穿刺。

肘静脉穿刺

(1)确定穿刺部位:患者取平卧位或坐位,暴露前臂和上臂,肘部下方放置垫枕,垫枕上铺治疗巾,上臂稍外展,戴手套,于肘横纹上方约 6cm 处扎止血带,嘱患者握拳(若患者皮下脂肪较厚,可通过触摸寻找有明显弹性和张力的部位即为穿刺部位)。

(2)消毒穿刺部位的皮肤:用无菌碘伏棉签,以穿刺点为中心螺旋式消毒注射部位皮肤,直径大于 5cm。

(3)穿刺:一手拇指绷紧静脉穿刺部位下端皮肤,一手拇指和示指持采血针,针头斜面向上,沿静脉走行,与皮肤成 20°～30°快速刺入皮肤。见到回血后,针头再沿静脉走行向前送入少许,固定采血针,根据检查目的不同,按顺序依次(抗凝管、干燥管)将采血针另一端插入真空采血管内进行采血,血液回吸至需要量后,松开止血带,嘱患者松拳,拔针并用无菌干棉签按压穿刺点

3~5分钟。将采血针弃于锐器盒内。

股静脉穿刺

（1）确定穿刺部位：患者取平卧位，下肢稍外展外旋，在腹股沟处触摸股动脉搏动最明显处，其内侧即为股静脉穿刺部位。穿刺部位下方铺治疗巾。

（2）消毒穿刺部位的皮肤：用无菌碘伏棉签，以穿刺点为中心螺旋式消毒注射部位皮肤，直径大于5cm。此外还需消毒操作者左手示指、中指。

（3）穿刺：左手示指和中指扣及股动脉最明显处固定。右手持注射器，针头和皮肤呈90°或45°，在股动脉内侧0.5cm处刺入。抽动活塞见有暗红色回血，提示针头已进入股静脉，固定针头，抽取所需静脉血量。拔出针头后用无菌干棉签局部压迫止血3~5分钟至局部无出血。将采血针弃于锐器盒内。

3. 采血后核对化验单、患者及血标本确认无误，即刻将采血管上的条形码分别粘贴于对应的化验单上。

4. 洗手，协助患者取舒适卧位。整理床单位。

5. 按医疗废物处理原则清理用物。

6. 询问患者对操作的感受，告知注意事项，观察采血局部情况。

7. 将标本连同化验单及时送检。

8. 流动水洗手，记录。

六、并发症

1. 皮下出血　常见于抽血时反复穿刺、刺破血管后壁、拔针后按压时间不充分和按压方法不正确。因此有效按压是预防皮下出血最重要的方法。一般拔针后迅速按压穿刺部位5~10分钟，对于凝血功能较差的患者拔针后延长按压时间，直至确定无出血后方可停止按压。发生皮下血肿早期冷敷，48小时后可采用热敷、烤灯照射等处理。

2. 晕针和晕血　常见于患者情绪紧张、空腹或饥饿状态下、疼痛等情况。采血前做好充分的评估，特别对易发生晕针晕血的患者可采取平卧位；对于精神紧张要给予心理疏导，与患者交谈可分散其注意力。在采血过程中注意观察患者病情变化。一旦发生晕针晕血，坐位患者立即改平卧位，吸氧。针灸或指压人中、合谷穴。适当保暖，一般数分钟可自行缓解。

3. 误穿刺动脉　常见于股静脉采血时，因患者过度肥胖或血容量不足，股动脉搏动不明显，在股静脉穿刺时易误入股动脉。一旦误入动脉，应立即拔出针头，迅速按压穿刺部位5~10分钟，直至确定无出血后方可停止按压。

七、注意事项

1. 严格执行无菌操作及查对制度。

2. 穿刺动作应轻柔。不可粗暴的反复穿刺，以免损伤血管壁引起出血。

3. 若患者正在输液，应从未输液肢体采集；若一侧行乳腺切除术，应在另一侧手臂采血。

4. 同时采集多种血标本时，要根据真空采血管说明书要求依次采血。

5. 采血时，肘部采血不要拍打患者前臂尽可能缩短止血带的结扎时间（以1分钟为宜）。

6. 穿刺过程中，如果抽出的血液为鲜红色血，提示误穿股动脉，即刻拔出针头，按压5~10分钟无出血，重新选择穿刺部位进行穿刺。

八、关键词

静脉穿刺（静脉血标本采集）　venous puncture（venous blood collection）

九、案例分析

患者,男,82 岁,头痛头晕,体检测血压 170/90mmHg,脉搏 62 次/min,以"高血压病"入院。遵医嘱给予心电监测,降压,实验室检查:血常规,肾功能,血糖,血钾钠氯。请问:护士在为该患者采血前应评估哪些内容?

参考答案:

评估:(1)评估患者病情、意识及配合程度,了解是否空腹。

(2)评估穿刺部位皮肤状况、静脉充盈度及管壁弹性、肢体活动度。

十、评分标准(见表 11-2-1)

表 11-2-1　静脉穿刺(静脉血标本采集)参考评分标准

项目	分数	内容及评分标准	满分	得分
准备工作	15	操作者准备: 衣帽整洁、规范洗手、戴帽子、口罩	2	
		核对医嘱、检验单	2	
		评估并向患者解释 评估: 1. 评估患者病情、意识及配合程度,需空腹取血者了解是否空腹(2 分) 2. 评估穿刺部位皮肤状况、静脉充盈度及管壁弹性、肢体活动度(1 分) 解释: 向患者解释操作的目的、过程和注意事项,取得患者配合(1 分)	4	
		患者准备: 1. 了解静脉血标本采集的目的、注射部位、操作过程及患者在配合中注意点(1 分) 2. 取舒适体位,暴露穿刺部位(1 分)	2	
		用物准备: 1. 治疗车上层:医嘱执行单、化验单、手消毒液、一次性采血针、一次性真空采血管(根据检查项目选择适当采血管,检查采血管是否完好,注明科室、床号、姓名、性别、检验目的及送检日期)试管架、消毒缸、碘伏棉签、无菌棉签、乳胶手套、止血带、治疗巾、垫枕、输液贴、污物盘。如为股静脉采血根据采血量另备一次性注射器(2 分) 2. 治疗车下层:生活垃圾桶、医用垃圾桶、锐器盒(2 分) 3. 必要时备屏风(1 分)	5	
操作过程	60	核对: 携用物至床旁,核对患者床号、姓名、腕带(4 分) 告知患者检验项目(2 分) 配合方法(2 分)	8	

续表

项目	分数	内容及评分标准	满分	得分
操作过程	60	体位： 肘静脉穿刺 1. 确定穿刺部位：患者取平卧位或坐位(2分) 暴露前臂和上臂(2分) 肘部下方放置垫枕(1分) 垫枕上铺治疗巾(1分) 上臂稍外展，戴手套，于肘横纹上方约6cm处扎止血带，嘱患者握拳(2分) 2. 消毒穿刺部位的皮肤：用碘伏棉签以穿刺点为中心螺旋式消毒注射部位皮肤(2分) 直径大于5cm(3分) 3. 穿刺： 一手拇指绷紧静脉穿刺部位下端皮肤，一手拇指和示指持采血针，针头斜面向上，沿静脉走行，与皮肤成20°~30°快速刺入皮肤，见到回血后，针头再沿静脉走行向前送入少许，固定采血针(2分) 根据检查目的不同，按顺序依次（抗凝管、干燥管）将采血针另一端插入真空采血管内进行采血(2分) 血液回吸至需要量后，松开止血带(2分) 嘱患者松拳(1分) 拔针并用无菌棉签按压穿刺点3~5分钟(2分) 将采血针弃于锐器盒内(1分) 股静脉穿刺 1. 确定穿刺部位： 患者取平卧位(2分) 下肢稍外展外旋(2分) 在腹股沟处触摸股动脉搏动最明显处，其内侧即为股静脉穿刺部位(2分) 穿刺部位下方铺治疗巾(2分) 2. 消毒穿刺部位的皮肤： 用碘伏棉签以穿刺点为中心螺旋式消毒注射部位皮肤(2分) 直径大于5cm(3分) 此外还需消毒操作者左手示指、中指(2分) 3. 穿刺： 左手示指和中指扪及股动脉最明显处固定(1分) 右手持注射器，针头和皮肤呈90°或45°，在股动脉内侧0.5cm处刺入。抽动活塞见有暗红色回血，提示针头已进入股静脉，固定针头(2分) 抽取所需静脉血量(2分) 拔出针头后用无菌干棉签局部压迫止血3~5分钟至局部无出血(2分) 将采血针弃于锐器盒内(1分)	23	

续表

项目	分数	内容及评分标准	满分	得分
操作过程	60	二次核对： 采血后核对化验单、患者及血标本确认无误(3分) 即刻将采血管上的条形码分别粘贴于对应的化验单上(2分)	5	
		洗手(2分) 协助患者取舒适卧位(2分) 整理床单位(2分)	6	
		按医疗废物处理原则清理用物	2	
		询问患者对操作的感受(2分) 告知注意事项(2分) 观察采血局部情况(2分)	6	
		将标本连同化验单及时送检	4	
		流动水洗手(2分) 记录(4分)	6	
操作过程总体评价	15	熟练规范程度：有条理(2分)，时间把握(2分)	4	
		无菌观念(5分)：违反无菌操作原则一次扣1分	5	
		人文关怀：沟通有礼貌(2分)，协助患者整理衣物等(2分)	4	
		操作后用物及废物分类处理正确	2	
提问	10	随机选择2个问题，每题5分	10	
总分	100		100	

相关问题：

1. 静脉血标本采集常用静脉包括哪些？
2. 血培养标本应在什么时机采集？
3. 为什么大部分血液生化检测要求受检者空腹但不能过度空腹？

（孙雅博　郭庆玲）

第三节　动脉穿刺（血气分析）
Artery Puncture（Blood Gas Analysis）

一、目的
通过动脉穿刺采集动脉血液标本，主要用于动脉血气分析。

二、适应证
1. 各种原因引起的急性呼吸窘迫、呼吸衰竭的患者。
2. 电解质、酸碱平衡紊乱的患者。
3. 各种不明原因的急性神志不清的患者。
4. 使用无创或有创机械通气的患者。

5. 大手术前评估。

6. 心肺复苏后的评估。

三、禁忌证

1. 穿刺部位皮肤感染为绝对禁忌证。

2. 有凝血功能障碍患者为相对禁忌。

四、操作前准备

1. 患者准备

(1)了解动脉血标本采集的目的、注射部位、操作过程及患者在配合中注意点。

(2)取舒适体位,暴露穿刺部位。

2. 操作者准备

(1)衣帽整洁,规范洗手、戴帽子、口罩。

(2)了解患者病情、熟练掌握动脉血标本采集的目的、操作方法及操作相关知识、并发症的诊断和处理。

(3)评估并向患者解释。

评估:

1)评估患者病情、治疗情况、意识状态及肢体活动能力。

2)评估患者的体温、凝血情况、吸氧状况或呼吸机参数的设置。

3)评估患者穿刺部位皮肤及动脉搏动情况,并确定穿刺点。

解释:向患者解释操作的目的、过程和注意事项,取得患者配合。

3. 物品准备

(1)治疗车上层:检验单、注射盘、动脉采血针或一次性注射器(2ml 或 5ml)、无菌纱布、无菌手套、治疗巾、小垫枕、无菌弯盘、0.5%碘伏、无菌棉签、胶布、橡皮塞、小沙袋、手消毒液。如用一次性注射器另备肝素注射液 1 支,砂轮 1 个。

(2)治疗车下层:生活垃圾桶、医用垃圾桶、锐器盒。

(3)必要时备屏风。

五、操作方法

1. 核对 携用物至床旁,核对患者床号、姓名、腕带,检验单。检验单上填写患者目前的吸氧方式和浓度、体温、血红蛋白浓度。

2. 体位与穿刺点的选择

桡动脉穿刺

(1)体位:告知患者配合方法,协助患者取坐位或平卧位,前臂外展,掌心向上,手腕下放置小垫枕,将治疗巾铺于小垫枕上,手掌稍背伸,暴露穿刺部位。

(2)穿刺点选择:穿刺部位在掌横纹上 1~2cm 动脉搏动明显处(或桡骨茎突近端约 1cm 处)。

股动脉穿刺

(1)体位:告知患者配合方法,协助患者取平卧位,下肢稍外展,暴露穿刺部位,将治疗巾铺于穿刺部位下。

(2)穿刺点选择:操作者触摸腹股沟动脉搏动最强点(髂前上棘与耻骨结节体表连线处中点下方 1~2cm)作为穿刺点。

3. 打开无菌弯盘置于治疗巾旁,消毒皮肤(范围大于 5cm)。

4. 采血

动脉血气针采血

检查并拆开血气针外包装,取出橡胶塞置于弯盘内,检查并打开无菌纱布置于弯盘内。

普通注射器采血

先将一次性注射器按无菌操作原则打在无菌盘内,穿刺前先抽吸肝素液 0.5ml,完全湿润注射器管腔后弃掉余液,防止血液凝固,其余穿刺方法同动脉血气针采血。

5. 进针前核对患者床号、姓名,确认无误。

桡动脉穿刺

左手戴无菌手套或消毒左手的示指、中指和无名指,用消毒手指触及桡动脉搏动处,确定动脉走向后,以左手示指和中指在穿刺部位相距约 1cm 处轻轻按压,以固定该穿刺的动脉,右手持采血针在俩指间垂直或与动脉走向呈 45°逆血流方向迅速进针,动脉血自动顶入血气针内,一般需要 1~2ml 左右。

股动脉穿刺

左手戴无菌手套或消毒左手的示指、中指和无名指,将左手示指和中指置于股动脉搏动最强处,稍用力固定皮肤(示指、中指略分开约 0.5cm),右手持采血针在示指与中指之间搏动最强处垂直穿刺。动脉血自动顶入血气针内,一般需要 1~2ml 左右。

6. 拔针,用无菌纱布按压 5~10 分钟(必要时用沙袋压迫止血),直至完全止血,保持穿刺点清洁干燥。

7. 穿刺成功后,观察注射器中有无气泡,若有气泡,则将其排出,迅速将针头斜面刺入橡胶塞隔绝空气,将血气针轻轻搓动,使肝素与血液混匀,防止凝血。

8. 采血后再次核对患者、血标本及检验单,确认无误,粘贴好标签(标签上注明:科室、床号、姓名、性别、检验目的及送检日期)后,和检验单一并立即送检。

9. 询问患者对操作的感受,告知注意事项。

10. 协助患者取舒适体位,整理床单位及用物,致谢。

11. 洗手记录。

六、并发症

1. 皮下血肿 常见于抽血时反复穿刺、刺破血管后壁、拔针后按压力度或时间不充分。因此有效按压是最重要的预防方法。一般拔针后迅速按压穿刺部位 5~10 分钟,对于凝血功能较差的患者拔针后至少按压 10 分钟(必要时用沙袋压迫止血),直至确定无出血后方可停止按压。皮下血肿早期冷敷,48 小时后可采用热敷、烤灯照射等处理。

2. 血栓形成 主要发生在股动脉穿刺时,较少见。常见于反复穿刺和拔针后按压过度。因此尽量减少同侧穿刺次数,拔针后按压力度要适中,压迫时以指腹仍有动脉波动为宜。若血栓形成即请血管外科处理。

3. 手掌缺血 常见于 Allen 试验阴性的患者,因此进行桡动脉穿刺前常规做 Allen 试验。

4. 感染 由于消毒不严格所致。因此严格执行无菌操作,避免在皮肤有感染的部位穿刺。对已发生感染的患者,除局部处理外,应根据医嘱给予抗感染治疗。

七、注意事项

1. 严格执行无菌操作及查对制度。

2. 动脉穿刺时切勿使用止血带,确定穿刺点后方可穿刺。不可粗暴的反复穿刺,以免损伤动脉壁引起出血。

3. 有凝血功能障碍者慎用动脉穿刺法采集动脉血标本。如只能使用动脉穿刺法采血,采血后应延长按压时间至少 10 分钟。

4. 血气标本必须隔绝空气,30 分钟内送检。

5. 沐浴、运动后,应休息 30 分钟再采集血标本。

6. 新生儿勿选择股动脉穿刺,因穿刺时垂直进针易损伤髋关节。

八、关键词

动脉穿刺　artery puncture

血气分析　blood gas analysis

九、案例分析

患者,男,72 岁,慢性阻塞性肺疾病患者,近 3 天咳嗽咳痰发热,现气促,呼吸频率 40 次/min。请问:目前最首要的护理措施什么?

参考答案:

采集动脉血标本急查血气分析。

十、评分标准(见表 11-3-1)

表 11-3-1　**动脉穿刺(血气分析)参考评分标准**

项目	分数	内容及评分标准	满分	得分
准备工作	15	衣帽整洁、规范洗手、戴帽子、口罩	2	
		核对医嘱、检验单	2	
		评估并向患者解释 1. 评估 评估患者病情、治疗情况、意识状态及肢体活动能力(1分) 评估患者的体温、凝血情况、吸氧状况或呼吸机参数的设置(1分) 评估患者穿刺部位皮肤及动脉搏动情况,并确定穿刺点(1分) 2. 解释:向患者解释操作的目的、过程和注意事项,取得患者配合(1分)	4	
		患者准备 1. 了解动脉血标本采集的目的、注射部位、操作过程及患者在配合中注意点(1分) 2. 取舒适体位,暴露穿刺部位(1分)	2	
		用物准备 1. 治疗车上层:检验单、注射盘、一次性注射器(2ml 或 5ml)或一次性动脉采血针、无菌纱布、无菌手套、治疗巾、小垫枕、无菌弯盘、0.5%碘伏、无菌棉签、胶布、橡皮塞、小沙袋、手消毒液。如用一次性注射器另备肝素注射液 1 支,砂轮 1 个(2分) 2. 治疗车下层:生活垃圾桶、医用垃圾桶、锐器盒(2分) 3. 必要时备屏风(1分)	5	
操作过程	60	1. 核对:携用物至床旁,核对患者床号、姓名、腕带、检验单(4分)。检验单上填写患者目前的吸入氧方式和浓度、体温、血红蛋白浓度(4分)	8	

项目	分数	内容及评分标准	满分	得分
操作过程	60	2. 体位与穿刺点的选择 桡动脉穿刺 (1)体位: 告知患者配合方法(2分) 协助患者取坐位或平卧位,前臂外展,掌心向上,将治疗巾铺于小枕垫上,手腕置于小垫枕上,手掌稍背伸,暴露穿刺部位(2分) (2)穿刺点选择:穿刺部位在掌横纹上1~2cm 动脉搏动明显处(或桡骨茎突近端约1cm 处)(2分) 股动脉穿刺 (1)体位: 告知患者配合方法(2分) 协助患者取平卧位,下肢稍外展,暴露穿刺部位,将治疗巾铺于穿刺部位下(2分) (2)穿刺点选择:操作者触摸腹股沟动脉搏动最强点(髂前上棘与耻骨结节体表连线处中点下方1~2cm)作为穿刺点(2分)	6	
		3. 打开无菌弯盘置于治疗巾旁(2分) 消毒皮肤(范围大于5cm)(2分)	4	
		4. 采血 动脉血气针采血:检查并拆开血气针外包装(2分) 取出橡胶塞置于弯盘内(2分) 检查并打开无菌纱布置于弯盘内(2分) (普通注射器采血:现将一次性注射器按无菌原则打在无菌盘内,穿刺前先抽吸肝素0.5ml,完全湿润注射器管腔后弃掉余液,防止血液凝固其余穿刺方法同动脉血气针采血)	6	
		5. 进针前核对患者床号、姓名,确认无误(2分) 桡动脉穿刺: 左手戴无菌手套或消毒左手的示指、中指和无名指(1分) 用消毒手指触桡动脉搏动处,确定动脉走向后,以左手示指和中指在穿刺部位相距约1cm 轻轻按压,以固定要穿刺的动脉(1分) 右手持采血针在两指间垂直或与动脉走向呈45°逆血流方向迅速进针,动脉血自动顶入血气针内,一般需要1~2ml 左右(2分) 股动脉穿刺: 左手戴无菌手套或消毒左手的示指、中指和无名指(1分) 将左手示指和中指置于股动脉搏动最强处,稍用力固定皮肤(示指、中指略分开约0.5cm)(1分) 右手持采血针在示指与中指之间搏动最强处垂直穿刺,动脉血自动顶入血气针内,一般需要1~2ml 左右(2分)	6	

续表

项目	分数	内容及评分标准	满分	得分
操作过程	60	6. 拔针→无菌纱布按压 5~10 分钟(必要时用沙袋压迫止血)(3 分) 直至完全止血,保持穿刺点清洁干燥(2 分)	5	
		7. 穿刺成功后,观察注射器中有无气泡(1 分) 若有气泡,则将其排出,迅速将针头斜面刺入橡胶塞隔绝空气(1 分) 将血气针轻轻搓动,使肝素与血液混匀,防止凝血(2 分)	4	
		8. 采血后再次核对患者及血标本及检验单,确认无误(2 分) 粘贴好标签(2 分) (标签上注明:科室、床号、姓名、性别、检验目的及送检日期)血标本和检验单一并立即送检(2 分)	6	
		9. 询问患者对操作的感受(2 分) 告知注意事项(2 分)	4	
		10. 协助患者取舒适体位(2 分) 整理床单位及用物(2 分) 致谢(2 分)	6	
		11. 洗手(2 分) 记录(3 分)	5	
操作过程 总体评价	15	熟练规范程度:有条理(2 分),时间把握(2 分)	4	
		无菌观念(5 分):违反无菌操作原则一次扣 1 分	5	
		人文关怀:沟通有礼貌(2 分),协助患者整理衣物等。(2 分)	4	
		操作后用物及废物分类处理正确	2	
提问	10	随机选择 2 个问题,每题 5 分	10	
总分	100		100	

相关问题:

1. 在采集血气分析标本时,如果标本中混有气泡要立即排出,为什么?
2. 为什么进行桡动脉穿刺前常规做 Allen 试验?
3. 通过动脉穿刺采集血标本进行血气分析的适应证?

（郭庆玲　孙雅博）

第四节　皮内注射
Intracutaneous Injection

一、目的

1. 进行药物过敏试验,观察有无过敏反应。
2. 预防接种。
3. 用于局部麻醉的前驱步骤。

二、操作前准备

1. 操作者准备

(1)衣帽整洁、规范洗手、戴帽子、口罩。

(2)了解患者病情、熟练掌握皮内注射目的、方法、皮内注射操作相关知识、并发症的诊断和处理。

(3)评估并向患者解释。

评估:

1)患者病情、意识状态、治疗情况、自理能力及合作程度。

2)了解患者用药过敏史、家族史、酒精过敏史。

3)注射部位的皮肤情况。

4)了解用药反应及皮试结果。

解释:向患者解释皮内注射的目的、过程和注意事项。

2. 患者准备

(1)了解皮内注射的目的、过程和操作过程中的配合要点。

(2)患者空腹时不宜做皮试,以免发生反应不易与过敏反应鉴别。

3. 用物准备

(1)治疗车上层:治疗盘、治疗巾、按医嘱备药、注射卡、注射器(1ml、5ml)、75%乙醇、0.5%碘伏、无菌棉签、手消毒液,如为药物过敏试验另备急救盒(0.1%肾上腺素、注射器、砂轮)。

(2)治疗车下层:生活垃圾桶、医用垃圾桶、锐器盒。

三、操作方法

以药物过敏试验为例

1. 备药

(1)铺治疗巾于治疗盘内,注明铺盘日期、时间、铺盘者。

(2)核对医嘱、治疗单,检查药液质量。

(3)按医嘱配制皮试液放于注射盘内(检查一次性注射器,取出注射器,检查活塞,拔下针帽,检查并固定针头。核对并抽取药液,排气套上安瓿或保护套,放入无菌巾内备用。双人核对无误。)

2. 携用物至患者床旁,核对患者床号、姓名、腕带。

3. 向患者解释操作的目的及注意的问题,协助患者取舒适体位并暴露局部皮肤。(常选用前臂掌侧下段,因该处皮肤较薄,易于注射,且易辨认局部反应。)

4. 用75%乙醇消毒皮肤,以穿刺点为中心螺旋式进行消毒,直径在5cm以上,待干。

5. 二次核对药物、排气。

6. 一手绷紧局部皮肤,一手持注射器以示指固定针栓,针头斜面向上与皮肤成5°角刺入皮内,待针头斜面完全进入皮内后,放平注射器。用绷紧皮肤手的拇指固定针栓,注入皮试液0.1ml,使局部隆起形成一皮丘。

7. 注射完毕,快速拔针。

8. 再次核对(针头弃入锐器盒内,注射器弃入医疗垃圾桶,再次核对无误后将安瓿弃入医疗垃圾桶)。

9. 记录时间交代注意事项(嘱患者勿揉压针眼,以免影响结果的观察,不要离开病室或注射室,等待护士20分钟后观察皮试结果,有任何不适及时告知护士)。

10. 协助患者取舒适体位,整理床单位,清理用物。

11. 急救盒(0.1%肾上腺素、注射器、砂轮)备在床旁。

12. 洗手。

13. 按规定时间由两名护士观察皮试结果。

14. 记录(将过敏试验结果记录在病历上,阳性用红笔标记"+",阴性用蓝笔或黑笔标记"-")。

四、并发症

1. 疼痛　常因患者精神过度紧张、注射时消毒剂进入皮内、操作不熟练推药不均匀等所致。注射前应向患者说明注射的目的,以取得患者的配合。待注射部位消毒剂干燥后方可注射。注射技术熟练以减轻疼痛。当患者疼痛剧烈,应给与止痛剂对症处理。

2. 局部组织反应　常因药物对机体局部的刺激、机体局部对药物敏感、皮内注射后患者抓、揉局部皮丘等所致。因此注射前认真评估患者,详细询问过敏史,避免使用过敏药物及对组织刺激性强的药物,告诉患者皮内注射的目的,不可随意抓、揉局部皮丘,如有不适可随时告诉医护人员。对局部组织发生反应的患者,应对症处理预防感染。局部出现瘙痒的患者,告知患者不要抓、挠,可用 0.5% 碘伏外涂;皮肤局部有水疱者,先用 0.5% 碘伏消毒,再用无菌注射器将疱内液体抽出;如注射部位出现破溃,应按外科换药处理。

3. 虚脱　常见原因有患者情绪紧张、空腹或饥饿状态下、护理人员操作不当引起疼痛等。因此注射前做好充分的评估,对既往有晕针史、紧张、饥饿、体质虚弱的患者可采取卧位,对于精神紧张者要给与心理疏导,与患者交谈可分散其注意力。注射时选取合适的部位,技术熟练,减轻刺激,并注意观察患者病情变化。一旦发生虚脱,坐位患者立即改平卧位,针灸或指压人中、合谷穴等穴位。适当保暖,数分钟即可恢复正常。必要时吸氧,静脉给予 5% 葡萄糖。

4. 过敏性休克　主因注射前未询问患者的药物过敏史,患者对药物发生速发型过敏反应。因此皮内注射前,必须认真询问有无过敏史,特别是青霉素,如有药物过敏史,则不可做皮试,应及时与医生联系,更换其他药物。急救盒(0.1%肾上腺素、注射器、砂轮)备在床旁。在皮试观察过程中,患者不要离开病室或注射室,等待护士 20 分钟后观察皮试结果,有任何不适及时告知护士。

患者一旦发生过敏性休克,立即组织抢救:

(1) 立即停药,使患者平卧,报告医生,就地抢救。有静脉通路的保留通路并更换液体及输液器。

(2) 立即皮下注射 0.1% 肾上腺素 1ml(小儿剂量酌减)。如症状仍不缓解,可每隔半小时皮下或静脉注射肾上腺素 0.5ml,直至脱离危险。

(3) 给予氧气吸入,改善缺氧症状。呼吸受抑制时,立即进行口对口人工呼吸,并肌注尼可刹米等呼吸兴奋药,有条件者可插入气管导管,给予人工呼吸机辅助通气,喉头水肿引起窒息时,尽快行气管切开。

(4) 根据医嘱静脉注射地塞米松 5~10mg 或琥珀酸钠氢化可的松 200~400mg 加入 5%~10% 葡萄糖溶液 500ml 内静脉滴注;并给予抗组织胺药物,如肌内注射盐酸异丙嗪 25~50mg 或苯海拉明 40mg。

(5) 静脉滴注 10% 葡萄糖注射液或平衡液扩充血容量。如血压仍不回升,可遵医嘱给与多巴胺或去甲肾上腺素静脉滴注。

(6) 如果发生呼吸心搏骤停,立即行心肺复苏。

(7) 严密观察病情变化,记录神志、生命体征及尿量等病情变化;及时评价治疗及护理效果,为进一步处置提供可靠依据。

五、注意事项

1. 严格执行无菌操作及查对制度。

2. 做药物过敏试验前,护士应详细询问患者的用药史、过敏史及家族史,如患者对需要注射的药物有过敏史,则不可作皮试,应及时与医生联系,更换其他药物。

3. 做药物过敏试验消毒皮肤时忌用力反复涂擦,忌用含碘消毒剂,以免影响对局部反应的观察。

4. 进针后不应抽回血。

5. 在为患者做药物过敏试验前,要备好急救药品,以防发生意外。

6. 判断并记录皮试结果,通知医生,告知患者及家属并标注。

六、关键词

皮内注射 intracutaneous injection

七、案例分析

护士在做过敏试验时应注意哪些问题,以免影响观察效果?

参考答案:

做药物过敏试验消毒皮肤时忌用力反复涂擦,忌用含碘消毒剂,以免影响对局部反应的观察。

八、评分标准(见表11-4-1)

表 11-4-1 皮内注射参考评分标准

项目	分数	内容及评分标准	满分	得分
准备工作	17	操作者准备 衣帽整洁、规范洗手、戴帽子、口罩	2	
		核对医嘱、治疗单(卡)	2	
		评估并向患者解释 1. 评估 患者病情、意识状态、治疗情况、自理能力及合作程度(1分) 了解患者用药过敏史、家族史、酒精过敏史(1分) 注射部位的皮肤情况(1分) 了解用药反应及皮试结果(1分) 2. 解释 向患者解释皮内注射的目的、过程和注意事项(1分)	5	
		患者准备 1. 了解皮内注射的目的、过程和操作过程中的配合要点(2分) 2. 患者空腹时不宜做皮试,以免发生反应不易与过敏反应鉴别(2分)	4	
		物品准备 1. 治疗车上层:治疗盘、治疗巾、按医嘱备药、注射卡、注射器(1ml、5ml)、75%乙醇、0.5%碘伏、无菌棉签、手消毒液,如为药物过敏试验另备急救盒(0.1%肾上腺素、注射器、砂轮)(2分) 2. 治疗车下层:生活垃圾桶、医用垃圾桶、锐器盒(2分)	4	

项目	分数	内容及评分标准	满分	得分
操作过程	58	以药物过敏试验为例 备药 1. 铺治疗巾于治疗盘内,注明铺盘日期、时间、铺盘者(2分) 2. 核对医嘱、治疗单,检查药液质量(2分) 3. 按医嘱配制皮试液放于注射盘内(1分) (检查一次性注射器,取出并调整针尖斜面向下,检查活塞,拔下针帽,检查并固定针头。核对并抽取药液,排气套上安瓿或保护套,放入无菌巾内备用。双人核对无误)	5	
		核对 携用物至患者床旁,核对患者床号、姓名、腕带	2	
		体位 向患者解释操作的目的及注意的问题(2分) 协助患者取舒适体位(2分) 并暴露局部皮肤(2分) (常选用前臂掌侧下段,因该处皮肤较薄,易于注射,且易辨认局部反应。)	6	
		消毒 用75%乙醇消毒皮肤(2分) 以穿刺点为中心螺旋式进行消毒(2分) 直径在5cm以上(2分) 待干(2分)	8	
		二次核对药物、排气	3	
		穿刺并推药 一手绷紧局部皮肤,一手持注射器以示指固定针栓(3分) 针头斜面向上与皮肤成5°角刺入皮内,待针头斜面完全进入皮内后,放平注射器(3分) 用绷紧皮肤手的拇指固定针栓(3分) 注入皮试液0.1ml(3分) 使局部隆起形成一皮丘(3分)	15	
		注射完毕,快速拔针(2分) 针头弃入锐器盒内,注射器弃入医疗垃圾桶(1分)	3	
		再次核对: 再次核对无误后安瓿弃入医疗垃圾桶。	2	
		记录时间(2分) 交代注意事项(2分) (嘱患者勿揉压针眼,以免影响结果的观察,不要离开病室或注射室等待护士20分钟后观察皮试结果,有任何不适及时告知护士)	4	

续表

项目	分数	内容及评分标准	满分	得分
操作过程	60	协助患者取舒适体位(1分) 整理床单位及用物(1分)	2	
		急救盒(0.1%肾上腺素、注射器、砂轮)备在床旁	2	
		洗手	2	
		按规定时间由两名护士观察皮试结果	2	
		记录(2分) (将过敏试验结果记录在病历上,阳性用红笔标记"+",阴性用蓝笔或黑笔标记"-")	2	
操作过程总体评价	15	熟练规范程度:有条理(2分),时间把握(2分)	4	
		无菌观念(5分):违反无菌操作原则一次扣1分	5	
		人文关怀:沟通有礼貌(2分),协助患者整理衣物等(2分)	4	
		操作后用物及废物分类处理正确	2	
提问	10	随机选择2个问题,每题5分	10	
总分	100		100	

相关问题:

1. 青霉素皮试结果阳性有哪些临床表现?

2. 青霉素过敏性休克有哪些主要临床表现?

3. 抢救过敏性休克,为什么首选肾上腺素?

（孙雅博　郭庆玲）

第五节　皮下注射
Subcutaneous Injection

一、目的

1. 预防接种。

2. 局部麻醉给药。

3. 胰岛素治疗。

二、操作前准备

1. 操作者准备

(1)衣帽整洁、规范洗手、戴帽子、口罩。

(2)了解患者病情、熟练掌握皮下注射目的、操作方法及相关知识、并发症的诊断和处理。

(3)评估并向患者解释。

评估:

1)患者病情、意识状态、自理与合作能力。

2)了解用药史与过敏史、注射部位皮肤及皮下组织情况。

3）了解所用药物可能产生的疗效与不良反应。

解释：与患者和家属解释操作目的、操作方法、药物作用、配合要点。

2. 患者准备

（1）了解皮下注射目的、注射部位、操作过程及患者在配合中注意点。

（2）取舒适体位，暴露注射部位。

3. 物品准备

（1）治疗车上层：治疗盘1个、按医嘱备药、注射卡、注射器（1ml、2ml）、75%乙醇、0.5%碘伏、无菌棉签、手消毒液。

（2）治疗车下层：生活垃圾桶、医用垃圾桶、锐器盒。

（3）必要时备屏风。

三、操作方法

1. 查对医嘱（注射卡）、药物。

2. 携用物至患者床旁，核对患者身份（询问患者床号、姓名或病案号、腕带）、药名、剂量、浓度等，做好解释，遮挡患者。

3. 根据治疗目的选择合适的体位和注射部位，暴露注射部位，注意保暖。注射部位一般选择上臂三角肌下缘，上臂外侧，腹部或大腿外侧。

4. 常规消毒皮肤　以进针点为中心，用碘伏棉签螺旋式消毒，消毒直径在5cm以上，待干。

5. 按医嘱抽吸药液排尽空气，二次核对。

6. 指导患者放松，左手夹无菌干棉签并绷紧局部皮肤，右手持注射器以示指固定针栓，针头斜面向上与皮肤成30°～40°角快速将针梗的1/2～2/3刺入皮下。

7. 松开左手，抽动活塞，如无回血，缓慢推注药液。操作中注意观察患者反应。

8. 注射完毕，用无菌干棉签轻压针眼处，快速拔针，按压片刻。

9. 再次核对。询问患者对操作的感受，观察患者反应。

10. 协助取舒适体位，整理用物及床单位，向患者致谢。

11. 洗手，记录（注射时间，药名、剂量、浓度，患者反应）。

四、并发症

1. 出血　常见于注射时刺破血管、拔针后按压力度或时间不充分。要正确评估患者凝血功能，选择合适的注射部位，避免刺破血管，有效按压。特别对于凝血功能较差的患者拔针后要适当延长按压时间。如刺破血管要立即拔出针头，迅速按压，并更换部位重新注射。如发生皮下血肿，早期可冷敷，48小时后可采用热敷、烤灯照射等处理。

2. 皮下硬结　常见于反复在同一部位注射，注射药物浓度高，量过多，注射部位过浅；局部组织感染后纤维组织增生所致；抽吸药液将胶塞颗粒、玻璃碎屑等微粒抽在药液中注入皮下不能吸收，形成硬结。因此，注射前必须认真评估，根据药液性质选择合适的注射器；严格执行无菌技术操作；避免反复在同一部位注射。对已形成硬结局部给予新鲜马铃薯片贴敷或50%硫酸镁湿热敷（胰岛素注射除外）。

3. 断针　常见原因有进针手法不当、针头质量差、进针部位有瘢痕或硬结。预防：熟练掌握注射方法；认真检查注射器质量；正确选择注射部位。一旦发生断针，嘱患者不要动，保持原位，操作者一手固定局部并下压皮肤暴露出针梗，另一只手持止血钳夹住断端迅速拔出；如果针头已经全部进入体内，应让患者保持原体位，采用外科手术取出残留体内的针体。

五、注意事项

1. 持针时，右手示指固定针栓，但不可触及针梗，以免污染。

2. 针头刺入角度不宜超过 45°，以免刺入肌层。

3. 尽量避免应用对皮肤有刺激作用的药物作皮下注射。

4. 经常注射者，应更换注射部位，建立轮流交替注射部位的计划，以达到在有限的注射部位吸收最大药量的效果。

5. 选择注射部位时应避开炎症、破溃或者有肿块的部位。

6. 进行预防接种禁用碘剂消毒。

六、关键词

皮下注射　subcutaneous injection

七、案例分析

患者，体温 39.4℃，脉搏 120 次/min，咽喉疼痛。诊断为：化脓性扁桃体炎。在做青霉素皮试后约 3 分钟时，患者突然胸闷气促，面色苍白，脉搏细弱，出冷汗，烦躁不安，即测血压 65/46mmHg。请问该患者可能出现了什么问题？护士应首先采取的紧急措施是什么？

参考答案：

青霉素过敏性休克。护士应立即停药平卧、皮下注射 0.1% 肾上腺素。

八、评分标准（表 11-5-1）

表 11-5-1　皮下注射参考评分标准

项目	分数	内容及评分标准	满分	得分
准备工作	15	操作者准备 衣帽整洁、剪指甲洗手、戴帽子、口罩	2	
		查对：核对医嘱、治疗单（卡）	2	
		评估并向患者解释 1. 评估： 患者病情、意识状态、自理与合作能力（1分） 了解用药史与过敏史、注射部位皮肤及皮下组织情况（1分） 了解所用药物可能产生的疗效与不良反应（1分） 2. 解释 与患者和家属解释皮下注射目的，操作方法，药物作用，配合要点（1分）	4	
		患者准备 1. 了解皮下注射目的，操作方法，药物作用，配合要点（1分） 2. 取舒适体位，暴露注射部位（1分）	2	
		用物准备 1. 治疗车上层：治疗盘、按医嘱备药、注射卡、注射器（1ml、2ml）、75%乙醇、0.5%碘伏、无菌棉签、手消毒液（2分） 2. 治疗车下层：生活垃圾桶、医用垃圾桶、锐器盒（2分） 3. 必要时备屏风（1分）	5	
操作过程	60	核对 1. 查对医嘱（注射卡）、药物（4分） 检查药液质量（4分）	8	

续表

项目	分数	内容及评分标准	满分	得分
操作过程	60	2. 携用物至患者床旁,核对患者身份(询问患者床号、姓名或病案号、腕带)、药名、剂量、浓度等(2分) 做好解释(2分) 遮挡患者(2分)	6	
		选择注射部位:根据治疗目的选择注射部位,暴露注射部位(2分) 注意保暖(2分)	4	
		常规消毒皮肤: 以进针点为中心(1分) 用碘伏棉签螺旋式消毒(2分) 消毒直径在5cm以上(2分) 待干(2分)	7	
		二次核对: 按医嘱抽吸药液排尽空气(2分) 核对(2分)	4	
		穿刺: 指导患者放松,左手夹无菌干棉签并绷紧局部皮肤(2分) 右手持注射器以示指固定针栓(2分) 针头斜面向上与皮肤成30°~40°角快速将针梗的1/2~2/3刺入皮下(2分)	6	
		推药: 松开左手,抽动活塞,如无回血(2分) 缓慢推注药液。(2分) 操作中注意观察患者反应。(2分)	6	
		拔针按压: 注射完毕,用无菌干棉签轻压针眼处(2分) 快速拔针,按压片刻(2分)	4	
		再次核对: 核对(2分) 询问患者对操作的感受(2分) 观察患者反应(2分)	6	
		操作后处理: 协助取舒适体位(2分) 整理用物及床单位,向患者致谢(2分)	4	
		洗手(2分) 记录(注射时间,药名、剂量、浓度,患者反应)(3分)	5	

续表

项目	分数	内容及评分标准	满分	得分
操作过程 总体评价	15	熟练规范程度:有条理(2分),时间把握(2分)	4	
		无菌观念(5分):违反无菌操作原则一次扣1分	5	
		人文关怀:沟通有礼貌(2分),协助患者整理衣物等(2分)	4	
		操作后用物及废物分类处理正确	2	
提问	10	随机选择2个问题,每题5分	10	
总分	100		100	

相关问题:

1. 为患者进行皮下注射前应评估哪些内容?

2. 皮下注射的常用部位包括哪些?

3. 请简述皮下注射胰岛素患者发生低血糖反应常见原因及应急处理。

(孙雅博　郭庆玲)

第六节　肌内注射
Intramuscular Injection

一、目的

1. 因药物或病情不宜经口服给药者。

2. 药物刺激性较强或药量较大不宜皮下注射,如油剂、混悬液。

3. 要求药物在较短的时间内发生药效,不宜或不能作静脉注射的药物。

二、操作前准备

1. 评估并向患者解释

(1)评估

1)患者病情、治疗情况、用药史和过敏史。

2)了解患者的意识状态、肢体活动能力(自理能力)营养状态、注射部位局部组织状况(有无炎症、瘢痕、硬结等)。

3)患者对给药计划的了解、认知程度及合作程度。

(2)解释:向患者解释肌内注射目的、操作的过程和注意事项。

2. 患者准备

(1)了解肌内注射的目的、操作过程中配合要点。

(2)取舒适体位,暴露注射部位。

3. 操作者准备

(1)衣帽整洁、规范洗手、戴帽子、口罩。

(2)了解患者病情、熟练掌握肌内注射目的、方法、肌内注射操作相关知识、并发症的诊断和处理。

4. 用物准备

(1)治疗车上层:治疗盘1个、按医嘱备药、注射卡、注射器(2ml、5ml)、0.5%碘伏、无菌棉签、手消毒液。

（2）治疗车下层：生活垃圾桶、医用垃圾桶、锐器盒。

（3）必要时备屏风。

三、操作方法

1. 查对医嘱（注射卡）、药物。

2. 携用物至床旁,核对患者身份（询问患者床号、姓名或病案号、腕带）、药名、剂量、浓度等,做好解释,遮挡患者。

3. 结合治疗目的选择注射部位,暴露注射部位,注意保暖。

注射部位一般选择肌肉肥厚,远离大神经、大血管的部位。成人常选择臀大肌,2 岁以下婴幼儿选择臀中肌、臀小肌。常用定位法如下：肌内注射最常用的注射部位为臀大肌,其次为臀中肌、臀小肌、股外侧肌及上臂三角肌。

臀大肌注射的定位方法：

（1）十字法：从臀裂顶点向左侧或右侧划一水平线,再从髂嵴最高点作一垂直平分线,在外上象限（避开内角）即为注射部位。

（2）连线法：从髂前上棘至尾骨作一连线其外上 1/3 处为注射部位。

4. 常规消毒皮肤 以进针点为中心,用碘伏棉签螺旋式消毒,消毒直径在 5cm 以上,待干。

5. 按医嘱抽吸药液排尽空气,二次核对。

6. 指导患者放松,用左手绷紧皮肤,右手持注射器如握毛笔姿势,针头与皮肤垂直快速进针,一般进针 2.5~3cm（或为针头长度的 2/3）。

7. 松开左手,抽动活塞,右手固定针栓,无回血时,缓慢注入药物,（若有回血,说明针头刺入血管,应立即拔出针头,压迫止血）操作中注意观察患者反应。

8. 注射完毕,用无菌棉签轻压针眼处,快速拔针,按压片刻。

9. 再次核对,询问患者对操作的感受,观察患者反应。

10. 协助取舒适体位,整理用物及床单位,向患者致谢。

11. 洗手,处理医嘱,记录（注射时间,药名、剂量、浓度,患者反应）。

四、并发症

1. 疼痛 多因药量多、刺激性大；注射部位选择不当；进针过浅或过深；推注药物速度过快引起。预防：正确选择注射部位,熟练掌握无痛注射技术,成人注射时要做到"两快一慢",即进针、拔针快、推药慢。

2. 坐骨神经损伤 因注射部位选择不正确所致。预防及处理：正确选择注射部位；发生神经损伤后及时给予理疗、热敷,同时使用营养神经的药物。

3. 局部或全身感染 主要原因是注射时无菌操作不严格。因此,严格执行无菌操作；注射前认真评估注射部位局部组织状况（有无炎症、瘢痕、硬结等）。如发生感染,可给予局部抗感染治疗,必要时联合全身抗生素治疗。

4. 针眼渗液 因局部血液循环差,每次注射的药量多,反复在同一部位进行注射所致。预防：注射前选择合适部位,每次尽量左右更换部位,避免反复在同一部位进行注射；注射后及时热敷,加速药物吸收。

5. 针头堵塞 一次性针头过细、药液黏稠、药液未充分溶解、针尖锋利且斜面大,抽吸药液时极易将胶塞颗粒带入药液中造成针头堵塞。预防：根据药物性质选择合适针头；充分溶解药液；检查针头通畅后方可进针。

五、注意事项

1. 遵医嘱和药品说明书使用药物。

2. 需要两种药液同时注射,应注意配伍禁忌。

3. 同时注射多种药物时,应先注射刺激性较弱的药物,后注射刺激性较强的药物。

4. 选择合适的注射部位,避免刺伤神经和血管,不能在有炎症、硬结、瘢痕等部位注射。

5. 2 岁以下婴幼儿不宜选用臀大肌注射。因其在未能独自行走前,臀部肌肉一般发育不好,臀大肌注射有损伤坐骨神经的危险。应选用臀中肌、臀小肌注射。

6. 长期注射的患者轮流交替注射部位。

7. 进针时切勿将针梗全部刺入,以防针梗从衔接处折断。

六、关键词

肌内注射　intramuscular injection

七、案例分析

母亲 HbsAg 阳性的新生儿,出生后由责任护士接种乙肝疫苗(重组酵母)10μg,同时注射高效价免疫球蛋白 200IU,请问:这两种药物的给药部位和给药方法是什么?

参考答案:

给药部位:乙肝疫苗的接种部位是右侧上臂三角肌,高效价免疫球蛋白臀中肌或臀小肌。两种药物的给药方法都是肌内注射。

八、评分标准(见表 11-6-1)

表 11-6-1　肌内注射参考评分标准

项目	分数	内容及评分标准	满分	得分
准备工作	15	操作者准备: 衣帽整洁、规范洗手、戴帽子、口罩	2	
		核对医嘱、治疗单(卡)	2	
		评估并向患者解释 1. 评估:患者病情、治疗情况、用药史和过敏史(1分) 了解患者的意识状态、肢体活动能力(自理能力)营养状态、注射部位局部组织状况(有无炎症、瘢痕、硬结等)(1分) 患者对给药计划的了解、认知程度及合作程度(1分) 2. 解释:向患者解释肌内注射目的、操作的过程和注意事项(1分)	4	
		患者准备: 1. 了解肌内注射的目的、操作过程中配合要点(1分) 2. 取舒适体位,暴露注射部位(1分)	2	
		用物准备: 1. 治疗车上层:治疗盘、按医嘱备药、注射卡、注射器(2ml、5ml)、0.5%碘伏、无菌棉签、手消毒液(2分) 2. 治疗车下层:生活垃圾桶、医用垃圾桶、锐器盒(2分) 3. 必要时备屏风(1分)	5	

续表

项目	分数	内容及评分标准	满分	得分
操作过程	60	查对： 查对医嘱(注射卡)、药物(4分) 检查药液质量(4分)	8	
		携用物及药物至患者床旁,核对患者身份(询问患者床号、姓名或病案号、腕带)、药名、剂量、浓度等(2分) 做好解释(2分) 遮挡患者(2分)	6	
		体位： 结合治疗目的选择注射部位,暴露注射部位(2分) 注意保暖(2分)	4	
		消毒： 常规消毒皮肤:以进针点为中心(2分) 用碘伏棉签螺旋式消毒(2分) 消毒直径在5cm以上(2分) 待干(2分)	8	
		二次核对： 按医嘱抽吸药液排尽空气(3分) 二次核对(3分)。	6	
		穿刺： 指导患者放松(1分) 用左手绷紧皮肤(1分) 右手持注射器如握毛笔姿势(1分) 针头与皮肤垂直快速进针(1分) 一般进针2.5~3cm(或为针头长度的2/3)(1分)	5	
		松开左手,抽动活塞,右手固定针栓,无回血时(1分) 缓慢注入药物(1分) (若有回血,说明针头刺入血管,应立即拔出针头,压迫止血)操作中注意观察患者反应(2分)	4	
		按压:注射完毕,用无菌干棉签轻压针眼处(2分) 快速拔针(1分) 按压片刻(1分)	4	
		再次核对(2分) 询问患者对操作的感受(2分) 观察患者反应(2分)	6	
		协助取舒适体位(2分) 整理用物及床单位,向患者致谢(2分)	4	
		洗手(2分) 处理医嘱(1分) 记录(注射时间,药名、剂量、浓度,患者反应)(2分)	5	

续表

项目	分数	内容及评分标准	满分	得分
操作过程总体评价	15	熟练规范程度:有条理(2分),时间把握(2分)	4	
		无菌观念:违反无菌操作原则一次扣1分(5分)	5	
		人文关怀:沟通有礼貌(2分),协助患者整理衣物等(2分)	4	
		操作后用物及废物分类处理正确	2	
提问	10	随机选择2个问题,每题5分	10	
总分	100		100	

相关问题:

1. 肌内注射时为使臀部肌肉放松应指导患者采取何种姿势为宜?

2. 2岁以下婴幼儿进行肌内注射时应选择哪些部位?为什么?

3. 为患者进行肌内注射前应从哪些方面评估患者?

(孙雅博 郭庆玲)

第七节 吸 痰 术
Sputum Aspiration

一、目的

1. 借助吸痰装置,利用负压吸引,经由口腔、鼻腔、人工气道将呼吸道内的分泌物吸出,以保持呼吸道通畅。

2. 改善肺的通气功能。

3. 预防呼吸系统并发症的发生,如:吸入性肺炎、肺不张、窒息等。

4. 留取痰标本做培养和药敏试验,指导选用抗生素。

二、适应证

1. 年老体弱、危重、昏迷、气管切开、麻醉未清醒前的患者。

2. 各种原因引起的不能有效咳嗽、排痰的患者。

3. 窒息的患者。

三、禁忌证

颅底骨折患者禁用鼻导管吸痰。

四、操作前准备

1. **患者准备** 向患者解释使其了解吸痰的目的、方法、注意事项及配合要点,协助患者取舒适的体位。

2. **操作人员准备** 着装整洁、修剪指甲、洗手、戴口罩。

3. **物品准备**

(1)治疗盘内备:无菌缸2个(口、鼻冲洗液和气管切开冲洗液),无菌缸内置纱布,外用生理盐水,手消毒剂,治疗卡,一次性吸痰管数根,无菌手套,听诊器,弯盘,压舌板,舌钳,开口器,手电筒。

（2）治疗盘外：中心负压吸引装置一套或电动吸引器，负压瓶，一次性连接管 2 根，电插板等。

4. 环境准备 室内温湿度适宜、光线充足、环境整洁安静。

五、操作方法

1. 查对患者 携用物至床旁，妥善放置；查对患者腕带、床号、姓名。

2. 安装及检查吸痰装置 将压力表安装在负压接头上，负压瓶置于床旁，胶管与负压瓶相连，检查管道、负压吸引装置性能。（使用电动吸引器；连接吸引器管路。）

3. 负压调节 调节吸引负压，成人为 300～400mmHg，小儿吸痰压力 250～300mmHg。

4. 体位正确 协助患者取舒适体位，头转向操作者并略向后仰。

5. 检查 观察患者口及鼻腔，取下活动义齿。

6. 试吸 洗手，戴手套，吸痰管与负压吸引管道连接，持吸痰管试吸生理盐水，检查管道是否通畅。

7. 吸痰

（1）经口（鼻）吸痰法：给予患者高浓度氧气吸入 2 分钟。请患者张口，吸痰管插入咽喉部（10～15cm）后（插管时不可有负压，以免损伤呼吸道黏膜），按住吸痰管侧孔开始吸痰，吸痰时注意吸痰管轻轻左右旋转上提吸痰，同时要密切观察患者的症状和体征，每次吸痰时间应控制在15 秒以内。先吸口咽部分泌物，换吸痰管后再吸气管分泌物。

（2）经气管切开（气管插管）吸痰法：将呼吸机氧浓度调到 100%，给患者吸氧 2 分钟，分离与呼吸机连接的管道，将吸痰管迅速插入气管插管内，遇到阻力后上提 1cm 后按住侧孔开始吸痰，并螺旋快速上提吸痰。每次吸痰时间应控制在 15 秒以内，同时要密切观察患者的症状和体征及吸出痰液的颜色、量、性状等情况。

如果气管切开（插管）吸痰，先吸气管，再吸口腔，最后吸鼻腔。

8. 冲洗 吸痰完毕，退出的吸痰管，抽吸试吸罐中的生理盐水，冲洗负压管道，以免分泌物堵塞负压吸引装置管道。

9. 评估 评估患者气道是否通畅，吸出液体的量、色、质，患者的反应及生命体征的变化。

10. 吸痰完毕 确认吸痰有效，关闭吸引器开关，脱手套，负压吸引装置管道放置适当位置。给予高流量氧气吸入，待呼吸平稳后，重新调节吸氧流量至吸痰前水平。

11. 安置患者 清洁患者颜面及口鼻，协助取舒适体位，整理床单位。

六、操作后处理

1. 整理用物 吸痰管按一次性用物处理；吸痰用物根据吸痰操作性质进行更换。

2. 记录 洗手后记录。

七、并发症

1. 低氧血症

（1）预防：给患者进行吸痰时密切观察患者的心率、心律、血压和血氧饱和度的变化，及时发现患者的缺氧症状；吸痰过程中尽量避免造成患者缺氧，选择合适的吸痰管，既能够将痰液吸出，又不会阻塞气道，有气管插管者，可选择外径小于 1/2 气管插管内径的吸痰管，每次吸痰不得超过 15 秒；有痰及时吸出，保持气道通畅，避免痰液过多阻塞气道，造成低氧血症。

（2）处理：患者出现低氧血症临床表现，立即停止吸痰并给予高浓度氧气吸入，必要时给予机械通气。

2. 呼吸道黏膜损伤

（1）预防：选择使用优质、前端钝圆、管壁有多个侧孔、后端有负压调节孔的吸痰管，吸引前先试吸无菌蒸馏水或 0.9% 氯化钠溶液进行润滑;每次吸痰前调节合适的吸引负压;吸引口腔分泌物时,通过手控制负压孔,打开、关闭反复进行,直至吸引干净;插入吸痰管时应动作轻柔,不可用力过猛;禁止带负压插管;抽吸时,吸痰管必须旋转向外拉,严禁提插。

(2)处理:发现患者口腔黏膜出现溃疡、糜烂、渗血等,根据情况选用合适的含漱液进行口腔护理以预防感染。发现患者牙齿松动时,应及时处置,以防松动的牙齿脱落引起误吸;鼻腔黏膜损伤者,可外涂红霉素软膏;发生气管黏膜损伤时,可用 0.9% 氯化钠溶液加抗菌药物进行雾化吸入。

3. 感染

(1)预防:吸痰时严格遵守无菌技术操作原则;加强口腔护理,防止感染;吸痰时防止呼吸道黏膜损伤。

(2)处理:患者疑似感染时应及时留取标本进行细菌培养及药物敏感试验;痰液黏稠者,行雾化吸入稀释痰液,易于痰液排出;当培养出致病菌时,可根据药敏试验结果,选择适当的含漱液进行口腔护理。

4. 心律失常

(1)预防:吸痰所致的心律失常几乎都发生在低氧血症的基础上,所有防止低氧血症的措施均适用于预防心律失常。

(2)处理:发生心律失常,立即停止吸痰,退出吸痰管,并给予高流量氧气吸入;一旦发生心搏骤停,立即施行心肺复苏,开放静脉通道,进行心电监测,准备好电除颤器、心脏起搏器,心率恢复后予以降温措施行脑复苏。

5. 阻塞性肺不张

(1)预防:吸痰前根据患者的情况选择型号适宜的吸痰管;负压调试至合适的大小,避免负压过大。吸痰操作过程应注意每次操作最多吸引 3 次,每次持续不超过 15 秒;采用间歇吸引的办法,拔出吸引管时应边旋转边退出,使分泌物脱离气管壁,可以减少肺不张和气道痉挛。加强肺部体疗,使痰液易于通过体位引流进入大气道,防止痰痂形成,阻塞气道。痰液黏稠时可利用雾化吸入法湿化气道、稀释痰液。

(2)处理:给予吸氧,必要时予以机械通气。确诊为肺不张的患者,应使患侧处于最高位,鼓励患者咳嗽和深呼吸,以利于痰液排出。阻塞性肺不张常合并感染,需根据病情和培养结果合理选用抗菌药物。

6. 气道痉挛

(1)预防:对高度敏感的患者,可于吸痰前少量滴入 1% 利多卡因,也可给予组胺拮抗剂。

(2)处理:气道痉挛发作时,应暂停气道吸痰,给予受体激动剂吸入。

八、注意事项

1. 严格遵循无菌操作原则,吸痰时,由深至浅,已抽出的吸痰管不能重复插入吸引。吸痰管不能反复使用,每吸痰一次更换一根吸痰管;吸痰盘及用物每日更换消毒一次。

2. 一次吸引时间不宜超过 15 秒。

3. 负压吸引不可过大,根据患者情况选择适当的压力。

4. 插管时不应有负压,以免损伤呼吸道或口腔黏膜。

5. 气管切开患者吸痰时防止内套管脱出,吸痰管其外径不超过人工气道内径的 1/2。

6. 吸痰前加大吸氧浓度 2~5 分钟后,再给予吸痰,以防吸痰后出现低氧血症。

7. 吸口腔或鼻腔的吸痰管,切忌进入人工气道内吸引,预防感染的发生。

8. 储液瓶内痰液应及时倾倒,瓶内液体不能超过瓶体的 2/3 量,以免将液体吸入气泵内损坏机器。

9. 吸引管道及储液瓶要定时消毒,储液瓶在吸痰前放含氯消毒剂,痰液消毒后再倾倒。

10. 吸痰法是一项急救护理技术,吸痰过程中要注意观察呼吸变化,操作时动作应准确、轻柔、敏捷。

九、关键词

吸痰　sputum suction

十、案例分析

患者,男,73 岁,因"左侧肢体乏力 5 日,饮水呛咳 3 日",以脑梗死收入院治疗。患者在进晚餐过程中突然出现呼吸困难、口唇及颜面青紫发绀、躁动、不能言语。

根据以上情况,你将采取哪项应急措施?

参考答案:

吸痰术。

十一、评分标准(见表 11-7-1)

表 11-7-1　经口、鼻、气管插管、气管切开吸痰术参考评分标准
(电动吸引器、中心装置)

项目	分数	内容及评分标准	满分	得分
准备工作	15	操作者准备: 衣帽整洁,修剪指甲,洗手(七步洗手法)(1分) 戴口罩(1分) 查对:核对腕带;评估患者病情(1分) 意识状态、合作程度(1分) 生命体征(1分) 吸氧流量(1分) 呼吸道分泌物的量、黏稠度、部位(1分) 咳痰能力,口、鼻腔黏膜情况(1分) 检查电动或中心吸引器性能是否良好(1分)	9	
		患者准备:向患者及家属解释吸痰的目的、方法、注意事项及配合要点	3	
		准备用物: 治疗盘内备:无菌缸 2 个(内装口、鼻冲洗液和气管切开冲洗液)、无菌缸内置纱布、外用生理盐水、中心负压吸引装置一套或电动吸引器、负压瓶、一次性连接管 2 根、手消毒剂、治疗卡、一次性吸痰管数根、无菌手套、听诊器、手电筒、弯盘、压舌板、舌钳、开口器(2分) 治疗盘外备:吸引器、电插板等(1分)	3	
操作过程	70	患者安全与舒适:核对腕带,患者床号、姓名、给予患者或家属解释(2分) 调整患者适宜体位(2分)	4	
		正确指导患者:安抚患者不要紧张,指导其自主咳嗽(2分) 适当饮水,以利痰液排除(2分)	4	

项目	分数	内容及评分标准	满分	得分
操作过程	70	安装及检查吸痰装置:将压力表安装在负压接头上,将负压瓶置于床旁,将胶管与负压瓶相连,检查管道、负压装置性能	3	
		吸引器负压调节:负压成人为 300～400mmHg,小儿吸痰压力 250～300mmHg,适当调高氧流量;使用电动吸引器连接吸引器管路,调节吸引负压	3	
		检查:观察患者口及鼻腔,取下活动义齿	3	
		试吸:洗手、戴手套(1分) 撕开吸痰管外包装,与连接管连接(1分) 一手戴无菌手套,将吸痰管抽出,持吸痰管试吸生理盐水,检查管道是否通畅(2分)	4	
		经口腔吸痰:向患者解释并请患者在吸痰过程中不要咬住吸痰管,请患者张口,插入吸痰管至适宜深度后(3分) 按住侧孔开始吸痰,吸痰时注意轻轻左右旋转吸痰管上提吸痰,同时要密切观察患者的症状和体征,每次吸痰时间应控制在 15 秒以内(3分) 在吸痰过程中要观察气道、患者的反应、面色、呼吸、心率、血压等以及吸出痰液的颜色、量、性状等情况(2分)	8	
		评估吸痰效果:听诊患者双肺及喉头处,吸痰是否有效,痰鸣音未明显减轻,需经鼻腔吸痰。	2	
		冲洗:吸痰完毕,冲洗负压管道,反转手套将吸痰管包裹丢入医疗垃圾袋内(2分) 连接管放于适当位置备用,清洁患者口鼻(1分) 洗手(1分)	4	
		经鼻腔吸痰:将吸氧管取下,关闭氧气,将鼻吸氧管放于治疗巾上(1分) 一手戴无菌手套,将吸痰管抽出,持吸痰管试吸生理盐水,检查管道是否通畅(1分) 再次向患者解释,并请患者在吸痰过程中放松(1分) 从鼻腔插入吸痰管至适宜深度后,按住吸痰管侧孔开始吸痰(1分) 吸痰时注意轻轻左右旋转吸痰管上提吸痰(1分) 一侧鼻腔吸引完毕,在注明冲洗用的治疗碗内冲洗吸痰管(1分) 然后根据需要可再次从另一侧鼻腔插入,按同样操作方法进行吸痰(1分) 每次吸痰时间应控制在 15 秒以内(1分) 同时要密切观察患者的症状和体征及吸出痰液的颜色、量、性状等情况(1分)	9	

续表

项目	分数	内容及评分标准	满分	得分
操作过程	70	冲洗:吸痰完毕,再次冲洗负压管道(1分) 反转手套将吸痰管包裹丢入医疗垃圾袋内(1分) 连接管放于适当位置备用(1分) 清洁患者口鼻,洗手(1分) 打开氧气开关,加大氧气流量,调节流量每分钟5~6L,按正确方法给患者吸氧,使患者再次吸入高流量氧气(1分) 再次听诊患者双肺及喉头处进行评估,痰鸣音未明显减轻,需经气管插管、气管切开吸痰(1分)	6	
		经气管插管、气管切开吸痰: 将呼吸机氧浓度调到100%,给患者吸氧2分钟(2分) 将一次性吸痰管与吸引器连接,打开吸引器试吸(2分) 分离与呼吸机连接的管道(2分) 将吸痰管迅速插入气管插管内,遇到阻力后上提1cm后按住侧孔开始吸痰,并螺旋快速拔出吸痰管(2分) 每次吸痰时间应控制在15秒以内(2分) 同时要密切观察患者的症状和体征及吸出痰液的颜色、量、性状等情况(2分)	12	
		冲洗:吸痰完毕,再次冲洗负压管道(1分) 反转手套将吸痰管包裹丢入医疗垃圾袋内(1分) 连接管放于适当位置备用(1分) 并立即将气管插管与呼吸机连接(1分) 再次吸入纯氧,洗手(1分) 再次听诊患者双肺及喉头处进行评估,确认吸痰有效,则收拾用物,关闭吸引器,待血氧饱和度升至正常水平后,再将氧浓度调到原有水平(1分) 整理床单元,洗手,记录(1分) 确认患者呼吸平稳,无其他需要后离开病室(1分)	8	
操作过程总体评价	5	熟练规范程度:有条理,时间把握	1	
		无菌观念:违反无菌操作原则一次扣1分	2	
		人文关怀:沟通有礼貌,结束后帮患者整理衣物等	1	
		操作后器械及废物正确处理	1	
提问	10	随机选择2个问题,每题5分	10	
总分	100		100	

相关问题:

1. 如何选择吸痰管?

2. 吸痰的并发症有哪些?

3. 吸痰时最长时间不能超过多长时间?

(孙雅博 王金玲)

第八节　胃管置入
Gastric Tube Insertion

一、目的

1. 不能经口进食的患者,胃内灌食及给药。

2. 胃内容物的抽吸或清洗。

二、适应证

1. 多种原因造成的无法经口进食而需鼻饲者(如昏迷患者,口腔疾病、口腔和咽部手术后的患者,多种原因不能经口喂养的患儿)。

2. 清除胃内毒物,进行胃液检查。

3. 胃肠减压(如急腹症有明显腹胀者、胃肠道梗阻者等)。

4. 上消化道出血患者出血情况的观察和治疗。

5. 上消化道穿孔。

6. 腹部手术前准备。

三、禁忌证

1. 食管静脉曲张、食管狭窄/梗阻、上消化道出血和心力衰竭的患者。

2. 吞食腐蚀性药物食管损伤的患者。

3. 鼻腔阻塞、颌面部损伤和基底颅骨骨折的患者。

4. 鼻咽部癌肿、鼻咽急性炎症。

5. 精神异常、不合作的患者。

6. 呼吸困难未建立人工气道者。

四、操作前准备

1. 评估并向患者解释

(1)评估:评估患者的病情、意识、耐受性和合作程度以及鼻腔是否通畅,有无炎症、息肉等情况。

(2)解释:向患者解释操作的目的、过程和注意事项。

2. 患者准备

了解操作的目的、操作过程及注意事项,自愿配合,鼻腔通畅。

3. 材料准备

(1)治疗车上层:手消毒剂、治疗碗、蒸馏水、一次性鼻饲包(内备:无菌手套、弯盘、治疗巾、无菌棉签、石蜡棉球、胃管、压舌板、镊子、止血钳、50ml 注射器、无菌纱布)听诊器、手电筒、胶布、别针、橡皮圈、标识;洗胃时准备一次性洗胃包、洗胃溶液、量杯、牙垫、盛水桶 2 个(洗胃液、污水)、全自动洗胃机;胃肠减压及消化道出血准备负压引流盒。

(2)治疗车下层:生活垃圾桶、医用垃圾桶。

4. 操作者准备

(1)操作者衣帽整洁、洗手、戴帽子、口罩。

(2)了解患者病情、鼻腔情况,熟练掌握置管目的、方法、置管操作相关知识、并发症的诊断和处理。

五、操作方法

1. 核对 备齐用物至床旁,核对患者姓名、住院号。

2. 体位 能配合者取半坐位或坐位,不能坐位取右侧卧位;昏迷患者取去枕平卧位;中毒患者取右侧卧位或平卧位,避免误吸。

3. 置入部位选择 如选择左右鼻腔置入,应检查鼻腔是否通畅,应从健侧鼻腔置入,如经口腔置入时,有活动的义齿应取下。

4. 插管

(1)保护床单位:打开鼻饲包,铺治疗巾于患者颌下,弯盘置于患者口角。

(2)插管前准备:选择一侧通畅鼻腔,湿棉签清洁鼻腔;戴手套,测量胃管置入长度做好标记,置入长度一般从鼻尖到耳垂再到胸骨剑突的距离,或者从发际至胸骨剑突的距离,一般成人置入长度为55~60cm。应根据患者的身高确定个性化长度。石蜡棉球润滑胃管前端备用。

(3)开始插管:左手持纱布托住胃管,右手持镊子或止血钳夹住胃管前端,沿确定的一侧鼻腔轻轻置入,约置入10~15cm到咽喉部时,嘱患者做吞咽动作,随患者吞咽顺势向前推进胃管,至标记刻度。对于昏迷患者,置入胃管前可将患者,到达会咽部时,左手托起患者头部,使下颌靠近胸骨柄,缓缓插入胃管至预定长度,有利于胃管通过。

5. 判断是否置入胃内 确认胃管置入胃内有三种方法。

(1)胃管置入预定刻度后末端接无菌注射器回抽,有胃液抽出,表明已置入胃内。

(2)将听诊器放置于患者上腹部,无菌注射器连接胃管末端注入10~20ml空气,听到气过水声,表明已置入胃内。

(3)将胃管末端置于生理盐水治疗碗水面下,若无气泡逸出,表明已置入胃内。

6. 固定 确定胃管置入胃内后,先在鼻孔处胃管做好胃管标记,再用胶布将胃管固定于鼻翼两侧和面颊部。如长期鼻饲者需将胃管末端盖紧或反折用纱布包好,夹子夹紧,固定在患者衣领处。

7. 置管后处理

(1)保持胃管通畅,每日准确记录胃液的颜色、性质和量。长期鼻饲患者,每日进行口腔护理,定期更换胃管。

(2)用于胃肠减压者,可将胃管末端连接负压吸引装置。

(3)长期鼻饲营养,操作前需确认胃管在胃内位置正确,再用50ml无菌注射器连接胃管,先有胃液抽出,再注入少量温开水,再注入鼻饲药物或营养液,鼻饲后用温水冲洗胃管。鼻饲后维持原体位20~30分钟。

(4)用于洗胃时,胃管末端连接胃管或电动吸引器。详见电动洗胃机洗胃法。

(5)固定胶布松动应及时更换,防止胃管滑出。

8. 拔管 不需留置时、停止鼻饲或长期鼻饲更换胃管时,应及时拔出胃管,减少患者不适。

(1)拔管前准备,核对患者信息、解释,将弯盘置于患者颌下,除去别针,轻轻揭去胶布。

(2)拔出胃管,夹子夹紧胃管末端,用纱布裹住鼻孔根部胃管,嘱患者深吸气后缓慢呼气,患者呼气末缓慢拔出胃管,到咽部时快速拔出,边拔边将胃管包在纱布中置于弯盘,脱下手套用纱布清洁患者口鼻、面部,擦去胶布痕迹。为患者取舒适体位。

六、并发症

1. 腹泻。

2. 胃食管反流、误吸。

3. 便秘。

4. 鼻、咽、食管黏膜损伤和出血。

5. 胃出血。

6. 胃潴留。

7. 呼吸、心搏骤停。

8. 血糖紊乱。

9. 水、电解质紊乱。

10. 食管狭窄。

七、注意事项

1. 插管时动作应轻柔,尤其是通过食管3个狭窄部位(环状软骨水平处、平气管分叉处、食管通过膈肌处),避免损伤食管黏膜。插入不畅时,不能强行插管,应检查胃管是否盘于口咽部,应将胃管拔出少许再插入。

2. 插入胃管至14~16cm(会厌部),若为清醒患者,嘱其做吞咽动作;若为昏迷患者则用左手将患者头部托起,使下颌靠近胸骨柄,以利于胃管通过。

3. 如果患者在插入胃管过程中出现恶心,应先休息片刻,嘱患者深呼吸再插入;出现呛咳、呼吸困难、发绀等情况,表明胃管误入气管,应立即拔出,休息后重新插管。

4. 注意保持胃管通畅,记录每日引流胃液的量和性质。长期鼻饲者,应每日进行2次口腔护理,定期更换胃管(普通胃管1周1次,硅胶胃管1月1次)。

5. 用于鼻饲营养时,每次鼻饲前均需验证胃管位置正确,可用50ml注射器连接胃管抽吸见有胃液抽出,注入少量温开水,再缓慢注入营养液或药物,鼻饲液温度以38~40℃为宜,鼻饲后用温开水冲洗胃管。如灌入果汁,应与奶液分别灌入,防止凝块产生;药片应研碎后灌入。鼻饲后30分钟内不能翻身。

6. 用于胃肠减压时,将胃管远端连接负压吸引装置。

7. 用于洗胃时,可接洗胃管或电动吸引器,洗胃时应反复灌洗,直至洗出液澄清无味为止。在洗胃过程中,如患者出现腹痛,流出血性灌洗液或出现休克症状时,应停止灌洗,及时进行止血及抗休克处理。

8. 胶布松动应及时更换,防止胃管脱滑。

八、关键词

胃管　gastric tube

洗胃　gastric lavage

鼻饲　nasogastric gavage

九、案例分析

患者,女,59岁,因腹痛腹胀3天入院。入院查体意识清楚,痛苦貌,体温37.8℃,脉搏88次/min,呼吸20次/min,血压110/60mmHg,腹部膨隆,满腹压痛、反跳痛,腹部透视示多个液平面。初步诊断:肠梗阻。此时应给予什么处理?

参考答案:

此时患者诊断为肠梗阻,应先给予胃管置入行胃肠减压,减轻患者腹痛腹胀症状。

十、评分标准(见表 11-8-1)

表 11-8-1　胃管置入参考评分标准

项目	分数	内容及评分标准	满分	得分
准备工作	10	患者准备:患者了解置入胃管的目的、操作过程、可能的风险	1	
		告知需要配合的事项(操作过诊断程中如出现恶心,可做深呼吸或吞咽动作,如有不适及时报告)	1	
		操作者准备:洗手、戴口罩、核对腕带、床尾卡	1	
		体格检查,询问病史,查看有无操作禁忌证	2	
		了解患者的意识状态,评估患者鼻腔是否通畅,有无炎症及鼻中隔偏曲、息肉等	2	
		用物准备:手消毒剂、治疗碗、蒸馏水、一次性鼻饲包(内备:无菌手套、弯盘、治疗巾、无菌棉签、无菌缸、石蜡棉球、胃管、压舌板、镊子、止血钳、50ml 注射器、无菌纱布)、听诊器、手电筒、胶布、别针、橡皮圈、标识;洗胃时准备一次性洗胃包、洗胃溶液、量杯、牙垫、盛水桶 2 个(洗胃液、污水)、全自动洗胃机;胃肠减压及消化道出血准备负压引流盒	3	
操作过程	70	备齐用物携至患者床旁,核对床号、姓名,腕带	2	
		向患者解释,有义齿者取下义齿,能配合者取半坐位或坐位,无法坐起者取右侧卧位,昏迷患者取去枕平卧位,头向后仰	3	
		将治疗巾围于患者颌下,弯盘置于患者口角处,洗胃时将 2 个盛水桶放于患者头部床下;观察鼻腔是否通畅,用棉签清洁鼻腔	2	
		经口插管洗胃时,有活动义齿应取下,放置牙垫	2	
		打开胃管包,戴手套	3	
		检查胃管是否通畅,测量插管长度(成人为 55~60cm)做好标记	4	
		测量方法:鼻尖—耳垂—剑突或前额发际—剑突	3	
		封闭胃管远端,液体石蜡润滑胃管前端	2	
		一手持纱布托住胃管,一手持胃管前端,沿选定侧鼻孔轻轻插入,到咽喉部(插入 14~16cm)时,根据患者具体情况进行插管	2	
		清醒患者,嘱患者作吞咽动作,顺势将胃管向前推进,至预定长度;昏迷患者,左手将患者头托起,使下颌靠近胸骨柄,缓缓插入胃管至预定长度	3	
		导丝引导置管法:可对胃管起到良好的支撑作用,使胃管顺利的通过咽喉部进入胃内,从而使置管变得容易。更适用于昏迷、极度衰竭不能配合者,无需借助吞咽动作即可进入胃内	5	
		检查胃管是否在口腔内,证实胃管在胃内,三种方法:胃管末端接注射器抽吸,有胃液抽出	3	

续表

项目	分数	内容及评分标准	满分	得分
操作过程	70	置听诊器于胃部,注射器快速从胃管注 10ml 空气,听到气过水声	3	
		当患者呼气时,将胃管末端置于液体中,无气泡逸出	3	
		确认胃管在胃内后,将胃管用胶布在鼻翼及颊部固定,贴标识	4	
		如果需要长期鼻饲时,可将胃管末端反折,用纱布包好,橡胶圈缠紧,别针固定于患者枕旁或衣领	2	
		清理用物,洗手,记录	3	
		拔除胃管:戴手套	3	
		置弯盘于患者颌下,胃管末端封闭后放于弯盘内,揭去固定的胶布,嘱患者屏气,用纱布包裹近鼻孔处的胃管,边拔边用纱布擦胃管,拔到咽喉处时快速拔出	7	
		将胃管放入弯盘,清洁患者口、鼻、面部,擦净胶布痕迹	3	
		(协助患者漱口,昏迷患者做口腔护理)协助患者取舒适体位	2	
		整理床单位,清理用物,告知注意事项,致谢	3	
		洗手(七步洗手法),记录(重症记录单)	3	
操作过程总体评价	10	熟练规范程度	3	
		操作紧迫感	3	
		人文关怀	2	
		时间把握	2	
提问	10	随机选择 2 个问题,每题 5 分	10	
总分	100		100	

相关问题:

1. 置入胃管过程中,患者出现呛咳、呼吸困难时应该如何处理?
2. 成人置入胃管时,测量长度的正确方法?
3. 插管时,通过食管 3 个狭窄部位是什么?
4. 胃管置入的目的是什么?
5. 鼻饲液温度、鼻饲量和间隔时间是多长?

（尹美丽　孙雅博）

第九节　洗　胃
Gastric Lavage

一、目的

1. 解毒　清除胃内毒物或刺激物,减少毒物的吸收,还可利用不同灌洗液进行中和解毒,用于急性食物或药物中毒。

2. 解除完全性或不完全性幽门梗阻　幽门梗阻患者饭后常有滞留现象,通过洗胃,减轻潴留物对胃黏膜的刺激,减轻胃黏膜水肿、炎症。

二、适应证

1. 腐蚀性毒物中毒,如有机磷、安眠药、重金属类、生物碱及食品中毒等。

2. 清除胃内各种毒物。

3. 治疗急慢性胃扩张。

4. 治疗完全性或不完全性幽门梗阻。

三、禁忌证

1. 强腐蚀性毒物(强酸强碱)中毒。

2. 有下列疾病慎用(腐蚀性食管炎、肝硬化伴食管胃底静脉曲张、食管或贲门狭窄或梗阻、上消化道出血及胃穿孔、胸主动脉瘤、严重心肺疾病、胃癌等)。

四、操作前准备

1. 评估并向患者解释

(1)评估:评估患者的年龄、病情、临床诊断、意识状态、生命体征、毒物性质、口鼻黏膜有无损伤、有无活动义齿以及心理状态和对洗胃的耐受能力、合作程度等。

(2)解释:向患者和家属解释洗胃的目的、方法、注意事项及配合要点。

2. 患者准备

了解洗胃的目的、方法、注意事项及配合要点,并取舒适卧位。

3. 材料准备

(1)治疗车上层:一次性洗胃包(内备一次性洗胃管、无菌手套、弯盘、治疗巾、无菌棉签、石蜡棉球、压舌板、镊子、止血钳、50ml 注射器、无菌纱布)、一次性连接管 3 根、洗胃溶液(10～20L、水温 25～38℃)、有刻度的水桶 2 只、量杯、水温计、听诊器、手电筒、胶布、张口器、牙垫、舌钳、检验标本容器。

(2)治疗车下层:医疗垃圾桶、生活垃圾桶。

(3)另备全自动洗胃机一台。

4. 操作者准备

(1)操作者衣帽整洁、洗手、戴帽子、口罩。

(2)了解患者病情、意识状态、毒物性质及心理状态,掌握全自动洗胃机操作方法。

五、操作方法

1. 核对　推用物至床旁,核对患者姓名、住院号和洗胃液名称。

2. 体位　向患者解释,能配合者取半坐位或坐位,无法坐起者取右侧卧位,昏迷患者取去枕平卧位,头向后仰。

3. 洗胃

(1)按胃管置入法置入胃管。

(2)通电检查洗胃机功能完好,将配好的洗胃液倒入盛水桶。

(3)连接洗胃管,用 Y 形管连接各管,主管与胃管末端相连,Y 管的药管和污水管分别置于洗胃液桶和污水桶(管末端始终浸没与液面下)。

(4)按"手吸"键,吸出胃内容物;再按"自动"键,仪器开始对胃自动冲洗,直至洗出液澄清无味为止。如洗胃过程中胃管堵塞先按"手冲"键,冲入少于 500ml 的液体,再按"手吸"键,反复冲洗。

4. 观察 洗胃过程中,随时观察洗出液的性质、颜色、气味、量及意识、面色和生命体征。

5. 洗胃后先断开胃管与洗胃机胃管连接处,反折胃管,拔管。

6. 清洁整理用物,按医疗垃圾分类处理原则处理。

7. 清洁洗胃机,洗胃机三管(药管、胃管、污水管)同时放入清水中,按"清洁"键,清洗各管腔后取出,待仪器内水完全排尽后,按"停机"键关机。

六、洗胃并发症的预防及处理

1. 急性胃扩张

(1)遇餐后中毒,洗胃前应先刺激咽喉部,加速催吐,以防食物阻塞胃管。

(2)对昏迷病人,小剂量灌洗更为安全可靠。

(3)洗胃过程中,保持灌入液量与抽出液量平衡。当抽吸无液体流出时,及时判断是胃管阻塞还是胃内液体抽空。如属前者,可上下移动或转动胃管,做适当调整;应用电动吸引法或自动洗胃机洗胃则关掉"自控",打开"手冲"—"手吸",反复几次,直至液体流出通畅。如系胃内液体抽空,及时换档,由"手吸"改为"手冲"。并严格记录出入洗胃液量。

(4)洗胃前备好足量药液,以防洗胃过程中因药液不足导致空气吸入胃内。

(5)正确掌握手术切开洗胃指征,对呕吐反射减弱或消失的昏迷病人,洗胃过程中只能灌入不能抽出者,应立即请外科会诊切开洗胃。

(6)洗胃过程中应严密观察病情变化,如神志、瞳孔、呼吸、血压及上腹部是否膨隆等。

(7)对于已发生急性胃扩张的患者,协助患者取半卧位,将头偏向一侧,并查找原因对症处理。如因洗胃管孔被食物残渣堵塞引起,立即换管重新插入将胃内容物吸出;如为洗胃过程中空气吸入胃内引起,则应用负压吸引将空气吸出等处理。

2. 上消化道出血

(1)插管动作要轻柔,快捷;插管深度要适宜,成人距门齿 50cm 左右。

(2)做好心理疏导,尽可能消除病人过度紧张的情绪,积极配合治疗,必要时加用适当镇静剂。

(3)抽吸胃内液时负压适度,洗胃机控制在正压 0.04MPa,负压 0.03MPa 对昏迷、年长者应选用小胃管、小液量、低压力抽吸(0.01~0.02MPa)。

(4)如发现吸出液混有血液应暂停洗胃,经胃管灌注胃黏膜保护剂、制酸剂和止血药,严重者立即拔出胃管,肌注镇静剂,用生理盐水加去甲肾上腺素 8mg 口服,静脉滴注止血药。

(5)大量出血时应及时输血,以补充血容量。

3. 窒息

(1)插管前在胃管上涂一层液体石蜡,以减少对喉头的摩擦和刺激。

(2)患者取侧卧位,及时清除口腔及鼻腔分泌物,保持呼吸道通畅。

(3)培训医务人员熟练掌握胃管置入技术,严格按照证实胃管在胃内的三种方法。

1)用注射器抽取胃内容物,用试纸检查呈酸性。

2)用注射器快速注入 10~20ml 空气,同时用听诊器在胃区听到气过水声。

3)置管末端于水中,看到无气泡逸出。

4)进行检查,确认胃管在胃内后,方可进行洗胃操作。

(4)备好氧气、吸引器、气管插管、呼吸机、心脏起搏等装置和设备。如发生窒息,立即停止洗胃,及时报告医生,进行心、肺复苏抢救及必要的措施。

4. 咽喉、食管黏膜损伤、水肿

（1）清醒的病人做好解释工作,尽量取得其配合。

（2）合理、正确使用开口器,操作必须轻柔,严禁动作粗暴。

（3）咽喉部黏膜损伤者,可予消炎药物雾化吸入;食管黏膜损伤者可适当使用制酸剂及黏膜保护剂。

5. 吸入性肺炎

（1）洗胃时采用左侧卧位,头稍低偏向一侧。

（2）烦躁病人可适当给予镇静剂。

（3）昏迷病人洗胃前行气管插管,将气囊充气,可避免胃液吸入呼吸道。

（4）洗胃过程中,保持灌入液量与抽出液量平衡,严密观察并记录洗胃出入液量。

（5）一旦有误吸,立即停止洗胃,取头低右侧卧位,吸出气道内吸入物,气管切开者可经气管套管内吸引。

（6）洗胃毕,协助病人多翻身、拍背,以利于痰液排出,有肺部感染迹象者及时应用抗生素。

6. 低钾血症

（1）可选用生理盐水洗胃。

（2）洗胃后常规检查血清电解质,及时补充钾、钠等。

7. 急性水中毒

（1）选用粗胃管,对洗胃液量大的患者常规使用脱水剂、利尿剂。

（2）对昏迷患者用小剂量灌洗更为安全。洗胃时每次灌注液限为 $300\sim500ml$,并保持灌洗出入量平衡。

（3）洗胃过程中应严密观察病情变化,如神志、瞳孔、呼吸、血压及上腹部是否饱胀等对洗胃时间相对较长者,应在洗胃过程中常规查血电解质,并随时观察有无眼球结膜水肿及病情变化等,以便及时处理。

（4）在为急性中毒患者洗胃时,如相应的洗胃液不容易取得,最好先用 $1\,000\sim1\,500ml$ 温清水洗胃后,再换为 $0.9\%\sim1\%$ 的温盐水洗胃至清亮无味为止,避免造成低渗体质致水中毒。

（5）一旦出现水中毒应及时处理,轻者经禁水可自行恢复,重者立即给予 $3\%\sim5\%$ 的高渗氯化钠溶液静脉滴注,以及时纠正机体的低渗状态。

（6）如已出现脑水肿,及时应用甘露醇、地塞米松纠正。

（7）出现抽搐、昏迷者,立即用开口器、舌钳(纱布包缠)保护舌头,同时加用镇静药,加大吸氧流量,并应用床栏保护病人,防止坠床。

（8）肺水肿严重、出现呼吸衰竭者,及时行气管插管,给予人工通气。

8. 胃肠道感染

（1）选用无菌胃管,避免细菌污染洗胃用物及洗胃液。

（2）发生胃肠炎后及时应用抗生素治疗。

9. 虚脱及寒冷反应

（1）清醒病人洗胃前做好心理疏导,尽可能消除病人紧张恐惧的情绪,以取得合作,必要时加用适当镇静剂。

（2）注意给病人保暖,及时更换浸湿衣物。

（3）洗胃液温度应控制在 $25\sim38℃$ 之间。

10. 顽固性呃逆

（1）洗胃液温度要适宜,以 $25\sim38℃$ 为宜。

（2）一旦发生呃逆,轮流拇指重按患者攒竹穴,每侧 1 分钟,多能缓解,或舌下含服硝苯地平 10mg。

（3）如上述措施仍不能缓解，可应用盐酸氯丙嗪 25~50mg 肌内注射。

11. 胃穿孔

（1）误服腐蚀性化学品者，禁止洗胃。

（2）加强培训医务人员洗胃操作技术，洗胃过程中，保持灌入与抽出量平衡，严格记录出入洗胃液量。

（3）洗胃前详细询问病史，有洗胃禁忌证者，一般不予洗胃。有消化道溃疡病史但不处于活动期者洗胃液应相对减少，一般 300ml/次左右，避免穿孔。

（4）电动洗胃机洗胃时压力不宜过大，应保持在 100mmHg 左右。

（5）洗胃过程中应严密观察病情变化，如神志、瞳孔、呼吸、血压及上腹部是否饱胀，有无烦躁不安、腹痛等。

（6）胃穿孔者立即行手术治疗。

12. 中毒加剧

（1）毒物的理化性质不明者，选用温清水洗胃。

（2）洗胃时先抽吸胃内浓缩的毒物后再灌注洗胃液，避免毒物被稀释后进入肠道内吸收。

（3）保持灌入与抽出量平衡，严格记录出入洗胃液量。

13. 急性胰腺炎

（1）洗胃过程中，保持灌入与抽出量平衡，严格记录出入洗胃液量。

（2）如有急性胰腺炎症状者，及时给予禁食、胃肠减压，使用抑制胰腺分泌药物如奥曲肽（善宁），解痉止痛药物如阿托品、山莨菪碱（654-2）等治疗。

14. 呼吸心搏骤停

（1）昏迷及心脏病的病人洗胃宜慎重。

（2）出现呼吸心搏骤停应立即拔出胃管，给予吸氧，人工呼吸和胸外按压等方法进行抢救。

七、注意事项

1. 首先注意了解患者中毒情况，如患者中毒的时间、途径、毒物种类、性质、量等，来判断是否呕吐。

2. 准确掌握洗胃禁忌证和适应证，患者吞服强酸、强碱等腐蚀性药物，禁忌洗胃，以免造成穿孔。可按医嘱给予药物或迅速给予物理性对抗剂，如牛奶、豆浆、蛋清、米汤等以保护胃黏膜。上消化道溃疡、食管静脉曲张、胃癌等患者一般不洗胃，昏迷患者洗胃应谨慎。

3. 急性中毒患者，应紧急采用"口服催吐法"，必要时进行洗胃，以减少中毒物的吸收。插管时，动作要轻、快，切勿损伤食管黏膜或误入气管。

4. 选择合适的洗胃液，当中毒物质不明时，洗胃溶液可选用温开水或生理盐水。待毒物性质明确后，再采用对抗剂洗胃。

5. 洗胃过程中应随时观察患者的面色、生命体征、意识、瞳孔变化、口、鼻腔黏膜情况及口中气味等。做好相应的急救措施并做好记录。

6. 注意患者的心理状态、合作程度及对康复的信心。向患者讲述操作过程中可能会出现不适，如恶心等，希望得到患者的合作；告知患者和家属有误吸的可能与风险，取得理解；向其介绍洗胃后的注意事项，对自服毒物者，耐心劝导，做针对性心理护理，帮助其改变认知，要为患者保守秘密与隐私，减轻其心理负担。

7. 洗胃后注意患者胃内毒物清除状况，中毒症状有无得到缓解或控制。

8. 为幽门梗阻病人洗胃，应在饭后 6~8 小时或空腹时进行，并记录胃内潴留量。

八、关键词

中毒　poisoning
洗胃　gastric
胃管　gastric tube

九、案例分析

患者,女,19岁,大学二年级学生,因失恋口服大量地西泮自杀,舍友发现床边有药瓶立即送医院急诊科救治,入院时,神志清醒,双侧瞳孔等大正圆 1.5mm,对光反射存在,查体:体温 36.3℃,脉搏 60 次/min,呼吸 16 次/min,血压 90/60mmHg。

应紧急给予什么处理?

参考答案:

此患者已明确服药史,应行洗胃术,清除胃内未吸收药物,减少药物吸收。

十、评分标准(见表 11-9-1)

表 11-9-1　洗胃术参考评分标准

项目	分数	内容及评分标准	满分	得分
准备工作	10	患者准备:向患者解释洗胃的目的、方法、注意事项,配合要点	2	
		操作者准备:洗手、戴口罩	1	
		评估患者的年龄、病情、临床诊断、意识状态、生命体征、毒物性质等	1	
		口鼻黏膜有无损伤,有无活动义齿	1	
		心理状态以及对洗胃的耐受能力、合作程度、既往经验等	1	
		通电,检查仪器功能完好,并连接各种导管(电动吸引器洗胃:接通电源,检查吸引器功能)	1	
		全自动洗胃机洗胃用物准备:全自动洗胃机、一次性洗胃包、一次性连接管3根、洗胃溶液(10~20L,水温25~38℃)、有刻度的洗胃溶液桶、有刻度的污水桶、量杯、水温计、听诊器、手电筒、胶布、张口器、牙垫、舌钳、检验标本容器	3	
操作过程	70	备齐用物携至患者床旁,核对床号、姓名,腕带、洗胃液名称	3	
		向患者解释,能配合者取半坐位或坐位,无法坐起者取右侧卧位,昏迷患者取去枕平卧位,头向后仰	2	
		将连接好的导管放入相应盛水桶,调节流速,试用是否通畅	3	
		将治疗巾围于患者颌下,弯盘置于患者口角处,将2只盛水桶放于床头下	3	
		观察鼻腔是否通畅,选择通畅一侧,用棉签清洁鼻腔(经口插管洗胃时,有活动义齿应取下,放置牙垫)	2	
		打开洗胃包,戴手套,检查胃管是否通畅	4	
		测量插管长度(成人为55~60cm),做好标记	2	
		测量方法:鼻尖—耳垂—剑突或前额发际—剑突	2	

续表

项目	分数	内容及评分标准	满分	得分
操作过程	70	封闭胃管远端、石蜡油润滑胃管前端	2	
		一手持纱布托住胃管,一手持镊子夹住胃管前端,沿选定侧鼻孔轻轻插入,到咽喉部(插入14~16cm)	4	
		根据患者具体情况进行插管:清醒患者,嘱患者做吞咽动作,顺势将胃管向前推进,至预定长度	2	
		昏迷患者,左手将患者头托起,使下颌靠近胸骨柄,缓缓插入胃管至预定长度	3	
		证实胃管在胃内:胃管末端接注射器抽吸,有胃液抽出	1	
		置听诊器于胃部,注射器快速从胃管注10ml空气,听到气过水声	1	
		当患者呼气时,将胃管末端置于水杯液体中,无气泡逸出	1	
		确认胃管在胃内后,将胃管用胶布在鼻翼及颊部固定(如需检测毒物性质,用注射器抽取少量胃内容物,放入标本瓶,并标识)	5	
		连接洗胃管,将洗胃液倒入洗胃溶液桶内	2	
		药液连接管另一端放入洗胃液桶内,污水管另一端放入污水桶内	3	
		胃管的另一端与已插好的患者洗胃管相连接	3	
		打开开关,仪器对胃开始进行自动冲洗,直至洗出澄清无味为止	4	
		半自动洗胃机,按"手吸"键,吸出胃内容物,再按"自动"键	3	
		胃管堵塞再按"手冲"键,冲入少于500ml液体,再按"手吸"键,反复冲洗	3	
		洗毕,先断开胃管与洗胃机胃管连接处	2	
		置弯盘于患者颌下,揭去固定的胶布,嘱患者屏气,反折胃管,用纱布包裹近鼻孔处的胃管,边拔边用纱布擦胃管,拔到咽喉处时快速拔出,放置管内液体误入气管(如仍需洗胃,胃管末端反折用无菌纱布包裹,固定,并粘贴标识)	3	
		将胃管放入弯盘,移出患者视线,清洁患者口、鼻、面部,擦净胶布痕迹	3	
		清醒患者协助漱口,昏迷患者做口腔护理	2	
		协助患者取舒适体位,整理用物,洗手,记录	2	
操作过程总体评价	10	熟练规范程度	3	
		操作紧迫感	3	
		人文关怀	2	
		时间把握	2	
提问	10	随机选择2个问题,每题5分	10	
总分	100		100	

相关问题:

1. 服药后多长时间洗胃最为有效?

2. 对于酸性毒物中毒患者,应选用什么洗胃溶液?

3. 洗胃液温度多少为适宜?

4. 什么患者禁忌洗胃?

5. 洗胃液的量多少为宜?

(尹美丽　孙雅博)

第十节　导　尿　术
Catheterization

一、目的

1. 解除尿潴留。

2. 为女性患者留取尿标本做细菌培养。

3. 准确记录尿量。

4. 危重患者的抢救。

5. 测量膀胱压力、容量及残余尿。

6. 膀胱肿瘤患者进行化疗。

7. 行膀胱或尿道造影检查。

二、适应证

1. 危重患者的抢救,监测尿量。

2. 膀胱疾病的诊断和治疗。

3. 尿潴留的患者。

三、禁忌证

1. 女性月经期。

2. 急性尿路感染。

3. 尿道狭窄。

4. 先天性尿道畸形。

四、操作前准备

1. 操作者准备

(1)操作者衣帽整洁、洗手、戴帽子、口罩。

(2)了解患者病情,熟练掌握导尿目的、方法、相关知识,并发症的诊断和处理。

(3)认真核对医嘱、治疗卡。

2. 物品准备

(1)治疗车上层:手消毒剂、一次性无菌导尿包、一次性无菌导尿管(备用)、一次性10ml注射器(备用)、无菌生理盐水(备用)、无菌手套(备用)、一次性中单、浴巾、弯盘;一次性无菌导尿包:内设2个包,外阴初次消毒包和导尿再次消毒包;外阴初次消毒包:弯盘1个、碘伏消毒棉球数个、一次性镊子1把、手套一只、无菌纱布1~2块;导尿再次消毒包:弯盘2个、碘伏消毒棉球4个、一次性镊子2把、手套2只、一次性导尿管1根、无菌纱布1~2块、标本瓶1个、集尿袋1个、洞巾1块、润滑油棉球数个、抽取10ml生理盐水注射器1个。

（2）治疗车下层：生活垃圾桶、医用垃圾桶、便盆。

（3）检查治疗车上物品的有效期。

3. 患者准备

护理人员要让患者及家属了解导尿的目的、操作中须注意及配合的要点；协助生活不能自理的患者清洗外阴。

4. 评估解释

（1）评估：患者的病情、临床诊断、生命体征、意识状态、配合程度、自理能力、膀胱充盈度、外阴皮肤及黏膜情况。

（2）解释：解释导尿的目的、方法、操作中须注意及配合的要点。

5. 环境准备

保持病室适宜的温度、充足的光线，操作中保护患者隐私，用隔帘或屏风遮挡患者。

五、操作方法

1. 男性患者导尿术

（1）操作者携物品至床旁，核对患者姓名、床号、腕带，再次解释操作中须注意及配合的要点。

（2）操作者将床旁椅移至床尾，站在患者右侧，松开盖被尾部，协助患者脱掉对侧裤腿并将裤腿盖到近侧腿上，近侧腿盖浴巾，对侧腿盖棉被。

（3）帮助患者取屈膝仰卧位，外展双腿，充分暴露会阴。

（4）患者臀下垫一次性中单。

（5）消毒双手，将治疗车上的弯盘放于床尾。

（6）再次检查无菌导尿包的有效期并在治疗车上打开导尿包，外包装袋移至治疗车下层的生活垃圾桶，取出外阴初次消毒包置于患者双腿间；按无菌操作要求打开消毒包，将消毒棉球倒入弯盘内并将弯盘放在患者外阴处，操作者左手戴手套，右手持镊子夹取棉球进行消毒，消毒顺序是阴阜、对侧大腿内侧上1/3、近侧大腿内侧上1/3、阴茎、阴囊。左手持纱布裹阴茎将包皮向后推，充分暴露尿道口，自尿道口向外向后旋转消毒尿道口、龟头、冠状沟。消毒完毕，污棉球、纱布置于弯盘内，将污弯盘放于床尾，镊子、一次性弯盘、手套用消毒包的包布包裹放于治疗车下层的医用垃圾桶内。

（7）二次消毒双手，取出导尿包置于患者双腿间，按无菌要求打开导尿包，取无菌手套，按无菌要求戴无菌手套、铺洞巾，将洞巾铺于患者会阴处充分暴露阴茎，同时将洞巾和治疗巾衔接合适形成一个无菌区域。

（8）整理导尿包用物，检查导尿管是否渗漏，方法是向导尿管推注水，无渗漏即抽空；润滑导尿管；连接导尿管和集尿袋；将消毒棉球倒入弯盘内并将弯盘放在患者外阴处。

（9）二次消毒，操作者左手持纱布裹阴茎将包皮向后推，充分暴露尿道口，右手持镊子夹取棉球进行消毒，消毒顺序依次是尿道口、龟头、冠状沟、尿道口，每只棉球限用一次。污棉球、镊子、一次性弯盘在消毒后放于床尾，注意不能跨越无菌区。

（10）左手仍用无菌纱布固定阴茎向上提起并与腹壁形成90°角，把弯盘放于洞巾口旁，告知患者深呼吸，右手用另一把镊子持导尿管对准尿道口轻轻插入20~22cm，见尿液后再插入2~3cm（留置导尿5~7cm），导尿成功后将包皮复位，固定导尿管。

（11）一次性导尿待尿液放出适宜后，轻轻拔出导尿管撤出洞巾，擦干净外阴。如需做尿培养，应弃掉前段尿，用标本瓶接取中段尿5ml，盖好瓶盖，放置治疗车上待送检；留置导尿的患者应固定导尿管，关闭导尿管，将10ml注射器内抽好的生理盐水或空气注入导尿管气囊，然后轻拉导尿管有阻力感,说明固定成功,撤出洞巾,擦干净外阴,将集尿袋固定在床旁,打开导尿管的夹子,保证尿液引流通畅。

(12)操作完毕,撤去一次性中单,摘掉手套。所有用物置于医用垃圾袋内。

(13)消毒双手,帮助患者穿好病衣,摆舒适的体位,整理床单位,致谢。

(14)尿标本瓶贴签送检,消毒双手,记录导尿的时间、尿液的颜色、性质、尿量,同时观察并记录患者的反应及排尿情况。

2. 女性患者导尿术

(1)操作者携物品至床旁,核对患者姓名、床号、腕带,再次解释操作中须注意及配合的要点。

(2)操作者将床旁椅移至床尾,站在患者右侧,松开盖被尾部,协助患者脱掉对侧裤腿并将裤腿盖到近侧腿上,近侧腿盖浴巾,对侧腿盖棉被。

(3)帮助患者取屈膝仰卧位,外展双腿,充分暴露会阴。

(4)患者臀下垫一次性中单。

(5)消毒双手,将治疗车上的弯盘放于床尾。

(6)再次检查无菌导尿包的有效期并在治疗车上打开导尿包,外包装袋移至治疗车下层的生活垃圾桶,取出外阴初次消毒包置于患者双腿间;按无菌操作要求打开消毒包,将消毒棉球倒入弯盘内并将弯盘放在患者外阴处,操作者左手戴手套,右手持镊子夹取棉球进行消毒,消毒顺序是阴阜、对侧大腿内侧上 1/3、近侧大腿内侧上 1/3、对侧大阴唇、近侧大阴唇。左手分开大阴唇,消毒对侧小阴唇、近侧小阴唇、尿道口至肛门,消毒完毕,污棉球、纱布置于弯盘内,将污弯盘放于床尾,镊子、一次性弯盘、手套用消毒包包布包裹放于治疗车下层的医用垃圾桶内。

(7)二次消毒双手,取出导尿包置于患者双腿间,按无菌要求打开导尿包,取无菌手套,按无菌要求戴无菌手套、铺洞巾,将洞巾铺于患者会阴处充分暴露会阴,同时将洞巾和治疗巾衔接合适形成一个无菌区域。

(8)整理导尿包用物,检查导尿管是否渗漏,方法是向导尿管推注水,无渗漏即抽空;润滑导尿管;连接导尿管和集尿袋;将消毒棉球倒入弯盘内并将弯盘放在患者外阴处。

(9)二次消毒,操作者左手持纱布固定分开小阴唇,充分暴露尿道口,右手持镊子夹取棉球进行消毒,消毒顺序依次是尿道口、对侧小阴唇、近侧小阴唇、尿道口至肛门,每只棉球限用一次。污棉球、镊子、一次性弯盘在消毒后放于床尾,注意不能跨越无菌区。

(10)左手仍用无菌纱布固定分开小阴唇,把弯盘放于洞巾口旁,告知患者深呼吸,右手用另一把镊子持导尿管对准尿道口轻轻插入 4~6cm,见尿液后再插入 2~3cm(留置导尿 5~7 cm),导尿成功后固定导尿管。

(11)一次性导尿待尿液放出适宜后,轻轻拔出导尿管撤出洞巾,擦干净外阴。如需做尿培养,应弃掉前段尿,用标本瓶接取中段尿 5ml,盖好瓶盖,放置治疗车上待送检;留置导尿的患者应固定导尿管,关闭导尿管,将 10ml 注射器内抽好的生理盐水或空气注入导尿管气囊,然后轻拉导尿管有阻力感,说明固定成功,撤出洞巾,擦干净外阴,将集尿袋固定在床旁,打开导尿管的夹子,保证尿液引流通畅。

(12)操作完毕,撤去一次性中单,摘掉手套。所有用物置于医用垃圾袋内。

(13)消毒双手,帮助患者穿好病衣,摆舒适的体位,整理床单位,致谢。

(14)尿标本瓶贴签送检,消毒双手,记录导尿的时间、尿液的颜色、性质、尿量,同时观察并记录患者的反应及排尿情况。

六、术后处理

1. 尿标本瓶贴签送检。

2. 记录导尿的时间、尿液的颜色、性质、尿量,同时观察并记录患者的反应及排尿情况。

3. 按消毒技术规范要求分类整理使用后物品。

七、并发症及预防与处理

1. **尿路感染** 置管时严格执行无菌操作,如导尿管被污染时应立即更换导尿管;置管后集尿袋保持高度在膀胱水平以下,防止尿液倒流造成逆行感染;保持会阴部清洁,定时更换集尿袋和导尿管;鼓励患者多饮水,每天饮水 2 000ml 以上;长期留置尿管的患者避免打折、弯曲,定时夹管、开放,保证膀胱的功能;如发生尿路感染应立即更换尿管,同时留取尿液做微生物病原学检查,也可使用抗生素治疗。

2. **气囊破裂导致的膀胱异物** 插管时要仔细检查导尿管的质量;固定导尿管时气囊内注入适量的无菌溶液,防止气囊破裂;如果发生破裂,应立即请泌尿外科医生会诊做进一步处理。

3. **尿道损伤** 应选择型号合适的导尿管,尽量避免尿道损伤;插管时动作轻柔,妥善固定尿管,防止尿管脱出时损伤尿道黏膜。

4. **虚脱或血尿** 患者有尿潴留时,如放尿速度要缓慢,第一次放尿不超过 1 000ml;如患者发生虚脱,立即放患者于平卧位或头低脚高位,同时可给予温开水饮用。

5. **导尿管阻塞** 鼓励患者多饮水;定期更换导尿管;加强观察尿液引流情况,早发现早处理。

6. **拔管困难** 插尿管前要仔细检查气囊;拔管前要核对从尿管抽出的液体量,以证明气囊里的液体全部抽出后再拔管。

八、注意事项

1. 严格执行无菌操作原则,防止尿路感染;执行查对制度。

2. 导尿管选择粗细适宜,成人根据情况选择 12～16 号的导尿管。

3. 操作中注意给患者保暖及保护隐私。

4. 操作中动作要轻柔,男性患者注意 2 个弯曲及 3 个狭窄部位。女性患者插管时认真观察避免误入阴道,如误入阴道,应立即拔出,重新更换无菌导尿管再插管。

5. 尿潴留患者,排尿一次不超过 1 000ml,以防出现血尿或虚脱。

6. 留置尿管期间嘱患者多饮水以防发生尿路感染或结石。

7. 导尿管固定时气囊不能过度牵拉,防止气囊卡在尿道内口,导致黏膜的损伤。

九、关键词

导尿管 catheter

导尿 catheterization

十、案例分析

患者,女,76 岁。9 年前无明显诱因出现排尿困难,伴尿频。未诊治,逐渐出现排尿无力,有尿等待及尿不尽感,尿频加重,夜尿 3～6 次。今来就诊。查体下腹膨隆,叩呈浊音。超声示膀胱过度充盈,双肾积水,双侧输尿管扩张,请问目前首要护理措施是什么?

参考答案:

行导尿术。

十一、评分标准(见表 11-10-1)

表 11-10-1　导尿术参考评分标准

项目	分数	内容及评分标准	满分	得分
准备工作	20	操作者准备:操作者衣帽整洁、洗手、戴帽子、口罩	2	
		了解患者病情,熟练掌握导尿目的、方法、相关知识、并发症的诊断和处理	2	
		认真核对医嘱、治疗卡	2	
		物品准备:手消毒剂、一次性无菌导尿包、一次性无菌导尿管、一次性 10ml 注射器、无菌生理盐水、无菌手套、一次性中单、浴巾、弯盘、便盆。检查治疗车上物品的有效期	5	
		患者准备:护理人员要让患者及家属了解导尿的目的、操作中须注意及配合的要点;协助生活不能自理的患者清洗外阴	2	
		评估:患者的病情、临床诊断、生命体征、意识状态、配合程度、自理能力、膀胱充盈度、外阴皮肤及黏膜情况	3	
		解释:解释导尿的目的、方法、操作中须注意及配合的要点	2	
		环境准备:保持病室适宜的温度、充足的光线,操作中保护患者隐私	2	
操作过程	60	携物品至床旁,核对患者姓名、床号、腕带,解释操作中须注意及配合的要点	3	
		操作者将床旁椅移至床尾,站在患者右侧,松开盖被尾部,协助患者脱掉对侧裤腿并将裤腿盖到近侧腿上,近侧腿盖浴巾,对侧腿盖棉被	3	
		帮助患者取屈膝仰卧位,外展双腿,充分暴露会阴	1	
		患者臀下垫一次性中单	1	
		消毒双手,将治疗车上的弯盘放于床尾	2	
		男性患者: 再次检查无菌导尿包的有效期并在治疗车上打开导尿包(1分) 外包装袋移至治疗车下层的生活垃圾桶,取出外阴初次消毒包置于患者双腿间(1分) 按无菌操作要求打开消毒包(1分) 将消毒棉球倒入弯盘内并将弯盘放在患者外阴处(1分) 操作者左手戴手套(1分) 右手持镊子夹取棉球进行消毒,消毒顺序是阴阜、对侧大腿内侧上 1/3、近侧大腿内侧上 1/3、阴茎、阴囊(2分) 左手持纱布裹阴茎将包皮向后推,充分暴露尿道口,自尿道口向外向后旋转消毒尿道口、龟头、冠状沟(1分) 消毒完毕,污棉球、纱布置于弯盘内,将污弯盘放于床尾,镊子、一次性弯盘、手套用消毒包包布包裹放于治疗车下层的医用垃圾桶内(1分)	9	

续表

项目	分数	内容及评分标准	满分	得分
操作过程	60	女性患者： 再次检查无菌导尿包的有效期并在治疗车上打开导尿包(1分) 外包装袋移至治疗车下层的生活垃圾桶,取出外阴初次消毒包置于患者双腿间(1分) 按无菌操作要求打开消毒包(1分) 将消毒棉球倒入弯盘内并将弯盘放在患者外阴处(1分) 操作者左手戴手套(1分) 右手持镊子夹取棉球进行消毒,消毒顺序是阴阜、对侧大腿内侧上1/3、近侧大腿内侧上1/3、对侧大阴唇、近侧大阴唇(2分) 左手分开大阴唇,消毒对侧小阴唇、近侧小阴唇、尿道口至肛门(1分) 消毒完毕,污棉球、纱布置于弯盘内,将污弯盘放于床尾,镊子、一次性弯盘、手套用消毒包包布包裹放于治疗车下层的医用垃圾桶内(1分)	9	
		男性患者： 二次消毒双手(1分) 取出导尿包置于患者双腿间,按无菌要求打开导尿包(1分) 取无菌手套,戴无菌手套(1分) 将洞巾铺于患者会阴处充分暴露阴茎(1分) 同时将洞巾和治疗巾衔接合适形成一个无菌区域(1分) 女性患者： 二次消毒双手(1分) 取出导尿包置于患者双腿间,按无菌要求打开导尿包(1分) 取无菌手套,按无菌要求戴无菌手套(1分) 将洞巾铺于患者会阴处充分暴露会阴(1分) 同时将洞巾和治疗巾衔接合适形成一个无菌区域(1分)	5	
		整理导尿包用物,检查导尿管是否渗漏,方法是向导尿管推注水,无渗漏即抽空(1分) 润滑导尿管(1分) 连接导尿管和集尿袋(1分) 将消毒棉球倒入弯盘内并将弯盘放在患者外阴处(1分)	4	
		男性患者： 二次消毒,操作者左手持纱布裹阴茎将包皮向后推,充分暴露尿道口(1分) 右手持镊子夹取棉球进行消毒,消毒顺序依次是尿道口、龟头、冠状沟、尿道口,每只棉球限用一次(1分) 污棉球、镊子、一次性弯盘在消毒后放于床尾(1分)	5	

续表

项目	分数	内容及评分标准	满分	得分
操作过程	60	注意不能跨越无菌区(2分) 女性患者: 二次消毒,操作者左手持纱布固定分开小阴唇,充分暴露尿道口(1分) 右手持镊子夹取棉球进行消毒,消毒顺序依次是尿道口、对侧小阴唇、近侧小阴唇、尿道口至肛门,每只棉球限用一次(1分) 污棉球、镊子、一次性弯盘在消毒后放于床尾(1分) 注意不能跨越无菌区(2分)	5	
		男性患者: 左手仍用无菌纱布固定阴茎向上提起并与腹壁形成90°角(2分)把弯盘放于洞巾口旁(1分) 告知患者深呼吸(1分) 右手用另一把镊子持导尿管对准尿道口轻轻插入20~22cm(2分) 见尿液后再插入2~3cm(留置导尿5~7cm)(2分) 导尿成功后将包皮复位,固定导尿管(2分) 女性患者: 左手仍用无菌纱布固定分开小阴唇(2分) 把弯盘放于洞巾口旁(1分) 告知患者深呼吸(1分) 右手用另一把镊子持导尿管对准尿道口轻轻插入4~6cm(2分) 见尿液后再插入2~3cm(留置导尿5~7cm)(2分) 导尿成功后固定导尿管(2分)	10	
		一次性导尿待尿液放出适宜后,轻轻拔出导尿管撤出洞巾(1分) 擦干净外阴(1分) 如需做尿培养,应弃掉前段尿,用标本瓶接取中段尿5ml,盖好瓶盖,放置治疗车上待送检(1分) 留置导尿的患者应固定导尿管,关闭导尿管,将10毫ml注射器内抽好的生理盐水或空气注入导尿管气囊,然后轻拉导尿管有阻力感,说明固定成功,撤出洞巾,擦干净外阴(1分) 将集尿袋固定在床旁,打开导尿管的夹子,保证尿液引流通畅(1分)	5	
		操作完毕,撤去一次性中单(1分) 摘掉手套(1分) 所有用物置于医用垃圾袋内(1分)	3	

续表

项目	分数	内容及评分标准	满分	得分
操作过程	60	消毒双手(1分) 帮助患者穿好病衣(1分) 摆舒适的体位(1分) 整理床单位(1分) 致谢(1分)	5	
		尿标本瓶贴签送检(1分) 消毒双手(1分) 记录导尿的时间、尿液的颜色、性质、尿量,同时观察并记录患者的反应及排尿情况(2分)	4	
操作过程总体评价	10	沟通有礼貌,患者或家属知晓护士告知的注意事项	2	
		操作熟练、稳重,用力得当,患者对操作满意	2	
		有无菌意识,操作规范、安全,未给患者造成不必要的损伤	2	
		操作顺序有条理,尿管与尿袋连接紧密,引流通畅,固定稳妥	2	
		按消毒技术规范要求分类整理使用后物品	2	
提问	10	随机选择2个问题,每题5分	10	
总分	100		100	

相关问题:

1. 尿潴留患者,排尿一次不超过1 000ml,为什么?

2. 导尿的目的下列哪些描述是正确的?
   A. 为女性患者留取尿标本做细菌培养
   B. 解除尿潴留
   C. 膀胱肿瘤患者进行化疗
   D. 行膀胱或尿道造影检查
   E. 危重患者的抢救

3. 导尿的注意事项下列哪些是不正确的?
   A. 导尿管选择粗细适宜,成人根据情况选择20~22号的导尿管
   B. 尿潴留患者,排尿一次不超过100ml,以防出现血尿或虚脱
   C. 留置尿管期间嘱患者多饮水以防发生尿路感染或结石
   D. 导尿管固定时气囊不能过度牵拉,防止气囊卡在尿道外口,导致黏膜的损伤
   E. 严格执行无菌操作原则,防止尿路感染,执行查对制度。

4. 下列哪些是导尿的适应证?
   A. 膀胱疾病的诊断和治疗
   B. 危重患者的抢救,监测尿量
   C. 尿潴留的患者
   D. 急性尿路感染
   E. 尿道狭窄

5. 留置导尿发生尿路感染应如何处理?

(孙雅博　张建梅)

第十一节　输血操作技术
Blood Transfusion

一、目的

1. 补充血容量,增加有效循环血量,提升血压,增加心排出量,促进循环。

2. 增加血红蛋白含量,促进携氧功能。

3. 改善营养状态,补充血浆蛋白,增加蛋白质,维持血浆胶体渗透压,减少组织渗出和水肿。

4. 改善凝血功能,补充血小板和各种凝血因子,有助于止血。

5. 增加机体抵抗力,补充抗体、补体等血液成分,提高机体免疫能力。

二、适应证

1. 各种原因引起的大出血。

2. 贫血或低蛋白血症。

3. 严重感染。

4. 凝血功能障碍。

三、禁忌证

急性肺水肿、肺栓塞、充血性心力衰竭、恶性高血压、真性红细胞增多症、肾功能不全及对输血有变态反应者。

四、操作前准备

1. 患者准备　向患者解释使其了解输血的目的、方法、注意事项及配合要点。并做好输血前的准备,协助患者取舒适的体位。

2. 操作人员准备

(1) 着装整洁,修剪指甲,洗手,戴口罩。

(2) 评估:评估患者的病情、治疗情况、意识状态、自理能力、合作程度。了解血型、输血史及过敏史。心理状态及对输血相关知识的了解程度。评估穿刺部位皮肤及血管情况。

3. 用物准备　一次性输血器,生理盐水,同型血液及配血单,遵医嘱备抗过敏药,一次性注射器 5ml,手消毒液,碘伏棉签,止血带,输液贴,血型卡,手表,医嘱本,治疗碗,生活垃圾桶,医疗垃圾桶,锐器盒,必要时备夹板及绷带。

4. 环境准备　室内温湿度适宜、光线充足、环境安静整洁。

五、操作方法

1. 查对　双人核对配血报告单上的各项信息,如患者姓名、床号、住院号、血袋条形编码号、血型、交叉配血结果、血液种类、剂量、有效期,并双人签全名。

2. 连接输血器装置　打开输血器的包装,关闭调节器,取出排气针头插入 0.9% 氯化钠溶液瓶塞至针头根部,再取出输血器针头插入瓶塞至针头根部,待用。

3. 携用物至患者床旁,双人核对患者床号、姓名、腕带、血型,并与患者或家属核对血型,告知所输血液制品的种类及输生理盐水作用,床尾插血型卡。

4. 体位准备　告知患者配合方法,协助患者取舒适体位。

5. 建立静脉通路　同密闭式静脉输液法。输入 0.9% 氯化钠溶液,输入顺畅。

6. 输液后查对　确认无误。

7. 调节滴数　依据病情调节滴速(40~60 滴/min)。

8. 输血前双人查对　床边双人再次核对患者床号、姓名、腕带、血型单、输血单、血袋上的各项信息,准确无误后签名。

9. 连接输血袋　以手腕旋转动作轻轻将血液摇匀,拧开血袋接口,常规消毒开口处,关闭输血器调节器,将连接生理盐水的输血器连接于血袋,连接牢固,打开输血器调节器。

10. 输血后双人查对　输血后查对,确认无误,遵医嘱调节输血速度,开始时速度宜慢(15~20 滴/min),严密观察 15 分钟无不良反应,再按病情、年龄及输注血液制品的成分调节滴速(40~60 滴/min)。

11. 观察输血情况　询问患者对操作的感受,向患者及家属交待输血过程中的有关注意事项,放置信号铃于患者可及处,及时观察患者反应。

12. 操作后处理　协助患者取舒适体位,整理床单位,致谢。

13. 操作后评估　输血是否通畅,局部有无肿胀,有无不良反应。

14. 输血结束后处理　血液输完后,输入少量生理盐水,直至输血器内的血液输完,变成生理盐水的颜色,询问患者有无不适,拔针,分类整理用物,洗手。

六、操作后处置

1. 记录　签名并记录。

2. 输血袋的处理　将血袋放入医疗垃圾袋冰箱内冷藏保存,24 小时内返回输血科。

七、并发症

1. 非溶血性发热反应

(1)预防:严格管理血库保养液和输血用具,有效预防致热原,严格执行无菌操作。

(2)处理:一旦出现发热反应立即停止输血,保留输液通路,密切观察生命体征的变化,给予对症处理(发冷者注意热饮料、热水袋、加厚被等处理;高热者给予物理降温),必要时给予解热镇痛药和抗过敏药;将输血器、剩余血连同贮血袋一并送检。

2. 溶血反应

(1)预防:认真做好血型鉴定与交叉配血试验;输血前认真查对,加强工作责任心,严格核对患者和供血者姓名、血袋号和配血报告有无错误,杜绝差错事故的发生;采用同型输血。采血时要轻拿轻放,运送血液时不要剧烈振荡,严格执行血液保存制度,加强储血冰箱管理,温度每天详细记录,不可使用变质血液。

(2)处理:一旦发生溶血反应,立即停止输血,给予氧气吸入,建立静脉通道,给予升压药或其他药物治疗。将剩余血、患者血标本和尿标本送化验室进行检验。口服或静脉滴注碳酸氢钠碱化尿液,防止或减少血红蛋白阻塞肾小管。双侧腰部封闭,并用热水袋热敷双侧肾区或肾区超短波透热疗法,以解除肾血管痉挛,保护肾脏。严密观察生命体征和尿量、尿色变化并记录。对少尿、无尿患者,按急性肾衰竭患者对症治疗。若出现休克症状,给予抗休克治疗。做好患者及家属心理安抚工作。

3. 过敏反应

(1)预防:选择使用无过敏史的献血者;献血者在采血前 4 小时内不应进食高蛋白和高脂肪的食物,应进食少量清淡饮食或糖水,以免血中含有过敏物质;输血前评估患者有无过敏史,有过敏史的患者,输血前根据患者情况予抗过敏药物。

（2）处理：根据过敏反应的程度给予对症处理。轻度过敏反应，仅表现为局限性皮肤瘙痒、荨麻疹或红斑者，可减慢输血速度，给予抗过敏药物，密切观察用药后症状缓解情况；中、重度过敏反应，应立即停止输血，保持静脉畅通，遵医嘱给予 0.1% 肾上腺素 0.5~1ml 皮下注射，或静脉滴注抗过敏药物；给予氧气吸入，有严重喉头水肿者，行气管切开，保持气道通畅；密切观察患者的生命体征变化，出现休克症状，给予抗休克治疗。

4. 出血倾向

（1）预防：短时间内输入大量库存血时应严密观察患者意识、血压、脉搏等变化，注意皮肤、黏膜或手术伤口有无出血。尽可能输注保存期较短的血液。严格掌握输血量，每输库存血 3~5 个单位，应补充 1 个单位的新鲜血，补充凝血因子。

（2）处理：若出现出血表现，在排除溶血反应后，立即进行抽血做出、凝血项目检查，及早查明原因，输注新鲜血、血小板悬液、补充各种凝血因子。

5. 柠檬酸钠中毒反应　每输库存血 1 000ml，静脉注射 10% 葡萄糖酸钙 10ml，预防发生低血钙。

6. 细菌污染反应

（1）预防：从采血到输血的每个环节，都要严格遵守无菌操作原则。输血前注意检查血袋内血制品有无变色或混浊，有无絮状物及较多气泡等任何可疑迹象，如发现异常均可认为有细菌污染可能，应立即废弃不用。

（2）处理：一旦发现，立即停止输血，将剩余血和病原血标本送化验室，做血培养和药敏试验。密切观察生命体征变化，高热者给予物理降温，准确记录出入量，如出现发现休克症状，积极配合抗休克、抗感染治疗。

7. 循环负荷过重（急性左心衰竭）　即肺水肿，处理同静脉输液反应。

8. 疾病传播　患者输血后经过一段时间，出现经输血传播的相关疾病的临床表现。

（1）预防：应严格掌握输血适应证，避免不必要的输血。严禁传染病患者和可疑传染病者献血。做好对献血者血液和血制品的检测。鼓励患者自体输血。严格对各类器械进行消毒，在采血、贮血和输血操作的各个环节，认真执行无菌操作。

（2）处理：对已出现输血传染疾病患者，及时上报，因病施治。

八、注意事项

1. 仔细查对　认真核对患者、交叉配合报告单和待输血液之间是否无误，并且应该有两人核对，准确无误方可输血。

2. 检查血液质量　输血前必须严格检查全血的外观，检查血袋有无破损渗漏，血液颜色是否合格。

3. 不滥加药液　血制品不得加热，禁止随意加入其他药物，不得自行贮存。

4. 严密观察病情　全血、成分血和其他血液制品应从血库取出后 30 分钟内输注。1 个单位的全血或成分血应在 4 小时内输完。输注开始后的 15 分钟以及输血过程应定期对患者进行监测。出现输血反应立即减慢或停止输血，更换输液器，用生理盐水维持静脉通畅，通知医生，做好抢救准备，保留余血，并记录。

5. 连续输入不同供血者血液制品时，中间输入生理盐水。

6. 空血袋低温保存 24 小时，之后按医疗废物处理。

九、关键词

静脉输血　blood transfusion

十、案例分析

患者,男,36 岁,周末开车外出郊游,途中因车祸导致脾破裂,急诊入院。入院后给予静脉补液治疗。急查血常规,血红蛋白 72g/L。

根据检验结果你将采取哪样治疗措施?

参考答案:

配血及静脉输血。

十一、评分标准(见表 11-11-1)

表 11-11-1　密闭式静脉输血参考评分标准

项目	分数	内容及评分标准	满分	得分
准备工作	15	操作者准备: 衣帽整洁,修剪指甲,洗手(六步洗手法)(1 分) 戴口罩(1 分) 查对:双人核对医嘱、输血单(1 分) 核对腕带,评估患者病情(1 分) 年龄、意识、心肺功能(1 分) 自理能力、合作程度(1 分) 了解血型、输血史及过敏史(1 分) 评估穿刺点皮肤、血管的状况(1 分) 心理状态及对输血相关知识的了解程度(1 分)	9	
		患者准备:向患者及家属解释输液的目的、方法、注意事项及配合要点(2 分) 协助患者输液前排尿或排便,取舒适卧位(1 分)	3	
		用物准备:一次性输血器,生理盐水,同型血液及配血单,遵医嘱备抗过敏药,一次性注射器 5ml,手消毒液,碘伏棉签,止血带,输液贴,血型卡,手表,医嘱本,治疗碗,生活垃圾桶,医疗垃圾桶,锐器盒,必要时备夹板及绷带	3	
操作过程	70	查对:双人核对配血报告单上的各项信息(2 分) 如患者姓名、床号、住院号、血袋条形编码号、血型、交叉配血结果、血液种类、剂量、有效期(2 分) 并双人签全名(2 分)	6	
		连接输血器装置:打开输血器的包装,关闭调节器,取出排气针头插入 0.9%氯化钠溶液瓶塞至针头根部(2 分) 再取出输血器针头插入瓶塞至针头根部,待用(2 分)	4	
		核对患者: 携用物至患者床旁,双人核对患者床号、姓名、腕带、血型,并与患者或家属核对血型(3 分) 告知所输血液制品的种类及输生理盐水作用(2 分) 床尾插血型卡(2 分)	7	

项目	分数	内容及评分标准	满分	得分
操作过程	70	体位准备:告知患者配合方法,协助患者取舒适体位	3	
		建立静脉通路:密闭式静脉输液头皮针输液。输入 0.9% 氯化钠溶液,输入顺畅	3	
		输液后查对:确认无误	2	
		调节滴数:依据病情调节滴速(40~60 滴/min)	2	
		输血前双人查对: 床边双人再次核对患者床号(1分) 姓名(1分) 腕带(1分) 血型单(1分) 输血单(1分) 血袋上的各项信息(3分) 准确无误后签名(2分)	10	
		连接输血袋:(以手腕旋转动作轻轻将血液摇匀),拧开血袋接口,常规消毒开口处,关闭输血器调节器,将连接生理盐水的输血器连接于血袋,连接牢固,打开输血器调节器	4	
		输血后双人查对:输血后查对,确认无误,遵医嘱调节输血速度,开始时速度宜慢(15~20 滴/min),严密观察 15 分钟无不良反应(40~60 滴/min),再按病情、年龄及输注血液制品的成分调节滴速	4	
		观察输血情况:询问患者对操作的感受(2分) 向患者及家属交待输血过程中的有关注意事项(2分) 放置信号铃于患者可及处,及时观察患者反应(2分)	6	
		操作后处理:协助患者取舒适体位,整理床单位,致谢	3	
		操作后评估:输血是否通畅,局部有无肿胀,有无不良反应	3	
		输血结束后处理:血液输完后,输入少量生理盐水,直至输血器内的血液输完,变成生理盐水的颜色(2分) 询问患者有无不适,拔针,分类整理用物,洗手(2分)	4	
		记录:签名并记录	3	
		输血袋的处理:将血袋放入医疗垃圾袋冰箱内冷藏保存(3分) 24 小时内返回输血科(3分)	6	
操作过程总体评价	5	熟练规范程度:有条理,时间把握	1	
		无菌观念:违反无菌操作原则一次扣 2 分	2	
		人文关怀:沟通有礼貌,结束后帮患者整理衣物等	1	
		操作后器械及废物正确处理	1	
提问	10	随机选择 2 个问题,每题 5 分	10	
总分	100		100	

相关问题：

1. 静脉输血不良反应有哪些？

2. 取血后的注意事项有哪些？

3. 静脉输血禁忌证有哪些？

（孙雅博　王金玲）

第十二节　小儿头皮静脉输液
Pediatric Scalp Vein Transfusion

一、目的
用于新生儿和婴幼儿输液、输血和静脉给药，达到治疗的目的。

二、适应证
1. 各种原因引起的水、电解质紊乱及酸碱平衡失调。

2. 补充血容量、改善血液循环。

3. 输入药物、补充营养、供给热能。

三、禁忌证
1. 头部外伤。

2. 头皮感染。

四、操作前准备
1. 患儿准备　向患儿家长解释静脉输液的目的、方法、注意事项及配合要点，协助患儿取舒适的体位，充分配合。

2. 操作人员准备　着装整洁，修剪指甲，洗手，戴口罩。

3. 物品准备

（1）治疗车上层备：快速手消毒剂、输液卡、按医嘱准备的药物、砂轮、胶贴、碘伏棉签、注射器、输液器、头皮针（4.5 或 5 号针头）弯盘、一次性备皮包（纱布、剃刀）、弹力绷带、笔；（如使用留置针需另备：留置针一套、封管液、透明贴膜）。

（2）治疗车下层备：污物盘、锐器盒、医疗垃圾桶、生活垃圾桶。

4. 环境准备　室内温湿度适宜、光线充足、环境安静整洁。

五、操作方法
1. 查对　核对医嘱、输液卡。

2. 对患儿进行评估

（1）核对腕带。

（2）患儿病情、年龄、意识、心肺功能、自理能力、合作程度、药物性质、过敏史等。

（3）评估穿刺点皮肤、血管的状况。

（4）向患儿及家长解释输液的目的、方法、注意事项及配合要点。

3. 患儿准备

（1）了解静脉输液的目的、方法、注意事项及配合要点。

（2）协助取舒适卧位。

4. 环境准备　整洁、安静、舒适、安全。

5. 洗手、戴口罩。

6. 用物准备

（1）治疗车上层备：快速手消毒剂、输液卡、按医嘱准备的药物、砂轮、胶贴、碘伏棉签、注射器、输液器、头皮针（4.5 或 5 号针头）弯盘、一次性备皮包（纱布、剃刀）、弹力绷带、笔。如留置针需另备：留置针一套、封管液、贴膜。

（2）治疗车下层备：污物盘、锐器盒、医疗垃圾桶、生活垃圾桶。

7. 核对并检查药物

（1）操作前查对：核对药液瓶签（药名、浓度、剂量）及给药方法、时间。

（2）检查药液质量：检查药液是否过期、瓶盖有无松动、瓶身有无裂痕；将输液瓶上下摇动，对光检查药液是否变色、浑浊、沉淀或有絮状物。

8. 加药

（1）开启药瓶中心部分，常规消毒瓶口或袋口（消毒范围瓶盖下端瓶颈部）。

（2）按医嘱加入药物。

9. 填写、粘贴输液卡 根据输液卡上内容填写输液贴，并将填好的输液贴倒贴在输液瓶上（注意输液贴勿覆盖原有的标签），签全名及配液时间。

10. 插输液器 检查输液器质量（是否过期，包装有无破损），关闭调节器，无问题后取出输液器，将输液管的插头插入瓶塞直至插头根部（插入时注意保持无菌）。

11. 核对患儿 携用物至患者床旁，核对患儿腕带、床号、姓名，安抚患儿，对不合作者给予适当的约束，必要时遵医嘱使用镇静剂。协助取体位，仰卧位或侧卧位，再次洗手。

12. 排气

（1）将输液瓶挂于输液架上。

（2）倒置茂菲滴管，并挤压滴管使输液瓶内液体流出。当茂菲滴管内的液面达到滴管的 1/2～2/3 满时，迅速转正滴管，打开调节器，使液平面缓慢下降，直至排尽导管和针头内的空气（第一次排气不排出液体），将带有护针帽的针头妥善固定。（使用留置针：检查留置针包装、型号、生产日期、有效期，取出并与输液器针头连接，排气后放置于适当位置。检查并准备输液贴。）

13. 选择穿刺部位 将枕头置于患儿头肩部，铺治疗巾，选择静脉，根据血管走行剔除周围毛发，按备皮处理。

14. 消毒皮肤 按常规消毒穿刺部位的皮肤，消毒范围直径大于 5cm（留置针：以穿刺点为中心，直径不小于 8cm），待干，备透明贴膜。

15. 二次核对 核对患儿床号、姓名，所用药液的药名、浓度、剂量及给药时间和给药方法。

16. 静脉穿刺

（1）配合固定患儿头部。

（2）二次排气。

（3）穿刺：取下护针帽，头皮针与皮肤呈 15°～30°角斜行进针，见回血后，将针头与皮肤平行再进入少许。

留置针操作方法：

松动留置针外套管，取开针帽，排气，检查输液管茂菲滴管以下空气是否排尽，关闭调节器开关，头皮针与皮肤呈 15°～30°角斜行进针，见回血后，压低角度，将穿刺针送进少许，保证外套管在静脉内，将针尖退入套管内，连带套管送入血管内，一手固定针芯，一手拇指与食指将外套管全部送入血管，松开止血带，松拳，松调节器，确认留置针在血管内后取出针芯，将针芯放入锐器盒内。

17. 固定 固定好针柄，打开调节器。待液体滴入通畅、患儿无不适后，用输液贴固定针柄，固定针眼部位,最后将针头附近的输液管环绕后固定。

如留置针:一手固定针翼,一手用透明贴膜固定留置针,固定肝素帽下端及头皮针,注明置管时间、日期和姓名。

18. 调节滴速　根据患儿年龄、病情及药液的性质调节输液速度。一般儿童 20~40 滴/分,或按医嘱调节液体滴数。

19. 再次核对核对患儿床号、姓名,所用药液的药名、浓度、剂量及给药时间和给药方法。

20. 操作后处理

(1)撤去肩下垫枕,整理床单位,协助患儿取舒适卧位。

(2)将呼叫器放于患儿家长易取处。

(3)整理用物。

(4)洗手。

(5)在输液卡上签名,记录。

21. 操作后评估　输液是否通畅,局部有无肿胀、有无不良反应。

22. 拔针

(1)确认全部液体输入完毕后,关闭输液器,轻揭输液敷贴,用无菌干棉签或无菌棉球轻压穿刺点上方,快速拔针,局部按压 1~2 分钟至无出血为止。

留置针封管:拔出输液器针头,常规消毒静脉帽的胶塞,用注射器向静脉帽内注入封管液;

(2)协助取舒适卧位,整理床单位,清理用物。

六、操作后处理

1. 洗手后记录。

2. 按消毒技术规范要求分类处理使用后物品。

七、并发症

1. 静脉炎

(1)预防:严格执行无菌操作,对血管壁有刺激性的药物充分稀释后再用,放慢输液速度,防止药液漏出血管外;有计划的更换输液部位,保护血管。

(2)处理:停止在此部位进行静脉输液,抬高患肢、制动,局部用 50% 的硫酸镁进行湿热敷;超短波理疗;中药治疗;合并感染给予抗生素治疗。

2. 发热反应

(1)预防:严格掌握患儿输液指征;注意患儿体质,早产儿、体弱儿、重度肺炎、痢疾等患儿,输液前应采取适当的保护、隔离措施;输液前认真检查药液的质量,输液用具的灭菌及消毒日期、有效期及包装的严密性。

(2)处理:一旦发生发热反应重者,立即停止输液,保留剩余溶液及输液器,必要时作细菌培养,查找原因;高热患者给予物理降温,严密观察生命体征变化,必要时给予抗过敏药物治疗。

3. 误入动脉

(1)预防:熟练掌握头部血管的解剖位置,加强技术操练;尽量在患儿安静或熟睡的情况下进行穿刺;在输液过程中加强巡视,密切观察患儿反应。

(2)处理:发现误入动脉,应立即拔针,按压穿刺处 5~10 分钟,重新选择血管进行穿刺。

4. 静脉穿刺失败

(1)预防:选择暴露明显、粗直、弹性好、清晰的浅表静脉进行静脉注射,选择型号合适、质量可靠的针头;熟练掌握头皮静脉输液技术,提高穿刺成功率。

（2）处理：观察穿刺失败类型，穿刺针头未进入静脉，无回血时，将针头稍退出但不退出皮肤，重新调整进针角度和方向，再穿刺入血管，有回血，无肿胀，穿刺成功；穿刺针头的斜面一半在血管内、一半在管腔外，或穿破血管，针头在血管外时，应立即拔针，局部按压止血，重新选择血管进行穿刺。

八、注意事项

1. 注意区分头皮动静脉。

2. 密切观察输液是否通畅，局部是否肿胀，针头有无移动和脱出，特别是输注刺激性较强的药物时，应注意观察。

3. 头皮针和输液管的固定应牢固，防止头皮针移动脱落。

九、关键词

静脉输液　intravenous infusion

十、案例分析

患儿，女，8个月，3日前因受凉后恶心、呕吐5次/d，腹泻8~10次/d，自服药物效果不佳，入院治疗。查体：患儿神志清、精神差、囟门塌陷、皮肤弹性差。遵医嘱给予补液及完善相关检查。你将采取何种方法进行补液？

参考答案：

小儿头皮静脉输液。

十一、评分标准（见表11-12-1）

表11-12-1　小儿头皮静脉输液术参考评分标准

项目	分数	内容及评分标准	满分	得分
准备工作	15	操作者准备： 衣帽整洁，修剪指甲，洗手（六步洗手法）（1分） 戴口罩（1分） 查对： 核对医嘱、输液卡（1分） 核对腕带（1分） 评估患儿病情、年龄、意识、心肺功能（1分） 自理能力、合作程度（1分） 药物性质（1分） 过敏史等（1分） 评估穿刺点皮肤、血管的状况（1分）	9	
		患儿准备： 向患儿家长解释操作过程、输液的目的、方法、注意事项及配合要点，取得家长的配合（2分） 安抚患儿，对不合作者给予适当的约束，必要时使用镇静剂（1分）	3	
		物品准备： 治疗车上层备：快速手消毒剂、输液卡、按医嘱准备的药物、砂轮、胶贴、碘伏棉签、注射器、输液器、头皮针（4.5或5号针头）弯盘、一次性备皮包（纱布、剃刀）、弹力绷带、笔（2分）（使用留置针需另备：留置针一套、封管液、贴膜） 下层备：污物盘、锐器盒、医疗垃圾桶、生活垃圾桶（1分）	3	

项目	分数	内容及评分标准	满分	得分
操作过程	70	核对并检查药物: 操作前查对:核对药液瓶签(药名、浓度、剂量)及给药方法、时间(1分) 检查药液质量:检查药液是否过期、瓶盖有无松动、瓶身有无裂痕(2分) 将输液瓶上下摇动,对光检查药液是否变色、浑浊、沉淀或有絮状物(2分)	5	
		加药:开启药瓶中心部分,常规消毒瓶口或袋口(消毒范围瓶盖下端瓶颈部)(2分) 按医嘱加入药物(1分)	3	
		填写、粘贴输液卡:根据输液卡上内容填写输液贴,并将填好的输液贴倒贴在输液瓶上(注意输液贴勿覆盖原有的标签)(2分) 签全名及配液时间(1分)	3	
		插输液器:检查输液器质量(是否过期,包装有无破损)(1分) 关闭调节器(1分) 无问题后取出输液器(1分) 将输液管的插头插入瓶塞直至插至根部(2分)(插入时注意保持无菌)	5	
		核对患儿:携用物至患儿床旁,核对患儿腕带、床号、姓名(2分) 安抚患儿,对不合作者给予适当的约束,必要时使用镇静剂(1分) 协助取体位,仰卧位或侧卧位(1分) 再次洗手(1分)	5	
		排气:将输液瓶挂于输液架上(1分) 倒置茂菲滴管,并挤压滴管使输液瓶内液体流出(1分) 当茂菲滴管内的液面达到滴管的1/2~2/3满时,迅速转正滴管,打开调节器,使液平面缓慢下降(1分) 直至排尽导管和针头内的空气(第一次排气不排出液体)(1分) 将带有护针帽的针头妥善固定(1分) 留置针:检查留置针(包装、型号、生产日期、有效期)取出并与输液器针头连接,排气后放置于适当位置	5	
		选择穿刺部位:将枕头置于患儿头肩部(1分) 铺治疗巾(1分) 选择静脉(1分) 根据血管走行剔除周围毛发,按备皮处理(1分)	4	
		消毒皮肤:按常规消毒穿刺部位的皮肤,消毒范围大于5cm(1分) 待干(1分) 备胶贴(1分) 留置针:以穿刺点为中心,不小于8cm×8cm	3	

续表

项目	分数	内容及评分标准	满分	得分
操作过程	70	二次核对:核对患儿床号、姓名(2分) 所用药液的药名、浓度、剂量及给药时间和给药方法(3分)。	5	
		静脉穿刺:配合固定患儿头部(2分) 再次排气,检查输液管茂菲滴管以下空气是否排尽,关闭调节器开关(2分) 穿刺:取下护针帽,一手绷紧皮肤,一手拇指与食指握紧留置针针翼,头皮针与皮肤呈15°~30°角斜行进针(3分) 见回血后,将针头与皮肤平行再进入少许(3分) 留置针:松动留置针外套管,取开针帽,排气,一手绷紧皮肤,一手拇指与示指握紧留置针针翼与皮肤呈15°~30°角进针,直刺静脉,见到回血后,压低角度,将穿刺针送进少许,保证外套管在静脉内,将针尖退入套管内,连针带管送入血管内,一手固定针芯,一手拇指与示指将外套管全部送入血管,确认留置针在血管内后取出针芯,将针芯放入装利器污物容器内	10	
		固定:固定好针柄,打开调节器(2分) 待液体滴入通畅、患儿无不适后,用输液贴固定针柄,固定针眼部位,最后将针头附近的输液管环绕后固定(3分) 留置针:一手固定针翼,一手用透明贴膜固定留置针,固定肝素帽下端及头皮针,注明置管时间、日期和姓名	5	
		调节滴速:根据患儿年龄、病情及药液的性质调节输液速度(2分) 一般儿童20~40滴/分,或按医嘱(3分)	5	
		再次核对:核对患儿床号、姓名,所用药液的药名、浓度、剂量及给药时间和给药方法;	3	
		操作后处理: 撤去治疗巾,取出小垫巾,整理床单位,协助患儿取舒适卧位(2分) 将呼叫器放于患儿家属易取处(1分) 整理用物,洗手(1分) 在输液卡上签名,记录(1分)	5	
		拔针:确认全部液体输入完毕后,关闭输液器(1分) 轻揭输液敷贴(1分) 用无菌干棉签或无菌棉球轻压穿刺点上方,快速拔针,局部按压1~2分钟(至无出血为止)(1分) 协助取舒适卧位,整理床单位,清理用物,洗手,记录(1分) 留置针封管:拔出输液器针头,常规消毒静脉帽的胶塞,用注射器向静脉帽内注入封管液	4	

续表

项目	分数	内容及评分标准	满分	得分
操作过程 总体评价	5	熟练规范程度:有条理,时间把握	1	
		无菌观念:违反无菌操作原则一次扣1分	2	
		人文关怀:沟通有礼貌,结束后帮患者整理衣物等	1	
		操作后器械及废物正确处理	1	
提问	10	随机选择2个问题,每题5分	10	
总分	100		100	

相关问题:

1. 小儿头皮静脉输液穿刺部位有哪些?

2. 小儿静脉输液的速度是多少?

3. 小儿头皮静脉输液禁忌证有哪些?

（孙雅博　王金玲）

第十三节　小儿鼻胃插管术
Baby Nasogastric Intubation

一、目的

1. 经胃肠减压引流胃内容物,降低压力,减轻腹胀。

2. 抽吸胃液作检查,明确诊断。

3. 为早产儿、病情严重、口腔疾患、吸吮及吞咽能力弱的患儿进行鼻胃管喂养。

二、适应证

1. 口腔、喉、食管、胃、腹部及肠道手术的术前准备。

2. 中毒洗胃,抽吸胃液作检查。

3. 对早产儿、吸吮和吞咽与呼吸不协调、病情危重、昏迷等不能经口喂养的患儿需要鼻饲营养液和药物。

4. 急性胃扩张、上消化道穿孔、消化道梗阻和肠麻痹、坏死性小肠结肠炎等。

三、禁忌证

1. 食管静脉曲张、上消化道出血和有其他出血倾向的患者。

2. 吞食腐蚀性药物食管损伤的患者。

3. 鼻腔阻塞、食管和贲门狭窄/梗阻的患者。

4. 颌面部损伤和基底颅骨骨折的患者。

5. 鼻咽部癌肿、鼻咽急性炎症。

6. 精神异常、不合作的患者。

7. 呼吸困难未建立人工气道者。

四、操作前准备

1. 评估并向患者解释

（1）评估：评估患儿的病情、意识、耐受性和合作程度等情况。

（2）解释：向患儿或家属解释操作的目的、过程和注意事项。

2. 患者准备　了解操作的目的、操作过程及注意事项，自愿配合。

3. 材料准备

（1）治疗车上层：手消毒剂、治疗碗、蒸馏水、一次性鼻饲包（内备：无菌手套、弯盘、治疗巾、无菌棉签、石蜡棉球、胃管、压舌板、镊子、止血钳、50ml 注射器、无菌纱布）、听诊器、手电筒、胶布、别针、橡皮圈、标识；洗胃时准备一次性洗胃包、洗胃溶液、量杯、牙垫、盛水桶 2 个（洗胃液、污水）、全自动洗胃机；胃肠减压及消化道出血准备负压引流盒。

（2）治疗车下层：生活垃圾桶、医用垃圾桶。

4. 操作者准备

（1）操作者衣帽整洁、洗手、戴帽子、口罩。

（2）了解患者病情、鼻腔情况，熟练掌握置管目的、方法、置管操作相关知识、并发症的诊断和处理。

五、操作方法

1. 核对、解释　备齐用物至床旁，核对患者姓名、住院号，向家属及患儿解释操作目的及配合方法，不能配合患儿必要时遵医嘱给予约束或镇静剂。

2. 体位　为患儿取半卧位或平卧位，头部垫高，颌下围治疗巾。

3. 准备工作

（1）检查鼻腔是否通畅，从健侧鼻腔置入。

（2）用棉签清洁鼻腔。

4. 插管

（1）打开胃包、一次性注射器外包，弯盘置于口角边，注射器放于弯盘内备用。

（2）戴无菌手套，注射器检查胃管是否通畅。

（3）测量胃管插入长度，一般胃管插入长度为鼻尖-耳垂-剑突下缘或前额发际至胸骨剑突处，按测量长度做标记。

（4）无菌石蜡棉球润滑胃管前端，左手托起患儿头部，右手持镊子将胃管前端沿健侧鼻孔插入，将胃管缓慢推进标记的刻度。对于不能合作的患儿，插管前可将患儿头向后仰，插入会厌部时，用左手将患儿头部托起，使下颌靠近胸骨柄，缓慢插入胃管至预定长度。

5. 判断是否置入胃内（三种方法）

（1）胃管置入预定刻度后末端接无菌注射器回抽，有胃液抽出，表明已置入胃内。

（2）将听诊器放置于患者上腹部，无菌注射器连接胃管末端注入 10~20ml 空气，听到气过水声，表明已置入胃内。

（3）将胃管末端置于生理盐水治疗碗水面下，若无气泡逸出，表明已置入胃内。

6. 固定

（1）确定胃管置入胃内后，先在鼻孔处胃管做好胃管标记，再用胶布将胃管固定于鼻翼两侧和面颊部。

（2）长期鼻饲者需将胃管末端盖紧或反折用纱布包好，安全别针别好固定在患儿衣领处。

六、并发症

1. 鼻翼溃疡或坏死。

2. 肺部并发症。

3. 胃食管反流或反流性食道炎。

4. 胃炎或胃出血。

七、注意事项

1. 插管前掌握患儿病情、意识、耐受性和合作程度等，并了解插管禁忌证。

2. 选择型号大小适宜的胃管，提高插管成功率和减少并发症的发生。

3. 插管时动作应轻柔，尤其是通过食管3个狭窄部位（环状软骨水平处、平气管分叉处、食管通过膈肌处），避免损伤食管和胃黏膜。插入不畅时，不能强行插管，应检查胃管是否盘于口咽部，如是应将胃管抽出少许再轻轻插入。

4. 对于不能合作的患儿，插管前可将患儿头向后仰，插入会厌部时，用左手将患儿头部托起，使下颌靠近胸骨柄，缓慢插入胃管至预定长度。

5. 插管中注意观察患儿反应，如患儿出现恶心、呕吐，可暂停插管，能配合的患儿嘱其做深呼吸，缓减后再缓慢插管；如出现呛咳、呼吸困难、发绀等，表明胃管误入气管，应立即拔出，休息后再行插管。

6. 鼻饲前应确保鼻饲管通畅，连接注射器有胃液抽出；鼻饲液温度应在 $38\sim40℃$ 之间不宜过冷过热；新鲜果汁和奶液分别注入，防止产生凝块；药片应研碎后注入。

7. 长期鼻饲经鼻胃管插管者如需吸氧应以面罩吸氧为宜。

八、关键词

胃管　gastric tube

鼻饲　nasogastric feeding

九、案例分析

患儿，男，3岁，因家属监护不够，导致误服药物来急诊就诊。误服药物为地西泮，家长在家已给予大量喝水催吐，医生诊断患儿为药物中毒。

应给予什么处置？

参考答案：

患儿已经口服催吐，为减少药物吸收，应给予鼻胃管进一步行洗胃术。

十、评分标准（表 11-13-1）

表 11-13-1　小儿胃管插管术参考评分标准

项目	分数	内容及评分标准	满分	得分
准备工作	10	患者准备：评估患儿的身体状况，了解既往有无插管经历	1	
		检查患儿鼻腔黏膜有无肿胀、炎症、息肉、有无鼻中隔偏曲等	1	
		向患儿家长解释操作过程，取得家长的配合	1	
		操作者准备：核对患儿姓名、性别、年龄等	2	
		了解患儿病情、插管目的、操作者洗手	1	
		助手协助安抚患儿并摆好体位，固定头部，观察鼻胃插管过程中患儿的面色、呼吸等情况	1	
		物品准备：手消毒液、一次性胃管、弯盘、镊子、纱布、10ml 或 20ml 注射器、小碗、胶布、棉签、无菌液状石蜡棉球、无菌生理盐水、听诊器、一次性无菌手套、压舌板、治疗巾、鼻饲液、别针、手电筒、胃管签等	3	

项目	分数	内容及评分标准	满分	得分
操作过程	70	备齐用物推至床旁,核对床号、姓名,向患者家属解释	2	
		协助患儿取仰卧位,头肩部稍垫高,助手固定或约束其上肢	2	
		清洁鼻腔,打开胃包,戴手套,颌下铺巾	4	
		检查胃管是否通畅,测量插管长度,做好标记	2	
		测量方法鼻尖—耳垂—剑突或发迹—剑突	3	
		液体石蜡润滑胃管前端,左手持胃管,右手用镊子持胃管前端沿一侧鼻孔轻轻插入,将胃管插至预定长度	3	
		小婴儿不能合作吞咽,插管前可将患儿头部后仰,插入会咽部时,使下颌靠近胸骨柄	5	
		证实胃管在胃内:胃管末端接注射器抽吸,有胃液抽出	2	
		置听诊器于胃部,注射器从胃管注1~2ml空气,听到气过水声	2	
		当患儿安静时,将胃管末端置于水杯液体中,无气泡逸出,如有大量气泡溢出表明误入气管	2	
		确认胃管在胃内、必要时拍片定位	2	
		用胶布蝶型固定胃管,贴标识,封闭胃管末端	5	
		检查鼻饲饮食温度,注入适宜温度的鼻饲饮食	2	
		一手折起胃管末端加以固定,另一手以灌食注射器抽吸少量温开水注入胃内,再缓缓注入流质或药液,注入量不超过50ml	4	
		注意观察患儿反应	2	
		鼻饲管的维持:鼻饲结束注入少量温开水	5	
		胃管末端扣紧或反折,纱布包好,别针固定	5	
		整理用物、床单位,协助患儿取舒适位,向患儿家属致谢	3	
		洗手、记录	2	
		拔除胃管、洗手、戴手套	3	
		置弯盘与患者颌下,胃管末端用血管钳夹紧放于弯盘内,揭去固定的胶布	2	
		嘱患者屏气,用纱布包裹近鼻孔处的胃管,边拔边用纱布擦胃管,拔到咽喉处时快速拔出	2	
		清洁患者口、鼻、面部,擦净胶布痕迹	1	
		整理用物、床单位,协助患者取舒适体位,告知注意事项	3	
		致谢、洗手、记录	2	
操作过程总体评价	10	熟练规范程度	3	
		操作紧迫感	2	
		人文关怀	3	
		时间把握	2	
提问	10	随机选择2个问题,每题5分	10	
总分	100		100	

相关问题:

1. 插胃管过程中,如果患儿出现恶心,你如何处理?

2. 插管中注意观察要点?

3. 确认胃管是否置入胃内有哪几种方法?

4. 小儿鼻饲时,鼻饲液温度?

5. 婴儿鼻胃管插入长度?

(尹美丽　孙雅博)

第十四节　小儿灌肠术
Pediatric Enema

一、目的

1. 软化粪便,刺激肠蠕动,解除便秘。

2. 排除肠道积气,减轻腹胀。

3. 清洁肠道,为手术、检查做准备。

4. 清洁和稀释肠道有毒物质,减轻中毒。

5. 灌入低温液体,为高热患儿降温。

二、适应证

1. 小儿便秘及肠道积气。

2. 高热降温。

3. 结肠、直肠疾病检查和手术前准备。

三、禁忌证

1. 肠道术后、肠伤寒和疑有肠梗阻、肠坏死及穿孔者。

2. 严重腹泻、急腹症患儿。

3. 胃肠道出血、肛门疾病等。

四、操作前准备

1. 评估并向患者解释

(1)评估:评估小儿年龄、病情、临床诊断、意识、腹胀和排便情况及配合能力。

(2)解释:向家属解释灌肠的目的、操作方法、注意事项及配合重点。

2. 患者准备　向患儿和家属解释灌肠的目的、注意事项和配合方法。

3. 材料准备　治疗盘、灌肠桶、各种型号的肛管、弯盘、水温计、液体石蜡、血管钳、一次性中单、绒毯、灌肠液,卫生纸,手套、量杯、输液架、便盆、注射器50ml。

4. 操作者准备

(1)操作者衣帽整洁、洗手、戴帽子、口罩。

(2)了解患儿年龄、病情、临床诊断、腹胀和排便情况和配合能力。

五、操作方法

1. 核对、准备　推用物至床旁,核对患者姓名、住院号及灌肠溶液,关闭门窗、屏风遮挡,并向家属解释灌肠的目的及配合要点。

2. 体位　将枕头竖放,使其厚度与便盆高度相等,协助患儿取仰卧位,脱去裤子,双腿屈曲,臀部靠近床沿,铺一次性中单置便盆。

3. 保暖　盖好绒毯、露出患儿臀部。

4. 开包准备　消毒双手,检查灌肠包并打开,将弯盘置于臀旁,纱布放于治疗巾上。

5. 准备灌肠液　取出灌肠器,将调解开关关闭,灌肠液倒入灌肠器内,悬挂于输液架上,液面距臀部30～40cm。

6. 消毒双手,戴手套。

7. 润滑肛管、排气　液体石蜡油润滑肛管前端,排出管内气体关闭开关,并悬挂。

8. 插管　一手分开臀部,暴露肛门,嘱患儿深呼吸,将肛管轻轻插入直肠,婴儿2.5～4cm,幼儿5～7.5cm。用手固定。

9. 灌液　打开开关,将液体缓缓灌入。

10. 观察　灌肠中,密切观察灌入是否通畅和患儿反应,如液面下降过慢或停止,可能管前端阻塞,可挤捏肛管或移动肛管,使阻塞的肛管通畅。如患者感觉腹胀或有便意,可嘱患儿深呼吸,降低灌肠液面或减慢流速,减轻腹压。暂停片刻后继续灌液。

11. 拔管　用卫生纸包裹肛管轻轻拔出,擦净肛门,脱手套,消毒双手。

12. 排便　如为保留灌肠,协助患儿取舒适卧位,尽量保留5～10分钟后排便。如为不保留灌肠可直接协助患儿排便。

六、并发症

1. 肠道黏膜损伤。

2. 肠道出血。

3. 肠穿孔、肠破裂。

4. 水中毒、电解质紊乱。

5. 虚脱。

6. 排便困难。

7. 肠道感染。

8. 大便失禁。

9. 肛周皮肤擦伤。

10. 腹泻(保留灌肠)。

七、注意事项

1. 严格掌握小儿灌肠适应证和禁忌证,准确掌握灌肠溶液的温度、流速、压力和溶液的量。药液温度35～40℃,灌入量和排出量达到基本相等或出量大于注入量。

2. 婴幼儿需使用等渗液灌肠,灌肠液量遵医嘱而定,一般小于6个月约为每次50ml;6个月至1岁约为100ml;1～2岁约为每次200ml;2～3岁约为300ml。

3. 灌肠过程中注意保暖,避免受凉。

4. 选择粗细适宜的肛管,保留灌肠前患儿应先排便,有利于药物吸收,掌握肛管细、插入深、液量少、流速慢、温度适宜、灌后静卧的原则。如溶液注入或排出受阻,可协助患儿更换体位或调整肛管插入的深度,排出不畅时可以按摩腹部,促进排出。

5. 灌肠过程中及灌肠后,应注意观察病情。如灌肠中发现面色苍白、异常哭闹、严重腹胀、腹痛,应立即停止灌肠,并和医师联系,灌肠后注意排出液性质和量。

6. 灌肠后,应将患儿的臀部夹紧抬高10cm左右,使药物保留的时间更长,利于肠道吸收。

八、关键词

灌肠法　enema

便秘　constipation
降温　perature reduction

九、案例分析

患儿,女,5 岁,主诉腹痛腹胀,3 天未排便,触诊腹部较硬实且紧张,可触及包块,肛诊可触及粪块。

此时应给予什么处置?

参考答案:

此时患儿腹胀腹痛,肛诊可触及粪块,为缓解不适应尽快给予灌肠,排除干结粪块。

十、评分标准(见表 11-14-1)

表 11-14-1　小儿灌肠术参考评分标准

项目	分数	内容及评分标准	满分	得分
准备工作	10	患者准备:核对患儿,协助患儿排尿	2	
		操作者准备:洗手、戴口罩,解释操作的目的,取得患儿家属配合	2	
		评估患儿,了解腹胀和排泄及全身情况	3	
		用物准备:治疗盘、灌肠桶、各种型号肛管、弯盘、水温计、液体石蜡、血管钳、一次性中单、绒毯、灌肠液,卫生纸,手套、量杯、输液架、便盆、注射器 50ml	3	
操作过程	70	携用物至床旁,再次核对	5	
		备灌肠液,灌肠筒挂输液架上,液面距臀部 30~40cm	4	
		将枕头竖放,使其厚度与便盆高度相等,铺中单	6	
		取体位:协助患儿脱去裤子,仰卧于枕头上	3	
		臀下铺中单置便盆,双膝屈曲	3	
		约束固定患儿,适当遮盖保暖	3	
		再次核对,戴手套	3	
		连接肛管,排尽空气	6	
		用止血钳夹闭橡胶管,润滑肛管前端	3	
		分开臀部,暴露肛门,将肛管轻轻插入直肠,婴儿 2.5~4cm,幼儿 5~7.5cm。用手固定。可用尿布覆盖于会阴部,以保持床单清洁	5	
		打开血管钳,使药液缓缓流入	4	
		观察患儿反应及灌肠液下降速度	4	
		拔管:待溶液将要灌完时,夹紧橡胶管	3	
		告知拔出肛管 10 分钟后再排便	3	
		如患儿不能配合,可用手夹紧患儿两侧臀部	4	
		协助排便,擦净臀部,取下便盆	3	
		包好尿布,整理床单位	3	
		整理床单位,致谢,清理用物,洗手,记录	5	

续表

项目	分数	内容及评分标准	满分	得分
操作过程 总体评价	10	熟练规范程度	3	
		操作紧迫感	3	
		人文关怀	2	
		时间把握	2	
提问	10	随机选择 2 个问题,每题 5 分	10	
总分	100		100	

相关问题:

1. 请简述灌肠过程中需掌握的原则。

2. 请简述灌肠过程中及灌肠后观察要点。

3. 灌肠液温度多少适宜?

4. 请简述小儿灌肠的目。

5. 小儿灌肠采取什么体位。

(孙雅博　尹美丽)

第十五节　小儿导尿术
Catheterization in Children

一、目的

1. 解除尿潴留。

2. 留取尿标本做细菌培养。

3. 准确记录尿量。

4. 危重患儿的抢救。

5. 膀胱疾病的诊断和治疗。

二、适应证

1. 危重患儿的抢救,监测尿量。

2. 膀胱疾病的诊断和治疗。

3. 尿潴留的患者。

三、禁忌证

1. 尿道狭窄。

2. 急性尿路感染。

3. 先天性尿道畸形。

四、操作前准备

1. 操作者准备

(1)操作者衣帽整洁、洗手、戴帽子、口罩。

(2)了解患儿病情,熟练掌握导尿目的、方法、相关知识、并发症的诊断和处理。

（3）认真核对医嘱、治疗卡。

2. 物品准备

（1）治疗车上层：手消毒剂、根据患儿的情况选择合适的一次性无菌导尿包、一次性无菌导尿管（备用）、一次性10ml注射器（备用）、无菌生理盐水（备用）、无菌手套（备用）、一次性中单、浴巾、弯盘；一次性无菌导尿包：内设2个包，外阴初次消毒包和导尿再次消毒包；外阴初次消毒包：弯盘1个、碘伏消毒棉球数个、一次性镊子1把、手套一只、无菌纱布1~2块；导尿再次消毒包：弯盘2个、碘伏消毒棉球4个、一次性镊子2把、手套2只、一次性导尿管1根、无菌纱布1~2块、标本瓶1个、集尿袋1个、洞巾1块、润滑油棉球数个、抽取10ml生理盐水注射器1个。

（2）治疗车下层：生活垃圾桶、医用垃圾桶、便盆。

（3）检查治疗车上物品的有效期。

3. 患儿准备

护理人员要让患儿家属了解导尿的目的、操作中须注意及配合的要点。

4. 评估解释

（1）评估：患儿的病情、临床诊断、生命体征、意识状态、合作程度、膀胱充盈度、外阴皮肤及黏膜情况。

（2）解释：解释导尿的目的、方法、操作中须注意及配合的要点。

5. 环境准备

保持病室适宜的温度、充足的光线，操作中保护患儿隐私，用隔帘或屏风遮挡患者。

五、操作方法

1. 男性患儿导尿术

（1）操作者携物品至床旁，核对患儿姓名、床号、腕带，再次向家属解释操作中须注意及配合的要点。

（2）操作者询问患儿是否大便，关好门窗，隔帘或屏风遮挡保护患儿隐私。

（3）帮助患儿取仰卧位，两腿伸直，充分暴露会阴。协助患儿脱掉对侧裤腿并将裤腿盖到近侧腿上，近侧腿盖浴巾，对侧腿盖棉被。

（4）患儿臀下垫一次性中单。

（5）消毒双手，将治疗车上的弯盘放于床尾。

（6）再次检查无菌导尿包的有效期并在治疗车上打开导尿包，外包装袋移至治疗车下层的生活垃圾桶，取出外阴初次消毒包置于患儿双腿间；按无菌操作要求打开消毒包，将消毒棉球倒入弯盘内并将弯盘放在患儿外阴处，操作者左手戴手套，右手持镊子夹取棉球进行消毒，消毒顺序是阴阜、对侧大腿内侧上1/3、近侧大腿内侧上1/3、阴茎、阴囊。左手持纱布裹阴茎将包皮向后推，充分暴露尿道口，自尿道口向外向后旋转消毒尿道口、龟头、冠状沟、阴囊。消毒完毕，污棉球、纱布置于弯盘内，将污弯盘放于床尾，镊子、一次性弯盘、手套用消毒包包布包裹放于治疗车下层的医用垃圾桶内。

（7）二次消毒双手，取出导尿包置于患儿双腿间，按无菌要求打开导尿包，取无菌手套，按无菌要求戴无菌手套、铺洞巾，将洞巾铺于患儿会阴处充分暴露阴茎，同时将洞巾和治疗巾衔接合适形成一个无菌区域。

（8）整理导尿包用物，检查导尿管是否渗漏，方法是向导尿管推注水1.5~8ml，无渗漏即抽空；润滑导尿管；连接导尿管和集尿袋；将消毒棉球倒入弯盘内并将弯盘放在患儿外阴处。

（9）二次消毒，操作者左手持纱布裹阴茎将包皮向后推，充分暴露尿道口，右手持镊子夹取棉球进行消毒，消毒顺序依次是尿道口、龟头、冠状沟、尿道口，每只棉球限用一次。污棉球、镊子、一次性弯盘在消毒后放于床尾,注意不能跨越无菌区。

(10)左手仍用无菌纱布固定阴茎向上提起并与腹壁形成 60°角,把弯盘放于洞巾口旁,右手用另一把镊子持导尿管对准尿道口轻轻插入,见尿液后再插入 1~2cm,导尿成功后将包皮复位,固定导尿管。

(11)一次性导尿待尿液放出适宜后,轻轻拔出导尿管撤出洞巾,擦干净外阴。如需做尿培养,应弃掉前段尿,用标本瓶接取中段尿 5ml,盖好瓶盖,放置治疗车上待送检;留置导尿的患儿应固定导尿管,关闭导尿管,注射器内抽好的生理盐水或空气注入导尿管气囊(8 号:1.5~2ml;10 号:2~3ml;12 号:3~5ml)然后轻拉导尿管有阻力感,说明固定成功,撤出洞巾,擦干净外阴,将集尿袋固定在床旁,打开导尿管的夹子,保证尿液引流通畅。

(12)操作完毕,撤去一次性中单,摘掉手套。所有用物置于医用垃圾袋内。

(13)消毒双手,帮助患儿穿好病衣,摆舒适的体位,整理床单位。

(14)尿标本瓶贴签送检,消毒双手,记录导尿的时间、尿液的颜色、性质、尿量。

2. 女性患儿导尿术

(1)操作者携物品至床旁,核对患儿姓名、床号、腕带,再次解释操作中须注意及配合的要点。

(2)操作者询问患儿是否大便,关好门窗,隔帘或屏风遮挡保护患儿隐私。

(3)帮助患儿取仰卧位,两腿屈膝自然分开,充分暴露会阴。协助患儿脱掉对侧裤腿并将裤腿盖到近侧腿上,近侧腿盖浴巾,对侧腿盖棉被。

(4)患儿臀下垫一次性中单。

(5)消毒双手,将治疗车上的弯盘放于床尾。

(6)再次检查无菌导尿包的有效期并在治疗车上打开导尿包,外包装袋移至治疗车下层的生活垃圾桶,取出外阴初次消毒包置于患儿双腿间;按无菌操作要求打开消毒包,将消毒棉球倒入弯盘内并将弯盘放在患儿外阴处,操作者左手戴手套,右手持镊子夹取棉球进行消毒,消毒顺序是阴阜、对侧大腿内侧上 1/3、近侧大腿内侧上 1/3、对侧大阴唇、近侧大阴唇。左手分开大阴唇,消毒对侧小阴唇、近侧小阴唇、尿道口至肛门,消毒完毕,污棉球、纱布置于弯盘内,将污弯盘放于床尾,镊子、一次性弯盘、手套用消毒包包布包裹放于治疗车下层的医用垃圾桶内。

(7)二次消毒双手,取出导尿包置于患儿双腿间,按无菌要求打开导尿包,取无菌手套,按无菌要求戴无菌手套、铺洞巾,将洞巾铺于患儿会阴处充分暴露会阴,同时将洞巾和治疗巾衔接合适形成一个无菌区域。

(8)整理导尿包用物,检查导尿管是否渗漏,方法是向导尿管推注水 1.5~8ml,无渗漏即抽空;润滑导尿管;连接导尿管和集尿袋;将消毒棉球倒入弯盘内并将弯盘放在患儿外阴处。

(9)二次消毒,操作者左手持纱布固定分开小阴唇,充分暴露尿道口,右手持镊子夹取棉球进行消毒,消毒顺序依次是尿道口、对侧小阴唇、近侧小阴唇、尿道口至肛门,每只棉球限用一次。污棉球、镊子、一次性弯盘在消毒后放于床尾,注意不能跨越无菌区。

(10)左手仍用无菌纱布固定分开小阴唇,把弯盘放于洞巾口旁,右手用另一把镊子持导尿管对准尿道口轻轻插入见尿液后再插入 1~2cm,导尿成功后固定导尿管。

(11)一次性导尿待尿液放出适宜后,轻轻拔出导尿管撤出洞巾,擦干净外阴。如需做尿培养,应弃掉前段尿,用标本瓶接取中段尿 5ml,盖好瓶盖,放置治疗车上待送检;留置导尿的患者应固定导尿管,关闭导尿管,注射器内抽好的生理盐水或空气注入导尿管气囊(8 号:1.5~2ml;10 号:2~3ml;12 号:3~5ml)然后轻拉导尿管有阻力感,说明固定成功,撤出洞巾,擦干净外阴,将集尿袋固定在床旁,打开导尿管的夹子,保证尿液引流通畅。

（12）操作完毕,撤去一次性中单,摘掉手套。所有用物置于医用垃圾袋内。

（13）消毒双手,帮助患儿穿好病衣,摆舒适的体位,整理床单位。

（14）尿标本瓶贴签送检,消毒双手,记录导尿的时间、尿液的颜色、性质、尿量。

六、并发症及预防与处理

1. 尿路感染 置管时严格执行无菌操作,如导尿管被污染时应立即更换导尿管;置管后集尿袋保持高度在膀胱水平以下,防止尿液倒流造成逆行感染;保持会阴部清洁,定时更换集尿袋和导尿管;鼓励患儿多饮水;长期留置尿管的患儿避免打折、弯曲,定时夹管、开放,保证膀胱的功能;如发生尿路感染应立即更换尿管,同时留取尿液做微生物病原学检查,也可使用抗生素治疗。

2. 气囊破裂导致的膀胱异物 插管时要仔细检查导尿管的质量;固定导尿管时气囊内注入适量的无菌溶液,防止气囊破裂;如果发生破裂,应立即请泌尿外科医生会诊做进一步处理。

3. 尿道损伤 应选择型号合适的导尿管,尽量避免尿道损伤;插管时动作轻柔,妥善固定尿管,防止尿管脱出时损伤尿道黏膜。

4. 虚脱或血尿 患儿有尿潴留时,如放尿速度要缓慢;如患者发生虚脱,立即放患儿于平卧位或头低脚高位,同时可给予温开水饮用。

5. 导尿管阻塞 鼓励患儿多饮水;定期更换导尿管;加强观察尿液引流情况,早发现早处理。

6. 拔管困难 插尿管前要仔细检查气囊;拔管前要核对从尿管抽出的液体量,以证明气囊里的液体全部抽出后再拔管。

七、注意事项

1. 严格执行无菌操作原则,防止尿路感染,执行查对制度。

2. 导尿管选择粗细适宜,根据患儿的年龄、体重选择 6~10 号的导尿管。

3. 操作中注意给患儿保暖及保护隐私。

4. 操作中动作要轻柔,男性患儿注意 2 个弯曲及 3 个狭窄部位。女性患儿插管时认真观察避免误入阴道,如误入阴道,应立即拔出,重新更换无菌导尿管再插管。

5. 尿潴留患儿,一次排尿不宜过多,以防出现血尿或虚脱。

6. 留置尿管期间嘱患儿多饮水,以防发生尿路感染或结石。

7. 导尿管固定时气囊不能过度牵拉,防止气囊卡在尿道内口,导致黏膜的损伤。

八、关键词

导尿管 catheter

导尿 catheterization

九、案例分析

患儿,男,6 岁,因车祸导致骨盆骨折急诊入院,查体,T35.6℃、P126 次/min、R22 次/min、BP75/50mmHg,面色苍白,四肢厥冷,下腹膨隆,叩呈浊音,立即给予心电监测,吸氧,补液治疗,请问抢救休克观察尿量须采取什么护理措施?

参考答案:

行导尿术。

十、评分标准(见表 11-15-1)

表 11-15-1　小儿导尿术参考评分标准

项目	分数	内容及评分标准	满分	得分
准备工作	20	操作者准备:操作者衣帽整洁、洗手、戴帽子、口罩	2	
		了解患儿病情,熟练掌握导尿目的、方法、相关知识、并发症的诊断和处理	2	
		认真核对医嘱、治疗卡	2	
		物品准备:治疗车上层:手消毒剂、根据患儿的情况选择合适的一次性无菌导尿包、一次性无菌导尿管、一次性 10ml 注射器、无菌生理盐水、无菌手套、一次性中单、浴巾、弯盘、便盆。检查治疗车上物品的有效期	5	
		患儿准备:护理人员要让患儿家属了解导尿的目的、操作中须注意及配合的要点	2	
		评估:患儿的病情、临床诊断、生命体征、意识状态、合作程度、膀胱充盈度、外阴皮肤及黏膜情况	3	
		解释:解释导尿的目的、方法、操作中须注意及配合的要点	2	
		环境准备:保持病室适宜的温度、充足的光线,操作中保护患儿隐私	2	
操作过程	60	携物品至床旁,核对患儿姓名、床号、腕带,解释操作中须注意及配合的要点	3	
		操作者询问患儿是否大便,关好门窗,隔帘或屏风遮挡保护患儿隐私	2	
		帮助患儿取仰卧位,两腿伸直,充分暴露会阴。协助患儿脱掉对侧裤腿并将裤腿盖到近侧腿上,近侧腿盖浴巾,对侧腿盖棉被	3	
		患者臀下垫一次性中单	1	
		消毒双手,将治疗车上的弯盘放于床尾	1	
		男性患儿: 再次检查无菌导尿包的有效期并在治疗车上打开导尿包(1分) 外包装袋移至治疗车下层的生活垃圾桶,取出外阴初次消毒包置于患儿双腿间(1分) 按无菌操作要求打开消毒包(1分) 将消毒棉球倒入弯盘内并将弯盘放在患儿外阴处(1分) 操作者左手戴手套(1分) 右手持镊子夹取棉球进行消毒,消毒顺序是阴阜、对侧大腿内侧上 1/3、近侧大腿内侧上 1/3、阴茎、阴囊(2分)	10	

续表

项目	分数	内容及评分标准	满分	得分
		左手持纱布裹阴茎将包皮向后推,充分暴露尿道口,自尿道口向外向后旋转消毒尿道口、龟头、冠状沟、阴囊(2分) 消毒完毕,污棉球、纱布置于弯盘内,将污弯盘放于床尾,镊子、一次性弯盘、手套用消毒包包布包裹放于治疗车下层的医用垃圾桶内(1分) 女性患儿: 再次检查无菌导尿包的有效期并在治疗车上打开导尿包(1分) 取出外阴初次消毒包置于患儿双腿间(1分) 按无菌操作要求打开消毒包(1分) 将消毒棉球倒入弯盘内并将弯盘放在患儿外阴处(1分) 操作者左手戴手套(1分) 右手持镊子夹取棉球进行消毒,消毒顺序是阴阜、对侧大腿内侧上1/3、近侧大腿内侧上1/3、对侧大阴唇、近侧大阴唇(2分) 左手分开大阴唇,消毒对侧小阴唇、近侧小阴唇、尿道口至肛门(2分) 消毒完毕,污棉球、纱布置于弯盘内,将污弯盘放于床尾,镊子、一次性弯盘、手套用消毒包包布包裹放于治疗车下层的医用垃圾桶内(1分)	10	
操作过程	60	男性患儿: 二次消毒双手(1分) 取出导尿包置于患儿双腿间,按无菌要求打开导尿包(1分) 取无菌手套,按无菌要求戴无菌手套(1分) 将洞巾铺于患儿会阴处充分暴露阴茎(1分) 同时将洞巾和治疗巾衔接合适形成一个无菌区域(1分) 女性患儿: 二次消毒双手(1分) 取出导尿包置于患儿双腿间,按无菌要求打开导尿包(1分) 取无菌手套,按无菌要求戴无菌手套(1分) 将洞巾铺于患者会阴处充分暴露会阴(1分) 同时将洞巾和治疗巾衔接合适形成一个无菌区域(1分)	5	
		整理导尿包用物,检查导尿管是否渗漏,方法是向导尿管推注水1.5~8ml,无渗漏即抽空(1分) 润滑导尿管(1分) 连接导尿管和集尿袋(1分) 将消毒棉球倒入弯盘内并将弯盘放在患儿外阴处(1分)	4	

续表

项目	分数	内容及评分标准	满分	得分
操作过程	60	男性患儿： 二次消毒,操作者左手持纱布裹阴茎将包皮向后推,充分暴露尿道口(1分) 右手持镊子夹取棉球进行消毒,消毒顺序依次是尿道口、龟头、冠状沟、尿道口,每只棉球限用一次(1分) 污棉球、镊子、一次性弯盘在消毒后放于床尾(1分) 注意不能跨越无菌区(2分) 女性患儿： 二次消毒,操作者左手持纱布固定分开小阴唇,充分暴露尿道口(1分) 右手持镊子夹取棉球进行消毒,消毒顺序依次是尿道口、对侧小阴唇、近侧小阴唇、尿道口至肛门,每只棉球限用一次(1分) 污棉球、镊子、一次性弯盘在消毒后放于床尾(1分) 注意不能跨越无菌区(2分)	5	
		男性患儿： 左手仍用无菌纱布固定阴茎向上提起并与腹壁形成90°角(2分) 把弯盘放于洞巾口旁(2分) 右手用另一把镊子持导尿管对准尿道口轻轻插入(2分) 见尿液后再插入1~2cm(2分) 导尿成功后将包皮复位,固定导尿管(2分) 女性患儿： 左手仍用无菌纱布固定分开小阴唇(2分) 把弯盘放于洞巾口旁(2分) 右手用另一把镊子持导尿管对准尿道口轻轻插入(2分) 见尿液后再插入1~2cm(2分) 导尿成功后固定导尿管(2分)	10	
		一次性导尿待尿液放出适宜后,轻轻拔出导尿管撤出洞巾,擦干净外阴	2	
		如需做尿培养,应弃掉前段尿,用标本瓶接取中段尿5ml,盖好瓶盖,送检	1	
		留置导尿的患儿应固定导尿管,关闭导尿管,注射器内抽好的生理盐水或空气注入导尿管气囊(8号:1.5~2ml;10号:2~3ml;12号:3~5ml)然后轻拉导尿管有阻力感,说明固定成功	1	
		撤洞巾,擦净外阴,集尿袋固定在床旁,打开导尿管夹子,保证尿液引流通畅	1	
		操作完毕,撤去一次性中单,摘掉手套,所有用物置于医用垃圾袋内	3	
		消毒双手,帮助患儿穿好病衣,摆舒适的体位,整理床单位	4	
		尿标本瓶贴签送检,消毒双手,记录导尿的时间、尿液的颜色、性质、尿量	4	

续表

项 目	分数	内容及评分标准	满分	得分
操作过程 总体评价	10	沟通有礼貌,患儿家属知晓护士告知的事项,对操作满意	2	
		操作熟练、稳重,用力得当,患儿能配合操作	2	
		有无菌意识,操作规范、安全,未给患儿造成不必要的损伤	2	
		操作顺序有条理,尿管与尿袋连接紧密,引流通畅,固定稳妥	2	
		按消毒技术规范要求分类整理使用后物品	2	
提问	10	提问目的、注意事项、适应证、禁忌证和并发症	10	
总分	100		100	

相关问题:

1. 留置导尿的患儿怎样预防泌尿系感染?

2. 导尿的目的下列哪些描述是正确的(　　　)。

　　A. 留取尿标本做细菌培养　　　　　　　　B. 解除尿潴留

　　C. 准确记录尿量　　　　　　　　　　　　D. 膀胱疾病的诊断和治疗

　　E. 危重患儿的抢救

3. 为女患儿导尿术中,第二次消毒首先消毒的部位是(　　　)。

　　A. 尿道口　　　　　　　　　　　　　　　B. 对侧小阴唇

　　C. 近侧小阴唇　　　　　　　　　　　　　D. 尿道口

　　E. 肛门

4. 下列哪些是患儿导尿的禁忌证(　　　)。

　　A. 尿道狭窄　　　　　　　　　　　　　　B. 急性尿路感染

　　C. 先天性尿道畸形　　　　　　　　　　　D. 危重患儿的抢救,监测尿量

　　E. 膀胱疾病的诊断和治疗

5. 导尿术中,第二次消毒的原则是(　　　)。

　　A. 由下而上,由内向外　　　　　　　　　B. 由上向下,由外向内

　　C. 由下而上,由外向内　　　　　　　　　D. 由上向下,由内向外

　　E. 根据患者的要求进行消毒

(孙雅博　张建梅)

参 考 答 案

第一节　密闭式静脉输液

答案:

1. 发热反应、循环负荷过重反应、静脉炎、空气栓塞、药物渗出或药物外渗。

2. 注意保护血管,对长期输液者,采取四肢静脉从远端小静脉开始,手足交替的方法。

3. (1)各种原因引起的水、电解质紊乱及酸碱平衡失调。

(2)严重烧伤、大出血、休克等血容量灌注不足的患者。

(3)各种原因引起的慢性消耗性疾病、胃肠道吸收障碍及不能经口进食的患者。

（4）输入抗生素用于抗感染治疗。

（5）输入解毒药物达到解毒作用。

（6）输入脱水剂达到降低颅内压的目的。

（7）用于各种抢救治疗用药。

第二节　静脉穿刺（静脉血标本采集）

答案：

1.（1）上肢静脉：贵要静脉、头静脉、肘正中静脉、腕部和手背静脉；下肢静脉：大隐静脉、小隐静脉和足背静脉。

（2）颈外静脉。

（3）股静脉。

2. 采集细菌培养标本尽可能在患者使用抗生素前、伤口局部治疗前、高热寒战期采集。

3. 进食后可使血液中某些化学成分改变，影响检查结果。因此大部分血液生化检测要求受检者空腹。然而过度空腹时，血液中某些成分分解、释放，又可导致某些检验结果异常，如血糖、转铁蛋白可因空腹时间过长而降低；甘油三酯、游离脂肪酸反而增高；所以不能过度空腹。

第三节　动脉穿刺（血气分析）

答案：

1. 因最明显的改变是氧分压值升高，影响对患者缺氧程度的判断。

2. 因 Allen 试验阴性患者提示桡动脉和尺动脉之间侧支循环不良，不宜穿刺。否则如果发生桡动脉闭塞，患者将会出现手掌缺血的严重并发症。

3.（1）各种原因引起的急性呼吸窘迫、呼吸衰竭的患者。

（2）电解质、酸碱平衡紊乱的患者。

（3）各种不明原因的急性神志不清的患者。

（4）使用无创或有创机械通气的患者。

（5）大手术前评估。

（6）心肺复苏后的评估。

第四节　皮 内 注 射

答案：

1. 局部皮丘反应：皮丘隆起增大，出现红晕，直径>1cm，周围有伪足，局部有痒感。全身可有头晕、心慌、恶心等表现，甚至发生过敏性休克。

2.（1）呼吸道阻塞症状。

（2）循环衰竭症状。

（3）中枢神经系统症状。

（4）其他过敏反应表现：荨麻疹、恶心、呕吐、腹痛、腹泻等。

3. 因肾上腺素是抢救过敏性休克首选药，具有收缩血管，增加外周阻力，提高血压、兴奋心肌、增加心排出量及松弛支气管平滑肌的作用。

第五节　皮　下　注　射

答案：

1. 应从以下三个方面评估

(1)患者病情、意识状态、自理与合作能力.

(2)了解用药史与过敏史、注射部位皮肤及皮下组织情况。

(3)了解所用药物可能产生的疗效与不良反应。

2. 上臂三角肌下缘，两侧腹壁、后背、大腿前侧和外侧。

3. 常见原因　皮下注射胰岛素的剂量过大、注射部位过深、在运动状态下注射、注射后热敷或按摩引起温度改变。患者一旦发生低血糖反应，立即监测血糖，同时口服糖水、饼干等碳水化合物。严重者给予静脉注射 50% 葡萄糖 40~60ml。

第六节　肌　内　注　射

答案：

1. 肌内注射时指导患者如采取侧卧位时，患者上腿伸直，下腿稍弯曲；如采取俯卧位时，患者足尖相对，足跟分开。

2. 2 岁以下婴幼儿进行肌内注射时应选择臀中肌和臀小肌注射。因婴幼儿其臀大肌尚未发育好，注射时有损伤坐骨神经的危险。

3. 应从以下三个方面进行评估

(1)患者病情、治疗情况、用药史和过敏史。

(2)了解患者的意识状态、肢体活动能力(自理能力)营养状态、注射部位局部组织状况如：有无炎症、瘢痕、硬结等。

(3)患者对给药计划的了解、认知程度及合作程度。

第七节　吸　痰　术

答案：

1. 吸痰管最大外径不能超过气管导管内径的 1/2。

2. 气道黏膜损伤、加重缺氧、肺部感染、肺不张、支气管哮喘等。

3. 吸痰时最长时间不能超过 15 秒。

第八节　胃　管　置　入

答案：

1. 置入胃管过程中注意观察生命体征，如出现呛咳、呼吸困难、发绀等，提示已误入气管，应立即拔出胃管，休息后重新置入。

2. 成人置入胃管时，置入胃内的长度相当于从鼻尖到耳垂再至胸骨剑突的距离，或前额发际至胸骨剑突的距离，大约 55~60cm。

3. 食管 3 个狭窄部位为环状软骨水平处、平气管分叉处、食管通过膈肌处。

4. 不能经口进食的患者，胃内灌食及给药；胃内容物的抽吸或清洗。

5. 鼻饲温度为 38~40℃，一次量不超过 200ml，间隔时间不少于 2 小时。

第九节　洗　　胃

答案：

1. 服药后 6 小时洗胃最为有效。

2. 对于酸性毒物中毒的患者,应该选用镁乳、蛋清水、牛奶。

3. 洗胃液温度要适宜,以 25~35℃ 为宜。

4. 强腐蚀性毒物(强酸强碱)中毒和有下列疾病的慎用洗胃(腐蚀性食管炎、肝硬化伴食管胃底静脉曲张、食管或贲门狭窄或梗阻、上消化道出血及胃穿孔、胸主动脉瘤、严重心肺疾病、胃癌等)。

5. 洗胃每次注洗胃液 200ml,洗 20~40 次,待洗胃液基本澄清后,再改每次 500ml,直至洗出液完全澄清无味,洗胃液总量 15 000~40 000ml。

第十节　导　尿　术

答案：

1. 因为膀胱过度放尿,导致腹腔内压骤然下降,大量的血液滞留在腹腔内,使患者血压下降导致虚脱。另外,膀胱内压的突然降低,使膀胱内黏膜急剧充血,导致血尿。

2. ABCDE

3. ABD

4. ABC

5. 置管时严格执行无菌操作,如导尿管被污染时应立即更换导尿管;置管后集尿袋保持高度在膀胱水平以下,防止尿液倒流造成逆行感染;保持会阴部清洁,定时更换集尿袋和导尿管;鼓励患者多饮水,每天饮水 2 000ml 以上;长期留置尿管的患者避免打折、弯曲,定时夹管、开放,保证膀胱的功能;如发生尿路感染应立即更换尿管,同时留取尿液做微生物病原学检查,也可使用抗生素治疗。

第十一节　输血操作技术

答案：

1. 静脉输血不良反应:非溶血性发热反应、过敏反应、溶血反应、循环负荷过重(急性左心衰竭)、出血倾向、枸橼酸钠中毒反应、细菌污染反应、疾病传播等。

2.（1）血液自血库取出后,勿剧烈震荡,以免红细胞破坏而引起溶血。

（2）库存血不能加温,以免血浆蛋白凝固变性引起不良反应。

（3）如为库存血须在室温下放置 15~20 分钟后再输入。

3. 急性肺水肿、肺栓塞、充血性心力衰竭、恶性高血压、真性红细胞增多症、肾功能不全及对输血有变态反应者。

第十二节　小儿头皮静脉输液

答案：

1. 选择头部较大的静脉:颞浅静脉、额静脉、耳后静脉、枕静脉。

2. 根据患儿年龄、病情及药液的性质调节输液速度。一般儿童 20~40 滴/min,或按医嘱调节液体滴数。

3. 头部外伤、头皮感染。

第十三节　小儿鼻胃插管术

答案:

1. 暂停片刻,嘱患者深呼吸,以缓解紧张,检查胃管未盘在口腔中后继续操作。

2. 插管中要注意观察患儿反应,如患儿出现恶心、呕吐,可暂停插管,能配合的患儿嘱其做深呼吸,缓减后再缓慢插管;如出现呛咳、呼吸困难、发绀等,表明胃管误入气管,应立即拔出,休息后再行插管。

3. 有三种方法

(1)胃管置入预定刻度后末端接无菌注射器回抽,有胃液抽出,表明已置入胃内。

(2)将听诊器放置于患者上腹部,无菌注射器连接胃管末端注入 10~20ml 空气,听到气过水声,表明已置入胃内。

(3)将胃管末端置于生理盐水治疗碗水面下,若无气泡逸出,表明已置入胃内。

4. 鼻饲液温度 38~40℃为宜。

5. 婴儿鼻胃管插入长度应为鼻尖—耳垂—剑突下缘,一般为 14~16cm。

第十四节　小儿灌肠术

答案:

1. 灌肠中掌握"细、深、少、慢、温、静"的操作原则,即肛管细,插入深,液量少,流速慢,温度适宜,灌后静卧。

2. 灌肠过程中及灌肠后,应注意观察病情。如灌肠中发现面色苍白、异常哭闹、严重腹胀、腹痛,应立即停止灌肠,并和医师联系,灌肠后注意排出液性质和量。

3. 药液温度一般在 35~40℃为宜。

4. (1)粪便,刺激肠蠕动,解除便秘。

(2)排除肠道积气,减轻腹胀。

(3)清洁肠道,为手术、检查做准备。

(4)清洁和稀释肠道有毒物质,减轻中毒。

(5)灌入低温液体,为高热患儿降温。

5. 患儿应取仰卧位,卧于枕头上,臀下铺中单置便盆,双膝屈曲。

第十五节　小儿导尿术

答案:

1. 留置导尿要保持引流通畅,集尿袋的高度必须低于耻骨联合的水平,以免逆行感染;每日清洗会阴保持清洁,每日消毒 2 次。告知患儿家长给患儿多饮水。

2. ABCDE

3. A

4. ABC

5. D

参 考 文 献

[1] 李晓寒,尚少梅.基础护理学[M].5 版.北京:人民卫生出版社,2014.

[2] 卫生部医政司.卫生部医政司关于印发《临床护理实践指南(2011 版)》的通知[R].北京:卫生部医政

司,2011.

[3] 陈红.中国医学生临床技能操作指南[M].2版.北京:人民卫生出版社,2014.

[4] 医师资格考试指导用书专家编写组.国家医师资格考试实践技能指导用书[M].北京:人民卫生出版社,2015.

[5] 吴欣娟.临床护理技术操作并发症与应急处理[M].北京:人民卫生出版社,2011.

[6] 韩立珍.经口置胃管洗胃方法研究现状[J].全科护理,2013,11(34):3243-3245.

[7] 杨锡强,易著义.儿科学[M].6版.北京:人民卫生出版社,2003:275.

[8] 张蓓蓓,刘建华,陈小燕.小儿胃管留置术研究进展[J].西南国防医药,2012,2(7):800-801.

[9] 钟卫平,黄立群.小儿洗胃方法改进及体会[J].当代护士(学术版),2008(3):75-76.

[10] 王玉霞.舒适护理在药物保留灌肠中的应用[J].中国实用护理杂志,2004,20(8):41.

第十二章

皮肤与性病检查

第一节　醋酸白试验
Acetic Acid White Test

一、目的

检查人乳头瘤病毒感染情况。

二、适应证

1. 辅助确诊临床可疑的尖锐湿疣。

2. 明确潜伏感染人乳头瘤病毒的皮损及范围。

三、操作前准备

1. 向患者说明检查目的、注意事项及简要过程,取得患者的配合。

2. 物品准备　5%醋酸溶液、棉拭子、无菌纱布、一次性无菌检查手套。

3. 专用性病检查室,光线充足,注意保护患者隐私。

四、操作方法

1. 采取适宜体位,充分暴露可疑病变部位及疣体,戴一次性无菌检查手套,清除多余分泌物。

2. 用5%的醋酸溶液浸湿无菌纱布,充分湿敷疣体、可疑皮疹及附近皮肤黏膜。

3. 湿敷5分钟左右,观察可疑皮损及皮肤黏膜颜色变化。

4. 可疑皮疹或黏膜出现均匀一致的发白改变,边界清楚,可确定为人乳头瘤病毒感染区域。

五、注意事项

1. 本试验敏感性较高,易发生假阳性反应,如外伤、手术、激光术后以及炎症导致的上皮增厚等情况。

2. 本试验对临床可疑人乳头瘤病毒亚临床感染诊断有较大帮助,进一步确诊需结合临床皮损表现。

3. 尖锐湿疣是由人乳头瘤病毒感染引起的性传播疾病,常发生在外生殖器部位及肛门,主要通过性接触传播,典型皮损为乳头状或菜花状的疣体。对于临床上肉眼不能辨认的可疑皮损,用醋酸白试验可有助于临床确诊、观察病变范围。

六、关键词

人乳头瘤病毒　human papillomavirus

尖锐湿疣　condyloma acuminatum

醋酸白　acetic acid white

七、案例分析

患者,男,40 岁,冠状沟菜花状赘生物 3 月余,无自觉症状。半年前有不洁性接触史。

1. 根据患者皮损特点及病史,临床考虑哪种疾病?
2. 需要做哪项辅助检查? 如何具体操作?

参考答案:

1. 根据典型皮损特点及不洁性接触史,临床考虑尖锐湿疣。
2. 尖锐湿疣可行醋酸白试验,有助诊断。

操作步骤:

(1)采取适宜体位,充分暴露可疑病变部位及疣体,戴一次性无菌手套,清除多余分泌物。

(2)用 5%的醋酸溶液浸湿无菌纱布,充分湿敷疣体、可疑皮疹及附近皮肤黏膜。

(3)湿敷 5 分钟左右,观察可疑皮损及皮肤黏膜颜色变化。

(4)可疑皮疹或黏膜出现均匀一致的发白改变,边界清楚,可确定为人乳头瘤病毒感染区域。

八、评分标准(表 12-1-1)

表 12-1-1　醋酸白试验参考评分标准

项目	分数	内容及评分标准	满分	得分
准备工作	20	向患者交代检查目的及简要操作过程及可能产生的不适症状	5	
		专用性病检查室,光线充足	5	
		注意保护患者隐私	5	
		用物准备:5%醋酸溶液、棉拭子、无菌纱布、一次性无菌检查手套	5	
操作过程	50	洗手、戴好口罩、帽子,核对患者信息	5	
		采取合适的体位,充分暴露检查部位,戴一次性无菌手套	5	
		5%的醋酸溶液浸湿无菌纱布,敷于可疑皮疹及其附近皮肤黏膜	10	
		湿敷 5 分钟,观察可疑皮损及皮肤黏膜颜色变化	10	
		结果判定:作用部位出现均匀一致的发白改变,边界清楚,即为人乳头瘤病毒感染区域	10	
		使用后的一次性物品分类处理	10	
操作过程总体评价	20	熟练程度,操作规范,熟悉操作程序	5	
		检查后的纱布等医疗废物放到专用垃圾桶,避免污染检查室及交叉感染	5	
		人文关怀注意保护患者隐私	5	
		时间把握熟知醋酸白反应时间	5	
提问	10	随机选择 2 个问题,每题 5 分	10	
总分	100		100	

相关问题：

1. 醋酸白试验在临床中常用于哪种疾病的诊断？
2. 醋酸白试验阳性结果表现是什么？
3. 醋酸白试验假阳性常见于哪些情况？

（焦林君　杨　森）

第二节　淋球菌检查
Neisseria gonorrhoeae Test

一、目的

检查患者淋球菌感染情况。

二、适应证

淋病的临床辅助诊断。

三、操作前准备

1. 核对患者信息，简要交代操作过程，嘱其取材前 2 小时不应排尿。

2. 熟悉显微镜的低倍镜、高倍镜及油镜的操作。

3. 物品准备　采样拭子、革兰氏染色液、氧化酶试剂、载玻片、接种环、Thayer-Martin 培养基、一次性无菌检查手套。

四、操作方法

1. 分泌物涂片检查　主要适用于男性患者。

（1）戴一次性无菌检查手套，用生理盐水清洗尿道口，去除表面分泌物。

（2）固定尿道口，用男性采样拭子插入尿道 3~4cm，轻轻转动并停留 15 秒取出。有明显脓性分泌物时也可直接由尿道口挤出脓液，接种到采样拭子上。

（3）将采好的拭子轻轻涂于载玻片上。

（4）自然干燥后，在火焰上快速通过 2~3 次，加热固定，革兰氏染色晾干。

（5）先在低倍镜下观察，找到白细胞初步形态，然后在载玻片上滴加香柏油一滴，再转到油镜下观察白细胞内淋球菌的具体形态。

（6）在多核白细胞内找到革兰氏阴性双球菌可确诊为淋病。

2. 淋球菌的培养鉴定

（1）男性患者尿道口取材：戴一次性无菌检查手套，用生理盐水清洗尿道口，将采样拭子插入尿道 3~4cm，轻轻转动并停留 15 秒取出。

（2）女性患者宫颈口取材：戴一次性无菌检查手套，先用阴道窥器充分暴露宫颈口，清除表面分泌物，将无菌拭子插入宫颈口内 1~2cm，轻轻转动并停留 15 秒后取出。

（3）标本取出后立即接种于准备好的培养基中，常用的为含有万古霉素、多粘菌素等抑制寄生微生物生长的 Thayer-Martin 培养基。

（4）将接种后的培养基放置于 35℃ 且富含二氧化碳的环境中，孵育 24~48 小时观察结果。

（5）淋球菌培养后的菌落为圆形、凸起、湿润、光滑半透明，触之有黏性。

（6）对可疑菌落再涂片，先观察细菌形态，然后在菌落上滴加氧化酶试剂，观察颜色变化。

（7）菌落在氧化酶溶液作用下，发生颜色的变化，可出现红色、紫色，最后变为黑色。

（8）根据菌落形态和氧化酶试验结果可确定是否为淋球菌感染。

五、注意事项

1. 分泌物涂片时厚度要适宜,动作轻柔,避免破坏细胞形态。

2. 女性宫颈分泌物涂片阳性率较低,阴性不能排除淋球菌感染,推荐使用培养法进一步确诊。

3. 取材时拭子插入尿道口或宫颈口的深度要足够。

4. 氧化酶试剂应为新鲜配制,0.5%~1%的盐酸二甲基对苯二胺溶液。

5. 对于青春期前幼女,因其子宫及宫颈发育不全,淋球菌不易侵入,采样时可直接取其外阴阴道排出的脓性分泌物即可。

6. 淋病是由淋球菌引起的性传播疾病,主要通过性接触传播,男性表现为急性尿道炎,女性表现为宫颈炎。也可导致眼、咽、直肠的感染。咽部感染应从扁桃体及扁桃体窝取材。

7. 对于临床症状不明显或涂片检查不典型的病例,需进一步确诊时,推荐采用培养法。

六、关键词

淋球菌　neisseria gonorrhoeae

淋病　gonorrhea

七、案例分析

患者,男,38 岁,晨起尿道口脓性分泌物 3 天,伴尿痛。10 天前有不洁性接触史。

1. 根据患者临床表现,考虑哪种疾病?

2. 需要做哪项辅助检查?

参考答案：

1. 根据临床表现初步诊断为淋病。

2. 首先需要做分泌物涂片镜检,在白细胞内找到淋球菌即可确诊。必要时行分泌物培养鉴定。

八、评分标准（表 12-2-1）

表 12-2-1　淋球菌涂片参考评分标准

项目	分数	内容及评分标准	满分	得分
准备工作	20	患者准备:嘱其取材前 2 小时不应排尿,简要交代检查时可能产生的不适症状	5	
		根据患者性别选择合适的采样体位及方法	5	
		操作者准备:熟悉显微镜低倍镜、高倍镜及油镜的操作	5	
		用物准备:采样拭子、革兰氏染色液、氧化酶试剂、载玻片、接种环、Thayer-Martin 培养基、一次性无菌检查手套	5	
操作过程	50	核对患者信息,戴好一次性无菌检查手套	2	
		用生理盐水清洗并固定尿道口	2	
		观察尿道口是否有脓性分泌物排出	2	
		如脓性分泌物较多时可直接挤出脓液,接种于拭子上	3	
		也可用男性采样拭子插入尿道 3~4cm,轻轻转动并停留 15 秒取出	8	

续表

项目	分数	内容及评分标准	满分	得分
操作过程	50	将拭子轻轻均匀涂于载玻片上	5	
		在室温下自然干燥,经火焰上快速通过2~3次加热固定	5	
		革兰氏染色晾干	5	
		载玻片上滴香柏油后镜检,在低倍镜下找到白细胞观察初步形态	5	
		转到油镜下观察白细胞内淋球菌形态	5	
		在多核白细胞内找到革兰氏阴性球菌可确诊为淋病	8	
操作过程总体评价	20	熟练规范程度:熟悉操作程序,取材准确	5	
		无菌观念:取材前清洗消毒尿道口	5	
		人文关怀:保护患者隐私,取材时应尽量减少疼痛	5	
		时间把握:各步骤时间分配合理	5	
提问	10	随机选择2个问题,每题5分	10	
总分	100		100	

相关问题:

1. 引起淋病的病原体是什么?

2. 淋球菌涂片革兰氏染色后镜下的典型形态是什么?

3. 淋球菌培养阳性的菌落在鉴定时滴加氧化酶试剂后发生哪些颜色变化?

4. 女性淋病患者推荐的检查方法是什么?

（焦林君 杨 森）

第三节 衣原体检查
Chlamydia Test

一、目的
检查衣原体感染情况。

二、适应证
沙眼衣原体感染的临床辅助诊断。

三、操作前准备
1. 简要向患者说明检查目的、临床意义及操作过程。
2. 物品准备 采样拭子、固定液、染色液、显微镜、一次性无菌检查手套。
3. 专用性病检查室,注意保护患者隐私。

四、操作方法
1. 直接涂片染色镜检
(1)按淋球菌检查方法取材。

(2)将拭子轻轻均匀涂于载玻片,室温下自然干燥,甲醛固定。

(3)用新鲜配制的姬姆萨溶液染色 1 小时。

(4)95%乙醇溶液轻轻冲洗载玻片,自然干燥。

(5)在油镜下观察结果,在上皮细胞内可见蓝色或暗紫色的包涵体即为阳性结果。

2. 直接免疫荧光法

(1)按淋球菌检查方法取材。

(2)将标本均匀涂于载玻片,室温下自然干燥,甲醛固定后轻轻冲洗,自然干燥。

(3)将荧光素标记的沙眼衣原体抗体置于玻片上,在湿盒中作用 15 分钟左右,用蒸馏水冲洗干燥,盖上盖玻片,在荧光显微镜下观察结果。

(4)高倍镜下可见上皮细胞内衣原体颗粒,为亮苹果绿的荧光。油镜下为荧光均一、边缘光滑的圆盘样结构。

五、注意事项

1. 分泌物涂片时厚度要适宜,轻柔均匀,避免破坏细胞形态。

2. 直接涂片检查尤其适用于新生儿眼结膜刮片检查,对生殖道衣原体感染敏感性较差,需要进一步确诊时,可采用细胞培养法。

3. 沙眼衣原体可引起多种疾病,也可累及眼、生殖道及其他脏器,应注意鉴别。

六、关键词

沙眼衣原体　chlamydia trachomatis

七、案例分析

患者,男,35 岁,晨起尿道口白色稀薄分泌物 1 周,伴尿痛。1 月前有不洁性接触史。

1. 根据患者临床表现,考虑哪种疾病?

2. 确诊本病还需要行哪项实验室检查?

参考答案:

1. 根据临床表现初步诊断为生殖道衣原体感染。

2. 生殖道衣原体感染的确诊还需行分泌物染色镜检或直接免疫荧光检查。

八、评分标准(见表 12-3-1)

表 12-3-1　衣原体检查参考评分标准

项目	分数	内容及评分标准	满分	得分
准备工作	20	患者准备:向患者交代检查目的及简要操作程序	5	
		采取合适体位,交代取材时可能产生的不适症状	5	
		操作者准备:注意保护患者隐私	5	
		用物准备:采样拭子、固定液、染色液、显微镜、一次性无菌检查手套	5	
操作过程	50	核对患者信息,戴好一次性无菌检查手套	5	
		用生理盐水清洗尿道口	5	
		用男性采样拭子插入尿道 3~4cm,轻轻转动并停留 15 秒取出	5	
		脓性分泌物较多时也可直接由尿道口挤出脓液,接种于拭子上	5	

项目	分数	内容及评分标准	满分	得分
操作过程	50	将拭子轻轻均匀涂于载玻片	5	
		在室温下自然干燥,甲醛固定	5	
		用新鲜配制的姬姆萨溶液染色1小时	5	
		95%乙醇溶液轻轻冲洗玻片,自然干燥	5	
		油镜下观察,上皮细胞内可见蓝色或暗紫色的包涵体即为阳性结果	10	
操作过程总体评价	20	熟练规范程度:熟悉操作程序	5	
		无菌观念:无菌观念强,避免交叉感染	5	
		人文关怀:注意保护患者隐私	5	
		时间把握:时间安排合理	5	
提问	10	随机选择2个问题,每题5分	10	
总分	100		100	

相关问题:

1. 生殖道衣原体感染后尿道分泌物的特点是什么?

2. 男性沙眼衣原体感染患者临床上有哪些表现?

3. 沙眼衣原体在荧光显微镜下的形态是什么样的?

(焦林君　杨　森)

第四节　梅毒螺旋体检查
Syphilis Test

一、目的

1. 检查患者梅毒螺旋体感染情况。

2. 梅毒确诊的辅助检查,梅毒患者治疗疗效的随访观察。

二、适应证

1. 早期梅毒。

2. 常规术前检查。

三、操作前准备

1. 核对患者信息,向患者简要说明检查目的、临床意义及过程。

2. 熟悉光学显微镜及荧光显微镜的操作。

3. 物品准备　无菌生理盐水、一次性采血针、一次性无菌检查手套、抗凝管、钝刀、荧光素标记物、非梅毒螺旋体抗原及梅毒螺旋体抗原试剂等。

四、操作方法

1. 组织及体液中梅毒螺旋体直接检查

（1）暗视野显微镜检查

1）部位多选取一期梅毒硬下疳溃疡面、二期梅毒扁平湿疣及口腔黏膜斑表面以及硬化性淋巴结炎淋巴穿刺液,对早期梅毒的诊断最有价值。

2）充分暴露取材部位,戴一次性无菌检查手套,用无菌生理盐水去除表面分泌物,用钝刀除去多余组织,挤压创面,吸取液体涂片,在暗视野显微镜下观察。

3）显微镜下可见小而纤细的螺旋状微生物,不着色,即为梅毒螺旋体暗视野检查阳性。

（2）免疫荧光染色检查:取材同暗视野检查,用荧光素标记的抗梅毒螺旋体免疫球蛋白染色,检测可疑含梅毒螺旋体的组织或体液,荧光显微镜下见到亮绿色的螺旋体即为阳性。

（3）组织切片银染色:用莱瓦弟镀银染色,可显示深部内脏器官及皮肤组织中的梅毒螺旋体,阳性为黑褐色。

（4）分子生物学方法检测梅毒螺旋体:采用聚合酶链反应（PCR）检测组织及体液中的梅毒螺旋体的 DNA。

2. 梅毒血清学检查

（1）非梅毒螺旋体抗原试验

1）性病研究实验室实验（venereal disease researeh laboratory test,VDRL test）

此试验应用广泛,用心磷脂、卵磷脂及胆固醇为抗原,与体内抗体发生凝集反应,为一絮状反应实验,可以用显微镜观察判断结果。本试验可做定量及定性试验,费用低、操作方便。缺点为抗原需要每天配制,保证新鲜。

2）血清不需加热的反应素玻片试验（unheated serum regain test,USR test）

本试验以改良的 VDRL 为抗原,不需加热可灭活受检血清,抗原也不必每天新鲜配制,敏感性和特异性与 VDRL 相似,同样需要显微镜观察判断结果。

3）血浆反应素环状卡片试验（rapid plasma regain circle card test,RPR test）

RPR 以改良的 VDRL 为抗原,特点是加入高纯度的胶体碳,抗原抗体反应后形成黑色的絮状物,可用肉眼观察结果,可以使用一次性涂塑卡片做试验。

4）甲苯胺红不需加热血清试验（TRUST）

本试验特点为用红色染料甲苯胺红代替 RPR 中的胶体碳,阳性反应时表现更直观,为肉眼可见的红色。敏感性和特异性均与 VDRL 相似。

（2）梅毒螺旋体抗原试验

1）荧光螺旋体抗体吸收试验（fluoresent treponemal antibody-absorption test ,FTA-ABS）

本试验是目前最常用的梅毒螺旋体抗原血清试验。直接以梅毒螺旋体作抗原,用间接免疫荧光技术检测抗梅毒螺旋体 IgG 抗体,在荧光显微镜下观察结果。本试验的敏感性及特异性均高。

2）梅毒螺旋体血凝试验（treponema pallidum hemagglutination assay,TPHA）

本试验特异性和敏感性均高,操作比 FTA-ABS 试验简单。目前常用的有两种试验,TPHA 和 TPPA,两者均以超声波粉碎的梅毒螺旋体悬液为抗原,前者用甲醛处理的羊红细胞做抗原载体,后者用纯化的明胶颗粒做抗原载体。因其费用低,操作简便,目前广泛应用于临床实验室检测。

3）蛋白印迹试验（western blot）

用梅毒螺旋体蛋白作为抗原,来检测抗梅毒螺旋体抗体。

五、注意事项

1. 梅毒的确诊需要病史、临床表现和实验室检查的综合判断,一次血清学检查阴性,不能完全排除梅毒螺旋体的感染。

2. 梅毒血清假阳性反应 患者不存在梅毒,而血清学检查结果为阳性,此现象称为梅毒血清学假阳性。假阳性可分为技术性和生物学假阳性,技术性假阳性可由标本的保存、转送及实验操作的不规范等原因引起,可重复实验,非梅毒患者试验即可为阴性结果。生物学假阳性是由于患者有其他疾病或特殊生理状况时,梅毒血清学反应出现阳性。某些感染性疾病如风疹、麻疹、水痘、病毒性肝炎、上呼吸道感染等,再次用梅毒螺旋体抗原血清试验检测时,结果呈阴性。

3. 血清固定 梅毒患者经过抗梅毒治疗以后,非梅毒螺旋体抗原血清试验在一定时间内持续阳性不转阴,称为血清固定。这些患者即使再给予正规驱梅治疗,血清低度也不会降低。

4. 梅毒螺旋体抗原试验具有高度敏感性及特异性,广泛用于梅毒的确证试验,不能作为疗效观察、复发和再感染的判定指标。

5. 前带现象 在非梅毒螺旋体抗原试验中,有时临床表现典型而血清学试验阴性或弱阳性,此时将血清稀释数倍后再做血清试验,即可得出阳性结果,此现象称为前带现象。

六、关键词

梅毒螺旋体　treponema pallidum

七、案例分析

患者,男,38 岁,阴茎包皮处硬币大小无痛性溃疡 5 天,触之软骨样硬度,伴腹股沟淋巴结肿大。2 月前有不洁性接触史。

1. 根据患者临床表现及皮损特点,本病例考虑哪种疾病?
2. 确诊本病还需要行哪些实验室检查?
3. 本病治疗首选什么药物?

参考答案:

1. 根据患者临床表现及皮损特点,本病例初步诊断为一期梅毒。
2. 梅毒的确诊还可行皮损表面分泌物暗视野显微镜检查和梅毒血清学检查。
3. 梅毒的治疗首选苄星青霉素肌内注射。

八、评分标准(表 12-4-1)

表 12-4-1　梅毒螺旋体暗视野检查参考评分标准

项目	分数	内容及评分标准	满分	得分
准备工作	20	患者准备:核对患者信息向患者简要说明检查目的、临床意义及过程	5	
		操作者准备:熟悉显微镜的操作	5	
		注意保护患者隐私	5	
		用物准备:无菌生理盐水、钝刀、显微镜、一次性无菌手套	5	
操作过程	50	核对患者信息,戴好一次性无菌检查手套	5	
		选择适宜的体位和取材部位	5	
		充分暴露取材部位,无菌生理盐水清洁皮损表面	5	
		用钝刀除去多余组织	5	
		挤压创面,吸取液体涂片	10	
		在暗视野显微镜下观察结果	10	

项目	分数	内容及评分标准	满分	得分
操作过程	50	显微镜下可见小而纤细的螺旋状微生物,透明不染色,即为梅毒螺旋体暗视野检查阳性	10	
操作过程总体评价	20	熟练规范程度:熟悉操作程序,取材准确	5	
		无菌观念:取材前清洗消毒创面	5	
		人文关怀:保护患者隐私	5	
		时间把握:各步骤时间分配合理	5	
提问	10	随机选择 2 个问题,每题 5 分	10	
总分	100		100	

相关问题:

1. 引起梅毒的病原体是什么?

2. 梅毒螺旋体抗原确证试验有哪些? 是否可作为疗效观察指标?

3. 梅毒螺旋体在暗视野显微镜下的形态是什么?

4. 何为梅毒血清固定?

（焦林君　杨　森）

第五节　阴虱检查
Crab Louse Check

一、目的

检查阴虱感染情况。

二、适应证

阴虱病。

三、操作前准备

1. 向患者说明检查目的、临床意义及简要操作过程。

2. 物品准备　一次性无菌检查手套、小镊子、10%氢氧化钾、酒精灯、显微镜。

3. 注意保护患者隐私。

四、操作方法

1. 核对患者信息,戴好一次性无菌检查手套,充分暴露检查部位,常选取会阴阴毛部,如发现肉眼可见的阴虱,可直接用小镊子取下。也可从根部剪下可疑附有阴虱及阴虱卵的阴毛。

2. 将取下的标本置于载玻片上,加 10%氢氧化钾 1 滴,在酒精灯火焰上快速通过 2~3 次,加热后镜检,寻找阴虱和阴虱卵。

3. 阴虱为卵圆形灰色寄生虫,体宽而短,呈蟹形,可分为头、胸、腹三个部分。阴虱卵为铁锈色椭圆形小粒。

五、注意事项

1. 阴虱易寄生阴毛根部,采样时先观察是否有肉眼可见的阴虱。采集标本时应在毛根处采集或直接剪除阴毛镜检。

2. 阴虱病是由阴虱引起的外阴有毛部位及其附近的传染性皮肤病,主要症状为剧烈瘙痒。主要通过性接触传播,也可通过间接接触受感染的日常用品而感染。

六、关键词

阴虱 crab louse

七、案例分析

患者,男,45 岁,阴阜部剧烈瘙痒 2 周,阴毛根部发现虫卵。1 月前有婚外不洁性接触史。

1. 根据患者临床表现及皮损特点,本病例考虑哪种疾病?

2. 确诊本病还需要行哪些检查?

3. 本病主要治疗方法有哪些?

参考答案:

1. 根据患者临床表现及皮损特点,本病例初步诊断为阴虱病。

2. 患者局限性剧烈瘙痒,在有毛发部位确认为虱虫卵或成虫即可确诊本病。

3. 患者首先需剃除阴毛,然后外涂 50%百部酊或 25%苯甲酸苄酯乳膏。性伴需同时治疗。

八、评分标准(表 12-5-1)

表 12-5-1 阴虱检查参考评分标准

项目	分数	内容及评分标准	满分	得分
准备工作	20	患者准备:向患者交代检查目的及简要操作过程	5	
		操作者准备:充分暴露检查部位,光线充足	5	
		注意保护患者隐私	5	
		用物准备:一次性无菌检查手套、小镊子、10%氢氧化钾、酒精灯、显微镜	5	
操作过程	50	核对患者信息,戴好一次性检查手套	5	
		充分暴露会阴阴毛部	5	
		先观察是否有肉眼可见的阴虱	5	
		从阴毛根部用小镊子直接取下肉眼可见的阴虱	10	
		也可剪下附有阴虱及阴虱卵的阴毛	5	
		将取下的标本置于载玻片上,加 10%氢氧化钾 1 滴	5	
		在酒精灯下微微加热后镜检,寻找阴虱和阴虱卵	5	
		结果判读:阴虱呈蟹形,可分为头、胸、腹三个部分。阴虱卵为铁锈色椭圆形小粒	10	
操作过程总体评价	20	熟练规范程度:熟悉操作程序	5	
		无菌观念:无菌观念强,避免交叉感染	5	
		人文关怀:注意保护患者隐私	5	
		时间把握:时间安排合理	5	
提问	10	随机选择 2 个问题,每题 5 分	10	
总分	100		100	

相关问题：

1. 阴虱检查阴性是否可排除阴虱病？

2. 阴虱在显微镜下的形态？

3. 本病主要传播途径是什么？

（焦林君　张佳宾）

参考答案

第一节　醋酸白试验

答案：

1. 醋酸白试验常用于尖锐湿疣的临床诊断以及可疑人乳头瘤病毒的亚临床感染。

2. 阳性结果表现为皮疹或作用部位出现均匀一致的发白改变，边界清楚，即为人乳头瘤病毒感染区域。

3. 本试验敏感性较高，易发生假阳性反应，常见于外伤、手术、激光术后以及炎症导致的上皮增厚等情况。

第二节　淋球菌检查

答案：

1. 引起淋病的病原体为淋球菌。

2. 淋球菌为革兰氏染色阴性球菌，染色后为红色、双肾形，在多核白细胞内找到革兰氏阴性球菌即可确诊为淋病。

3. 淋球菌落在氧化酶溶液作用下，可出现红色、紫色，最后变为黑色。

4. 女性淋病推荐的检查方法为宫颈取材后行淋球菌培养鉴定。

第三节　衣原体检查

答案：

1. 生殖道衣原体感染后尿道分泌物表现为白色、稀薄黏液性分泌物。

2. 男性沙眼衣原体感染患者临床上可表现为尿道炎、附睾炎、前列腺炎、淋病后尿道炎、直肠炎、结膜炎等。

3. 沙眼衣原体在高倍镜下可见上皮细胞内衣原体颗粒，为亮苹果绿的荧光。油镜下为荧光均一、边缘光滑的圆盘样结构。

第四节　梅毒螺旋体检查

答案：

1. 引起梅毒的病原体为梅毒螺旋体，也称苍白螺旋体。

2. 梅毒螺旋体抗原确证试验有荧光螺旋体抗体吸收试验（FTA-ABS）、梅毒螺旋体血凝试验（TPHA 和 TPPA）和蛋白印迹试验（western blot）等。梅毒螺旋体抗原确证试验不可以作为疗效观察指标。

3. 在暗视野显微镜下梅毒螺旋体表现为小而纤细的螺旋状微生物，螺旋整齐，折光力强，苍白不染色。

4.梅毒患者经过抗梅毒治疗以后,非梅毒螺旋体抗原血清试验在一定时间内持续阳性不转阴,称为血清固定。这些患者即使再给予正规驱梅治疗,血清低度也不会降低。

第五节 阴 虱 检 查

答案:

1.阴虱检查阴性仍不能排除阴虱病,需结合临床表现进一步诊断。

2.阴虱在显微镜下的形态为卵圆形灰色寄生虫,体宽而短,呈蟹形,可分为头、胸、腹三个部分。阴虱卵为铁锈色椭圆形小粒。

3.阴虱病主要通过性接触传播,也可通过间接接触受感染的日常用品而感染。

参 考 文 献

[1] 张学军.皮肤性病学[M].8版.北京:人民卫生出版社,2013.
[2] 赵辨.中国临床皮肤病学[M].4版.南京:江苏科学技术出版社,2009.
[3] 中华医学会.临床技术操作规范[M].北京:人民军医出版社,2004.

第十三章

检验技术

第一节 ABO 血型鉴定
ABO Identification

一、目的

1. 掌握 ABO 血型鉴定的原理和方法。

2. 熟悉 ABO 血型鉴定的操作步骤。

二、操作前准备

1. 标本的准备　抗凝或不抗凝待检血液(血清与红细胞已分离或分层好)。

2. 试剂的准备　单克隆或多克隆的抗 A 试剂、单克隆或多克隆的抗 B 试剂、抗 AB 试剂(供选择)、2%~5%的 A 型、B 型和 O 型红细胞悬液。

3. 器材的准备　滴管、玻片、试管、标记笔、离心机、显微镜等。

三、操作方法

1. 玻片法正定型

(1)取三张干净玻片,做好抗 A、抗 B、抗 AB 标记。

(2)在做好标记的三张玻片上分别滴加 1 滴抗 A、抗 B、抗 AB 试剂。

(3)将待检血液稀释成10%浓度的红细胞悬液,加 1 滴红细胞悬液至上述三张玻片的试剂上,充分混匀。

(4)轻摇玻片,观察有无凝集,2 分钟后仍无凝集可判为阴性,记录结果。如结果为弱凝集或可疑时,应用试管法再进行检测。

2. 试管法

(1)正定型:取试管 2 支或 3 支,分别标明抗 A、抗 B、抗 AB(供选择),用滴管分别加抗 A、抗 B、抗 AB(供选择)各 1 滴于标记好的试管中,再分别加入待检者2%~5%红细胞盐水悬液 1 滴轻摇混合。以$(900~1\,000)\times g$离心 15 秒。将试管轻轻摇动,使细胞扣悬起,观察有无凝集或溶血现象。判读、记录结果,并结合反定型结果解释血型结果。

(2)反定型:取试管 2 支,分别标明 A_1c、Bc,用滴管分别加待检者血清 2~3 滴于标记好的试管中,再分别加入2%~5%的 A_1 型、B 型红细胞悬液 1 滴,以$(900~1\,000)\times g$离心 15 秒。将试管轻轻摇动,使细胞扣悬起,观察有无凝集或溶血现象,判读、记录结果。结果判断见表13-1-1。

表 13-1-1 ABO 血型正、反定型结果判定表

正定型(细胞定型)			反定型(血清定型)		判定结果
抗 A	抗 B	抗 AB	A₁c	Bc	
−	−	−	+	+	O 型
+	−	+	−	+	A 型
−	+	+	+	−	B 型
+	+	+	−	−	AB 型

注:+为阳性反应,−为阴性反应;阳性反应:出现红细胞凝集或溶血均为阳性;阴性反应:轻摇试管,红细胞呈均匀悬液,视为阴性。

四、注意事项

1. 玻片法使实验人员暴露于生物传染危害,应严格遵循生物安全个人防护手册的内容。

2. 玻片法不适用于检测血清或血浆中的 ABO 抗体。

3. 反定型的凝集通常较弱,在室温放置 5~15 分钟可增强其凝集反应。此外 4℃冷放置 15~30 分钟或酶处理红细胞均可增强凝集反应。

4. ABO 血型试验出现问题,一般见于正、反定型不一致,此时不可轻易判断血型,而需要查明原因。ABO 正反定型不一致可能由操作问题所致,也可能是待检红细胞或血清自身的问题。

五、关键词

正定型 positive definite form

ABO 血型反定型 reverse ABO typing

抗体 antibody

六、案例分析

患儿,男,1.5 个月,无输血史。实验室检测其 ABO 血型时出现正反定型不一致结果。请讨论该实验结果的原因。结果应该如何判定?

参考答案:

由于婴儿尚未产生抗体,所以会出现正反定型不一致的结果。结果判定应该以正定型为主。

七、评分标准(见表 13-1-2)

表 13-1-2 ABO 血型鉴定参考评分标准

项目	分数	内容及评分标准	满分	得分
准备工作	15	标本准备:抗凝或不抗凝待检血液(血清与红细胞已分离或分层好)	5	
		试剂准备:单克隆或多克隆的抗 A 试剂、单克隆或多克隆的抗 B 试剂、抗 AB 试剂(供选择)、2%~5%的 A 型、B 型红细胞悬液	5	
		用物准备:滴管、玻片、试管、标记笔、离心机、显微镜等	5	
操作过程	55	玻片法正定型		
		1. 取三张干净玻片,做好抗 A、抗 B、抗 AB 标记	2	
		2. 在做好标记的三张玻片上分别滴加 1 滴抗 A、抗 B、抗 AB 试剂	2	
		3. 将待检血液稀释成 5%浓度的红细胞悬液,加 1 滴红细胞悬液至上述三张玻片的试剂上,充分混匀	3	

续表

项目	分数	内容及评分标准	满分	得分
操作过程	55	4. 轻摇玻片,观察有无凝集,2 分钟后仍无凝集可判为阴性,记录结果	4	
		试管法正定型		
		1. 取试管 2 支或 3 支,分别标明抗 A、抗 B、抗 AB(供选择)	2	
		2. 用滴管分别加抗 A、抗 B、抗 AB(供选择),试剂各 1 滴于标记好的试管中,分别加入待检者 2%~5%红细胞盐水悬液 1 轻摇混合	3	
		3. 以(900~1 000)×g 离心 15 秒	2	
		4. 将试管轻轻摇动,使细胞扣悬起,观察有无凝集或溶血现象。判读、记录结果	4	
		结果判定正确	5	
		血型反定型		
		1. 取试管 2 支,分别标明 A₁c、Bc	3	
		2. 用滴管分别加待检者血清 2~3 滴于标记好的试管中,再分别加入 2%~5%的 A₁ 型、B 型红细胞悬液 1 滴	4	
		3. 以(900~1 000)×g 离心 15 秒	2	
		4. 将试管轻轻摇动,使细胞扣悬起,观察有无凝集或溶血现象,判读、记录结果	4	
		结果判定正确	5	
		结合反定型结果解释血型结果	10	
操作过程总体评价	20	熟练规范程度	5	
		加样量准确程度、比例是否适当	10	
		时间把握	5	
提问	10	随机选择 2 个问题,每题 5 分	10	
总分	100		100	

相关问题:

1. 简述 ABO 定型中产生异常结果的主要原因。

2. ABO 定型常用的方法是哪几种?

（乔　姝）

第二节　RhD 血型鉴定
RhD Blood Typing

一、目的

用 RhD 定型混合试剂,即混合抗 D 单克隆抗体(含 IgM 及 IgG 抗 D)对红细胞上 RhD 抗原进行鉴定。

二、操作前准备

1. 标本的准备　待检红细胞。

2. 试剂的准备　单克隆混合(IgM+IgG)抗 D 试剂或 IgG 抗 D 试剂、RhD 阳性和阴性红细胞对照、生理盐水。

3. 器材的准备　滴管、玻片、试管、离心机、显微镜、37℃水浴箱。

三、操作方法

1. 玻片法

(1)取三张洁净玻片,分别标记为待测、阴性、阳性对照。

(2)在每张玻片上分别滴加 1 滴混合抗 D(IgM+IgG 抗 D)试剂或 IgG 抗 D 试剂。

(3)滴加浓度为 2%~5%的待检红细胞悬液以及阴、阳性对照红细胞悬液各 1 滴于对应的玻片上,充分混匀,观察并记录结果。2 分钟后仍不凝集者可判为阴性。

2. 试管法

(1)取 3 支试管,分别标记为待检样本、阳性对照、阴性对照管,各管加入 1 滴混合抗 D 试剂。

(2)各管分别加入 1 滴 2%~5%待检红细胞悬液、5%RhD 阳性和阴性红细胞悬液。

(3)混匀,(900~1 000)×g 离心 15~30 秒(或按照试剂说明书要求进行)。

(4)轻摇试管,肉眼或镜检观察红细胞有无凝集现象。

3. 实验结果判读

(1)阴性对照管无凝集,阳性对照管有凝集,若待检样本出现凝集则为 RhD 阳性,待检样本未凝集则为阴性。

(2)待检红细胞与抗 D 试剂在盐水介质中(如玻片法、试管法)不凝集,但在间接抗球蛋白试验中凝集者,属弱 D 型。

四、注意事项

1. Rh 血型系统的抗体多由后天免疫刺激(输血或妊娠)产生,不需做反定型实验,也不能通过反定型验证 Rh 血型。

2. Rh 定型主要鉴定 D 抗原,定型时应按抗 D 血清试剂的使用说明进行,并注意必须有严格的对照试验,包括阴性对照、阳性对照和试剂对照试验。

3. 美国血库协会(The American Association of Blood Banks,AABB)规定供血者结果若为阴性,则应进一步检查排除弱 D。

4. 部分弱 D 型个体经输注 D 阳性红细胞后可能产生抗 D 抗体。所以受血者若为弱 D 型,应作 Rh 阴性处理,输注 Rh 阴性血液。供血者为弱 D 型者,其血液应作为 Rh 阳性血液。

五、关键词

RhD 血型　RhD type

单克隆抗体　monoclonal antibodies

六、案例分析

患者,女,28 岁,孕 34 周,行产前血型检查,玻片法和试管法均出现 RhD 阴性结果。下一步该如何检查确定血型?

参考答案

应一进步排除弱 D 型,再作 Rh 分型。

七、评分标准(见表 13-2-1)

表 13-2-1　RhD 血型鉴定参考评分标准

项目	分数	内容及评分标准	满分	得分
准备工作	20	标本准备:抗凝或不抗凝待检血液(血清与红细胞已分离或分层好)	5	
		制备待检红细胞	5	
		单克隆混合 IgM+IgG 抗 D 试剂或 IgG 抗 D 试剂、RhD 阳性和阴性红细胞对照、生理盐水	5	
		用物准备:滴管、玻片、试管、标记笔、离心机、显微镜等	5	
操作过程	50	玻片法		
		1. 取三张洁净玻片,分别标记为待测、阴性、阳性对照	5	
		2. 在每张玻片上分别滴加 1 滴混合抗 D(IgM+IgG 抗 D)试剂或 IgG 抗 D 试剂	5	
		3. 滴加浓度为 2%~5% 的待检红细胞悬液以及阴、阳性对照红细胞悬液各 1 滴于对应的玻片上,充分混匀,观察并记录结果	10	
		试管法		
		1. 取 3 支试管,分别标记为待检样本、阳性对照、阴性对照管,各管加入 1 滴混合抗 D 试剂	5	
		2. 各管分别加入 1 滴 2%~5% 待检红细胞悬液、5%RhD 阳性和阴性红细胞悬液	5	
		3. 混匀,(900~1 000)×g 离心 15~30 秒(或按照试剂说明书要求进行)	5	
		4. 轻摇试管,肉眼或镜检观察红细胞有无凝集现象	5	
		结果判定正确:红细胞凝集为阳性;不凝集者可判为阴性	10	

续表

项目	分数	内容及评分标准	满分	得分
操作过程总体评价	20	熟练规范程度	5	
		加样量准确程度、比例是否适当	10	
		时间把握	5	
提问	10	随机选择 2 个问题,每题 5 分	10	
总分	100		100	

相关问题:

1. 简述 Rh 血型鉴定出现假阴性最常见原因。

2. 简述 Rh 血型不做反定型的原因。

（乔　姝）

第三节　交叉配血
Cross Matching

一、目的

交叉配血试验主要检查供血者或受血者血清中是否存在有破坏对方红细胞的完全性(IgM)及补体依赖性或不完全性(IgG)红细胞抗体;并能进一步验证 ABO 血型鉴定是否正确,确保供血者和受血者血液相容,防止急性输血性溶血反应的发生。

二、操作前准备

1. 标本的准备　供血者、受血者 ABO 同型的乙二胺四乙酸(EDTA)抗凝血各 3ml。

2. 试剂的准备　生理盐水、低离子介质(LIM 溶液)、聚凝胺试剂、悬浮液。

3. 器材的准备　记号笔、试管架、试管(10mm×60mm)、滴管、载玻片、台式离心机、显微镜。

三、操作方法

1. 盐水介质法

(1)离心供血者、受血者标本使血浆和红细胞分离。用生理盐水洗涤红细胞 3 次,配成2%～5%的红细胞悬液。

(2)取洁净小试管(10mm×60mm)2 支,分别标记为主侧、次侧管。

(3)在主侧管内加受血者血浆 2 滴,供血者红细胞悬液 1 滴;次侧管加供血者血浆 2 滴,受血者红细胞悬液 1 滴。

(4)立即混匀,随后将两支试管放入离心机,并以 1 000×g 离心 15 秒。

(5)小心取出试管,先肉眼观察上清液有无溶血现象,然后再轻轻摇动试管,使红细胞扣再悬浮,观察有无红细胞凝集。

(6)取洁净载玻片 1 张,用两滴管分别从主侧管和次侧管内吸取红细胞悬液各 1 滴,滴放在载玻片的两侧,再用显微镜观察结果,最后得出实验结果。

(7)实验结果判读:ABO 同型配血,主侧和次侧管红细胞均无凝集及溶血,表明受血者和供血者血液盐水介质交叉配血相容。当主侧或次侧试管或主、次侧试管内均出现红细胞凝集或溶血则表明受血者、供血者血液盐水介质不相容。

2. 低离子聚凝胺介质法

(1)抽取受血者静脉血 3ml 至 EDTA 抗凝管中并轻轻颠倒混匀,然后离心分离出血浆和红细胞。用生理盐水洗涤受血者红细胞 3 次,配成 2%~5%红细胞悬液。

(2)抽取供血者静脉血 3ml 至 EDTA 抗凝管中并轻轻颠倒混匀,然后离心分离出血浆和红细胞。用生理盐水洗涤供血者红细胞 3 次,配成 2%~5%红细胞悬液。

(3)取 2 支洁净小试管(10mm×60mm),分别标记为主侧、次侧管。

(4)在主侧管中加入受血者血清 2 滴、供血者红细胞悬液 1 滴;次侧管中加入供血者血清 2 滴、受血者红细胞悬液 1 滴。

(5)每管各加低离子介质(LIM 溶液)0.6ml,混匀,室温孵育 1 分钟。

(6)每管再各加 2 滴聚凝胺溶液,混合后静置 15 秒。

(7)1 000×g 离心 15 秒,弃去上清液。

(8)轻摇试管,目测细胞有无凝集,如无凝集,必须重做。

(9)加入 2 滴悬浮液,并轻轻混匀,肉眼观察结果。

(10)取载玻片 1 张,用滴管或一次性吸管吸取主侧管和次侧管内红细胞悬液各 1 滴,分别滴放在载玻片两侧并涂匀,用显微镜观察结果,最后得出试验结果。

(11)实验结果判读:先用肉眼观察试管内有无红细胞凝集,再进一步用显微镜观察有无红细胞凝集。如主侧管和次侧管内红细胞凝集均散开,则为聚凝胺交叉配血试验阴性,表示供血者和受血者血液聚凝胺介质配血相容,供血者血液可以输给受血者。如果主侧管和次侧管或单独一侧试管内红细胞凝集不散开,则提示为特异性的抗原抗体结合反应,受血者、供血者血液不相容。

四、注意事项

1. 盐水介质交叉配血试验是临床输血前最基本的相容试验,临床输血进行交叉配血试验时,应先进行盐水介质交叉配血试验,待排除完全性(IgM 型)红细胞抗体的存在后,再进一步做聚凝胺介质交叉配血试验。

2. 应用盐水介质交叉配血试验时,如出现交叉配血不相容,首先应重新进行供血者和受者 ABO 血型鉴定,以排除因 ABO 血型鉴定错误导致的交叉配血不相容。

3. 不能使用溶血标本进行交叉配血试验。

4. 当试验管加入悬浮液后,应及时观察结果(3 分钟以内),以免反应减弱或消失。

5. 试验过程中,每次滴加不同人血浆(血清)或红细胞时都应更换干净吸管(或使用一次性吸管),以防止抗原、抗体的携带而影响试验结果。

五、关键词

交叉配血　cross matching
血液相容　the blood compatibility
输血　blood transfusion

六、案例分析

患者,女,52 岁,有 3 次孕产史,因消化道出血入院治疗,实验室检查血红蛋白 48g/L,为纠正贫血,申请 2U 悬浮红细胞,输血科血型鉴定结果为 A 型 RhD 阴性,抗体筛查Ⅰ、Ⅱ、Ⅲ型细胞反应均为阳性,交叉配血主侧出现凝集。

请分析该患者:1. 抗体筛查阳性的原因。

2. 交叉配血不相合的原因。

参考答案:

1. 由于多次妊娠使患者产生了抗体。

2. 当患者再次输入相同抗原时就会产生抗原抗体的反应。

七、评分标准(见表 13-3-1)

表 13-3-1 交叉配血参考评分标准

项目	分数	内容及评分标准	满分	得分
准备工作	15	标本的准备:供血者、受血者 ABO 同型的乙二胺四乙酸(EDTA)抗凝血各 3ml	5	
		试剂的准备:生理盐水、低离子介质(LIM 溶液)、聚凝胺试剂、悬浮液	5	
		器材的准备:记号笔、试管架、试管(10mm×60mm)、滴管、载玻片、台式离心机、显微镜	5	
操作过程	55	盐水介质法		
		1. 离心供血者、受血者标本使血浆和红细胞分离。用生理盐水洗涤红细胞 3 次,配成 3% 的红细胞悬液	3	
		2. 取洁净小试管(10mm×60mm)2 支,分别标记为主侧、次侧管	2	
		3. 在主侧管内加受血者血浆 2 滴,供血者红细胞悬液 1 滴,次侧管加供血者血浆 2 滴受血者红细胞悬液 1 滴	3	
		4. 立即混匀,随后将两支试管放入离心机,并以 1 000×g 离心 15 秒	2	
		5. 小心取出试管,先肉眼观察上清液有无溶血现象,然后再轻轻摇动试管,使红细胞扣再悬浮,观察有无红细胞凝集	5	
		6. 取洁净载玻片 1 张,用两滴管分别从主侧管和次侧管内吸取红细胞悬液各 1 滴,滴放在载玻片的两侧,再用显微镜观察结果,最后得出实验结果	5	
		7. 实验结果判读	5	
		低离子聚凝胺介质法		
		1. 离心供血者、受血者标本使血浆和红细胞分离。用生理盐水配置 3% 的红细胞悬液	2	
		2. 取 2 支洁净小试管(10mm×60mm),分别标记为主侧、次侧管	2	
		3. 在主侧管中加入受血者血清 2 滴、供血者红细胞悬液 1 滴,次侧管中加入供血者血清 2 滴、受血者红细胞悬液 1 滴	4	
		4. 每管各加低离子介质(LIM 溶液)0.6ml,混匀,室温孵育 1 分钟	1	
		5. 每管再各加 2 滴聚凝胺溶液,混合后静置 15 秒	1	

项目	分数	内容及评分标准	满分	得分
操作过程	55	6. 1 000×g 离心 15 秒,弃去上清液	3	
		7. 轻摇试管,目测细胞有无凝集,如无凝集,必须重做	3	
		8. 加入 2 滴悬浮液,并轻轻混匀,肉眼观察结果	2	
		9. 取载玻片 1 张,用滴管或一次性吸管吸取主侧管和次侧管内红细胞悬液各 1 滴,分别滴放在载玻片两侧并涂匀,用显微镜观察结果,最后得出试验结果	4	
		10. 实验结果判读:先用肉眼观察试管内有无红细胞凝集,再进一步用显微镜观察有无红细胞凝集	3	
		两种方法结果判定正确	5	
操作过程总体评价	20	熟练规范程度	10	
		加样量准确程度、比例是否适当	5	
		时间把握	5	
提问	10	随机选择 2 个问题,每题 5 分	10	
总分	100		100	

相关问题:

1. 简述盐水交叉配血临床意义。

2. 临床进行交叉配血试验基本步骤。

（乔　姝）

第四节　红细胞计数
Red Blood Cell Count

一、目的

用等渗稀释液将血液以一定倍数(200 倍)稀释并充入计数池,在显微镜下计数一定区域内的红细胞数量,经换算求出每升血液中的红细胞数量。

二、操作前准备

1. **器材准备**　改良牛鲍计数板、盖玻片、绸布、显微镜、红细胞稀释液、EDTA-K$_2$ 抗凝静脉血或末梢血。

2. **计数板准备**　先用流水冲洗计数板和盖玻片除去所有残留物,然后用乙醇洗涤,最后用绸布擦拭干净,采用推压法从计数板下缘向前平推盖玻片,将其盖在计数池上。

三、操作方法

1. 加稀释液　取干净小试管 1 支,加入红细胞稀释液 1.99ml。

2. 用微量吸管准确吸血 10μl,擦去管外余血,将吸管内血液轻轻注入稀释液管底,再用上层稀释液将吸管洗涤 3 次,立即将血液与稀释液混匀。

3. 充池　将计数池上的盖玻片放妥后,将充分混匀的红细胞悬液用微量吸管吸取 1 滴,滴入血细胞计数池内。静置 2~3 分钟,等待细胞下沉。

4. 计数　用高倍镜(10×40)依次计数血细胞计数池中央大方格内 5 个中方格内的红细胞数。对压线细胞按"数上不数下、数左不数右"的原则进行计数。

5. 计数完毕后,计数盘和盖玻片及时用水冲洗,然后用细绒布擦净。

6. 计算　红细胞数/L = 5 个中方格内红细胞 × (25/5) × 10 × 200 × 10^6/L = (N/100) × 10^{12}/L。

四、注意事项

1. 稀释液要过滤,保证等渗、新鲜、无杂质。小试管,计数板须清洁干燥,以免杂质,微粒等被误认为细胞。

2. 采血部位不应有水肿、炎症、冻疮等,采血时不能过分挤压采血部位,针刺深度必须适当。采血速度不应过慢,避免造成凝块,导致细胞分布不均。

3. 红细胞数量明显增高时可适当加大稀释倍数。

4. 红细胞悬液滴入计数池以前要混匀,滴入标本后,计数池内不得有空泡、充池不足或满溢现象。

5. 计数时,大小方格内压线细胞的计数遵循数上不数下、数左不数右原则,避免多数或漏数。

6. 各中方格内红细胞数相差不应超过 20 个,如超过表示红细胞分布不均匀,应重新充池。

五、关键词

等渗稀释液　isotonic diluent

计数池　counting chamber

六、病例分析

患者,女,34 岁,已婚。因面色苍白、头晕、乏力 1 年余。近 2 个月病情加重伴,心悸来就诊。近 2 年月经量增多,近 1 年来更加明显。实验室检查:Hb 64g/L、RBC 3.6×10^{12}/L、MCV 78fl、MCH 18pg、MCHC 299g/L、HCT 28、RDW 18、外周血涂片红细胞以小红细胞为主。WBC 5.6×10^9/L,分类 N 68%、L 25%、M 2%;PLT:240×10^9/L,尿蛋白(−),镜检无异常,大便隐血(−)。

根据以上资料,请做出初步诊断并简述其诊断依据。

参考答案:

1. 该患者初步诊断为

(1)缺铁性贫血

(2)月经过多原因待查

2. 诊断依据

(1)月经过多,近 2 年月经量增多,近 1 年来更加明显。.

(2)实验室检查:Hb64g/L、RBC3.6×10^{12}/L、MCV 78fl、MCH 18pg、MCHC 299g/L、HCT 0.28、RDW18,外周血涂片红细胞以小红细胞为主,应为小细胞低色素性贫血。

七、评分标准(见表 13-4-1)

表 13-4-1 红细胞计数参考评分标准

项目	分数	内容及评分标准	满分	得分
准备工作	15	标本准备:EDTA-K$_2$ 抗凝静脉血或末梢血	5	
		试剂准备:红细胞稀释液	5	
		用物准备:改良牛鲍计数、盖玻片、绸布、显微镜等	5	
操作过程	60	计数板准备:先用流水冲洗计数板和盖玻片除去所有残留物	3	
		然后用乙醇洗涤,最后用绸布擦拭干净,采用推压法从计数板下缘向前平推盖玻片,将其盖在计数池上	7	
		加稀释液:取干净小试管 1 支,加入红细胞稀释液 1.99ml	5	
		用微量吸管准确吸血 10μl,擦去管外余血,将吸管内血液轻轻注入稀释液管底,再用上层稀释液将吸管洗涤 3 次,立即将血液与稀释液混匀	5	
		充池:将计数池上的盖玻片放妥后,将充分混匀的红细胞悬液用微量吸管吸取 1 滴,滴入血细胞计数池内	7	
		静置 2~3 分钟,等待细胞下沉	3	
		计数:用高倍镜(10×40)依次计数血细胞计数池中央大方格内 5 个中方格内的红细胞数	5	
		对压线细胞按"数上不数下、数左不数右"的原则进行计数	5	
		计数完毕后,计数盘和盖玻片及时用水冲洗,然后用细绒布擦净	10	
		计算:红细胞数/L = 5 个中方格内红细胞×(25/5)×10×200×10^6/L=(N/100)×10^{12}/L	10	
操作过程总体评价	15	熟练规范程度	5	
		加样量准确、计算无误	5	
		时间把握	5	
提问	10	随机选择 2 个问题,每题 5 分	10	
总分	100		100	

相关问题:

1. 简述红细胞计数原则。

2. 红细胞数量明显增高时,应如何操作?

（乔　姝）

第五节　白细胞计数
Counting Chamber

一、目的

经白细胞稀释液稀释,成熟红细胞全部被溶解,充入计数池后,在显微镜下计数一定体积内白细胞数,换算出每升血液中白细胞数量。

二、操作前准备

1. 器材、试剂、标本的准备:改良牛鲍计数板、盖玻片、绸布、显微镜等、白细胞稀释液、EDTA-K_2抗凝静脉血或末梢血。

2. 计数板准备:先用流水冲洗计数板和盖玻片除去所有残留物,然后用乙醇洗涤,最后用绸布擦拭干净,采用推压法从计数板下缘向前平推盖玻片,将其盖在计数池上。

三、操作方法

1. 白细胞稀释液 0.38ml+末梢血 20μl。

2. 用低倍镜计数四角四个大格中的白细胞总数。对压线细胞按"数上不数下、数左不数右"的原则进行计数。

3. 白细胞/L＝N/4×10×10^6×20。

四、注意事项

1. 稀释液要过滤,保证新鲜、无杂质。小试管、计数板须清洁干燥,以免杂质、微粒等被误认为细胞。

2. 采血部位不应有水肿、炎症、冻疮等,采血时不能过分挤压采血部位,针刺深度必须适当。采血速度不应过慢,避免造成凝块,导致细胞分布不均。

3. 白细胞数量明显增高时可适当加大稀释倍数。白细胞悬液滴入计数池以前要混匀,滴入标本后,计数池内不得有空泡、充池不足或满溢现象。

4. 计数时,大方格内压线细胞的计数遵循数上不数下、数左不数右原则,避免多数或漏数。

五、关键词

白细胞　white blood cells

计数　　count

计数池　counting chamber

六、案例分析

患者,男,71 岁,退休工人,发热、4 天前受凉后出现寒战,体温高达 39.8℃就诊。查体:呼吸平稳,左上肺叩浊,语颤增强,有湿啰音,心界不大,心率 105 次/min,律齐,无杂音,腹软,肝脾未及。实验室检查:RBC 5.5×10^{12}/L、Hb 145g/L、WBC 12.5×10^9/L、分类 N 75%、E 15%、L 22%、PLT 205×10^9/L,尿常规(-),粪便常规(-)。

根据以上资料,请做出初步诊断并简述其诊断依据。

参考答案:

1. 初步诊断为肺炎。

2. 其诊断依据为

(1)发病急,寒战、高热、咳嗽。

（2）左上肺叩浊，语颤增强，有湿啰音。

（3）实验室检查 WBC 总数、中性粒细胞比例增高。

七、评分标准（见表 13-5-1）

表 13-5-1 白细胞计数参考评分标准

项目	分数	内容及评分标准	满分	得分
准备工作	15	标本准备：EDTA-K$_2$ 抗凝静脉血或末梢血	5	
		试剂准备：白细胞稀释液	5	
		用物准备：改良牛鲍计数、盖玻片、绸布、显微镜等	5	
操作过程	60	计数板准备：先用流水冲洗计数板和盖玻片除去所有残留物	3	
		然后用乙醇洗涤，最后用绸布擦拭干净	2	
		采用推压法从计数板下缘向前平推盖玻片，将其盖在计数池上	5	
		白细胞稀释液 0.38ml+末梢血 20μl	5	
		用微量吸管准确吸血 20μl，擦去管外余血	2	
		将吸管内血液轻轻注入稀释液管底，再用上层稀释液将吸管洗涤 3 次，立即将血液与稀释液混匀	3	
		充池：将计数池上的盖玻片放妥后，将充分混匀的红细胞悬液用微量吸管吸取 1 滴，滴入血细胞计数池内	5	
		静置 2~3 分钟，等待细胞下沉	5	
		计数：用低倍镜计数四角四个大格中的白细胞总数	5	
		对压线细胞按"数上不数下、数左不数右"的原则进行计数	5	
		计数完毕后，计数盘和盖玻片及时用水冲洗	5	
		然后用细绒布擦净	5	
		计算：白细胞/L=N/4×10×10^6×20=（N/20）×10^9/L	10	
操作过程总体评价	15	熟练规范程度	5	
		加样量准确、计算无误	5	
		时间把握	5	
提问	10	随机选择 2 个问题，每题 5 分	10	
总分	100		100	

相关问题：

1. 如何利用显微镜来计算白细胞的计数？

2. 请简述细胞计数原则。

（乔　姝）

第六节　浅表淋巴结细针穿刺术
Fine Needle Aspiration of Superficial Lymph Nodes

一、目的

凡是浅表淋巴结肿大,临床资料不能解释其原因的均应考虑行淋巴结细针穿刺术检查,目的是明确淋巴结良恶性病变的性质,快速诊断淋巴结疾病,包括各类反应性增生和淋巴结转移癌及恶性淋巴瘤等。

二、适应证

浅表淋巴结肿大,直径>1.0cm,临床资料不能解释其原因的。

三、禁忌证

1. 出血性疾病及接受抗凝治疗者。

2. 检查极度不配合者。

3. 局部皮肤感染未愈合者。

4. 肿物太小、活动度大、位置过深都不宜行穿刺。

四、操作前准备

1. 核对患者姓名、性别、年龄,向患者说明穿刺目的,消除患者顾虑;交代可能出现的并发症,取得患者及家属同意,签署穿刺知情同意书。

2. 记录患者肿块病史,既往史,有无放、化疗史,病人体格检查及辅助检查结果、联系方式等基本资料。同时对预行穿刺的淋巴结的部位、大小、硬度等情况进行记录并做唯一编号。

3. 器材的准备　消毒棉签、碘伏、一次性10ml持续负压细针穿刺器、7号或8号针头、无菌手套、口罩、帽子、一次性胶贴、消毒棉球、干净玻片数张、编号笔、95%乙醇(固定用)。

五、操作步骤

1. 核对患者信息,使患者采取舒适且易操作体位(坐位或卧位)。

2. 操作者戴帽子口罩并洗手。

3. 选择淋巴结肿大明显、远离大血管且易于固定、方便操作、估计对疾病诊断有较大价值的淋巴结作为穿刺目标。操作者戴无菌手套,常规消毒局部皮肤。

4. 操作者以左手示指和中指固定淋巴结,右手拇指和示指呈握笔式持10ml负压穿刺针针柄,将针头沿淋巴结长轴方向斜方向进针,入针角度及深度依淋巴结大小而定,将针头固定在肿物中后,将穿刺针栓轻轻拔出并卡在卡槽处已固定负压,负压稳定后,用持笔式穿刺方式以穿刺点为中心向四周各抽插3~4次(插过程中一定保持针头在肿块内)后即可见到有少量穿刺物质析出,此时去除负压并拔针,并同时用无菌棉球按压患者穿刺部位10分钟以上,至针眼无渗血为止。

5. 将针头与注射器分开,吸入5ml空气。将针头重新装在注射器上,针尖斜面朝下,在每一片玻片上滴一滴抽吸物。使用抹片法或压拉法将抽出物制成均匀细胞膜涂片,并在涂片空白编号处用编号笔注明患者唯一编号(如有多个穿刺部位应在玻片上同时注明穿刺部位)。

6. 采用苏木素-伊红染色法的玻片立即浸入95%乙醇中湿固定;采用瑞氏染色者空气干燥后直接进行染色在显微镜下观察。

六、并发症

1. 出血或血肿　发生率相对较高,表现为拔针后穿刺针眼渗血,少数可形成血肿,一般仅需用棉签或棉球稍加压迫即可止血。

2. 继发感染　多因消毒不严,在穿刺后,以碘酒涂擦穿刺部位可减少其发生率。

3. 虚脱或晕厥　多见于身体虚弱而又精神紧张或晕针的患者,表现为头昏、心悸、面色苍白、出冷汗及暂时性血压下降等,一般平卧休息片刻即可恢复,症状较重者进行必要治疗。

4. 气胸　表现为轻微气促,1~2小时可自行缓解。

七、注意事项

1. 穿刺后密切观察病人是否出现虚脱、晕厥等"晕针"现象,如出现上述症状,嘱患者抬高双腿,头部放低,静卧片刻即可。如仍无缓解,及时行进一步处理。

2. 穿刺抽出标本后应注意观察标本性状和颜色,化脓时,穿刺液色微黄或乳白色,结核病可见干酪样坏死物质。

3. 淋巴结穿刺时,若获得淋巴较少或未抽出时,可于原穿刺点再次进针。

4. 若穿刺针带出微小组织块,可取出置4%甲醛固定液小瓶中送病理组织检查。

5. 锁骨上淋巴结穿刺时应注意穿刺深度及穿刺方向,避免伤及肺尖胸膜而造成气胸。

八、关键词

浅表淋巴结　superficial lymph nodes

细针穿刺术　fine needle aspiration

持续负压穿刺器　continuous negative pressure fine needle aspiration

苏木素-伊红染色　hematoxylin-eosin staining

瑞氏染色　wright's staining

九、案例分析

患者,男,48岁,无诱因发现右颈部肿物,伴有鼻塞、头痛,并间断性发作,一月后患者出现耳鸣,来我院耳鼻喉科就诊。查体:右上颈扪及约2~3cm肿物,质韧,活动差。随后行颈部淋巴结超声及鼻咽CT检查,结果示右侧颈部淋巴结区Ⅱ区有多发淋巴结肿大,最大淋巴结为3.0cm×2.5cm,同时CT显示为鼻咽顶后壁有占位性病变,考虑鼻咽癌淋巴结转移的可能性大。

请根据病情,判断患者下一步应该做何检查帮助诊断,利用现有条件在模拟人身上进行相应操作。

参考答案:

为进一步诊治,应行颈部淋巴结穿刺。

1. 行穿刺前需询问病情,触摸肿物,确定位置,准备好穿刺用品。

2. 随后,将穿刺部位充分暴露,操作者戴无菌手套,常规消毒局部皮肤,左手固定欲穿刺的淋巴结,右手持一次性负压穿刺器,避开神经、血管及重要脏器,将穿刺针头以垂直方向或45°方向刺入淋巴结中心,将穿刺针栓轻轻拔出并卡在卡槽处已固定负压,负压稳定后,用持笔式穿刺方式以穿刺点为中心向四周各抽插3~4次。视吸出物多少直接拔针或减压后拔针。并同时用无菌棉球按压患者穿刺部位10分钟以上,至针眼无渗血为止。

3. 出针后取下针头,将筒芯后拉充气,再连接针头,然后将针头内标本推到清洁的玻片上,平放针头轻轻地均匀地沿同一方向涂片,然后固定、瑞氏或HE染色、镜检。

4. 在光学显微镜下观察全片,涂片背景有少许吞噬细胞及活化和非活化的形态正常的淋巴细胞,并且有非淋巴组织来源的恶性肿瘤细胞,可作出转移癌诊断,考虑为恶性肿瘤淋巴结转移。

十、评分标准(见表 13-6-1)

表 13-6-1 浅表淋巴结细针穿刺术参考评分标准

项目	分数	内容及评分标准	满分	得分
准备工作	15	核对患者姓名、性别、年龄	1	
		向患者说明穿刺目的,交代可能出现的并发症,签署穿刺知情同意书	1	
		记录患者肿块病史、既往史,有无放、化疗史,病人体格检查及辅助检查结果、联系方式等基本资料	2	
		对预行穿刺的淋巴结的部位、大小、硬度等情况进行记录并做唯一编号	2	
		消毒棉签、棉球、碘伏,一次性 10ml 持续负压细针穿刺器、7 号或 8 号针头、无菌手套、一次性胶贴、干净玻片数张、编号笔,95% 乙醇(固定用)	8	
		检查各物品的有效日期	1	
操作过程	60	核对患者信息,使患者采取舒适且易操作体位	2	
		操作者戴帽子口罩并洗手	2	
		选择穿刺的淋巴结应符合肿大明显、远离大血管,且易于固定	3	
		方便操作,估计对疾病诊断有较大价值等条件	2	
		操作者戴无菌手套,常规消毒局部皮肤	2	
		用碘伏消毒棉签由内向外进行皮肤消毒 2 次,范围≥15cm	3	
		操作者以左手示指和中指固定淋巴结	3	
		右手拇指和示指呈握笔式持 10ml 负压穿刺针针柄	3	
		针头沿淋巴结长轴方向斜方向进针	2	
		入针角度及深度依淋巴结大小而定	3	
		将针头固定在肿物中	2	
		将穿刺针栓轻轻拔出,卡在卡槽处已固定负压	4	
		负压稳定后,用持笔式穿刺方式以穿刺点为中心向四周各抽插 3~4 次	4	
		穿插过程中一定保持针头在肿块内	3	
		见到有少量穿刺物质析出,去除负压并拔针	4	

项目	分数	内容及评分标准	满分	得分
操作过程	60	用无菌棉球按压患者穿刺部位	2	
		将针头与注射器分开,吸入 5ml 空气	2	
		将针头重新装在注射器上,针尖斜面朝下	3	
		在每一片玻片上滴一滴抽吸物	2	
		制成均匀细胞膜涂片	4	
		在涂片空白编号处用编号笔注明患者唯一编号	3	
		进行涂片固定	2	
操作过程总体评价	15	操作熟练、操作顺序有条理性,无菌观念强	5	
		操作中态度认真严谨,沟通时有礼貌	5	
		时间把握得当,物品使用及整理得当	5	
提问	10	随机选择 2 个问题,每题 5 分	10	
总分	100		100	

相关问题:

1. 在穿刺操作过程中应注意哪些环节?

2. 当穿刺完成拔出针头后应进行哪些操作?

3. 在进行穿刺之前需核对和了解患者哪些信息?

(王翠峰 任美英)

参 考 答 案

第一节 ABO 血型鉴定

答案:

1. 操作技术问题,如离心过度或不足、细胞与血清反应比例不适当、阳性反应产生溶血现象而未能识别导致假阴性结果等。

2. ABO 定型常用玻片法、试管法、微柱凝胶血型卡法。

第二节 RhD 血型鉴定

答案:

1. 待检细胞悬液浓度过高,与定型血清比例失调。离心后重悬细胞扣时,摇动用力过度,微弱的凝集被摇散。

2. 由于 Rh 血型系统的抗体多由后天免疫刺激产生,不能通过反定型验证 Rh 血型。

第三节 交 叉 配 血

答案:

1. 盐水介质交叉配血试验主要检查供血者或受血者血清中是否存在有破坏对方红细胞的

不规则完全性(IgM 型)或补体依赖型红细胞抗体;并能进一步验证 ABO 血型鉴定是否正确,确保供血者和受血者血液相容,防止急性输血性溶血反应的发生。

2. 先进行盐水介质交叉配血试验,再进一步做聚凝胺介质交叉配血试验。

第四节 红细胞计数

答案:

1. 计数时,大小方格内压线细胞的计数遵循数上不数下、数左不数右原则,避免多数或漏数。各中方格内红细胞数相差不应超过 20 个,如超过表示红细胞分布不均匀,应重新充池。

2. 红细胞数量明显增高时可适当加大稀释倍数。

第五节 白细胞计数

答案:

1. 先用低倍镜,将光线调暗些,观察整个计数板的结构和特征,同时观察血细胞分布是否均匀,如严重分布不均,应重新冲池。

2. 计数时需按一定方向逐格进行,以免重复或遗漏。对压线的细胞采用"数左不数右,数上不数下"的原则。

第六节 浅表淋巴结细针穿刺术

答案:

1. (1)需核对患者信息,并使患者采取舒适且易操作体位。

(2)穿刺医生要做好个人职业防护。

(3)预进行穿刺的淋巴结要远离大血管、易于固定、方便操作、估计对疾病诊断有较大价值。

(4)穿刺针入针角度及深度依淋巴结大小及位置而定。

(5)穿刺过程中要稳定负压。

(6)穿刺时穿刺点为中心向四周多方位穿刺 3~4 次(穿刺过程中一定保持针头在肿块内),见到有少量穿刺物质析出时即可。

(7)拔针时要先去负压再拔针。

2. (1)将针头与注射器分开,吸入 5ml 空气。

(2)将针头重新装在注射器上,针尖斜面朝下,在每一片玻片上滴一滴抽吸物。

(3)使用抹片法或压拉法将抽出物制成均匀细胞膜涂片。

(4)并在涂片空白处用编号笔注明患者唯一编号(如有多个穿刺部位应在玻片上同时注明穿刺部位)。

(5)将玻片立即浸入 95%乙醇中湿固定或空气干燥后直接进行染色在显微镜下观察。

3. 需核对患者姓名、性别、年龄,了解并记录患者肿块病史,既往史,有无放、化疗史,病人体格检查及辅助检查结果等基本资料,同时记录患者的联系方式。

参 考 文 献

[1] 胡丽华.临床输血学检验[M].北京:人民卫生出版社,2012.

[2] 秦莉.临床输血学检验实验指导[M].北京:人民卫生出版社,2011.

［3］刘成玉,罗春丽.临床检验基础[M].北京:人民卫生出版社,2012.

［4］吴晓蔓.临床检验基础实验指导[M].北京:人民卫生出版社,2012.

［5］KOSS L G,MELAMED M R.KOSS 诊断细胞学及其组织病理学基础[M].王国平,译.北京:世界图书出版公司,2009.

［6］马正中,阚秀,刘树范.诊断细胞病理学[M].郑州:河南科学技术出版社,2000.

［7］李天潢,黄受方.实用细针吸取细胞学[M].北京:科学出版社,2000.

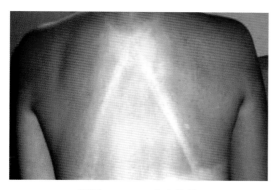

彩图 3-17-4 Ⅰ度烧伤

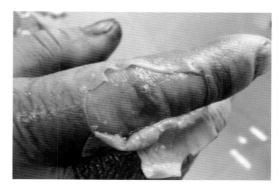

彩图 3-17-5 浅Ⅱ度烧伤

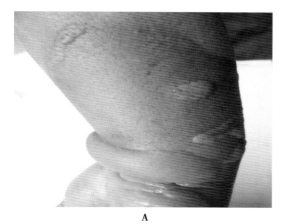

A

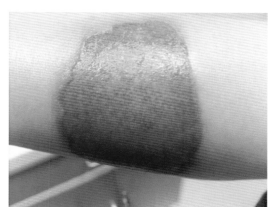

B

彩图 3-17-6 深Ⅱ度烧伤

注：A. 水泡较小,表皮易擦脱；B. 创面渗出较少,红白相间

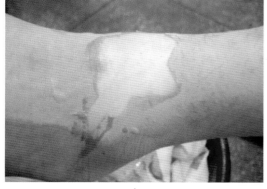

A

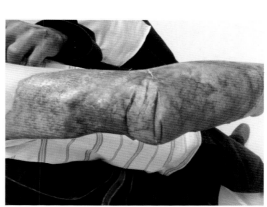

B

彩图 3-17-7 Ⅲ度烧伤

注：A. 基底苍白色,渗出少；B. 皮革样改变,树枝状血管网

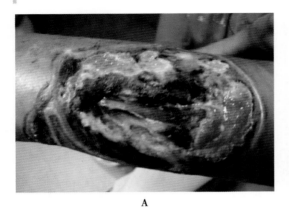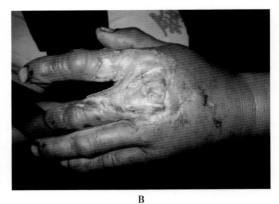

A   B

彩图 3-17-8 Ⅳ度烧伤
注：A. 肌腱外露，肌肉损伤；B. 肌腱、肌肉均烧伤

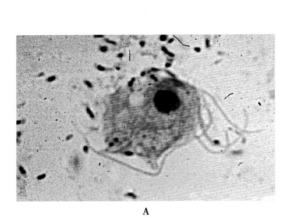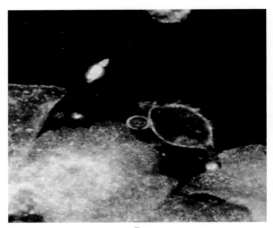

A   B

彩图 4-3-1 阴道毛滴虫
注：A. 显微镜下革兰氏染色后的阴道毛滴虫；B. 悬滴法低倍镜下滴虫

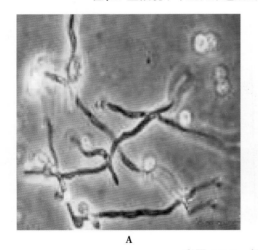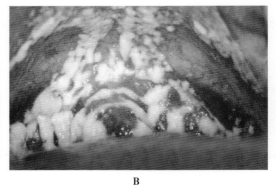

A   B

彩图 4-3-2 假丝酵母菌（念珠菌）
注：A. 低倍镜孢子及有假丝的酵母菌；B. 假丝酵母菌感染时黏膜上附着的典型分泌物

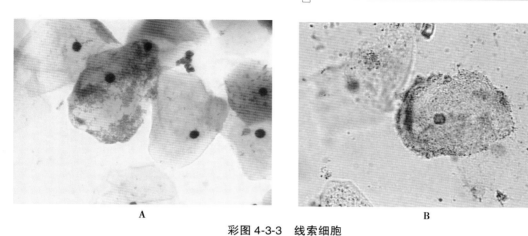

A   B

彩图 4-3-3　线索细胞

注：A. 高倍镜下加特纳菌感染的细胞；B. 革兰氏染色后的线索细胞

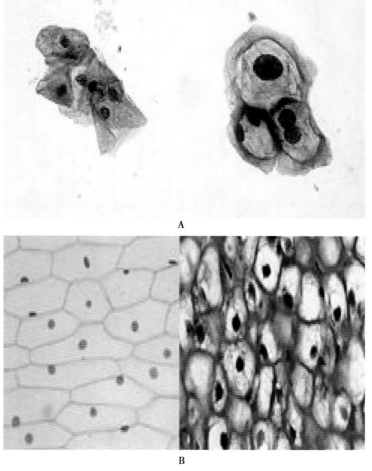

A

B

彩图 4-3-5　人宫颈上皮细胞

注：A. 宫颈脱落细胞检查；B. 病理组织切片检查

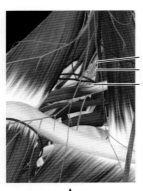 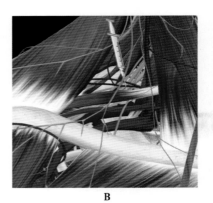

臂丛神经上干
臂丛神经中干
臂丛神经下干

A　　　　　　　　　　　　　　B

彩图 8-3-1　臂丛神经解剖与肌间沟臂丛神经阻滞穿刺点

注:A. 臂丛神经解剖;B. 肌间沟臂丛神经阻滞穿刺点